# 长沙县地产中草药彩色图谱

◎主编单位　长沙县中医院

◎主　编　郑　斌　周会娟　毛利娟

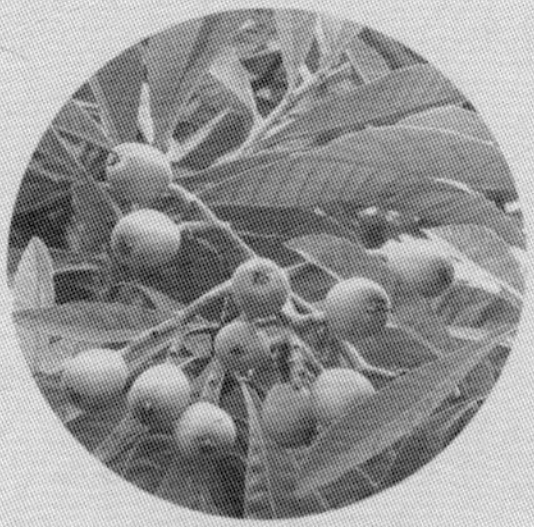

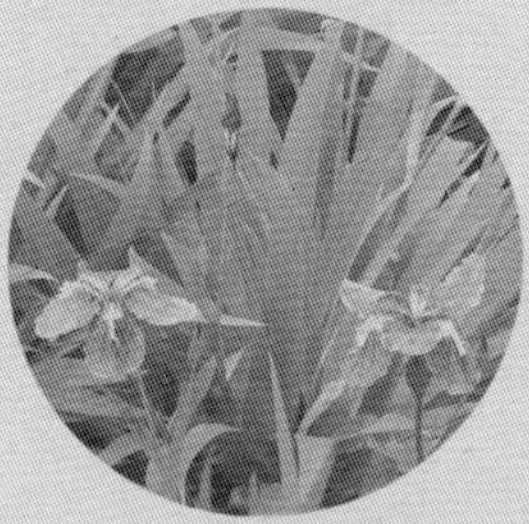

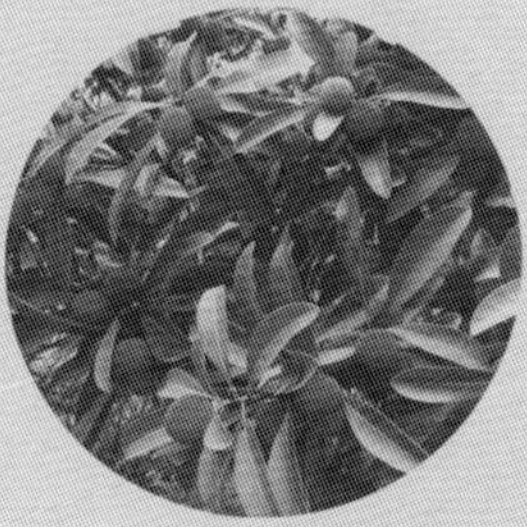

湖南科学技术出版社

·长　沙·

# 《长沙县地产中草药彩色图谱》编委会

# 序

习近平总书记指出："中医药是中华民族的瑰宝，是中国古代科学的瑰宝，也是打开中华文明宝库的钥匙，一定要保护好、发掘好、发展好、传承好。"中药是中医用以防治疾病的主要武器，中药资源是中医药产业发展的物质基础，中药资源普查工作是国家推进实现中医药五大资源价值、促进中医药传承创新发展的重要举措。

为全面推进第四次全国中药资源普查工作，摸清长沙县中药资源家底，了解长沙县中药资源的种类及分布，为中药资源的保护利用和产业发展政策、规划提供依据，根据《国家中医药管理局办公室关于落实 2018 年全国中药资源普查工作要点的通知》（国中医药办科技函［2018］48 号）、《湖南省 2017 年中药资源普查工作实施方案》和《长沙县中药资源普查方案》的要求，依托长沙县中医院，在湖南中医药大学龚力民副教授等专家的指导下，成立了长沙县中药资源普查队，2019 年长沙县中药资源普查工作正式启动，这不仅仅是进入新世纪后第一次中药资源"家底勘察"，更是肩负着新时代国家战略使命，亦是推动"十三五"期间中医药发展、争创全国中医药工作示范单位的重要契机。普查历经两年多的时间，长沙县中药资源普查队取得丰硕的成果，普查队采集到了药用植物标本 600 多种，有莲、栀子、铁皮石斛、南方红豆杉、玉竹、黄精等多种特色药用植物，完成了此次中药资源普查工作任务。

长沙县中药资源普查队的队员们在完成繁重的普查工作之余，以中药资源普查的成果为基础，编写了《长沙县地产中草药彩色图谱》这一著作，实属难能可贵。该著作收集了长沙县常见的中草药品种 300 多种，介绍了每种中草药的名称（中药名、别名）、基原、原植物形态特征、生境及分布、性味归经、功能主治、用法用量、注意事项等内容，并附上了清晰的原植物图片，让读者能准确地识别中草药原植物，全书图文并茂，内容科学翔实，是一套实用性强的中草药科普书籍。

《长沙县地产中草药彩色图谱》的出版为长沙县中药资源保护与发展决策提供更多素材和支撑，有利于推动中医药事业的发展，有利于促进长沙县地区的中医药文化科普工作，让中医药文化得以传承创新，生生不息。

作为湖南中医学院 2000 届的一名毕业生，能在卫生系统的岗位上多做一些推动中医药工作事业发展之事，何其幸运幸福，感谢长沙县中医院全体成员为全县中医药工作所做的奉献与努力，衷心希望长沙县中医药工作再上新台阶，造福人民！

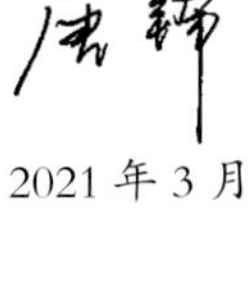

2021 年 3 月

# 前　言

中医药学凝聚着深邃的哲学智慧和中华民族几千年的健康养生理念及其实践经验，是中国古代科学的瑰宝，也是打开中华文明宝库的钥匙。中医药在中国劳动人民与疾病斗争中发挥了极其重要的作用，为中华民族健康繁衍生息和文化传承作出了重要贡献。

中药资源是中国人民长期与自然及疾病作斗争的过程中利用当地的自然资源的经验总结。因而既有中药本身的物质基础，又有如何使用他们的经验基础，是十分珍贵的无形资产，需要认真地整理、总结和发展。我国先后进行了三次全国范围的中药资源普查工作，均取得了一系列重要成果，促进了中医药的发展。第三次资源普查中，发现长沙地区（包括长沙县）的栀子、莲子等中药材产量较大。

然而，第三次中药资源普查距今已经30多年。近年来中药发展处于快速期，我国中药资源的需求量、蕴藏量以及主产区分布等方面均已发生了重大的变化。

2011年8月，国家中医药管理局启动了第四次全国中药资源普查试点工作。长沙县的中药资源普查工作于2019年开始启动，主要依托长沙县中医院，聘请湖南中医药大学中药鉴定教研室的龚力民副教授团队进行技术指导，本次普查工作历时两年，足迹遍及长沙县的各乡村。

长沙县位于长沙市中部，属长衡丘陵盆地的北部，地处幕阜山、连云山与大龙山余脉的南端，株洲隆起带的北缘；长沙县地处湘江东岸，域内河流众多，属于长江流域，洞庭湖水系。长沙县地处东亚季风区，属中亚热带向北亚热带过渡的大陆性季风湿润气候，四季分明，寒冷期短，炎热期长；长沙县野生动植物资源比较丰富，采集到药用植物标本600多种，有莲、栀子、铁皮石斛、南方红豆杉等多种特色药用植物。

《长沙县地产中草药彩色图谱》是以长沙县中药资源普查工作为基础，面向大众的中医药科普书籍。本书遴选了长沙县常见的药用植物品种380余种，从科普角度出发，按中草药名称首字笔画排序。书中对每种中草药的名称（中药名、别名）、基原、原植物形态特征、生境及分布、性味归经、功能主治、用法用量、注意事项等内容进行资料整理汇总，并附上了原植物图片，让读者了解长沙县中草药资源的分布情况，并能准确地识别原植物，熟悉其功能主治和用法用量，本书是一本实用性强的中草药科普书籍。

星沙杏林郎，两载遍村庄；暑湿不退缩，六月采莲忙；豆杉配石斛，独爱栀子香；百草皆为药，普查为健康。

由于时间仓促，编者专业知识及文字水平有限，难免有疏漏和不严谨之处。望广大读者在阅读的过程中，针对发现的问题，及时向我们反馈，我们将进一步予以完善！

主编：

2021年3月

# 目　录

# 一年蓬

【凭证标本】430121-190421-0066LY。
【采集地点】湖南省长沙市长沙县安沙镇安沙社区。

**别　　名**　女菀、野蒿、牙肿消、牙根消、千张草、墙头草、长毛草、地白菜、油麻草、白马兰、千层塔、治疟草、瞌睡草、白旋覆花。

**基　　原**　菊科飞蓬属植物一年蓬 *Erigeron annuus*（L.）Pers. 的全草。

**植物形态**　一年生或二年生草本，茎粗壮，高30~100厘米，基部径6毫米，直立，上部有分枝，绿色，下部被开展的长硬毛，上部被较密的上弯的短硬毛。基部叶花期枯萎，长圆形或宽卵形，少有近圆形，长4~17厘米，宽1.5~4厘米，或更宽，顶端尖或钝，基部狭成具翅的长柄，边缘具粗齿，下部叶与基部叶同形，但叶柄较短，中部和上部叶较小，长圆状披针形或披针形，长1~9厘米，宽0.5~2厘米，顶端尖，具短柄或无柄，边缘有不规则的齿或近全缘，

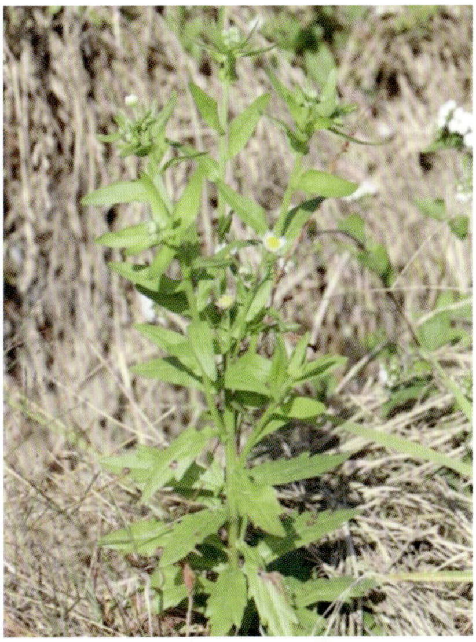

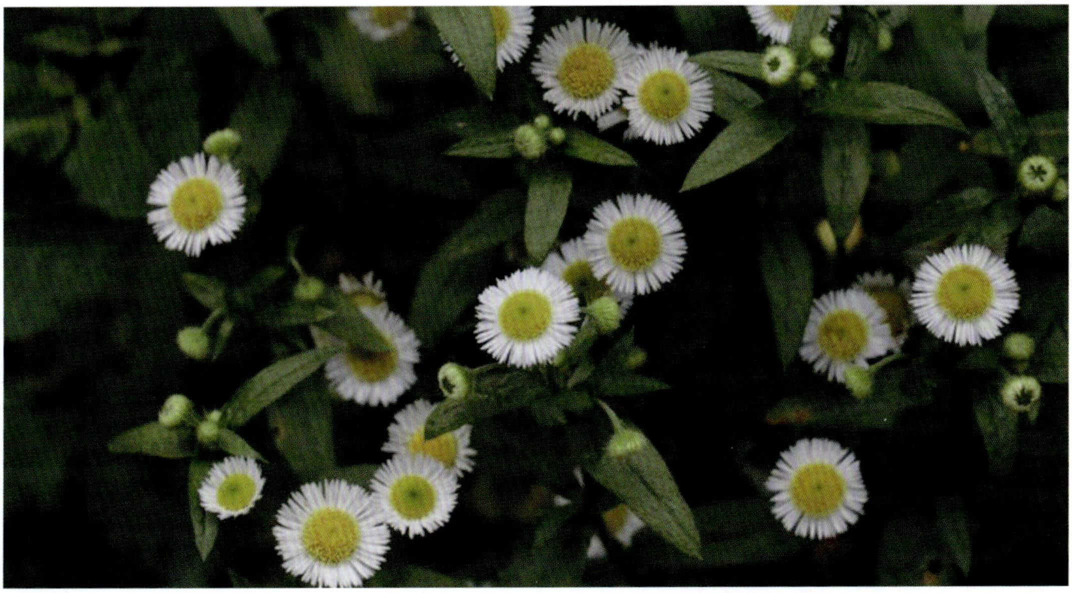

最上部叶线形，全部叶边缘被短硬毛，两面被疏短硬毛，或有时近无毛。头状花序数个或多数，排列成疏圆锥花序，长 6~8 毫米，宽 10~15 毫米，总苞半球形，总苞片 3 层，草质，披针形，长 3~5 毫米，宽 0.5~1 毫米，近等长或外层稍短，淡绿色或多少褐色，背面密被腺毛和疏长节毛；外围的雌花舌状，2 层，长 6~8 毫米，管部长 1~1.5 毫米，上部被疏微毛，舌片平展，白色，或有时淡天蓝色，线形，宽 0.6 毫米，顶端具 2 小齿，花柱分枝线形；中央的两性花管状，黄色，管部长约 0.5 毫米，檐部近倒锥形，裂片无毛；瘦果披针形，长约 1.2 毫米，扁压，被疏贴柔毛；冠毛异形，雌花的冠毛极短，膜片状连成小冠，两性花的冠毛 2 层，外层鳞片状，内层为 10~15 条长约 2 毫米的刚毛。花期 6~9 月。

**生境及分布** 常生于路边旷野或山坡荒地。原产北美洲，在我国已驯化。广泛分布于吉林、河北、河南、山东、江苏、安徽、江西、福建、湖南、湖北、四川和西藏等省区。长沙县各地有零星野生分布。

**性味归经** 味甘、苦，性凉。归胃、大肠经。

**功能主治** 具消食止泻，清热解毒，截疟之功效。用于消化不良，胃肠炎，齿龈炎，疟疾，毒蛇咬伤。

**用法用量** 内服：煎汤，30~60 克。外用：适量，捣敷。

① 治消化不良：一年蓬 20~30 克。水煎服。② 治肠胃炎：一年蓬 60 克，鱼腥草、龙芽草各 25 克。水煎，冲蜜糖服，早晚各一次。③ 治淋巴结炎：一年蓬基生叶 30~60 克，加黄酒 50~100 克，水煎服。④ 治血尿：一年蓬鲜全草或根 60 克。加蜜糖和水各适量煎服，连服三天。

## 一点红

【凭证标本】430121-190718-0381LY。

【采集地点】湖南省长沙市长沙县高桥镇白石源村。

**别　　名** 红背叶、叶下红、羊蹄草。

**基　　原** 菊科植物一点红 *Emilia sonchifolia*（*L.*）*DC.* 的全草。

**植物形态** 一年生草本，高 10~50 厘米。茎分枝，枝柔弱，粉绿色。叶互生，稍带肉质，茎下部叶卵形，攀状分裂，长 4~9 厘米，上部叶较小，抱茎，上面绿色，下面多紫红色。头状花序直径 1~1.3 厘米，有长梗，花枝常 2 歧分枝；总苞圆柱形，苞片 1 层，约与花冠等长；花管状，红色，两性。瘦果圆柱形，长 5~6 毫米，有棱，冠毛白色，柔软。花期春至秋季。

**生境及分布** 生于山野、路旁、村边。主产广东、广西、福建、贵州、江西。长沙县各地有零星野生分布。

**性味归经** 味苦，性凉。归肠经。

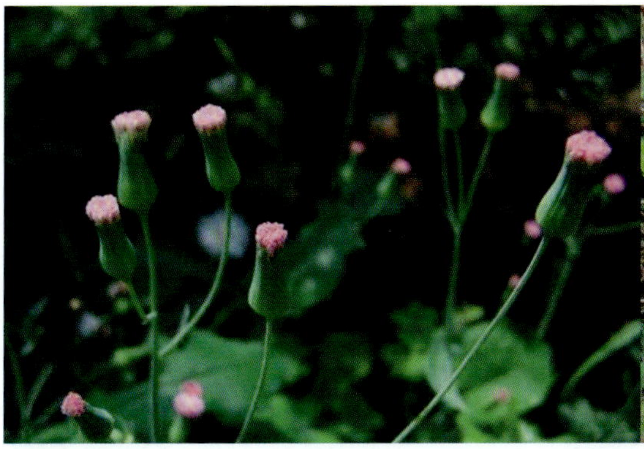

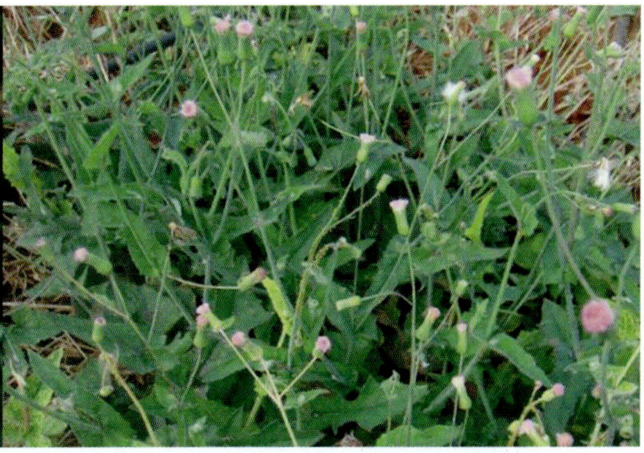

**功能主治** 用于上呼吸道感染，口腔溃疡，肺炎，乳腺炎，肠炎，菌痢，尿路感染，疮疖痈肿，湿疹，跌打损伤。

**用法用量** 内服：25~50 克。外用：适量，鲜品捣烂敷患处。

①治小儿上呼吸道感染，急性扁桃体炎：一点红、古羊藤各等量，每 50 克煎取浓液 500 毫升。3 个月至 3 岁，每次 20~40 毫升；三岁以上酌增。②治大叶性肺炎：一点红、岗梅各 50 克，十大功劳 25~50 克。水煎，分 2 次服，每日 1 剂。③治泌尿系感染，睾丸炎：一点红、狗肝菜各 50 克，车前草 50 克。加水 1000 毫升，煎成 300 毫升。每次服 20 毫升，每日 3 次。④治麦粒肿：一点红、千里光、野菊花各 25 克。水煎，分 2 次服，每日 1 剂。⑤治疖，蜂窝组织炎，脓肿，乳腺炎，甲沟炎：一点红、穿心莲、白花蛇舌草、鸡骨香、两面针各 50 克，共研细粉。高压消毒后，加凡士林至 1000 克，即成 25% 的药膏。敷患处，每日一次。⑥接断趾：一点红、千里光各等量。捣烂，加红糖少许外敷。治疗前首先清创，正确复位，皮肤缝合，小夹板固定，每日换药 1 次。换药时用 25% 穿心莲溶液清洗伤口。

**注意事项** 孕妇慎用。

# 十姊妹

**【凭证标本】** 430121-190427-0134LY。

**【采集地点】** 湖南省长沙市长沙县高桥镇白石源村。

**别　　名** 姊妹花、七姊妹。

**基　　原** 蔷薇科植物十姊妹 *Rosa multiflora* var.*carnea* Thory 的根及叶。

**植物形态** 攀援灌木；小枝圆柱形，通常无毛，有短、粗稍弯曲皮束。小叶 5~9，近花序的小叶有时 3，连叶柄长 5~10 厘米；小叶片倒卵形、长圆形或卵形，长 1.5~5 厘米，宽 8~28 毫米，先端急尖或圆钝，基部近圆形或楔形，边缘有尖锐单锯齿，稀混有重锯齿，上面无毛，下面有柔毛；小叶柄和叶轴有

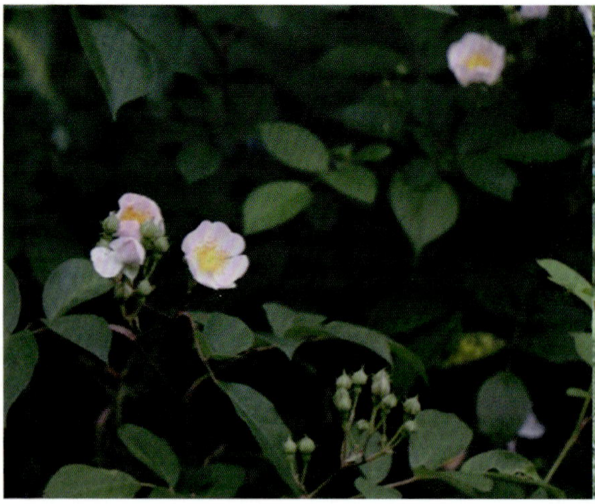

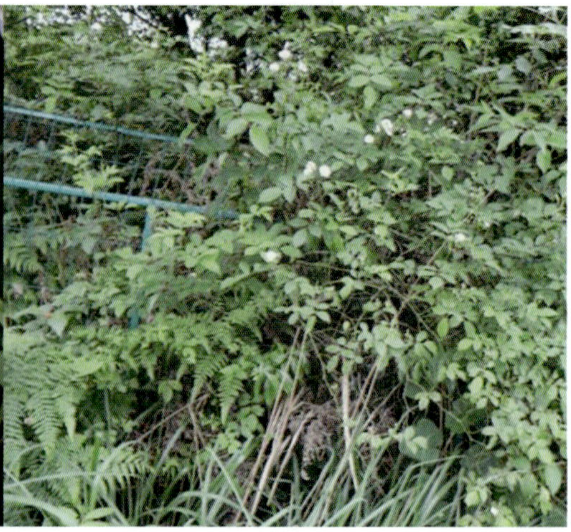

柔毛或无毛，有散生腺毛；托叶篦齿状，大部贴生于叶柄，边缘有或无腺毛。花多朵，排成圆锥状花序，花梗长 1.5~2.5 厘米，无毛或有腺毛，有时基部有篦齿状小苞片；花直径 1.5~2 厘米，萼片披针形，有时中部具 2 个线形裂片，外面无毛，内面有柔毛；花瓣粉红色，重瓣，宽倒卵形，先端微凹，基部楔形；花柱结合成束，无毛，比雄蕊稍长。果近球形，直径 6~8 毫米，红褐色或紫褐色，有光泽，无毛，萼片脱落。

**生境及分布** 产于江苏、山东、河南等省。长沙县各地有零星野生分布。

**性味归经** 味苦、微涩，性平。归肝、胆经。

**功能主治** 具清热化湿，疏肝利胆之功效。用于黄疸；痞积；妇女白带。

**用法用量** 内服：煎汤 15~30 克。

## 八角枫叶

【凭证标本】430121-200805-1052LY。

【采集地点】湖南省长沙市长沙县春华镇武塘村。

**别　　名** 大风药叶。

**基　　原** 八角枫科植物八角枫 *Alangium chinense*（Lour.）Harms 的叶。

**植物形态** 落叶乔木或灌木，高 3~5 米，稀达 15 米，胸高直径 20 厘米；小枝略呈“之”字形，幼枝紫绿色，无毛或有稀疏的疏柔毛，冬芽锥形，生于叶柄的基部内，鳞片细小。叶纸质，近圆形或椭圆形、卵形，顶端短锐尖或钝尖，基部两侧常不对称，一侧微向下扩张，另一侧向上倾斜，阔楔形、截形、稀近于心脏形，长 13~26 厘米，宽 9~22 厘米，不分裂或 3~9 裂，裂片短锐尖或钝尖，叶上面深绿色，无毛，下面淡绿色，除脉腋有丛状毛

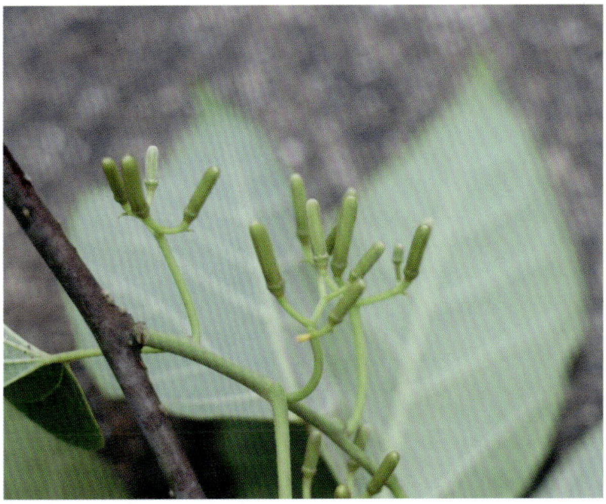

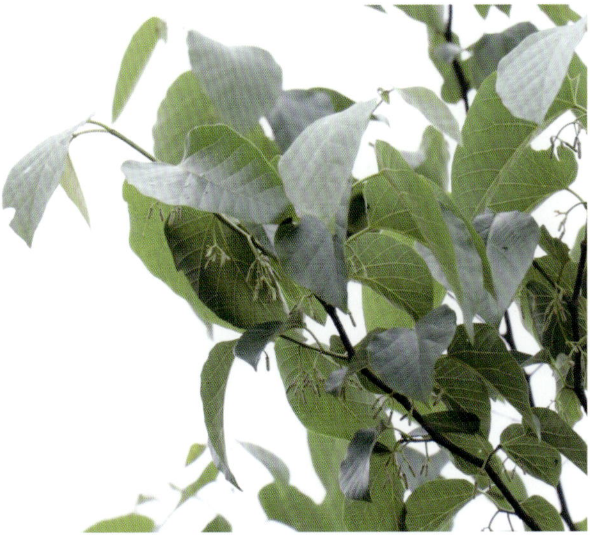

外，其余部分近无毛；基出脉3~7，呈掌状，侧脉3~5对；叶柄长2.5~3.5厘米，紫绿色或淡黄色，幼时有微柔毛，后无毛。聚伞花序腋生，长3~4厘米，被稀疏微柔毛，有7~50花，花梗长5~15毫米；小苞片线形或披针形，长3毫米，常早落；总花梗长1~1.5厘米，常分节；花冠圆筒形，长1~1.5厘米，花萼长2~3毫米，顶端分裂为5~8枚齿状萼片，长0.5~1毫米，宽2.5~3.5毫米；花瓣6~8，线形，长1~1.5厘米，宽1毫米，基部黏合，上部开花后反卷，外面有微柔毛，初为白色，后变黄色；雄蕊和花瓣同数而近等长，花丝略扁，长2~3毫米，有短柔毛，花药长6~8毫米，药隔无毛，外面有时有褶皱；花盘近球形；子房2室，花柱无毛，疏生短柔毛，柱头头状，常2~4裂。核果卵圆形，长5~7毫米，直径5~8毫米，幼时绿色，成熟后黑色，顶端有宿存的萼齿和花盘，种子1颗。花期5~7月和9~10月，果期7~11月。

**生境及分布** 生长在海拔1800米以下的山地或疏林中，长沙县有野生分布。分布于河南、陕西、甘肃、江苏、浙江、安徽、福建、台湾、江西、湖北、湖南、四川、贵州、云南、广东、广西和西藏南部。

**性味归经** 味辛、苦，性平。归肝、肾经。

**功能主治** 具化瘀接骨，解毒杀虫之功效。用于跌打瘀肿，骨折，疮肿，乳痈，乳头皲裂，漆疮，疥癣，刀伤出血。

**用法用量** 外用：适量，鲜品捣敷，煎汤洗，研末撒。

# 八角金盘

【凭证标本】430121-200224-0845LY。

【采集地点】湖南省长沙市长沙县安沙镇鼎功桥村。

**别　　名**　手树、金刚纂。

**基　　原**　五加科植物八角金盘 *Fatsia japonica*（Thunb.）Decne.et Planch. 的叶或根皮。

**植物形态**　常绿灌木或小乔木，高可达 5 米。茎光滑无刺。叶柄长 10~30 厘米；叶片大，革质，近圆形，直径 12~30 厘米，掌状 7~9 深裂，裂片长椭圆状卵形，先端短渐尖，基部心形，边缘有疏离粗锯齿，上表面暗亮绿色，下面色较浅，有粒状突起，边缘有时呈金黄色；侧脉搏在两面隆起，网脉在下面稍显著。圆锥花序顶生，长 20~40 厘米；伞形花序直径 3~5 厘米，花序轴被褐色绒毛；花萼近全缘，无毛；花瓣 5，卵状三角形，长 2.5~3 毫米，黄白色，无毛；雄蕊 5，花丝与花瓣等长；子房下位，5 室，每室有 1 胚球；花柱 5，分离；花盘凸起半圆形。果产近球形，直径 5 毫米，熟时黑色。花期 10~11 月，果熟期翌年 4 月。

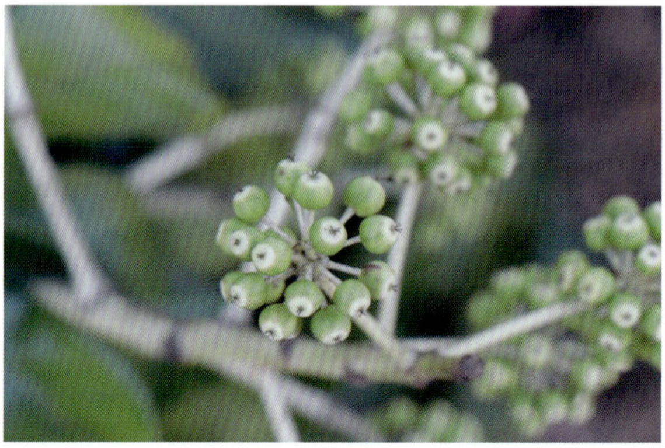

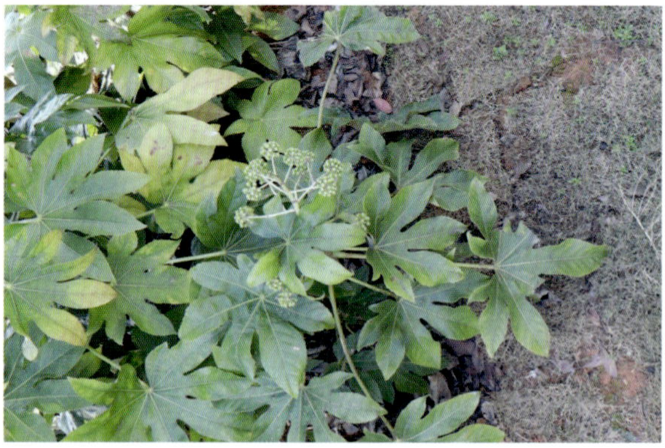

**生境及分布**　长沙县各地有分布。我国华北、华东及云南昆明庭园中多有栽培。

**性味归经**　味辛、苦，性温。

**功能主治**　具化痰止咳，散风除湿，化瘀止痛之功效。用于咳嗽痰多，风湿痹痛，痛风，跌打损伤。

**用法用量**　内服：煎汤，1~3 克。外用：适量，捣敷或煎汤熏洗。

**注意事项**　孕妇慎服。

# 三白草

【凭证标本】430121-190805-0463LY。

【采集地点】湖南省长沙市长沙县星沙街道金牛湾社区。

**别　　名**　水木通、五路白、白水鸡、白花照水莲、天性草、田三白、白黄脚、白面姑、三点白、白叶莲。

**基　　原**　三白草科植物三白草 *Saururus chinensis*（Lour.）Baill. 的干燥根茎或全草。

**植物形态**　根茎呈圆柱形，稍弯曲，有分枝，长短不等；表面灰褐色，粗糙，有节及纵皱纹，节上有须根，呈环节状，节间长约 2 厘米；质硬而脆，易折断，断面类白色，粉性。茎呈圆柱形，有纵沟 4 条，一条较宽广；断面黄色，纤维性，中空。单叶互生，叶片卵形或卵状披针形，长 4~15 厘米，宽 2~10 厘米；先端渐尖，基部心形，全缘，基出脉 5 条；叶柄较长，有纵皱纹。总状花序于枝顶与叶对生，花小，棕褐色。蒴果近球形。气微，味淡。

**生境及分布**　生长在沟旁、沼泽等低湿及近水的地方，长沙县各地有零星野生分布。分布于河北、山东、安徽、江苏、浙江、广东、湖南、湖北、江西、四川等地。

**性味归经**　苦、辛、寒。归肺、脾、胃、大肠经。

**功能主治**　具清利湿热，消肿，解毒之功效。用于水肿，脚气，黄疸，淋浊，带下，痈肿，疔毒。

**用法用量**　内服：煎汤，15~30 克；或捣汁饮。外用：外用鲜品适量，捣敷或煎水洗。

**注意事项**　脾胃虚寒者忌服。

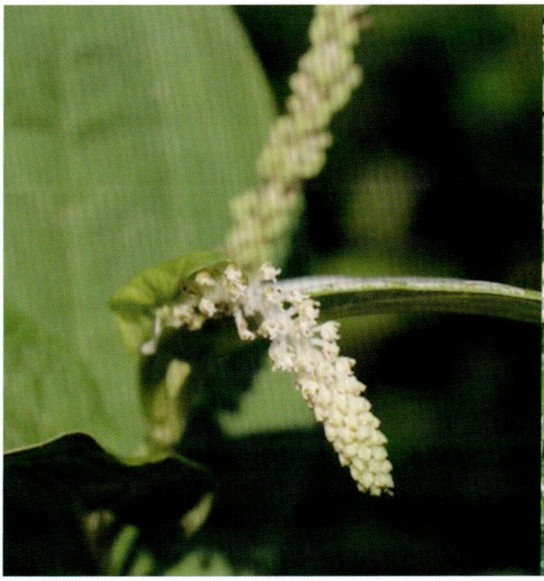

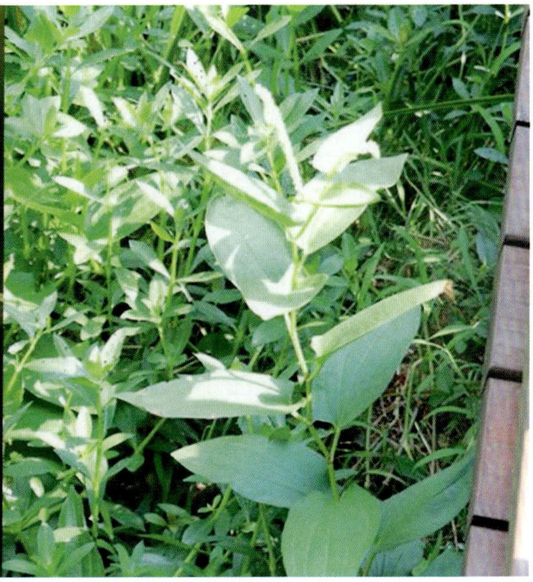

# 三色堇

【凭证标本】430121-191121-0769LY。

【采集地点】湖南省长沙市长沙县安沙镇新华村。

**别　　名**　蝴蝶花，游蝶花。

**基　　原**　堇菜科植物三色堇 *Viola tricolor* L. 的全草。

**植物形态**　一、二年生或多年生草本，高 10~40 厘米。地上茎较粗，直立或稍倾斜，有棱，单一或多分枝。基生叶叶片长卵形或披针形，具长柄；茎生叶叶片卵形、长圆状圆形或长圆状披针形，先端圆或钝，基部圆，边缘具稀疏的圆齿或钝锯齿，上部叶柄较长，下部者较短；托叶大型，叶状，羽状深裂，长 1~4 厘米。花大，直径 3.5~6 厘米，每个茎上有 3~10 朵，通常每花有紫、白、黄三色；花梗稍粗，单生叶腋，上部具 2 枚对生的小苞片；小苞片极小，卵状三角形；萼片绿色，长圆状披针形，长 1.2~2.2 厘米，宽 3~5 毫米，先端尖，边缘狭膜质，基部附属物发达，长 3~6 毫米，边缘不整齐；上方花瓣深紫堇色，侧方及下方花瓣均为三色，有紫色条纹，侧方花瓣里面基部密被须毛，下方花瓣距较细，长 5~8 毫米；子房无毛，花柱短，基部明显膝曲，柱头膨大，呈球状，前方具较大的柱头孔。蒴果椭圆形，长 8~12 毫米。无毛。花期 4~7 月，果期 5~8 月。

**生境及分布**　长沙县有零星栽培。我国各地公园栽培供观赏。

**性味归经**　味苦，性寒。归肺经。

**功能主治**　具清热解毒，止咳之功效。用于疮疡肿毒，小儿湿疹，小儿瘰疬，咳嗽。

**用法用量**　内服：煎汤，9~15 克。外用：适量，捣敷。

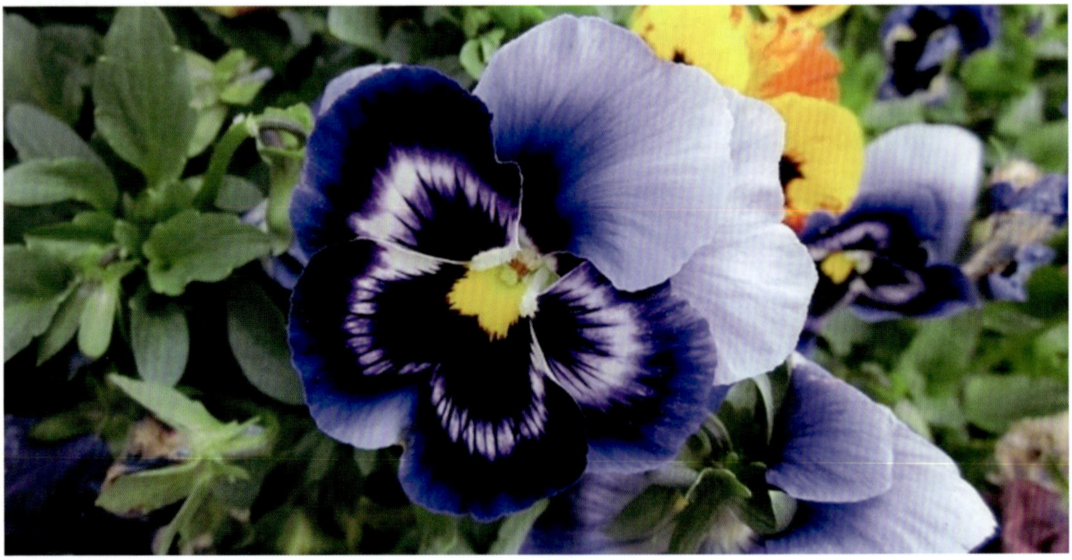

# 土人参

【凭证标本】430121-190613-0256LY。
【采集地点】湖南省长沙市长沙县黄花镇银龙村。

**别　　名**　参草、假人参、栌兰。

**基　　原**　马齿苋科土人参属植物锥花土人参 *Talinum paniculatum*（Jacq.）Gaertn. 的全草。

**植物形态**　株高达 1 米；茎肉质，基部近木质；叶互生或近对生，倒卵形或倒卵状长椭圆形，先端尖，有时微凹具短尖头，基部窄楔形，全缘，稍肉质；圆锥花序顶生或腋生，常二叉状分枝，萼片卵形，紫红色，早落；花瓣粉红或淡紫红色，倒卵形或椭圆形；雄蕊 15~20，较花瓣短；蒴果近球形，3 瓣裂，坚纸质；种子多数，扁球形，黑褐或黑色，有光泽。

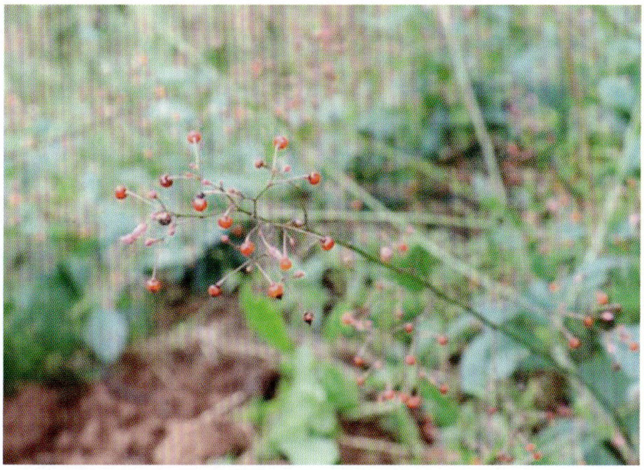

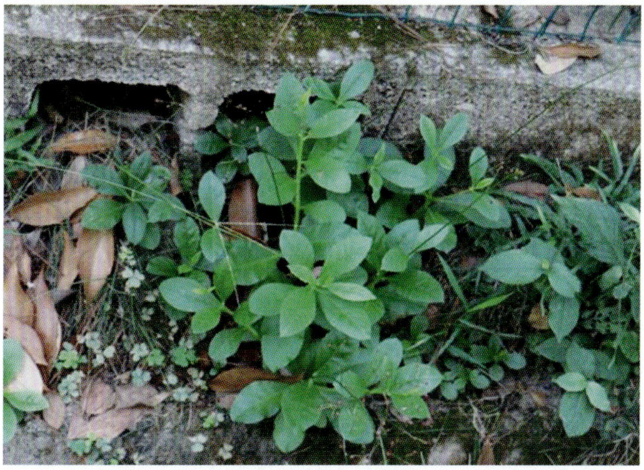

**生境及分布**　常为栽培，亦有野生于山坡岩石缝中，长沙县各地有零星野生分布。我国陕西、江苏、安徽、浙江、江西、福建、台湾、湖北、湖南、广西、广东、四川、贵州、云南等省区均有之。

**性味归经**　味甘、淡，性平。归脾、肺、肾经。

**功能主治**　具补中益气，润肺生津之功效。用于气虚乏力，体虚自汗，脾虚泄泻，肺燥咳嗽，乳汁稀少。

**用法用量**　内服：煎汤，15~30 克。外用：鲜品捣敷。

**注意事项**　中阳衰微、寒湿困脾者慎服；忌食酸辣、芥菜、浓茶；孕妇慎服。

# 土牛膝

**【凭证标本】** 430121-190823-0559-LY。

**【采集地点】** 湖南省长沙市长沙县开慧镇锡福村。

**别　　名**　倒扣草、倒扣簕、倒钩草、粗毛牛膝、鸡掇鼻、鸡骨癀。

**基　　原**　苋科植物土牛膝 *Achyranthes aspera* L. 的根及根茎。

**植物形态**　多年生草本，高 20~120 厘米；根细长，直径 3~5 毫米，土黄色；茎四棱形，有柔毛，节部稍膨大，分枝对生。叶片纸质，宽卵状倒卵形或椭圆状矩圆形，长 1.5~7 厘米，宽 0.4~4 厘米，顶端圆钝，具突尖，基部楔形或圆形，全缘或波状缘，两面密生柔毛，或近无毛；叶柄长 5~15 毫米，密生柔毛或近无毛。穗状花序顶生，直立，长 10~30 厘米，花期后反折；总花梗具棱角，粗壮，坚硬，密生白色伏贴或开展柔毛；花长 3~4 毫米，疏生；苞片披针形，长 3~4 毫米，顶端长渐尖，小苞片刺状，长 2.5~4.5 毫米，坚硬，光亮，常带紫色，基部两侧各有 1 个薄膜质翅，长 1.5~2 毫米，全缘，全部贴生在刺部，但易于分离；花被片披针形，长 3.5~5 毫米，长渐尖，花后变硬且锐尖，具 1 脉；雄蕊长 2.5~3.5 毫米；退化雄蕊顶端截状或细圆齿状，有具分枝流苏状长缘毛。胞果卵形，长 2.5~3 毫米。种子卵形，不扁压，长约 2 毫米，棕色。花期 6~8 月，果期 10 月。

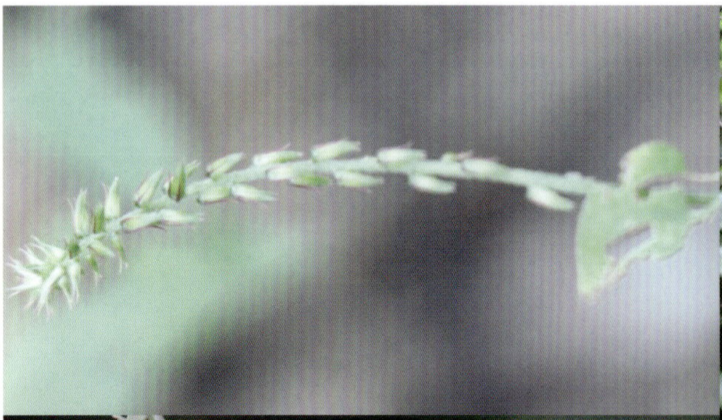

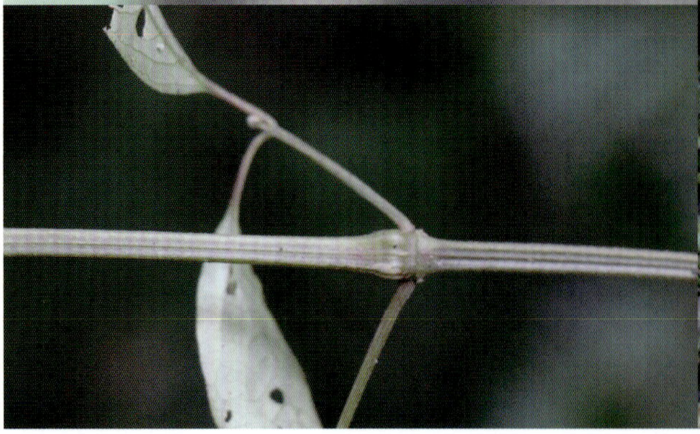

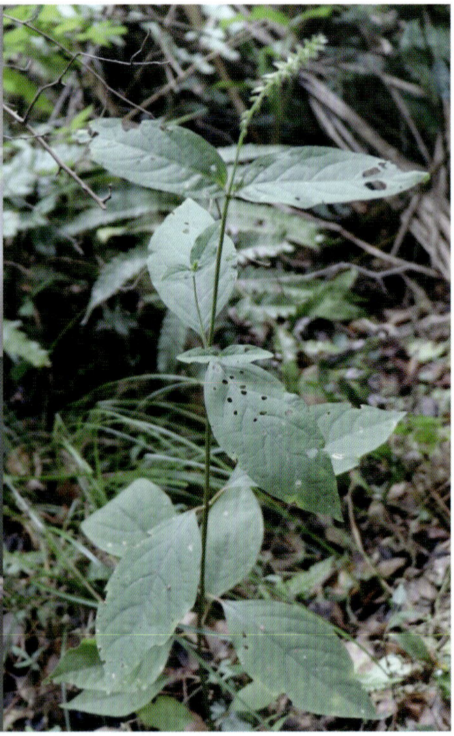

**生境及分布** 生长在山坡疏林或村庄附近空旷地，海拔 800~2300 米，长沙县有零星分布。分布于湖南、江西、福建、台湾、广东、广西、四川、云南、贵州。

**性味归经** 味苦、酸，性平。归肝、肾经。

**功能主治** 具清热，解毒，利尿之功效。用于感冒发热，扁桃体炎，白喉，流行性腮腺炎，疟疾，风湿性关节炎，泌尿系结石，肾炎水肿。

**用法用量** 内服：煎汤，9~15 克，鲜品 30~60 克。外用：适量，捣敷；或捣汁滴耳；或研末吹喉。

**注意事项** 孕妇忌用。

# 土荆芥

【凭证标本】430121-190810-0506LY。

【采集地点】湖南省长沙市长沙县安沙镇唐田新村。

**别　　名** 臭草、臭藜藿、杀虫芥、钩虫草、鹅脚草、狗咬癀。

**基　　原** 藜科植物土荆芥 *Dysphania ambrosioides*（Linnaeus）Mosyakin & Clemants 的带有果穗的全草。

**植物形态** 一年生或多年生草本，高 50~80 厘米，有强烈香味。茎直立，多分枝，有色条及钝条棱；枝通常细瘦，有短柔毛并兼有具节的长柔毛，有时近于无

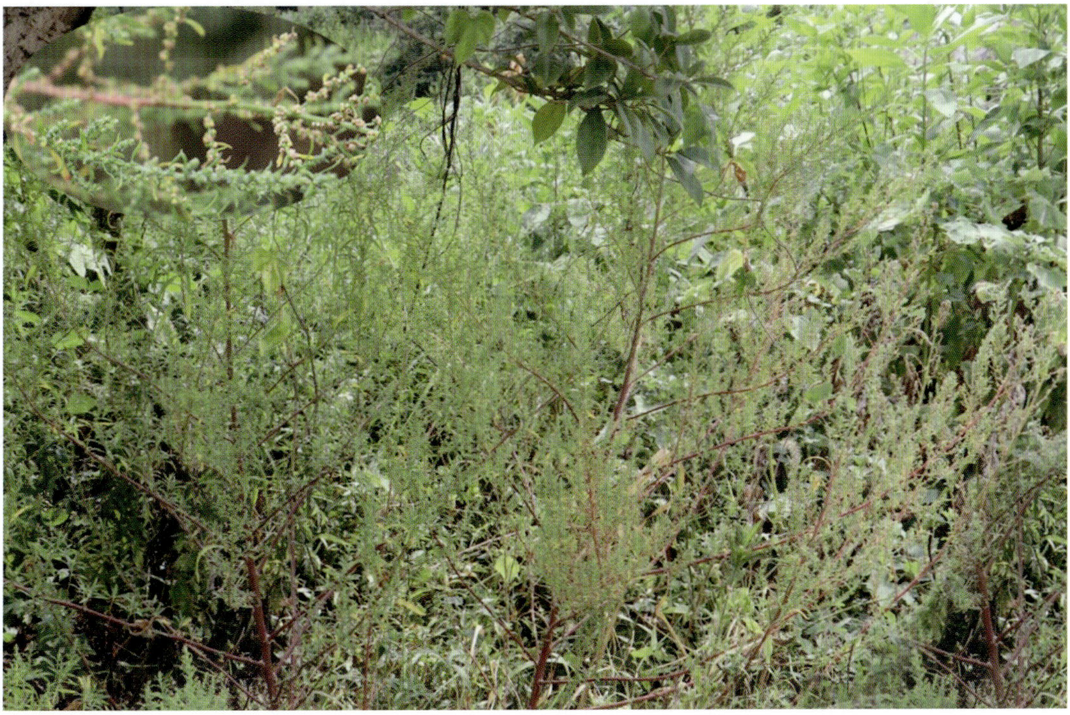

毛。叶片矩圆状披针形至披针形，先端急尖或渐尖，边缘具稀疏不整齐的大锯齿，基部渐狭具短柄，上面平滑无毛，下面有散生油点并沿叶脉稍有毛，下部的叶长达 15 厘米，宽达 5 厘米，上部叶逐渐狭小而近全缘。花两性及雌性，通常 3~5 个团集，生于上部叶腋；花被裂片 5，较少为 3，绿色，果时通常闭合；雄蕊 5，花药长 0.5 毫米；花柱不明显，柱头通常 3，较少为 4，丝形，伸出花被外。胞果扁球形，完全包于花被内。种子横生或斜生，黑色或暗红色，平滑，有光泽，边缘钝，直径约 0.7 毫米。花期和果期的时间都很长。

**生境及分布** 生长于旷野、路旁、河岸和溪边，长沙县各地有野生分布。分布于华东、中南、西南等地，北方各地常有栽培。

**性味归经** 味辛、苦，性温。归脾经。

**功能主治** 具祛风，杀虫，通经，止痛之功效。用于皮肤风湿痹痛，钩虫，蛔虫，痛经，经闭，皮肤湿疹，蛇虫咬伤。

**用法用量** 内服：煎汤，3~9 克，鲜品 15~24 克，或入丸、散；或提取土荆芥油，成人常用量 0.8~1.2 毫升，极量 1.5 毫升，儿童每岁 0.05 毫升。外用：适量，煎水洗或捣敷。

**注意事项** 《福建民间草药》：神经衰弱，心脏病、肾病患者及孕妇等忌服。

## 土茯苓

【凭证标本】430121-190127-0011LY。

【采集地点】湖南省长沙市长沙县高桥镇白石源村。

**别　　名** 禹余粮、白余粮、草禹余粮、刺猪苓、过山龙、硬饭、冷饭团、仙遗粮、土萆薢、山猪粪、山地栗、过冈尤、山牛、冷饭头、山归来、久老薯、毛尾薯、地胡苓、狗老薯、饭团根、土苓、狗朗头、尖光头、山硬硬、白葜、连饭、红土苓、山奇良。

**基　　原** 百合科植物光叶菝葜 *Smilax glabra* Roxb. 的干燥根茎。

**植物形态** 攀援灌木；根状茎粗厚，块状，常由匍匐茎相连接，粗 2~5 厘米。茎长 1~4 米，枝条光滑，无刺。叶薄革质，狭椭圆状披针形至狭卵状披针形，长 6~15 厘米，宽 1~7 厘米，先端渐尖，下面通常绿色，有时带苍白色；叶柄长 5~20 毫米，约占全长的 3/51/4 具狭鞘，有卷须，脱落点位于近顶端。伞形花序通常具 10 余朵花；总花梗长 1~8 毫米，通常明显短于叶柄，极少与叶柄近等长；在总花梗与叶柄之间有一芽；花序托膨大，连同多数宿存的小苞片多少呈莲座状，宽 2~5 毫米；花绿白色，六棱状球形，直径约 3 毫米；雄花外花被片近扁圆形，宽约 2 毫米，兜状，背面中央具纵槽；内花被片近圆形，宽约 1 毫米，边缘有不规则的齿；雄蕊靠合，与内

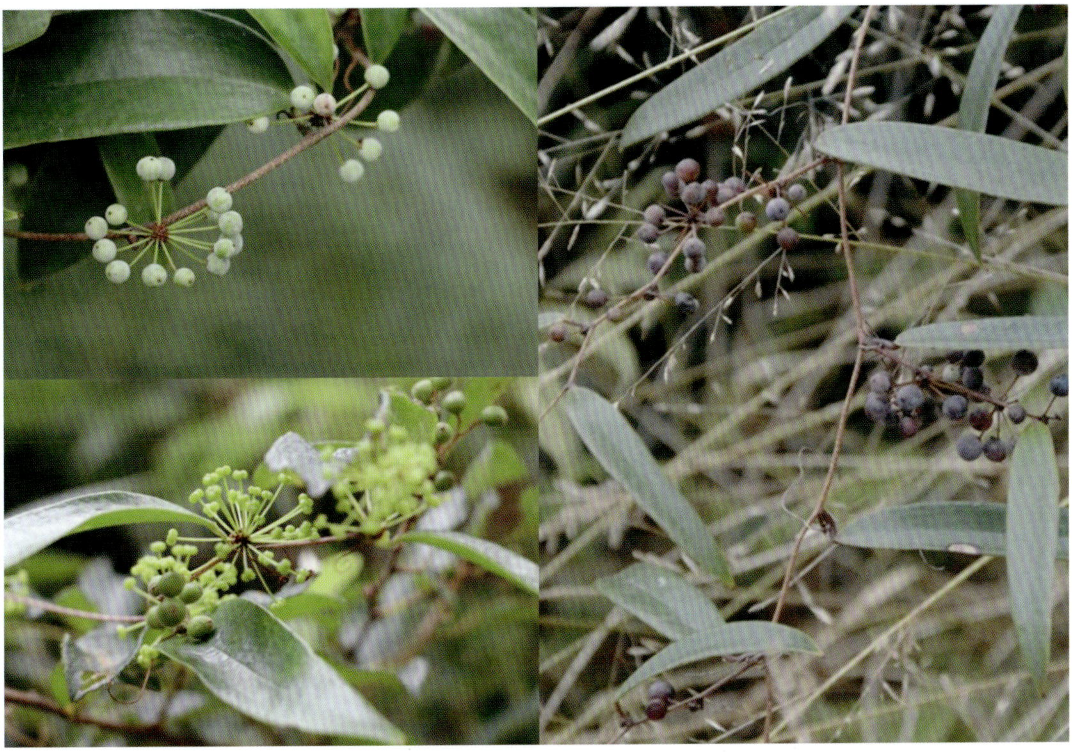

花被片近等长，花丝极短；雌花外形与雄花相似，但内花被片边缘无齿，具 3 枚退化雄蕊。浆果直径 7~10 毫米，熟时紫黑色，具粉霜。花期 7~11 月，果期 11 月至次年 4 月。

**生境及分布** 生于海拔 1800 米以下的林中、灌丛下、河岸或山谷中，也见于林缘与疏林中。产于甘肃（南部）和长江流域以南各省区，直到台湾、海南岛和云南。长沙县各地有零星野生分布。

**性味归经** 味甘，淡，性平。归肝、胃经。

**功能主治** 具除湿，解毒，通利关节之功效。用于湿热淋浊，带下，痈肿，瘰疬，疥癣，梅毒及汞中毒所致的肢体拘挛，筋骨疼痛。

**用法用量** ① 治杨梅疮毒（梅毒）：土茯苓 25 克或 50 克，用水酒浓煎服。② 治杨梅风（梅毒），筋骨风泡肿痛：土茯苓 1500 克，川椒 10 克，甘草 15 克，黑铅 500 克，青藤 15 克。将药用袋盛，以好酒煮服之妙。③ 治血淋：土茯苓、茶根各 25 克。水煎服，白糖为引。④ 治风湿骨痛，疮疡肿毒：土茯苓 500 克，去皮，和猪肉炖烂，分数次连滓服。⑤ 治风气痛及风毒疮癣：土茯苓 400 克。石臼内捣为细末，糯米 6.25 千克，蒸熟，白酒药造成醇酒用，酒与糟俱可食。⑥ 治大毒疮红肿，未成即滥：土茯苓，为细末，好醋调敷。⑦ 治瘰疬溃烂：土茯苓，切片或为末，水煎服。或入粥内食之，须多食为妙。忌铁器、发物。⑧ 治皮炎：土茯苓 100~150 克。水煎，当茶饮。⑨ 治妇人红崩、白带：土茯苓，水煨，引用红砂糖治红崩，白砂糖治白带。⑩ 治小儿疳积面黄肌瘦，肚子大，烦躁爱哭，啼哭无声，不想吃东西，大便失调，皮肤粗糙：土茯苓 15 克，野棉花根 15 克。研细末，加猪肝 100 克与水炖服，或米汤冲服。

**注意事项** 肝肾阴亏者慎服。服时忌茶。

# 大叶胡枝子

【凭证标本】430121-191113-0700-LY。

【采集地点】湖南省长沙市长沙县青山铺镇青山铺社区。

**别　　名** 和血丹、胡枝子、大叶乌梢、大叶马料梢、山苜蓿、夜关门、羊罩机、山豆根。

**基　　原** 豆科植物大叶胡枝子 *Lespedeza davidii Franch.* 的带根全株。

**植物形态** 直立灌木，高 1~3 米。枝条较粗壮，稍曲折，有明显的条棱，密被长柔毛。托叶 2，卵状披针形，长 5 毫米；叶柄长 1~4 厘米，密被短硬毛；小叶宽卵圆形或宽倒卵形，长 3.5~13 厘米，宽 2.5~8 厘米，先端圆或微凹，

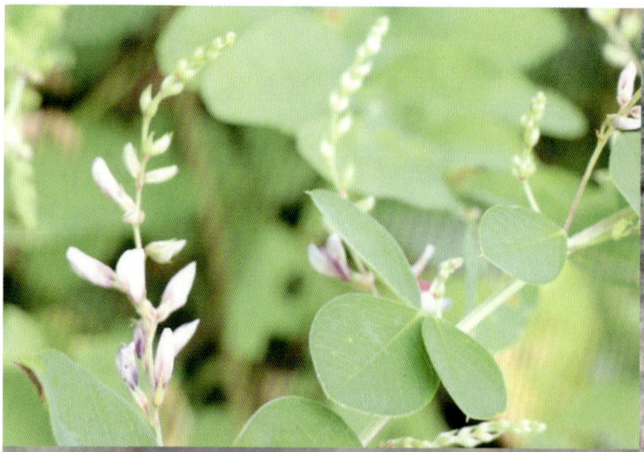

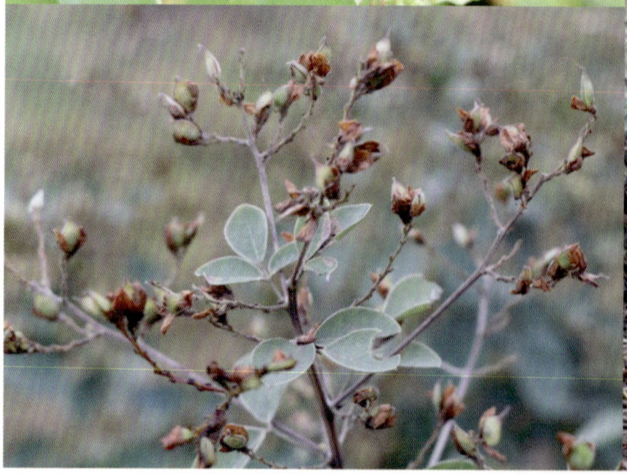

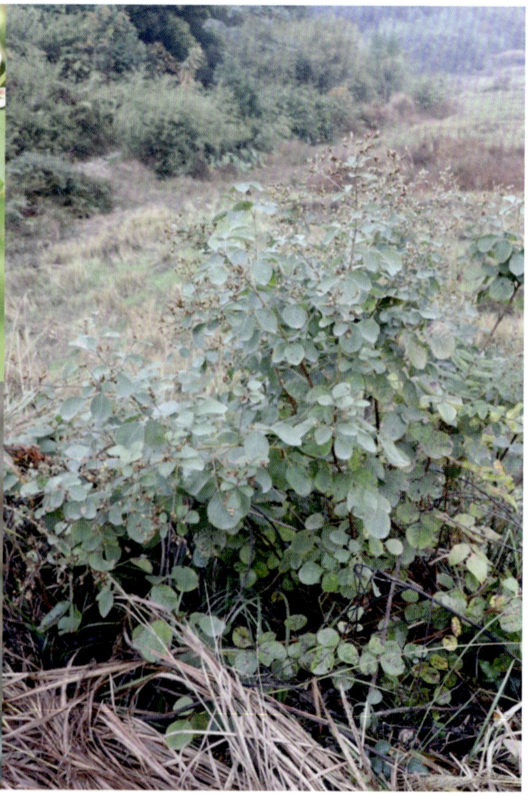

基部圆形或宽楔形，全缘，两面密被黄白色绢毛。总状花序腋生或于枝顶形成圆锥花序，花稍密集，比叶长；总花梗长4~7厘米，密被长柔毛；小苞片卵状披针形，长2毫米，外面被柔毛；花萼阔钟形，5深裂，长6毫米，裂片披针形，被长柔毛；花红紫色，旗瓣倒卵状长圆形，长10~11毫米，宽约5毫米，顶端圆或微凹，基部具耳和短柄，翼瓣狭长圆形，比旗瓣和龙骨瓣短，长7毫米，基部具弯钩形耳和细长瓣柄，龙骨瓣略呈弯刀形，与旗瓣近等长，基部有明显的耳和柄，子房密被毛。荚果卵形，长8~10毫米，稍歪斜，先端具短尖，基部圆，表面具网纹和稍密的绢毛。花期7~9月，果期9~10月。

**生境及分布** 生长在海拔800米的干旱山坡、路旁或灌丛中，长沙县各地有野生分布。分布于江苏、安徽、浙江、江西、福建、河南、湖南、广东、广西、四川、贵州等省区。

**性味归经** 味甘，性平。归肺、胃、肝经。

**功能主治** 具清热解表，止咳止血，通经活络之功效。用于外感头痛，发热，痧疹不透，痢疾，咳嗽咯血，尿血，便血，崩漏，腰痛。

**用法用量** 内服：煎汤，15~30克。

# 大豆黄卷

**【凭证标本】** 430121-190805-0471LY。

**【采集地点】** 湖南省长沙市长沙县星沙街道金牛湾社区。

**别　　名** 大豆卷、大豆蘖、黄卷、卷蘖、黄卷皮、豆蘖、豆黄卷、菽蘖。

**基　　原** 豆科植物大豆 *Glycine max*（L.）Merr. 的成熟种子经发芽干燥的炮制加工品。

**植物形态** 一年生草本，高30~90厘米。茎粗壮，直立，或上部近缠绕状，上部多少具棱，密被褐色长硬毛。叶通常具3小叶；托叶宽卵形，渐尖，长3~7毫米，具脉纹，被黄色柔毛；叶柄长2~20厘米，幼嫩时散生疏柔毛或具棱并被长硬毛；小叶纸质，宽卵形，近圆形或椭圆状披针形，顶生一枚较大，长5~12厘米，宽2.5~8厘米，先端渐尖或近圆形，稀有钝形，具小尖凸，基部宽楔形或圆形，侧生小叶较小，斜卵形，通常两面散生糙毛或下面无毛；侧脉每边5条；小托叶铍针形，长1~2毫米；小叶柄长1.5~4毫米，被黄褐色长硬毛。总状花序短的少花，长的多花；总花梗长10~35毫米或更长，通常有5~8朵无柄、紧挤的花，植株下部的花有时单生或成对生于叶腋间；苞片披针形，长2~3毫米，被糙伏毛；小苞片披针形，长2~3毫米，被伏贴的刚毛；花萼长4~6毫米，密被长硬毛或糙伏毛，常深裂成二唇形，裂片5，披针形，上部2裂片常合生至中部以上，下部3裂片分离，均密被白色长柔毛，花紫色、淡紫色或白色，长 4.5~10 毫米，旗瓣倒卵状近圆形，先端微凹并通常外反，基部具瓣柄，翼瓣蓖状，基部狭，具瓣柄和耳，龙骨瓣斜倒卵形，具短瓣柄；雄蕊二体；子房基部有不发达的腺体，被毛。荚果肥大，长圆形，稍弯，下垂，黄绿色，长 4~7.5 厘米，宽 8~15 毫米，密被褐黄色长毛；种子 2~5 颗，椭圆形、近球形，卵圆形至长圆形，长约 1 厘米，宽 5~8 毫米，种皮光滑，淡绿、黄、褐和黑色等多样，因品种而异，种脐明显，椭圆形。花期 6~7 月，果期 7~9 月。

**生境及分布** 长沙县有栽培。全国各地均有栽培，以东北最著名。

**性味归经** 味甘，性平。归脾、胃、肺经。

**功能主治** 具解表祛暑，清热利湿之功效。用于暑湿感冒，湿温初起，发热汗少，胸闷脘痞，肢体酸重，小便不利。

**用法用量** 内服：煎汤，9~15 克。

**注意事项** 《本草经集注》：恶五参、龙胆。杀乌头毒。无湿热者忌用。

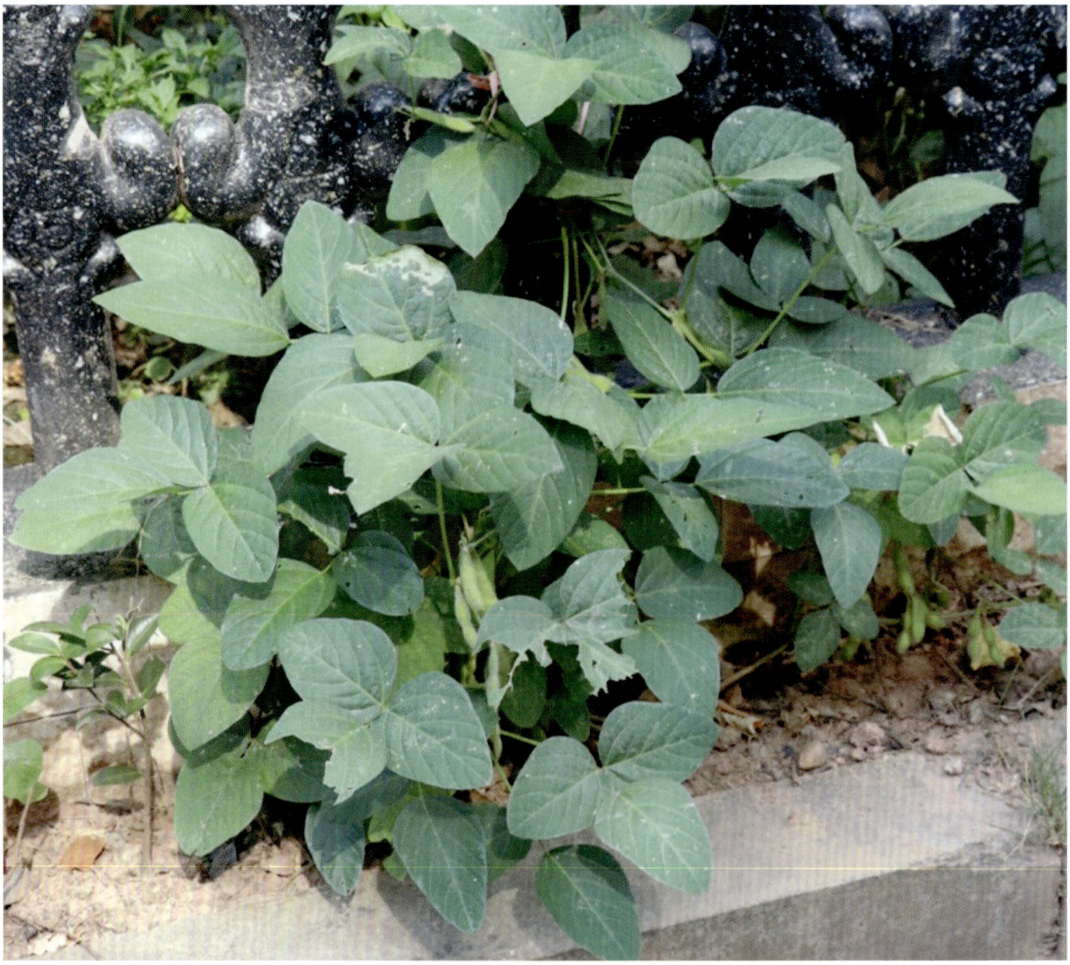

# 大　青

【凭证标本】430121-190531-0183LY。
【采集地点】湖南省长沙市长沙县安沙镇安沙社区。

■ 别　　名　大青叶、臭大青。

■ 基　　原　马鞭草科植物大青 *Cleredendrum cwtophyllum* Turcz. 的茎、叶。

■ 植物形态　小乔木或灌木状；株高达 10 米；幼枝被柔毛；叶椭圆形或长圆状披针形，长 6~20 厘米，先端渐尖或尖，基部近圆，全缘或具圆齿，两面无毛或沿脉疏被柔毛，下面常被腺点；叶柄长 1~8 厘米；伞房状聚伞花序，径 20~25 厘米；苞片线形；花萼杯状，被黄褐色细绒毛及腺点，长 3~4 毫米；花冠白色，疏被微柔毛及腺点，冠筒长约 1 厘米，裂片卵形；核果球形或倒卵圆形，径 0.5~1 厘米，蓝紫色，为红色宿萼所包。

■ 生境及分布　生于海拔 1700 米以下的平原，路旁、丘陵、山地林下或溪谷旁。长沙县各地有零星野生分布，分布于华东及湖南、湖北、广东、广西、贵州、云南等地。

■ 性味归经　味苦，性寒。归胃、心经。

■ 功能主治　具清热解毒，凉血止血之功效。用于外感热病热盛烦渴，咽喉肿痛，口疮，黄疸，热毒痢，急性肠炎，痈疽肿毒，衄血，血淋，外伤出血。

■ 用法用量　内服：煎汤，15~30 克，鲜品加倍。外用：适量，捣敷；或煎水洗。
① 喉风喉痹：用大青叶捣汁灌服。② 小儿口疮：用大青 35 克、黄连 25 克，加水 3 升，煮成 1 升服下。一天服二次，病愈为止。③ 热病下痢：用大青 12 克，甘草、阿胶各 6 克，豉 5 克，以水 1 升，煮大青和甘草二物，

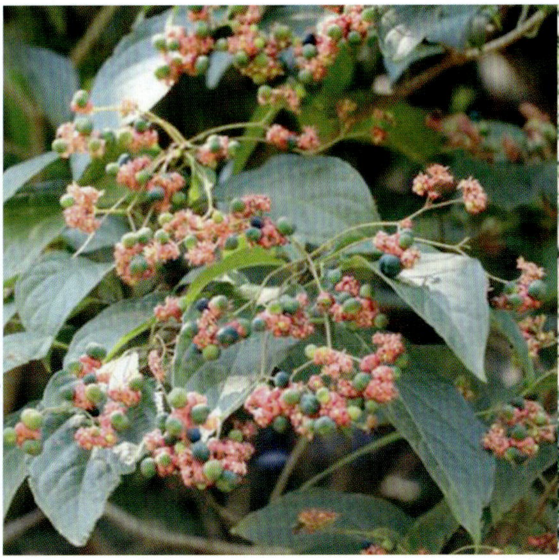

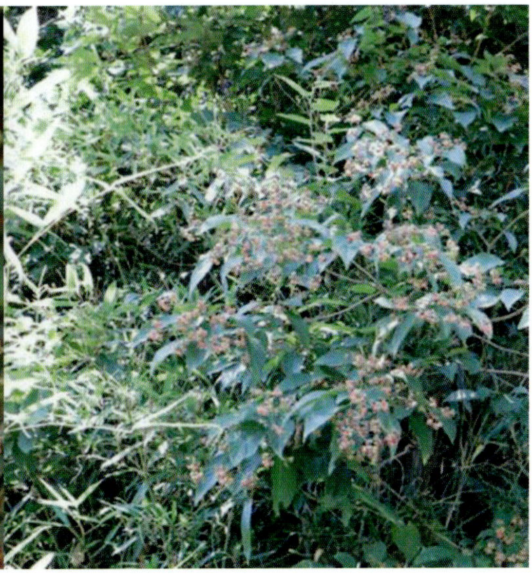

取 300 毫升，去滓；加豉煮沸 3 次，去滓；加阿胶，分作四次服。此方名“大青汤”。

**注意事项** 脾胃虚寒者慎服。

# 大 枣

【凭证标本】430121-190614-0271LY。
【采集地点】湖南省长沙市长沙县安沙镇黄桥村。

**别　　名** 缅枣、酸枣。

**基　　原** 鼠李科枣属植物枣 *Ziziphus jujuba* Mill. 的干燥成熟果实。

**植物形态** 落叶小乔木，稀灌木，高达 10 余米，树皮褐色或灰褐色，叶柄长 1~6 毫米，或在长枝上的可达 1 厘米，无毛或有疏微毛，托叶刺纤细，后期常脱落。花黄绿色，单生或密集成腋生聚伞花序。核果矩圆形或是长卵圆形，成熟后由红色变红紫色，中果皮肉质、厚、味甜。种子扁椭圆形，长约 1 厘米，宽 8 毫米。

**生境及分布** 生长于海拔 1700 米以下的山区，丘陵或平原。广为栽培。本种原产中国，亚洲、欧洲和美洲常有栽培，长沙县各地有零星野生分布。

**性味归经** 味甘，性温。归脾、胃、心经。

**功能主治** 具补中益气，养血安神之功效。用于脾虚食少，乏力便溏，妇人脏躁。

**用法用量** 内服：煎服，6~15 克。

**注意事项** 凡湿盛、痰凝、食滞、虫积及齿病者，慎服或禁服。

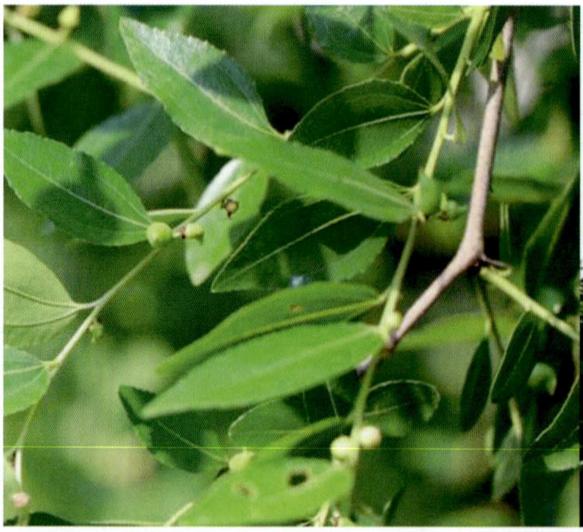

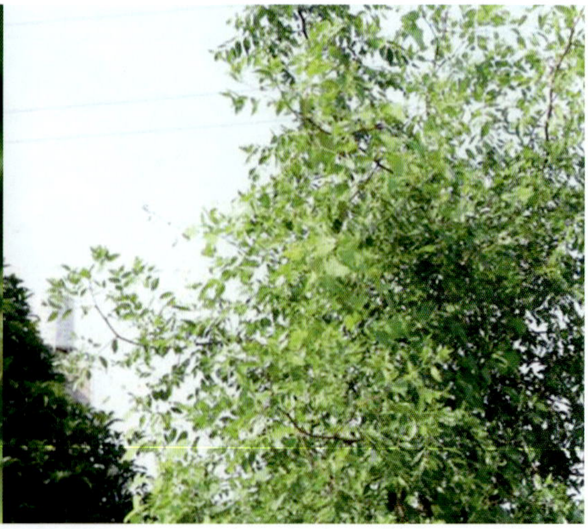

# 大　蓟

【凭证标本】430121-190427-0085LY。

【采集地点】湖南省长沙市长沙县高桥镇白石源村。

**别　　名**　马蓟、虎蓟、刺蓟、山牛蒡、鸡项草、鸡脚刺、野红花、茨芥、牛触嘴、鼓椎、鸡姆刺、恶鸡婆、大牛喳口、山萝卜、猪姆刺、六月霜、蚁姆刺、牛口刺、老虎脷、刺萝卜、驴扎嘴、马刺刺、刺秸子、马刺草、牛口舌、老虎刺、草鞋刺、刷把头、土红花、野刺菜、牛不嗅、猪妈菜、牛刺笏菜、笏菜、鸟不扑。

**基　　原**　菊科植物蓟 *Cirsium japonicum* Fisch. ex DC. 的地上部分或根。

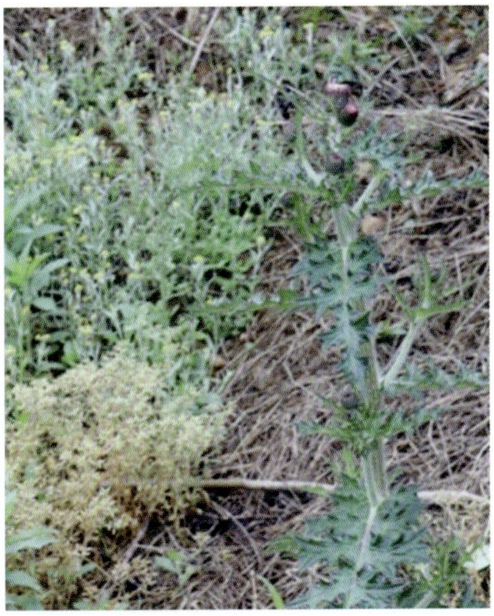

**植物形态**　多年生草本，块根纺锤状或萝卜状，直径达 7 毫米。茎直立，30~150 厘米，分枝或不分枝，全部茎枝有条棱，被稠密或稀疏的多细胞长节毛，接头状花序下部灰白色，被稠密绒毛及多细胞节毛。基生叶较大，全形卵形、长倒卵形、椭圆形或长椭圆形，长 8~20 厘米，宽 2.5~8 厘米，羽状深裂或几全裂，基部渐狭成短或长翼柄，柄翼边缘有针刺及刺齿；侧裂片 6~12 对，中部侧裂片

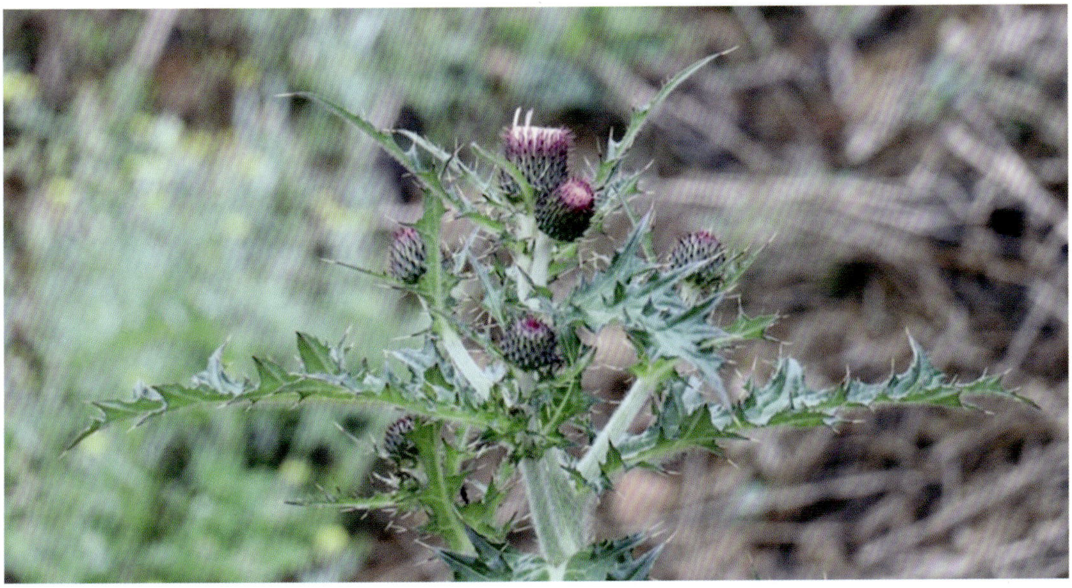

较大，向下及向下的侧裂片渐小，全部侧裂片排列稀疏或紧密，卵状披针形、半椭圆形、斜三角形、长三角形或三角状披针形，宽狭变化极大，或宽达 3 厘米，或狭至 0.5 厘米，边缘有稀疏大小不等小锯齿，或锯齿较大而使整个叶片呈现较为明显的二回状分裂状态，齿顶针刺长可达 6 毫米，短可至 2 毫米，齿缘针刺小而密或几无针刺；顶裂片披针形或长三角形。自基部向上的叶渐小，与基生叶同形并等样分裂，但无柄，基部扩大半抱茎。全部茎叶两面同色，绿色，两面沿脉有稀疏的多细胞长或短节毛或几无毛。头状花序直立，少有下垂的，少数生茎端而花序极短，不呈明显的花序式排列，少有头状花序单生茎端的。总苞钟状，直径 3 厘米。总苞片约 6 层，覆瓦状排列，向内层渐长，外层与中层卵状三角形至长三角形，长 0.8~1.3 厘米，宽 3~3.5 毫米，顶端长渐尖，有长 1~2 毫米的针刺；内层披针形或线状披针形，长 1.5~2 厘米，宽 2~3 毫米，顶端渐尖呈软针刺状。全部苞片外面有微糙毛并沿中肋有粘腺。瘦果压扁，偏斜楔状倒披针状，长 4 毫米，宽 2.5 毫米，顶端斜截形。小花红色或紫色，长 2.1 厘米，檐部长 1.2 厘米，不等 5 浅裂，细管部长 9 毫米。冠毛浅褐色，多层，基部联合成环，整体脱落；冠毛刚毛长羽毛状，长达 2 厘米，内层向顶端纺锤状扩大或渐细。花果期 4~11 月。

**生境及分布**　生于山坡林中、林缘、灌丛中、草地、荒地、田间、路旁或溪旁，海拔 400~2100 米。广布河北、山东、陕西、江苏、浙江、江西、湖南、湖北、四川、贵州、云南、广西、广东、福建和台湾。长沙县各地有零星野生分布。

**性味归经**　味甘、苦，性凉。归心、肝经。

**功能主治**　具凉血止血，祛瘀消肿之功效。用于衄血，吐血，尿血，便血，崩漏下血，外伤出血，痈肿疮毒。

**用法用量**　内服：煎汤，5~10 克；鲜品可用 30~60 克。外用：适量，捣敷。用于止血宜炒炭用。

**注意事项**　脾胃虚寒而无瘀滞者忌服。

## 万寿菊花

【凭证标本】430121-190718-0375LY。

【采集地点】湖南省长沙市长沙县高桥镇白石源村。

**别　　名**　臭芙蓉、金菊、黄菊、红花、柏花、里苦艾、蜂窝菊、金花菊、金鸡菊。

**基　　原**　菊科万寿菊属植物万寿菊 *Tagetes erecta* L. 的花序。

**植物形态**　一年生草本；粗壮直立，高约 60 厘米，全体揉之有腐败气味。叶对生，羽状深裂，裂片矩圆形或披针形，长 1.2~2.5 厘米，边缘有锯齿，近边缘

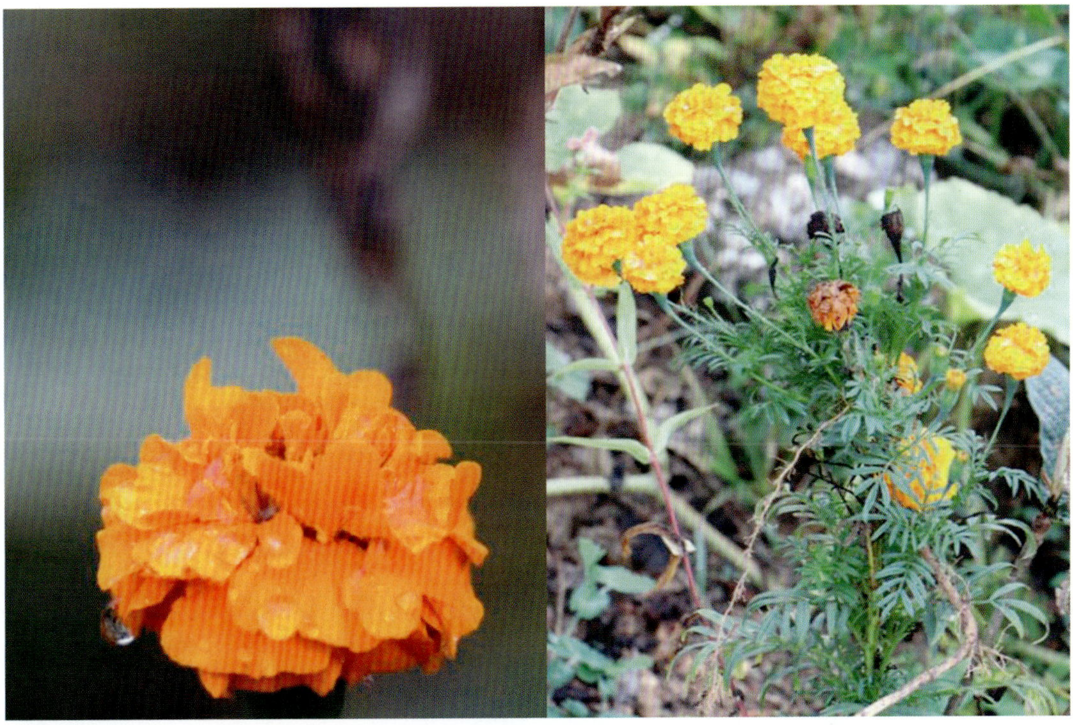

有数枚大腺体，有些裂片的先端或齿端有一长芒。头状花序单生，黄色至橙色，直径 5~10 厘米；花序柄粗壮；总苞钟状，齿延长；舌状花多数，有长柄，外列舌片向外反卷。瘦果线形，冠以 1~2 枚长芒状和 2~3 枚短而钝的鳞片。花期秋、冬。

**生境及分布** 生于向阳温暖湿润环境，长沙县各地有零星野生分布。分布于全国各地（栽培），在广东和云南南部、东南部已归化。原产墨西哥。

**性味归经** 味苦，性凉。

**功能主治** 具清热解毒，止咳之功效。用于风热感冒，咳嗽，百日咳，痢疾，腮腺炎，乳痈，疖肿，牙痛，口腔炎，目赤肿痛。

**用法用量** 内服：煎汤，9~15 克；或研末。外用：适量，研末醋调敷；或鲜品捣敷。

## 小二仙草

【凭证标本】430121-190421-0028LY。

【采集地点】湖南省长沙市长沙县安沙镇龙华岭村。

**别　　名** 豆瓣草、女儿红、沙生草、水豆瓣、豆瓣菜、蚁塔、砂生草、地茜、白粘草、同丹药、斑鸠窝、船板草、地花椒。

**基　　原** 小二仙草科小二仙草属植物小二仙草 *Gonocarpus micranthus* Thunberg 的全草。

**植物形态** 多年生陆生草本，高5~45厘米；茎直立或下部平卧，具纵槽，多分枝，多少粗糙，带赤褐色。叶对生，卵形或卵圆形，长6~17毫米，宽4~8毫米，基部圆形，先端短尖或钝，边缘具稀疏锯齿，通常两面无毛，淡绿色，背面带紫褐色，具短柄；茎上部的叶有时互生，逐渐缩小而变为苞片。花序为顶生的圆锥花序，由纤细的总状花序组成；花两性，极小，直径约1毫米，基部具1苞片与2小苞片；萼筒长0.8毫米，4深裂，宿存，绿色，裂片较短，三角形，长0.5毫米；花瓣4，淡红色，比萼片长2倍；雄蕊8，花丝短，长0.2毫米，花药线状椭圆形，长0.3~0.7毫米；子房下位，2~4室。坚果近球形，长0.9~1毫米，宽0.7~0.9毫米，有8纵钝棱，无毛。花期4~8月，果期5~10月。

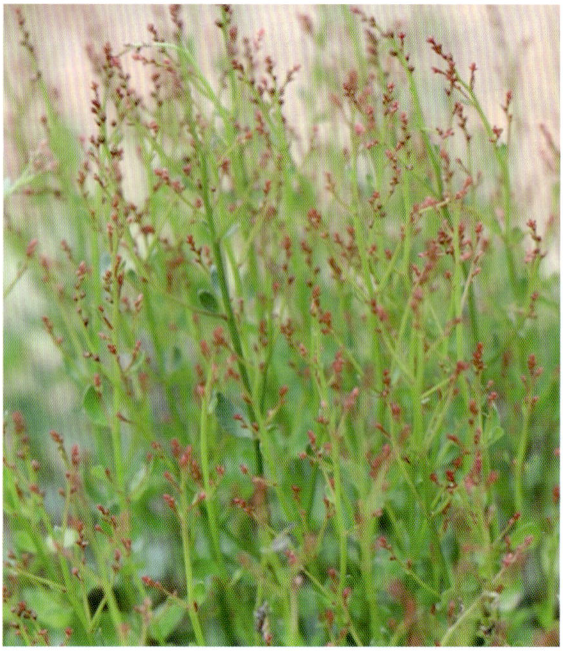

**生境及分布** 生于荒山草丛中。长沙县各地有零星野生分

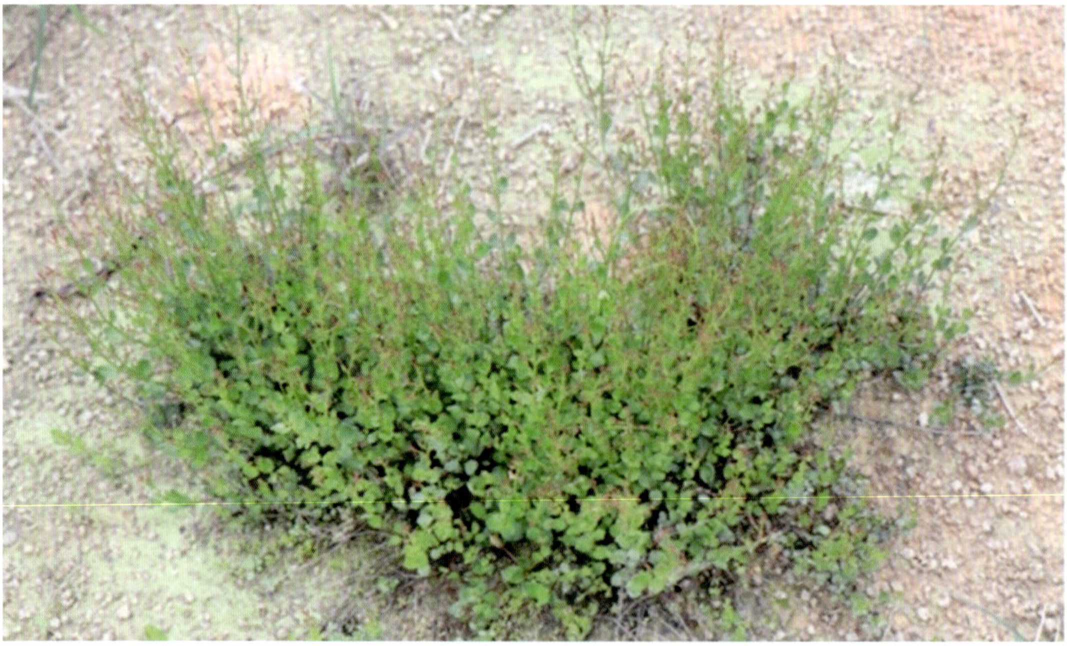

布。产于河北、河南、山东、江苏、浙江、安徽、江西、福建、台湾、湖北、湖南、四川、贵州、广东、广西、云南等地。

■ 性味归经　味苦、涩，性凉。归肺、大肠、膀胱经。

■ 功能主治　具止咳平喘，清热利湿，调经活血之功效。用于咳嗽，哮喘，热淋，便秘，痢疾，月经不调，跌损骨折，疔疮，乳痈，烫伤，毒蛇咬伤。

■ 用法用量　内服：煎汤，10~20 克，鲜品 20~60 克；或捣绞汁。外用：适量，干品研末调敷；或鲜品捣散。

① 治赤白痢：鲜小二仙草 60 克，红、白糖为引。煎服。

② 治血崩：小二仙草 60 克，金樱子根 20 克，精肉 200 克。炖服。

③ 治烫伤：豆瓣草适量，研末，加冰片少许，麻油调搽患处。

# 小叶石楠

【凭证标本】430121-190427-0119LY。

【采集地点】湖南省长沙市长沙县高桥镇白石源村。

■ 别　　名　牛筋木、牛李子、山红子、棒头果、棒梨子。

■ 基　　原　蔷薇科植物小叶石楠 *Photinia parvifolia*（Pritz.）Schneid. 的根。

■ 植物形态　落叶灌木，高 1~3 米；枝纤细，小枝红褐色，无毛，有黄色散生皮孔；冬芽卵形，长 3~4 毫米，先端急尖。叶片草质，椭圆形、椭圆卵形或菱状卵形，长 4~8 厘米，宽 1~3.5 厘米，先端渐尖或尾尖，基部宽楔形或近圆形，边缘有具腺尖锐锯齿，上面光亮，初疏生柔毛，以后无毛，下面无毛，侧脉 4~6 对；叶柄长 1~2 毫米，无毛。花 2~9 朵，成伞形花序，生于侧枝顶

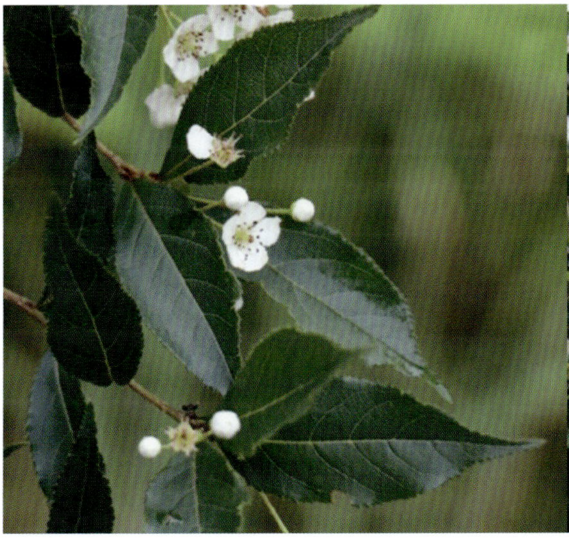

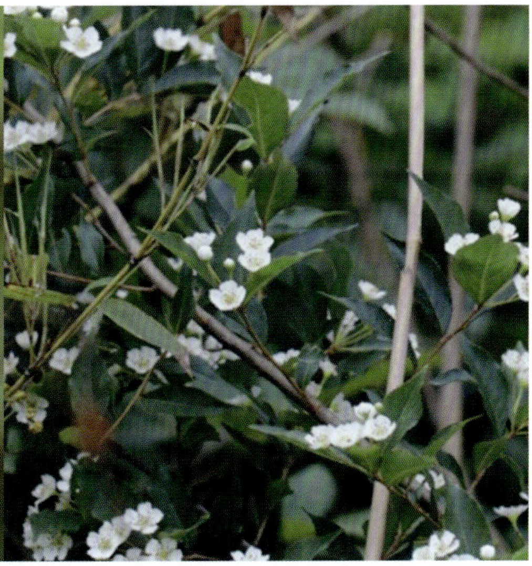

端，无总花梗；苞片及小苞片钻形，早落；花梗细，长 1~2.5 厘米，无毛，有疣点；花直径 0.5~1.5 厘米；萼筒杯状，直径约 3 毫米，无毛；萼片卵形，长约 1 毫米，先端急尖，外面无毛，内面疏生柔毛；花瓣白色，圆形，直径 4~5 毫米，先端钝，有极短爪，内面基部疏生长柔毛；雄蕊 20，较花瓣短；花柱 2~3，中部以下合生，较雄蕊稍长，子房顶端密生长柔毛。果实椭圆形或卵形，长 9~12 毫米，直径 5~7 毫米，橘红色或紫色，无毛，有直立宿存萼片，内含 2~3 卵形种子；果梗长 1~2.5 厘米，密布疣点。花期 4~5 月，果期 7~8 月。

**生境及分布** 生于海拔 1000 米以下低山丘陵灌丛中。产于河南、江苏、安徽、浙江、江西、湖南、湖北、四川、贵州、台湾、广东、广西。长沙县各地有零星野生分布。

**性味归经** 味苦、涩，性微寒，无毒。归肝经。

**功能主治** 具清热解毒，活血止痛之功效。用于牙痛；黄疸；乳痈。

**用法用量** 内服：煎汤，15~60 克。

# 小金樱

【凭证标本】430121-190523-0160LY。

【采集地点】湖南省长沙市长沙县安沙镇安沙社区。

**别　　名** 山木香、鱼杆子、小金樱、白花七叶树、七姊妹。

**基　　原** 蔷薇科蔷薇属植物小果蔷薇 *Rosa cymosa* Tratt. 的根和叶。

**植物形态** 攀援灌木，高 2~5 米；小枝圆柱形，无毛或稍有柔毛，有钩状皮刺。小叶 3~5，稀 7；连叶柄长 5~10 厘米；小叶片卵状披针形或椭圆形，稀长圆披针形，长 2.5~6 厘米，宽 8~25 毫米，先端渐尖，基部近圆形，边缘有紧贴或尖锐细锯齿，两面均无毛，上面亮绿色，下面颜色较淡，中脉突起，沿脉有稀疏长柔毛；小叶柄和叶轴无毛或有柔毛，有稀疏皮刺和腺毛；托叶膜质，离生，线形，早落。花多朵成复伞房花序；花直径 2~2.5 厘米，花梗长约 1.5 厘米，幼时密被长柔毛，老时逐渐脱落近于无毛；萼片卵形，先端渐尖，常有羽状裂片，外面近无毛，稀有刺毛，内面被稀疏白色绒毛，沿边缘较密；花瓣白色，倒卵形，先端凹，基部楔形；花柱离生，稍伸出花托口外，与雄蕊近等长，密被白色柔毛。果球形，直径 4~7 毫米，红色至黑褐色，萼片脱落。花期 5~6 月，果期 7~11 月。

**生境及分布** 多生于向阳山坡、路旁、溪边或丘陵地，海拔 250~1300 米。产于江西、江苏、浙江、安徽、湖南、四川、云南、贵州、福建、广东、广西、台湾等地。长沙县各地有零星野生分布。

**性味归经** ① 根：味苦、涩，性平。② 叶：味苦，性平。

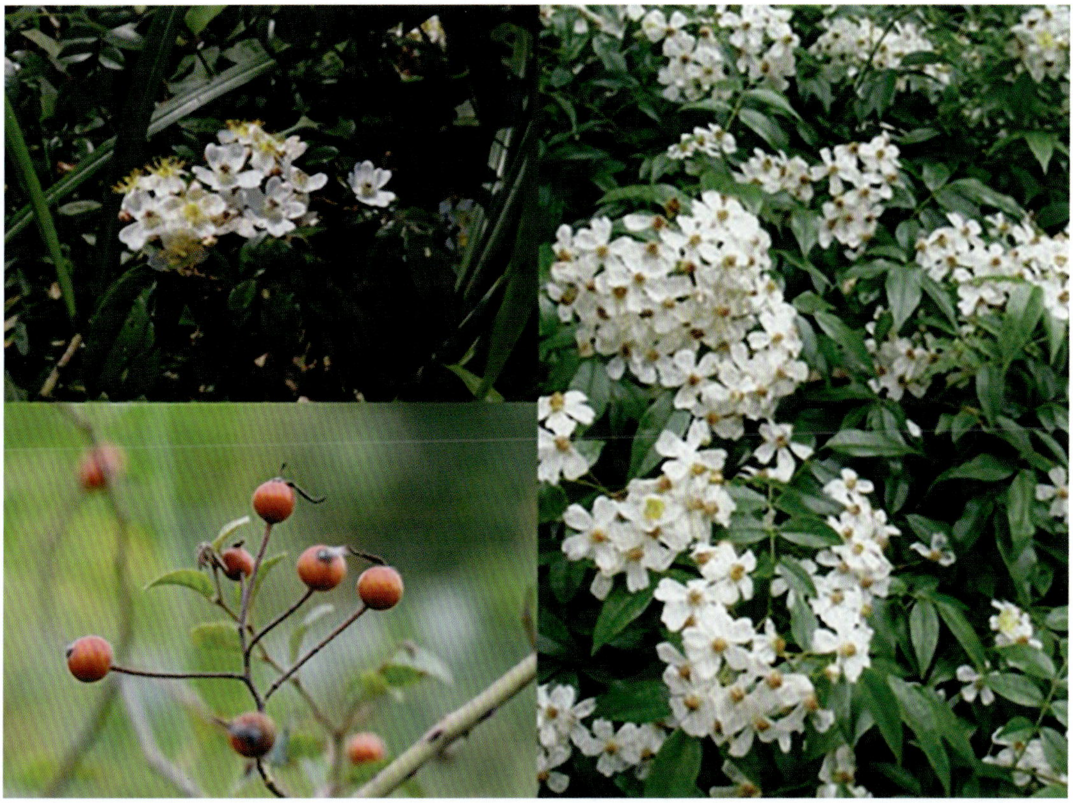

功能主治　具散瘀，止血，消肿解毒之功效。用于月经不调，子宫脱垂，痔疮，脱肛，疮毒，外伤性出血。

用法用量　内服：煎汤，9~30 克；或浸酒。外用：捣敷。

# 小茴香

【凭证标本】430121-190927-0644-LY。

【采集地点】湖南省长沙市长沙县江背镇印山村。

别　　名　蘹香、土茴香、野茴香、大茴香、谷茴香、谷香、香子、小香。

基　　原　伞形科植物茴香 *Foeniculum vulgare* Mill. 的成熟果实。

植物形态　草本，高 0.4~2 米。茎直立，光滑，灰绿色或苍白色，多分枝。较下部的茎生叶柄长 5~15 厘米，中部或上部的叶柄部分或全部呈鞘状，叶鞘边缘膜质；叶片轮廓为阔三角形，长 4~30 厘米，宽 5~40 厘米，4~5 回羽状全裂，末回裂片线形，长 1~6 厘米，宽约 1 毫米。复伞形花序顶生与侧生，花序梗长 2~25 厘米；伞辐 6~29，不等长，长 1.5~10 厘米；小伞形花序

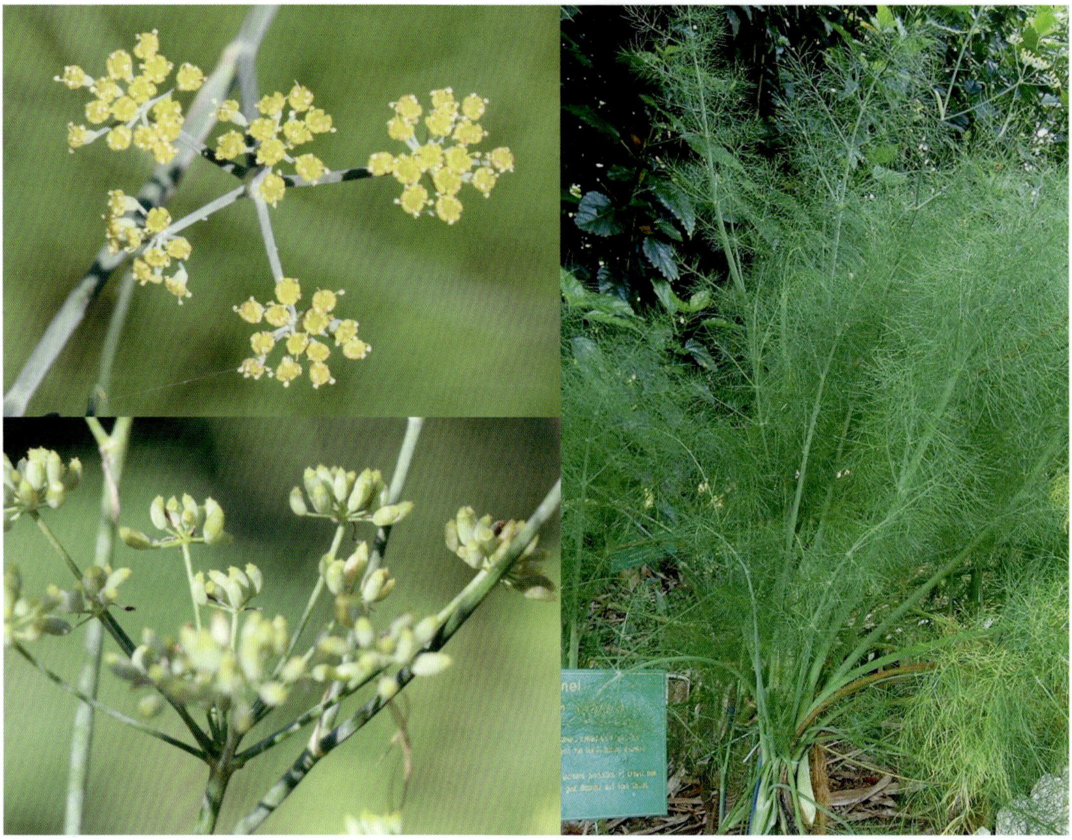

有花14~39；花柄纤细，不等长；无萼齿；花瓣黄色，倒卵形或近倒卵圆形，长约1毫米，先端有内折的小舌片，中脉1条；花丝略长于花瓣，花药卵圆形，淡黄色；花柱基圆锥形，花柱极短，向外叉开或贴伏在花柱基上。果实长圆形，长4~6毫米，宽1.5~2.2毫米，主棱5条，尖锐；每棱槽内有油管1，合生面油管2；胚乳腹面近平直或微凹。花期5~6月，果期7~9月。

**生境及分布** 长沙县各地有栽培。我国各省区都有栽培。

**性味归经** 味辛，性温。归肝、肾、脾、胃经。

**功能主治** 具散寒止痛，理气和胃之功效。用于寒疝腹痛，睾丸偏坠，痛经，少腹冷痛，脘腹胀痛，食少吐泻。盐小茴香暖肾散寒止痛。用于寒疝腹痛，睾丸偏坠，经寒腹痛。

**用法用量** 内服：煎汤，3~6克；或入丸、散。外用：研末调敷或炒热温熨。

**注意事项** 阴虚火旺者慎服。

# 小槐花

【凭证标本】430121-190908-0595-LY。

【采集地点】湖南省长沙市长沙县高桥镇范林村。

**别　　名**　草鞋板、味噌草、拿身草、羊带归、清酒缸。

**基　　原**　豆科植物小槐花 *Ohwia caudata*（Thunberg）H.Ohashi 的根或全株。

**植物形态**　直立灌木或亚灌木，高 1~2 米。树皮灰褐色，分枝多，上部分枝略被柔毛。叶为羽状三出复叶，小叶 3；托叶披针状线形，长 5~10 毫米，基部宽约 1 毫米，具条纹，宿存，叶柄长 1.5~4 厘米，扁平，较厚，上面具深沟，多少被柔毛，两侧具极窄的翅；小叶近革质或纸质，顶生小叶披针形或长圆形，长 5~9 厘米，宽 1.5~2.5 厘米，侧生小叶较小，先端渐尖，急尖或短渐尖，基部楔形，全缘，上面绿色，有光泽，疏被极短柔毛，老时渐变无毛，下面疏被贴伏短柔毛，中脉上毛较密，侧脉每边 10~12 条，不达叶缘；小托叶丝状，长 2~5 毫米；小叶柄长达 14 毫米，总状花序顶生或腋生，长 5~30 厘米，花序轴密被柔毛并混生小钩状毛，每节生 2 花；苞片钻形，长约 3 毫米；花梗长 3~4 毫米，密被贴伏柔毛；花萼窄钟形，

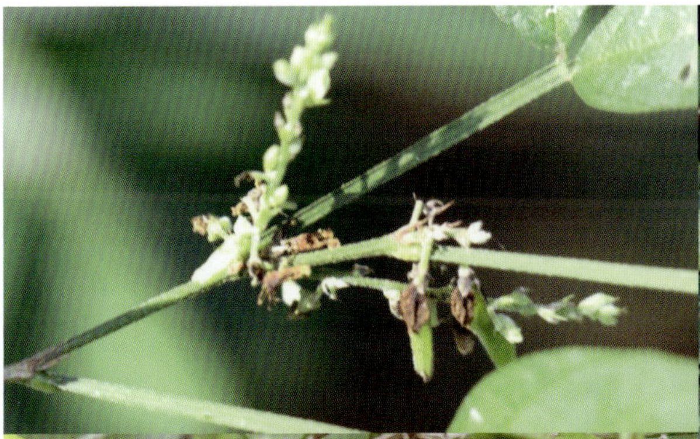
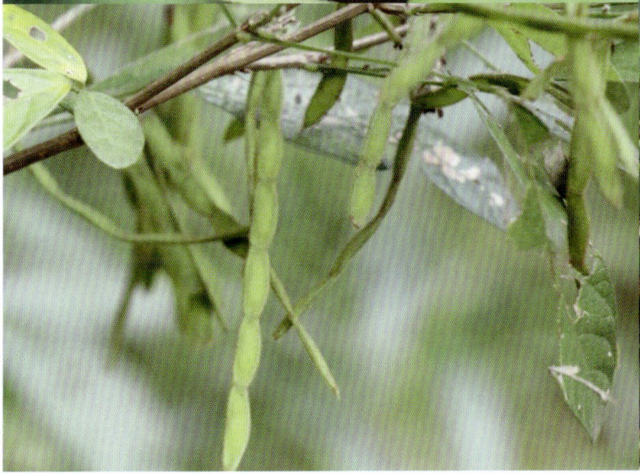
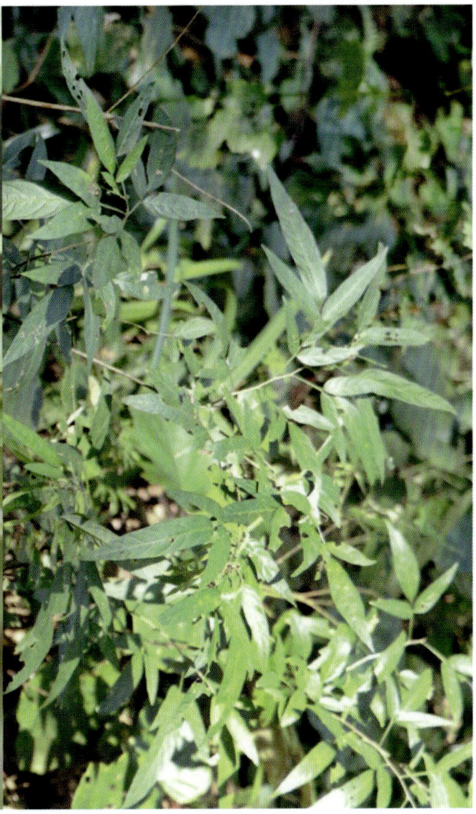

长3.5~4毫米，被贴伏柔毛和钩状毛，裂片披针形，上部裂片先端微2裂；花冠绿白或黄白色，长约5毫米，具明显脉纹，旗瓣椭圆形，瓣柄极短，翼瓣狭长圆形，具瓣柄，龙骨瓣长圆形，具瓣柄；雄蕊二体；雌蕊长约7毫米，子房在缝线上密被贴伏柔毛。荚果线形，扁平，长5~7厘米，稍弯曲，被伸展的钩状毛，腹背缝线浅缢缩，有荚节4~8，荚节长椭圆形，长9~12毫米，宽约3毫米。花期7~9月，果期9~11月。

**生境及分布** 生长在山坡、路旁草地、沟边、林缘或林下，海拔150~1000米，长沙县有分布。分布于长江以南各省，西至喜马拉雅山，东至台湾。

**性味归经** 味微苦、辛，性平。

**功能主治** 具清热解毒，祛风利湿之功效。用于感冒发烧，肠胃炎，痢疾，小儿疳积，风湿关节痛；外用治毒蛇咬伤，痈疖疔疮，乳腺炎。

**用法用量** 内服：煎汤25~50克。外用：适量，鲜根皮、全草煎水洗或捣烂敷患处。

# 山麦冬

【凭证标本】山麦冬：430121-190601-0193LY。阔叶山麦冬：430121~190820~0544LY。

【采集地点】山麦冬：湖南省长沙市长沙县路口镇路口社区。阔叶山麦冬：湖南省长沙市长沙县开慧镇白沙村。

**别　　名** 山麦冬：大麦冬、土麦冬、鱼子兰、麦门冬。阔叶山麦冬：无。

**基　　原** 百合科植物山麦冬 *Liriope spicata*（Thunb.）Lour. 或阔叶山麦冬 *Liriope Muscari*（*Decaisne*）L.H.Bailey 的干燥块根。

**植物形态** 山麦冬：植株有时丛生；根稍粗，直径1~2毫米，有时分枝多，近末端处常膨大成矩圆形、椭圆形或纺锤形的肉质小块根；根状茎短。叶长25~60厘米，宽4~8毫米。花葶通常长于或几等长于叶，少数稍短于叶，种子近球形。花期5~7月，果期8~10月。夏初采挖块根，洗净，反复暴晒、堆置，至近干，除去须根，干燥。

阔叶山麦冬：根细长，分枝多，有时局部膨大成纺锤形的小块根，小块根长达3.5厘米，宽7~8毫米，肉质；根状茎短，木质。叶密集成丛，革质，长25~65厘米，宽1~3.5厘米，先端急尖或钝，基部渐狭，具9~11条脉，有明显的横脉，边缘几不粗糙。花葶通常长于叶，长45~100厘米；总状花序长12~40厘米，具许多花；花3~8朵簇生于苞片腋内；苞片小，近刚毛状，长3~4毫米，有时不明显；小苞片卵形，干膜质；花梗长4~5毫米，关节位于中部或中部偏上；花被片矩圆状披针形或近矩圆形，长约3.5毫米，先端钝，紫色或红紫色；花丝长约1.5毫米；花药近矩圆状披针形，长1.5~2毫米；子房近球形，花柱长约2毫米，柱头三齿裂。种子球形，直径6~7毫米，初期绿色，成熟时变黑紫色。花期7~8月，果期9~11月。

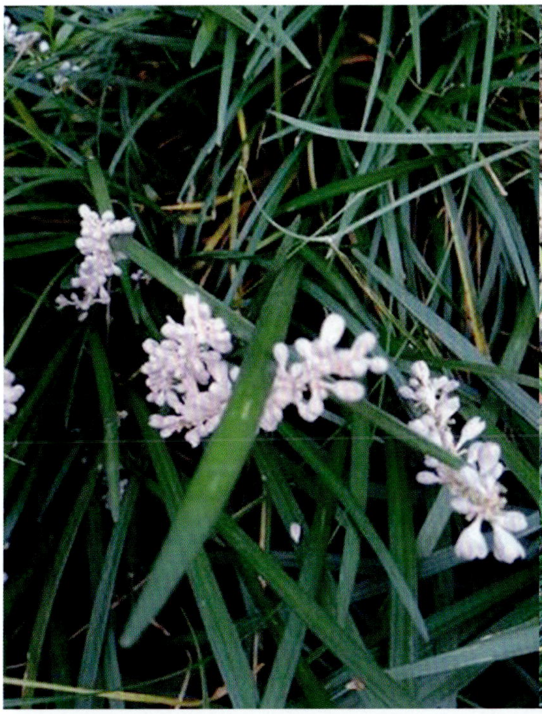
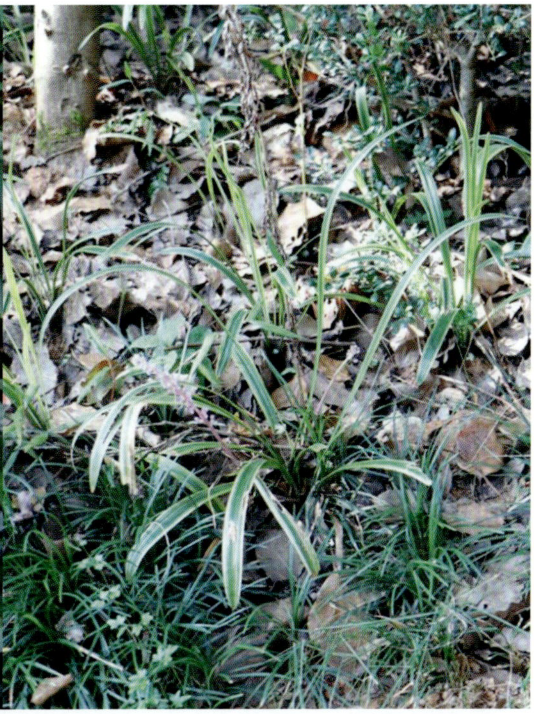
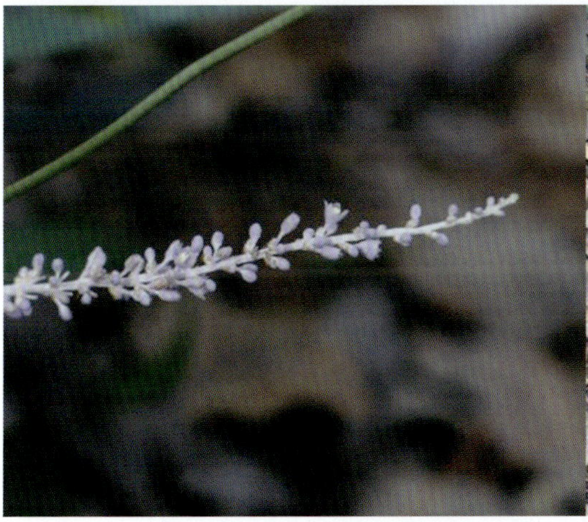
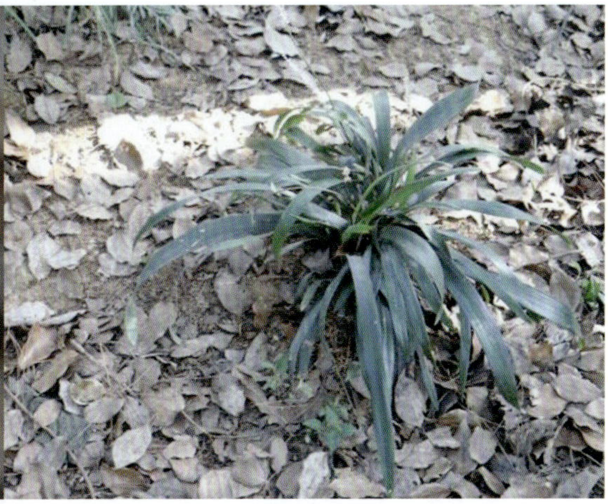

**生境及分布** 山麦冬：生于山地林下，或山谷潮湿处，长沙县各地有零星野生分布。主产华东、华中。

阔叶山麦冬：生长在海拔 100~1400 米的山地、山谷的疏、密林下或潮湿处，长沙县各地有分布。分布于广东、广西、福建、江西、浙江、江苏、山东、湖南、湖北、四川、贵州、安徽、河南；南方常有栽培。

**性味归经** 甘、微苦，微寒。归心、肺、胃经。

**功能主治** 养阴生津，润肺清心。用于肺燥干咳，虚劳咳嗽，津伤口渴，心烦失眠，肠燥便秘。

**用法用量** 内服：9~15 克。

# 山油麻

【凭证标本】430121-200602-0954LY。

【采集地点】湖南省长沙市长沙县开慧镇锡福村。

- 别　　名　榔树、山脚麻。
- 基　　原　榆科植物山油麻 *Trema cannabina* var. *dielsiana*（Hand.-Mazz.）C.J.Chen 的叶。
- 植物形态　小枝紫红色，后渐变棕色，密被斜伸的粗毛。叶薄纸质，叶面被糙毛，粗糙，叶背密被柔毛，在脉上有粗毛；叶柄被伸展的粗毛。雄聚伞花序长过叶柄；雄花被片卵形，外面被细糙毛和多少明显的紫色斑点。
- 生境及分布　生长在向阳山坡灌丛中，海拔100~1100米，长沙县有野生分布。分布于江苏南部、安徽、浙江、江西、福建、湖北、湖南、广东、广西、四川东部和贵州。
- 性味归经　味甘、微苦，性微寒。
- 功能主治　具清热解毒，止痛，止血之功效。用于疖毒，外伤出血。
- 用法用量　外用：适量，鲜品捣敷；或干品研粉调敷。

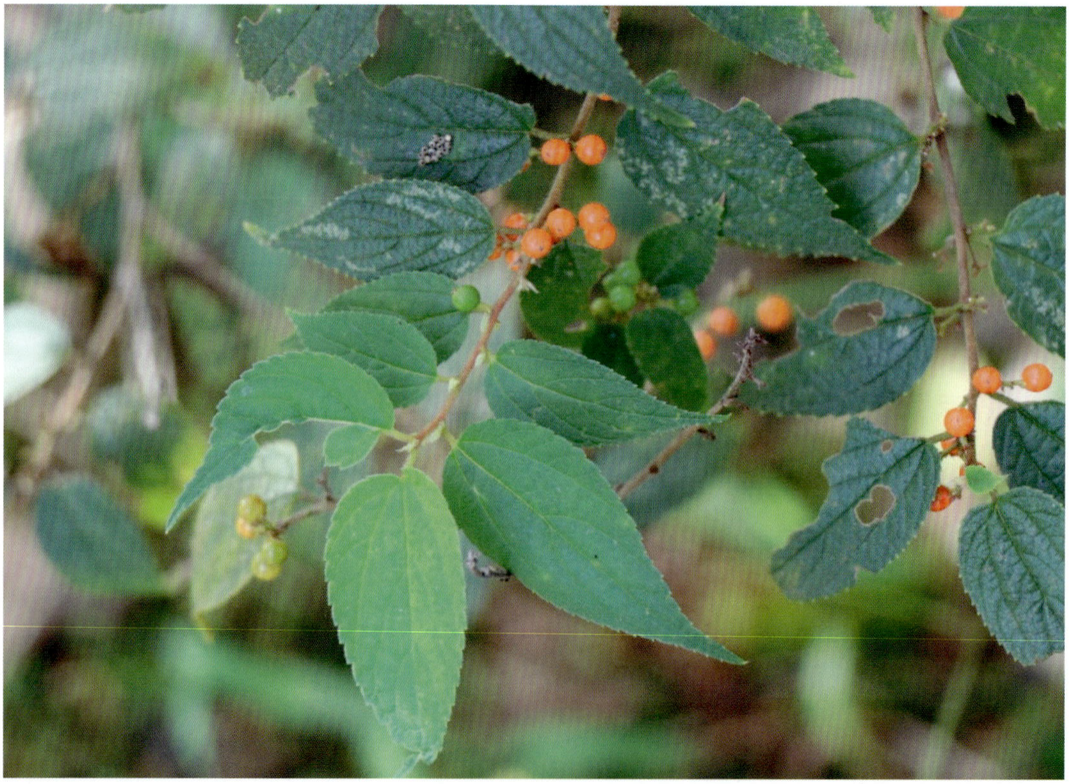

# 山茶根

【凭证标本】430121-190421-0059LY。
【采集地点】湖南省长沙市长沙县安沙镇安沙社区。

- **别　　名**　无。
- **基　　原**　山茶科山茶属植物山茶 *Camellia japonica* L. 的根。
- **植物形态**　灌木或小乔木，高 9 米，嫩枝无毛。叶革质，椭圆形，长 5~10 厘米，宽 2.5~5 厘米，先端略尖，或急短尖而有钝尖头，基部阔楔形，上面深绿色，干后发亮，无毛，下面浅绿色，无毛，侧脉 7~8 对，在上下两面均能见，边缘有相隔 2~3.5 厘米的细锯齿。叶柄长 8~15 毫米，无毛。花顶生，红色，无柄；苞片及萼片约 10 片，组成长 2.5~3 厘米的杯状苞被，半圆形至圆形，长 4~20 毫米，外面有绢毛，脱落；花瓣 6~7 片，外侧 2 片近圆形，几离生，长 2 厘米，外面有毛，内侧 5 片基部连生约 8 毫米，倒卵圆形，长 3~4.5 厘米，无毛；雄蕊 3 轮，长 2.5~3 厘米，外轮花丝基部连生，花丝管长 1.5 厘米，无毛；内轮雄蕊离生，稍短，子房无毛，花柱长 2.5 厘米，先端 3 裂。蒴果圆球形，直径 2.5~3 厘米，2~3 室，每室有种子 1~2 个，3 爿裂开，果爿厚木质。花期 1~4 月。

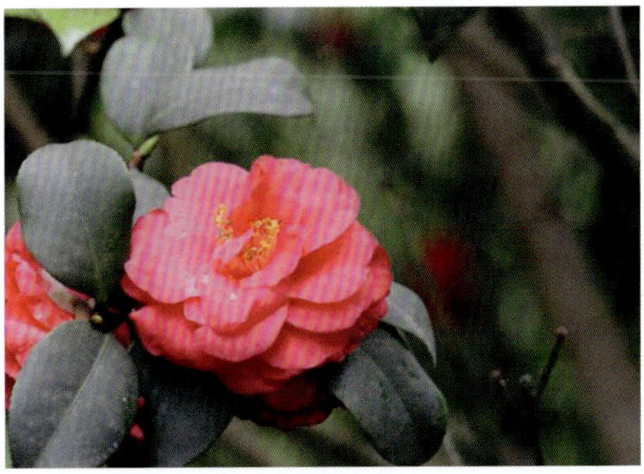

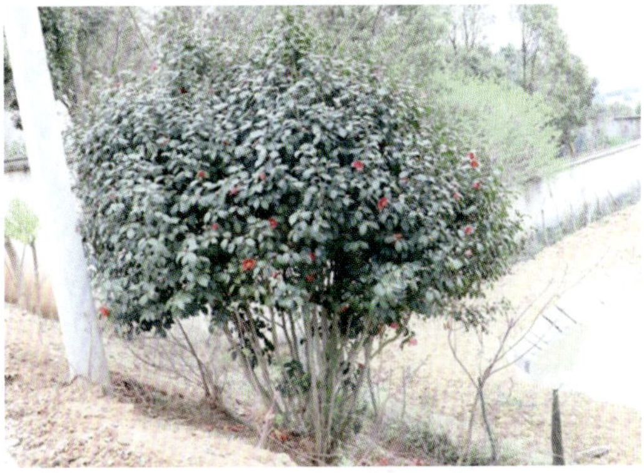

- **生境及分布**　四川、台湾、山东、江西等地有野生种，国内各地广泛栽培，品种繁多，花大多数为红色或淡红色，亦有白色，多为重瓣。长沙县各地有零星野生分布。
- **性味归经**　味苦、辛，性平。归胃、肝经。
- **功能主治**　具散瘀消肿，消食之功效。用于跌打损伤；食积腹胀。
- **用法用量**　内服：煎汤，15~30 克。

# 山胡椒

【凭证标本】430121-190602-0202LY。

【采集地点】湖南省长沙市长沙县福临镇影珠山村。

**别　　名**　山花椒、山龙苍、雷公尖、野胡椒、香叶子、楂子红、臭樟子。

**基　　原**　樟科植物山胡椒 *Lindera glauca*（Sieb.et Zucc.）Bl. 的果实。

**植物形态**　落叶小乔木或灌木状；株高达 8 米；小枝灰或灰白色，幼时淡黄色，初被褐色毛；冬芽长角锥形，芽鳞无脊；叶宽椭圆形、椭圆形、倒卵形或窄倒卵形，长 4~9 厘米，下面被白色柔毛，侧脉 4~6 对；翌年发新叶时落叶；伞形花序从混合芽生出，梗长不及 3 毫米，具 3~8 花；雄花花梗长约 1.2 厘米，密被白柔毛，花被片椭圆形，脊部被柔毛，雄蕊 9，第 3 轮花丝基部具 2 个宽肾形腺体雌花花梗长 3~6 毫米，花被片椭圆形或倒卵形，柱头盘状，退化雄蕊线形，第 3 轮花丝基部具 2 个有柄不规则肾形腺体；果球形，黑褐色，径约 6 毫米；果柄长 1~1.5 厘米。

**生境及分布**　生于山地、丘陵的灌丛中和疏林缘，长沙县各地有零星野生分布。分布于山东、安徽、浙江、江西、福建、台湾、河南、湖南、广东、广西、四川、云南等地。

**性味归经**　味辛，性温。归肺、胃经。

**功能主治**　具温中散寒，行气止痛，平喘之功效。用于脘腹冷痛，胸满痞闷，哮喘。

**用法用量**　内服：煎汤，3~15 克。

① 治中风不语：山胡椒干果、黄荆子各 5 克。共捣碎，开水泡服。(《陕西中草药》) ② 治气喘：山胡椒果实 15 克，猪肺一副。加黄酒，淡味或加糖炖服。一两次吃完。(江西《草药手册》)

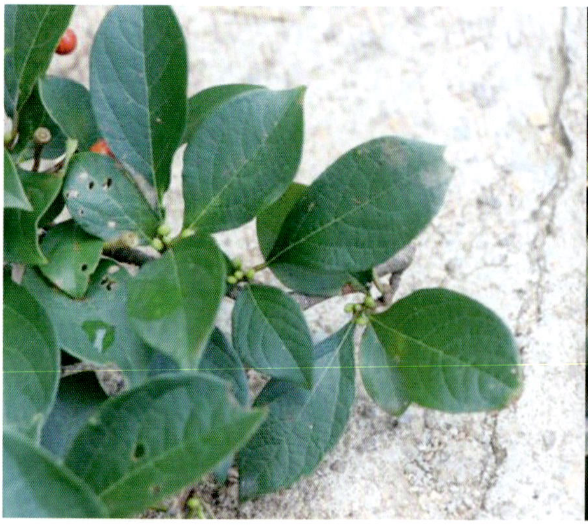

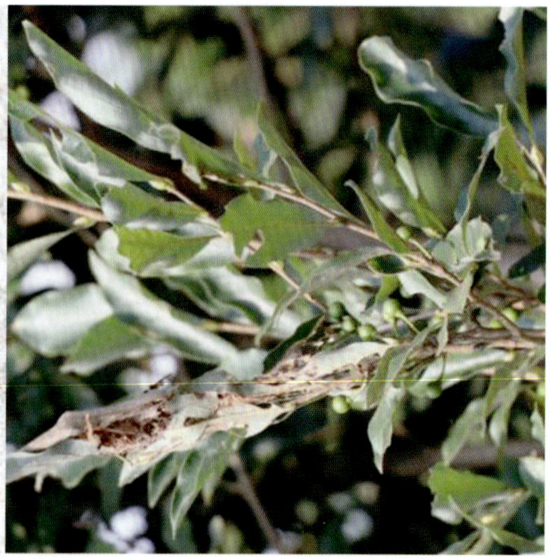

# 山　药

【凭证标本】薯蓣：430121-190611-0222LY。日本薯蓣：430121~190827~0565~LY。

【采集地点】薯蓣：湖南省长沙市长沙县北山镇明月山村。日本薯蓣：湖南省长沙市长沙县金井镇湘丰村。

**别　名**　薯蓣：土薯、山薯蓣、怀山药、淮山、白山药。日本薯蓣：淮山。

**基　原**　薯蓣科植物薯蓣 *Dioscorea opposita* Thunb. 或日本薯蓣 *Dioscorea Japonica* Thunb. 的干燥根茎。

**植物形态**　薯蓣：缠绕草质藤本；块茎长圆柱形，垂直生长，长达 1 米多，断面干后白色；茎右旋，有时带紫红色；叶在茎下部互生，在中上部有时对生，稀 3 叶轮生，卵状三角形、宽卵形或戟形，长 3~13 厘米，宽 2~14 厘米，先端渐尖，基部深心形、宽心形或近平截，边缘常 3 浅裂至深裂，中裂片椭圆形或披针形，侧裂片长圆形或圆耳形；叶腋常有具疏刺状凸起的珠芽；雄花序为穗状花序，2~8 序生于叶腋，稀呈圆锥状，花序轴呈“之”字状；苞片和花被片有紫褐色斑点；雄花外轮花被片宽卵形，内轮卵形，较小；雄蕊 6；雌花序为穗状花序，1~3 序生于叶腋；蒴果不反折，三棱状扁圆形或三棱状圆形，长 1.2~2 厘米，径 1.5~3 厘米，有白粉；每室种子着生果轴中部；种子四周有膜质翅。

日本薯蓣：缠绕草质藤本。块茎长圆柱形，垂直生长，直径达 3 厘米左右，外皮棕黄色，干时皱缩，断面白色，或有时带黄白色。茎绿色，有时带淡紫红色，右旋。单叶，在茎下部的互生，中部以上的对生；叶片纸质，变异大，通常为三角状披针形，长椭圆状狭三角形至长卵形，有时茎上部的为线状披针形至披针形，下部的为宽卵心形，长 3~19 厘米，宽

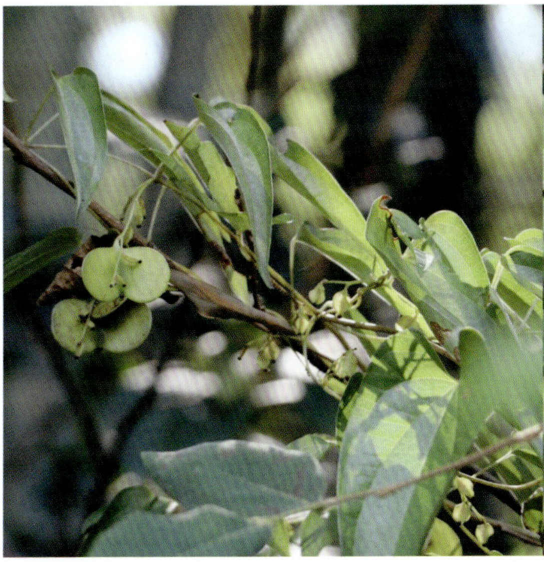

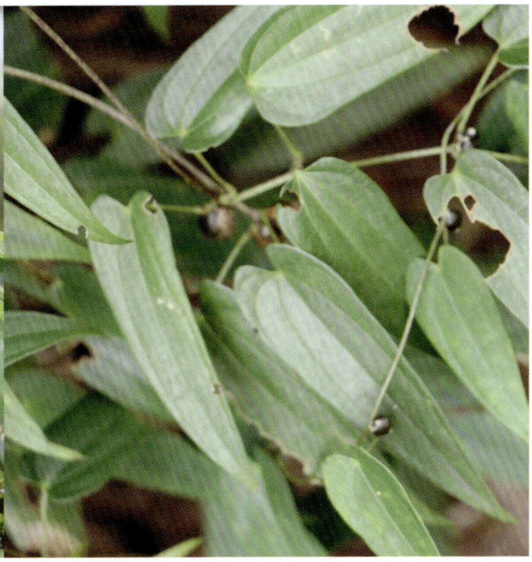

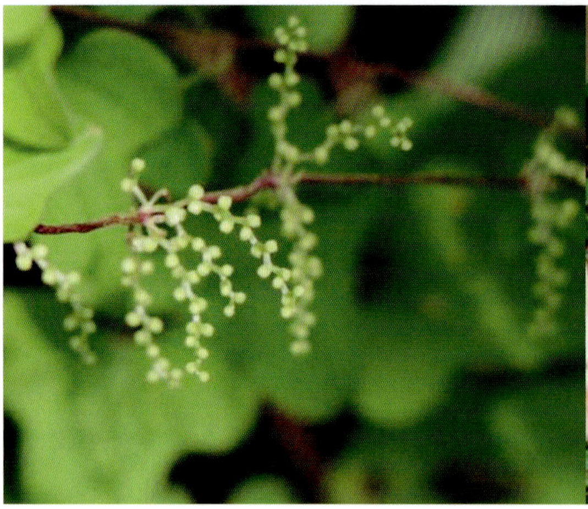

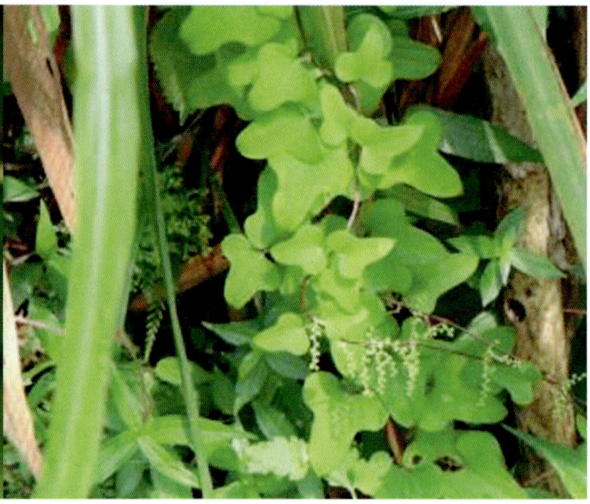

1~18 厘米，顶端长渐尖至锐尖，基部心形至箭形或戟形，有时近截形或圆形，全缘，两面无毛；叶柄长 1.5~6 厘米。叶腋内有各种大小形状不等的珠芽。雌雄异株。雄花序为穗状花序，长 2~8 厘米，近直立，2 至数个或单个着生于叶腋；雄花绿白色或淡黄色，花被片有紫色斑纹，外轮为宽卵形，长约 1.5 毫米，内轮为卵状椭圆形，稍小；雄蕊 6。雌花序为穗状花序，长 6~20 厘米，1~3 个着生于叶腋；雌花的花被片为卵形或宽卵形，6 个退化雄蕊与花被片对生。蒴果不反折，三棱状扁圆形或三棱状圆形，长 1.5~2.5 厘米，宽 1.5~4）厘米；种子着生于每室中轴中部，四周有膜质翅。花期 5~10 月，果期 7~11 月。

**生境及分布** 薯蓣：生于山坡、山谷林下，溪边、路旁的灌丛中或杂草中；为栽培。长沙县各地有零星野生分布，产于东北、河北、山东、河南、安徽淮河以南、陕西南部、江西、福建、台湾、湖北、湖南、广西北部、贵州、云南北部、四川、江苏、浙江、甘肃东部。

日本薯蓣：生长在向阳山坡、山谷、溪沟边、路旁的杂木林下或草丛中，长沙县有野生分布。分布于安徽淮河以南、江苏、浙江、江西，福建、台湾、湖北、湖南、广东、广西、贵州东部、四川。

**性味归经** 甘，平。归脾、肺、肾经。

**功能主治** 补脾养胃，生津益肺，补肾涩精。用于脾虚食少，久泻不止，肺虚喘咳，肾虚遗精，带下，尿频，虚热消渴。麸炒山药补脾健胃。用于脾虚食少，泄泻便溏，白带过多。

**用法用量** 内服：煎汤，15~30 克，大剂量 60~250 克；或入丸、散。外用：适量，捣敷。补阴，宜生用；健脾止泻，宜炒黄用。

**注意事项** 有实邪者忌服。

# 山　莓

【凭证标本】430121-190127-0006LY。

【采集地点】湖南省长沙市长沙县高桥镇白石源村。

**别　　名**　覆盆子、三月泡、五月泡、刺葫芦、吊杆泡、薅秧泡、黄莓、大麦泡、猪母泡、高脚泡。

**基　　原**　蔷薇科悬钩子属植物山莓 *Rubus corchorifolius* L.f. 的根和叶。

**植物形态**　直立灌木，高 1~3 米；枝具皮刺，幼时被柔毛。单叶，卵形至卵状披针形，长 5~12 厘米，宽 2.5~5 厘米，顶端渐尖，基部微心形，有时近截形或近圆形，上面色较浅，沿叶脉有细柔毛，下面色稍深，幼时密被细柔毛，逐渐脱落至老时近无毛，沿中脉疏生小皮刺，边缘不分裂或 3 裂，通常不育枝上的叶 3 裂，有不规则锐锯齿或重锯齿，基部具 3 脉；叶柄长 1~2 厘米，疏生小皮刺，幼时密生细柔毛；托叶线状披针形，具柔毛。花单生或少数生于短枝上；花梗长 0.6~2 厘米，具细柔毛；花直径可达 3 厘米；花萼外密被细柔毛，无刺；萼片卵形或三角状卵形，长 5~8 毫米，顶端急尖至短渐尖；花瓣长圆形或椭圆形，白色，顶端圆钝，长 9~12 毫米，宽 6~8 毫米，长于萼片；雄蕊多数，花丝宽扁；雌蕊多数，子房有柔毛。果实由很多小核果组成，近球形或卵球形，直径 1~1.2 厘米，红色，密被细柔毛；核具皱纹。花期 2~3 月，果期 4~6 月。

**生境及分布**　普遍生于向阳山坡、溪边、山谷、荒地和疏密灌丛中潮湿处，海拔 200~2200 米。除东北、甘肃、青海、新疆、西藏外，全国均有分布。长沙县各地有零星野生分布。

**性味归经**　① 根：味苦、涩，性平。② 叶：味苦，性凉。

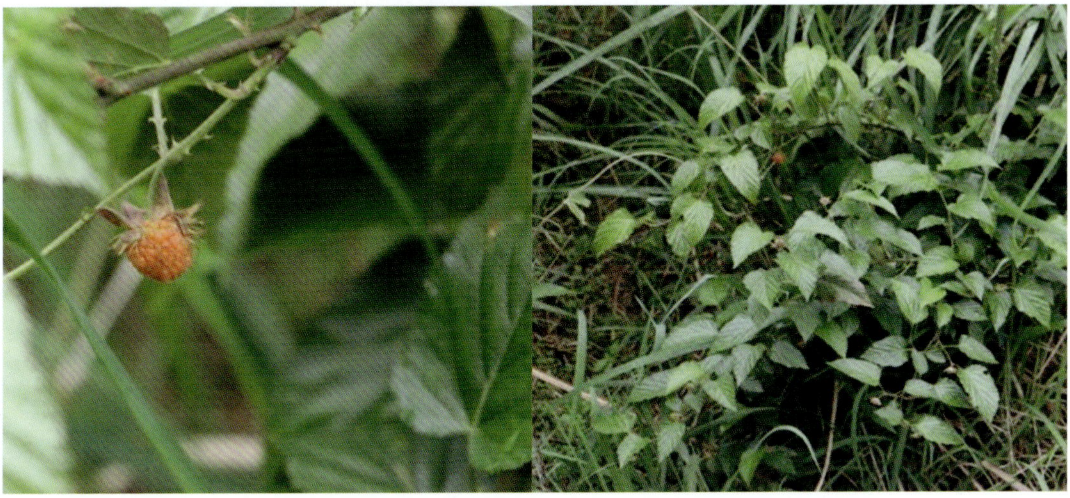

**功能主治** ① 根：有活血，止血，祛风利湿之功效。用于吐血，便血，肠炎、痢疾，风湿性关节痛，跌打损伤，月经不调，白带。② 叶：有消肿解毒之功效。外用治痈疖肿毒。

**用法用量** 内服：根 9~15 克。外用：叶适量，鲜品捣烂敷患处。

## 山橿

【凭证标本】430121-190602-0197LY。

【采集地点】湖南省长沙市长沙县福临镇影珠山村。

**别　　名** 木姜子、钓樟、野樟树。

**基　　原** 樟科植物山橿 *Litsea pungens* Hemsl. 的果实和叶。

**植物形态** 落叶小乔木或灌木状；幼枝黄绿色，皮孔不明显，初被绢状柔毛；冬芽长角锥状；叶卵形或倒卵状椭圆形，稀倒卵形或窄椭圆形，长 5~16.5 厘米，宽 5~12.5 厘米，先端渐尖，基部圆形或宽楔形，稀近心形，上面幼时中脉被微柔毛，下面被白色柔毛，侧脉 6~10 对；叶柄长 0.6~3 厘米，幼时被柔毛；伞形花序梗长约 3 毫米，密被红褐色微柔毛后脱落，具 5 花；雄花花梗密被白柔毛，花被片 6，黄色，椭圆形，近等长，第 3 轮花丝基部具 2 个宽肾形长柄腺体，退化雌蕊窄角锥形；雌花花梗密被白柔毛，花被片宽长圆形，被白柔毛，内面疏被柔毛，花柱与子房等长，柱头盘状，退化雄

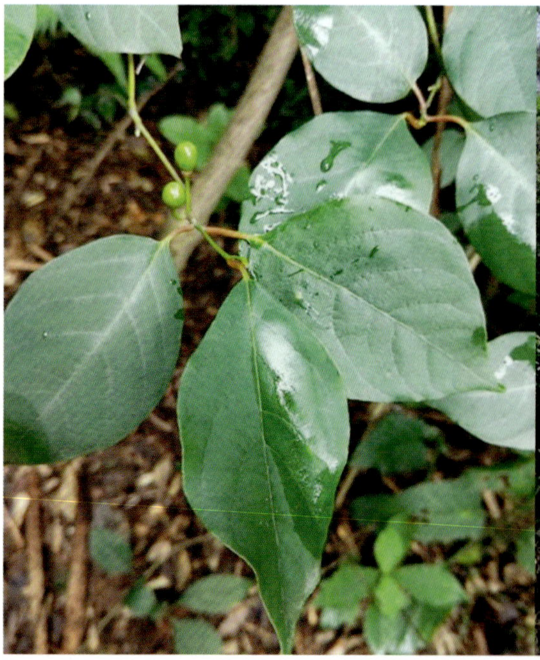

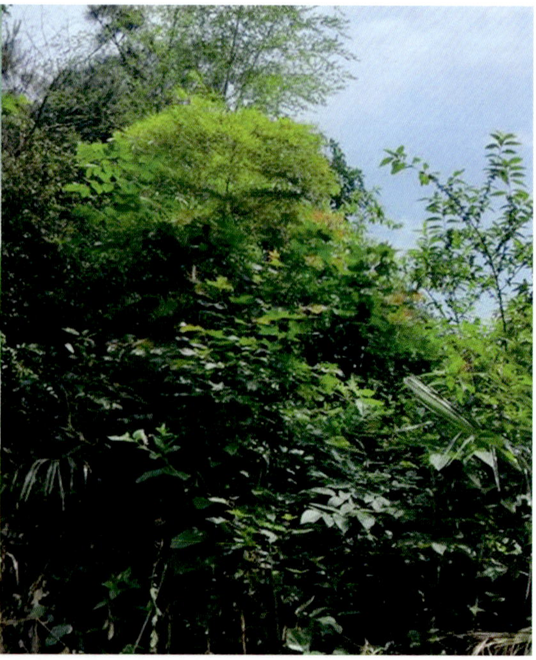

蕊线形，第3轮花丝基部具2腺体；果球形，径约7毫米，红色；果柄长约1.5厘米，疏被柔毛。

**生境及分布** 生长于溪旁、坡地或杂木林缘，长沙县各地有零星野生分布。分布于浙江、江苏、江西、湖北、湖南、贵州、四川、云南、河南、甘肃、陕西、山西等地。

**性味归经** 味辛、苦，性温。归脾、胃经。

**功能主治** 具健脾，燥湿，调气，消食之功效。用于胃寒腹痛，泄泻，食滞饱胀。

**用法用量** 内服：煎汤，15~25克；或入散剂。外用：捣烂敷。

①治感寒腹痛：木姜子20~25克。水煎服。(《湖南药物志》) ②治水泻腹痛：木姜子研末，开水吞服5克。③治发痧气痛：木姜子、青藤香、蜘蛛香各5克。研末，酒吞服。④治消化不良，胸腹胀：木姜子焙干，研末，每次吞服三至五分。⑤治疔疮：木姜子捣绒外敷。(②方以下出《贵州民间药物》)

**注意事项** 热证忌服。

# 千日红

【凭证标本】430121-190709-0425LY。

【采集地点】湖南省长沙市长沙县北山镇蒿塘社区。

**别　　名** 百日红、千金红、百日白、千日白、千年红、吕宋菊、滚水花、沸水菊、长生花、蜻蜓红、球形鸡冠花、千日娇。

**基　　原** 苋科千日红属植物千日红 *Gomphrena globosa* L. 的花序。

**植物形态** 一年生草本，高20~60厘米。全株密被白色长毛。茎直立，有分枝，近四棱形，具沟纹，节部膨大，带紫红色。单叶对生；叶柄长1~1.3厘米，上端叶几无柄，有灰色长柔毛；叶片长圆形至椭圆形。长5~10厘米，宽2~4厘米，先端钝而尖，基部楔形，两面有小斑点，边缘波状。头状花序球形或长圆形，通常单生于枝顶，有时2~3花序并生，常紫红色，有时淡紫色或白色；总苞2枚，叶状，每花基部有干膜质卵形苞片1枚，三角状披针形小苞片2枚，紫红色，背棱有明显细锯齿，花被片披针形，外面密被白色绵毛；花丝合生成管状，先端5裂；柱头2，叉状分枝。胞果近球形。种子肾形，棕色，光亮。花果期6~9月。

**生境及分布** 全国各地均有栽培。产于江苏、福建、四川、广西等地，长沙县各地有零星野生分布。

**性味归经** 味甘、微咸，性平。归肺、肝经。

**功能主治** 具止咳平喘，清肝明目，解毒之功效。用于咳嗽，哮喘，百日咳，小儿夜啼，目赤肿痛，肝热头晕，头痛，痢疾，疮疖。

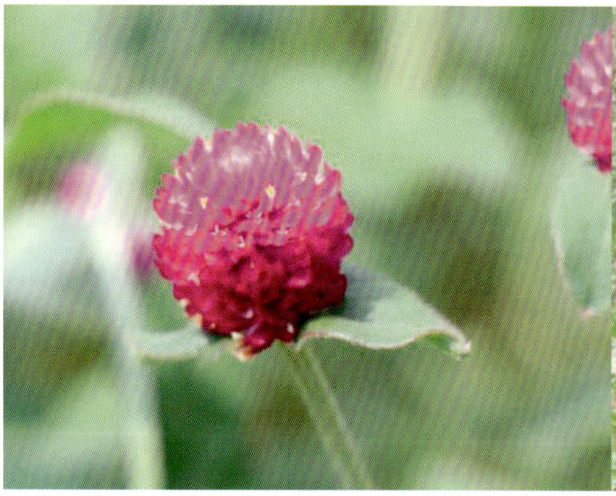

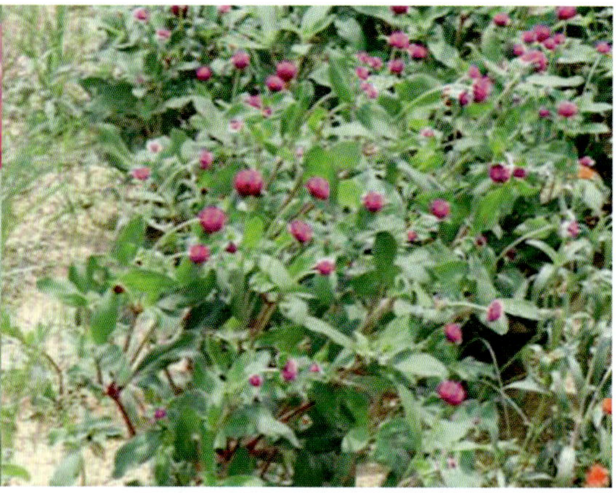

**用法用量** 内服：煎汤，花 3~9 克；全草 15~30 克。外用：适量，捣敷；或煎水洗。①治头风痛：千日红花 9 克，马鞭草 20 克。水煎服。（江西《草药手册》）②治白痢：千日红花序十个，水煎，冲入黄酒少量服。（江西《草药手册》）③治小便不利：千日红花序 3~9 克，煎服。（《上海常用中草药》）④治小儿风痫：千日红花十朵，蚱蜢干七个。酌加开水炖服。（《福建民间草药》）⑤治小儿肝热：千日红鲜花序七至十四朵，水煎服。或加冬瓜糖同炖服。（《福建中草药》）⑥治小儿夜啼：千日红鲜花序五朵，蝉衣三个，菊花七分，水煎服。（《福建中草药》）

## 千里光

**【凭证标本】** 430121-190127-0010LY。

**【采集地点】** 湖南省长沙市长沙县高桥镇白石源村。

**别　　名** 千里及、千里急、黄花演、眼明草、九里光、金钗草、九里明、黄花草、九岭光、一扫光、九龙光、千里明、百花草、九龙明、黄花母、七里光、黄花枝草、粗糠花、野菊花、天青红、白苏杆、箭草、青龙梗、木莲草、软藤黄花草、光明草、千家药。

**基　　原** 菊科植物千里光 *Senecio scandens* Buch.-Ham.ex D.Don 的全草。

**植物形态** 多年生攀援草本，根状茎木质，粗，径达 1.5 厘米。茎伸长，弯曲，长 2~5 米，多分枝，被柔毛或无毛，老时变木质，皮淡色。叶具柄，叶片卵状披针形至长三角形，长 2.5~12 厘米，宽 2~4.5 厘米，顶端渐尖，基部宽楔形，截形，戟形或稀心形，通常具浅或深齿，稀全缘，有时具细裂或羽状浅裂，至少向基部具 1~3 对较小的侧裂片，两面被短柔毛至无毛；羽状脉，侧脉 7~9 对，弧状，叶脉明显；叶柄长 0.5~2 厘米，具柔毛或近无毛，

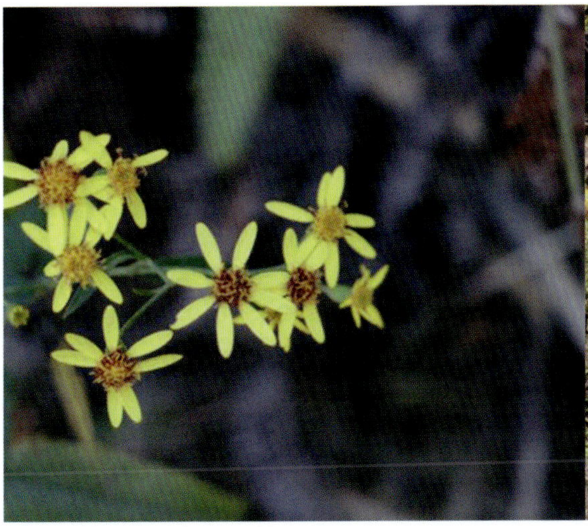
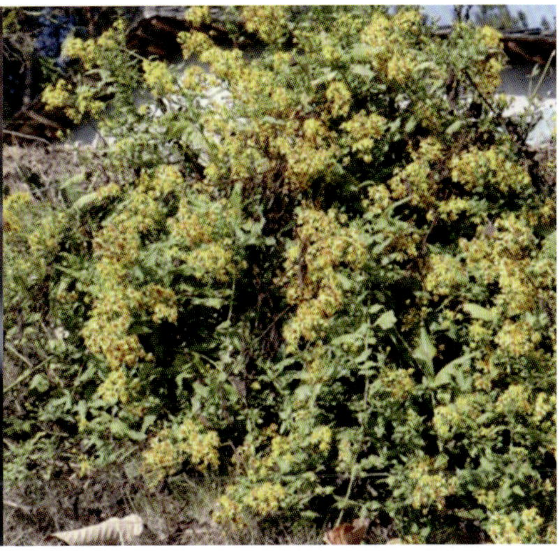

无耳或基部有小耳；上部叶变小，披针形或线状披针形，长渐尖。头状花序有舌状花，多数，在茎枝端排列成顶生复聚伞圆锥花序；分枝和花序梗被密至疏短柔毛；花序梗长1~2厘米，具苞片，小苞片通常1~10，线状钻形。总苞圆柱状钟形，长5~8毫米，宽3~6毫米，具外层苞片；苞片约8，线状钻形，长2~3毫米。总苞片12~13，线状披针形，渐尖，上端和上部边缘有缘毛状短柔毛，草质，边缘宽干膜质，背面有短柔毛或无毛，具3脉。舌状花8~10，管部长4.5毫米；舌片黄色，长圆形，长9~10毫米，宽2毫米，钝，具3细齿，具4脉；管状花多数；花冠黄色，长7.5毫米，管部长3.5毫米，檐部漏斗状；裂片卵状长圆形，尖，上端有乳头状毛。花药长2.3毫米，基部有钝耳；耳长约为花药颈部1/7；附片卵状披针形；花药颈部伸长，向基部略膨大；花柱分枝长1.8毫米，顶端截形，有乳头状毛。瘦果圆柱形，长3毫米，被柔毛；冠毛白色，长7.5毫米。

**生境及分布**

常生于森林、灌丛中，攀援于灌木、岩石上或溪边，海拔50~3200米。产西藏、陕西、湖北、四川、贵州、云南、安徽、浙江、江西、福建、湖南、广东、广西、台湾等地。长沙县各地有零星野生分布。

**性味归经**

味苦，辛，性寒。归肺、肝经。

**功能主治**

具清热解毒，明目退翳，杀虫止痒之功效。用于流感，上呼吸道感染，肺炎，急性扁桃体炎，肌腺炎，急性肠炎，菌痢，黄疸型肝炎，胆湿癣炎，急性尿路感染，目赤肿痛翳障，痈肿疖毒，丹毒，湿疹，干湿癣疮，滴虫性阴道炎，烧烫伤。

**用法用量**

内服：煎汤，15~30克。外用：适量，煎水洗，或熬膏搽，或鲜草捣敷，或捣取汁点眼。

① 治疥疮，肿毒：千里光水煎浓外敷，另取千里光30克，水煎服。② 治风火眼痛：千里光30克，煎水熏洗。③ 治鸡盲：千里光30克，鸡肝一个。同炖服。④ 治痈疽疮毒：千里光（鲜）30克，水煎服；另用千里光

（鲜）适量，水煎外洗；再用千里光（鲜）适量，捣烂外敷。⑤ 治干湿癣疮，湿疹日久不愈者：千里光，水煎二次，过滤，再将两次煎成之汁混合，文火浓缩成膏，用时稍加开水或麻油，稀释如稀糊状，搽或擦患处，一日二次；婴儿胎癣勿用。⑥ 治脚趾间湿痒，肛门痒，阴道痒：千里光适量，煎水洗患处。⑦ 治鹅掌风，头癣，干湿癣疮：千里光、苍耳草全草等分。煎汁浓缩成膏，搽或擦患处。⑧ 治流感；千里光鲜全草 100 克。水煎服。

**注意事项** 《饮片新参》：中寒泄泻者勿服。

## 千金藤

【凭证标本】430121-190702-0310LY。

【采集地点】湖南省长沙市长沙县北山镇明月山村。

**别　　名** 金线钓乌龟、公老鼠藤、野桃草、爆竹消、朝天药膏、合钹草、金丝荷叶、天膏药。

**基　　原** 防己科千金藤属植物千金藤 *Stephania japonica*（Thunb.）Miers. 的根或藤茎。

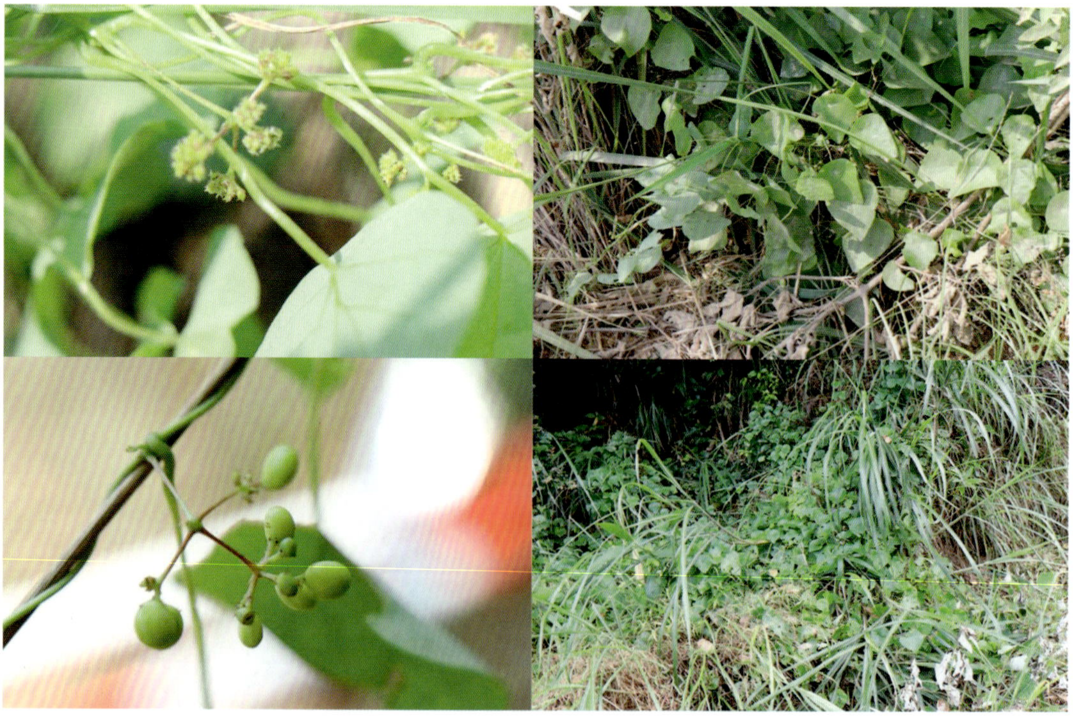

■ 植物形态　稍木质藤本，全株无毛；根条状，褐黄色；小枝纤细；叶三角状圆形或三角状宽卵形，长宽 6~15 厘米，先端具小凸尖，基部常微圆，下面粉白，掌状脉 10~12 条；叶柄长 3~12 厘米，盾状着生；复伞形聚伞花序腋生，伞梗 4~8，小聚伞花序近无梗，密集成头状；核果倒卵形或近球形，长约 8 毫米，红色；果核背部具 2 行小横肋状雕纹，每行 8~10 条，小横肋常断裂，胎座迹不穿孔，稀具小孔。

■ 生境及分布　生于山坡、溪畔或路旁，长沙县各地有零星野生分布。分布于华东、华中、西南和华南。

■ 性味归经　味苦、辛，性寒。归肺、脾、大肠经。

■ 功能主治　具清热解毒，祛风止痛，利水消肿之功效。用于咽喉肿痛，痈肿疮疖，毒蛇咬伤，风湿痹痛，胃痛，脚气水肿。

■ 用法用量　内服：煎汤，9~15 克；研末，每次 1~1.5 克，每日 2~3 次。外用：适量，研末撒或鲜品捣敷。

■ 注意事项　服用过量，可致呕吐。

# 广东紫珠

【凭证标本】430121-190719-0405LY。

【采集地点】湖南省长沙市长沙县福临镇金牛村。

■ 别　　名　紫荆、粗糠仔、鸦鹊板、螃蟹目、雅目草、白毛柴、白奶雪草。

■ 基　　原　马鞭草科紫珠属植物广东紫珠 *Callicarpa kwangtungensis* Chun 的茎枝和叶。

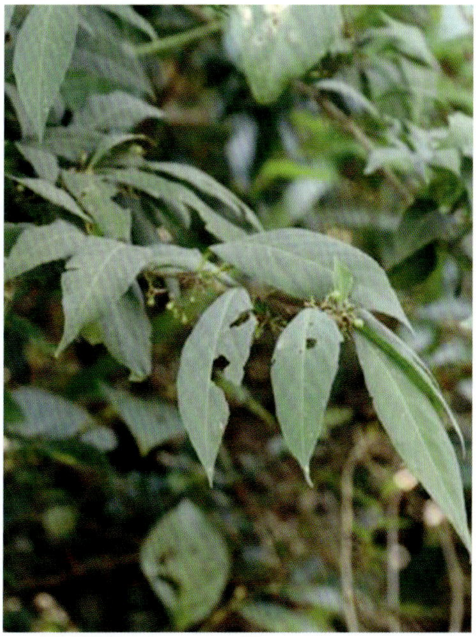

■ 植物形态　落叶灌木，高约 2 米；叶片卵状长椭圆形至椭圆形，顶端长渐尖至短尖，基部楔形，边缘有细锯齿，背面灰棕色，两面密生暗红色或红色细粒状腺点；聚伞花序；苞片细小，线形；花冠紫色，花药椭圆形，药室纵裂；子房有毛。果实球形，6~7 月开花，8~11 月结果。

■ 生境及分布　生于山地、林间。分布我国南部，长沙县各地有零星野生分布。

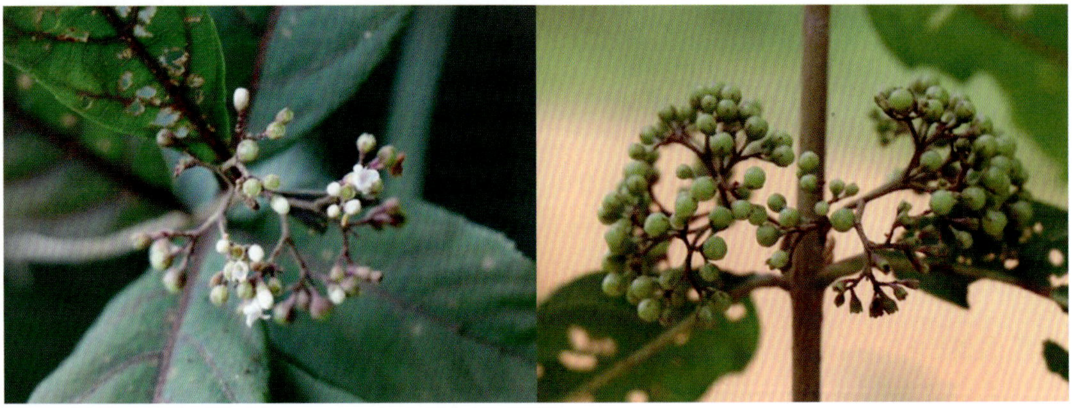

■ 性味归经　味苦、涩，性凉。归肝、肺、胃经。

■ 功能主治　具收敛止血，散瘀，清热解毒之功效。用于衄血，咯血，吐血，便血，崩漏，外伤出血，肺热咳嗽，咽喉肿痛，热毒疮疡，水火烫伤。

■ 用法用量　9～15 克。外用适量，研粉敷患处。

# 女贞子

【凭证标本】430121-190613-0266LY。

【采集地点】湖南省长沙市长沙县黄花镇银龙村。

■ 别　　名　女贞实、冬青子、爆格蚤、白蜡树子、鼠梓子。

■ 基　　原　木犀科植物女贞 *Ligustrum lucidum* Ait. 的干燥成熟果实。

■ 植物形态　常绿乔木或灌木；株高达 25 米；叶卵形或椭圆形，长 6~17 厘米，宽 3~8 厘米，先端尖或渐尖，基部近圆，叶缘平，两面无毛，侧脉 4~9 对；叶柄长 1~3 厘米；圆锥花序顶生，塔形；花梗长不及 1 毫米；花萼长 1.5~2 毫米，与花冠筒近等长；花冠长 4~5 毫米，花冠筒较花萼长 2 倍；雄蕊长达花冠裂片顶部；果肾形，多少弯曲，长 0.7~1 厘米，径 4~6 毫米，成熟时蓝黑或红黑色，被白粉。

■ 生境及分布　生长于山野，多栽植于庭园。长沙县各地有零星野生分布，分布华东、华南、西南及华中各地。主产浙江，江苏、湖南、福建、广西、江西以及四川等地。

■ 性味归经　味甘、苦，性凉。归、肝、肾经。

■ 功能主治　具滋补肝肾，明目乌发之功效。用于肝肾阴虚，眩晕耳鸣，腰膝酸软，须发早白，目暗不明，内热消渴，骨蒸潮热。

■ 用法用量　内服：煎汤，6~12 克；或入丸剂。外用：敷膏点眼。清虚热宜生用，补肝肾宜熟用。

■ 注意事项　① 凡外感风寒、内伤生冷、脾胃虚寒、肾阳虚衰证等证不宜单味药大量长期服用。脾虚湿盛，大便滑泻，慢性肠炎，长期腹泻者不宜单味药大量长期服用。

② 低血压患者、糖尿病患者不宜大量长期服用。

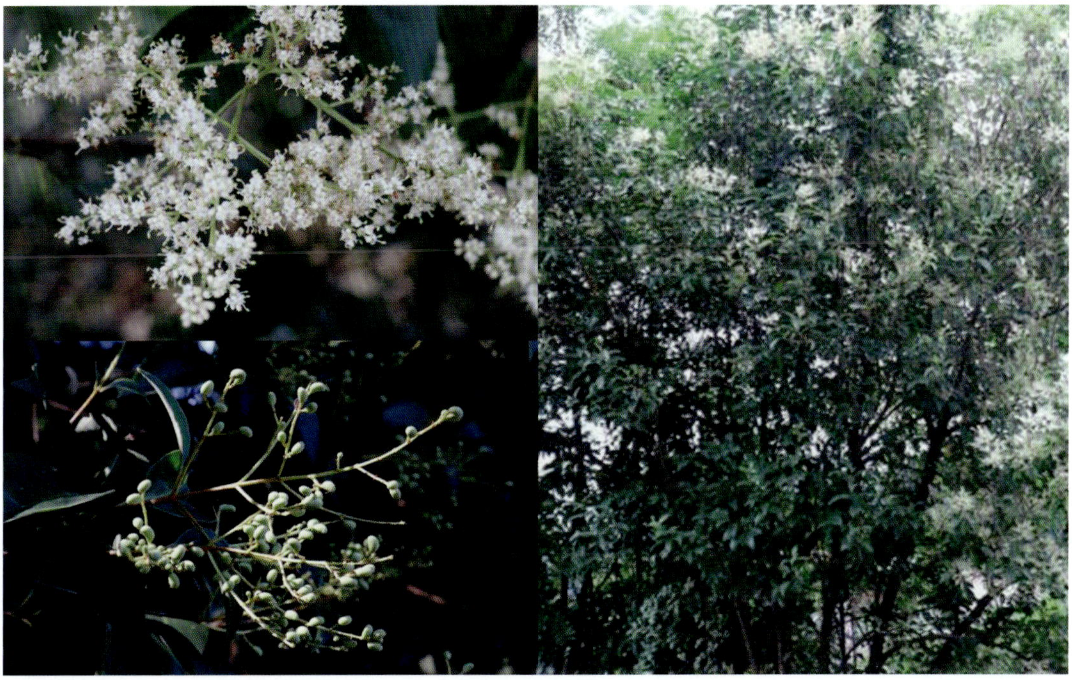

# 马 兰

**【凭证标本】** 430121-190531-0179LY。

**【采集地点】** 湖南省长沙市长沙县安沙镇安沙社区。

■ 别　　名　鸡儿肠、马兰头、田边菊、鱼鳅串。

■ 基　　原　菊科植物马兰 *Aster indicus* L. 的干燥全草。

■ 植物形态　根状茎有匍枝，有时具直根。茎直立，高 30~70 厘米，上部有短毛，上部或从下部起有分枝。基部叶在花期枯萎；茎部叶倒披针形或倒卵状矩圆形，长 3~6 稀达 10 厘米，宽 0.8~2 稀达 5 厘米，顶端钝或尖，基部渐狭成具翅的长柄，边缘从中部以上具有小尖头的钝或尖齿或有羽状裂片，上部叶小，全缘，基部急狭无柄，全部叶稍薄质，两面或上面有疏微毛或近无毛，边缘及下面沿脉有短粗毛，中脉在下面凸起。头状花序单生于枝端并排列成疏伞房状。总苞半球形，径 6~9 毫米，长 4~5 毫米；总苞片 2~3 层，覆瓦状排列；外层倒披针形，长 2 毫米，内层倒披针状矩圆形，长达

4 毫米，顶端钝或稍尖，上部草质，有疏短毛，边缘膜质，有缘毛。花托圆锥形。舌状花 1 层，15~20 个，管部长 1.5~1.7 毫米；舌片浅紫色，长达 10 毫米，宽 1.5~2 毫米；管状花长 3.5 毫米，管部长 1.5 毫米，被短密毛。瘦果倒卵状矩圆形，极扁，长 1.5~2 毫米，宽 1 毫米，褐色，边缘浅色而有厚肋，上部被腺及短柔毛。冠毛长 0.1~0.8 毫米，弱而易脱落，不等长。

**生境及分布** 生于山坡、林缘、灌丛、路旁，长沙县各地有零星野生分布，广泛分布于亚洲南部及东部。

**性味归经** 味苦、辛，性凉。归肺、肝、胃、大肠经。

**功能主治** 具凉血止血，清热利湿，解毒消肿之功效。用于吐血，衄血，血痢，崩漏，创伤出血，黄疸，水肿，淋浊，感冒，咳嗽，咽痛喉痹，痔疮，痈肿，丹毒，小儿疳积。

**用法用量** 内服：煎汤，10~30 克，鲜品 30~60 克；或捣汁。外用：适量，捣敷，或煎水熏洗。

① 治诸疟寒热：用马兰捣汁，再加一点水，发病日早晨服。② 治绞肠痧：用马兰根叶在口中细嚼，将汁咽下。③ 治打伤出血：用马兰、旱莲草、松香、皂树叶（冬日无叶，可用树皮）共研细，搽入伤口。④ 治喉痹口紧：用马兰根（或叶）捣汁，加几滴醋滴入鼻孔中，或灌入喉中，取痰口自开。⑤ 治水肿尿涩：用马半、黑豆、小麦，加酒、水各一杯，煎成药一杯，饭前温服。⑥ 治痔漏：春夏取生马兰，秋冬取干马兰，白水煮食，连汁喝下。又方：马兰，酒煮，焙、研后加糊做成丸子。每天服适量，米汤送下。另用马兰煎水，加一点盐。每天熏洗患处。

**注意事项** 孕妇慎服。

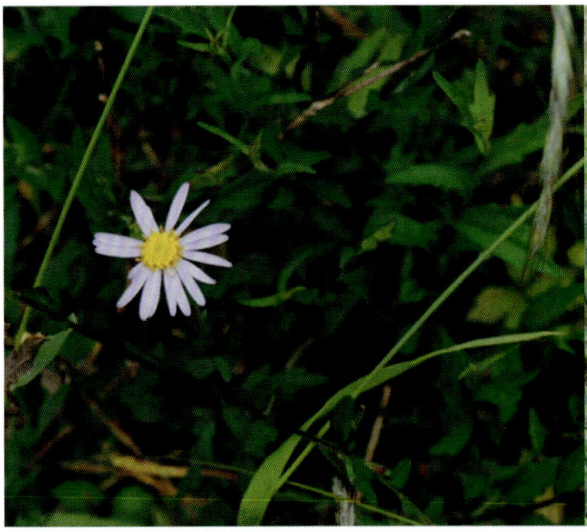
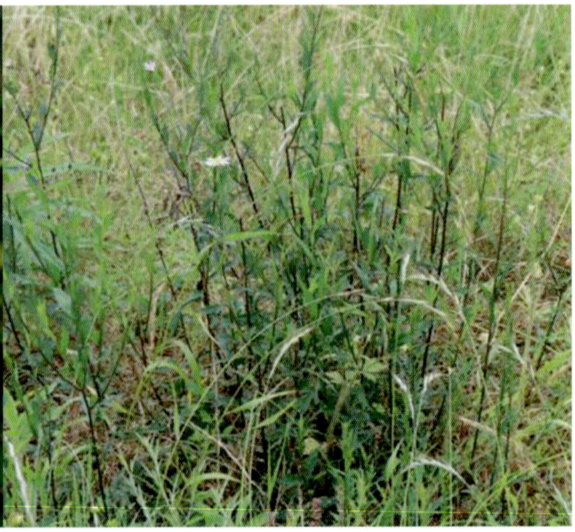

# 马齿苋

【凭证标本】430121-190711-0319LY。
【采集地点】湖南省长沙市长沙县黄花镇大兴村。

**别　　名**　马齿菜、蚂蚱菜、马苋菜。

**基　　原**　马齿苋科植物马齿苋 *Portulaca oleracea* L. 的全草。

**植物形态**　一年生草本；全株无毛；茎平卧或斜倚，铺散，多分枝，圆柱形，长10~15 厘米，淡绿或带暗红色；叶互生或近对生，扁平肥厚，倒卵形，长1~3 厘米，先端钝圆或平截，有时微凹，基部楔形，全缘，上面暗绿色，下面淡绿或带暗红色，中脉微隆起；叶柄粗短；花无梗，径 4~5 毫米，常3~5 簇生枝顶，午时盛开；叶状膜质苞片 2~6，近轮生；萼片 2，对生，绿色，盔形，长约 4 毫米，背部龙骨状凸起，基部连合；花瓣（4）5，黄色，长 3~5 毫米，基部连合；雄蕊 8 或更多，长约 1.2 厘米，花药黄色，子房无毛，花柱较雄蕊稍长；蒴果长约 5 毫米；种子黑褐色，径不及 1 毫米，具小疣。

**生境及分布**　喜肥沃土壤，耐旱亦耐涝，生命力强，菜园、农田、路旁，为田间常见杂草。我国南北各地均产，长沙县各地有零星野生分布。

**性味归经**　味酸，性寒。归肝、大肠经。

**功能主治**　具清热解毒，凉血止血，止痢之功效。用于热毒血痢，痈肿疔疮，湿疹，丹毒，蛇虫咬伤，便血，痔血，崩漏下血。

**用法用量**　9~15 克。外用适量捣敷患处。

①治肠炎痢疾：鲜马齿苋 250 克，洗净水煮去渣，加入淘净大米 500 克，继续煮成粥，每日食用 2 次。（《圣惠方》）②治尿血：鲜马齿苋 60~120

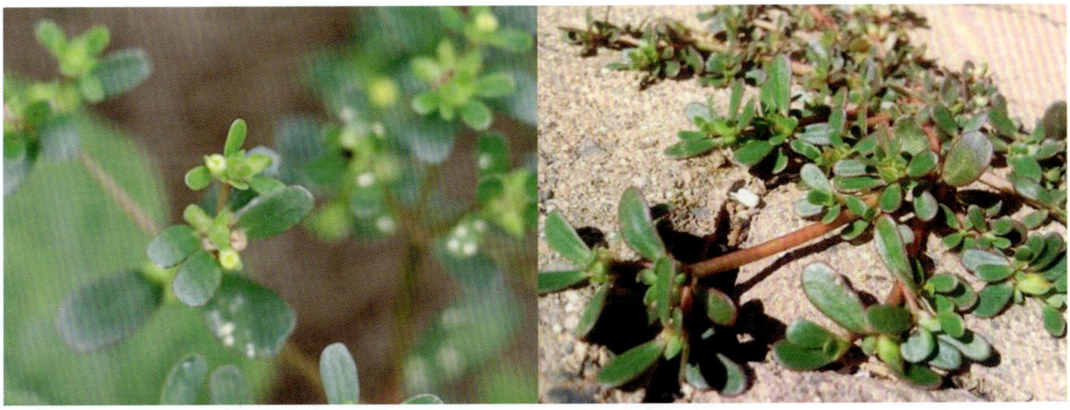

克，车前草 7 株，水煎服。(《家庭食疗手册》) ③ 治尿道炎：马齿苋 15 克，生甘草 6 克，水煎服，每日 1 剂，连续服用。(《家庭食疗手册》) ④ 治小便热淋：马齿苋汁服之。(《圣惠方》)

**注意事项** 脾虚便秘者及孕妇禁食，忌与鳖同食。

## 马 勃

【凭证标本】430121-190719-0395LY。

【采集地点】湖南省长沙市长沙县青山铺镇天华村。

**别　　名** 马疕、马庀菌、灰菇、马屁包、香末菇、乌龙菌、牛屎菇、灰包菌、药包、人头菌、牛屎菌、大气菌、灰菌、鸡肾菌、地烟。

**基　　原** 灰包科真菌马勃 *Calvatia gigantea*（Batsch ex Pers.）Lloyd 的干燥子实体。

**植物形态** 实体近球形至长圆形，直径 15~20 厘米。包被薄，易消失，外包被成块地与内包被脱离，内包被纸状，浅烟色，成熟后全部消失，遗留成团的孢体随风滚动。孢体紧密。有弹性，灰褐色，渐退成浅烟色，由孢丝及孢子组成；孢丝长，分枝，相互交织，浅褐色，粗 2~4.5 微米；孢子褐色，球形，有小刺。直径 4.5~5 微米。生于草地上。

**生境及分布** 多生于园中久腐处，生于湿地腐木上，夏天采，长沙县各地有零星野生分布。主要分布在内蒙古、河北、陕西、甘肃、新疆、江苏、安徽、湖北、湖南、贵州等地。

**性味归经** 味辛，性平。归肺经。

**功能主治** 清肺利咽，止血。用于风热郁肺咽痛，音哑，咳嗽；外治鼻衄，创伤出血。

**用法用量** 内服：1.5~6 克，或入丸、散。外用：研末撒；或调敷或作吹药。

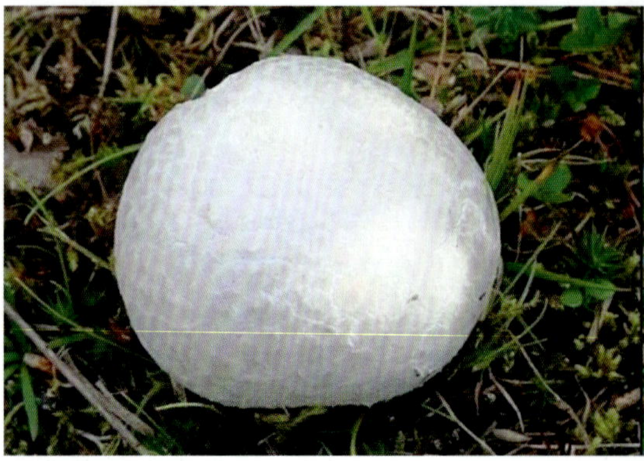

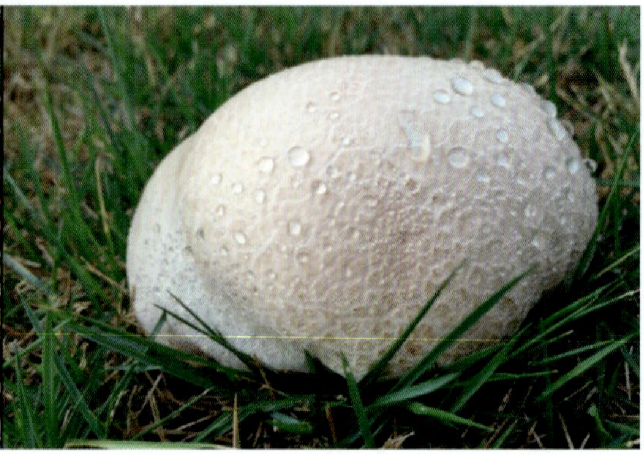

# 马兜铃

【凭证标本】430121-190702-0307LY。

【采集地点】湖南省长沙市长沙县北山镇明月山村。

- **别　　名**　青木香、独铃根、兜铃根。
- **基　　原**　马兜铃科植物马兜铃 *Aristolochia debilis* Sieb.et Zucc. 的干燥成熟果实。
- **植物形态**　草质藤本；根圆柱形，径达 1.5 厘米；茎有腐肉味；叶卵状三角形、长圆状卵形或戟形，长 3~6 厘米，先端钝圆或短尖，基部宽 1.5~3.5 厘米，心形，两面无毛；叶柄长 1~2 厘米；花单生或 2 朵并生叶腋；花梗长 1~1.5 厘米；花被筒长 3~3.5 厘米，基部球形，与子房连接处具关节，径 3~6 毫米，向上骤缢缩成长管，管长 2~2.5 厘米，径 2~3 毫米，口部漏斗状，黄绿色，具紫斑，檐部一侧延伸成卵状披针形舌片，长 2~3 厘米，先端钝；

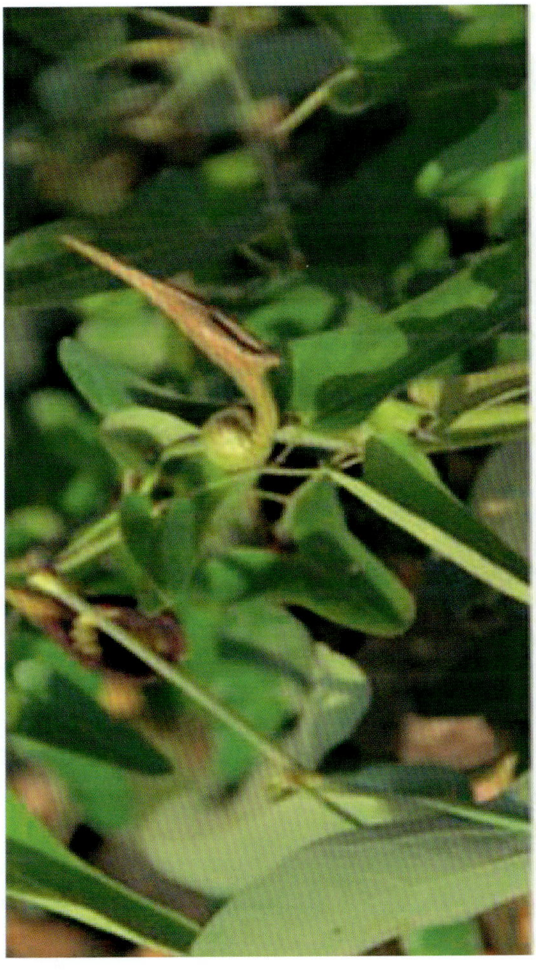

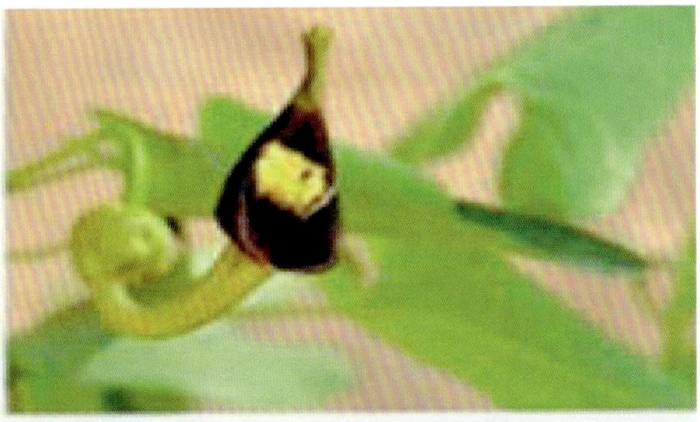

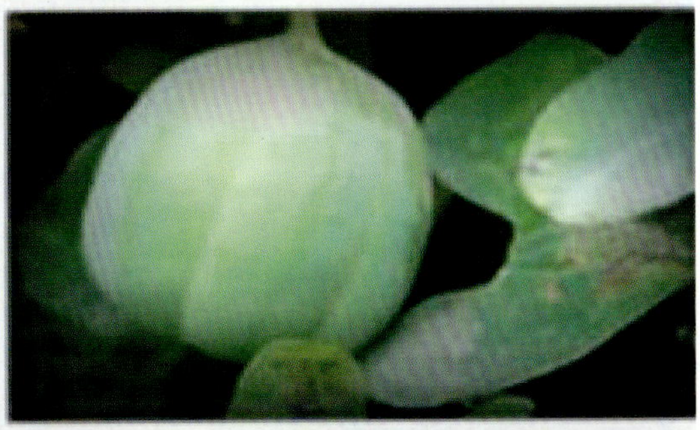

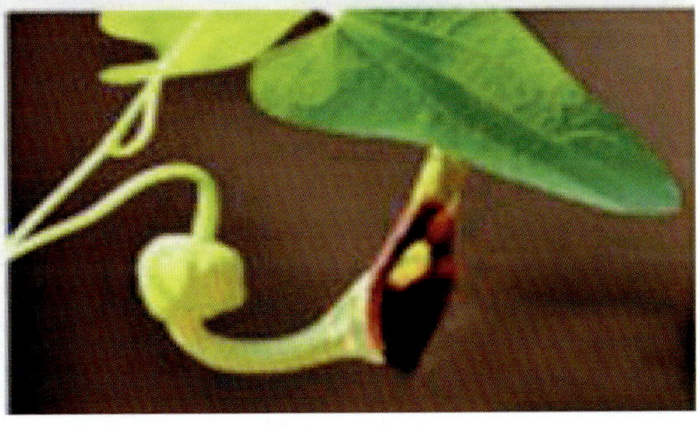

花药卵圆形，合蕊柱6裂；蒴果近球形，长约6厘米；种子扁平，纯三角形，长约6毫米，具白色膜质宽翅。

**生境及分布** 生于海拔200~1500米的山谷、沟边、路旁阴湿处及山坡灌丛中。喜光，稍耐阴，喜沙质黄壤，耐寒。适应性强。分布于中国黄河以南至长江流域以南各省区以及山东、河南等；广东、广西常有栽培，长沙县各地有零星野生分布。

**性味归经** 味苦、微辛，性寒。归肺、大肠经。

**功能主治** 具清肺降气，止咳平喘，清肠消痔之功效。用于肺热喘咳，痰中带血，肠热痔血，痔疮肿痛。

**用法用量** 内服：煎汤，3~9克；或入丸、散。

**注意事项** 虚寒咳喘及脾弱便泄者慎服。

# 马　棘

**【凭证标本】**430121-190611-0227LY。

**【采集地点】**湖南省长沙市长沙县北山镇明月山村。

**别　　名** 一味药、野绿豆、马料梢、山皂角、野蓝枝子。

**基　　原** 豆科木蓝属植物马棘 *Indigofera pseudotinctoria* Mats. 的根或全株。

**植物形态** 小灌木或半灌木，高60~90厘米。茎直立，分枝多，被白色丁字毛。单数羽状复叶，互生，长达5.5厘米；叶柄被毛；小叶7~11片，小叶片矩状倒卵形，长1~2.5厘米，宽0.5~1厘米，先端微凹，基部宽楔形，全缘，幼时稍被毛，老时秃净，小叶柄甚短，小托叶锥状。夏季开花，叶腋抽出逐式总状花序，花后较叶为长，可达10厘米，花约40朵，着生紧密，几无

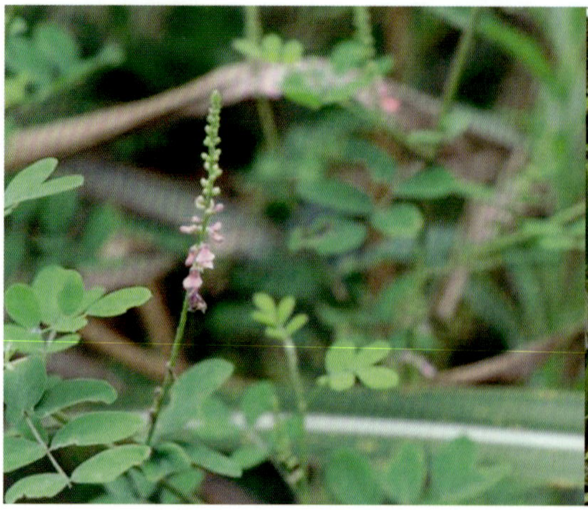

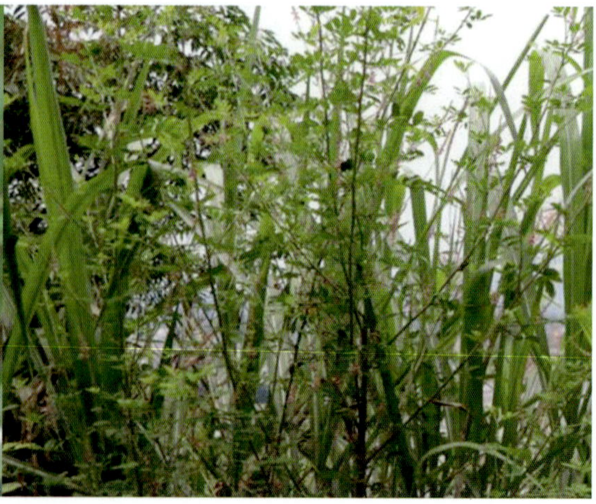

梗；花萼钟状，5 裂，蝶形花冠红紫色，长约 5 毫米，旗瓣大，椭圆状圆形，被白色短柔毛；二体雄蕊。荚果圆柱形，幼时密生丁字毛，熟后暗紫色，内有肾状种子数粒。

■ 生境及分布　生于山脚、路旁、溪边、灌丛或林缘石隙中，长沙县各地有零星野生分布。分布于山西、陕西、安徽、江苏、浙江、江西、湖北、湖南、广东、广西、四川、贵州和云南等省区。

■ 性味归经　味苦、涩，性平。

■ 功能主治　具清热解毒，消肿散结之功效。用于感冒咳嗽，扁桃体炎，颈淋巴结结核，小儿疳积，痔疮；外用治疔疮。

■ 用法用量　内服：煎汤，20~30 克。外用：适量，鲜品捣敷；干品或炒炭存性研末，调敷。

# 马鞭草

【凭证标本】430121-190529-0164LY。

【采集地点】湖南省长沙市长沙县安沙镇安沙社区。

■ 别　　名　马鞭、龙芽草、凤颈草、紫顶龙芽、铁马鞭、狗牙草、马鞭梢、小铁马鞭、顺捋草、蜻蜓草、退血草、铁马莲、疟马鞭、土荆芥、野荆芥、燕尾草、白马鞭、蜻蜓饭、狗咬草、铁扫帚。

■ 基　　原　马鞭草科植物马鞭草 *Verbena officinalis* L. 的干燥地上部分。

■ 植物形态　多年生草本，高 30~120 厘米。茎四方形，近基部可为圆形，节和棱上有硬毛。叶片卵圆形至倒卵形或长圆状披针形，长 2~8 厘米，宽 1~5 厘米，基生叶的边缘通常有粗锯齿和缺刻，茎生叶多数 3 深裂，裂片边缘有不整齐锯齿，两面均有硬毛，背面脉上尤多。穗状花序顶生和腋生，细弱，结果时长达 25 百米花小，无柄，最初密集，结果时疏离；苞片稍短于花萼，具硬毛；花萼长约 2 毫米，有硬毛，有 5 脉，脉间凹穴处质薄而色淡；花冠淡紫至蓝色，长 4~8 毫米，外面有微毛，裂片 5；雄蕊 4，着生于花冠管的中部，花丝短；子房无毛。果长圆形，长约 2 毫米，外果皮薄，成熟时 4 瓣裂。花期 6~8 月，果期 7~10 月。

■ 生境及分布　常生长在低至高海拔的路边、山坡、溪边或林旁。产于山西、陕西、甘肃、江苏、安徽、浙江、福建、江西、湖北、湖南、广东、广西、四川、贵州、云南、新疆、西藏。长沙县各地有零星野生分布。

■ 性味归经　味苦，性凉。归肝、脾经。

■ 功能主治　具活血散瘀，解毒，利水，退黄，截疟之功效。用于癥瘕积聚，痛经经闭，喉痹，痈肿，水肿，黄疸，疟疾。

■ 用法用量　5~10 克。

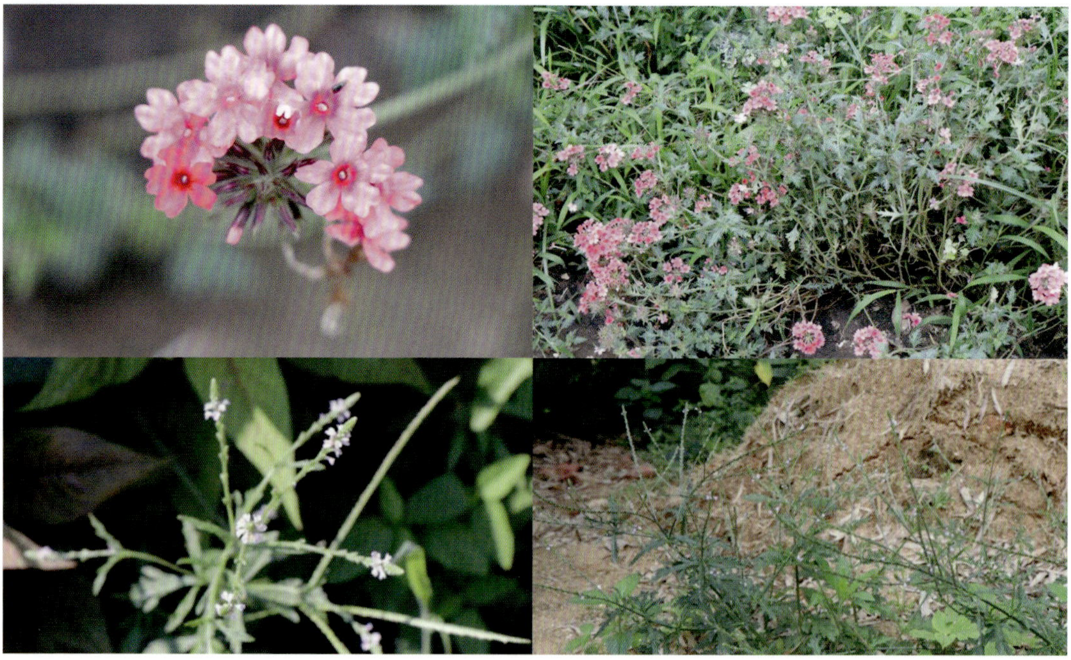

①治伤风感冒、流感：鲜马鞭草30克，羌活30克，青蒿30克。上药煎汤二小碗，一日二次分服，连服二至三天。咽痛加鲜桔梗25克。②治鼓胀烦渴，身干黑瘦：马鞭草细锉，曝干，勿见火。以酒或水同煮，至味出，去滓，温服。③治痢疾：马鞭草50克，土牛膝15克。将两药洗净，水煎服。每天一剂，一般服二至五剂。④治妇人疝痛：马鞭草30克，酒煎滚服，以汤浴身，取汗甚妙。⑤治牙周炎，牙髓炎，牙槽脓肿：马鞭草50克，切碎晒干备用，水煎服，每日一剂。⑥治黄疸：马鞭草鲜根（或全草）60克，水煎调糖服。肝肿痛者加山楂根或山楂15克。

**注意事项**　孕妇慎服。脾阴虚而胃气弱者勿服。

## 川射干

【凭证标本】430121-200414-0902LY。

【采集地点】湖南省长沙市长沙县黄花镇梁坪村。

**别　　名**　鸢头、扁竹根、赤利麻、土知母、冷水丹、蛤蟆跳缺、蓝花矮陀、九把刀、搜山虎、下搜山、蓝七、天蜈蚣、下山虎、摇痕七、勒马回阳、中搜山、土田七、乌七、蛤蟆七、青蛙七、蜞马七、搜山狗、蛇头知母。

**基　　原**　鸢尾科植物鸢尾 *Iris tectorum* Maxim. 的根茎。

**植物形态**　多年生草本，植株基部围有老叶残留的膜质叶鞘及纤维。根状茎粗壮，二岐分枝，直径约1厘米，斜伸；须根较细而短。叶基生，黄绿色，稍弯曲，中部略宽，宽剑形，长15~50厘米，宽1.5~3.5厘米，顶端渐尖或短渐尖，基部鞘状，有数条不明显的纵脉。花茎光滑，高20~40厘米，顶部常有1~2个短侧枝，中、下部有1~2枚茎生叶；苞片2~3枚，绿色，草质，边缘膜质，色淡，披针形或长卵圆形，长5~7.5厘米，宽2~2.5厘米，顶端渐尖或长渐尖，内包含有1~2朵花；花蓝紫色，直径约10厘米；花梗甚短；花被管细长，长约3厘米，上端膨大成喇叭形，外花被裂片圆形或宽卵形，长5~6厘米，宽约4厘米，顶端微凹，爪部狭楔形，中脉上有不规则的鸡冠状附属物，成不整齐的繸状裂，内花被裂片椭圆形，长4.5~5厘米，宽约3厘米，花盛开时向外平展，爪部突然变细；雄蕊长约2.5厘米，花药鲜黄色，花丝细长，白色；花柱分枝扁平，淡蓝色，长约3.5厘米，顶端裂片近四方形，有疏齿，子房纺锤状圆柱形，长1.8~2厘米。蒴果长椭圆形或倒卵形，长4.5~6厘米，直径2~2.5厘米，有6条明显的肋，成熟时自上而下3瓣裂；种子黑褐色，梨形，无附属物。花期4~5月，果期6~8月。

**生境及分布** 生长在向阳坡地、林缘及水边湿地，长沙县有分布。分布于山西、安徽、江苏、浙江、福建、湖北、湖南、江西、广西、陕西、甘肃、四川、贵州、云南、西藏。

**性味归经** 味苦、辛，性寒。归肺经。

**功能主治** 具清热解毒，祛痰，利咽之功效。用于热毒痰火郁结，咽喉肿痛，痰涎壅盛，咳嗽气喘。

**用法用量** 6~10克。

**注意事项** 体虚便溏及孕妇禁服。

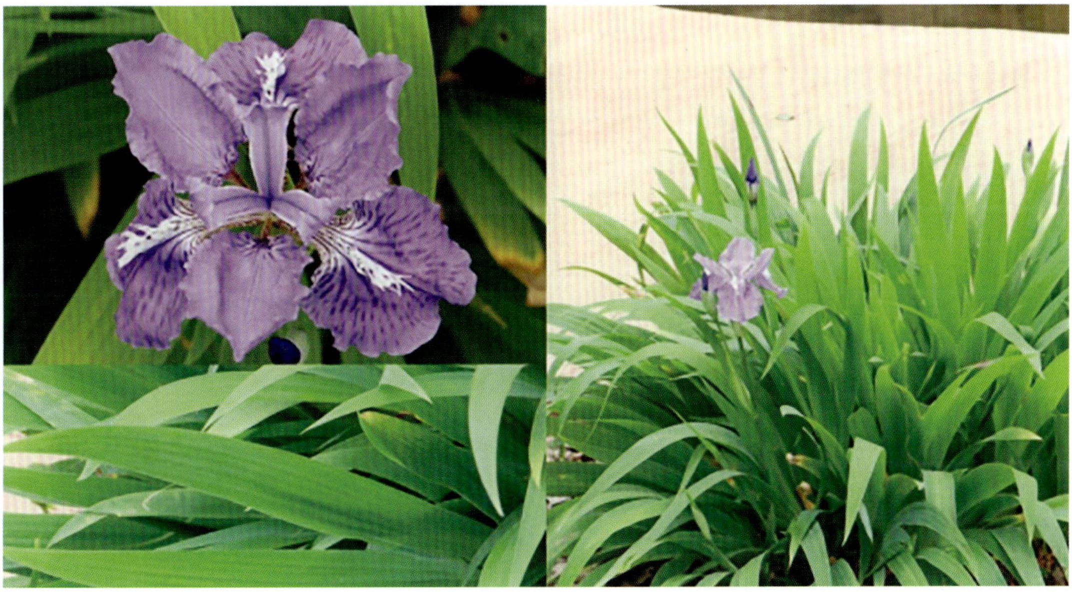

# 天 冬

【凭证标本】430121-190427-0117LY。

【采集地点】湖南省长沙市长沙县高桥镇白石源村。

**别　　名**　天门冬、明天冬、天冬草、倪铃、丝冬、赶条蛇、多仔婆。

**基　　原**　百合科植物天冬 *Asparagus cochinchinensis* (Lour.) Merr. 的干燥块根。

**植物形态**　攀援植物。根在中部或近末端呈纺锤状膨大，膨大部分长 3~5 厘米，粗 1~2 厘米。茎平滑，常弯曲或扭曲，长可达 1~2 米，分枝具棱或狭翅。叶状枝通常每 3 枚成簇，扁平或由于中脉龙骨状而略呈锐三棱形，稍镰刀状，长 0.5~8 厘米，宽 1~2 毫米；茎上的鳞片状叶基部延伸为长 2.5~3.5 毫米的硬刺，在分枝上的刺较短或不明显。花通常每 2 朵腋生，淡绿色；花梗长 2~6 毫米，关节一般位于中部，有时位置有变化；雄花：花被长 2.5~3 毫米；花丝不贴生于花被片上；雌花大小和雄花相似。浆果直径 6~7 毫米，熟时红色，有 1 颗种子。花期 5~6 月，果期 8~10 月。

**生境及分布**　生于海拔 1750 米以下的山坡、路旁、疏林下、山谷或荒地上。从河北、山西、陕西、甘肃等省的南部至华东、中南、西南各省区都有分布。长沙县各地有零星野生分布。

**性味归经**　味甘、苦，性寒。归肺、肾经。

**功能主治**　具养阴润燥，清肺生津之功效。用于肺燥干咳，顿咳痰黏，腰膝酸痛，骨蒸潮热，内热消渴，热病津伤，咽干口渴，肠燥便秘。

**用法用量**　6~12 克。

**注意事项**　虚寒泄泻及外感风寒致嗽者，皆忌服。

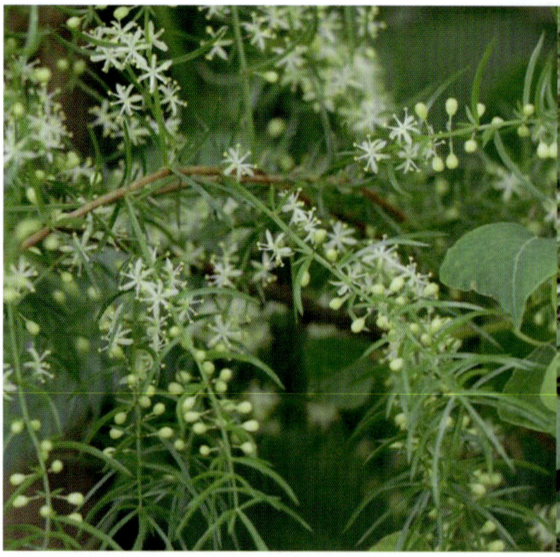

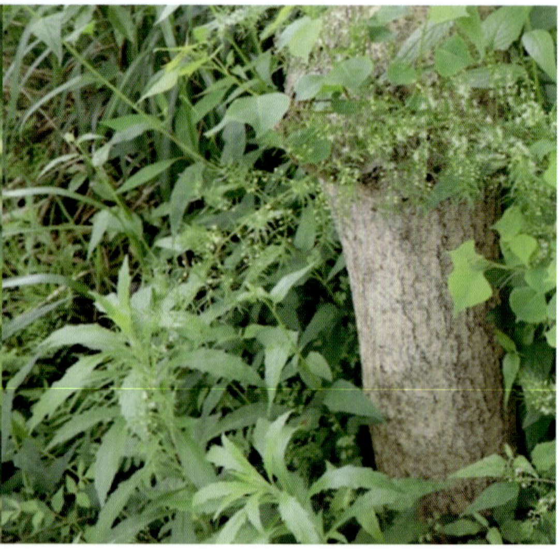

# 天南星

【凭证标本】430121-200415-0923LY。

【采集地点】湖南省长沙市长沙县江背镇印山村。

**别　　名**　半夏精、鬼南星、虎膏、蛇芋、野芋头、蛇木芋、山苞米、蛇包谷、山棒子。

**基　　原**　天南星科天南星 *Arisaema heterophyllum* Blume 的块茎。

**植物形态**　块茎扁球形，直径 2~4 厘米，顶部扁平，周围生根，常有若干侧生芽眼。鳞芽 4~5，膜质。叶常单 1，叶柄圆柱形，粉绿色，长 30~50 厘米，下部 3/4 鞘筒状，鞘端斜截形；叶片鸟足状分裂，裂片 13~19，有时更少或更多，倒披针形、长圆形、线状长圆形，基部楔形，先端骤狭渐尖，全缘，暗绿色，背面淡绿色，中裂片无柄或具长 15 毫米的短柄，长 3~15 厘米，宽 0.7~5.8 厘米，比侧裂片几短 1/2；侧裂片长 7.7~31 厘米，宽 0.7~6.5 厘米，向外渐小，排列成蝎尾状，间距 0.5~1.5 厘米。花序柄长 30~55 厘米，从叶柄鞘筒内抽出。佛焰苞管部圆柱形，长 3.2~8 厘米，粗 1~2.5 厘米，粉绿色，内面绿白色，喉部截形，外缘稍外卷；檐部卵形或卵状披针形，宽 2.5~8 厘米，长 4~9 厘米，下弯几成盔状，背面深绿色、淡绿色至淡黄色，先端骤狭渐尖。肉穗花序两性和雄花序单性。两性花序：下部雌花序

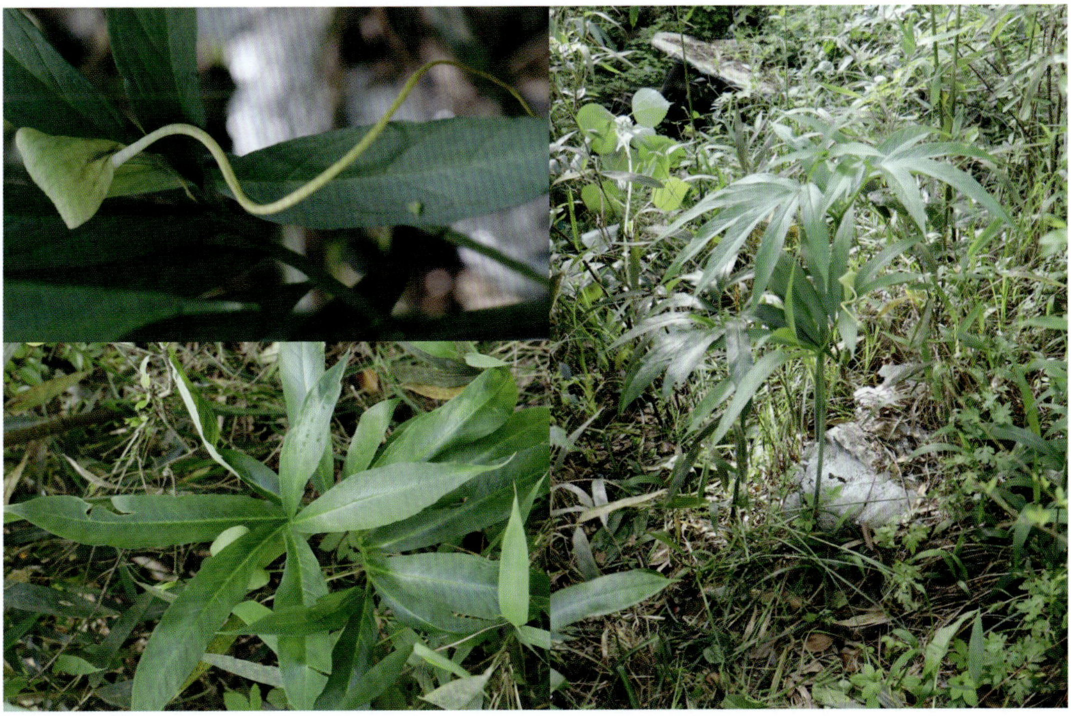

长 1~2.2 厘米，上部雄花序长 1.5~3.2 厘米，此中雄花疏，大部分不育，有的退化为钻形中性花，稀为仅有钻形中性花的雌花序。单性雄花序长 3~5 厘米，粗 3~5 毫米，各种花序附属器基部粗 5~11 毫米，苍白色，向上细狭，长 10~20 厘米，至佛焰苞喉部以外之字形上升（稀下弯）。雌花球形，花柱明显，柱头小，胚珠 3~4，直立于基底胎座上。雄花具柄，花药 2~4，白色，顶孔横裂。浆果黄红色、红色，圆柱形，长约 5 毫米，内有棒头状种子 1 枚，不育胚珠 2~3 枚，种子黄色，具红色斑点。花期 4~5 月，果期 7~9 月。

**生境及分布** 生长在林下、灌丛或草地，海拔 2700 米以下，长沙县有零星分布。除西北、西藏外，大部分省区都有分布。

**性味归经** 味苦、辛，性温。归肺、肝、脾经。

**功能主治** 具散结消肿之功效。外用治痈肿，蛇虫咬伤。

**用法用量** 外用：生品适量，研末以醋或酒调敷患处。

**注意事项** 孕妇慎用。生品内服宜慎。

## 天葵子

【凭证标本】430121-200316-0868LY。

【采集地点】湖南省长沙市长沙县安沙镇黄桥村。

**别　　名** 紫背天葵、天葵、天葵草、千年老鼠屎、金耗子屎、夏无踪、散血球。

**基　　原** 毛茛科植物天葵 *Semiaquilegia adoxoides*（DC.）Makino 的块根。

**植物形态** 块根长 1~2 厘米，粗 3~6 毫米，外皮棕黑色。茎 1~5 条，高 10~32 厘米，直径 1~2 毫米，被稀疏的白色柔毛，分歧。基生叶多数，为掌状三出复叶；叶片轮廓卵圆形至肾形，长 1.2~3 厘米；小叶扇状菱形或倒卵状菱形，长 0.6~2.5 厘米，宽 1~2.8 厘米，三深裂，深裂片又有 2~3 个小裂片，两面均无毛；叶柄长 3~12 厘米，基部扩大呈鞘状。茎生叶与基生叶相似，惟较小。花小，直径 4~6 毫米；苞片小，倒披针形至倒卵圆形，不裂或三深裂；花梗纤细，长 1~2.5 厘米，被伸展的白色短柔毛；萼片白色，常带淡紫色，狭椭圆形，长 4~6 毫米，宽 1.2~2.5 毫米，顶端急尖；花瓣匙形，长 2.5~3.5 毫米，顶端近截形，基部凸起呈囊状；雄蕊退化雄蕊约 2 枚，线状披针形，白膜质，与花丝近等长；心皮无毛。蓇葖卵状长椭圆形，长 6~7 毫米，宽约 2 毫米，表面具凸起的横向脉纹，种子卵状椭圆形，褐色至黑褐色，长约 1 毫米，表面有许多小瘤状突起。3~4 月开花，4~5 月结果。

**生境及分布** 生长在海拔 100~1050 米的疏林下、路旁或山谷地的较阴处，长沙县有野生分布。分布于四川、贵州、湖北、湖南、广西北部、江西、福建、浙江、江苏、安徽、陕西南部。

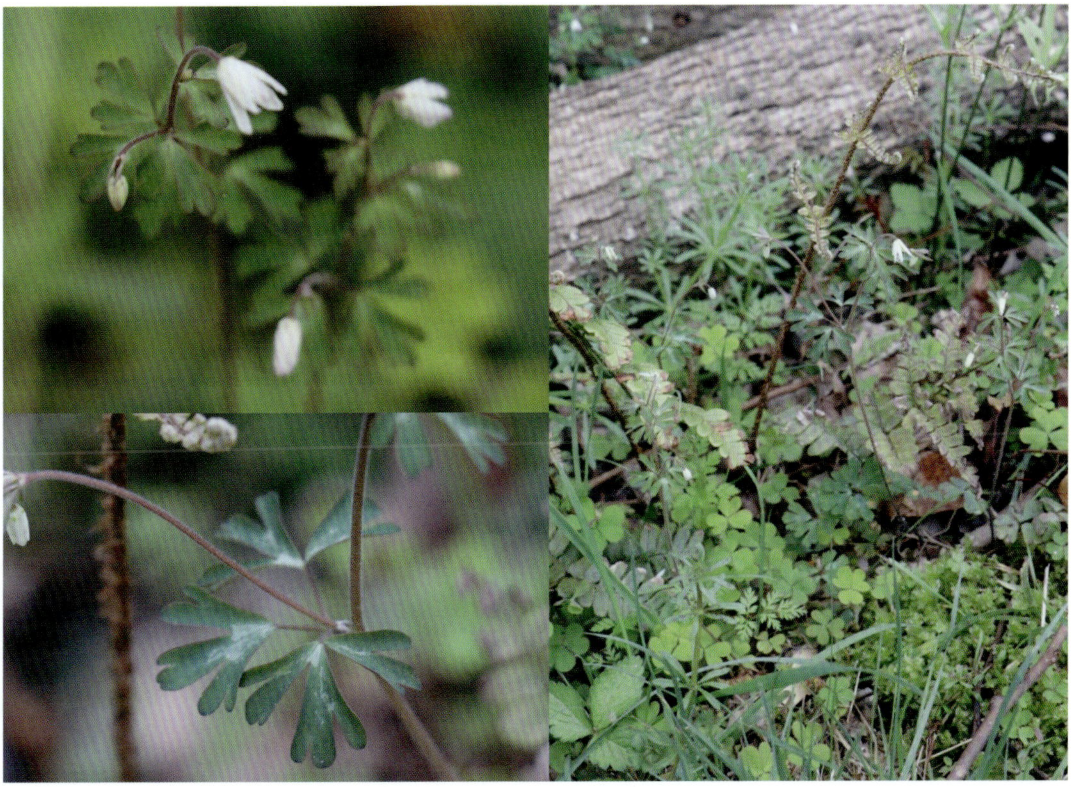

■ 性味归经　味甘、苦，性寒。归肝、胃经。
■ 功能主治　具清热解毒，消肿散结之功效。用于痈肿疔疮、乳痈、瘰疬、蛇虫咬伤。
■ 用法用量　内服：煎汤，9~15 克。

## 元宝草

【凭证标本】430121-190627-0300LY。
【采集地点】湖南省长沙市长沙县北山镇明月山村。

■ 别　　名　合掌草、上天梯、叫子草、帆船草、对经草、叶抱枝、对月草、对月莲、大叶对口莲、穿心草。

■ 基　　原　藤黄科植物元宝草 *Hypericum sampsonii* Hance 的全草。

■ 植物形态　多年生草本；叶披针形、长圆形或倒披针形，长 2~8 厘米，宽 0.7~3.5 厘米，先端钝或关，堆部合生，边缘密生黑色腺点，侧脉 4 对；伞房状花序顶生，多花组成圆柱状圆锥花序；蒴果宽卵球形或卵球状圆锥形，长 6~9 毫米，被黄褐色囊状腺体。

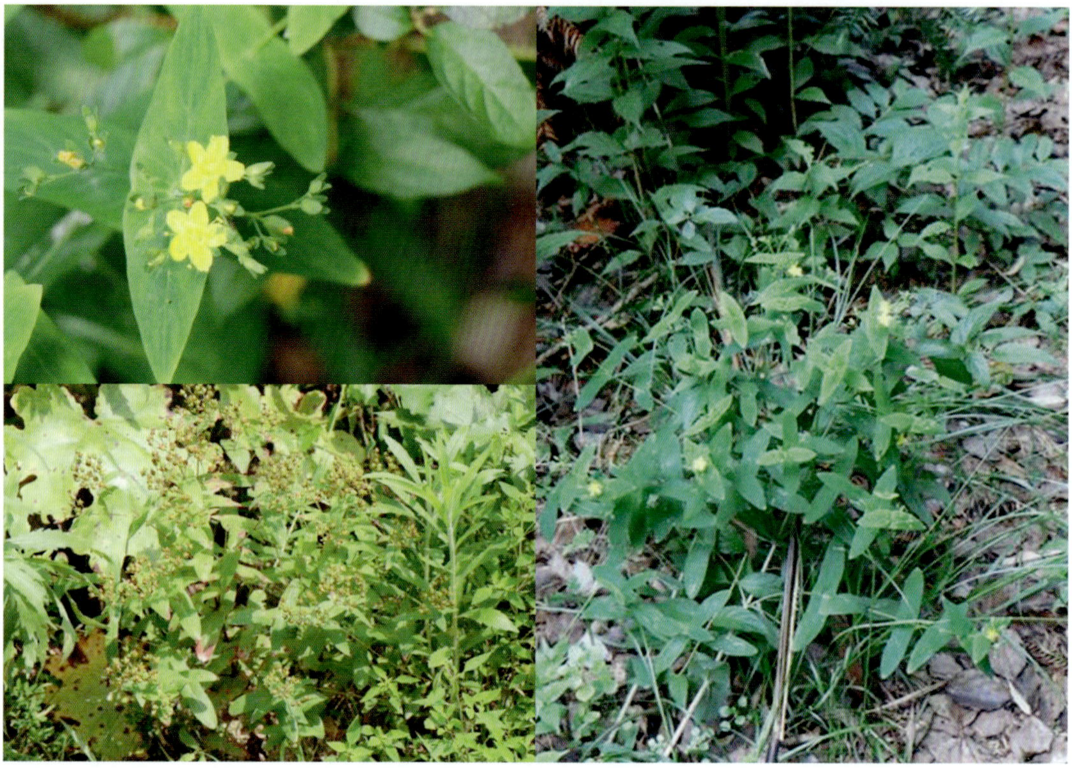

**生境及分布** 生长于山坡、路旁。我国长江流域以南至台湾均有分布，长沙县各地有零星野生分布。产于江苏、浙江、四川等。

**性味归经** 味苦、辛，性寒。归肝、脾经。

**功能主治** 具凉血止血，清热解毒，活血调经，祛风通络之功效。用于吐血、咯血、衄血、创伤出血，乳痈，痈肿疔毒，蛇咬伤，月经不调，跌打损伤，风湿痹痛，腰腿痛。外用还可治头癣、口疮、目翳。

**用法用量** 内服：煎汤，9~15克，鲜品30~60克。外用：适量，鲜品洗净捣敷，或干品研末外敷。

①治阴虚咳嗽：元宝草30~60克，红枣7~14枚。同煎服。(《浙江民间草药》)②治蛇咬伤、指疡：鲜元宝草捣碎敷患处。(《浙江民间草药》)③治月经不调：月月开、益母草、元宝草各50克，干酒一杯，加水煎，分三次服。(《重庆草药》)④治赤白下痢，里急后重：元宝草煎汁冲蜂蜜服。(《浙江民间草药》)⑤治乳痈：元宝草25克。酒、水各半煎，分两次服。(《江西民间草药》)⑥治跌打扭伤肿痛：鲜元宝草根25克，酒、水各半煎服；另用元宝草叶，加酒酿糟同捣匀敷伤处。(《江西民间草药》)

**注意事项** 无瘀滞者忌服，孕妇慎用。

# 无花果

【凭证标本】430121-190805-0467LY。
【采集地点】湖南省长沙市长沙县星沙街道金牛湾社区。

**别　　名**　阿驵、阿驿、映日果、优昙钵、蜜果、文仙果、奶浆果、品仙果。

**基　　原**　桑科榕属植物无花果 *Ficus carica* L. 的果实。

**植物形态**　落叶灌木或小乔木，高达 3~10 米。全株具乳汁；多分枝，小枝粗壮，表面褐色，被稀短毛。叶互生；叶柄长 2~5 厘米，粗壮；托叶卵状披针形，长约 1 厘米，红色；叶片厚膜质，宽卵形或卵圆形，长 10~24 厘米，宽 8~22 厘米，3~5 裂，裂片卵形，边缘有不规则钝齿，上面深绿色，粗糙，下面密生细小钟乳体及黄褐色短柔毛，基部浅心形，基生脉 3~5 条，侧脉 5~7 对。雌雄异株，隐头花序，花序托单生于叶腋；雄花和瘿花生于同一花序托内；雄花生于内壁口部，雄蕊 2，花被片 3~4；瘿花花柱侧生、短；雌花生在另一花序托内，花被片 3~4，花柱侧生，柱头 2 裂。榕果（花序托）梨形，成熟时长 3~5 厘米，呈紫红色或黄绿色，肉质，顶部下陷，基部有 3 苞片。花、果期 8~11 月。

**生境及分布**　现我国各地均有栽培。原产于亚洲西部及地中海地区，长沙县各地有零星野生分布。

**性味归经**　味甘，性凉。归肺、胃、大肠经。

**功能主治**　具清热生津，健脾开胃，解毒消肿之功效。用于咽喉肿痛，燥咳声嘶，乳汁稀少，肠热便秘，食欲不振，消化不良，泄泻痢疾，痈肿，癣疾。

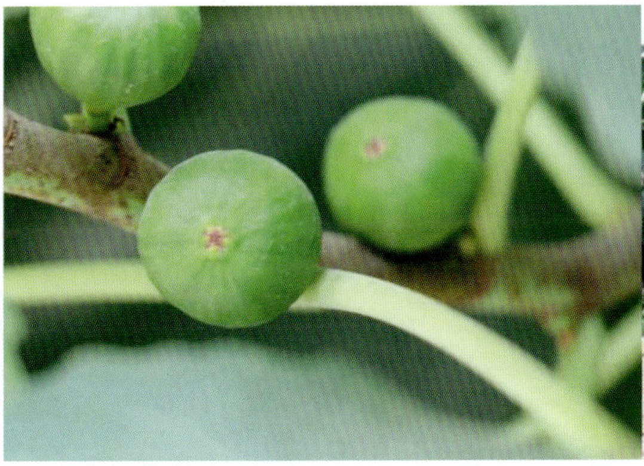
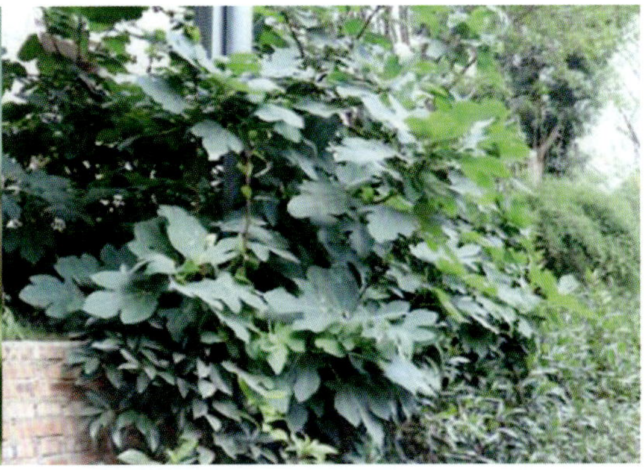

■ 用法用量　内服：煎汤，9~15 克；大剂量可用至 30~60 克；或生食鲜果 1~2 枚。外用：适量，煎水洗；研末调敷或吹喉。

■ 注意事项　脾胃虚寒者慎服；中寒者忌食。

# 无莿根

【凭证标本】430121-200907-1170LY。

【采集地点】湖南省长沙市长沙县北山镇石常村。

■ 别　　名　赤枝山葡萄、牛牵丝、红血龙、山甜茶、白菇茶、辣梨茶、狮子藤、虾须藤、过山龙、骨疼搜、红脑藤、藤茶、铁甲将军、母猪精藤、田浦茶、背带藤。

■ 基　　原　葡萄科植物广东蛇葡萄 *Ampelopsis cantoniensis*（Hook.et Arn.）Planch. 的根或全株。

■ 植物形态　木质藤本。小枝圆柱形，有纵棱纹，嫩枝或多或少被短柔毛。卷须 2 叉分枝，相隔 2 节间断与叶对生。叶为二回羽状复叶或小枝上部着生有一回羽状复叶，二回羽状复叶者基部一对小叶常为 3 小叶，侧生小叶和顶生小叶大多形状各异，侧生小叶大小和叶型变化较大，通常卵形、卵椭圆形或长椭圆形，长 3~11 厘米，宽 1.5~6 厘米，顶端急尖、渐尖或骤尾尖，基部多为阔楔形，上面深绿色，在扩大镜下常可见有浅色小圆点，下面浅黄褐绿色，常在脉基部疏生短柔毛，以后脱落几无毛；侧脉 4~7 对，下面最后一级网脉显著但不突出，叶柄长 2~8 厘米，顶生小叶柄长 1~3 厘米，侧生小叶柄长 0~2.5 厘米，嫩时被稀疏短柔毛，以后脱落几无毛。花序为伞房

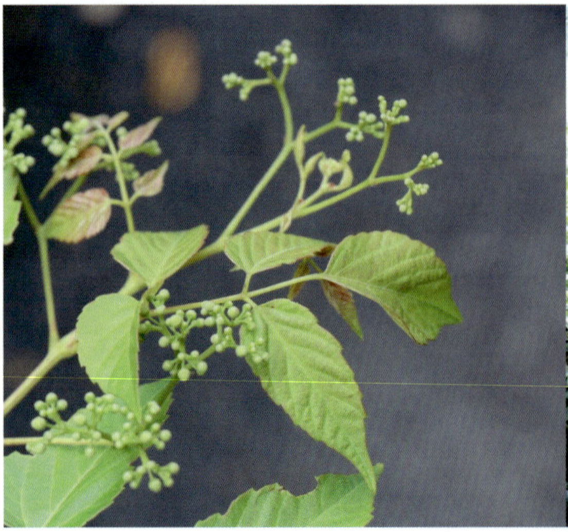

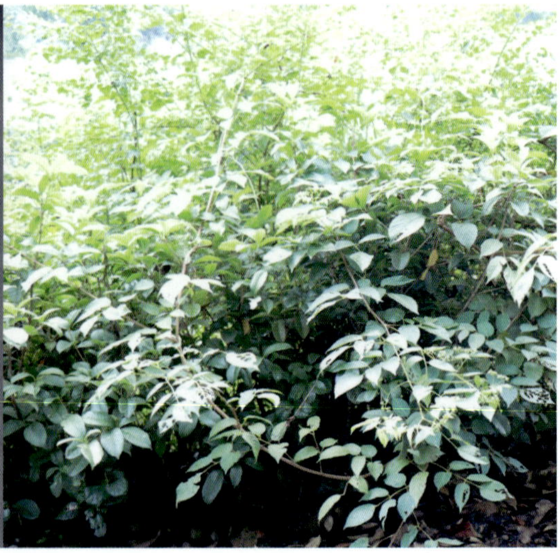

状多歧聚伞花序，顶生或与叶对生；花序梗长2~4厘米，嫩时或多或少被稀疏短柔毛，花轴被短柔毛；花梗长1~3毫米，几无毛；花蕾卵圆形，高2~3毫米，顶端圆形；萼碟形，边缘呈波状，无毛；花瓣5，卵椭圆形，高1.7~2.7毫米，无毛；雄蕊5，花药卵椭圆形，长略甚于宽；花盘发达，边缘浅裂；子房下部与花盘合生，花柱明显，柱头扩大不明显。果实近球形，直径0.6~0.8厘米，有种子2~4颗；种子倒卵圆形，顶端圆形，基部喙尖锐，种脐在种子背面中部呈椭圆形，背部中棱脊突出，表面有肋纹突起，腹部中棱脊突出，两侧洼穴外观不明显，微下凹，周围有肋纹突出。花期4~7月，果期8~11月。

**生境及分布**　生长在山谷林中或山坡灌丛，海拔100~850米，长沙县各地有分布。分布于安徽、浙江、福建、台湾、湖北、湖南、广东、广西、海南、贵州、云南、西藏。

**性味归经**　味辛、苦，性凉。归心、脾经。

**功能主治**　具祛风化湿，清热解毒之功效。用于夏季感冒，风湿痹痛，痈疽肿毒，湿疮湿疹。

**用法用量**　内服：煎汤，15~30克。外用：适量，煎水洗，捣烂或研末调敷。

# 云　实

【凭证标本】430121-200414-0901LY。

【采集地点】湖南省长沙市长沙县黄花镇梁坪村。

**别　　名**　员实、天豆、马豆、朝天子、药王子、云实子、云实籽、铁场豆。

**基　　原**　豆科植物云实 *Caesalpinia decapetala*（Roth）Alston 的种子。

**植物形态**　藤本；树皮暗红色；枝、叶轴和花序均被柔毛和钩刺。二回羽状复叶长20~30厘米；羽片3~10对，对生，具柄，基部有刺1对；小叶8~12对，膜质，长圆形，长10~25毫米，宽6~12毫米，两端近圆钝，两面均被短柔毛，老时渐无毛；托叶小，斜卵形，先端渐尖，早落。总状花序顶生，直立，长15~30厘米，具多花；总花梗多刺；花梗长3~4厘米，被毛，在花萼下具关节，故花易脱落；萼片5，长圆形，被短柔毛；花瓣黄色，膜质，圆形或倒卵形，长10~12毫米，盛开时反卷，基部具短柄；雄蕊与花瓣近等长，花丝基部扁平，下部被绵毛；子房无毛。荚果长圆状舌形，长6~12厘米，宽2.5~3厘米，脆革质，栗褐色，无毛，有光泽，沿腹缝线膨胀成狭翅，成熟时沿腹缝线开裂，先端具尖喙；种子6~9颗，椭圆状，长约11毫米，宽约6毫米，种皮棕色。花果期4~10月。

**生境及分布**　生长在山坡灌丛中及平原、丘陵、河旁等地，长沙县有野生分布。分布于广东、广西、云南、四川、贵州、湖南、湖北、江西、福建、浙江、江

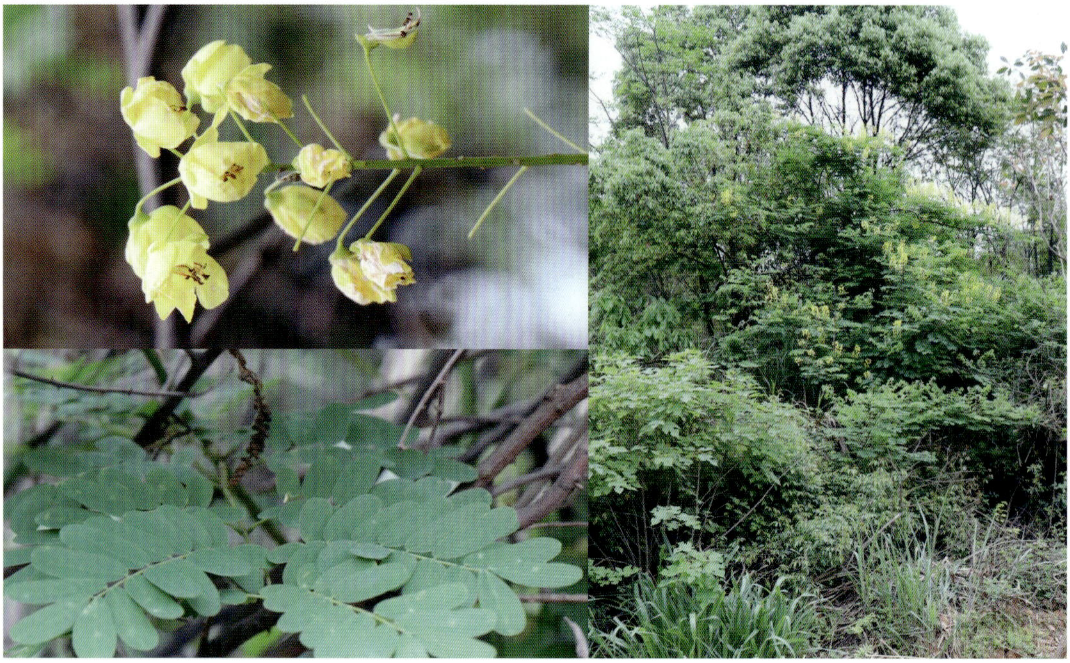

苏、安徽、河南、河北、陕西、甘肃等省区。

**性味归经**　味辛、苦，性温。归肺、大肠经。

**功能主治**　具解毒除湿，止咳化痰，杀虫之功效。用于痢疾，疟疾慢性气管炎，小儿疳积，虫积。

**用法用量**　内服：煎汤，9~15 克；或入丸、散。

## 木　瓜

【凭证标本】430121-190127-0009LY。

【采集地点】湖南省长沙市长沙县高桥镇白石源村。

**别　　名**　贴梗海棠、铁脚梨、木瓜、宣木瓜。

**基　　原**　蔷薇科植物贴梗海棠 *Chaenomeles speciosa*（Sweet）Nakai 的干燥成熟果实。

**植物形态**　落叶灌木，高达 2 米，枝条直立开展，有刺；小枝圆柱形，微屈曲，无毛，紫褐色或黑褐色，有疏生浅褐色皮孔；冬芽三角卵形，先端急尖，近于无毛或在鳞片边缘具短柔毛，紫褐色。叶片卵形至椭圆形，稀长椭圆形，长 3~9 厘米，宽 1.5~5 厘米，先端急尖稀圆钝，基部楔形至宽楔形，边缘具有尖锐锯齿，齿尖开展，无毛或在萌蘖上沿下面叶脉有短柔毛；叶柄长约 1 厘米；托叶大形，草质，肾形或半圆形，稀卵形，长 5~10 毫米，宽 12~20 毫米，边缘有尖锐重锯齿，无毛。花先叶开放，3~5 朵簇生于二

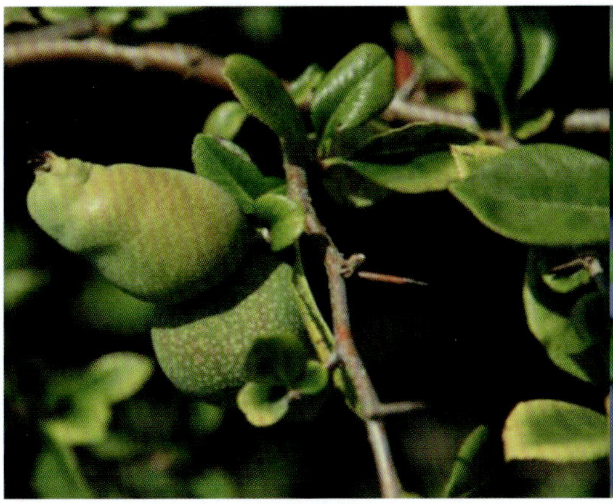
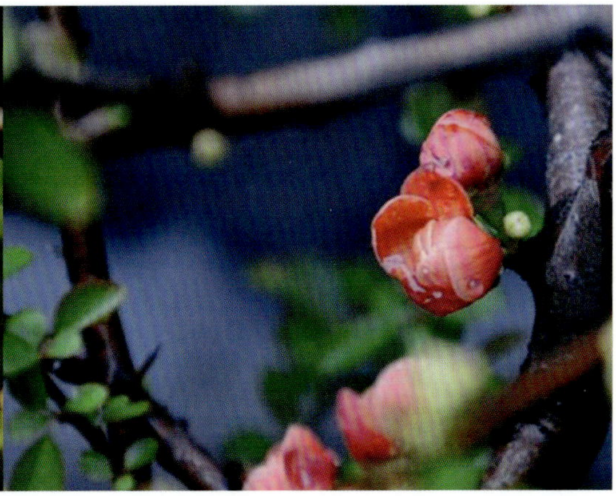

年生老枝上；花梗短粗，长约 3 毫米或近于无柄；花直径 3~5 厘米；萼筒钟状，外面无毛；萼片直立，半圆形稀卵形，长 3~4 毫米。宽 4~5 毫米，长约萼筒之半，先端圆钝，全缘或有波状齿，及黄褐色睫毛；花瓣倒卵形或近圆形，基部延伸成短爪，长 10~15 毫米，宽 8~13 毫米，猩红色，稀淡红色或白色；雄蕊 45~50，长约花瓣之半；花柱 5，基部合生，无毛或稍有毛，柱头头状，有不显明分裂，约与雄蕊等长。果实球形或卵球形，直径 4~6 厘米，黄色或带黄绿色，有稀疏不显明斑点，味芳香；萼片脱落，果梗短或近于无梗。花期 3~5 月，果期 9~10 月。

**生境及分布** 产于陕西、甘肃、四川、贵州、云南、广东。缅甸亦有分布。长沙县各地有零星野生分布。

**性味归经** 味酸，性温。归肝、脾经。

**功能主治** 具舒筋活络，和胃化湿之功效。用于湿痹拘挛，腰膝关节酸重疼痛，暑湿吐泻，转筋挛痛，脚气水肿。

**用法用量** 6~9 克。

**注意事项** 下部腰膝无力，由于精血虚，真阴不足者不宜用。伤食脾胃未虚，积滞多者，不宜用。

## 木防己

【凭证标本】430121-190719-0404LY。

【采集地点】湖南省长沙市长沙县福临镇金牛村。

**别　　名** 土木香、牛木香、金锁匙、紫背金锁匙、百解薯、青藤根、钻龙骨、青檀香、白木香、银锁匙、板南根、白山蕃薯、青藤仔、千斤坠、圆藤根、倒地铃、穿山龙、盘古风、乌龙、大防己、蓝田防己。

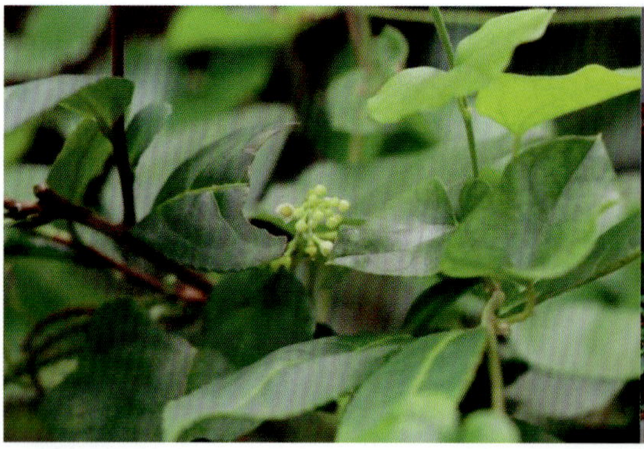
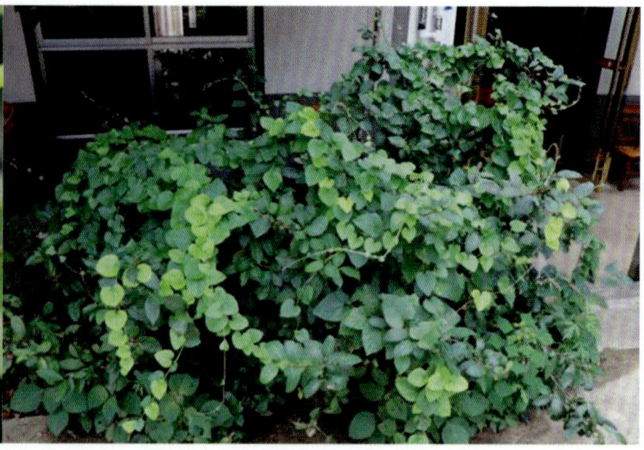

基　　原　防己科植物木防己 *Cocculusorbiculatus*（L.）DC. 的根。

植物形态　缠绕性木质藤本。根为不整齐的圆柱形，外皮黄褐色。小枝有纵线纹和柔毛。叶互生，卵形或宽卵形或卵状长圆形，长 4~14 厘米，宽 2.5~6 厘米，先端形多变化，基部圆形、楔形或呈心形，两面被短柔毛；叶柄短，被毛。花单性异株，聚伞花序排成圆锥状；萼片 6，2 轮；花瓣 6，淡黄色，2 轮；雄花具雄蕊 6，对瓣着生；雌花有退化雄蕊 6，心皮 6 个。核果近球形，蓝黑色，有白粉。花期 5~8 月，果期 8~9 月。

生境及分布　生于丘陵、山坡、路边、灌丛及疏林中，长沙县各地有零星野生分布。主产华东、中南、西南。

性味归经　味苦、辛，性寒。归膀胱经、肾经、脾经。

功能主治　具祛风止痛，行水消肿，解毒，降压之功效。用于风湿痹痛、神经痛、肾炎水肿、尿路感染；外治跌打损伤、蛇咬伤。

用法用量　内服：煎汤，5~10 克。外用：适量，煎水熏洗；捣敷；或磨浓汁涂敷。

注意事项　阴虚、无湿热者及孕妇慎服。

## 木芙蓉叶

【凭证标本】430121-191113-0703-LY。

【采集地点】湖南省长沙市长沙县青山铺镇青山铺社区。

别　　名　地芙蓉、木莲、华木、桦木、拒霜。

基　　原　锦葵科植物木芙蓉 *Hibiscus mutabilis* L. 的叶。

植物形态　落叶灌木或小乔木，高 2~5 米；小枝、叶柄、花梗和花萼均密被星状毛与直毛相混的细绵毛。叶宽卵形至圆卵形或心形，直径 10~15 厘米，常 5~7 裂，裂片三角形，先端渐尖，具钝圆锯齿，上面疏被星状细毛和点，下面密被星状细绒毛；主脉 7~11 条；叶柄长 5~20 厘米；托叶披针形，长 5~8 毫米，常早落。花单生于枝端叶腋间，花梗长 5~8 厘米，近端具节；小苞

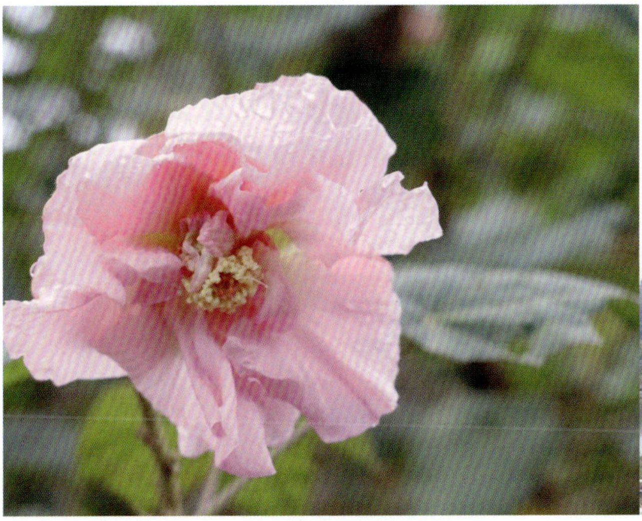
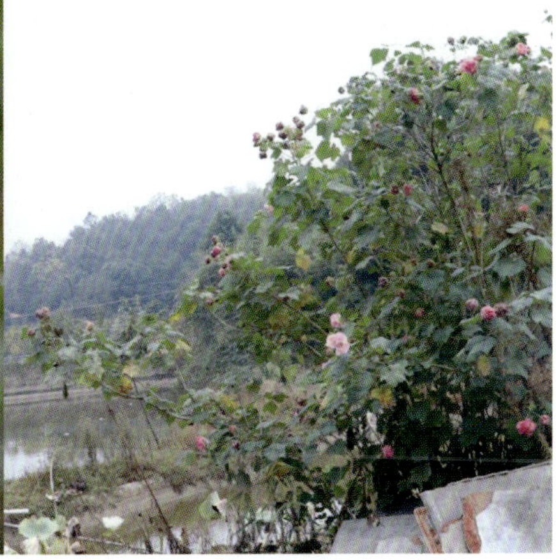

片 8，线形，长 10~16 毫米，宽约 2 毫米，密被星状绵毛，基部合生；萼钟形，长 2.5~3 厘米，裂片 5，卵形，渐尖头；花初开时白色或淡红色，后变深红色，直径约 8 厘米，花瓣近圆形，直径 4~5 厘米，外面被毛，基部具髯毛；雄蕊柱长 2.5~3 厘米，无毛；花柱枝 5，疏被毛。蒴果扁球形，直径约 2.5 厘米，被淡黄色刚毛和绵毛，果爿 5；种子肾形，背面被长柔毛。花期 8~10 月。

**生境及分布** 长沙县各地有栽培。栽培于辽宁、河北、山东、陕西、安徽、江苏、浙江、江西、福建、台湾、广东、广西、湖南、湖北、四川、贵州和云南等省区。

**性味归经** 味辛，性平。归肺、肝经。

**功能主治** 具凉血，解毒，消肿，止痛之功效。用于痈疽焮肿，缠腰蛇丹，烫伤，目赤肿痛，跌打损伤。

**用法用量** 内服：煎汤，10~30 克。外用：适量。

## 木 荷

**【凭证标本】**430121-190529-0170LY。

**【采集地点】**湖南省长沙市长沙县安沙镇安沙社区。

**别　　名** 木艾树、何树、柯树、木和、回树、木荷柴、横柴。

**基　　原** 山茶科植物木荷 *Schima superba* Gardn.et Champ. 的根皮。

**植物形态** 大乔木，高 25 米，嫩枝通常无毛。叶革质或薄革质，椭圆形，长 7~12 厘米，宽 4~6.5 厘米，先端尖锐，有时略钝，基部楔形，上面干后发亮，下

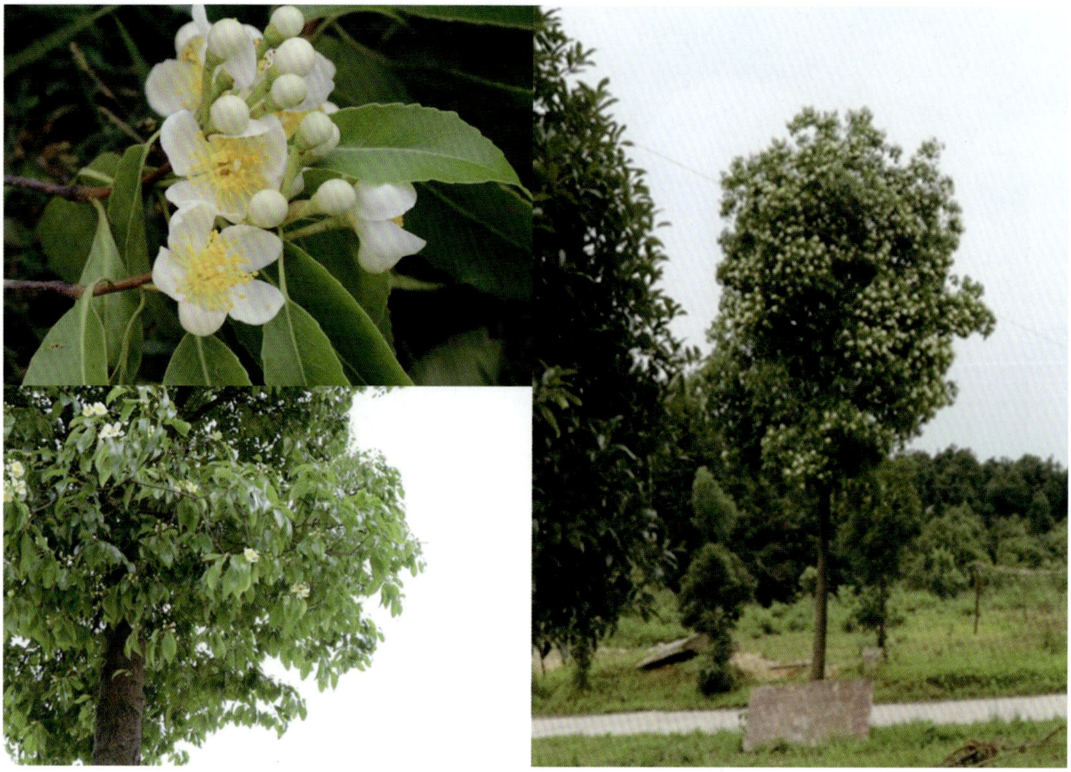

面无毛，侧脉7~9对，在两面明显，边缘有钝齿；叶柄长1~2厘米。花生于枝顶叶腋，常多朵排成总状花序，直径3厘米，白色，花柄长1~2.5厘米，纤细，无毛；苞片2，贴近萼片，长4~6毫米，早落；萼片半圆形，长2~3毫米，外面无毛，内面有绢毛；花瓣长1~1.5厘米，最外1片风帽状，边缘多少有毛；子房有毛。蒴果直径1.5~2厘米。花期6~8月。

**生境及分布** 生于海南海拔1000米上下的山地雨林里。产于浙江、福建、台湾、江西、湖南、广东、海南、广西、贵州。长沙县各地有零星野生分布。

**性味归经** 味辛，性温。归脾经。

**功能主治** 具攻毒，消肿之功效。用于疔疮；无名肿毒。

**用法用量** 外用：捣敷。

**注意事项** 本品因有大毒不可内服。

## 木　通

【凭证标本】430121-190812-0492LY。

【采集地点】湖南省长沙市长沙县安沙镇龙华岭村。

**别　　名**　通草、附支、丁翁、丁父、葍藤、王翁、万年、万年藤、燕覆、乌覆、活血藤。

**基　　原**　木通科植物三叶木通 *Akebia trifoliata*（Thunb.）Koidz. 的干燥藤茎。

**植物形态**　落叶木质藤本。茎皮灰褐色，有稀疏的皮孔及小疣点。掌状复叶互生或在短枝上的簇生；叶柄直，长 7~11 厘米；小叶 3 片，纸质或薄革质，卵形至阔卵形，长 4~7.5 厘米，宽 2~6 厘米，先端通常钝或略凹入，具小凸尖，基部截平或圆形，边缘具波状齿或浅裂，上面深绿色，下面浅绿色；侧脉每边 5~6 条，与网脉同在两面略凸起；中央小叶柄长 2~4 厘米，侧生小叶柄长 6~12 毫米。总状花序自短枝上簇生叶中抽出，下部有 1~2 朵雌花，以上有 15~30 朵雄花，长 6~16 厘米；总花梗纤细，长约 5 厘米。雄花：花梗丝状，长 2~5 毫米；萼片 3，淡紫色，阔椭圆形或椭圆形，长 2.5~3 毫米；雄蕊 6，离生，排列为杯状，花丝极短，药室在开花时内弯；退化心皮 3，长圆状锥形。雌花：花梗稍较雄花的粗，长 1.5~3 厘米；萼片 3，紫褐色，近圆形，长 10~12 毫米，宽约 10 毫米，先端圆而略凹入，开花时广展反折；退化雄蕊 6 枚或更多，小，长圆形，无花丝；心皮 3~9 枚，离生，圆柱形，直，长 3~6 毫米，柱头头状，具乳凸，橙黄色。果长圆形，长 6~8 厘米，直径 2~4 厘米，直或稍弯，成熟时灰白略带淡紫色；种子极多数，扁卵形，长 5~7 毫米，宽 4~5 毫米，种皮红褐色或黑褐色，稍有光泽。花期 4~5 月，果期 7~8 月。

**生境及分布**　生长在海拔 250~2000 米的山地沟谷边疏林或丘陵灌丛中，长沙县各地有

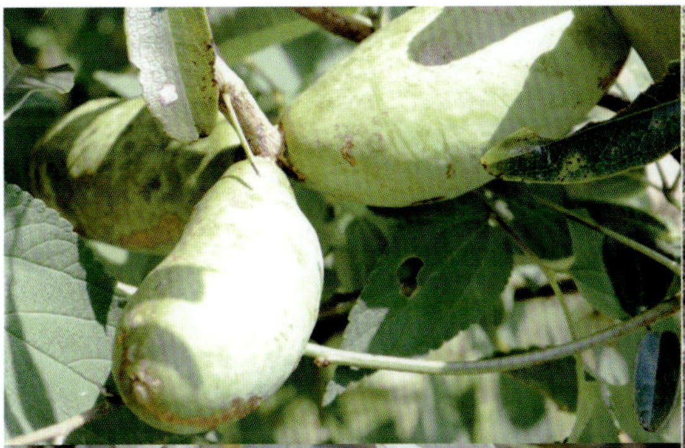

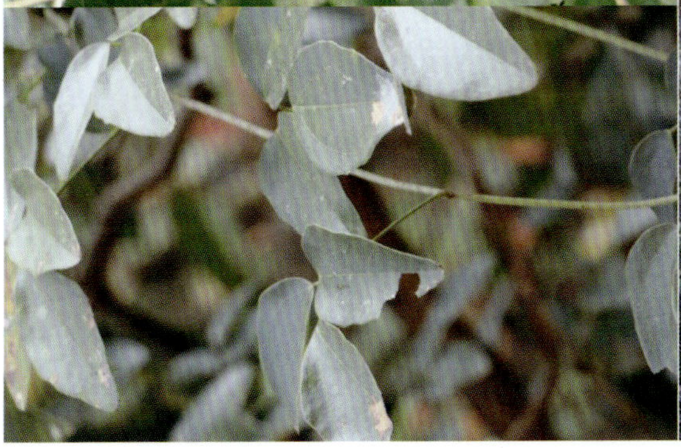

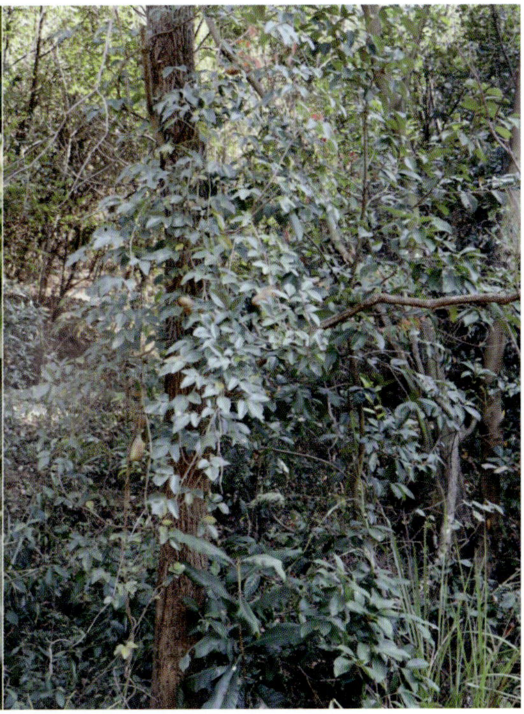

零星野生分布。分布于河北、山西、山东、河南、陕西南部、甘肃东南部至长江流域各省区。

**性味归经** 味苦，性寒。归心、小肠、膀胱经。

**功能主治** 具利尿通淋，清心除烦，通经下乳之功效。用于淋证，水肿，心烦尿赤，口舌生疮，经闭乳少，湿热痹痛。

**用法用量** 内服：煎汤，3~6 克；或入丸、散。

**注意事项** 内无湿热，津亏，气弱，精滑，溲频及孕妇忌服。

**附　　注** 预知子：木通科三叶木通的干燥近成熟果实。味苦，性寒。归肝、胆、胃、膀胱经。具疏肝理气，活血止痛，散结，利尿之功效。用于脘胁胀痛，痛经经闭，痰核痞块，小便不利。内服：煎汤，3~9 克。

# 木　槿

【凭证标本】430121-190531-0180LY。

【采集地点】湖南省长沙市长沙县安沙镇安沙社区。

**别　　名** 朝开暮落花、荆条、木棉。

**基　　原** 锦葵科植物木槿 *Hibiscus syriacus* L. 的干燥花。

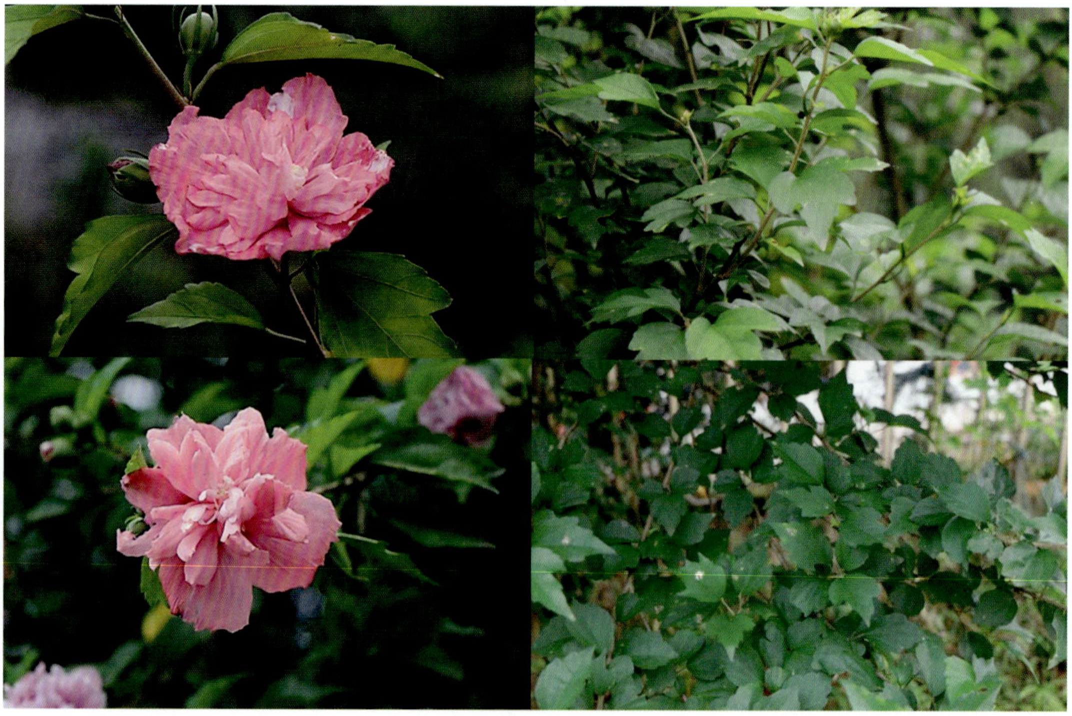

植物形态　为落叶灌木，小枝密被黄色星状绒毛，叶菱形或三角状卵形，基部楔形，具不整齐缺齿，基脉 3，花单生枝端叶腋，花萼钟形，裂片 5，三角形，花冠钟形，淡紫色，花瓣 5，雄蕊柱长约 3 厘米，花柱分枝 5，蒴果卵圆形，径约 1.2 厘米，密被黄色星状绒毛，具短喙，种子肾形，背部被黄白色长柔毛。

生境及分布　环境的适应性很强，较耐干燥和贫瘠，对土壤要求不严格，尤喜光和温暖潮润的气候，长沙县各地有零星野生分布，台湾、福建、广东、广西、云南、贵州、四川、湖南、湖北、安徽、江西、浙江、江苏、山东、河北、河南、陕西等省区均有栽培，系我国中部各省原产。

性味归经　味甘、淡，性凉。归脾、肺经。

功能主治　具清湿热，凉血之功效。用于痢疾、腹泻、痔疮出血、白带；外治疖肿。

用法用量　杀虫止痒，治皮肤疥癣：多作外用，以木槿皮浸液磨雄黄，治疥疮；用醋调涂可治顽癣。

注意事项　置通风干燥处，防虫，防蛀。

# 木鳖子

**【凭证标本】**430121-190719-0421LY。

**【采集地点】**湖南省长沙市长沙县北山镇蒿塘社区。

别　　名　木蟹、土木鳖、壳木鳖、漏苓子、地桐子、藤桐子、鸭屎瓜子、木鳖瓜。

基　　原　葫芦科植物木鳖 *Momordica cochinchinensis*（Lour.）Spreng. 的种子、根和叶。

植物形态　多年生草质藤本，具膨大的块状根。茎有纵棱；卷须粗壮，与叶对生，单一，不分枝。叶互生，圆形至阔卵形，长 7~14 厘米，通常 3 浅裂或深裂，裂片略呈卵形或长卵形，全缘或具微齿，基部近心形，先端急尖，上面光滑，下面密生小乳突，3 出掌状网脉；叶柄长 5~10 厘米，具纵棱，在中部或近叶片处具 2~5 腺体。花单性，雌雄同株，单生叶腋，花梗细长，每花具 1 片大型苞片，黄绿色；雄花：萼片 5，革质，粗糙，卵状披针形，基部连合，花瓣 5，浅黄色，基部连合，雄蕊 5，愈合成 3 体；雌花：萼片线状披针形，花冠与雄花相似，子房下位。瓠果椭圆形，成熟后红色，肉质，外被软质刺突，种子略呈扁圆形或近椭圆形，边缘四周具不规则的突起，呈龟板状，灰棕色。果期 9~11 月。

生境及分布　生长于山坡、林缘，土层较深厚的地方。也有栽培。分布于广西、四川、湖北、河南、安徽、浙江、福建、广东、贵州、云南等地。主产广西、四川、湖北。此外，湖南、贵州、云南、广东、安徽亦产，长沙县各地有零星野生分布。

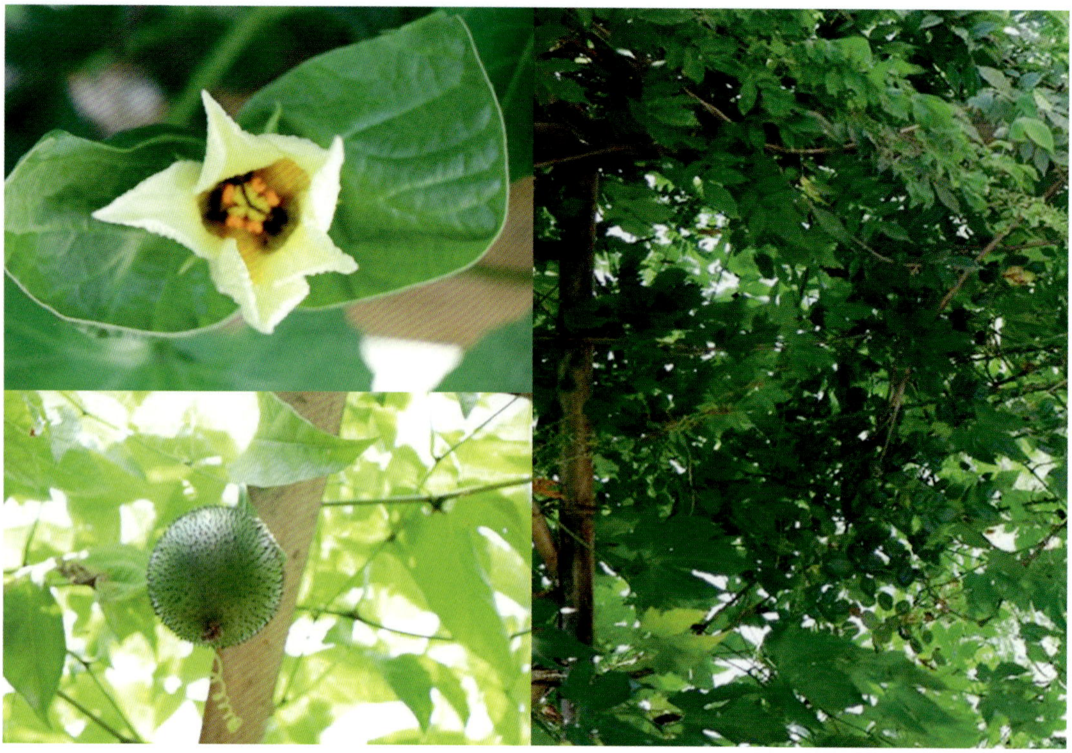

■ 性味归经　味苦、微甘，性温。归肝、脾、胃经。

■ 功能主治　具消肿散结，祛毒之功效。用于痈肿、疔疮、瘰疬、痔疮、无名肿毒、癣疮，风湿痹痛，筋脉拘挛。

■ 用法用量　内服：多入丸、散；煎汤。外用：研末调敷、磨汁涂或煎水熏洗。

■ 注意事项　孕妇及体虚者忌服。

## 五加皮

【凭证标本】430121-190829-0570-LY。

【采集地点】湖南省长沙市长沙县开慧镇上华山村。

■ 别　　名　南五加皮、刺五加、刺五甲。

■ 基　　原　五加科植物五加 *Acanthopanax gracilistylus* W.W.Smith 的根皮。

■ 植物形态　灌木，高 2~3 米；枝灰棕色，软弱而下垂，蔓生状，无毛，节上通常疏生反曲扁刺。叶有小叶 5，稀 3~4，在长枝上互生，在短枝上簇生；叶柄长 3~8 厘米，无毛，常有细刺；小叶片膜质至纸质，倒卵形至倒披针形，长 3~8 厘米，宽 1~3.5 厘米，先端尖至短渐尖，基部楔形，两面无毛或沿脉疏生刚毛，边缘有细钝齿，侧脉 4~5 对，两面均明显，下面脉腋间有

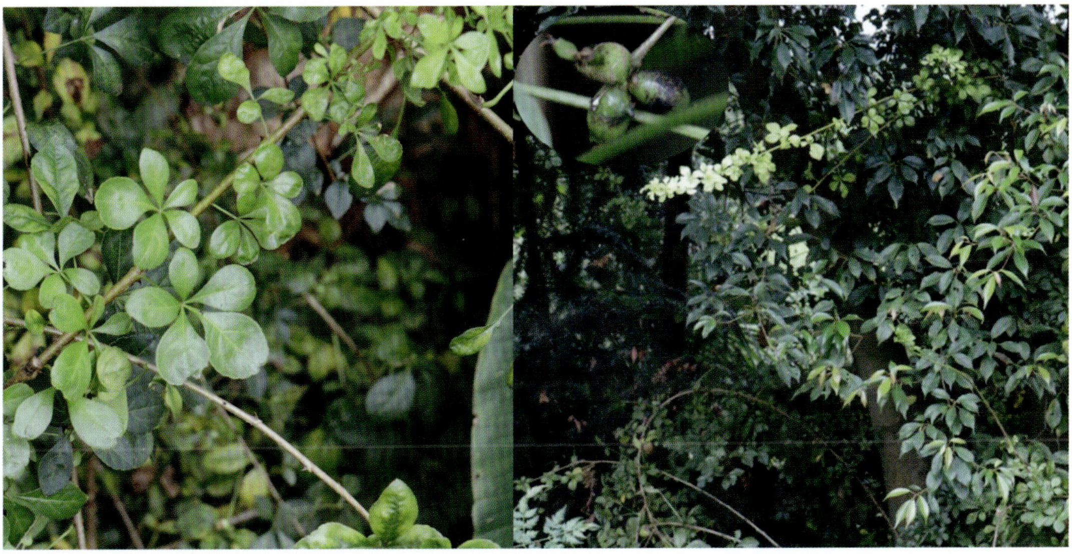

淡棕色簇毛，网脉不明显；几无小叶柄。伞形花序单个稀 2 个腋生，或顶生在短枝上，直径约 2 厘米，有花多数；总花梗长 1~2 厘米，结实后延长，无毛；花梗细长，长 6~10 毫米，无毛；花黄绿色；萼边缘近全缘或有 5 小齿；花瓣 5，长圆状卵形，先端尖，长 2 毫米；雄蕊 5，花丝长 2 毫米；子房 2 室；花柱 2，细长，离生或基部合生。果实扁球形，长约 6 毫米，宽约 5 毫米，黑色；宿存花柱长 2 毫米，反曲。花期 4~8 月，果期 6~10 月。

**生境及分布** 生长在灌木丛林、林缘、山坡路旁和村落中，长沙县有分布。分布于中南、西南及山西、陕西、江苏、安徽、浙江、江西、福建等地。

**性味归经** 味辛、苦，性温。归肝、肾经。

**功能主治** 具祛风除湿，补益肝肾，强筋壮骨之功效。用于风湿痹痛，筋骨痿软，小儿行迟，体虚乏力，水肿，脚气。

**用法用量** 内服：煎汤，5~10 克，鲜品加倍；浸酒或入丸、散。外用：适量，煎水熏洗或为末敷。

**注意事项** 阴虚火旺者慎服。

## 五指山参

**【凭证标本】** 430121–190811–0510LY。

**【采集地点】** 湖南省长沙市长沙县青山铺镇赛头村。

**别　名** 红花马宁。

**基　原** 锦葵科植物箭叶秋葵 *Abelmoschus Sagittifolius*（Kurz）Merr. 的根。

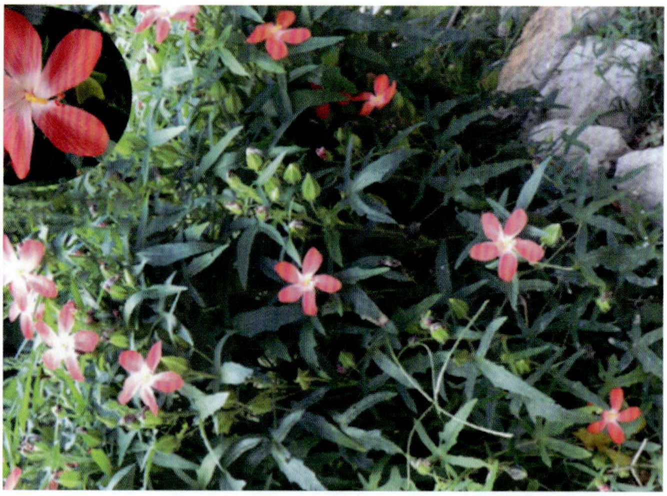

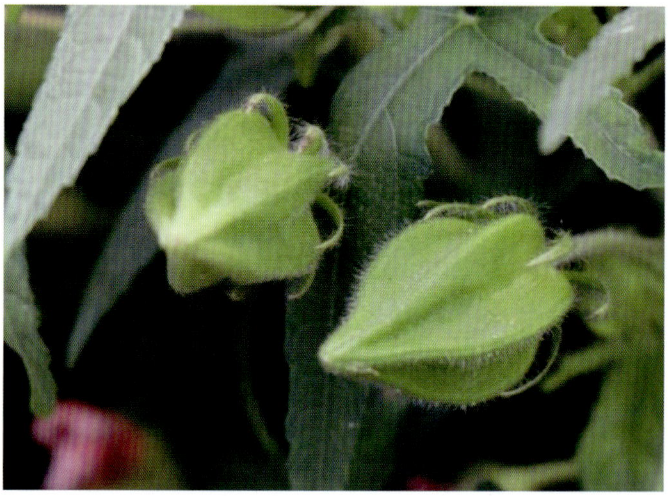

**植物形态** 多年生草本，高40~100厘米，具萝卜状肉质根，小枝被糙硬长毛。叶形多样，下部的叶卵形，中部以上的叶卵状戟形、箭形至掌状3~5浅裂或深裂，裂片阔卵形至阔披针形，长3~10厘米，先端钝，基部心形或戟形，边缘具锯齿或缺刻，上面疏被刺毛，下面被长硬毛；叶柄长4~8厘米，疏被长硬毛。花单生于叶腋，花梗纤细，长4~7厘米，密被糙硬毛；小苞片6~12，线形，宽1~1.7毫米，长约1.5厘米，疏被长硬毛；花萼佛焰苞状，长约7毫米，先端具5齿，密被细绒毛；花红色或黄色，直径4~5厘米，花瓣倒卵状长圆形，长3~4厘米；雄蕊柱长约2厘米，平滑无毛；花柱枝5，柱头扁平。蒴果椭圆形，长约3厘米，直径约2厘米，被刺毛，具短喙；种子肾形，具腺状条纹。花期5~9月。

**生境及分布** 生长在低丘、草坡、旷地、稀疏松林下或干燥的瘠地，长沙县有分布。分布于广东（包括海南岛）、广西、贵州、云南等省区。

**性味归经** 味甘、淡，性平。归肾、胃经。

**功能主治** 具滋阴润肺，和胃之功效。用于肺燥咳嗽，肺痨，胃痛，疳积，神经衰弱。

**用法用量** 内服：煎汤，10~15克。

# 太平莓

【凭证标本】430121-190612-0231LY。

【采集地点】湖南省长沙市长沙县路口镇路口社区。

**别　　名**　大叶莓、老虎扭。

**基　　原**　蔷薇科植物太平莓 *Rubus pacificus* Hance 的全株。

**植物形态**　常绿矮小灌木；株高40~100厘米；枝细，圆柱形，微拱曲，疏生细小皮刺；单叶，革质，宽卵形至长卵形，长8~16厘米，宽5~13厘米，顶端渐尖，基部心形，上面无毛，下面密被灰色绒毛，基部具掌状5出脉，侧脉2~3对，下面叶脉突起，边缘不明显浅裂，有不整齐而具突尖头的锐锯齿；叶柄长4~8厘米，幼时具柔毛，老时脱落，疏生小皮刺；托叶大，棕色，叶状，长圆形，长达2.5厘米，具柔毛，近顶端较宽并缺刻状条裂，裂片披针形；花3~6朵成顶生短总状或伞房状花序，或单生于叶腋；总花梗、花梗和花萼密被绒毛状柔毛；花梗长1~3厘米；苞片与托叶相似，惟稍小；花大，直径1.5~2厘米；萼片卵形至卵状披针形，顶端渐尖，外萼片顶端常条裂，内萼片全缘，在果期常反折，稀直立；花瓣近圆形，白色，顶端微缺刻状，基部具短爪，稍长于萼片；雄蕊多数，花丝宽扁，花药具长柔毛；雌蕊很多，无毛，稍长于雄蕊；果实球形，直径1.2~1.6厘米，红色，无毛；核具皱纹。

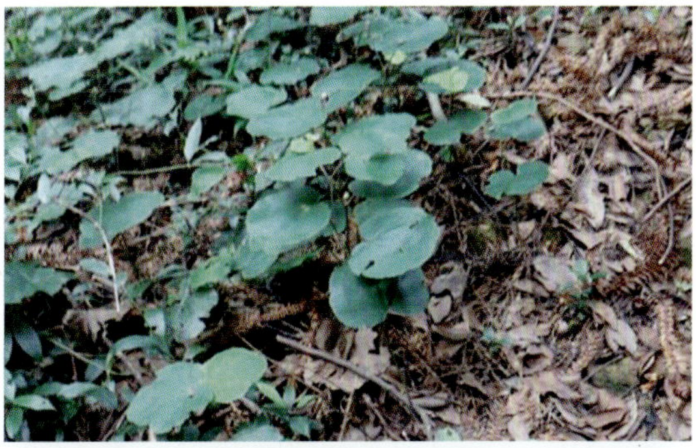

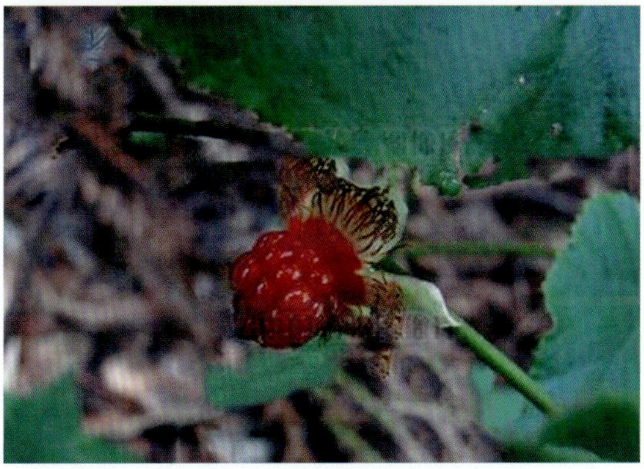

**生境及分布**　生于山地路旁或杂木林内，长沙县各地有零星野生分布。产于山地路旁或杂木林内。

**性味归经**　味酸、苦、辛，性平。归肝经。

**功能主治**　用于妇女产后腹痛，发热。

**用法用量**　全株半斤，甘草5~6克，水煎，冲红糖、黄酒，早晚饭前各服1次。

# 车前草

【凭证标本】430121-190421-0034LY。

【采集地点】湖南省长沙市长沙县安沙镇龙华岭村。

**别　　名**　罘苜、马舄、当道、陵舄、牛舌草、虾蟆衣、牛遗、胜舄，车轮菜、胜舄菜、蛤蚂草、虾蟆草、克贯草、牛舄、地胆头、白贯草、猪耳草、饭匙草、七星草、五根草、黄蟆龟草、蟾蜍草、猪肚菜、灰盆草、打官司草、车轱辘菜、驴耳朵菜。

**基　　原**　车前草科植物车前 *Plantago asiatica* L. 的干燥全草。

**植物形态**　二年生或多年生草本。须根多数。根茎短，稍粗。叶基生呈莲座状，平卧、斜展或直立；叶片薄纸质或纸质，宽卵形至宽椭圆形，长 4~12 厘米，宽 2.5~6.5 厘米，先端钝圆至急尖，边缘波状、全缘或中部以下有锯齿、牙齿或裂齿，基部宽楔形或近圆形，多少下延，两面疏生短柔毛；脉 5~7 条；叶柄长 2~27 厘米，基部扩大成鞘，疏生短柔毛。花序 3~10 个，直立或弓曲上升；花序梗长 5~30 厘米，有纵条纹，疏生白色短柔毛；穗状花序细圆柱状，长 3~40 厘米，紧密或稀疏，下部常间断；苞片狭卵状三角形或三角状披针形，长 2~3 毫米，长过于宽，龙骨突宽厚，无毛或先端疏生短毛。花具短梗；花萼长 2~3 毫米，萼片先端钝圆或钝尖，龙骨突不延

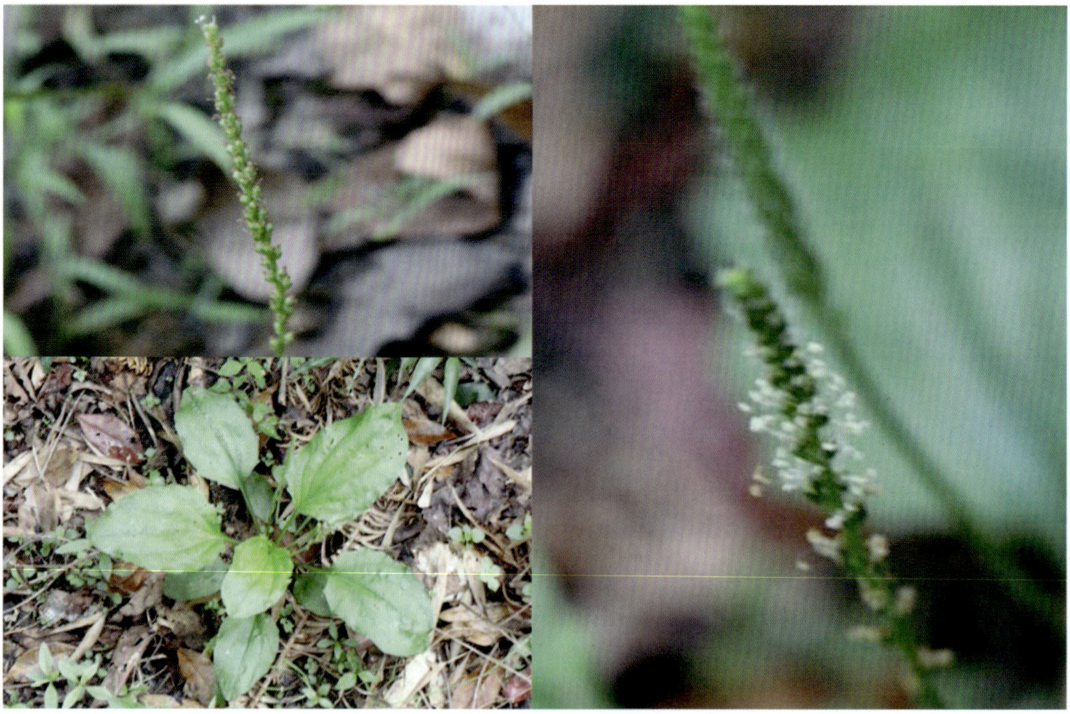

至顶端，前对萼片椭圆形，龙骨突较宽，两侧片稍不对称，后对萼片宽倒卵状椭圆形或宽倒卵形。花冠白色，无毛，冠筒与萼片约等长，裂片狭三角形，长约 1.5 毫米，先端渐尖或急尖，具明显的中脉，于花后反折。雄蕊着生于冠筒内面近基部，与花柱明显外伸，花药卵状椭圆形，长 1~1.2 毫米，顶端具宽三角形突起，白色，干后变淡褐色。胚珠 7~18。蒴果纺锤状卵形、卵球形或圆锥状卵形，长 3~4.5 毫米，于基部上方周裂。种子 5~12，卵状椭圆形或椭圆形，长 1.2~2 毫米，具角，黑褐色至黑色，背腹面微隆起；子叶背腹向排列。花期 4~8 月，果期 6~9 月。

**生境及分布** 生于草地、沟边、河岸湿地、田边、路旁或村边空旷处，海拔 3~3200 米。产于黑龙江、吉林、辽宁、内蒙古、河北、山西、陕西、甘肃、新疆、山东、江苏、安徽、浙江、江西、福建、台湾、河南、湖北、湖南、广东、广西、海南、四川、贵州、云南、西藏。长沙县各地有零星野生分布。

**性味归经** 味甘，性寒。归肝、肾、肺、小肠经。

**功能主治** 具清热利尿通淋，祛痰，凉血，解毒之功效。用于热淋涩痛，水肿尿少，暑湿泄泻，痰热咳嗽，吐血衄血，痈肿疮毒。

**用法用量** 9~30 克。

①治小便不通：车前草 100 克，水 1 升，煎取 150 毫升，分三服。或生车前草捣取自然汁半盅，入蜜一匙调下。②治尿血：车前草、地骨皮、旱莲草各 15 克，汤炖服。③治白带：车前草根 15 克捣烂，用糯米淘米水兑服。④治泄泻：车前草 20 克，铁马鞭 10 克，共捣烂，冲凉水服。⑤治衄血：车前叶生研，水解饮之。⑥治高血压：车前草、鱼腥草各 50 克，水煎服。⑦治火眼：车前草根 15 克，青鱼草、生石膏各 10 克，水煎服。⑧治痄腮：车前草 65 克，煎水服，温覆取汗。⑨治痰嗽喘促，咳血：鲜车前草 100 克（炖），加冬蜜 15 克或冰糖 50 克服。⑩治惊风：鲜车前根、野菊花根各 12 克。水煎服。⑪治小儿痫病：鲜车前草 250 克绞汁，加冬蜜 15 克，开水冲服。

**附　　注** 车前子：车前科植物车前的干燥成熟种子。味甘，性微寒。归肝、肾、肺、小肠经。具清热利尿，渗湿通淋，明目，祛痰之功效。用于水肿胀满，热淋涩痛，暑湿泄泻，目赤肿痛，痰热咳嗽。内服：9~15 克，入煎剂宜包煎。

# 车桑子叶

【**凭证标本**】430121-191204-0817LY。

【**采集地点**】湖南省长沙市长沙县青山铺镇天华村。

**别　　名** 破故纸。

**基　原**　无患子科植物车桑子 *Dodonaea viscosa*（L.）Jacq. 的叶。

**植物形态**　灌木或小乔木，高 1~3 米或更高；小枝扁，有狭翅或棱角，覆有胶状黏液。单叶，纸质，形状和大小变异很大，线形、线状匙形、线状披针形、倒披针形或长圆形，长 5~12 厘米，宽 0.5~4 厘米，顶端短尖、钝或圆，全缘或不明显的浅波状，两面有黏液，无毛，干时光亮；侧脉多而密，甚纤细；叶柄短或近无柄。花序顶生或在小枝上部腋生，比叶短，密花，主轴和分枝均有棱角；花梗纤细，长 2~5 毫米，有时可达 1 厘米；萼片 4，披针形或长椭圆形，长约 3 毫米，顶端钝；雄蕊 7 或 8，花丝长不及 1 毫米，花药长 2.5 毫米，内屈，有腺点；子房椭圆形，外面有胶状黏液，2 或 3 室，花柱长约 6 毫米，顶端 2 或 3 深裂。蒴果倒心形或扁球形，2 或 3 翅，种皮膜质或纸质，有脉纹；种子每室 1 或 2 颗，透镜状，黑色。花期秋末，果期冬末春初。

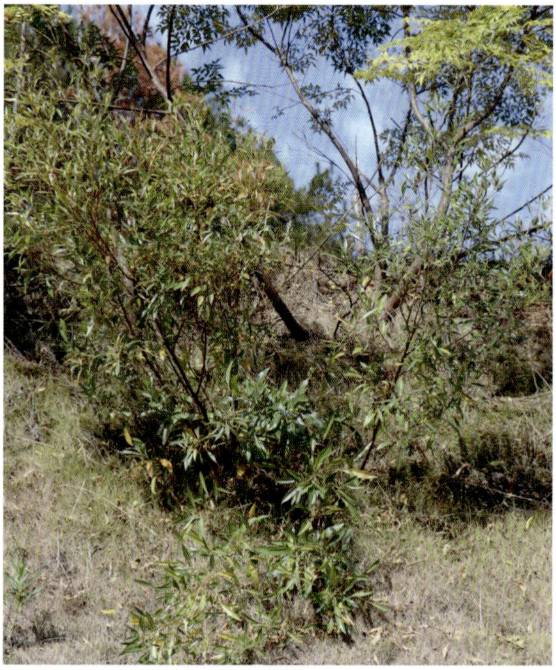

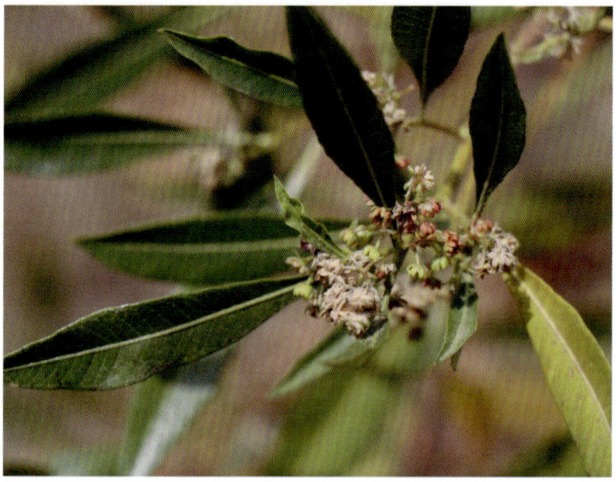

**生境及分布**　生长在干旱山坡、旷地或海边的沙土上，长沙县有野生分布。分布于长沙县南部。

**性味归经**　味微苦、辛，性平。

**功能主治**　具利湿，解毒消肿之功效。用于淋证，癃闭，皮肤瘙痒，痈肿疮疖，汤火烫伤。

**用法用量**　内服：煎汤，6~15 克，鲜品 15~30 克。外用：适量，鲜品捣敷。

**附　注**　车桑子根：无患子科植物车桑子的根。味苦，性寒。具泻火解毒之功效。用于牙痛，风毒流注。内服：煎汤，15~30 克，鲜品 30~60 克。

# 水　芹

【凭证标本】430121-190421-0069LY。

【采集地点】湖南省长沙市长沙县安沙镇安沙社区。

**别　　名**　楚葵、水蕲、水英、芹菜、水芹菜、野芹菜、马芹、河芹、小叶芹。

**基　　原**　伞形科水芹菜属植物水芹 *Oenanthe javanica*（Bl.）DC. 的全草。

**植物形态**　多年生草本，高15~80厘米，茎直立或基部匍匐。基生叶有柄，柄长达10厘米，基部有叶鞘；叶片轮廓三角形，1~2回羽状分裂，末回裂片卵形至菱状披针形，长2~5厘米，宽1~2厘米，边缘有牙齿或圆齿状锯齿；茎上部叶无柄，裂片和基生叶的裂片相似，较小。复伞形花序顶生，花序梗长2~16厘米；无总苞；伞辐6~16，不等长，长1~3厘米，直立和展开；小总苞片2~8，线形，长2~4毫米；小伞形花序有花20余朵，花柄长2~4毫米；萼齿线状披针形，长与花柱基相等；花瓣白色，倒卵形，长1毫米，宽0.7毫米，有一长而内折的小舌片；花柱基圆锥形，花柱直立或两侧分开，长2毫米。果实近于四角状椭圆形或筒状长圆形，长2.5~3毫米，宽2毫米，侧棱较背棱和中棱隆起，木栓质，分生果横剖面近于五边状的半圆形；每棱槽内油管1，合生面油管2。花期6~7月，果期8~9月。

**生境及分布**　多生于浅水低洼地方或池沼、水沟旁。农舍附近常见栽培。产于我国各地。长沙县各地有零星野生分布。

**性味归经**　味甘、辛，性凉。归肺、肝、膀胱经。

**功能主治**　具清热解毒，利尿，止血之功效。用于感冒，暴热烦渴，吐泻，浮肿，小便不利，淋痛，尿血，便血，吐血，衄血，崩漏，经多，目赤，咽痛，喉肿，口疮，牙疳，乳痈；痈疽，瘰疬，痄腮，带状疱疹，痔疮，跌打伤肿。

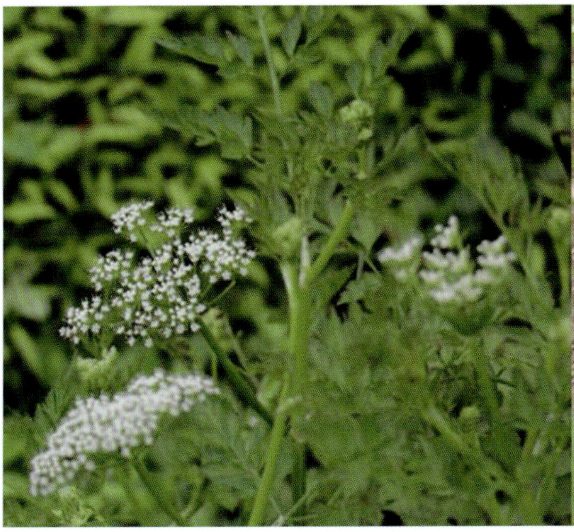
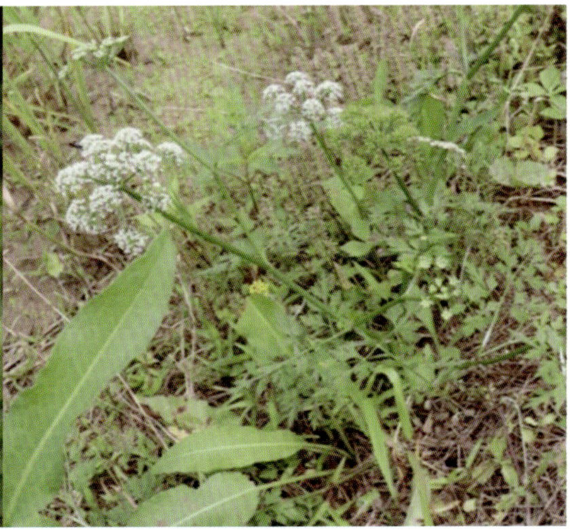

**用法用量** 内服：煎汤，30~60 克；或捣汁。外用：适量，捣蛋清；或捣汁涂。①治小便淋痛：水芹菜根，去叶捣汁，井水和服。②治痄腮：水芹捣烂，加茶油敷患处。③治小便不利：水芹 9 克。水煎服。④治白带：水芹 12 克，景天 6 克。水煎服。⑤治小儿霍乱吐痢：芹叶细切，煮熟汁饮。

**注意事项** 脾胃虚寒者，慎绞汁服。

# 水苦荬

【凭证标本】430121-200408-0896LY。

【采集地点】湖南省长沙市长沙县开慧镇锡福村。

**别　　名** 半边山、谢婆菜、水莴苣、水菠菜、大仙桃草、水仙桃草、仙桃草、鸭儿草、虫虫草、仙人对座草、水对叶莲、水泽兰、蚊子草、蚧蛙草、接骨桃、水上浮萍、水波浪、水窝窝、芒种草、二代草。

**基　　原** 玄参科植物水苦荬 *Veronica undulata* Wall. 的全草。

**植物形态** 植株稍矮；叶片有时为条状披针形，通常叶缘有尖锯齿；茎、花序轴、花萼和蒴果上多少有大头针状腺毛；花梗在果期挺直，横叉开，与花序轴几乎成直角，因而花序宽过 1 厘米，可达 1.5 厘米；花柱较短，长 1~1.5 毫米。

**生境及分布** 生长在水边及沼地，长沙县有野生分布。分布于全国各省区，仅西藏、青海、宁夏、内蒙古未见标本。

**性味归经** 味苦，性凉。

**功能主治** 具清热利湿，止血化瘀之功效。用于感冒，喉痛，劳伤咳血，痢疾，血淋，月经不调，疝气，疔疮，跌打损伤。

**用法用量** 内服：煎汤，10~30 克；或研末。外用：适量，鲜品捣敷。

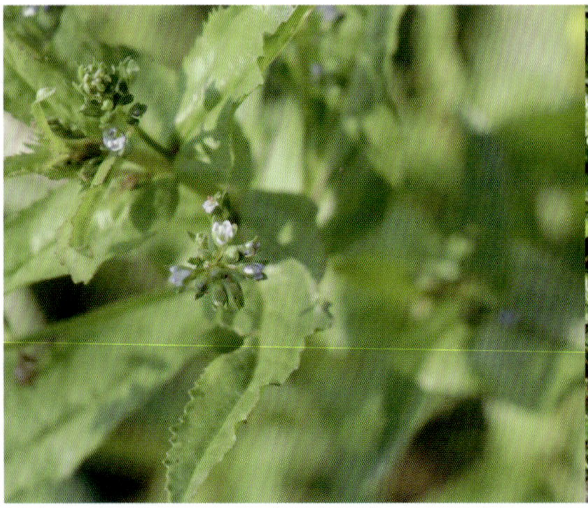

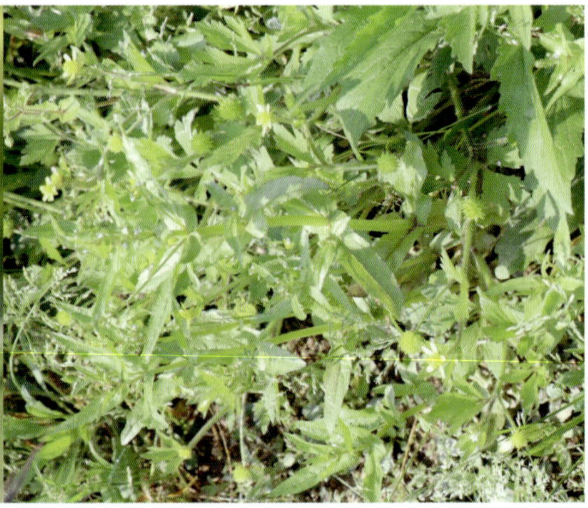

# 水虱草

**【凭证标本】**430121-190421-0022LY。

**【采集地点】**湖南省长沙市长沙县安沙镇龙华岭村。

**别　　名**　芝麻关草、笼帚草、鹅草。

**基　　原**　莎草科植物水虱草 *Fimbristylis littoralis* Grandich 的全草。

**植物形态**　无根状茎。秆丛生，高 1.5~60 厘米，扁四棱形，具纵槽，基部包着 1~3 个无叶片的鞘；鞘侧扁，鞘口斜裂，向上渐狭窄，有时呈刚毛状，长 1.5~9 厘米。叶长于或短于秆或与秆等长，侧扁，套褶，剑状，边上有稀疏细齿，向顶端渐狭成刚毛状，宽 1~2 毫米；鞘侧扁，背面呈锐龙骨状，前面具膜质、锈色的边，鞘口斜裂，无叶舌。苞片 2~4 枚，刚毛状，基部宽，具锈色、膜质的边，较花序短；长侧枝聚伞花序复出或多次复出，很少简单，有许多小穗；辐射枝 3~6 个，细而粗糙，长 0.8~5 厘米；小穗单生于辐射枝顶端，球形或近球形，顶端极钝，长 1.5~5 毫米，宽 1.5~2 毫米；鳞片膜质，卵形，顶端极钝，长 1 毫米强，栗色，具白色狭边，背面具龙骨状突起，具有 3 条脉，沿侧脉处深褐色，中脉绿色；雄蕊 2，花药长圆形，顶端钝，长 0.75 毫米，为花丝长的 1/2；花柱三棱形，基部稍膨大，无缘毛，柱头 3，为花柱长的 1/2。小坚果倒卵形或宽倒卵形，钝三棱形，长 1 毫米，麦秆黄色，具疣状突起和横长圆形网纹。

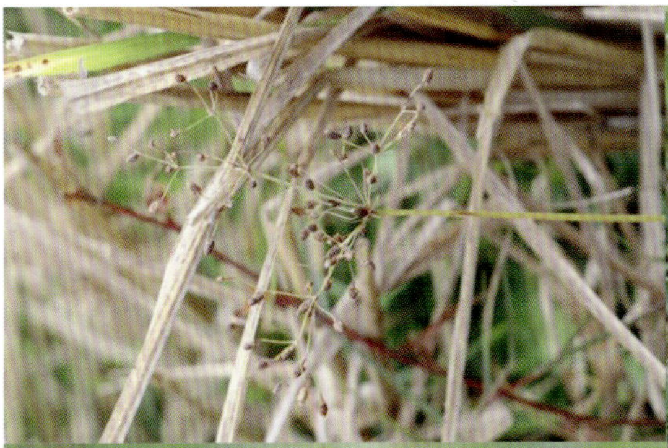
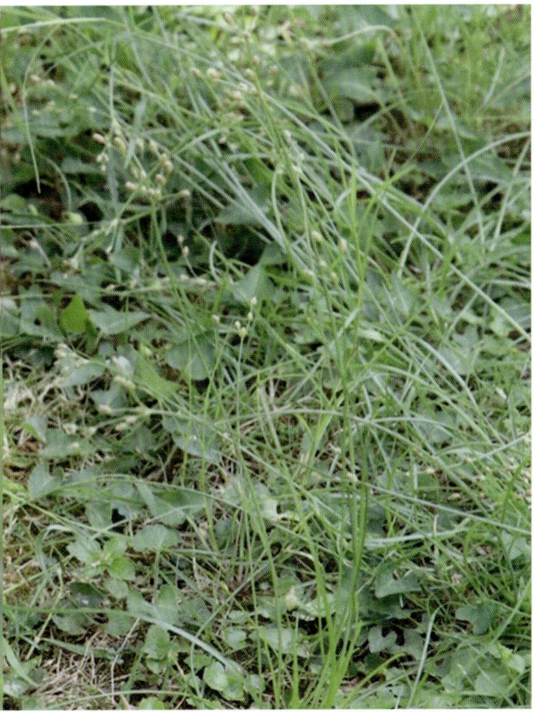
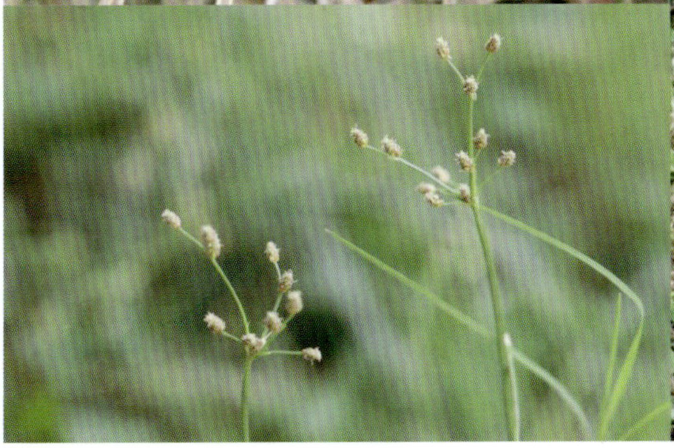

**生境及分布** 除东北各省、山东、山西、甘肃、内蒙古、新疆、西藏尚无记载外，全国各省区都产；也分布于印度、马来西亚、锡兰、泰国、越南、老挝、朝鲜、日本、波利尼西亚、澳大利亚。长沙县各地有零星野生分布。

**性味归经** 味甘、淡，性凉。

**功能主治** 具清热利尿，活血解毒之功效。用于风热咳嗽，小便短赤，胃肠炎，跌打损伤。

**用法用量** 内服：煎汤，鲜品30~60克。外用：适量，捣敷。

## 水 葱

【凭证标本】430121-190810-0493LY。

【采集地点】湖南省长沙市长沙县安沙镇唐田新村。

**别　　名** 冲天草、翠管草、莞、莞蒲。

**基　　原** 莎草科植物水葱 *Scirpus tabernaemontani* Gmel.[S.validus Vahl] 的地上部分。

**植物形态** 匍匐根状茎粗壮，具许多须根。秆高大，圆柱状，高1~2米，平滑，基部具3~4个叶鞘，鞘长可达38厘米，管状，膜质，最上面一个叶鞘具叶片。叶片线形，长1.51厘米。苞片1枚，为秆的延长，直立，钻状，常短于花序，极少数稍长于花序；长侧枝聚伞花序简单或复出，假侧生，具4~13或更多个辐射枝；辐射枝长可达5厘米，一面凸，一面凹，边缘有锯齿；小穗单生或2~3个簇生于辐射枝顶端，卵形或长圆形，顶端急尖或钝圆，长5~10毫米，宽2~3.5毫米，具多数花；鳞片椭圆形或宽卵形，顶端稍凹，具短尖，膜质，长约3毫米，棕色或紫褐色，有时基部色淡，背面有铁锈色突起小点，脉1条，边缘具缘毛；下位刚毛6条，等长于小坚果，红棕色，有倒刺；雄蕊3，花药线形，药隔突出；花柱中等长，柱头2，罕3，长于花柱。小坚果倒卵形或椭圆形，双凸状，少有三棱形，长约2毫米。花果期6~9月。

生长在湖边或浅水塘中，长沙县有分布。分布于我国东北各省、内蒙古、

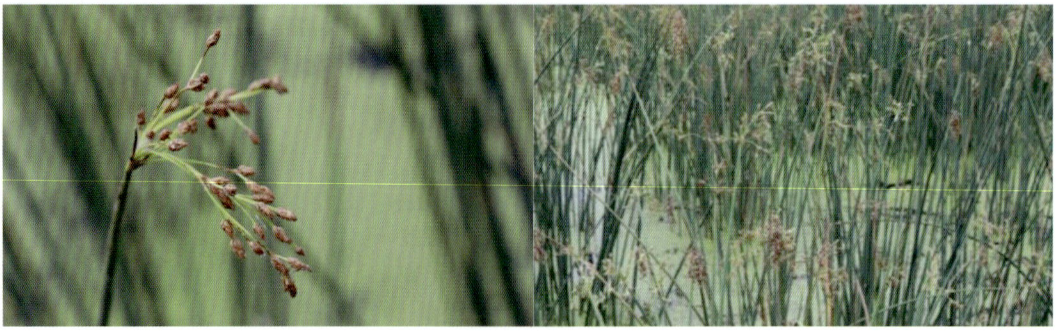

生境及分布　山西、陕西、甘肃、新疆、河北、江苏、贵州、四川、云南。

性味归经　味甘、淡，性平。归膀胱经。

功能主治　具除湿利尿之功效。用于水肿胀满，小便不利。

用法用量　内服：煎汤，5~10 克。

# 水蜈蚣

**【凭证标本】** 430121-190602-0217LY。

**【采集地点】** 湖南省长沙市长沙县福临镇影珠山村。

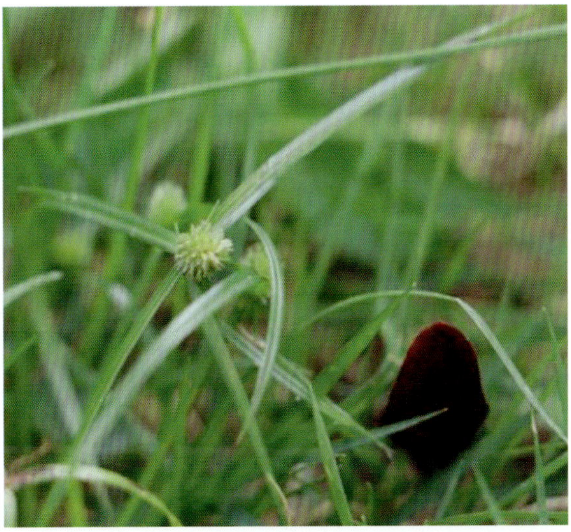

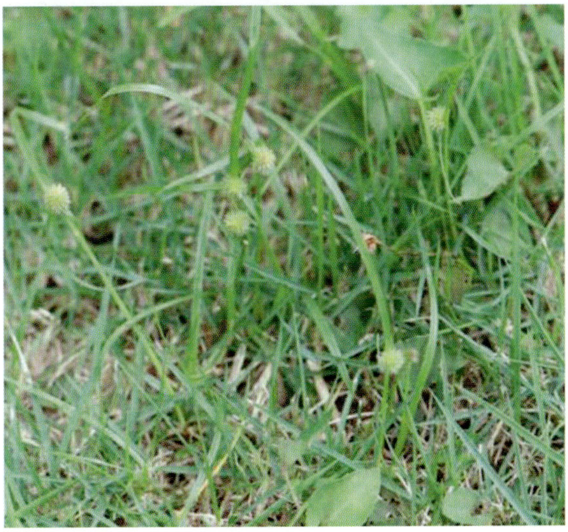

别　　名　金钮草、三荚草、散寒草、球子草、疟疾草、金牛草。

基　　原　莎草科水蜈蚣属植物短叶水蜈蚣 *Kyllinga brevifolia* Rottb. 的全草。

植物形态　根状茎长而匍匐，外被膜质、褐色的鳞片，具多数节间。秆成列地散生，细弱，扁三棱形，平滑。叶柔弱，平张，上部边缘和背面中肋上具细刺。穗状花序单个，球形或卵球形，具极多数密生的小穗。小穗长圆状披针形或披针形，压扁，具 1 朵花。小坚果倒卵状长圆形。花果期 5~9 月。5~9 月采收，洗净，鲜用或晒干。

生境及分布　生长于山坡荒地、路旁草丛中、田边草地、溪边、海边沙滩上，海拔在 600 米以下，长沙县各地有零星野生分布。

产于湖北、湖南、贵州、四川、云南、安徽、浙江、江西、福建以至广东、海南岛、广西。

**性味归经** 味辛，性温、平。归肺、肝经。

**功能主治** 具疏风解表，清热利湿，止咳化痰，祛瘀消肿之功效。用于感冒风寒，寒热头痛，筋骨疼痛，咳嗽，痞疾，黄疸，痢疾，疮疡肿毒，跌打刀伤。

**用法用量** 内服：煎汤，15~30 克，鲜品 30~60 克；或捣汁；或浸酒。外用：适量，捣敷。

## 水　蓼

【凭证标本】430121-190427-0078LY。

【采集地点】湖南省长沙市长沙县高桥镇白石源村。

**别　　名** 蔷、蓼、虞蓼、泽蓼、辣蓼草、柳蓼、川蓼、水红花、药蓼子草、红蓼子草、白辣蓼、胡辣蓼、痛骨消、红辣蓼、假辣蓼、斑蕉草、水辣蓼、小叶辣蓼。

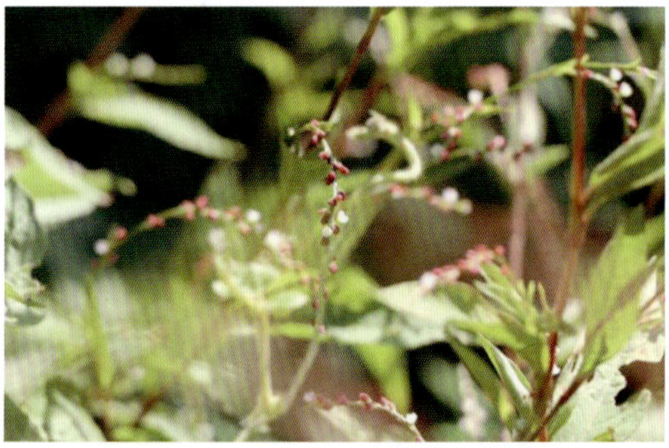

**基　　原** 蓼科植物水蓼 *Polygonum hydropiper* L. 的地上部分。

**植物形态** 一年生草本，高 40~70 厘米。茎直立，多分枝，无毛，节部膨大。叶披针形或椭圆状披针形，长 4~8 厘米，宽 0.5~2.5 厘米，顶端渐尖，基部楔形，边缘全缘，具缘毛，两面无毛，被褐色小点，有时沿中脉具短硬伏毛，具辛辣味，叶腋具闭花受精花；叶柄长 4~8 毫米；托叶鞘筒状，膜质，褐色，长 1~1.5 厘米，疏生短硬伏毛，顶端截形，具短缘毛，通常托叶鞘内藏有花簇。总状花序呈穗状，顶生或腋生，长 3~8 厘米，通常下垂，花稀疏，下

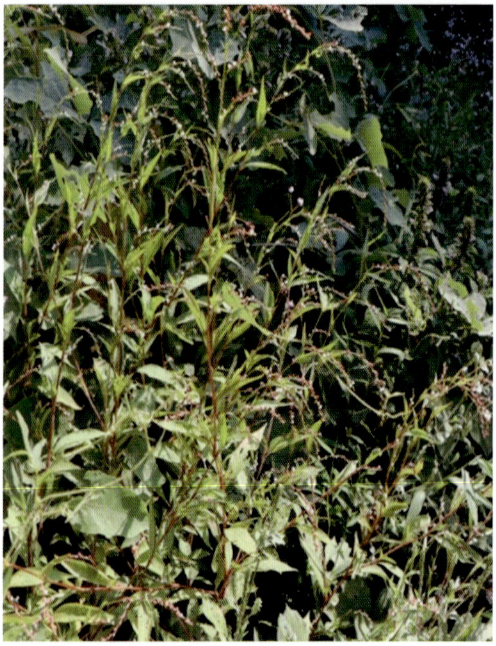

部间断；苞片漏斗状，长 2~3 毫米，绿色，边缘膜质，疏生短缘毛，每苞内具 3~5 花；花梗比苞片长；花被 5 深裂，稀 4 裂，绿色，上部白色或淡红色，被黄褐色透明腺点，花被片椭圆形，长 3~3.5 毫米；雄蕊 6，稀 8，比花被短；花柱 2~3，柱头头状。瘦果卵形，长 2~3 毫米，双凸镜状或具 3 棱，密被小点，黑褐色，无光泽，包于宿存花被内。花期 5~9 月，果期 6~10 月。

**生境及分布** 生于河滩、水沟边、山谷湿地，海拔 50~3500 米。分布于我国南北各省区。长沙县各地有零星野生分布。

**性味归经** 味辛、苦，性平。归脾、胃、大肠经。

**功能主治** 具行滞化湿，散瘀止血，祛风止痒，解毒之功效。用于湿滞内阻，脘闷腹痛，泄泻，痢疾，小儿疳积，崩漏，血滞经闭痛经，跌打损伤，风湿痹痛，便血，外伤出血，皮肤瘙痒，湿疹，风疹，足癣，痈肿，毒蛇咬伤。

**用法用量** 内服：煎汤，15~30 克，鲜品 30 ~ 60 克；或捣汁外用：适量，煎水浸洗；或捣敷。

① 治干霍乱不吐利，四肢烦，身冷汗出：水蓼（切）、香薷（择切）各 60 克。上二味，以水五盏，煎取三盏，去滓，分温三服。② 治风寒太热：水蓼、淡竹叶、姜茅草，煎服。③ 治水泻：水蓼 30 克，水煎，日分三次服。④ 治痢疾，肠炎：水蓼全草 60 克，水煎服，连服三天。⑤ 治小儿疳积：水蓼全草 15~30 克，麦芽 15 克。水煎，早晚饭前二次分服，连服数日。⑥ 治蛇咬伤：用水蓼茎、叶捣敷。⑦ 治脚气肿痛成疮：用水蓼汁搽洗。

**注意事项** 不宜多食。经期及孕妇慎用。

# 见风消

**【凭证标本】** 430121-190602-0212LY。

**【采集地点】** 湖南省长沙市长沙县福临镇影珠山村。

**别　　名** 鸡婆子、长叶见风消、小鸡条、香叶子树、炸死枫、冬不落叶。

**基　　原** 樟科植物狭叶山胡椒 *Lindera angustifolia* Cheng 的根、茎、叶。

**植物形态** 落叶小乔木或灌木状；株高达 8 米；幼枝黄绿色，无毛；冬芽卵圆形，紫褐色，芽鳞具脊；叶椭圆状披针形，长 6~14 厘米，先端渐尖，基部楔形，下面沿脉疏被柔毛，侧脉 8~10 对；伞形花序 2~3 腋生；雄花序具 3~4 花，花梗长 3~5 毫米，花被片 6，能育雄蕊 9；雌花序具 2~7 花，花梗长 3~6 毫米，花被片 6，柱头头状，退化雄蕊 9；果球形，径约 8 毫米，黑色，果托径约 2 毫米；果柄长 0.5~1.5 厘米，被微柔毛或无毛。

**生境及分布** 生长于荒野山坡的灌木丛或疏林中，长沙县各地有零星野生分布。分布江苏、浙江、安徽、江西、湖南、湖北、广东、广西、河北、山东等地。

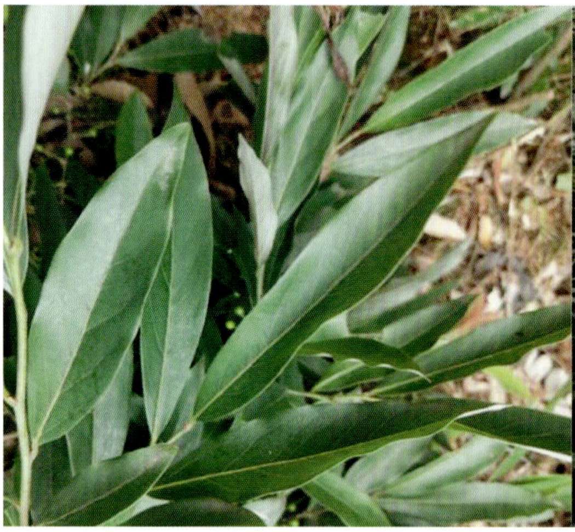

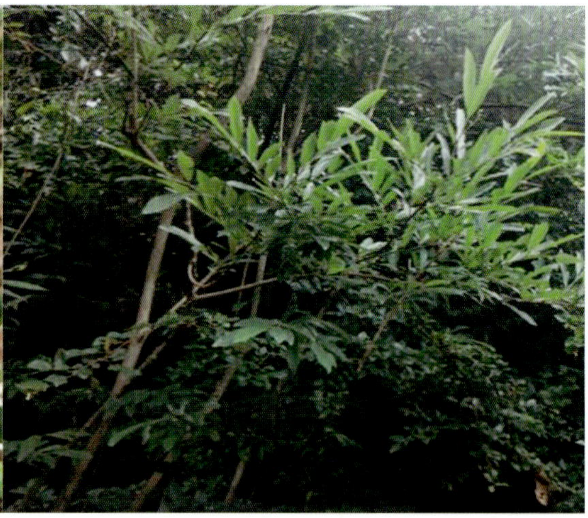

**性味归经** 味辛、微涩，性温。

**功能主治** 具祛风利湿，舒筋活络，解毒消肿之功效。用于感冒，头痛，消化不良，胃肠炎，痢疾，风湿性关节痛，麻木，跌打损伤，痈肿疮毒，荨麻疹，颈淋巴结结核。

**用法用量** 内服：煎汤，10~15 克。外用：适量，根研末调敷，鲜叶捣烂敷。

①治腹痛：狭叶山胡椒茎叶 15 克。水煎服。②治荨麻疹：狭叶山胡椒茎叶 15 克。水煎服。③治手足痛：狭叶山胡椒茎叶 30 克。水煎服。④治脓肿：狭叶山胡椒茎叶。捣烂敷或水煎服。⑤治颈背痈肿：狭叶山胡椒根。烧存性，研末，茶油调敷。⑥治瘰疬：狭叶山胡椒根 15 克。煮鸡蛋食。(选方出《湖南药物志》)

## 牛皮消

【凭证标本】430121-190927-0651-LY。

【采集地点】湖南省长沙市长沙县江背镇江背社区。

**别　　名** 飞来鹤、隔山消、隔山撬、白何首乌、野红苕、羊角藤、土白蔹、万世竹、剪蛇珠、山步虎、野番薯。

**基　　原** 萝藦科植物牛皮消 *Cynanchum auriculatum royle* ex Wight. 的茎叶。

**植物形态** 蔓性半灌木；宿根肥厚，呈块状；茎圆形，被微柔毛。叶对生，膜质，被微毛，宽卵形至卵状长圆形，长 4~12 厘米，宽 4~10 厘米，顶端短渐尖，基部心形。聚伞花序伞房状，着花 30 朵；花萼裂片卵状长圆形；花冠白色，辐状，裂片反折，内面具疏柔毛；副花冠浅杯状，裂片椭圆形，肉

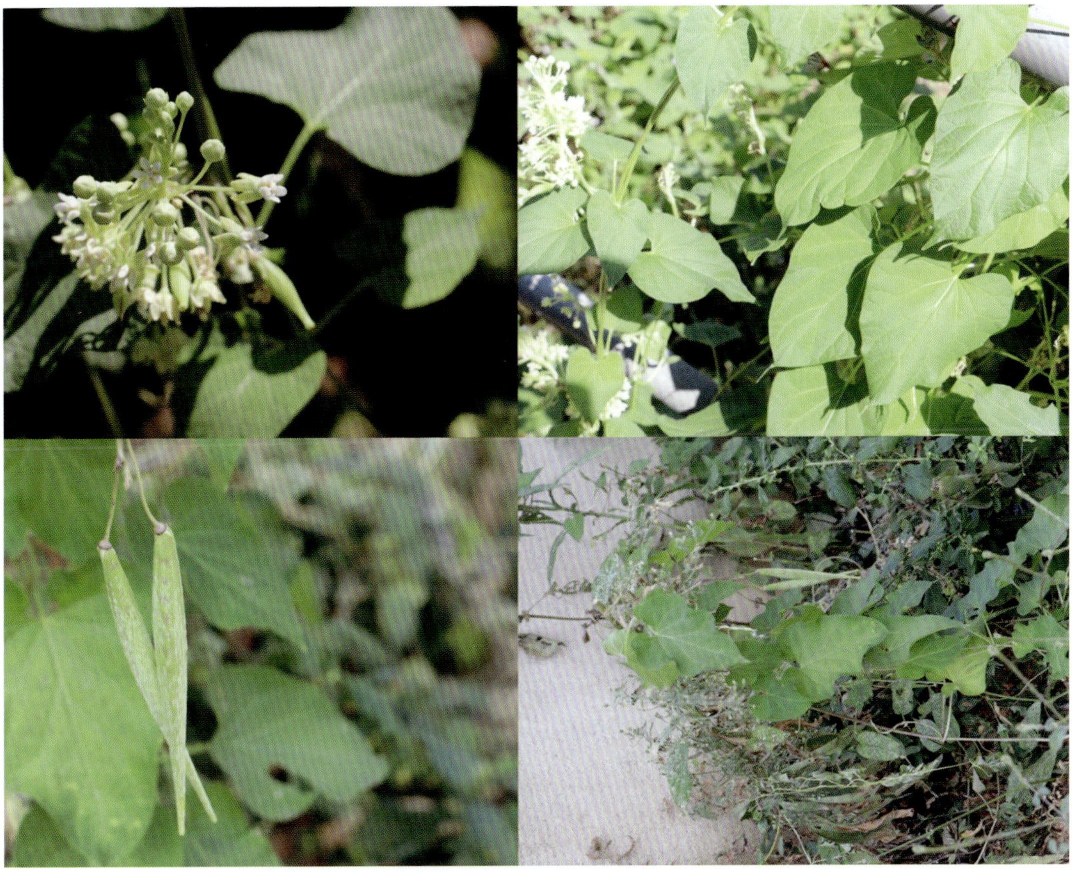

质，钝头，在每裂片内面的中部有 1 个三角形的舌状鳞片；花粉块每室 1 个，下垂；柱头圆锥状，顶端 2 裂。蓇葖双生，披针形，长 8 厘米，直径 1 厘米；种子卵状椭圆形；种毛白色绢质。花期 6~9 月，果期 7~11 月。

**生境及分布** 生长在从低海拔的沿海地区直到 3500 米高的山坡林缘及路旁灌木丛中或河流、水沟边潮湿地，长沙县有分布。分布于山东、河北、河南、陕西、甘肃、西藏、安徽、江苏、浙江、福建、台湾、江西、湖南、湖北、广东、广西、贵州、四川、云南等。

**性味归经** 味甘，微苦，性平。

**功能主治** 具健胃消积，解毒消肿之功效。用于食积腹痛，胃痛，小儿疳积，痢疾；外用治毒蛇咬伤，疔疮。

**用法用量** 内服：煎汤，15~25 克。

# 牛 膝

【凭证标本】430121-190906-0584-LY。

【采集地点】湖南省长沙市长沙县开慧镇锡福村。

**别　名**　怀牛膝、牛髁膝、山苋菜、对节草、红牛膝、杜牛膝。

**基　原**　苋科植物牛膝 *Achyranthes bidentata* Blume 的根。

**植物形态**　多年生草本，高 70~120 厘米；根圆柱形，直径 5~10 毫米，土黄色；茎有棱角或四方形，绿色或带紫色，有白色贴生或开展柔毛，或近无毛，分枝对生。叶片椭圆形或椭圆披针形，少数倒披针形，长 4.5~12 厘米，宽 2~7.5 厘米，顶端尾尖，尖长 5~10 毫米，基部楔形或宽楔形，两面有贴生或开展柔毛；叶柄长 5~30 毫米，有柔毛。穗状花序顶生及腋生，长 3~5 厘米，花期后反折；总花梗长 1~2 厘米，有白色柔毛；花多数，密生，长 5 毫米；苞片宽卵形，长 2~3 毫米，顶端长渐尖；小苞片刺状，长 2.5~3 毫米，顶端弯曲，基部两侧各有 1 卵形膜质小裂片，长约 1 毫米；花被片披针形，长 3~5 毫米，光亮，顶端急尖，有 1 中脉；雄蕊长 2~2.5 毫米；退化雄蕊顶端平圆，稍有缺刻状细锯齿。胞果矩圆形，长 2~2.5 毫米，黄褐色，光滑。种子矩圆形，长 1 毫米，黄褐色。花期 7~9 月，果期 9~10 月。

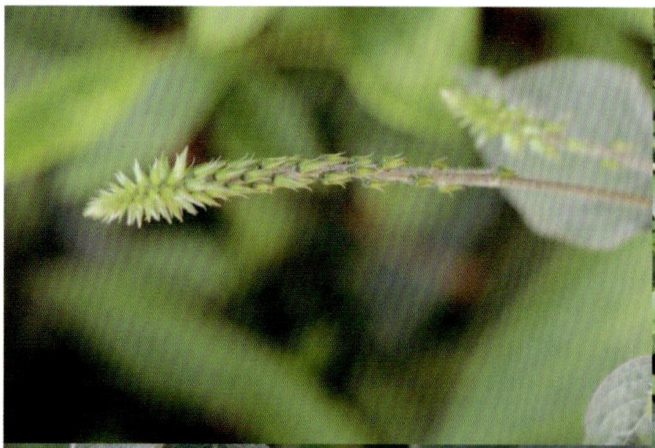

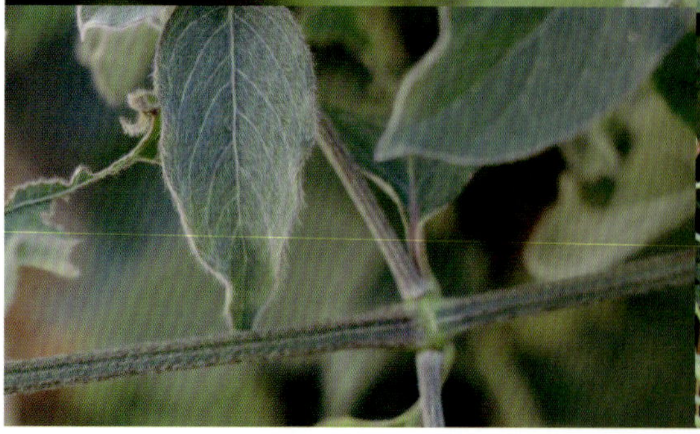

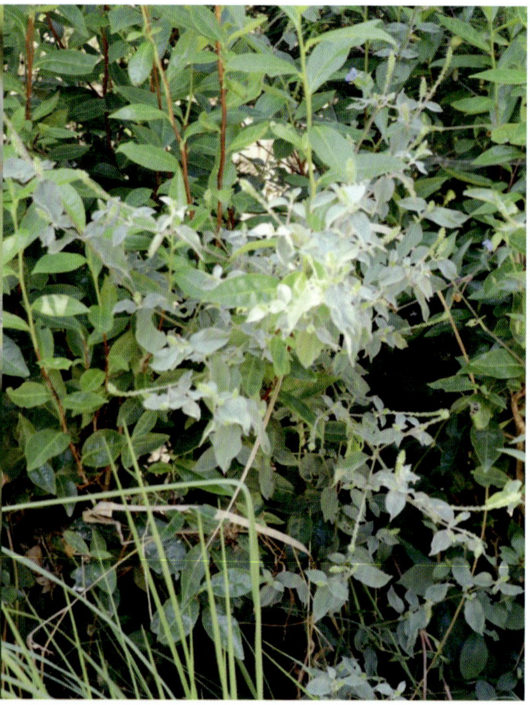

生境及分布　生长在山坡林下，海拔200~1750米，长沙县有野生分布。分布于河南、山西，山东、江苏、安徽、浙江、江西、湖南、湖北、四川、云南、贵州等地。

性味归经　味苦、甘、酸，性平。归肝、肾经。

功能主治　具逐瘀通经，补肝肾，强筋骨，利尿通淋，引血下行之功效。用于经闭，痛经，腰膝酸痛，筋骨无力，淋证，水肿，头痛，眩晕，牙痛，口疮，吐血，衄血。

用法用量　内服：煎汤，5~12克；或浸酒；或入丸、散。外用：适量，捣敷；捣汁滴鼻；或研末撒入牙缝。

注意事项　孕妇慎用。

# 毛　蓼

**【凭证标本】**430121-200723-0992LY。

**【采集地点】**湖南省长沙市长沙县路口镇荆华村。

别　　名　四季青、水辣蓼。

基　　原　蓼科植物毛蓼 *Polygonum barbatum* L. 的全草。

植物形态　多年生草本，根状茎横走；茎直立，粗壮，高40~90厘米，具短柔毛，不分枝或上部分枝。叶披针形或椭圆状披针形，长7~15厘米，宽1.5~4厘米，顶端渐尖，基部楔形，边缘具缘毛，两面疏被短柔毛；叶柄长5~8毫米，密生细刚毛；托叶鞘筒状。总状花序呈穗状，紧密，直立，长4~8厘米，顶生或腋生，通常数个组成圆锥状；苞片漏斗状，无毛，边缘具粗缘毛，每苞内具3~5花，花梗短；花被5深裂，白色或淡绿色，花被片椭圆形，长1.5~2毫

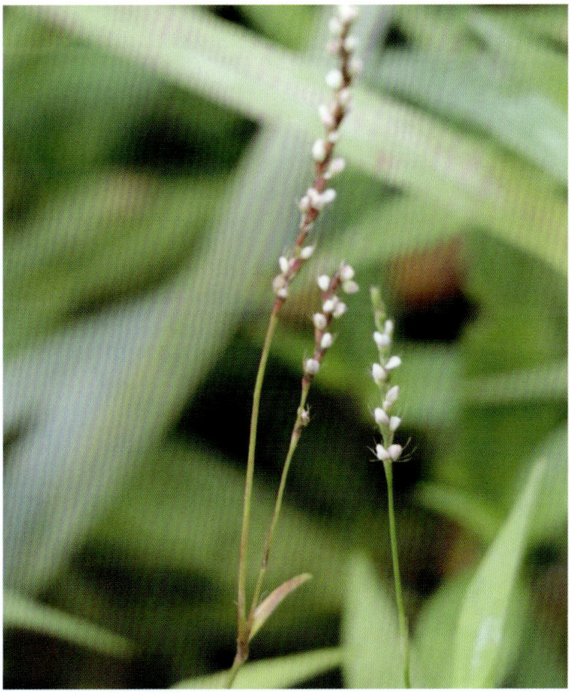

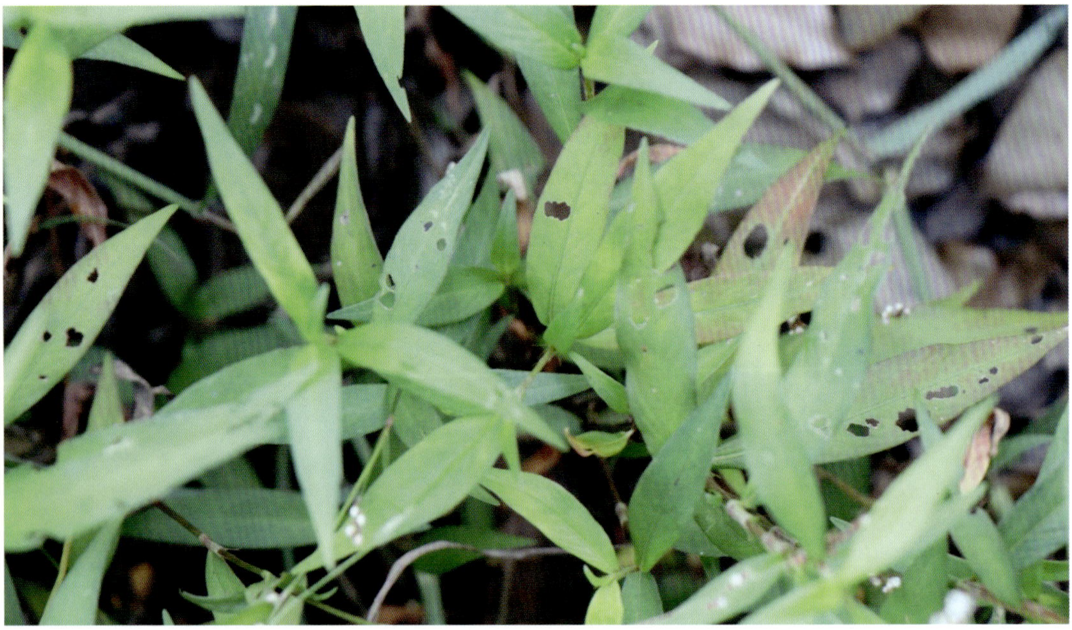

米；雄蕊 5~8；花柱 3。瘦果卵形，具 3 棱，黑色，有光泽。花期 8~9 月，果期 9~10 月。

**生境及分布** 生长在沟边湿地、水边，海拔 20~1300 米。长沙县各地有野生分布。分布于江西、湖北、湖南、台湾、福建、广东、海南、广西、四川等地。

**性味归经** 味辛，性温。

**功能主治** 具清热解毒，排脓生肌，活血，透疹之功效。用于外感发热，喉蛾，久疟，痢疾，泄泻，痈肿，蛇虫咬伤，跌打损伤，风湿痹痛，麻疹不透。

**用法用量** 内服：煎汤，9~15 克。外用：适量，捣敷或煎水洗。

## 长春花

【凭证标本】430121-190726-0436LY。

【采集地点】湖南省长沙市长沙县安沙镇安沙社区。

**别　名** 雁来红、日日新、四时春、三万花、五色梅、日日春、四时花、红长春花。

**基　原** 夹竹桃科长春花属植物长春花 *Catharanthus roseus*（L.）G Don 的全草。

**植物形态** 亚灌木，高达 60 厘米。幼枝绿色或红褐色，它和叶背、花萼、花冠筒及果均被白色柔毛。单叶对生，长圆形或倒卵形，长 4~7 厘米，宽 2~3 厘米，先端中脉伸出成短尖。花 1~2 朵腋生；花萼绿色，5 裂；花冠高脚碟

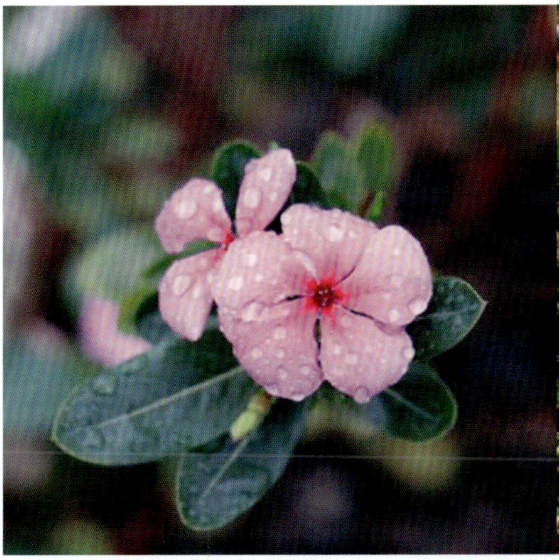
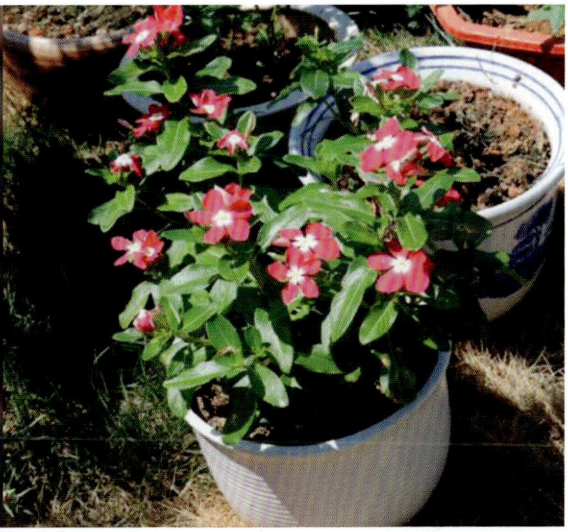

状，粉红色或紫红色，长 2.5~3 厘米，裂片 5；雄蕊 5，内藏；心皮 2 个，分离，花柱连合．蓇葖 2 个，圆柱形，长 2~3 厘米，有种子数颗。花期：近全年。

**生境及分布** 栽培，也有野生，长沙县各地有零星野生分布。分布于广东、广西、云南以及长江以南各地。

**性味归经** 味苦，性寒。归肝、肾经。

**功能主治** 具凉血降压，镇静安神之功效。用于高血压、火烫伤、恶性淋巴瘤、绒毛膜上皮癌、单核细胞性白血病。

**用法用量** 内服：煎汤，5~10 克。外用：适量，捣敷；或研末调敷。

## 化香树

【凭证标本】430121-190611-0220LY。

【采集地点】湖南省长沙市长沙县北山镇明月山村。

**别　　名** 皮杆条、还香树、花木香。

**基　　原** 胡桃科化香树属植物化香树 *Platycarya strobilacea* Sieb.et Zucc. 的叶。

**植物形态** 落叶小乔木，高可达 6 米；树皮灰色，叶片纸质，侧生小叶无叶柄，对生或生于下端者偶尔有互生，卵状披针形至长椭圆状披针形，小叶上面绿色，近无毛或脉上有褐色短柔毛，下面浅绿色，两性花序和雄花序在小枝顶端排列成伞房状花序束，着生于中央顶端，雄花：苞片阔卵形，顶端渐尖而向外弯曲，花丝短，花药阔卵形，黄色。雌花：苞片卵状披针形，位于子房两侧并贴于子房，果序球果状，卵状椭圆形至长椭圆状圆柱形，宿存苞片木质，种子卵形，种皮黄褐色，膜质。5~6 月开花，7~8 月果成熟。

**生境及分布** 生于向阳山坡及杂木林中，也有栽培，长沙县各地有零星野生分布。产于秦岭以南各省，西南至云南。

**性味归经** 味辛，性温。归心、脾经。

**功能主治** 具解毒疗疮，杀虫止痒之功效。用于疮痈肿毒；骨痈流脓；顽癣；阴囊湿疹；癞头疮。

**用法用量** 外用适量，煎水洗；或嫩叶搽患处。熏烟可以驱蚊；投入粪坑、污水可以灭蛆孑孓。

**注意事项** 忌内服。

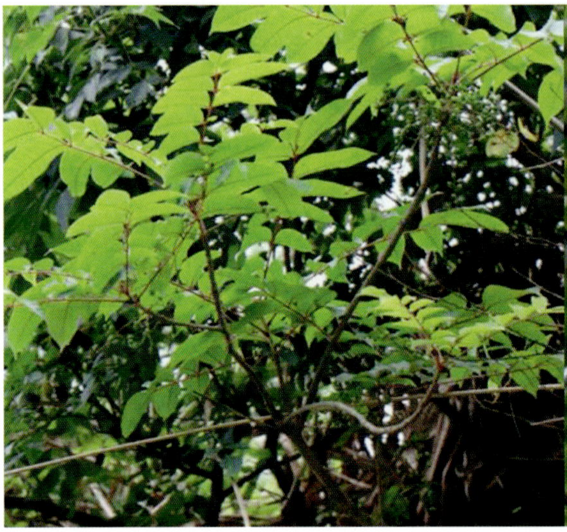

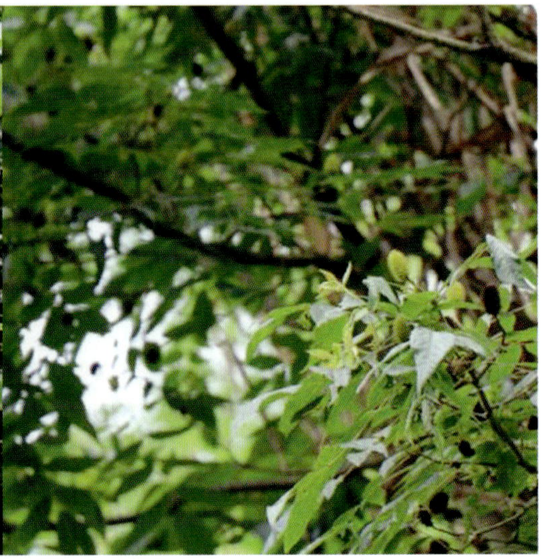

## 月季花

【凭证标本】430121-191029-0691-LY。

【采集地点】湖南省长沙市长沙县安沙镇三合社区。

**别　　名** 四季花、月月红、胜春、斗雪红、月贵花、月记、月月开、长春花、月月花、艳雪红、绸春花、月季红、勒泡、月光花、四香春、月七花。

**基　　原** 蔷薇科植物月季花 *Rosa chinensis* Jacq. 的花。

**植物形态** 直立灌木，高 1~2 米；小枝粗壮，圆柱形，近无毛，有短粗的钩状皮刺或无刺。小叶 3~5，稀 7，连叶柄长 5~11 厘米，小叶片宽卵形至卵状长圆形，长 2.5~6 厘米，宽 1~3 厘米，先端长渐尖或渐尖，基部近圆形或宽楔形，边缘有锐锯齿，两面近无毛，上面暗绿色，常带光泽，下面颜色较浅，顶生小叶片有柄，侧生小叶片近无柄，总叶柄较长，有散生皮刺和腺毛；托叶大部贴生于叶柄，仅顶端分离部分呈耳状，边缘常有腺毛。花几

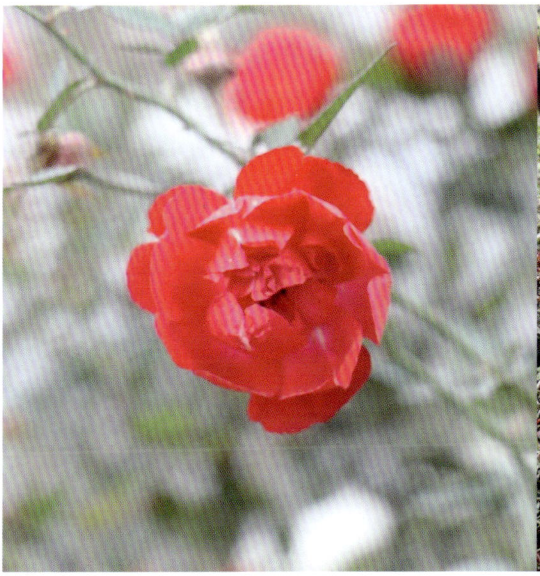
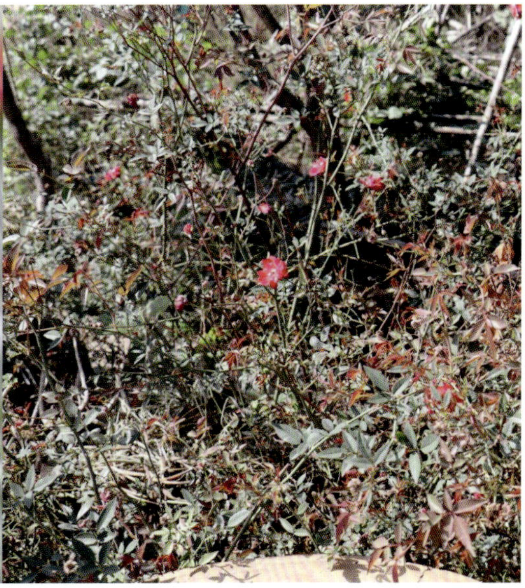

朵集生，稀单生，直径 4~5 厘米；花梗长 2.5~6 厘米，近无毛或有腺毛，萼片卵形，先端尾状渐尖，有时呈叶状，边缘常有羽状裂片，稀全缘，外面无毛，内面密被长柔毛；花瓣重瓣至半重瓣，红色、粉红色至白色，倒卵形，先端有凹缺，基部楔形；花柱离生，伸出萼筒口外，约与雄蕊等长。果卵球形或梨形，长 1~2 厘米，红色，萼片脱落。花期 4~9 月，果期 6~11 月。

**生境及分布** 生长在山坡或路旁。我国各地普遍栽培。

**性味归经** 味甘，性温。归肝经。

**功能主治** 具活血调经，疏肝解郁之功效。用于气滞血瘀，月经不调，痛经，闭经，胸胁胀痛。

**用法用量** 内服：煎汤，3~6 克。

**注意事项** 不宜久服；脾胃虚寒者及孕妇慎用。

## 风花菜

【凭证标本】430121-190421-0057LY。

【采集地点】湖南省长沙市长沙县安沙镇安沙社区。

**别　　名** 䓣菜、叶香。

**基　　原** 十字花科植物风花菜 *Rorippa globosa*（Turcz.）Hayek 的全草。

**植物形态** 一或二年生直立粗壮草本，高 20~80 厘米，植株被白色硬毛或近无毛。茎单一，基部木质化，下部被白色长毛，上部近无毛分枝或不分枝。茎下部叶具柄，上部叶无柄，叶片长圆形至倒卵状披针形。长 5~15 厘米，宽 1~2.5 厘米，基部渐狭，下延成短耳状而半抱茎，边缘具不整齐粗齿，两面被疏毛，尤以叶脉为显。总状花序多数，呈圆锥花序式排列，果期伸长。花小，黄色，具细梗，长 4~5 毫米；萼片 4，长卵形，长约 1.5 毫米，开展，基部等大，边缘膜质；花瓣 4，倒卵形，与萼片等长成稍短，基部渐狭成短爪；雄蕊 6，4 强或近于等长。短角果实近球形，径约 2 毫米，果瓣隆起，平滑无毛，有不明显网纹，顶端具宿存短花柱；果梗纤细，呈水平开展或稍向下弯，长 4~6 毫米。种子多数，淡褐色，极细小，扁卵形，一端微凹；子叶缘倚胚根。花期 4~6 月，果期 7~9 月。

**生境及分布** 生于河岸、湿地、路旁、沟边或草丛中，也生于干旱处，海拔 30~2500 米均有分布。产于黑龙江，吉林、江宁、河北、山西、山东、安徽、江苏、浙江、湖北、湖南、江西、广东、广西、云南。长沙县各地有零星野生分布。

**性味归经** 味苦，辛，性凉。归心、肺、肝经。

**功能主治** 具清热利尿，解毒，消肿之功效。用于黄疸，水肿，淋病，咽痛，痈肿，汤火烫伤。

**用法用量** 内服：煎汤，6~15 克；外用适量，捣敷患处。

① 治黄疸、肝炎：风花菜配萹蓄、苦荠叶、茵陈，煎汤服。② 治腹水过多：风花菜配播娘蒿子、大黄，煎汤服。③ 治无名肿毒及骨髓炎：风花菜配牛耳大黄、蒲公英、墨地叶，捣烂敷患处。

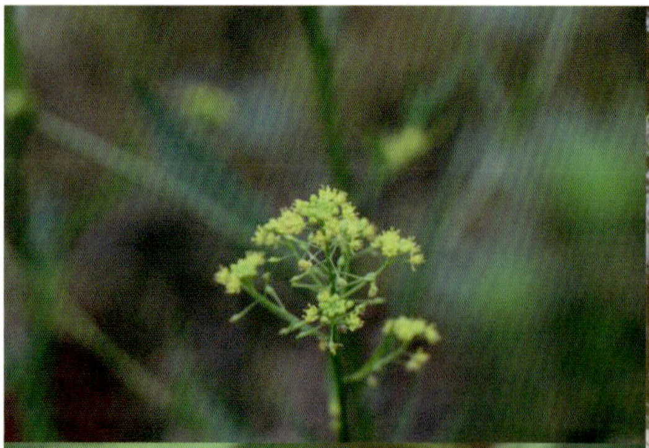
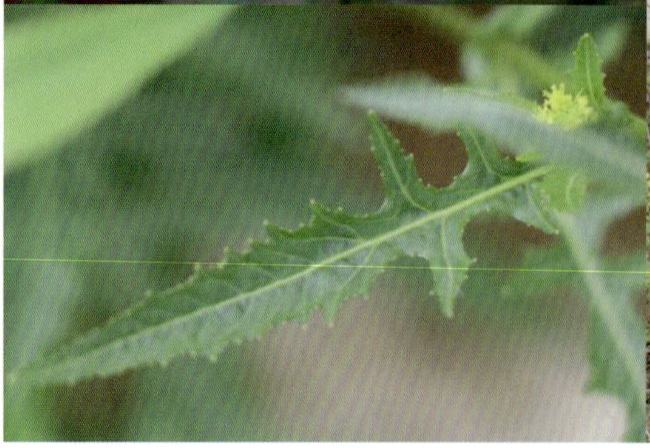
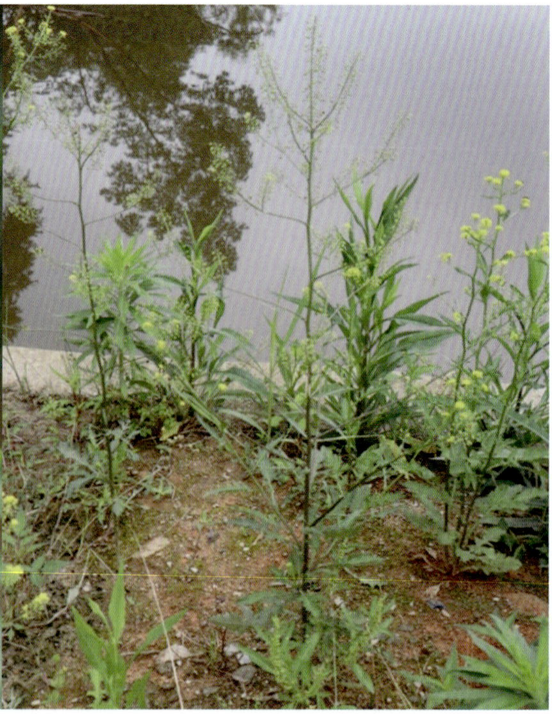

# 风轮菜

【凭证标本】430121-190522-0137LY。

【采集地点】湖南省长沙市长沙县安沙镇安沙社区。

**别　　名**　蜂窝草、节节草、九层塔、苦地胆、熊胆草、九塔草、落地梅花、断血流、苦刀草。

**基　　原**　唇形科风轮菜属植物风轮菜 *Clinopodium chinense*（Benth.）O.Ktze. 的全草。

**植物形态**　多年生草本。茎基部匍匐生根，上部上升，多分枝，高可达 1 米，四棱形，具细条纹，密被短柔毛及腺微柔毛。叶卵圆形，不偏斜，长 2~4 厘米，宽 1.3~2.6 厘米，先端急尖或钝，基部圆形呈阔楔形，边缘具大小均匀的圆齿状锯齿，坚纸质，上面榄绿色，密被平伏短硬毛，下面灰白色，被疏柔毛，脉上尤密，侧脉 5~7 对，与中肋在上面微凹陷下面隆起，网脉在下面清晰可见；叶柄长 3~8 毫米，腹凹背凸，密被疏柔毛。轮伞花序多花密集，半球状，位于下部者径达 3 厘米，最上部者径 1.5 厘米，彼此远隔；苞叶叶状，向上渐小至苞片状，苞片针状，极细，无明显中肋，长 3~6 毫米，多数，被柔毛状缘毛及微柔毛；总梗长 1~2 毫米，分枝多数；花梗长约 2.5 毫米，与总梗及序轴被柔毛状缘毛及微柔毛。花萼狭管状，常染紫红色，长约 6 毫米，13 脉，外面主要沿脉上被疏柔毛及腺微柔毛，内面在齿上被疏柔毛，果时基部稍一边膨胀，上唇 3 齿，齿近外反，长三角形，先端具硬尖，下唇 2 齿，齿稍长，直伸，先端芒尖。花冠紫红

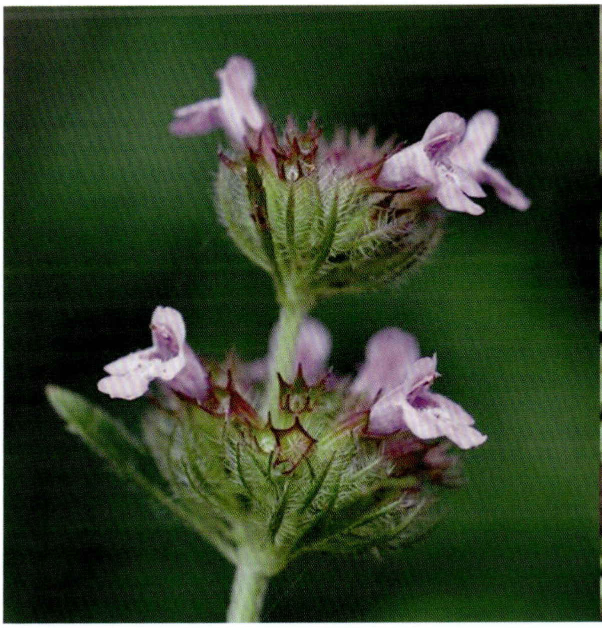

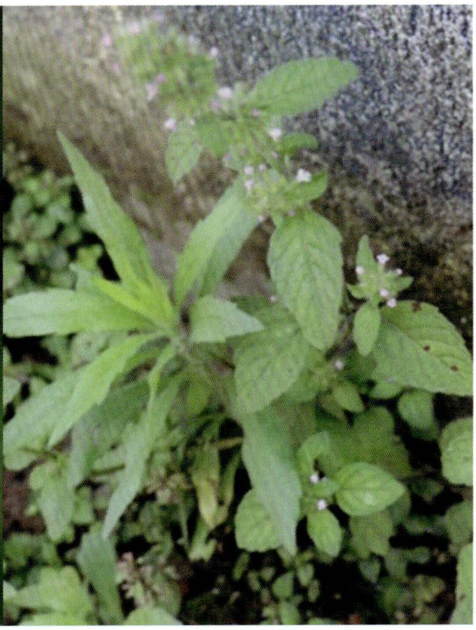

色，长约 9 毫米，外面被微柔毛，内面在下唇下方喉部具二列毛茸，冠筒伸出，向上渐扩大，至喉部宽近 2 毫米，冠檐二唇形，上唇直伸，先端微缺，下唇 3 裂，中裂片稍大。雄蕊 4，前对稍长，均内藏或前对微露出，花药 2 室，室近水平叉开。花柱微露出，先端不相等 2 浅裂，裂片扁平。花盘平顶。子房无毛。小坚果倒卵形，长约 1.2 毫米，宽约 0.9 毫米，黄褐色。花期 5~8 月，果期 8~10 月。

**生境及分布** 生于山坡、草丛、路边、沟边、灌丛、林下，海拔在 1000 米以下。产于山东，浙江，江苏，安徽，江西，福建，台湾，湖南，湖北，广东，广西及云南东北部（未见标本）。长沙县各地有零星野生分布。

**性味归经** 味辛、苦，性凉。

**功能主治** 具疏风清热，解毒止痢，止血之功效。用于感冒发热，中暑，咽喉肿痛，白喉，急性胆囊炎，肝炎，肠炎，痢炎，痢疾，肋腺炎，乳炎，疔疮肿毒，过敏性皮炎，急性结膜炎，尿血，崩漏，牙龈出血，外伤出血。

**用法用量** 内服，煎汤，10~15 克；或捣汁。外用，适量，捣敷或煎水洗。

**注意事项** ① 治疔疮：风轮菜捣敷，或研末调菜油敷。② 治火眼：风轮菜叶放手中揉去皮，放眼角，数分钟后流出泪转好。③ 治皮肤疮疡：风轮菜晒干为末，调菜油外涂。④ 治小儿疳病：风轮菜 25 克，晒干研末，蒸猪肝吃。⑤ 治烂头疔：风轮菜、菊花叶适量，捣绒敷。⑥ 治感冒寒热：风轮菜 25 克，阎王刺 10 克，煎水服。

## 乌饭树

【凭证标本】430121-190627-0296LY。

【采集地点】湖南省长沙市长沙县北山镇明月山村。

**别　　名** 米饭花、苋越桔。

**基　　原** 杜鹃花科乌饭树 *Vaccinium bracteatum* Thunb. 的根、果。

**植物形态** 常绿灌木或小乔木；枝无毛；叶椭圆形、菱状椭圆形、披针状椭圆形或披针形，长 4~9 厘米，宽 2~4 厘米，薄革质，先端尖、渐尖、长渐尖，基部楔形、宽楔形，稀钝圆，有细齿，两面无毛，侧脉 5~7 对，斜伸至边缘以内网结；叶柄长 2~8 毫米，无毛或被微毛；总状花序长 4~10 厘米，多花，序轴密被柔毛；苞片披针形，长 0.5~2 厘米，边缘有齿；小苞片 2，长 1~3 毫米；花梗长 1~4 毫米，连同萼筒密被柔毛，稀近无毛，萼齿短小；花冠白色；浆果紫黑色，径 5~8 毫米，被毛。

**生境及分布** 喜温暖气候及酸性土地，耐旱、耐寒、耐瘠薄，生于山坡、路旁或灌木丛中，长沙县各地有零星野生分布。产中国台湾地区、华东、华中、华南至西南。

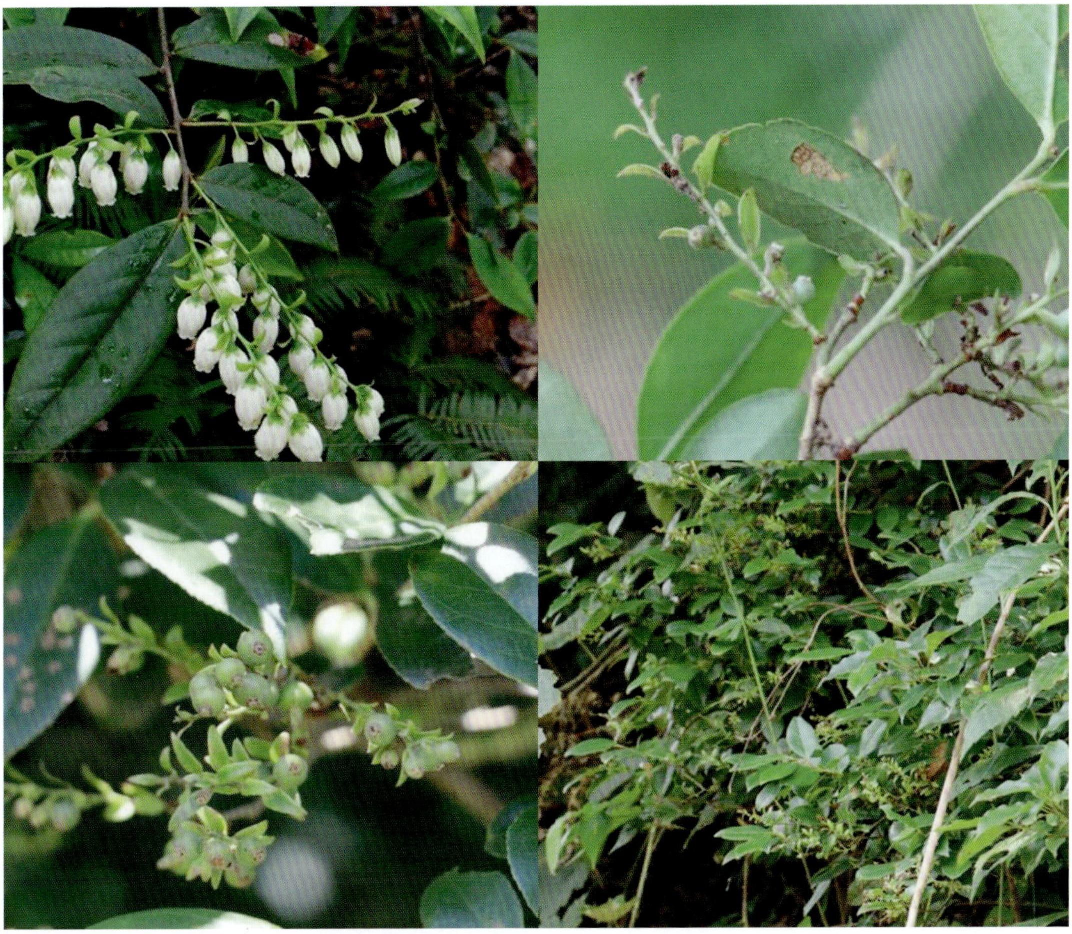

■ 性味归经　味辛、微苦，性温。
■ 功能主治　具活血，祛瘀，止痛之功效。外用治跌打损伤，闭合性骨折。
■ 用法用量　外用适量捣烂敷患处。

## 乌　药

【凭证标本】430121-190918-0629-LY。
【采集地点】湖南省长沙市长沙县高桥镇金桥村。

■ 别　　名　天台乌、台乌、矮樟、香桂樟、班皮柴。
■ 基　　原　樟科植物乌药 *Lindera aggregata*（Sims）Kosterm. 的块根。
■ 植物形态　常绿灌木或小乔木，高可达 5 米，胸径 4 厘米；树皮灰褐色；根有纺锤状或结节状膨胀，一般长 3.5~8 厘米，直径 0.7~2.5 厘米，外面棕黄色至棕黑色，表面有细皱纹，有香味，微苦，有刺激性清凉感。幼枝青绿色，具纵向细条纹，密被金黄色绢毛，后渐脱落，老时无毛，干时褐色。顶芽长椭圆形。叶互生，卵形，椭圆形至近圆形，通常长 2.7~5 厘米，宽 1.5~4 厘米，有时可长达 7 厘米，先端长渐尖或尾尖，基部圆形，革质或有时近革质，上面绿色，有光泽，下面苍白色，幼时密被棕褐色柔毛，后渐脱落，偶见残存斑块状黑褐色毛片，两面有小凹窝，三出脉，中脉及第一对侧脉上面通常凹下，少有凸出，下面明显凸出；叶柄长 0.5~1 厘米，有褐色柔毛，后毛被渐脱落。伞形花序腋生，无总梗，常 6~8 花序集生于一 1~2 毫米长的短枝上，每花序有一苞片，一般有花 7 朵；花被片 6，近等长，外面被白色柔毛，内面无毛，黄色或黄绿色，偶有外乳白内紫红色；花梗长约 0.4 毫米，被柔毛。雄花花被片长约 4 毫米，宽约 2 毫米；雄蕊长 3~4 毫米，花丝被疏柔毛，第三轮的有 2 宽肾形具柄腺体，着生花丝基部，有时第二轮的也有腺体 1~2 枚；退化雌蕊坛状。雌花花被片长约 2.5 毫米，宽约 2 毫米，退化雄蕊长条片状，被疏柔毛，长约 1.5 毫米，第三轮基部着生 2 具柄腺体；子房椭圆形，长约 1.5 毫米，被褐色短柔毛，柱头头状。果卵形或有时近圆形，长 0.6~1 厘米，直径 4~7 毫米。花期 3~4 月，果期 5~11 月。

**生境及分布** 生长在海拔 200~1000 米向阳坡地、山谷或疏林灌丛中，长沙县各地有野生分布。分布于浙江、江西、福建、安徽、湖南、广东，广西、台湾等省区。

**性味归经** 味辛，性温。归肺、脾、肾、膀胱经。

**功能主治** 具行气止痛，温肾散寒之功效。用于寒凝气滞，胸腹胀痛，气逆喘急，膀胱虚冷，遗尿尿频，疝气疼痛，经寒腹痛。

**用法用量** 内服：煎汤，6~10 克，或入丸、散。外用：适量，研末调敷。

**注意事项** 气虚及内热证患者禁服；孕妇及体虚者慎服。

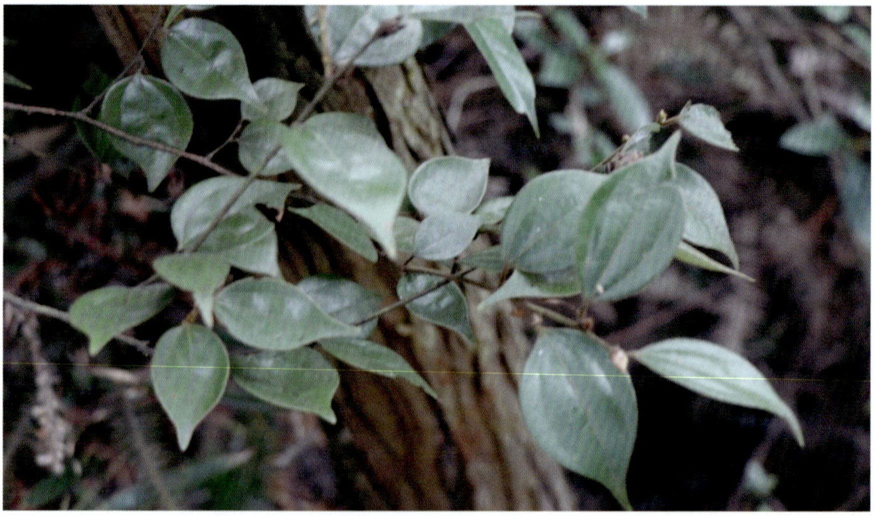

# 乌　柏

【凭证标本】430121-190614-0272LY。
【采集地点】湖南省长沙市长沙县果园镇田汉社区。

**别　　名**　桊子树、桕树、木蜡树、木油树、木梓树、虹树、蜡烛树。

**基　　原**　大戟科植物乌桕属植物乌桕 *Sapium sebiferum*（L.）Roxb. 的根皮、树皮、叶。

**植物形态**　落叶乔木，高可达 15 米许，各部均无毛而具乳状汁液；树皮暗灰色，有纵裂纹；枝广展，具皮孔。叶互生，纸质，叶片菱形、菱状卵形或稀有菱状倒卵形，花单性，雌雄同株，聚集成顶生，蒴果梨状球形，成熟时黑色，具 3 种子，种子扁球形，黑色，外被白色、蜡质的假种皮。花期 4~8 月。

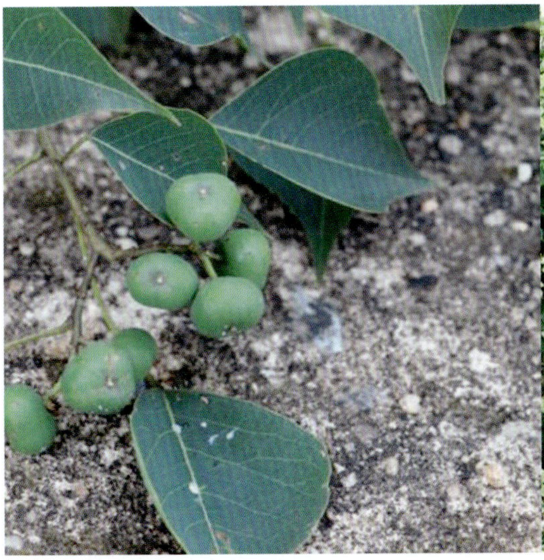
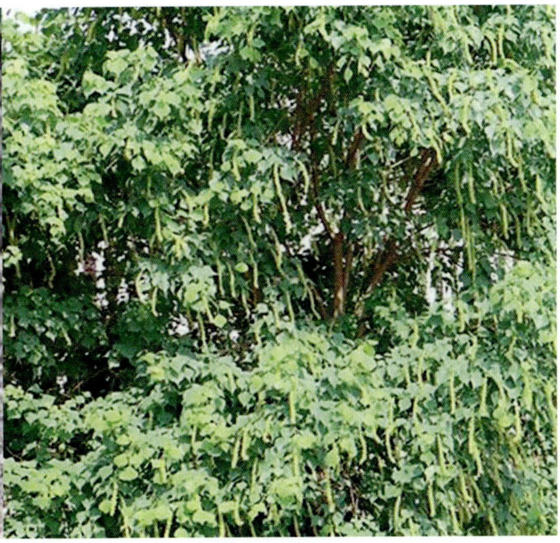

**生境及分布**　生于旷野、塘边或疏林中。长沙县各地有零星分布。分布于中国黄河以南各省区，北达陕西、甘肃。

**性味归经**　味苦，性微温。有小毒。归肺、脾、肾、大肠经。

**功能主治**　具杀虫，解毒，利尿，通便之功效。用于血吸虫病，肝硬化腹水，大小便不利，毒蛇咬伤；外用治疔疮，鸡眼，乳腺炎，跌打损伤，湿疹，皮炎。

**用法用量**　内服：根皮 5~15 克；叶 15~25 克。外用：适量，鲜叶捣烂敷患处，或煎水洗。

**注意事项**　不良反应为呕吐较剧，溃疡病患者忌服。

# 乌蔹莓

【凭证标本】430121-190531-0182LY。

【采集地点】湖南省长沙市长沙县安沙镇安沙社区。

**别　　名**　虎葛、五爪龙。

**基　　原**　葡萄科植物乌蔹莓 *Cayratia japonica*（Thunb.）Gagnep. 的全草。

**植物形态**　草质藤本，卷须2~3叉分枝；鸟足状5小叶复叶，椭圆形至椭圆披针形，先端渐尖，基部楔形或宽圆，具疏锯齿，中央小叶显著狭长；复二歧聚伞花序腋生，花萼碟形，花瓣二角状宽卵形，花盘发达；果近球形，径约1厘米，有种子2~4；种子倒三角状卵圆形，腹面两侧洼穴从近基部向上过种子顶端。

**生境及分布**　生长在山地、沟谷林下。长沙县各地有零星野生分布，分布于我国除东北外湿润区及半湿润区，日本、印度、东南亚至澳大利亚也有分布。

**性味归经**　味苦、酸，性寒。归心、肝、胃经。

**功能主治**　用于咽喉肿痛，乳痈，热疖疮痈，皮肤创伤，蛇虫咬伤、尿血、尿道涩痛等症。

**用法用量**　25～50克；外用适量，研末调敷或取汁涂患处。

①治咽喉肿痛、乳痈、热疖疮肿及皮肤创伤发炎红肿等症：单用本品100

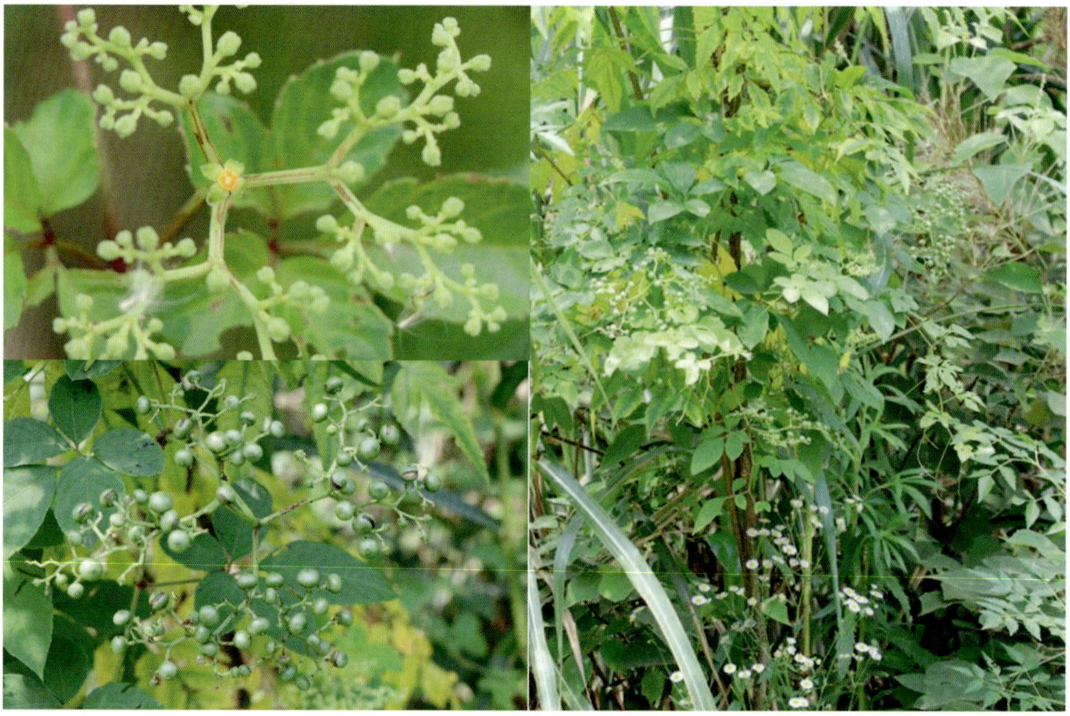

克，煎服；也可配合蒲公英、鸭跖草等同用。对热疖疮痈初起及蛇虫咬伤，可用鲜草适量，洗净，捣烂外敷；也可用本品焙干研细，用麻油或凡士林适量，调匀，外敷患处。② 治小便不畅、尿中带血、尿道涩痛等症：可单用本品 100 克，煎服；也可配合车前草、马兰根或连钱草、萹蓄草等同用。

**注意事项** 孕妇忌用。

# 凤丫草

【凭证标本】430121-190908-0593-LY。

【采集地点】湖南省长沙市长沙县高桥镇范林村。

**别　　名** 散血莲、活血莲、眉风草、大叶凤凰尾巴草。

**基　　原** 裸子蕨科植物凤丫蕨 *Coniogramme Japonica*（Thunb.）Diels 的根茎或全草。

**植物形态** 植株高 60~120 厘米。叶柄长 30~50 厘米，粗 3~5 毫米，禾秆色或栗褐色，基部以上光滑；叶片和叶柄等长或稍长，宽 20~30 厘米，长圆三角形，二回羽状；羽片通常，对（少则 3 对），基部一对最大，长 20~35 厘米，宽

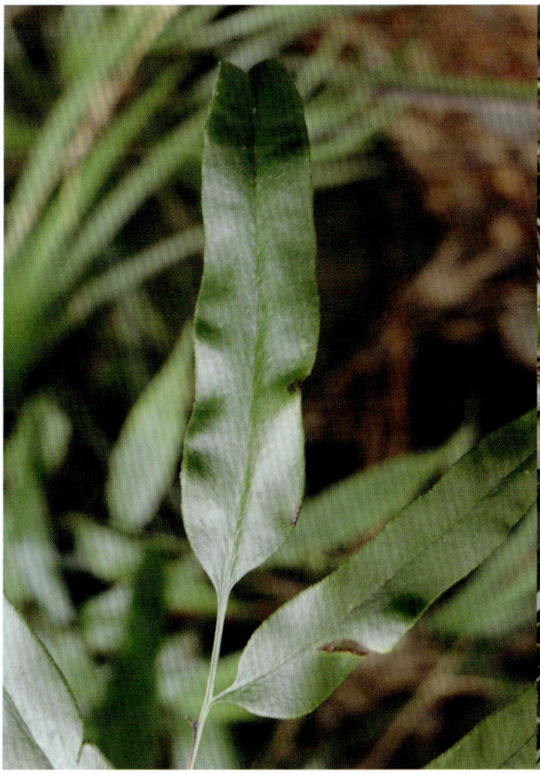

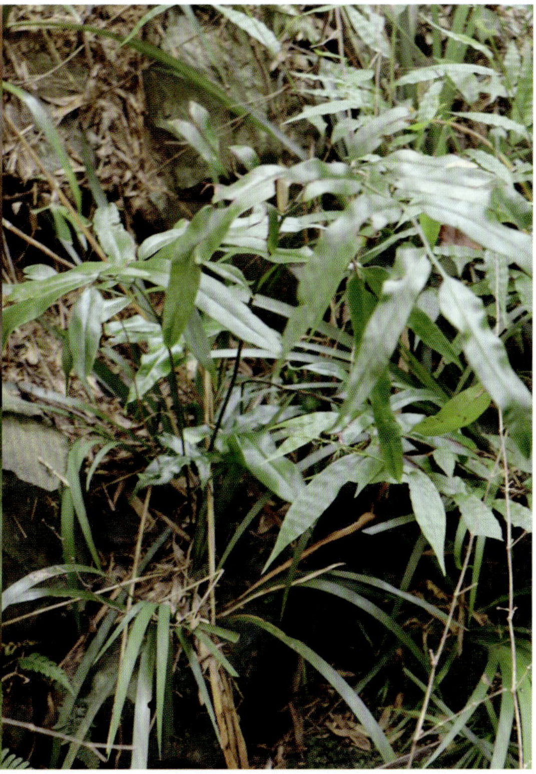

10~15 厘米，卵圆三角形，柄长 1~2 厘米，羽状（偶有二叉）；侧生小羽片 1~3 对，长 10~15 厘米，宽 1.5~2.5 厘米，披针形，有柄或向上的无柄，顶生小羽片远较侧生的为大，长 20~28 厘米，宽 2.5~4 厘米，阔披针形，长渐尖头，通常向基部略变狭，基部为不对称的楔形或叉裂；第二对羽片三出、二叉或从这对起向上均为单一，但略渐变小，和其下羽片的顶生小羽片同形；顶羽片较其下的为大，有长柄；羽片和小羽片边缘有向前延伸的疏矮齿。叶脉网状，在羽轴两侧形成 2~3 行狭长网眼，网眼外的小脉分离，小脉顶端有纺锤形水囊，不到锯齿基部。叶干后纸质，上面暗绿色，下面淡绿色，两面无毛。孢子囊群沿叶脉分布，几达叶边。

**生境及分布** 生长在湿润林下和山谷阴湿处，海拔 100~1300 米。分布于江苏南部、浙江、福建、台湾、江西、安徽、湖北、湖南、广西、四川、贵州、广东。

**性味归经** 味苦，性凉。

**功能主治** 具祛风除湿，活血止痛，清热解毒之功效。用于风湿筋骨痛，跌打损伤，瘀血腹痛，闭经，面赤肿痛，肿毒初起，乳腺炎。

**用法用量** 内服：煎汤 15~30 克；或泡酒。

**注意事项** 孕妇慎服。

# 六月雪

**【凭证标本】** 430121-190427-0131LY。

**【采集地点】** 湖南省长沙市长沙县高桥镇白石源村。

**别　　名** 白马骨、满天星、路边姜、天星木、路边荆、鸡骨柴。

**基　　原** 茜草科六月雪属植物六月雪 *Serissa japonica*（Thunb.）Thunb. 的全株。

**植物形态** 小灌木，高 60~90 厘米，有臭气。叶革质，卵形至倒披针形，长 6~22 毫米，宽 3~6 毫米，顶端短尖至长尖，边全缘，无毛；叶柄短。花单生或数朵丛生于小枝顶部或腋生，有被毛、边缘浅波状的苞片；萼檐裂片细小，锥形，被毛；花冠淡红色或白色，长 6~12 毫米，裂片扩展，顶端 3 裂；雄蕊突出冠管喉部外；花柱长突出，柱头 2，直，略分开。花期 5~7 月。

**生境及分布** 生于河溪边或丘陵的杂木林内。产于江苏、安徽、江西、浙江、福建、广东、香港、广西、四川、云南。长沙县各地有零星野生分布。

**性味归经** 味淡、微辛，性凉。

**功能主治** 具疏风解表，清热利湿，舒筋活络之功效。用于感冒，咳嗽，牙痛，急性扁桃体炎，咽喉炎，急、慢性肝炎，肠炎，痢疾，小儿疳积，高血压头痛，偏头痛，风湿性关节痛，白带；茎烧灰点眼治眼翳。

**用法用量** 内服：15~30 克。

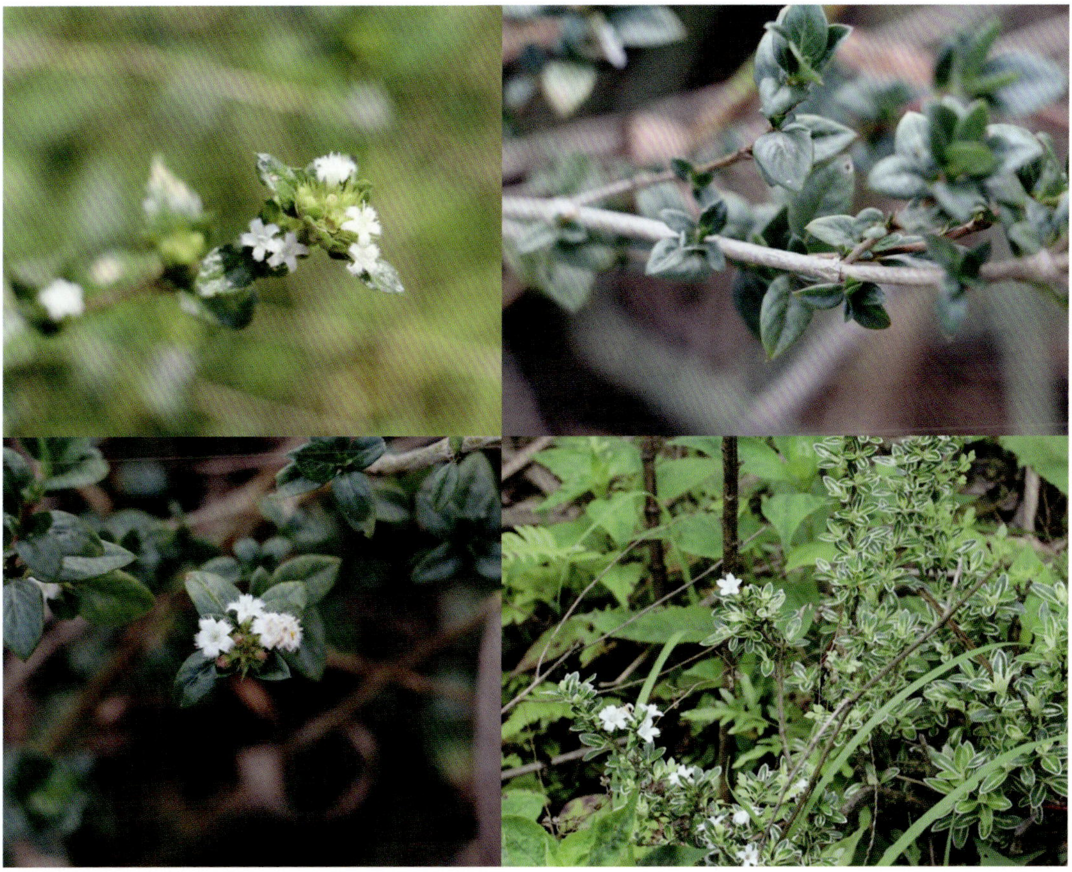

# 双飞蝴蝶

**【凭证标本】**430121-190827-0563-LY。

**【采集地点】**湖南省长沙市长沙县金井镇湘丰村。

**别　名**　七层楼、娃儿藤、一见香、小尾伸根、三十六荡、老君须、藤老君须、白龙须、黄茅细辛、三十六根。

**基　原**　萝藦科植物七层楼 *Tylophora floribunda* Miquel 的根。

**植物形态**　多年生缠绕藤本，具乳汁；根须状，黄白色；全株无毛；茎纤细，分枝多。叶卵状披针形，长 3~5 厘米，宽 1~2.5 厘米，顶端渐尖或急尖，基部心形，叶面深绿色，叶背淡绿色，密被小乳头状凸起；侧脉每边 3~5，叶背凸起，明显；叶柄纤细，长约 5 毫米。聚伞花序广展，腋生或腋外生，比叶为长；花序梗曲折，每一曲度生有 1~2 回伞房式花序；花淡紫红色，小，直径约 2 毫米；花萼裂片长圆状披针形，花萼内面基有 5 个腺体；花冠辐状，裂片卵形；副花冠裂片卵形，贴生于合蕊冠基部，钝头，顶端达

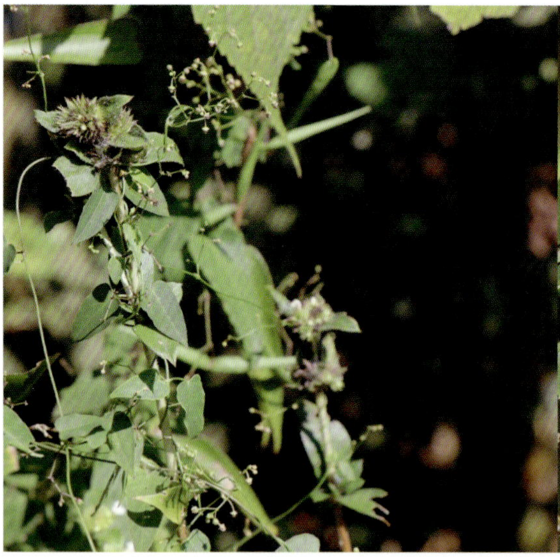

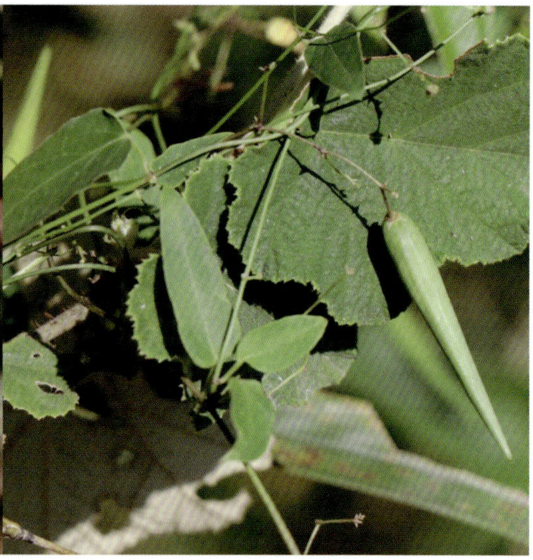

花药的基部，花药菱状四方形，顶端有圆形膜片；花粉块每室 1 个，近球状，平展；子房无毛；柱头盘状五角形，顶端小凸起。蓇葖双生，叉开度 180° ~200° ，线状披针形，长 5 厘米，直径 4 毫米，无毛；种子近卵形，棕褐色，无毛，顶端具白色绢质种毛；种毛长 2 厘米。花期 5~9 月，果期 8~12 月。

**生境及分布** 生长在海拔 500 米以下阳光充足的灌木丛中或疏林中，长沙县有零星分布。分布于江苏、浙江、福建、江西、湖南、广东、广西和贵州等省区。

**性味归经** 味辛，性温。

**功能主治** 具祛风化痰，解毒散瘀之功效。用于小儿惊风，中暑腹痛，哮喘痰咳，咽喉肿痛，胃痛，牙痛，风湿疼痛，跌打损伤。

**用法用量** 内服：煎汤，5~15 克；研末或捣汁。外用：适量，捣敷。

**注意事项** 孕妇及体弱者慎用。

## 玉　竹

【凭证标本】430121-190427-0082LY。

【采集地点】湖南省长沙市长沙县高桥镇白石源村。

**别　　名** 葳蕤、玉参、尾参、铃当菜、小笔管菜、甜草根、靠山竹。

**基　　原** 百合科植物玉竹 *Polygonatum odoratum*（Mill.）Druce 的干燥根茎。

**植物形态** 根状茎圆柱形，直径 5~14 毫米。茎高 20~50 厘米，具 7~12 叶。叶互生，椭圆形至卵状矩圆形，长 5~12 厘米，宽 3~16 厘米，先端尖，下面带灰白色，下面脉上平滑至呈乳头状粗糙。花序具 1~4 花（在栽培情况下，可多至 8 朵），总花梗（单花时为花梗）长 1~1.5 厘米，无苞片或有条状披针形苞片；花被黄绿色至白色，全长 13~20 毫米，花被筒较直，裂片长 3~4 毫米；花丝丝状，近平滑至具乳头状突起，花药长约 4 毫米；子房长 3~4 毫米，花柱长 10~14 毫米。浆果蓝黑色，直径 7~10 毫米，具 7~9 颗种子。花期 5~6 月，果期 7~9 月。

**生境及分布**　生林下或山野阴坡，海拔 500~3000 米。产于黑龙江、吉林、辽宁、河北、山西、内蒙古、甘肃、青海、山东、河南、湖北、湖南、安徽、江西、江苏、台湾。长沙县各地有零星野生分布。

**性味归经**　味甘，性微寒。归肺、胃经。

**功能主治**　具养阴润燥，生津止渴之功效。用于肺胃阴伤，燥热咳嗽，咽干口渴，内热消渴。

**用法用量**　6～12 克。

①治发热口干，小便涩：玉竹 250 克，煮汁饮之。②治秋燥伤胃阴：玉竹 15 克，麦冬 15 克，沙参 10 克，生甘草 5 克。水五杯，煮取两杯，分两次服。③治阳明温病，下后汗出，当复其阴：沙参 15 克，麦冬 15 克，冰糖 5 克，细生地 15 克，玉竹（炒香）7 克。水五杯，煮取两杯，分两次服，渣再煮一杯服。④治卒小便淋涩痛：芭蕉根（切）200 克，葳蕤（锉）50 克。上药，以水两大盏，煎至一盏三分，去滓，入滑石末 15 克，搅令匀。食前分为三服，服之。⑤治男妇虚证，肢体酸软，自汗，盗汗：玉竹 25 克，丹参 12 克。不用引，水煎服。⑥治赤眼涩痛：玉竹、赤芍、当归、黄连等分。煎汤熏洗。⑦治虚咳：玉竹 25~50 克。与猪肉同煮服。

**注意事项**　胃有痰湿气滞者忌服。

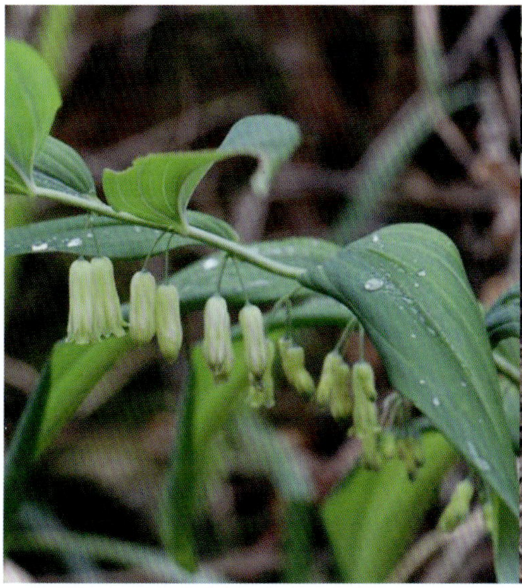

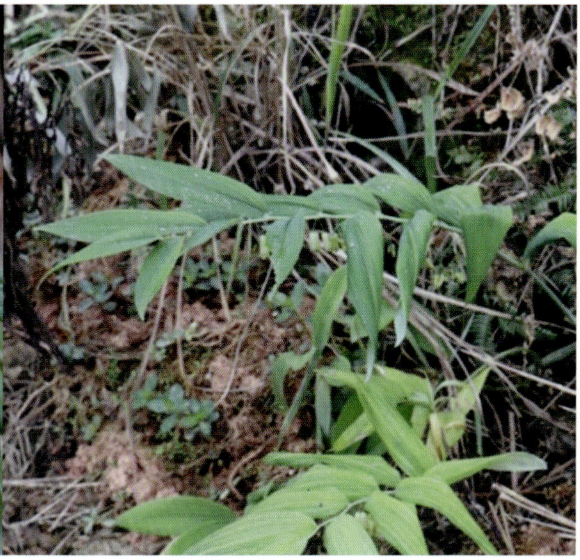

# 玉蜀黍

【凭证标本】430121-190711-0316LY。
【采集地点】湖南省长沙市长沙县黄花镇大兴村。

**别　　名**　玉高粱、番麦、御麦、西番麦、玉米、玉麦、王蜀秫、戎菽、红须麦、薏米包、珍珠芦粟、苞芦、鹿角黍、御米、包谷、陆谷、玉黍、西天麦、玉露秫秫、纤粟、珍珠米、粟米、包粟、苞麦米、苞米。

**基　　原**　禾本科植物玉蜀黍 *Zea mays* L. 的种子。

**植物形态**　秆直立，基部各节具气生支柱根。叶舌膜质，叶片扁平宽大，线状披针形，中脉粗壮，边缘微粗糙。顶生雄性圆锥花序大型，主轴与总状花序轴及其腋间均被细柔毛，雌花序被多数宽大的鞘状苞片所包藏。颖果球形或扁球形，成熟后露出颖片和稃片之外。花果期秋季。

**生境及分布**　全国各地广泛栽培，长沙县各地有栽培。

**性味归经**　味甘、性平。归胃、大肠经。

**功能主治**　具调中开胃，利尿消肿之功效。用于食欲不振；小便不利；水肿；尿路结石。

**用法用量**　内服：煎汤，30~60 克；煮食或磨成细粉做饼。

**注意事项**　《药性切用》：久食则助湿损胃。鲜者，助湿生虫，尤不宜多食。

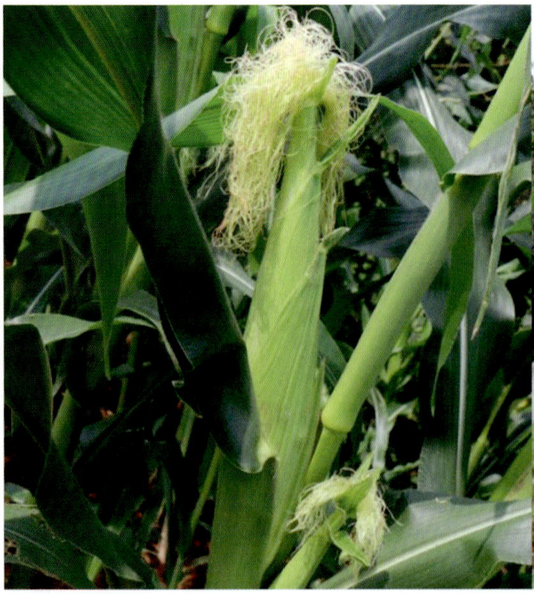

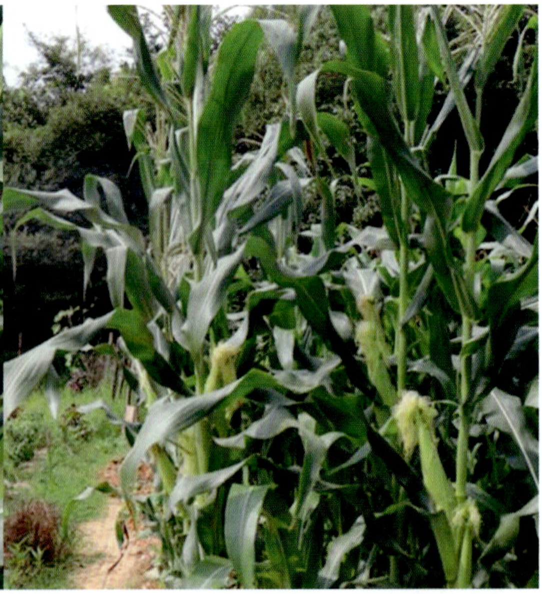

# 艾　叶

【凭证标本】430121-190906-0582-LY。
【采集地点】湖南省长沙市长沙县开慧镇锡福村。

**别　　名**　艾蒿、家艾。

**基　　原**　菊科植物艾 *Artemisia argyi* Lévl.et Vant. 的叶。

**植物形态**　多年生草本或略成半灌木状，植株有浓烈香气。主根明显，略粗长，直径达 1.5 厘米，侧根多；常有横卧地下根状茎及营养枝。茎单生或少数，高 80~250 厘米，有明显纵棱，褐色或灰黄褐色，基部稍木质化，上部草质，并有少数短的分枝，枝长 3~5 厘米；茎、枝均被灰色蛛丝状柔毛。叶厚纸质，上面被灰白色短柔毛，并有白色腺点与小凹点，背面密被灰白色蛛丝状密绒毛；基生叶具长柄，花期萎谢；茎下部叶近圆形或宽卵形，羽状深裂，每侧具裂片 2~3 枚，裂片椭圆形或倒卵状长椭圆形，每裂片有 2~3 枚小裂齿，干后背面主、侧脉多为深褐色或锈色，叶柄长 0.5~0.8 厘米；中部叶卵形、三角状卵形或近菱形，长 5~8 厘米，宽 4~7 厘米，一（至二）回羽状深裂至半裂，每侧裂片 2~3 枚，裂片卵形、卵状披针形或披针形，长 2.5~5 厘米，宽 1.5~2 厘米，不再分裂或每侧有 1~2 枚缺齿，叶基部宽楔形渐狭成短柄，叶脉明显，在背面凸起，干时锈色，叶柄长 0.2~0.5 厘米，基部通常无假托叶或极小的假托叶；上部叶与苞片叶羽状半裂、浅裂或 3 深裂或 3 浅裂，或不分裂，而为椭圆形、长椭圆状披针形、披针形或线状披针形。头状花序椭圆形，直径 2.5~3.5 毫米，无梗或近无梗，每数枚至 10 余枚在分枝上排成小型的穗状花序或复穗状花序，并在茎上通常再组成狭窄、尖塔形的圆锥花序，花后头状花序下倾；总苞片 3~4 层，覆瓦状排列，外层总苞片小，草质，卵形或狭卵形，背面密被灰白色蛛丝状绵毛，边缘膜质，中层总苞片较外层长，长卵形，背面被蛛丝状绵毛，内层总苞片质薄，背面近无毛；花序托小；雌花 6~10 朵，花冠狭管状，檐部具 2 裂齿，紫色，花柱细长，伸出花冠外甚长，先端 2 叉；两性花 8~12 朵，花冠管状或高脚杯状，外面有腺点，檐部紫色，花药狭线形，先端附属物尖，长三角形，基部有不明显的小尖头，花柱与花冠近等长或略长于花冠，先端 2 叉，花后向外弯曲，叉端截形，并有睫毛。瘦果长卵形或长圆形。花果期 7~10 月。

**生境及分布**　生长在低海拔至中海拔地区的荒地、路旁河边及山坡等地，长沙县有分布。分布于黑龙江、吉林、辽宁、河北、山东、安徽、江苏、浙江、广东、广西、江西、湖南、湖北、四川、贵州、云南、陕西、甘肃等地。

**性味归经**　味辛、苦，性温。归肝、脾、肾经。

**功能主治**　具温经止血，散寒止痛之功效。外用祛湿止痒，可治皮肤瘙痒。用于吐血，衄血，崩漏，月经过多，胎漏下血，少腹冷痛，经寒不调，宫冷不

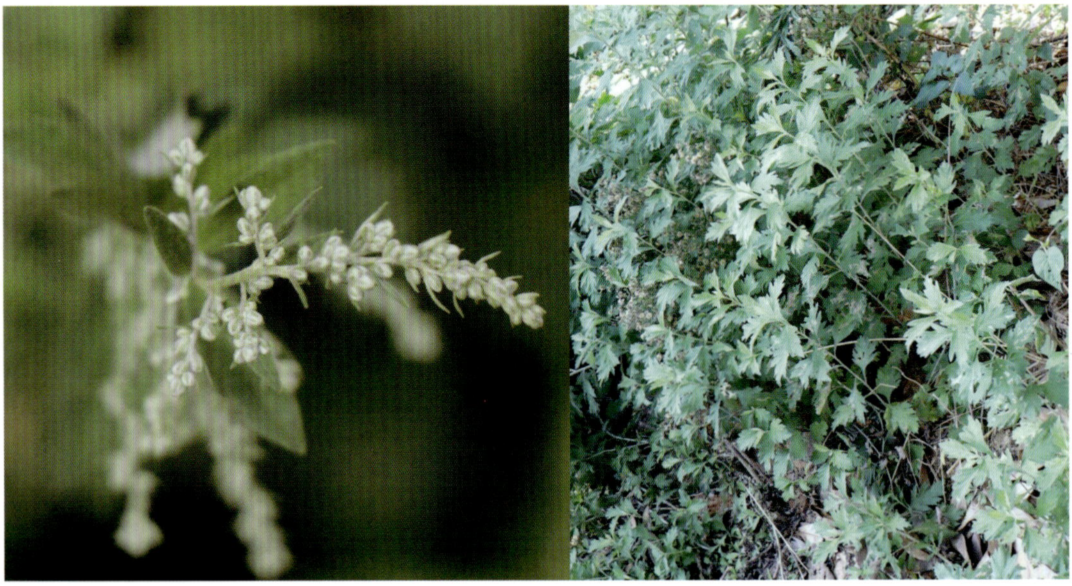

孕。醋艾炭温经止血，用于虚寒性出血。

■ 用法用量　内服：煎汤，3~9 克；或入丸、散；或捣汁。外用：适量，供灸治或熏洗用。

■ 注意事项　阴虚血热者慎用。

# 石荠苎

【凭证标本】430121-191113-0698-LY。

【采集地点】湖南省长沙市长沙县青山铺镇青山铺社区。

■ 别　　名　鬼香油、小鱼仙草、香茹草、野荆芥、痱子草、土荆芥、野香茹、热痱草、香草、野芥菜、白鹤草、天香油、五香草、土茵陈、紫花草。

■ 基　　原　唇形科植物石荠苎 *Mosla scabra*（Thunb.）C.Y.Wu et H.W.Li 的全草。

■ 植物形态　一年生草本。茎高 20~100 厘米，多分枝，分枝纤细，茎、枝均四棱形，具细条纹，密被短柔毛。叶卵形或卵状披针形，长 1.5~3.5 厘米，宽 0.9~1.7 厘米，先端急尖或钝，基部圆形或宽楔形，边缘近基部全缘，自基部以上为锯齿状，纸质，上面榄绿色，被灰色微柔毛，下面灰白，密布凹陷腺点，近无毛或被极疏短柔毛；叶柄长 3~20 毫米，被短柔毛。总状花序生于主茎及侧枝上，长 2.5~15 厘米；苞片卵形，长 2.7~3.5 毫米，先端尾状渐尖，花时及果时均超过花梗；花梗花时长约 1 毫米，果时长至 3 毫米，与序轴密被灰白色小疏柔毛。花萼钟形，长约 2.5 毫米，宽约 2 毫米，外面被疏柔毛，二唇形，上唇3齿呈卵状披针形，先端渐尖，中齿略小，下唇2齿，线形，先端锐尖，果时花萼长至4毫米，宽至3毫米，脉纹显著。花冠粉红色，长4~5毫米，外面被微柔毛，内面基部具毛环，冠筒向上渐扩大，冠檐二唇形，上唇直立，扁平，先端微凹，下唇3裂，中裂片较大，边缘具齿。雄蕊4，后对能育，药室2，叉开，前对退化，药室不明显。花柱先端相等2浅裂。花盘前方呈指状膨大。小坚果黄褐色，球形，直径约1毫米，具深雕纹。花期5~11月，果期9~11月。

**生境及分布**　生长在山坡、路旁或灌丛下，海拔50~1150米，长沙县有分布。分布于辽宁，陕西，甘肃，河南，江苏，安徽，浙江，江西，湖南，湖北，四川，福建，台湾，广东，广西。

**性味归经**　味辛、苦，性凉。

**功能主治**　具疏风解表，清暑除温，解毒止痒之功效。用于感冒头痛，咳嗽，中暑，风疹炎，痢疾，痔血，血崩，热痱，湿疹，肢癣，蛇虫咬伤。

**用法用量**　内服：煎汤，5~15克。外用：适量，煎水洗；或捣敷；或烧存性；研末调敷。

**注意事项**　《广西中药志》：表虚者忌用。

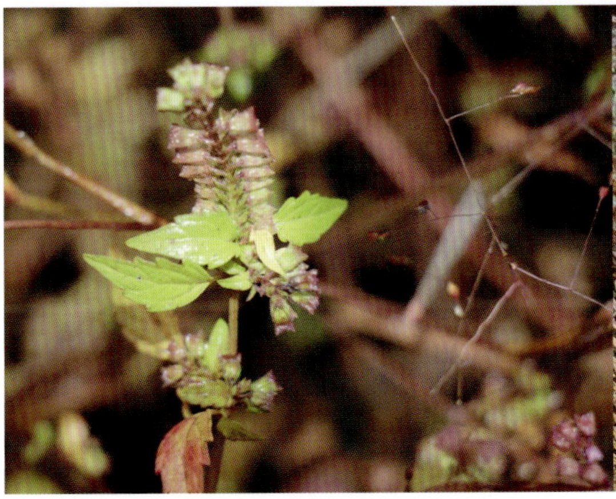

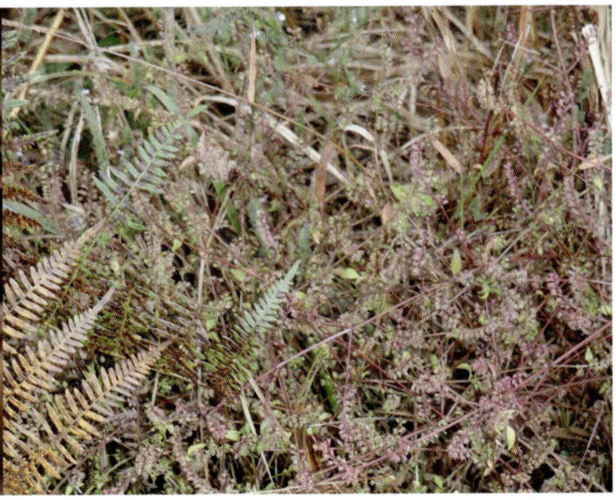

# 石　蒜

**【凭证标本】**430121-190912-0599-LY。

**【采集地点】**湖南省长沙市长沙县高桥镇金桥村。

**别　　名**　乌蒜、老鸦蒜、蒜头草、龙爪花、蟑螂花、野蒜、一枝箭、避蛇生。

**基　　原**　石蒜科植物石蒜 *Lycoris radiata*（L' Her.）Herb. 的鳞茎。

**植物形态**　鳞茎近球形，直径1~3厘米。秋季出叶，叶狭带状，长约15厘米，宽约

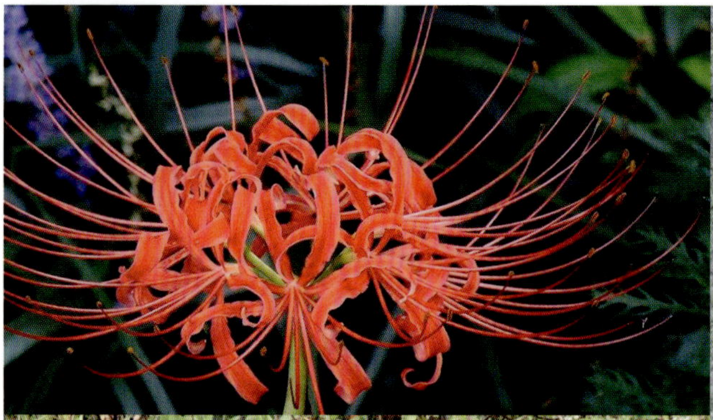
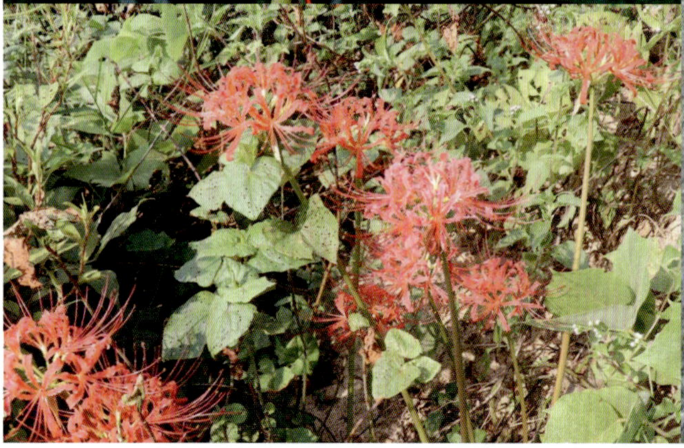
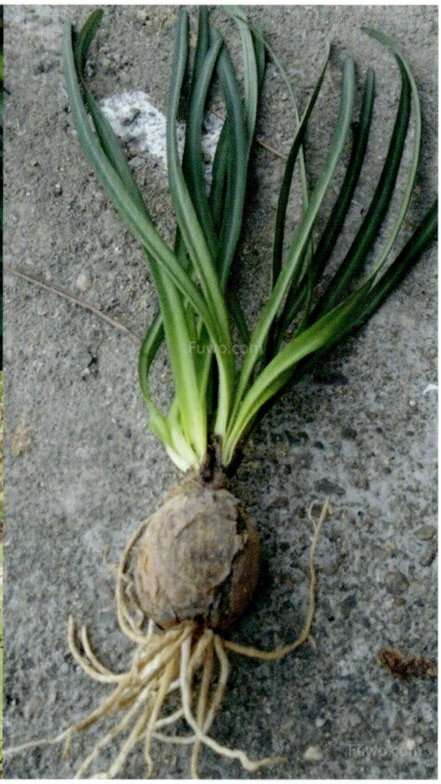

0.5 厘米，顶端钝，深绿色，中间有粉绿色带。花茎高约 30 厘米；总苞片 2 枚，披针形，长约 35 厘米，宽约 0.5 厘米；伞形花序有花 4~7 朵，花鲜红色；花被裂片狭倒披针形，长约 3 厘米，宽约 0.5 厘米，强度皱缩和反卷，花被筒绿色，长约 0.5 厘米；雄蕊显著伸出于花被外，比花被长 1 倍左右。花期 8~9 月，果期 10 月。

**生境及分布** 生长在阴湿山坡和溪沟边，长沙县有野生分布。分布于山东、河南、安徽、江苏、浙江、江西、福建、湖北、湖南、广东、广西、陕西、四川、贵州、云南。

**性味归经** 味辛、甘，性温。

**功能主治** 具祛痰，利尿，解毒，催吐之功效。用于喉风，水肿腹水，痈疽肿毒，疔疮，瘰疬，食物中毒、痰涎壅塞、黄疸。

**用法用量** 内服：煎汤，1.5~3 克；或捣汁。外用：适量，捣敷；或绞汁涂；或煎水熏洗。

**注意事项** 体虚，无实邪及孕妇禁服；皮肤破损者禁敷。

# 石　楠

【凭证标本】430121-190805-0462LY。

【采集地点】湖南省长沙市长沙县星沙街道金牛湾社区。

**别　　名**　扇骨木、千年红。

**基　　原**　蔷薇科石楠属植物石楠 *Photinia serrulata* Lindl. 的根和叶。

**植物形态**　常绿灌木或小乔木，高 4~6 米，有时可达 12 米；枝褐灰色，无毛。叶片革质，长椭圆形、长倒卵形或倒卵状椭圆形，先端尾尖，幼时中脉有绒毛，成熟后两面皆无毛；叶柄粗壮，幼时有绒毛，以后无毛。复伞房花序顶生；总花梗和花梗无毛，花密生，花瓣白色，近圆形，内外两面皆无毛；花药带紫色；果实球形，红色，后成褐紫色；种子卵形，棕色，平滑。花期 4~5 月，果期 10 月。

**生境及分布**　生于海拔 1000~2500 米的杂木林中。分布于陕西、甘肃、江苏、安徽、浙江、江西、福建、台湾、河南、湖北、湖南、广东、广西、四川、贵州、云南等地，长沙县各地有零星野生分布。

**性味归经**　味辛、苦，性平。归肝、肾经。

**功能主治**　具祛风止痛之功效。用于头风头痛，腰膝无力，风湿筋骨疼痛。

**用法用量**　内服：3~9 克。

**注意事项**　阴虚火旺者禁服，孕妇忌服。内服不能过量。

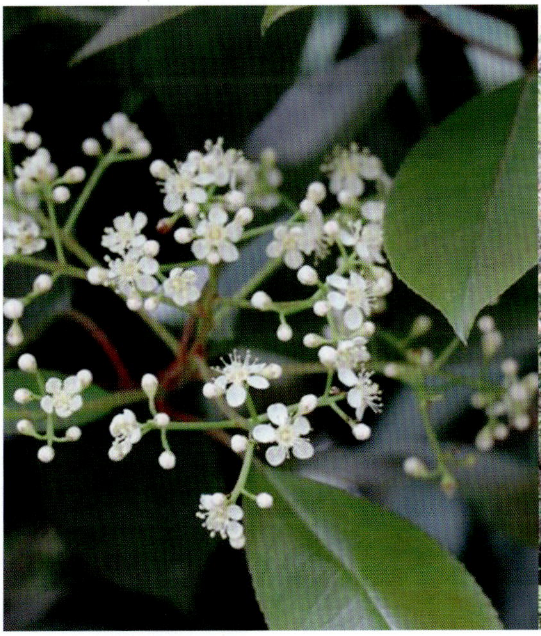

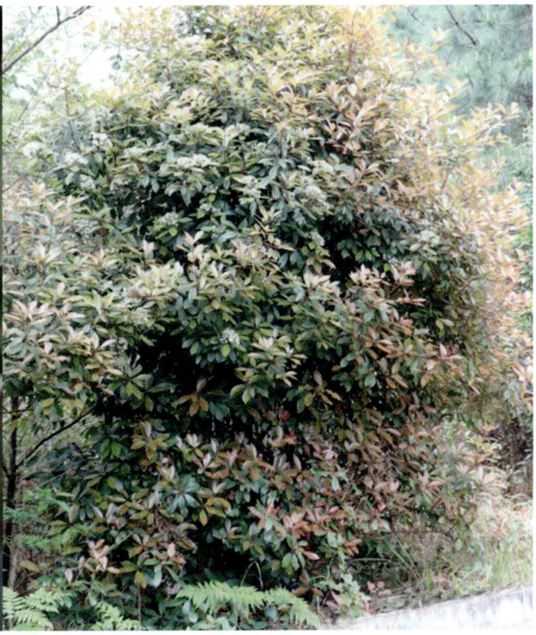

# 石榴皮

【凭证标本】430121-190522-0147LY。

【采集地点】湖南省长沙市长沙县安沙镇安沙社区。

**别　　名**　石榴壳、安石榴酸实壳、酸石榴皮、酸榴皮、西榴皮。

**基　　原**　石榴科石榴属植物石榴 *Punica granatum* L. 的干燥果皮。

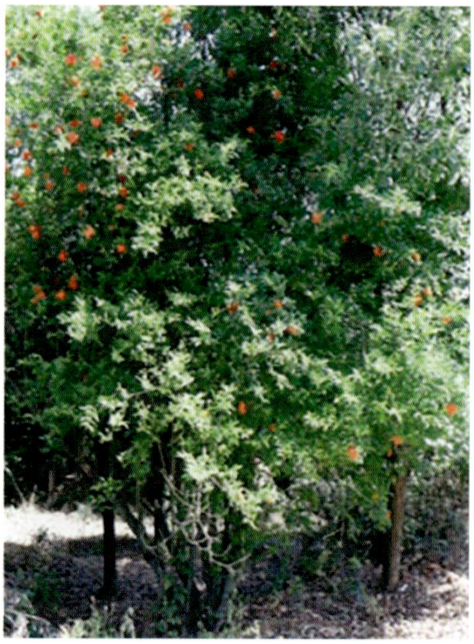

**植物形态**　落叶灌木或乔木，高通常 3~5 米，稀达 10 米，枝顶常成尖锐长刺，幼枝具棱角，无毛，老枝近圆柱形。叶通常对生，纸质，矩圆状披针形，长 2~9 厘米，顶端短尖、钝尖或微凹，基部短尖至稍钝形，上面光亮，侧脉稍细密；叶柄短。花大，1~5 朵生枝顶；萼筒长 2~3 厘米，通常红色或淡黄色，裂片略外展，卵状三角形，长 8~13 毫米，外面近顶端有 1 黄绿色腺体，边缘有小乳突；花瓣通常大，红色、黄色或白色，长 1.5~3 厘米，

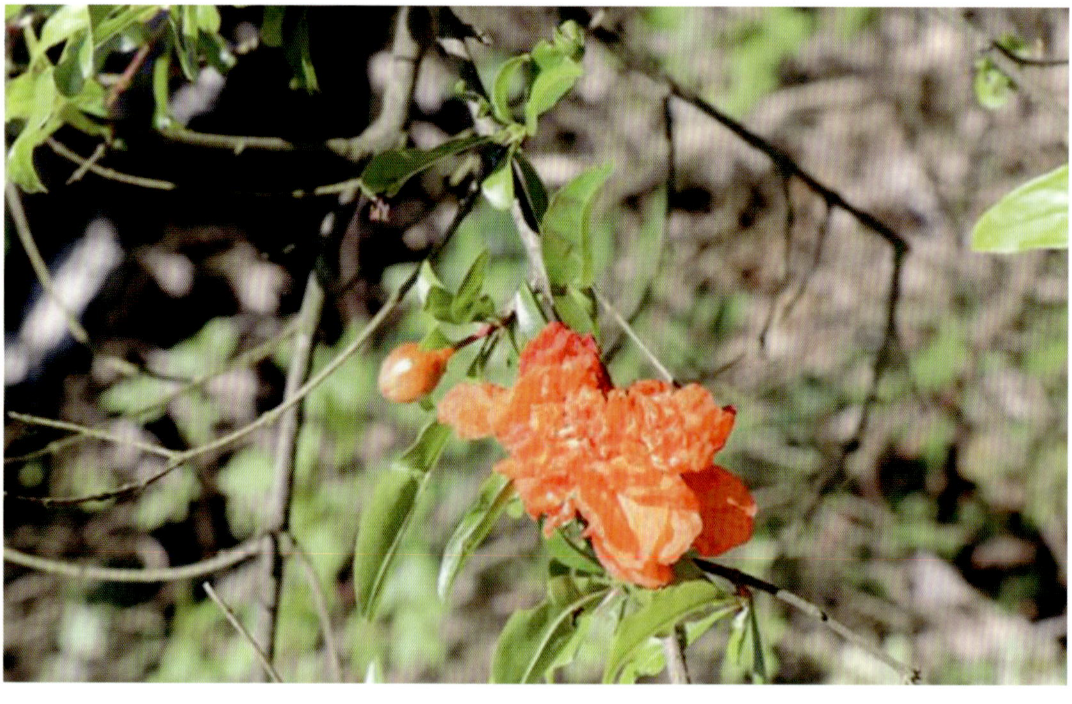

宽 1~2 厘米，顶端圆形；花丝无毛，长达 13 毫米；花柱长超过雄蕊。浆果近球形，直径 5~12 厘米，通常为淡黄褐色或淡黄绿色，有时白色，稀暗紫色。种子多数，钝角形，红色至乳白色，肉质的外种皮供食用。

**生境及分布**　原产巴尔干半岛至伊朗及其邻近地区，全世界的温带和热带都有种植。长沙县各地有零星野生分布。

**性味归经**　味酸、涩，性温。归大肠经。

**功能主治**　具涩肠止泻，止血，驱虫之功效。用于久泻，久痢，便血，脱肛，崩漏，白带，虫积腹痛。

**用法用量**　3~9 克。

① 治脱肛：石榴皮、陈壁土，加白矾少许，浓煎熏洗，再加五倍子炒研敷托上之。② 驱绦虫、蛔虫：石榴皮、槟榔各等分，研细末，每次服 10 克（小儿酌减），每日二次，连服二天。③ 治牛皮癣：石榴皮蘸极细的明矾粉搓患处，初搓时微痛。或石榴皮（炒炭），研细末一份，麻油三份，调成糊状，用时将药油摇匀，以毛笔蘸药匀涂患处，每日二次。④ 治汤火烫伤：石榴果皮适量。研末，麻油调搽患处。

# 龙　葵

【凭证标本】430121-190421-0056LY。

【采集地点】湖南省长沙市长沙县安沙镇安沙社区。

**别　　名**　苦菜、苦葵、老鸦眼睛草、天茄子、天茄苗儿、天天茄、救儿草、后红子、水茄、天泡草、老鸦酸浆草、天泡果、七粒扣、乌疔草、野茄子、黑姑娘、乌归菜、野海椒、黑茄、地泡子、地戎草、山辣椒、山海椒、野茄菜、耳坠菜、野辣角、天茄菜、狗钮子、野辣椒、野葡萄、酸浆草、水苦菜、野伞子、飞天龙。

**基　　原**　茄科茄属植物龙葵 *Solanum nigrum* L. 的全草。

**植物形态**　一年生直立草本，高 0.25~1 米，茎无棱或棱不明显，绿色或紫色，近无毛或被微柔毛。叶卵形，长 2.5~10 厘米，宽 1.5~5.5 厘米，先端短尖，基部楔形至阔楔形而下延至叶柄，全缘或每边具不规则的波状粗齿，光滑或两面均被稀疏短柔毛，叶脉每边 5~6 条，叶柄长 1~2 厘米。蝎尾状花序腋外生，由 3~10 花组成，总花梗长 1~2.5 厘米，花梗长约 5 毫米，近无毛或具短柔毛；萼小，浅杯状，直径约 1.5~2 毫米，齿卵圆形，先端圆，基部两齿间连接处成角度；花冠白色，筒部隐于萼内，长不及 1 毫米，冠檐长约 2.5 毫米，5 深裂，裂片卵圆形，长约 2 毫米；花丝短，花药黄色，长约 1.2 毫米，约为花丝长度的 4 倍，顶孔向内；子房卵形，直径约 0.5 毫米，花柱长约 1.5 毫米，中部以下被白色绒毛，柱头小，头状。浆果球形，直

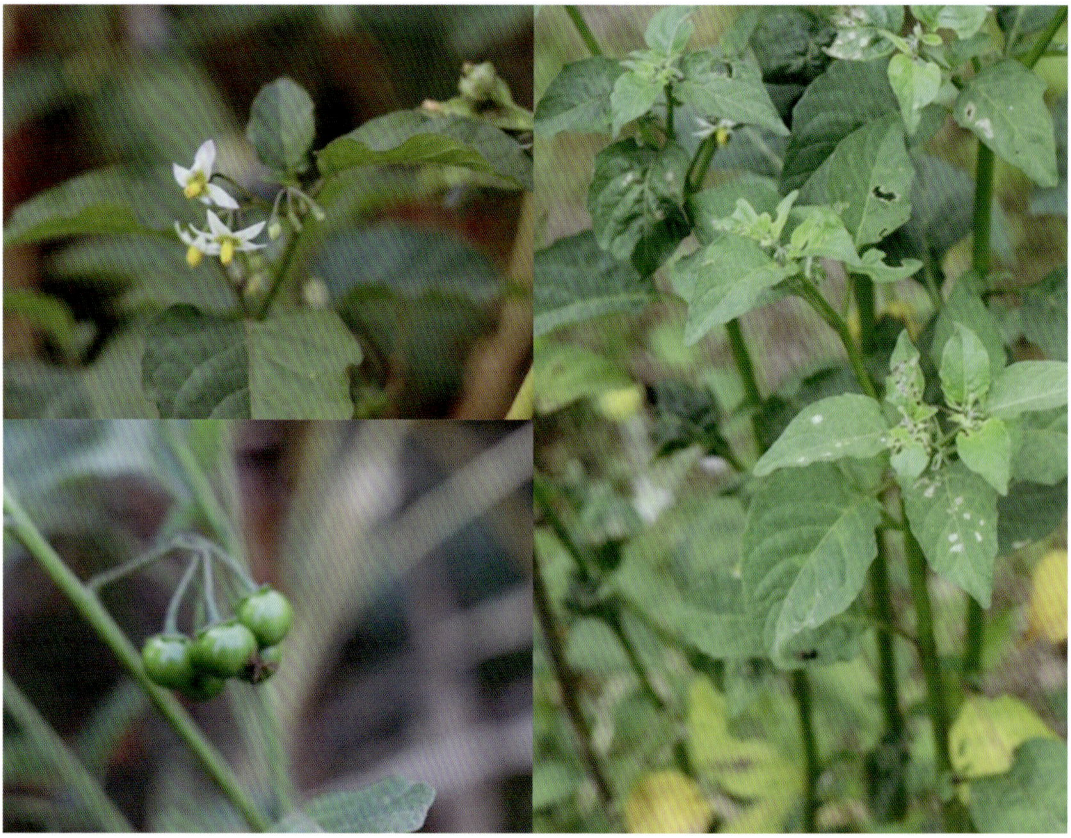

径约8毫米，熟时黑色。种子多数，近卵形，直径1.5~2毫米，两侧压扁。

**生境及分布** 喜生于田边，荒地及村庄附近。我国几乎全国均有分布。长沙县各地有零星野生分布。

**性味归经** 味苦，性寒。

**功能主治** 具清热解毒，消肿散结，利尿通淋之功效。用于疮疔肿痛，淋证，小便不利。

**用法用量** 9~15克。外用适量，熬膏外敷或煎水洗，或鲜品捣烂敷。

①治疔肿：龙葵，擂碎，酒服。②治痈无头：捣龙葵敷之。③治痢疾：龙葵叶40~50克（鲜用加倍量），白糖40克。水煎服。

**注意事项** 脾胃虚弱者及孕妇忌服。

# 叶下珠

【凭证标本】青灰叶下珠：430121-190602-0205LY。叶下珠：430121~200723~0978LY。

【采集地点】青灰叶下珠：湖南省长沙市长沙县福临镇影珠山村。叶下珠：湖南省长沙市长沙县路口镇荆华村。

**别　名**　珍珠草、叶下珍珠、叶后珠、十字珍珠草、夜合草、夜合珍珠。

**基　原**　大戟科植物青灰叶下珠 *Phyllanthus glaucus* Wall.ex Muell.Arg 或叶下珠 *Phyllanthus urinaria* L. 的全草。

**植物形态**　青灰叶下珠：灌木；株高达 4 米；全株无毛；叶膜质，椭圆形或长圆形，长 2.5~5 厘米，先端尖，有小尖头，基部钝或圆，下面稍苍白色，侧脉 8~10 对；叶柄长 2~4 毫米，托叶卵状披针形，膜质；花径约 3 毫米，数朵簇生叶腋；雄花花梗长约 8 毫米；萼片 6，卵形；花盘腺体 6；雄蕊 5，花丝分离；雌花 1 朵与数朵雄花腋生；花梗长约 9 毫米；萼片 6，卵形；花盘环状；子房 3 室，每室 2 胚珠，花柱 3，基部合生；蒴果浆果状，径约 1 厘米，紫黑色，萼片宿存；种子黄褐色。

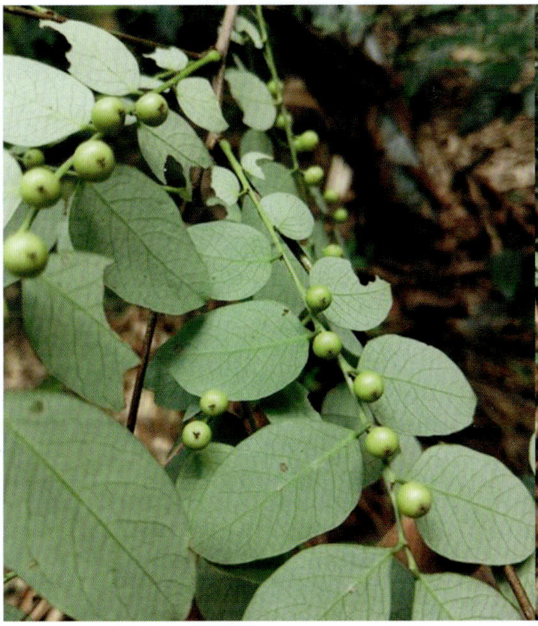

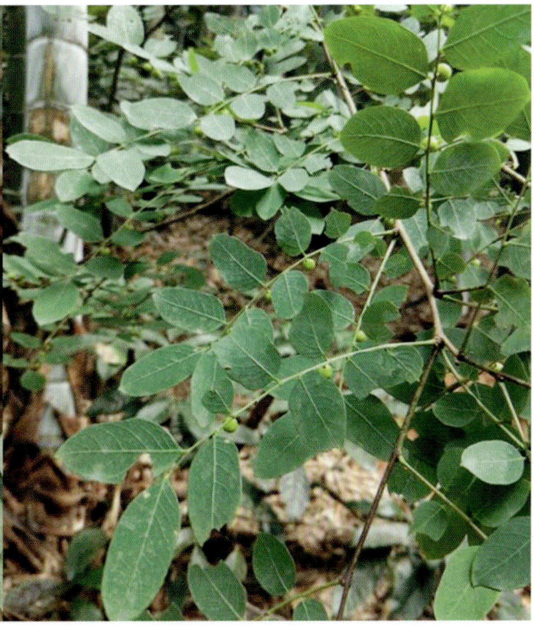

叶下珠：一年生草本，高 10~60 厘米，茎通常直立，基部多分枝，枝倾卧而后上升；枝具翅状纵棱，上部被一纵列疏短柔毛。叶片纸质，因叶柄扭转而呈羽状排列，长圆形或倒卵形，长 4~10 毫米，宽 2~5 毫米，顶端圆、钝或急尖而有小尖头，下面灰绿色，近边缘或边缘有 1~3 列短粗毛；侧脉每边 4~5 条，明显；叶柄极短；托叶卵状披针形，长约 1.5 毫米。花雌雄同株，直径约 4 毫米；雄花：2~4 朵簇生于叶腋，通常仅上面 1 朵开

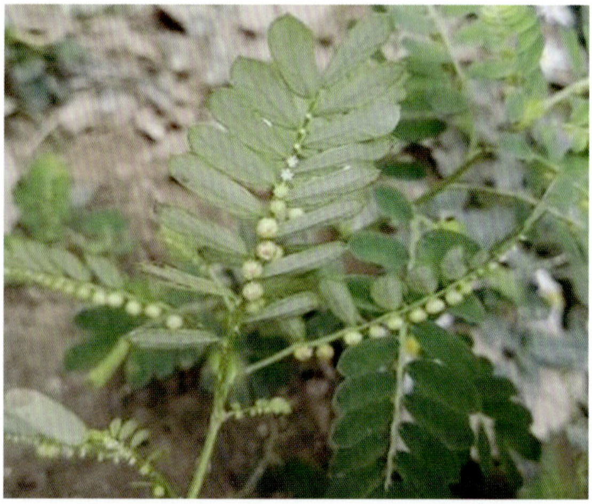

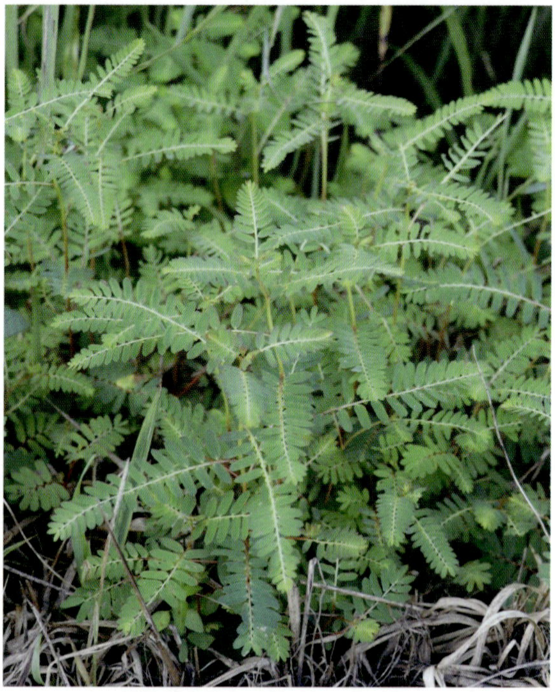

花，下面的很小；花梗长约 0.5 毫米，基部有苞片 1~2 枚；萼片 6，倒卵形，长约 0.6 毫米，顶端钝；雄蕊 3，花丝全部合生成柱状；花粉粒长球形，通常具 5 孔沟，少数 3、4、6 孔沟，内孔横长椭圆形；花盘腺体 6，分离，与萼片互生；雌花：单生于小枝中下部的叶腋内；花梗长约 0.5 毫米；萼片 6，近相等，卵状披针形，长约 1 毫米，边缘膜质，黄白色；花盘圆盘状，边全缘；子房卵状，有鳞片状凸起，花柱分离，顶端 2 裂，裂片弯卷。蒴果圆球状，直径 1~2 毫米，红色，表面具一小凸刺，有宿存的花柱和萼片，开裂后轴柱宿存；种子长 1.2 毫米，橙黄色。花期 4~6 月，果期 7~11 月。

**生境及分布** 青灰叶下珠：生于海拔 200~800 米的山坡疏林内或林缘，长沙县各地有零星野生分布。分布于西南及江苏、安徽、浙江、江西、湖北、湖南、广东、广西、西藏等地。

叶下珠：生长在海拔 500 米以下旷野平地、旱田、山地路旁或林缘，在云南海拔 1100 米的湿润山坡草地亦见有生长，长沙县有分布。分布于河北、山西、陕西、华东、华中、华南、西南等省区。

**性味归经** 青灰叶下珠：味辛、甘，性温。归肝、脾经。叶下珠：味微苦、甘，性凉。

**功能主治** 具清热利尿，明目，消积之功效。用于肾炎水肿，泌尿系感染、结石，肠炎，痢疾，小二疳积，眼角膜炎，黄疸型肝炎；外用治青竹蛇咬伤。

**用法用量** 内服：煎汤，25~50 克。外用：适量，鲜草捣烂敷伤口周围。

# 四叶参

【凭证标本】430121-190822-0553-LY。

【采集地点】湖南省长沙市长沙县开慧镇飘峰山村。

**别　　名**　山海螺、奶参、羊乳、轮叶党参。

**基　　原**　桔梗科植物羊乳 *Codonopsis lanceolata*（Sieb.et Zucc.）Trautv. 的根。

**植物形态**　植株全体光滑无毛或茎叶偶疏生柔毛。茎基略近于圆锥状或圆柱状，表面有多数瘤状茎痕，根常肥大呈纺锤状而有少数细小侧根，长 10~20 厘米，直径 1~6 厘米，表面灰黄色，近上部有稀疏环纹，而下部则疏生横长皮孔。茎缠绕，长约 1 米，直径 3~4 毫米，常有多数短细分枝，黄绿而微带紫色。叶在主茎上的互生，披针形或菱状狭卵形，细小，长 0.8~1.4 厘米，宽 3~7 毫米；在小枝顶端通常 2~4 叶簇生，而近于对生或轮生状，叶柄短小，长 1~5 毫米，叶片菱状卵形、狭卵形或椭圆形，长 3~10 厘米，宽 1.3~4.5 厘米，顶端尖或钝，基部渐狭，通常全缘或有疏波状锯齿，上面绿色，下面灰绿色，叶脉明显。花单生或对生于小枝顶端；花梗长 1~9 厘米；花萼贴生至子房中部，筒部半球状，裂片湾缺尖狭，或开花后渐变宽钝，裂片卵状三角形，长 1.3~3 厘米，宽 0.5~1 厘米，端尖，全缘；花

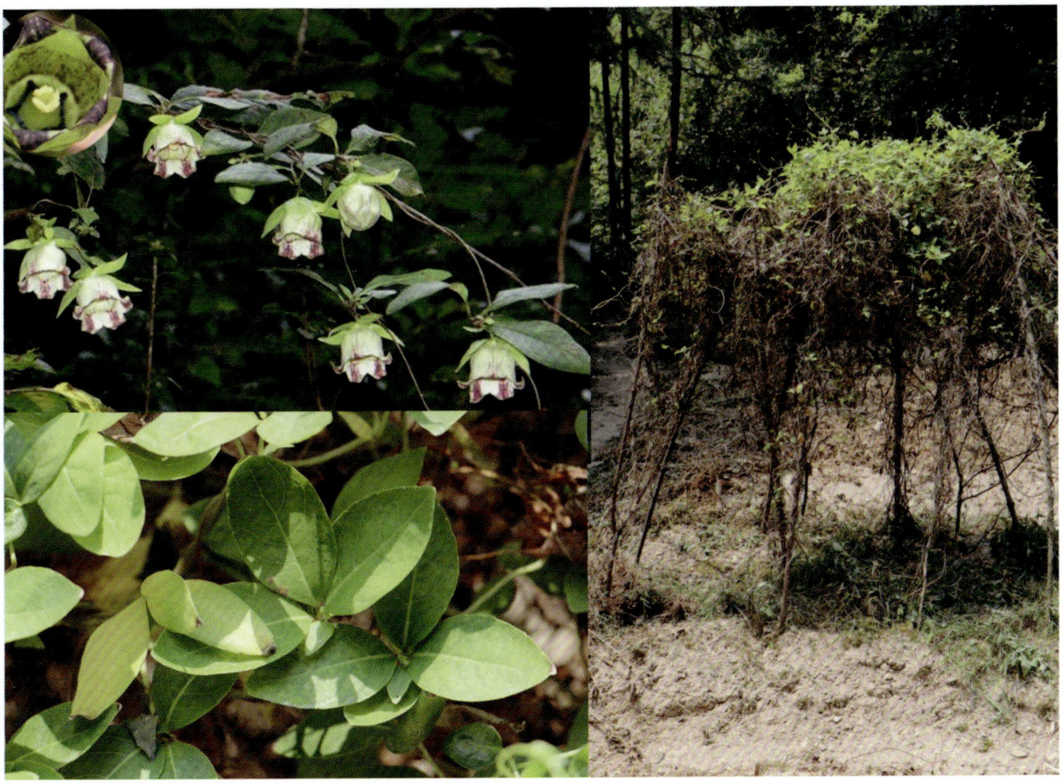

冠阔钟状，长 2~4 厘米，直径 2~3.5 厘米，浅裂，裂片三角状，反卷，长 0.5~1 厘米，黄绿色或乳白色内有紫色斑；花盘肉质，深绿色；花丝钻状，基部微扩大，长 4~6 毫米，花药 3~5 毫米；子房下位。蒴果下部半球状，上部有喙，直径 2~2.5 厘米。种子多数，卵形，有翼，细小，棕色。花果期 7~8 月。

**生境及分布** 生长在山地灌木林下沟边阴湿地区或阔叶林内，长沙县各地有零星野生分布。分布于东北、华北、华东和中南各省区。

**性味归经** 味甘，性温。

**功能主治** 具补血通乳，养阴润肺，清热解毒，消肿排脓之功效。用于病后体虚，乳少，肺阴不足，肺痈，乳痈，疮疡肿毒。

**用法用量** 内服：煎汤，15~30 克。

## 四季青

【凭证标本】430121-200513-0948LY。

【采集地点】湖南省长沙市长沙县北山镇福安村。

**别　　名** 冬青叶、四季青叶、一口血。

**基　　原** 冬青科植物冬青 *Ilex chinensis* Sims 的叶。

**植物形态** 常绿乔木，高达 13 米；树皮灰黑色，当年生小枝浅灰色，圆柱形，具细棱；二至多年生枝具不明显的小皮孔，叶痕新月形，凸起。叶片薄革质至革质，椭圆形或披针形，稀卵形，长 5~11 厘米，宽 2~4 厘米，先端渐尖，基部楔形或钝，边缘具圆齿，或有时在幼叶为锯齿，叶面绿色，有光泽，干时深褐色，背面淡绿色，主脉在叶面平，背面隆起，侧脉 6~9 对，在叶面不明显，叶背明显，无毛，或有时在雄株幼枝顶芽、幼叶叶柄及主脉上

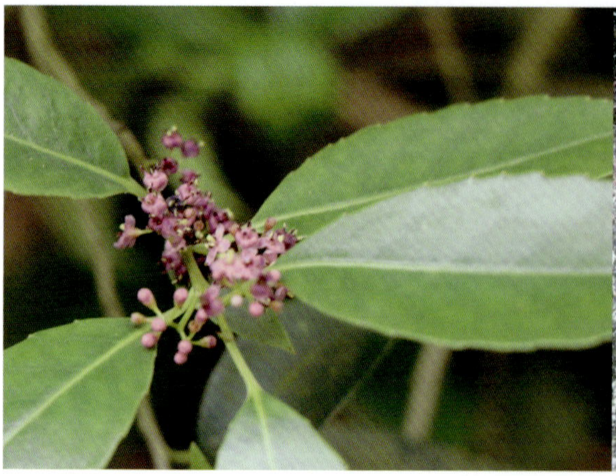

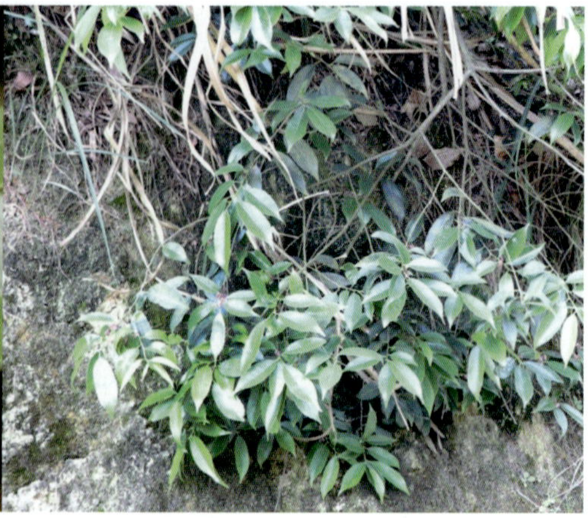

有长柔毛；叶柄长 8~10 毫米，上面平或有时具窄沟。雄花：花序具 3~4 回分枝，总花梗长 7~14 毫米，二级轴长 2~5 毫米，花梗长 2 毫米，无毛，每分枝具花 7~24 朵；花淡紫色或紫红色，4~5 基数；花萼浅杯状，裂片阔卵状三角形，具缘毛；花冠辐状，直径约 5 毫米，花瓣卵形，长 2.5 毫米，宽约 2 毫米，开放时反折，基部稍合生；雄蕊短于花瓣，长 1.5 毫米，花药椭圆形；退化子房圆锥状，长不足 1 毫米；雌花：花序具 1~2 回分枝，具花 3~7 朵，总花梗长 3~10 毫米，扁，二级轴发育不好；花梗长 6~10 毫米；花萼和花瓣同雄花，退化雄蕊长约为花瓣的 1/2，败育花药心形；子房卵球形，柱头具不明显的 4~5 裂，厚盘形。果长球形，成熟时红色，长 10~12 毫米，直径 6~8 毫米；分核 4~5，狭披针形，长 9~11 毫米，宽约 2.5 毫米，背面平滑，凹形，断面呈三棱形，内果皮厚革质。花期 4~6 月，果期 7~12 月。

**生境及分布**　生长在海拔 500~1000 米的山坡常绿阔叶林中和林缘，长沙县有分布。分布于江苏、安徽、浙江、江西、福建、台湾、河南、湖北、湖南、广东、广西和云南等省区。

**性味归经**　味苦，涩，性凉。归肺、大肠、膀胱经。

**功能主治**　具清热解毒，消肿祛瘀之功效。用于肺热咳嗽，咽喉肿痛，痢疾，胁痛，热淋；外治烧烫伤，皮肤溃疡。

**用法用量**　内服：煎汤，15~60 克。外用：适量，水煎外涂。

## 四季海棠

**【凭证标本】**430121-191029-0689-LY。

**【采集地点】**湖南省长沙市长沙县安沙镇三合社区。

**别　　名**　四季秋海棠、蚬肉海棠。

**基　　原**　秋海棠科植物四季海棠 *Begonia cucullata* var.*hookeri*（Sweet）L.B.Sm.& B.G.Schub. 的花和叶。

**植物形态**　直立肉质草本，高 15~45 厘米。根呈纤维状。全株无毛，基部多分枝，绿色或淡红色。单叶互生；叶柄着生于叶片基部；叶稍肉质，卵形或宽卵形，长 5~8 厘米，宽 3.5~7.5 厘米，先端圆钝，基部稍心形略偏斜，边缘有锯齿和睫毛，两面光亮，绿色；主脉通常微红。花淡红或带白色，数朵集生在腋生的总花梗上，花单性，雌雄同花，雄花较大，径 1~2 厘米，花被片 4，内面 2 片较小；雌花稍小，花被片 5。蒴果绿以，并有红色的 3 翅，其中一翅稍大。花期全年。

**生境及分布**　长沙县各地有栽培。我国各地均有栽培。

**性味归经**　味苦，性凉。

- 功能主治　具清热解毒之功效。用于疮疖。
- 用法用量　外用：适量，鲜品捣敷。

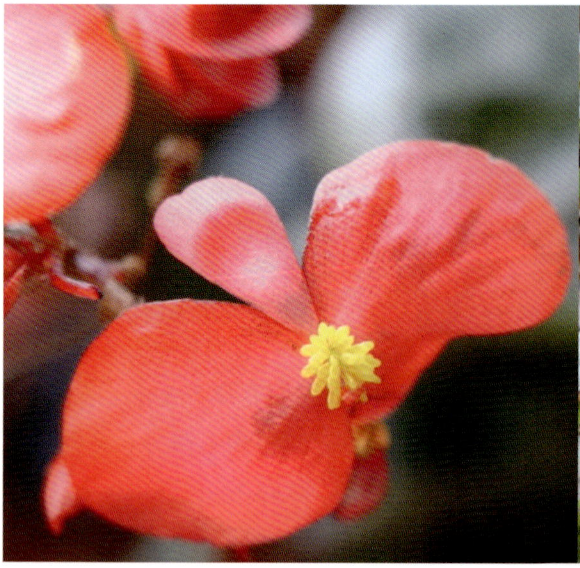
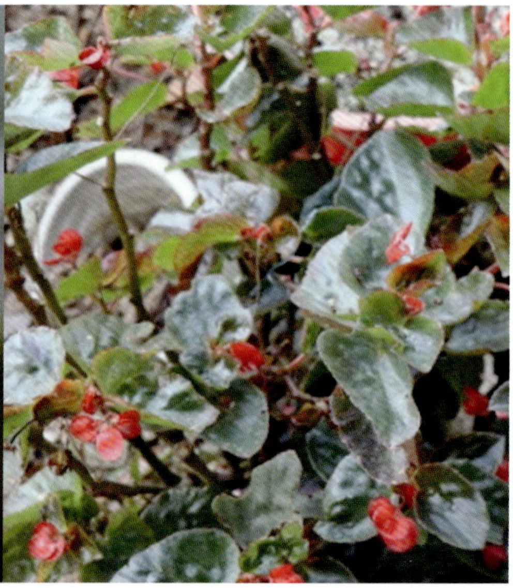

## 仙鹤草

【凭证标本】430121-190715-0332LY。
【采集地点】湖南省长沙市长沙县开慧镇飘峰山村。

- 别　　名　鹤草芽、龙牙草、施州龙牙草、瓜香草、黄龙尾、铁胡蜂、金顶龙芽、老鹳嘴、子母草、毛脚茵、黄龙牙、草龙牙、地椒、黄花草、蛇疙瘩、龙头草、寸八节、过路黄、毛脚鸡、杰里花、线麻子花、脱力草、刀口药、大毛药、地仙草、蛇倒退、路边鸡、毛将军、鸡爪沙、路边黄、五蹄风、牛头草、泻痢草、黄花仔、异风颈草、子不离母、父子草、毛鸡草、群兰败毒草、狼牙草、止血草黄龙牙。
- 基　　原　蔷薇科植物龙芽草 *Agrimonia pilosa* Ledeb. 的地上部分。
- 植物形态　多年生草本；根状茎短，基部常有1至数个地下芽；茎高达1.2米，被疏柔毛及短柔毛，稀下部被长硬毛；叶为间断奇数羽状复叶，常有3~4对小叶，杂有小型小叶；小叶倒卵形至倒卵状披针形，具锯齿；穗状总状花序，花瓣黄色，长圆形；雄蕊5至多枚，花柱2；瘦果倒卵状圆锥形，顶端有数层钩刺。
- 生境及分布　生于荒地、山坡、路旁、草地。我国大部分地区均有分布，长沙县各地有零星野生分布。主产于浙江、江苏、湖北。此外，安徽、福建、广东、河

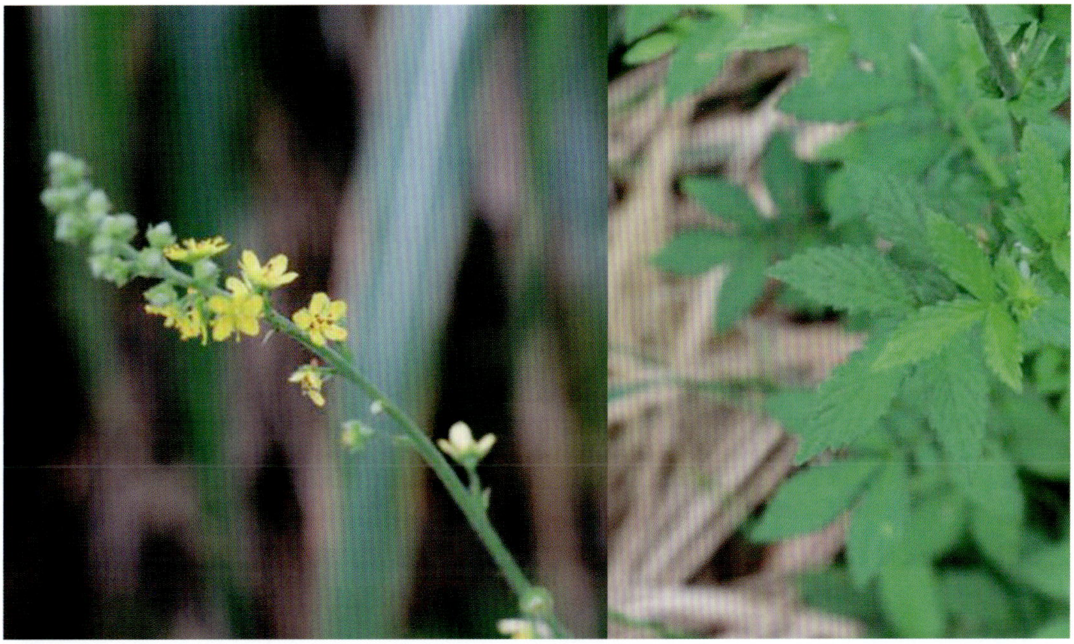

北、山东、湖南、云南等地亦产。

- **性味归经**　味苦、涩，性平。归心、肝经。
- **功能主治**　具收敛止血，截疟，止痢，解毒，补虚之功效。用于咯血，吐血，崩漏下血，疟疾，血痢，痈肿疮毒，阴痒带下，脱力劳伤。
- **用法用量**　6～12克。外用适量。

# 白　及

**【凭证标本】**430121-190427-0110LY。

**【采集地点】**湖南省长沙市长沙县高桥镇白石源村。

- **别　　名**　甘根、连及草、白根、白给、冰球子、白鸟儿头、地螺丝、羊角七、千年棕、君求子、一兜棕、白鸡儿、皲口药、利知子。
- **基　　原**　兰科植物白及 *Bletilla striata*（Thunb.ex Murray）Rchb.F. 的块茎。
- **植物形态**　植株高18~60厘米。假鳞茎扁球形，上面具荸荠似的环带，富黏性。茎粗壮，劲直。叶4~6枚，狭长圆形或披针形，长8~29厘米，宽1.5~4厘米，先端渐尖，基部收狭成鞘并抱茎。花序具3~10朵花，常不分枝或极罕分枝；花序轴或多或少呈"之"字状曲折；花苞片长圆状披针形，长2~2.5厘米，开花时常凋落；花大，紫红色或粉红色；萼片和花瓣近等长，狭长圆形，长25~30毫米，宽6~8毫米，先端急尖；花瓣较萼片稍宽；唇瓣较

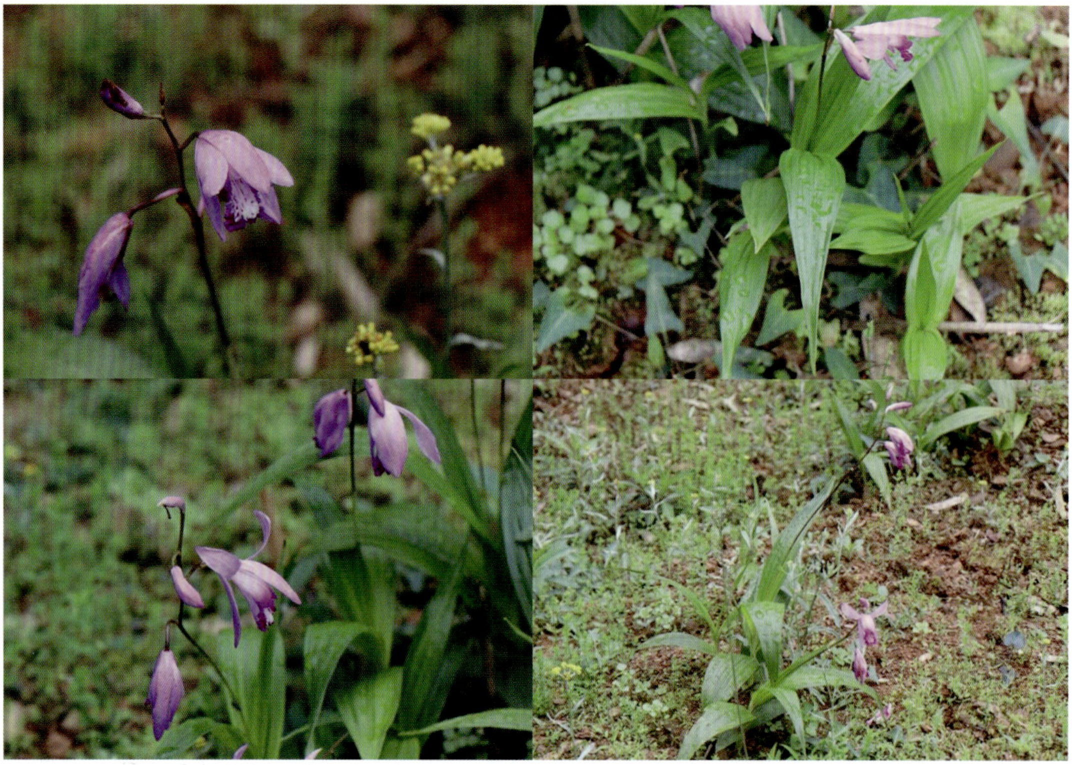

萼片和花瓣稍短，倒卵状椭圆形，长 23~28 毫米，白色带紫红色，具紫色脉；唇盘上面具 5 条纵褶片，从基部伸至中裂片近顶部，仅在中裂片上面为波状；蕊柱长 18~20 毫米，柱状，具狭翅，稍弓曲。花期 4~5 月。

**生境及分布** 生于海拔 100~3200 米的常绿阔叶林下，栎树林或针叶林下、路边草丛或岩石缝中。产于陕西南部、甘肃东南部、江苏、安徽、浙江、江西、福建、湖北、湖南、广东、广西、四川和贵州。长沙县各地有零星野生分布。

**性味归经** 味苦、甘、涩，性微寒。归肺、肝、胃经。

**功能主治** 具收敛止血，消肿生肌之功效。用于咯血，吐血，外伤出血，疮疡肿毒，皮肤皲裂。

**用法用量** 6~15 克；研末吞服 3~6 克。外用适量。

① 治肺痿：白及、阿胶、款冬、紫菀等分。水煎服。② 治疔疮肿毒：白及末半克，以水澄之，去水，摊于厚纸上贴之。③ 治一切疮疖痈疽：白及、芙蓉叶、大黄、黄柏，五倍子。上为末，用水调搽 4 周。④ 治冬季手足皲裂：用白及粉加水调匀，填入裂口。患处不能沾水。⑤ 治跌打骨折：酒调白及末 2 克服。⑥ 治汤火伤灼：白及末，调敷。⑦ 治鼻渊：白及末，酒糊丸。每服 3 克，黄酒下。

**注意事项** 不宜与川乌、制川乌、草乌、制草乌、附子同用。

# 白车轴草

【凭证标本】430121-190719-0399LY。
【采集地点】湖南省长沙市长沙县青山铺镇天华村。

**别　名**　白花苜蓿、三消草、螃蟹花、金花草、菽草翘摇。

**基　原**　豆科白车轴草 *Trifolium repens* L. 的全草。

**植物形态**　多年生草本；株生长期达 5 年；高 10~30 厘米，全株无毛；茎匍匐蔓生，上部稍上升，节上生根，掌状三出复叶；托叶卵状披针形，基部抱茎成鞘状，离生部分锐尖；叶柄长 10~30 厘米；小叶倒卵形或近圆形，长 0.8~3 厘米，中脉在下面隆起，侧脉约 13 对，在两面隆起，近叶边分叉并伸达齿尖；小叶柄长 1.5 毫米，微被柔毛；掌状三出复叶，小叶倒卵形或近圆形；花序球形，顶生，径 1.5~4 厘米，具 20~50 密集的花；花序梗甚长，比叶柄长近 1 倍；无总苞；苞片披针形；花长 0.7~1.2 厘米；花梗比花萼稍长或等长，开花立即下垂；花萼钟形，具 10 条脉纹，萼齿 5，披针形，稍不等长，短于萼筒，萼喉开张，无毛；花冠白、乳黄或淡红色，具香气，旗瓣椭圆形，比翼瓣和龙骨瓣长近 1 倍，龙骨瓣稍短于翼瓣；子房线状长圆形，花柱稍长于子房；荚果长圆形，常具 3 种子；种子宽卵圆形。

**生境及分布**　我国常见于种植，并在湿润草地、河岸、路边呈半自生状态，长沙县各地有零星野生分布。产于东北、河北、华东、西南。

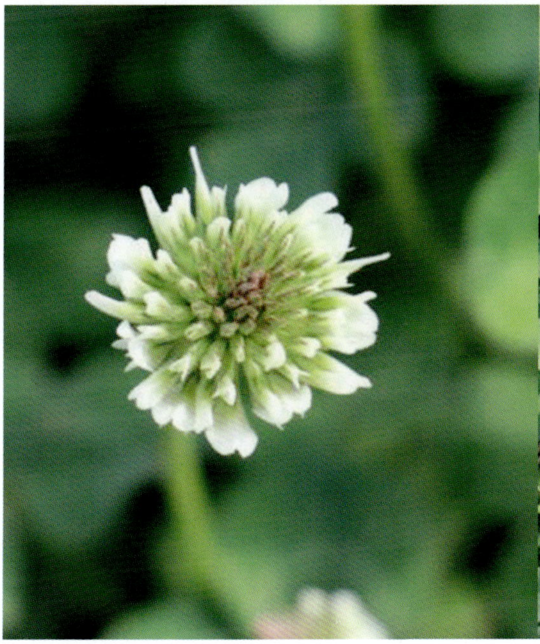

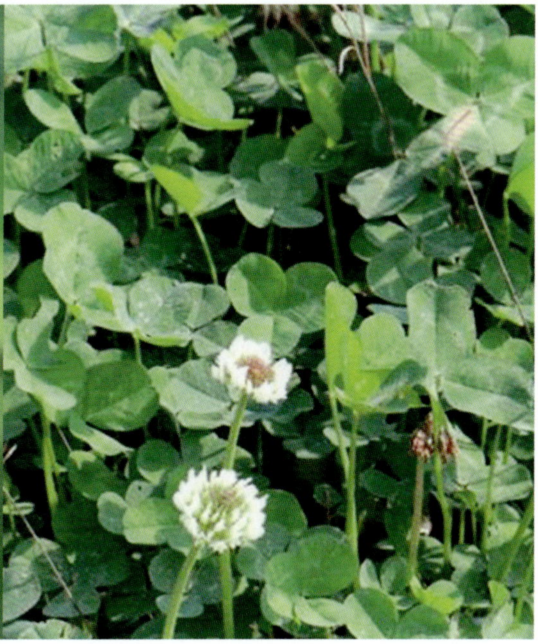

**性味归经** 味微甘，性平。
**功能主治** 具清热，凉血，宁心之功效。
**用法用量** 内服：15~30克。外用：适量，捣敷。

# 白花蛇舌草

【凭证标本】430121-191116-0736LY。
【采集地点】湖南省长沙市长沙县安沙镇鼎功桥村。

**别　　名** 蛇舌草、蛇舌癀、蛇针草、蛇总管、二叶葎、白花十字草、尖刀草、甲猛草、龙舌草、蛇脷草、鹤舌草。
**基　　原** 茜草科植物白花蛇舌草 *Hedyotis diffusa* Willd. 的全草。
**植物形态** 一年生无毛纤细披散草本，高20~50厘米；茎稍扁，从基部开始分枝。叶对生，无柄，膜质，线形，长1~3厘米，宽1~3毫米，顶端短尖，边缘干后常背卷，上面光滑，下面有时粗糙；中脉在上面下陷，侧脉不明显；托

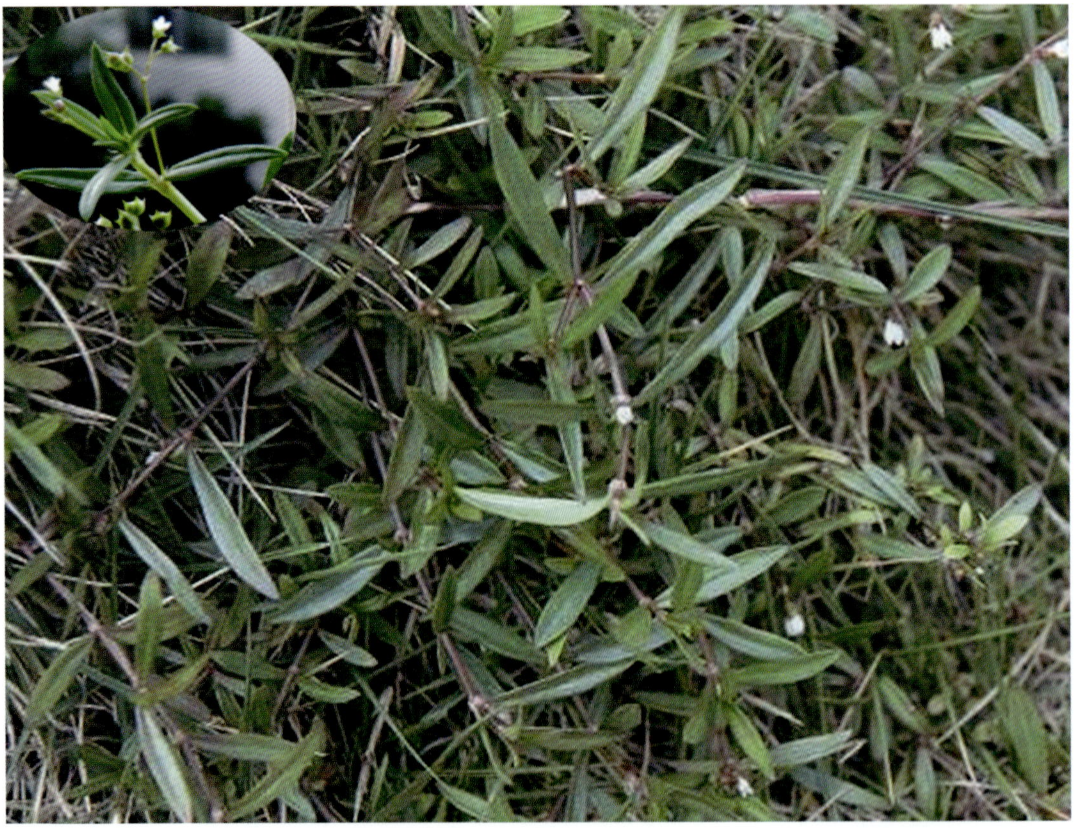

叶长 1~2 毫米，基部合生，顶部芒尖。花 4 数，单生或双生于叶腋；花梗略粗壮，长 2~5 毫米，罕无梗或偶有长达 10 毫米的花梗；萼管球形，长 1.5 毫米，萼檐裂片长圆状披针形，长 1.5~2 毫米，顶部渐尖，具缘毛；花冠白色，管形，长 3.5~4 毫米，冠管长 1.5~2 毫米，喉部无毛，花冠裂片卵状长圆形，长约 2 毫米，顶端钝；雄蕊生于冠管喉部，花丝长 0.8~1 毫米，花药突出，长圆形，与花丝等长或略长；花柱长 2~3 毫米，柱头 2 裂，裂片广展，有乳头状凸点。蒴果膜质，扁球形，直径 2~2.5 毫米，宿存萼檐裂片长 1.5~2 毫米，成熟时顶部室背开裂；种子每室约 10 粒，具棱，干后深褐色，有深而粗的窝孔。花期春季。

**生境及分布** 生长在水田、田埂和湿润的旷地，长沙县有野生分布。分布于广东、香港、广西、海南、安徽、云南等省区。

**性味归经** 味甘、淡，性凉。归胃、大肠、小肠经。

**功能主治** 具清热解毒，利尿消肿，活血止痛之功效。用于肠痈，疮疖肿毒，湿热黄疸，小便不利等症；外用治疮疖痈肿，毒蛇咬伤。

**用法用量** 内服：煎汤，15~30 克，大剂量可用至 60 克；或捣汁。外用：捣敷。

**注意事项** 阴疸，脾胃虚寒，孕妇慎用。

# 白 英

【凭证标本】430121-190719-0396LY。

【采集地点】湖南省长沙市长沙县青山铺镇天华村。

**别　　名** 白毛藤、白草、毛千里光、毛风藤、排风藤、毛秀才、葫芦草、金线绿毛龟。

**基　　原** 茄科茄属植物白英 *Solanum lyratum* Thunberg 的全草或根。

**植物形态** 多年生草质藤本，茎及叶密生有节长柔毛。叶互生，多为琴形，3.5~5.5 厘米，宽 2.5~4 厘米，先端渐尖，基部全缘或有 3~5 深裂中裂片卵形，较大，两面均被长柔毛；叶柄全缘或有 3~5 深裂，中裂片卵形，较大，两面均被长柔毛；叶柄长约 3 厘米。聚伞花序顶生或腋外生；花蓝色或白色，花萼 5 浅裂；花冠 5 深裂，自基部向外反折；雄蕊 5，花药顶孔裂；子房 2 室。浆果圆球形，成熟后红色。花期 7~9 月，果期 9~11 月。

**生境及分布** 生于山谷草地或路旁、田边。产于秦岭以南各省，长沙县各地有零星野生分布。

**性味归经** 味苦，性微寒。归肝、胃经。

**功能主治** 具清热解毒，利湿消肿，抗癌之功效。

**用法用量** 内服：15~30 克。外用适量，鲜全草捣烂敷患处。

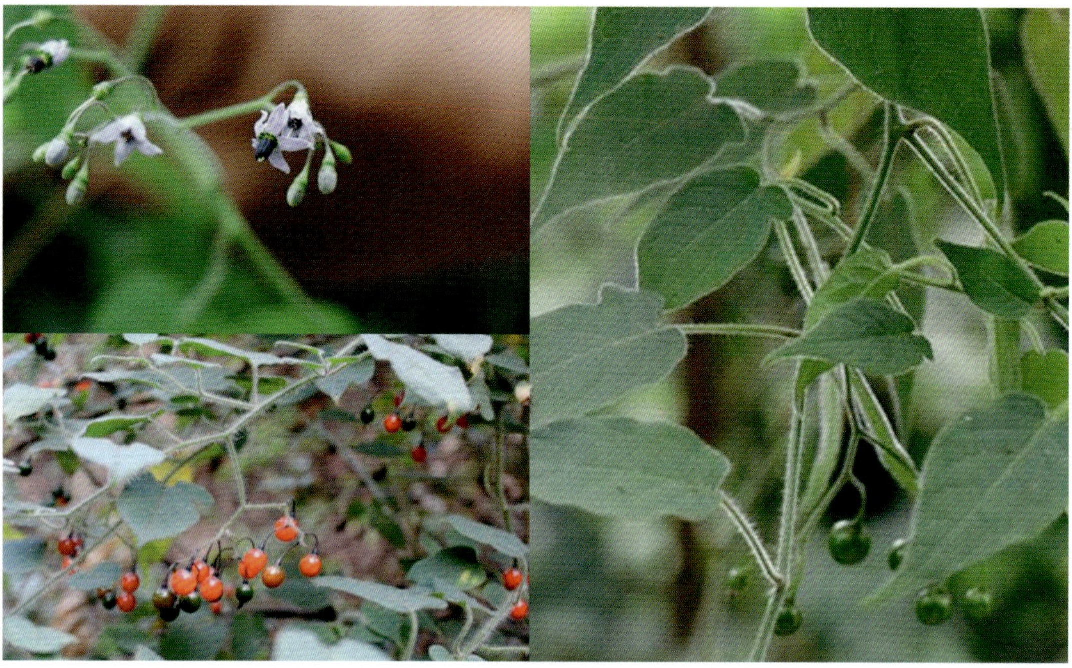

# 白茅根

【凭证标本】430121-190427-0126LY。

【采集地点】湖南省长沙市长沙县高桥镇白石源村。

**别　　名**　丝茅草、茅草、白茅草、茅草根。

**基　　原**　禾本科植物白茅 *Imperata cylindrica*（L.）Beauv. 的干燥根茎。

**植物形态**　多年生，具粗壮的长根状茎。秆直立，高 30~80 厘米，具 1~3 节，节无毛。叶鞘聚集于秆基，甚长于其节间，质地较厚，老后破碎呈纤维状；叶舌膜质，长约 2 毫米，紧贴其背部或鞘口具柔毛，分蘖叶片长约 20 厘米，宽约 8 毫米，扁平，质地较薄；秆生叶片长 1~3 厘米，窄线形，通常内卷，顶端渐尖呈刺状，下部渐窄，或具柄，质硬，被有白粉，基部上面具柔毛。圆锥花序稠密，长 20 厘米，宽达 3 厘米，小穗长 4.5~6 毫米，基盘具长 12~16 毫米的丝状柔毛；两颖草质及边缘膜质，近相等，具 5~9 脉，顶端渐尖或稍钝，常具纤毛，脉间疏生长丝状毛，第一外稃卵状披针形，长为颖片的 2/3，透明膜质，无脉，顶端尖或齿裂，第二外稃与其内稃近相等，长约为颖之半，卵圆形，顶端具齿裂及纤毛；雄蕊 2 枚，花药长 3~4 毫米；花柱细长，基部多少连合，柱头 2，紫黑色，羽状，长约 4 毫米，自小穗顶端伸出。颖果椭圆形，长约 1 毫米，胚长为颖果之半。花果期 4~6 月。

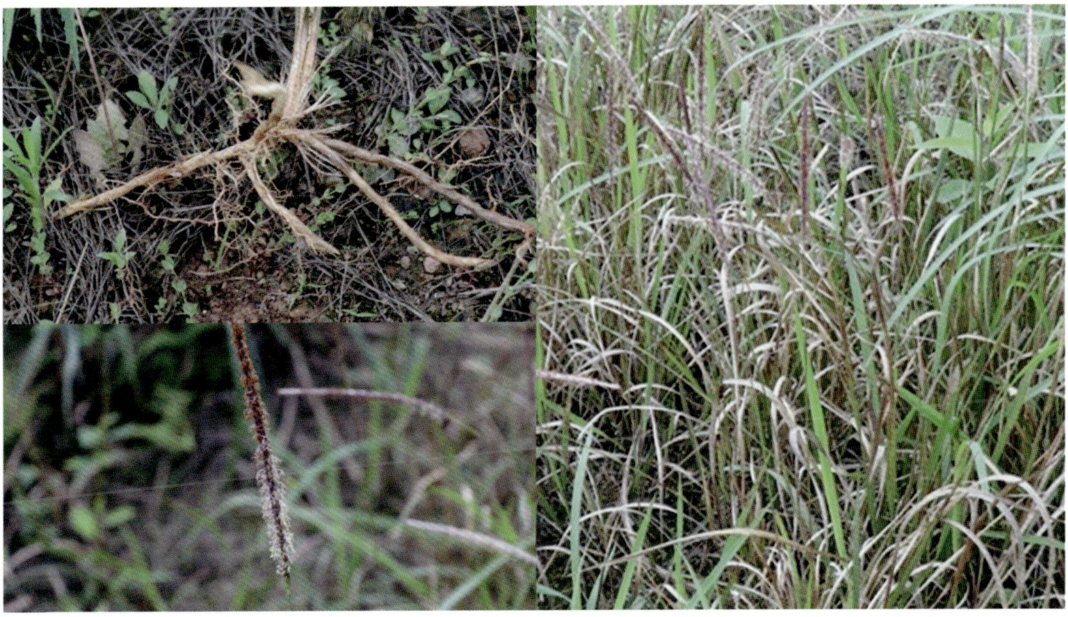

■ 生境及分布　生于低山带平原河岸草地、沙质草甸、荒漠与海滨。产于辽宁、河北、山西、山东、陕西、新疆等北方地区。长沙县各地有零星野生分布。

■ 性味归经　味甘，性寒。归胃、肺、膀胱经。

■ 功能主治　具凉血止血，清热利尿之功效。用于血热吐血，衄血，尿血，热病烦渴，湿热黄疸，水肿尿少，热淋涩痛。

■ 用法用量　9～30克。

■ 注意事项　脾胃虚寒，溲多不渴者忌服。

# 白带草

【凭证标本】430121-191117-0745LY。

【采集地点】湖南省长沙市长沙县高桥镇高桥村。

■ 别　　名　雀儿菜、野荠菜、米花香荠菜。

■ 基　　原　十字花科植物碎米荠 *Cardamine hirsuta* L. 的全草。

■ 植物形态　一年生小草本，高15~35厘米。茎直立或斜升，分枝或不分枝，下部有时淡紫色，被较密柔毛，上部毛渐少。基生叶具叶柄，有小叶2~5对，顶生小叶肾形或肾圆形，长4~10毫米，宽5~13毫米，边缘有3~5圆齿，小叶柄明显，侧生小叶卵形或圆形，较顶生的形小，基部楔形而两侧稍歪斜，边缘有2~3圆齿，有或无小叶柄；茎生叶具短柄，有小叶3~6对，生于茎下部的与基生叶相似，生于茎上部的顶生小叶菱状长卵形，顶端 3 齿裂，侧生小叶长卵形至线形，多数全缘；全部小叶两面稍有毛。总状花序生于枝顶，花小，直径约 3 毫米，花梗纤细，长 2.5~4 毫米；萼片绿色或淡紫色，长椭圆形，长约 2 毫米，边缘膜质，外面有疏毛；花瓣白色，倒卵形，长 3~5 毫米，顶端钝，向基部渐狭；花丝稍扩大；雌蕊柱状，花柱极短，柱头扁球形。长角果线形，稍扁，无毛，长达 30 毫米；果梗纤细，直立开展，长 4~12 毫米。种子椭圆形，宽约 1 毫米，顶端有的具明显的翅。花期 2~4 月，果期 4~6 月。

**生境及分布** 生长在海拔 1000 米以下的山坡、路旁、荒地及耕地的草丛中，长沙县各地有野生分布。分布于辽宁、河北、山西、陕西、甘肃、山东和长江以南各地。

**性味归经** 味甘、淡，性凉。

**功能主治** 具清热利湿，安神，止血之功效。用于湿热泻痢，热淋，白带，心悸，失眠，虚火牙痛，小儿疳积，吐血，便血，疔疮。

**用法用量** 内服：煎汤，15~30 克；外用：适量，捣敷。

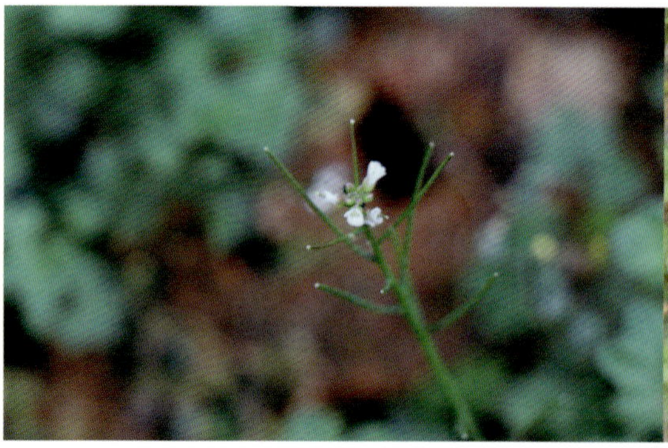

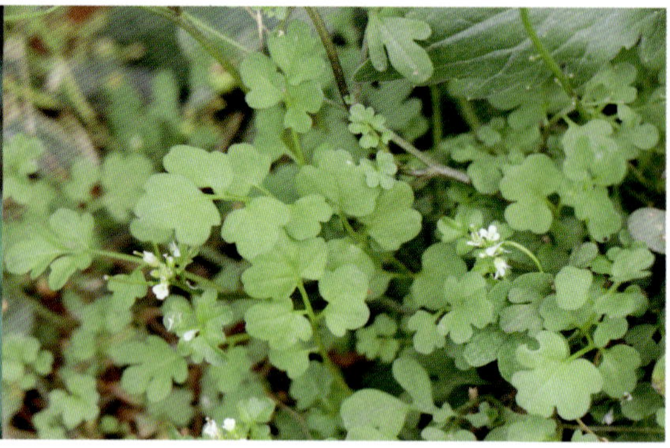

## 白背叶

**【凭证标本】** 430121-190529-0175LY。

**【采集地点】** 湖南省长沙市长沙县安沙镇安沙社区。

**别　　名** 白鹤叶、白面戟、白面风、白桃叶。

**基　　原** 大戟科野桐属植物白背叶 *Mallotus apelta*（Lour.）Muell.Arg. 的叶。

**植物形态** 灌木或小乔木，高 1~4 米；小枝、叶柄和花序均密被淡黄色星状柔毛和散生橙黄色颗粒状腺体。叶互生，卵形或阔卵形，稀心形，长和宽均 6~25 厘米，顶端急尖或渐尖，基部截平或稍心形，边缘具疏齿，上面干后黄绿色或暗绿色，无毛或被疏毛，下面被灰白色星状绒毛，散生橙黄色颗粒状腺体；基出脉5条，最下一对常不明显，侧脉6~7对；基部近叶柄处有褐色斑状腺体2个；叶柄长5~15厘米。花雌雄异株，雄花序为开展的圆锥花序或穗状，长15~30厘米，苞片卵形，长约1.5毫米，雄花多朵簇生于苞腋；雄花：花梗长1~2.5毫米；花蕾卵形或球形，长约2.5毫米，花萼裂片4，卵形或卵状三角形，长约3毫米，外面密生淡黄色星状毛，内面散生颗粒状腺体；雄蕊50~75枚，长约3毫米；雌花序穗状，长15~30厘米，稀有分枝，花序梗长5~15厘米，苞片近三角形，长约2毫米；雌花：花梗极短；花萼裂片3~5枚，卵形或近三角形，长2.5~3毫米，外面密生灰白色星状毛和颗粒状腺体；花柱3~4枚，长约3毫米，基部合生，柱头密生羽毛状突起。蒴果近球形，密生被灰白色星状毛的软刺，软刺线形，黄褐色或浅黄色，长5~10毫米；种子近球形，直径约3.5毫米，褐色或黑色，具皱纹。花期6~9月，果期8~11月。

**生境及分布** 生于海拔30~1000米山坡或山谷灌丛中。产于云南、广西、湖南、江西、福建、广东和海南。长沙县各地有零星野生分布。

**性味归经** 味苦，性平。归、脾经。

**功能主治** 具清热，解毒，祛湿，止血之功效。用于蜂窝组织炎，化脓性中耳炎，鹅口疮，湿疹，跌打损伤，外伤出血。

**用法用量** 叶外用适量，鲜叶捣烂敷或干叶研粉敷患处。

①治皮肤湿痒：白背叶煎水洗。②治鹅口疮：白背叶适量蒸水，用消毒棉卷蘸水拭抹患处，一日三次，连抹两天。③治外伤出血，溃疡：白背叶晒干，擦成棉绒样收贮，出血时取适量贴上，外加绷带固定。④治溃疡：白背叶鲜叶捣烂，麻油或菜油调敷。⑤治跌打扭伤：鲜白背叶适量，捣敷。

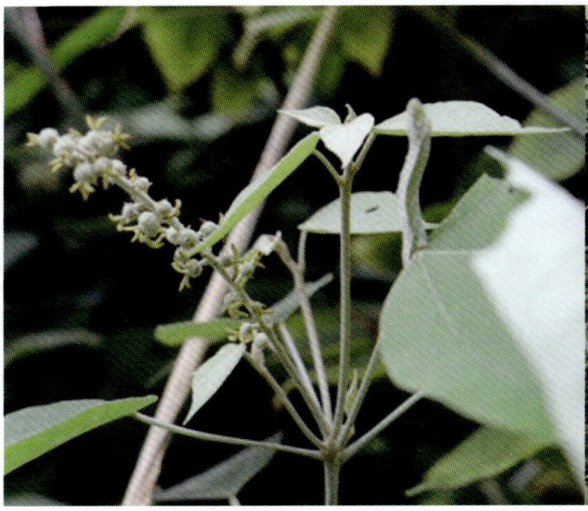

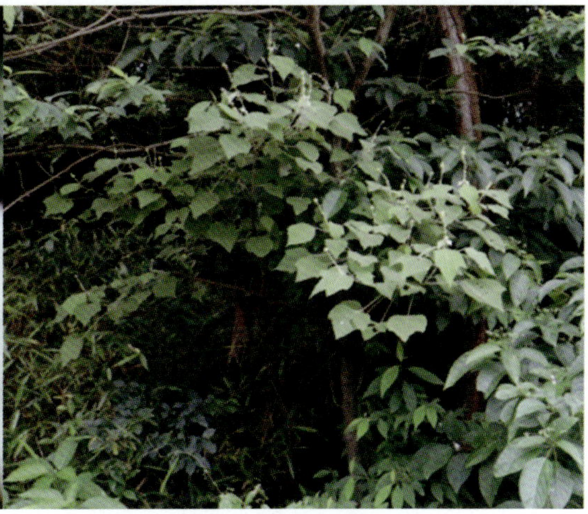

# 白扁豆

**【凭证标本】** 430121-201012-1231LY。

**【采集地点】** 湖南省长沙市长沙县安沙镇黄桥村。

**别　名**　火镰扁豆、峨眉豆、扁豆子、茶豆。

**基　原**　豆科植物扁豆 *Lablab purpureus*（L.）Sweet 的成熟种子。

**植物形态**　多年生、缠绕藤本。全株几无毛，茎长可达 6 米，常呈淡紫色。羽状复叶具 3 小叶；托叶基着，披针形；小托叶线形，长 3~4 毫米；小叶宽三角状卵形，长 6~10 厘米，宽约与长相等，侧生小叶两边不等大，偏斜，先端急尖或渐尖，基部近截平。总状花序直立，长 15~25 厘米，花序轴粗壮，总花梗长 8~14 厘米；小苞片 2，近圆形，长 3 毫米，脱落；花 2 至多朵簇生于每一节上；花萼钟状，长约 6 毫米，上方 2 裂齿几完全合生，下方的 3 枚近相等；花冠白色或紫色，旗瓣圆形，基部两侧具 2 枚长而直立的小附属体，附属体下有 2 耳，翼瓣宽倒卵形，具截平的耳，龙骨瓣呈直角弯曲，基部渐狭成瓣柄；子房线形，无毛，花柱比子房长，弯曲不逾 90°，一侧扁平，近顶部内缘被毛。荚果长圆状镰形，长 5~7 厘米，近顶端最阔，宽 1.4~1.8 厘米，扁平，直或稍向背弯曲，顶端有弯曲的尖喙，基部

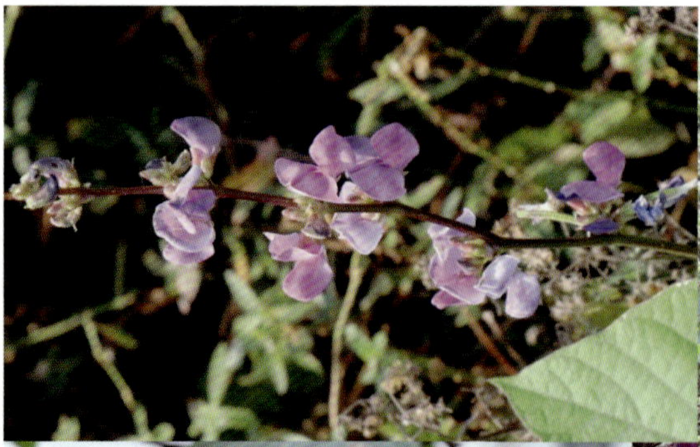

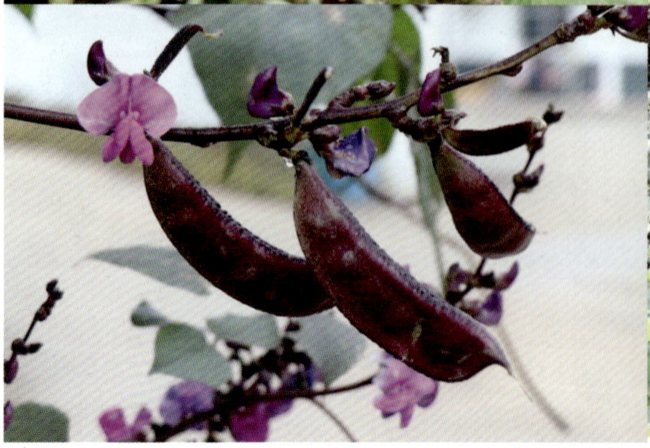

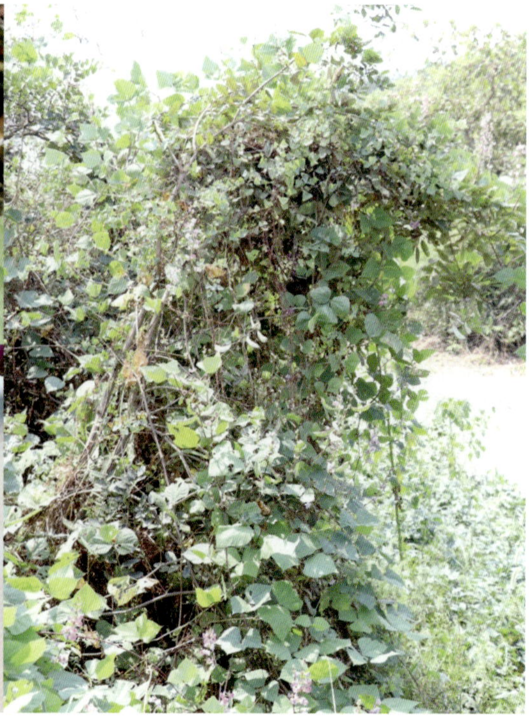

渐狭；种子 3~5 颗，扁平，长椭圆形，在白花品种中为白色，在紫花品种中为紫黑色，种脐线形，长约占种子周围的 2/5。花期 4~12 月。

**生境及分布** 长沙县各地有栽培。我国各地广泛栽培。

**性味归经** 味甘，性微温。归脾、胃经。

**功能主治** 具健脾化湿，和中消暑之功效。用于脾胃虚弱，食欲不振，大便溏泻，白带过多，暑湿吐泻，胸闷腹胀。炒白扁豆健脾化湿。用于脾虚泄泻，白带过多。

**用法用量** 内服：煎汤，9~15 克。外用：适量，捣敷。

# 白土茯苓

【凭证标本】430121-200812-1096LY。

【采集地点】湖南省长沙市长沙县安沙镇宋家桥村。

**别　　名** 白萆薢、白土苓、土茯苓、铁架子土茯苓、九牛力、千斤力、土萆薢。

**基　　原** 百合科植物肖菝葜 *Heterosmilax japonica* Kunth 的根茎。

**植物形态** 攀援灌木，无毛；小枝有钝棱。叶纸质，卵形、卵状披针形或近心形，长 6~20 厘米，宽 2.5~12 厘米，先端渐尖或短渐尖，有短尖头，基部近心形，主脉 5~7 条，边缘 2 条到顶端与叶缘汇合，支脉网状，在两面明显；叶柄长 1~3 厘米，在下部 1/4~1/3 处有卷须和狭鞘。伞形花序有 20~50 朵花，生于叶腋或生于褐色的苞片内；总花梗扁，长 1~3 厘米；花序椭球形，直径 2~4 毫米；花梗纤细，长 2~7 毫米；雄花：花被筒矩圆形或狭倒卵形，长 3.5~4.5 毫米，顶端有 3 枚钝齿；雄蕊 3 枚，长约为花被的 2/3，花丝约一半合生成柱，花药长为花丝的 1/2；雌花：花被筒卵形，长 2.5~3 毫米，具 3 枚退化雄蕊，子房卵形，柱头 3 裂。浆果球形而稍扁，熟时黑色。花期 6~8 月，果期 7~11 月。

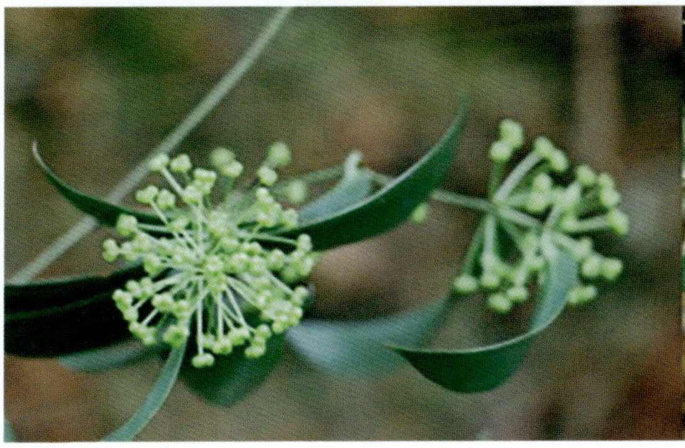

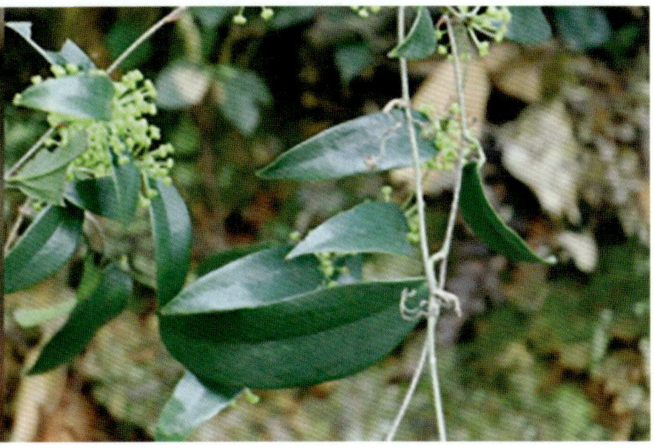

■ 生境及分布　生长在山坡密林中或路边杂木林下，海拔500~1800米，长沙县有零星野生分布。分布于安徽、浙江、江西、福建、台湾、广东、湖南、四川、云南、陕西和甘肃。

■ 性味归经　味甘、微苦、涩、淡，性平。归肝、胃、膀胱经。

■ 功能主治　具清热利湿；解毒消肿之功效。用于小便淋涩，白浊，带下，痈肿疮毒。

■ 用法用量　内服：煎汤，15~30克。

# 白　芍

【凭证标本】430121-190427-0079LY。

【采集地点】湖南省长沙市长沙县高桥镇白石源村。

■ 别　　名　白芍药、芍药、金芍药、离草根、可离根、将离根、余容根、其积根、解仓根、犁食根、蜓根。

■ 基　　原　毛茛科植物芍药 *Paeonia lactiflora* Pall. 的根。

■ 植物形态　多年生草本。根粗壮，分枝黑褐色。茎高40~70厘米，无毛。下部茎生叶为二回三出复叶，上部茎生叶为三出复叶；小叶狭卵形，椭圆形或披针形，顶端渐尖，基部楔形或偏斜，边缘具白色骨质细齿，两面无毛，背面沿叶脉疏生短柔毛。花数朵，生茎顶和叶腋，有时仅顶端一朵开放，而近顶端叶腋处有发育不好的花芽，直径8~11.5厘米；苞片4~5，披针形，大小不等；萼片4，宽卵形或近圆形，长1~1.5厘米，宽1~1.7厘米；花瓣9~13，倒卵形，长3.5~6厘米，宽1.5~4.5厘米，白色，有时基部具深紫色斑块；花丝长0.7~1.2厘米，黄色；花盘浅杯状，包裹心皮基部，顶端裂片

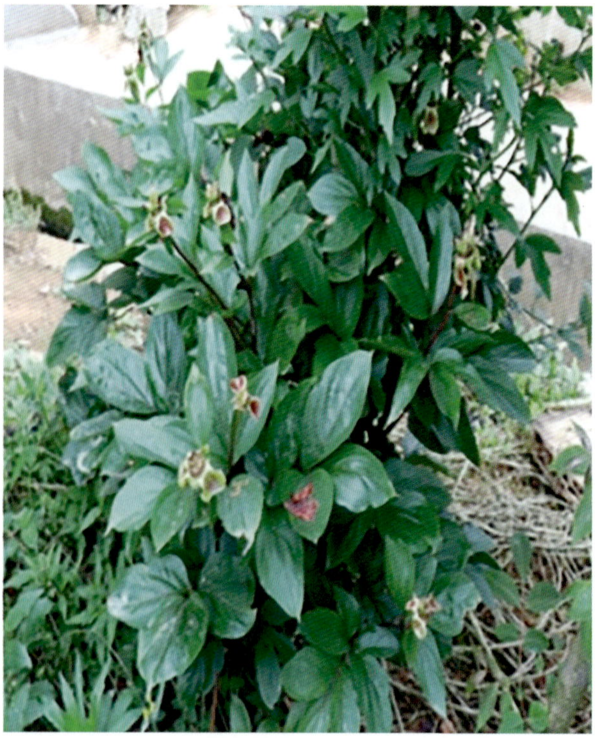

钝圆；心皮 4~5，无毛。蓇葖长 2.5~3 厘米，直径 1.2~1.5 厘米，顶端具喙。花期 5~6 月；果期 8 月。

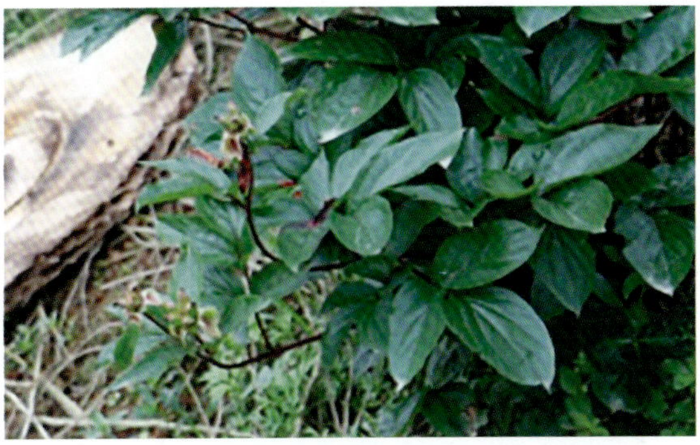

**生境及分布** 在我国分布于东北、华北、陕西及甘肃南部。在东北分布于海拔 480~700 米的山坡草地及林下，在其他各省分布于海拔 1000~2300 米的山坡草地。长沙县各地有零星野生分布。

**性味归经** 味苦、酸，性微寒。归肝、脾经。

**功能主治** 具养血调经，敛阴止汗，柔肝止痛，平抑肝阳之功效。用于血虚萎黄，月经不调，自汗，盗汗，胁痛，腹痛，四肢挛痛，头痛眩晕。

**用法用量** 内服：煎服，6~15 克。

**注意事项** 不宜与藜芦同用。

# 瓜子金

**【凭证标本】** 430121-190421-0032LY。

**【采集地点】** 湖南省长沙市长沙县安沙镇龙华岭村。

**别　　名** 辰砂草、金锁匙、瓜子草、挂米草、竹叶地丁、金牛草。

**基　　原** 远志科远志属植物瓜子金 *Polygala japonica* Houtt. 的全草。

**植物形态** 多年生草本，高 15~20 厘米；茎、枝直立或外倾，绿褐色或绿色，具纵棱，被卷曲短柔毛。单叶互生，叶片厚纸质或亚革质。卵形或卵状披针形，稀狭披针形，长 1~3 厘米，宽 3~9 毫米，先端钝，具短尖头，基部阔楔形至圆形，全缘，叶面绿色，背面淡绿色，两面无毛或被短柔毛，主脉上面凹陷，背面隆起，侧脉 3~5 对，两面凸起，并被短柔毛；叶柄长约 1 毫米，被短柔毛。总状花序与叶对生，或腋外生，最上 1 个花序低于茎顶。花梗细，长约 7 毫米，被短柔毛，基部具 1 披针形、早落的苞片；萼片 5，宿存，外面 3 枚披针形，长 4 毫米，外面被短柔毛，里面 2 枚花瓣状，卵形至长圆形，长约 6.5 毫米，宽约 3 毫米，先端圆形，具短尖头，基部具爪；花瓣 3，白色至紫色，基部合生，侧瓣长圆形，长约 6 毫米，基部内侧被短柔毛，龙骨瓣舟状，具流苏状鸡冠状附属物；雄蕊 8，花丝长 6 毫米，全部合生成鞘，鞘 1/2 以下与花瓣贴生，且具缘毛，花药无柄，顶孔开裂；子房倒卵形，径约 2 毫米，具翅，花柱长约 5 毫米，弯曲，柱

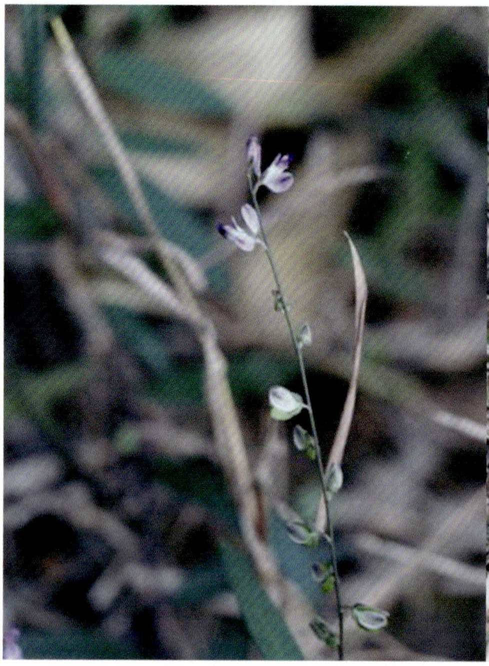
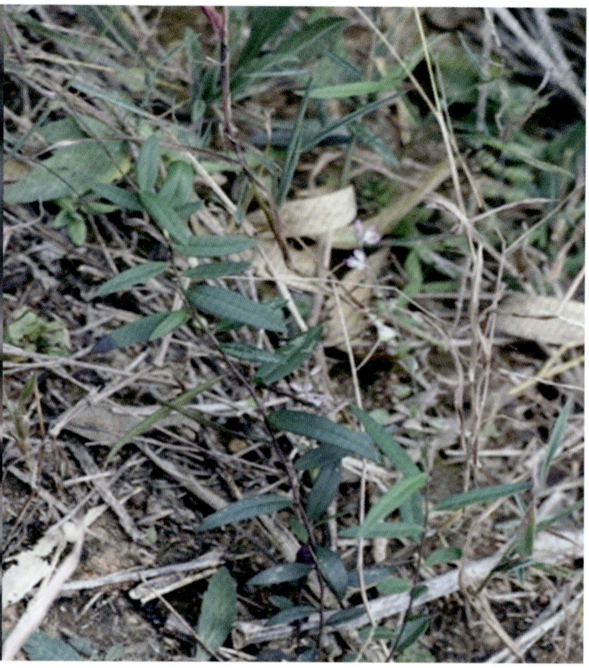

头 2，间隔排列。蒴果圆形，径约 6 毫米，短于内萼片，顶端凹陷，具喙状突尖，边缘具有横脉的阔翅，无缘毛。种子 2 粒，卵形，长约 3 毫米，径约 1.5 毫米，黑色，密被白色短柔毛，种阜 2 裂下延，疏被短柔毛。花期 4~5 月，果期 5~8 月。

**生境及分布** 生于山坡草地或田埂上，海拔 800~2100 米。产东北、华北、西北、华东、华中和西南地区。长沙县各地有零星野生分布。

**性味归经** 味苦，微辛，性平。归肺经。

**功能主治** 具祛痰止咳，活血消肿，解毒止痛之功效。用于咳嗽痰多，咽喉肿痛；外治跌打损伤，疔疮疖肿，蛇虫咬伤。

**用法用量** 15~30 克。

① 治痰咳：瓜子金根 100 克，酌加水煎，顿服。② 治急性扁桃体炎：瓜子金 25 克，白花蛇舌草 25 克，车前草 10 克。水煎服，每日一剂。③ 治毒蛇咬伤：鲜瓜子金 50~100 克。切碎捣烂，加泉水擂汁服，并以渣外敷于肿处。④ 治跌打损伤，疔疮痈疽：瓜子金晒干，研粉，每日三次，每次 10 克，用黄酒送服。另取药粉适量，用黄酒调匀，敷患处。⑤ 治刀伤，接骨：瓜子金研末或捣绒，敷刀伤处。骨折时，瓜子金 50 克捣绒，拌酒糟外包患处。⑥ 治脱皮癞：瓜子金、旱莲草、车前草各等分，煎水内服；外用红色的杠板归煎水洗。

# 瓜　蒌

【凭证标本】430121-190715-0342LY。

【采集地点】湖南省长沙市长沙县开慧镇飘峰山村。

**别　　名**　药瓜、瓜楼。

**基　　原**　葫芦科植物栝楼 *Trichosanthes kirilowii* Maxim. 的果实。

**植物形态**　攀援藤本，长达 1 米；块根圆柱状，淡黄褐色；株长达一米；块根圆柱状，淡黄褐色；茎多分枝，被伸展柔毛；叶纸质，近圆形，径 5~20 厘米，常 3~7 浅至中裂，裂片菱状倒卵形、长圆形，常再浅裂，叶基心形，弯缺深 2~4 厘米，两面沿脉被长柔毛状硬毛，基出掌状脉 5；叶柄长 3~10 厘米，被长柔毛，卷须被柔毛，3~7 歧；雌雄异株；雄总状花序单生，或与单花并存，长 10~20 厘米，被柔毛，顶端具 5~8 花；单花花梗长 15 厘米；小苞片倒卵形或宽卵形，长 1.5~2.5 厘米，具粗齿，被柔毛；萼筒筒状，长 2~4 厘米，被柔毛，裂片披针形，全缘；花冠白色，裂片倒卵形，长 2 厘米，具丝状流苏；花丝被柔毛；雌花单生；花梗长 7.5 厘米，被柔毛；果椭圆形或圆形，长 7~10.5 厘米，黄褐或橙黄色；种子卵状椭圆形，扁，长 1.1~1.6 厘米，棱线近边缘。

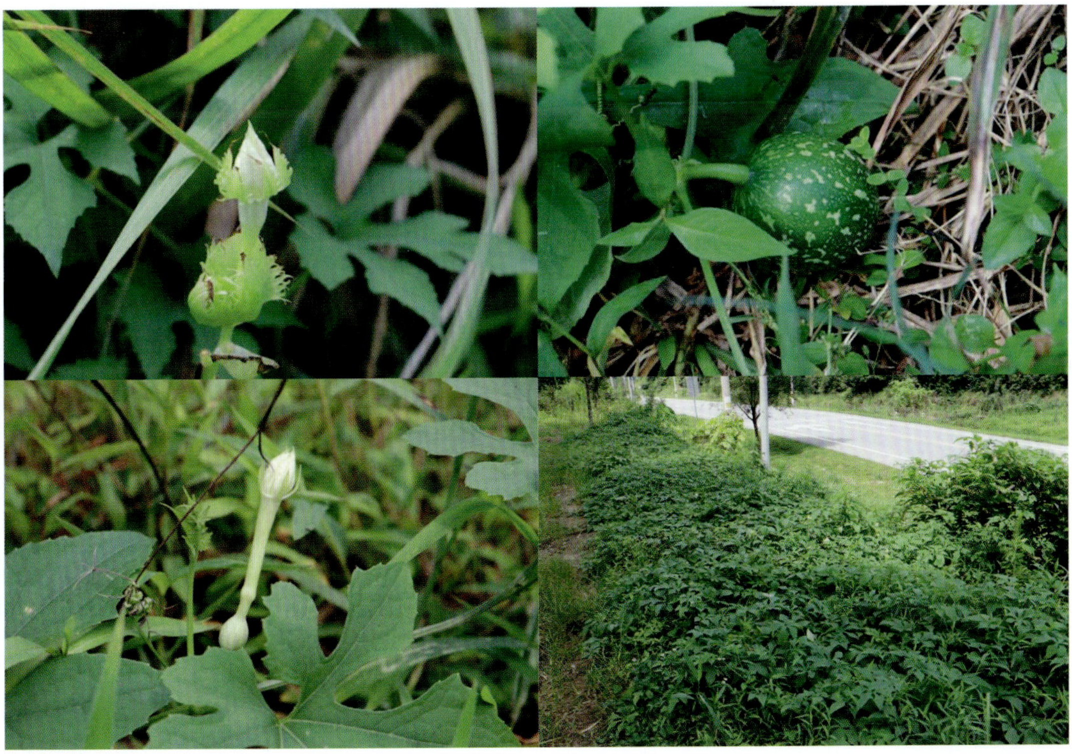

| | |
|---|---|
| 生境及分布 | 生于山坡林下、灌丛中、草地和村旁田边。产于辽宁、华北、华东、中南、陕西、甘肃、四川、贵州和云南，长沙县各地有零星野生分布。 |
| 性味归经 | 味甘、微苦，性寒。归肺、胃、大肠经。 |
| 功能主治 | 具清热涤痰，宽胸散结，润燥滑肠之功效。用于肺热咳嗽，痰浊黄稠，胸痹心痛，结胸痞满，乳痈，肺痈，肠痈肿痛，大便秘结。 |
| 用法用量 | 内服：煎汤，9~15 克；捣汁或入丸、散。外用：捣敷。 |
| 注意事项 | 脾胃虚寒，食少便溏及寒痰、湿痰者慎服。不宜与川乌、制川乌、草乌、制草乌、附子同用。 |
| 附　　注 | 瓜蒌子：葫芦科植物栝楼的干燥成熟种子，味甘，性寒。归肺、胃、大肠经。具润肺化痰，滑肠通便之功效。用于燥咳痰黏，肠燥便秘。内服：9~15 克。注意不宜与乌头类药材同用。 |

## 冬瓜皮

【凭证标本】430121-191120-0757LY。

【采集地点】湖南省长沙市长沙县开慧镇飘峰山村。

| | |
|---|---|
| 别　　名 | 白瓜皮、白冬瓜皮。 |
| 基　　原 | 葫芦科植物冬瓜 *Benincasa hispida*（Thunb.）Cogn. 的外层果皮。 |
| 植物形态 | 一年生蔓生或架生草本；茎被黄褐色硬毛及长柔毛，有棱沟。叶柄粗壮，长 5~20 厘米，被黄褐色的硬毛和长柔毛；叶片肾状近圆形，宽 15~30 厘米，5~7 浅裂或有时中裂，裂片宽三角形或卵形，先端急尖，边缘有小齿，基部深心形，弯缺张开，近圆形，深、宽均为 2.5~3.5 厘米，表面深绿色，稍粗糙，有疏柔毛，老后渐脱落，变近无毛；背面粗糙，灰白色，有粗硬 |

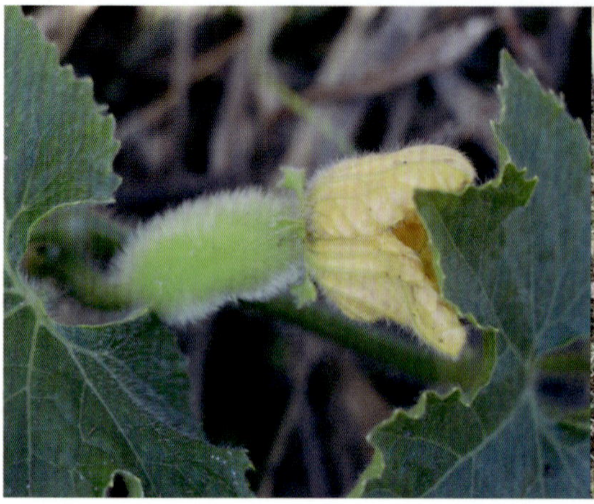
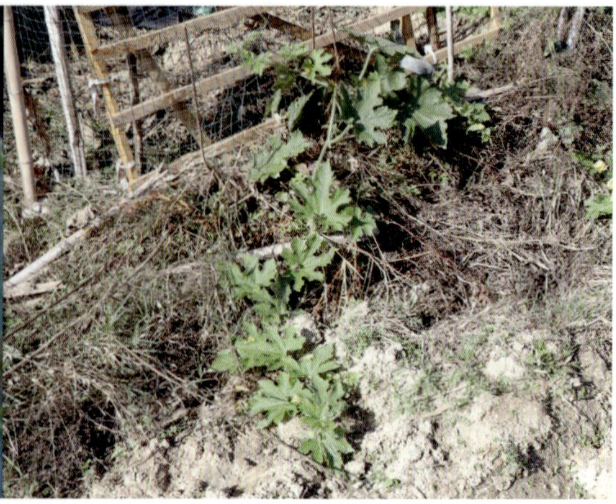

毛，叶脉在叶背面稍隆起，密被毛。卷须 2~3 歧，被粗硬毛和长柔毛。雌雄同株；花单生。雄花梗长 5~15 厘米，密被黄褐色短刚毛和长柔毛，常在花梗的基部具一苞片，苞片卵形或宽长圆形，长 6~10 毫米，先端急尖，有短柔毛；花萼筒宽钟形，宽 12~15 毫米，密生刚毛状长柔毛，裂片披针形，长 8~12 毫米，有锯齿，反折；花冠黄色，辐状，裂片宽倒卵形，长 3~6 厘米，宽 2.5~3.5 厘米，两面有稀疏的柔毛，先端钝圆，具 5 脉；雄蕊 3，离生，花丝长 2~3 毫米，基部膨大，被毛，花药长 5 毫米，宽 7~10 毫米，药室 3 回折曲，雌花梗长不及 5 厘米，密生黄褐色硬毛和长柔毛；子房卵形或圆筒形，密生黄褐色茸毛状硬毛，长 2~4 厘米；花柱长 2~3 毫米，柱头 3，长 12~15 毫米，2 裂。果实长圆柱状或近球状，大型，有硬毛和白霜，长 25~60 厘米，径 10~25 厘米。种子卵形，白色或淡黄色，压扁，有边缘，长 10~11 毫米，宽 5~7 毫米，厚 2 毫米。

**生境及分布** 长沙县各地有栽培。我国各地有栽培。

**性味归经** 味甘，性凉。归脾、小肠经。

**功能主治** 具利尿消肿之功效。用于水肿胀满，小便不利，暑热口渴，小便短赤。

**用法用量** 内服：煎汤，9~30 克。外用：适量，煎水洗。

**注意事项** 《四川中药志》：因营养不良而致之虚肿慎用。

# 冬葵果

**【凭证标本】** 430121-190427-0118LY。

**【采集地点】** 湖南省长沙市长沙县高桥镇白石源村。

**别　　名** 冬葵子。

**基　　原** 锦葵科植物冬葵 *Malva crispa* Linn. 的干燥成熟果实。

**植物形态** 一年生草本，高 1 米；不分枝，茎被柔毛。叶圆形，常 5~7 裂或角裂，径 5~8 厘米，基部心形，裂片三角状圆形，边缘具细锯齿，并极皱缩扭曲，两面无毛至疏被糙伏毛或星状毛，在脉上尤为明显；叶柄瘦弱，长 4~7 厘米，疏被柔毛。花小，白色，直径约 6 毫米，单生或几个簇生于叶腋，近无花梗至具极短梗；小苞片 3，披针形，长 4~5 毫米，宽 1 毫米，疏被糙伏毛；萼浅杯状，5 裂，长 8~10 毫米，裂片三角形，疏被星状柔毛；花瓣 5，较萼片略长。果扁球形，径约 8 毫米，分果爿 11，网状，具细柔毛；种子肾形，径约 1 毫米，暗黑色。花期 6~9 月。

**生境及分布** 产于湖南、四川、贵州、云南、江西、甘肃等省。长沙县各地有零星野生分布。

**性味归经** 味甘、涩，性凉。

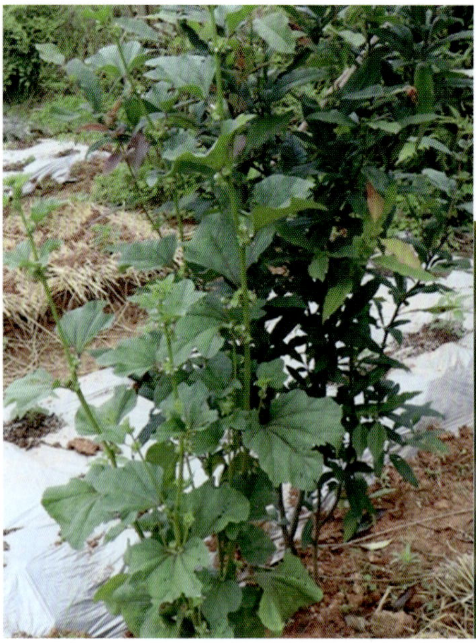

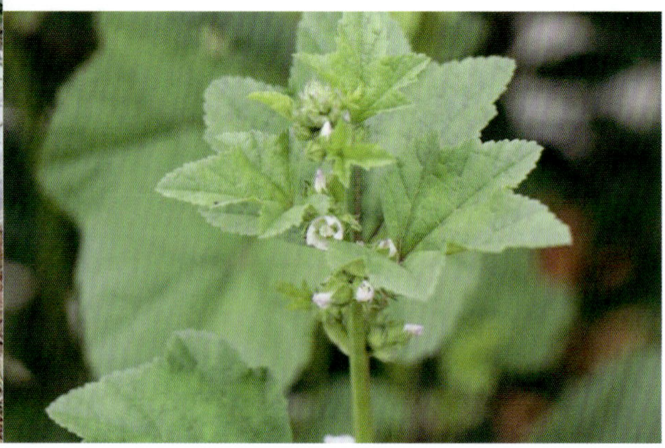

功能主治　具清热利尿，消肿之功效。用于尿闭，水肿，口渴；尿路感染。

用法用量　内服：3~9 克。

## 半边莲

【凭证标本】430121-190529-0167LY。

【采集地点】湖南省长沙市长沙县安沙镇安沙社区。

别　　名　急解索、蛇利草、细米草、蛇舌草、鱼尾花、半边菊、半边旗、奶儿草、半边花、箭豆草、顺风旗、单片芽、小莲花草、绵蜂草、吹血草、腹水草、疳积草、白腊滑草、金菊草、金鸡舌、片花莲、偏莲、瓜仁草、蛇啄草、长虫草。

基　　原　桔梗科植物半边莲 *Lobelia chinensis* Lour. 的带根全草。

植物形态　多年生草本。茎细弱，匍匐，节上生根，分枝直立，高 6~15 厘米，无毛。叶互生，无柄或近无柄，椭圆状披针形至条形，长 8~25 厘米，宽 2~6 厘米，先端急尖，基部圆形至阔楔形，全缘或顶部有明显的锯齿，无毛。花通常 1 朵，生分枝的上部叶腋；花梗细，长 1.2~3.5 厘米，基部有长约 1 毫米的小苞片 2 枚、1 枚或者没有，小苞片无毛；花萼筒倒长锥状，基部渐细而与花梗无明显区分，长 3~5 毫米，无毛，裂片披针形，约与萼筒等长，全缘或下部有 1 对小齿；花冠粉红色或白色，长 10~15 毫米，背面裂

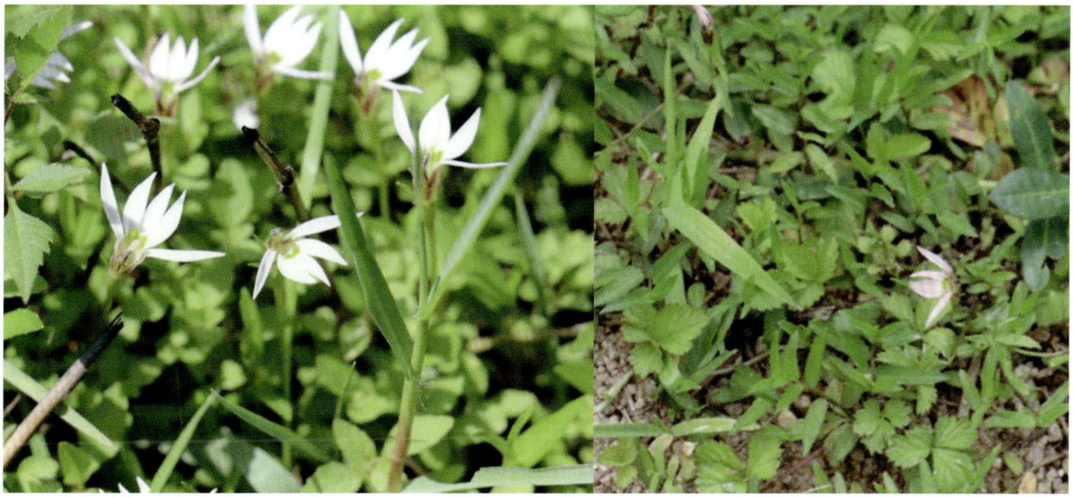

至基部，喉部以下生白色柔毛，裂片全部平展于下方，呈一个平面，2侧裂片披针形，较长，中间3枚裂片椭圆状披针形，较短；雄蕊长约8毫米，花丝中部以上连合，花丝筒无毛，未连合部分的花丝侧面生柔毛，花药管长约2毫米，背部无毛或疏生柔毛。蒴果倒锥状，长约6毫米。种子椭圆状，稍扁，近肉色。花果期5~10月。

**生境及分布** 生于水田边、沟边及潮湿草地上。产长江中、下游及以南各省区。印度以东的亚洲其他各国也有。长沙县各地有零星野生分布。

**性味归经** 味甘，性平。归心、小肠、肺经。

**功能主治** 具利尿消肿，清热解毒之功效。用于痈肿疔疮，蛇虫咬伤，臌胀水肿，湿热黄疸，湿疹湿疮。

**用法用量** 9~15克。

①治毒蛇咬伤：鲜半边莲50~100克，捣烂绞汁，加甜酒50克调服，服后盖被入睡，以便出微汗。毒重的一天服两次。并用捣烂的鲜半边莲敷于伤口周围。②治疔疮，一切阳性肿毒：鲜半边莲适量，加食盐数粒同捣烂，敷患处，有黄水渗出，渐愈。③治乳腺炎：鲜半边莲适量，捣烂敷患处。④治无名肿毒：半边莲叶捣烂加酒敷患处。⑤治跌打扭伤肿痛：半边莲500克，清水1500克，煎剩750克过滤，将渣加水1500克再煎成一半，然后将两次滤液混合在一起，用慢火浓缩成500克，装瓶备用。用时以药棉放在药液中浸透，取出贴于患处。⑥治黄疸，水肿，小便不利：半边莲50克，白茅根50克。水煎，分两次用白糖调服。⑦治单腹臌胀：半边莲、金钱草各15克，大黄20克，枳实30克。水煎，连服五天，每日一剂；以后加重半边莲、金钱草二味，将原方去大黄，加神曲、麦芽、砂仁，连服十天；最后将此方做成小丸，每服20克，连服半个月。在治疗中少食盐。⑧治湿热泄泻：半边莲50克，水煎服。

**注意事项** 《江西民间草药验方》：虚证忌用。

# 半枝莲

【凭证标本】430121-190529-0166LY。

【采集地点】湖南省长沙市长沙县安沙镇安沙社区。

**别　名**　狭叶韩信草、通经草、紫连草、并头草、牙刷草、水韩信、溪边黄芩、金挖耳、野夏枯草、言草儿、半向花、偏头草、四方草、耳挖草、小号向天盏、狭叶向天盏。

**基　原**　唇形科植物半枝莲 *Scutellaria barbata* D.Don 的全草。

**植物形态**　根茎短粗，生出簇生的须状根。茎直立，高 12~55 厘米，四棱形，基部组 1~2 毫米，无毛或在序轴上部疏被紧贴的小毛，不分枝或具或多或少的分枝。叶具短柄或近无柄，柄长 1~3 毫米，腹凹背凸，疏被小毛；叶片三角状卵圆形或卵圆状披针形，有时卵圆形，长 1.3~3.2 厘米，宽 0.5~1.4 厘米，先端急尖，基部宽楔形或近截形，边缘生有疏而钝的浅牙齿，上面橄榄绿色，下面淡绿有时带紫色，两面沿脉上疏被紧贴的小毛或几无毛，侧脉 2~3 对，与中脉在上面凹陷下面凸起。花单生于茎或分枝上部叶腋内，具花的茎部长 4~11 厘米；苞叶下部者似叶，但较小，长达 8 毫米，上部者更变小，长 2~4.5 毫米，椭圆形至长椭圆形，全缘，上面散布下面沿脉疏被小毛；花梗长 1~2 毫米，被微柔毛，中部有一对长约 0.5 毫米具纤毛的针状小苞片。花萼开花时长约 2 毫米，外面沿脉被微柔毛，边缘具短缘毛，盾片高约 1 毫米，果时花萼长 4.5 毫米，盾片高 2 毫米。花冠紫蓝色，

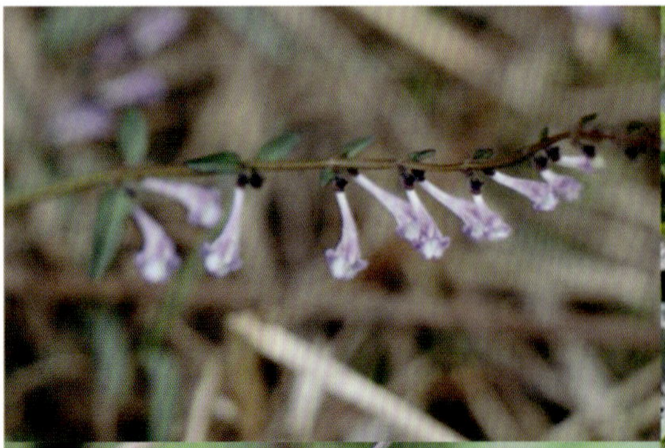
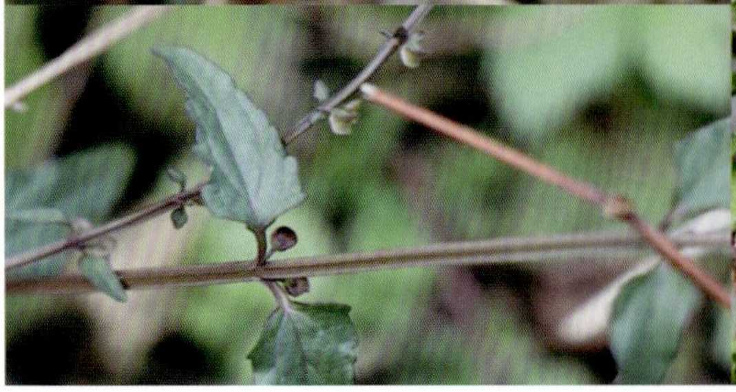
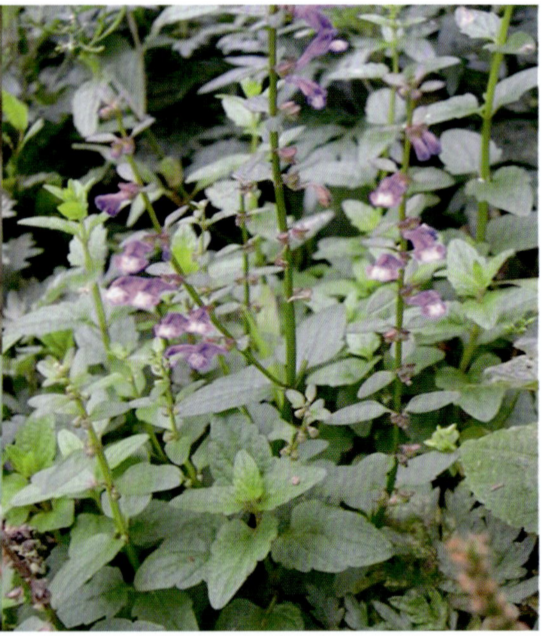

长 9~13 毫米，外被短柔毛，内在喉部疏被疏柔毛；冠筒基部囊大，宽 1.5 毫米，向上渐宽，至喉部宽达 3.5 毫米；冠檐 2 唇形，上唇盔状，半圆形，长 1.5 毫米，先端圆，下唇中裂片梯形，全缘，长 2.5 毫米，宽 4 毫米，2 侧裂片三角状卵圆形，宽 1.5 毫米，先端急尖。雄蕊 4，前对较长，微露出，具能育半药，退化半药不明显，后对较短，内藏，具全药，药室裂口具髯毛；花丝扁平，前对内侧后对两侧下部被小疏柔毛。花柱细长，先端锐尖，微裂。花盘盘状，前方隆起，后方延伸成短子房柄。子房 4 裂，裂片等大。小坚果褐色，扁球形，径约 1 毫米，具小疣状突起。花果期 4~7 月。

**生境及分布** 生于水田边、溪边或湿润草地上，海拔 2000 米以下。产于河北，山东，陕西南部，河南，江苏，浙江，台湾，福建，江西，湖北，湖南，广东，广西，四川，贵州，云南等省区。长沙县各地有零星野生分布。

**性味归经** 味辛、苦，性寒。归肺、肝、肾经。

**功能主治** 具清热解毒，化瘀利尿之功效。用于疔疮肿毒，咽喉肿痛，跌扑伤痛，水肿，黄疸，蛇虫咬伤。

**用法用量** 15~30 克。

① 治肺脓疡：半枝莲、鱼腥草各 50 克。水煎服。② 治咽喉肿痛：鲜半枝莲 40 克，鲜马鞭草 40 克，食盐少许。水煎服。③ 治咽喉炎、扁桃体炎：半枝莲、鹿茸草、一枝黄花各 15 克。水煎服。④ 治跌打损伤：半枝莲捣烂，同酒糟煮热敷。⑤ 治肝炎：鲜半枝莲 20 克，红枣 5 颗。水煎服。⑥ 治蛇头疔、淋巴腺炎：鲜狭叶韩信草 30~80 克，调食盐少许，捣烂外敷。⑦ 治癌症：半枝莲、蛇葡萄根各 50 克，藤梨根 150 克，水杨梅根 150 克，白茅根、凤尾草、半边莲各 15 克。水煎服。⑧ 治毒蛇咬伤：鲜半枝莲、观音草各 30~80 克，鲜半边莲、鲜一包针各 100~300 克。水煎服。另取上述鲜草洗净后加食盐少许，捣烂取汁外敷。

**注意事项** 血虚者不宜，孕妇慎服。

# 半 夏

**【凭证标本】** 430121–190427–0108LY。

**【采集地点】** 湖南省长沙市长沙县高桥镇白石源村。

**别　　名** 水玉、地文、和姑、害田、示姑、羊眼半夏、地珠半夏、麻芋果、三步跳、泛石子、老和尚头、老鸹头、地巴豆、无心菜根、老鸹眼、地雷公、狗芋头。

**基　　原** 天南星科植物半夏 *Pinellia ternata*（Thunb.）Breit. 的干燥块茎。

**植物形态** 块茎圆球形，直径 1~2 厘米，具须根。叶 2~5 枚，有时 1 枚。叶柄长

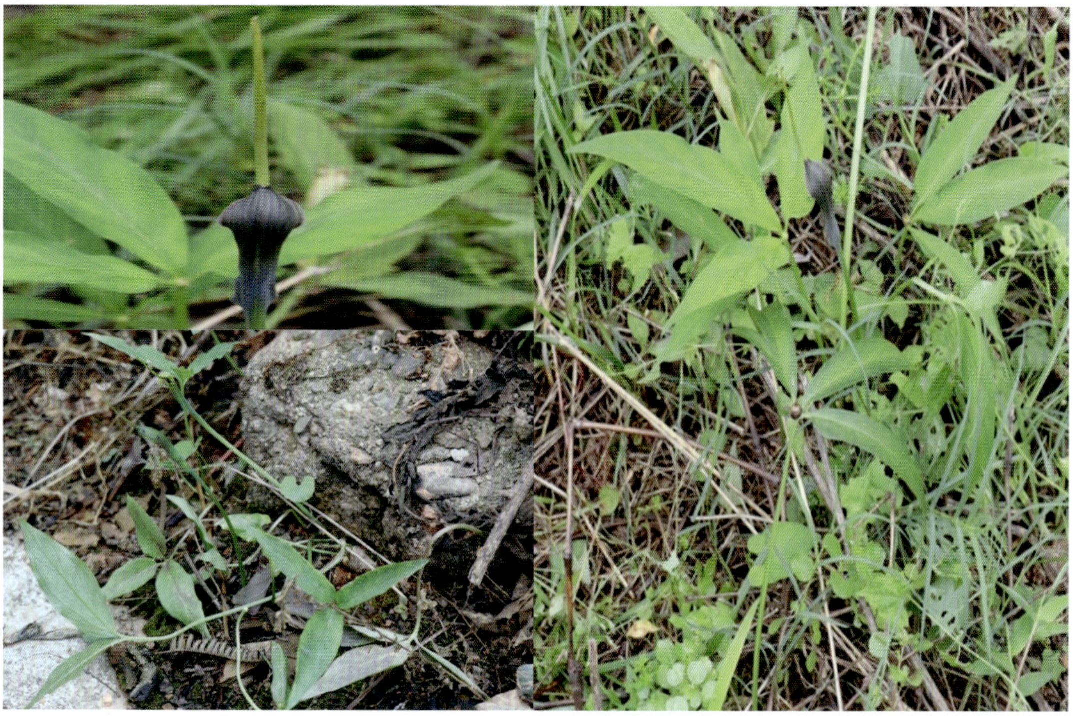

15~20 厘米，基部具鞘，鞘内、鞘部以上或叶片基部（叶柄顶头）有直径 3~5 毫米的珠芽，珠芽在母株上萌发或落地后萌发；幼苗叶片卵状心形至戟形，为全缘单叶，长 2~3 厘米，宽 2~2.5 厘米；老株叶片 3 全裂，裂片绿色，背淡，长圆状椭圆形或披针形，两头锐尖，中裂片长 3~10 厘米，宽 1~3 厘米；侧裂片稍短；全缘或具不明显的浅波状圆齿，侧脉 8~10 对，细弱，细脉网状，密集，集合脉 2 圈。花序柄长 25~35 厘米，长于叶柄。佛焰苞绿色或绿白色，管部狭圆柱形，长 1.5~2 厘米；檐部长圆形，绿色，有时边缘青紫色，长 4~5 厘米，宽 1.5 厘米，钝或锐尖。肉穗花序：雌花序长 2 厘米，雄花序长 5~7 毫米，其中间隔 3 毫米；附属器绿色变青紫色，长 6~10 厘米，直立，有时“*S*”形弯曲。浆果卵圆形，黄绿色，先端渐狭为明显的花柱。花期 5~7 月，果 8 月成熟。

**生境及分布** 常见于草坡、荒地、玉米地、田边或疏林下，为旱地中的杂草之一。除内蒙古、新疆、青海、西藏尚未发现野生的外，全国各地广布，海拔 2500 米以下。长沙县各地有零星野生分布。

**性味归经** 味辛，性温，有毒。归脾、胃、肺经。

**功能主治** 具燥湿化痰，降逆止呕，消痞散结之功效。用于湿痰寒痰，咳喘痰多，痰饮眩悸，风痰眩晕，痰厥头痛，呕吐反胃，胸脘痞闷，梅核气；外治痈肿痰核。

**用法用量** 内服一般炮制后使用，3~9 克。外用适量，磨汁涂或研末以酒调敷患处。

**注意事项** 不宜与川乌、制川乌、草乌、制草乌、附子同用；生品内服宜慎。

# 奶浆果

【凭证标本】430121-190928-0660-LY。

【采集地点】湖南省长沙市长沙县路口镇荆华村。

**别　　名**　牛奶子、大山枇杷、大斑鸠食子、山枇杷、天枇杷、野枇杷、金樱子。

**基　　原**　桑科植物异叶榕 *Ficus heteromorpha* Hemsl. 的果实。

**植物形态**　落叶灌木或小乔木，高 2~5 米；树皮灰褐色；小枝红褐色，节短。叶多形，琴形、椭圆形、椭圆状披针形，长 10~18 厘米，宽 2~7 厘米，先端渐尖或为尾状，基部圆形或浅心形，表面略粗糙，背面有细小钟乳体，全缘或微波状，基生侧脉较短，侧脉 6~15 对，红色；叶柄长 1.5~6 厘米，红色；托叶披针形，长约 1 厘米。榕果成对生短枝叶腋，稀单生，无总梗，球形或圆锥状球形，光滑，直径 6~10 毫米，成熟时紫黑色，顶生苞片脐状，基生苞片 3 枚，卵圆形，雄花和瘿花同生于一榕果中；雄花散生内壁，花被片 4~5，匙形，雄蕊 2~3；瘿花花被片 5~6，子房光滑，花柱短；雌花花被片 4~5，包围子房，花柱侧生，柱头画笔状，被柔毛。瘦果光滑。花期 4~5 月，果期 5~7 月。

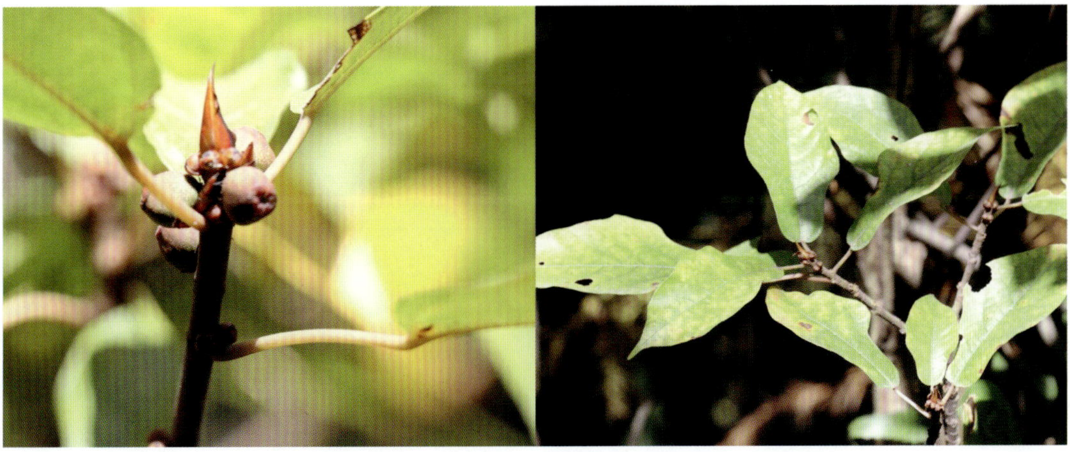

**生境及分布**　生长在山谷、坡地及林中，长沙县各地有分布。分布于长江流域中下游及华南地区，北至陕西、湖北、河南。

**性味归经**　味甘、酸，性温。

**功能主治**　具补血，下乳之功效。用于脾胃虚弱，缺乳。

**用法用量**　内服：炖肉吃，30~60 克；鲜品 250~500 克。

# 边缘鳞盖蕨

【凭证标本】430121-190918-0636-LY。

【采集地点】湖南省长沙市长沙县高桥镇金桥村。

**别　　名**　边缘鳞蕨。

**基　　原**　碗蕨科植物边缘鳞盖蕨 *Microlepia Marginata*（Houtt.）C.Chr. 的嫩叶。

**植物形态**　植株高约 60 厘米。根状茎长而横走，密被锈色长柔毛。叶远生；叶柄长 20~30 厘米，粗 1.5~2 毫米，深禾秆色，上面有纵沟，几光滑；叶片长圆三角形，先端渐尖，羽状深裂，基部不变狭，长与叶柄略等，宽 13~25 厘米，一回羽状；羽片 20~25 对，基部对生，远离，上部互生，接近，平展，有短柄，披斜形，近镰刀状，长 10~15 厘米，宽 1~1.8 厘米，先端渐尖，基部不等，上侧钝耳状，下侧楔形，边缘缺裂至浅裂，小裂片三角形，圆头或急尖，偏斜，全缘，或有少数齿牙，上部各羽片渐短，无柄。侧脉明显，在裂片上为羽状，2~3 对，上先出，斜出，到达边缘以内。叶纸质，干后绿色，叶下面灰绿色，叶轴密被锈色开展的硬毛，在叶下面各脉及囊群盖上较稀疏，叶上面也多少有毛，少有光滑。孢子囊群圆形，每小裂片上 1~6 个，向边缘着生；囊群盖杯形，长宽几乎相等，上边截形，棕色，坚实，多少被短硬毛，距叶缘较远。

**生境及分布**　生长在海拔 300~1800 米的常绿阔叶林灌丛中、竹林下或山沟阴湿处，长

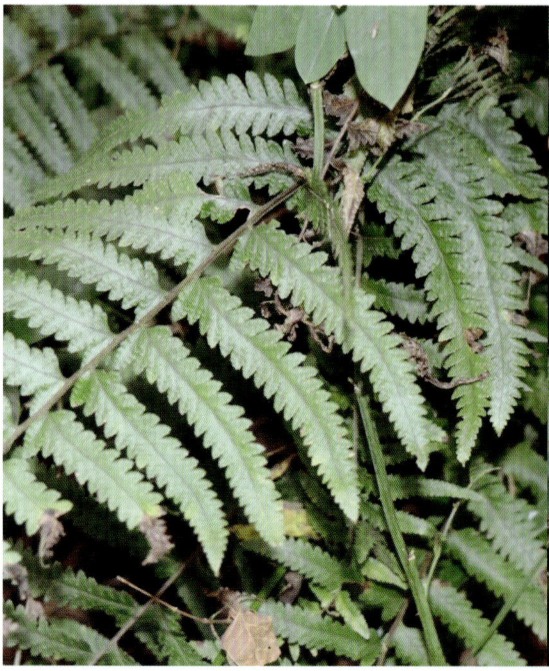

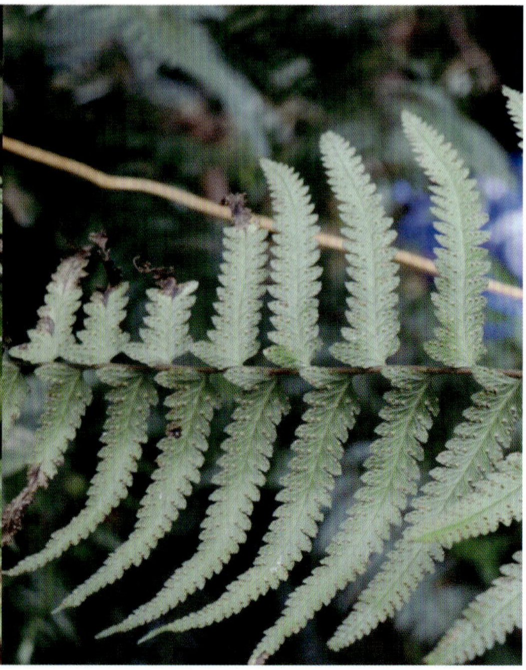

沙县有零星分布。分布于西南及江苏、安徽、浙江、江西、福建、台湾、广东等地。

**性味归经** 味苦，性寒。归肝经。

**功能主治** 具清热解毒，祛风活络之功效。用于痈疮疖肿，风湿痹痛，跌打损伤。

**用法用量** 内服：煎汤，9~15 克。外用：适量捣敷。

# 丝瓜络

**【凭证标本】** 430121-190711-0314LY。

**【采集地点】** 湖南省长沙市长沙县黄花镇大兴村。

**别　　名** 水瓜、胜瓜、菜瓜。

**基　　原** 葫芦科植物丝瓜 *Luffa cylindrica*（L.）Roem. 的干燥成熟果实的维管束。

**植物形态** 一年生攀援藤本；卷须 2~4 歧，叶柄长 10~12 厘米；叶三角形或近圆形，长、宽均 10~20 厘米，通常掌状 5~7 裂；雄花 15~20 朵生于总状花序上部；花梗长 1~2 厘米，萼筒宽钟形，径 5~9 毫米，裂片卵状披针形或近三角形，长 0.8~1.3 厘米，具 3 脉；花冠黄色，辐状，径 5~9 厘米，裂片长

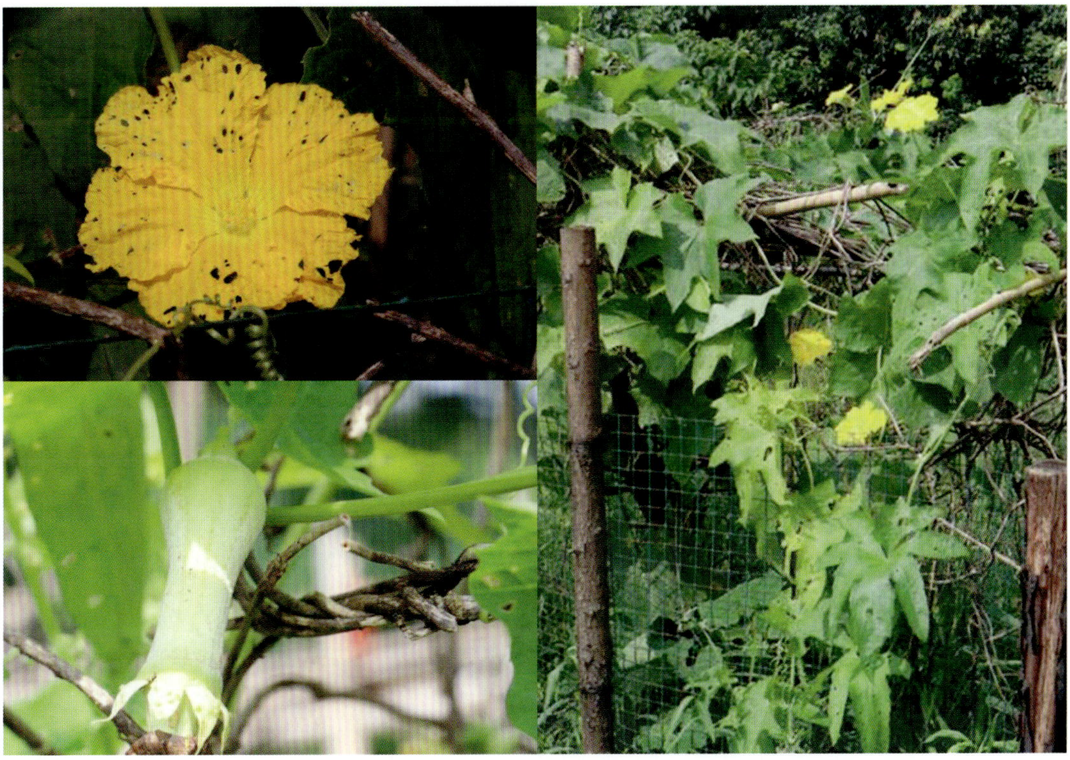

圆形，长 2~4 厘米；雄蕊通常 5，稀 3，花丝长 6~8 毫米，药室多回折曲；雌花单生；果圆柱状，直或稍弯，有深色纵纹，未熟时肉质，成熟后干燥，内面呈网状纤维，顶端盖裂；种子黑色，卵形。

**生境及分布** 我国南、北各地普遍栽培；也广泛栽培于世界温带、热带地区云南南部有野生，但果较短小。

**性味归经** 味甘，性平。归肺、胃、肝经。

**功能主治** 具祛风，通络，活血，下乳之功效。用于痹痛拘挛，胸胁胀痛，乳汁不通，乳痈肿痛。

**用法用量** 内服：煎汤，5~12 克；或烧存性研末，每次 1.5~3 克。外用：适量，煅存性研末调敷。

# 北刘寄奴

【凭证标本】430121-200914-1186LY。

【采集地点】湖南省长沙市长沙县安沙镇鼎功桥村。

**别　　名** 黄花茵陈、吊钟草、灵茵陈、吹风草、五毒草、徐毒草、鬼麻油、刘奇奴、铃茵陈、土茵陈、角茵陈、罐儿茶、山茵陈、金花屏、黑茵陈、铁杆茵陈、山芝麻、罐子草、北刘寄奴、节节瓶、草茵陈、壶瓶草、野油麻、山芝麻秧、山油麻、黄头翁、锁草、蜈蚣草、八角茵陈、芝麻蒿。

**基　　原** 玄参科植物阴行草 *Siphonostegia chinensis* Benth. 的全草。

**植物形态** 一年生草本，高 30~70 厘米。全株密被锈色短毛。根有分枝。茎单一，直立，上部多分枝，稍有棱角，茎上部带淡红色。叶对生；无柄或具短柄；叶片二回羽状全裂，条形或条状披针形，长约 8 毫米，宽 1~2 毫米。花对生于茎枝上部，成疏总状花序；花梗极短，有 1 对小苞片，线形；萼筒长

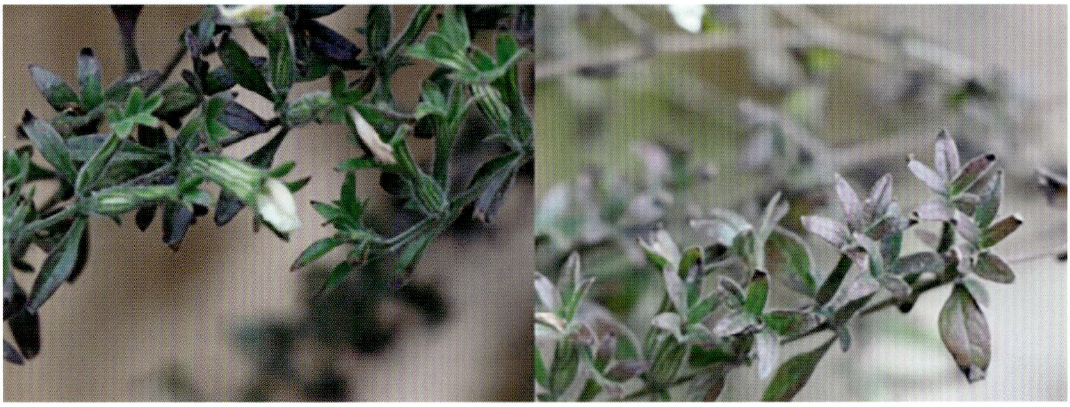

1~1.5 厘米，有 10 条显著着的主脉，萼齿 5，长为筒部的 1/4~1/3；花冠上唇红紫色，下唇黄色，长 2~2.5 厘米，筒部伸直，上唇镰状弯曲，额稍圆，背部必被长纤毛，下唇先端 3 裂，褶襞高拢成瓣状，外被短柔毛；雄蕊 4，二强，花丝基部被毛，下部与花冠筒合生；花柱长，先端稍粗而弯曲。蒴果宽卵圆形，先端稍扁斜，包于宿存萼内。种子黑色。花期 7~8 月，果期 8~10 月。

**生境及分布** 生长在海拔 800~3400 米的干山坡与草地中，长沙县有野生分布。分布于东北，内蒙古，华北，华中，华南，西南等省区都有。

**性味归经** 味苦，性寒。归脾、胃、肝、胆经。

**功能主治** 具活血祛瘀，通经止痛，凉血，止血，清热利湿之功效。用于跌打损伤，外伤出血，瘀血经闭，月经不调，产后瘀痛，癥瘕积聚，血痢，血淋，湿热黄疸，水肿腹胀，白带过多。

**用法用量** 内服：煎汤，6~9 克，鲜品 30~60 克；或研末。外用：适量，研末调敷。

## 吉祥草

【凭证标本】430121-191122-0784LY。

【采集地点】湖南省长沙市长沙县安沙镇鼎功桥村。

**别　　名** 小青胆、小叶万年青、玉带草、观音草。

**基　　原** 百合科植物吉祥草 *Reineckea carnea*（Andrews）Kunth 的全草。

**植物形态** 茎粗 2~3 毫米，蔓延于地面，逐年向前延长或发出新枝，每节上有一残存的叶鞘，顶端的叶簇由于茎的连续生长，有时似长在茎的中部，两叶簇间

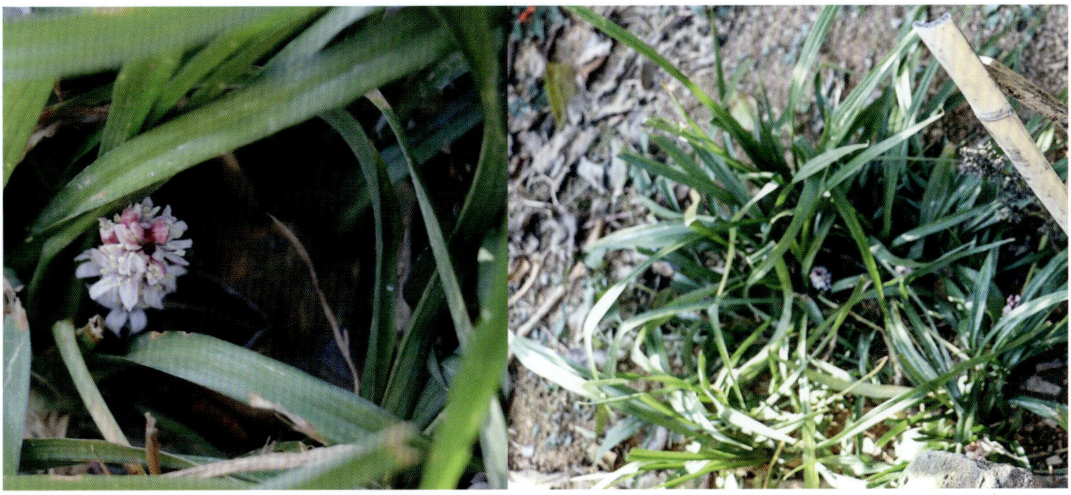

可相距几厘米至10多厘米。叶每簇有3~8枚，条形至披针形，长10~38厘米，宽0.5~3.5厘米，先端渐尖，向下渐狭成柄，深绿色。花葶长5~15厘米；穗状花序，上部的花有时仅具雄蕊；花芳香，粉红色；裂片矩圆形。浆果，熟时鲜红色。

**生境及分布** 生长在阴湿山坡、山谷或密林下，长沙县各地有栽培。分布于江苏、浙江、安徽、江西、湖南、湖北、河南、陕西、四川、云南、贵州、广西和广东。

**性味归经** 味甘，性凉。

**功能主治** 具清肺，止咳，理血，解毒之功效。用于肺热咳嗽，吐血，衄血，便血，跌打损伤，疮毒，赤眼，疳积。

**用法用量** 内服：煎汤，6~12克，鲜品30~60克。外用：适量，捣敷。

## 老鹳草

【凭证标本】430121-190717-0358LY。

【采集地点】湖南省长沙市长沙县高桥镇白石源村。

**别　名** 老鹳嘴、老鸦嘴、贯筋、老贯筋、老牛筋。

**基　原** 牻牛儿苗科植物老鹳草 *Geranium wilfordii* Maxim. 的干燥地上部分。

**植物形态** 多年生草本；株高达50厘米；根茎粗壮，具簇生纤维状细长须根；茎直立；叶对生，圆肾形，长3~5厘米，宽4~9厘米，基生叶5深裂达2/3，裂片倒卵状楔形，下部全缘，上部不规则齿裂，上面被伏毛，下面沿脉和边缘被柔毛；茎生叶3裂；花序稍长于叶，花序梗短，被柔毛，有时混生腺毛，每梗具2花；萼片长卵形，长5~6毫米，背面被柔毛，有时混生开展腺毛；花瓣白或淡红色，倒卵形，与萼片近等长；雄蕊稍短于萼片，花丝淡褐色，被缘毛；花柱与分枝紫红色；蒴果长约2厘米，被柔毛和糙毛。

**生境及分布** 生于山坡、草地及路旁，长沙县各地有零星野生分布。分布于辽宁、吉林、黑龙江、河北、江苏、安徽、浙江、湖南、四川、贵州、云南等地。

**性味归经** 辛、苦，平。归肝、肾、脾经。

**功能主治** 祛风湿，通经络，止泻利。用于风湿痹痛，麻木拘挛，筋骨酸痛，泄泻痢疾。

**用法用量** 内服：煎汤，9~15克；或浸酒；或熬膏。外用：适量，捣烂加酒炒热外敷或制成软膏涂敷。

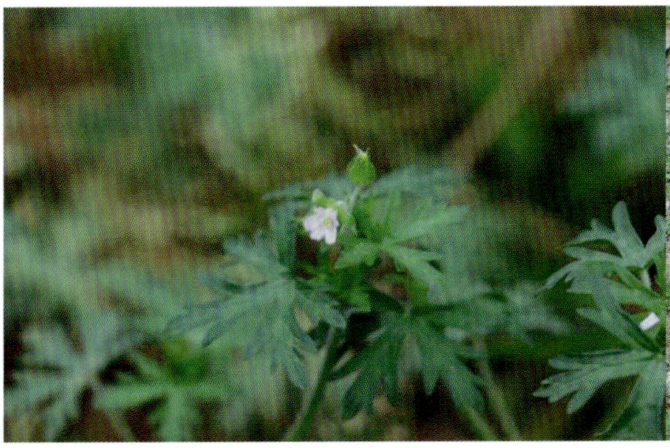

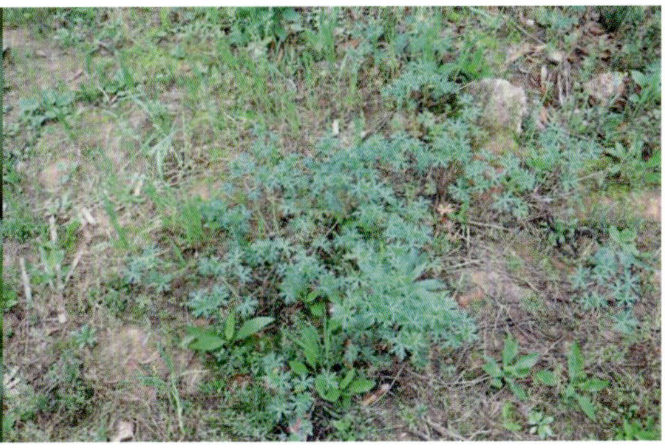

# 地耳草

【凭证标本】430121-190427-0111LY。
【采集地点】湖南省长沙市长沙县高桥镇白石源村。

**别　　名**　田基黄、田基王、小田基黄、黄花草、黄花仔、对叶草、七寸金、细叶黄。

**基　　原**　金丝桃科金丝桃属植物地耳草 *Hypericum japonicum* Thunb.ex Murray 的全草。

**植物形态**　一年生或多年生草本，高2~45厘米。茎单一或多少簇生，直立或外倾或匍地而在基部生根，在花序下部不分枝或各式分枝，具4纵线棱，散布淡色腺点。叶无柄，叶片通常卵形或卵状三角形至长圆形或椭圆形，长0.2~1.8厘米，宽0.1~1厘米，先端近锐尖至圆形，基部心形抱茎至截形，边缘全缘，坚纸质，上面绿色，下面淡绿但有时带苍白色，具1~2条基生主脉和1~2对侧脉，但无明显脉网，无边缘生的腺点，全面散布透明腺点。花序具1~30花，两歧状或多少

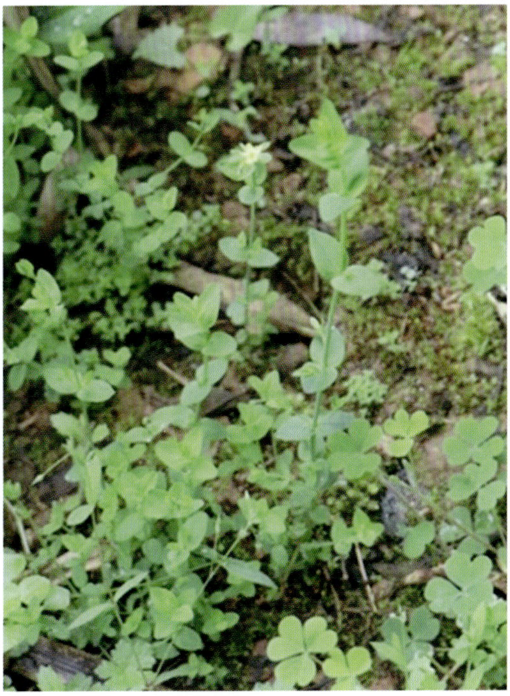

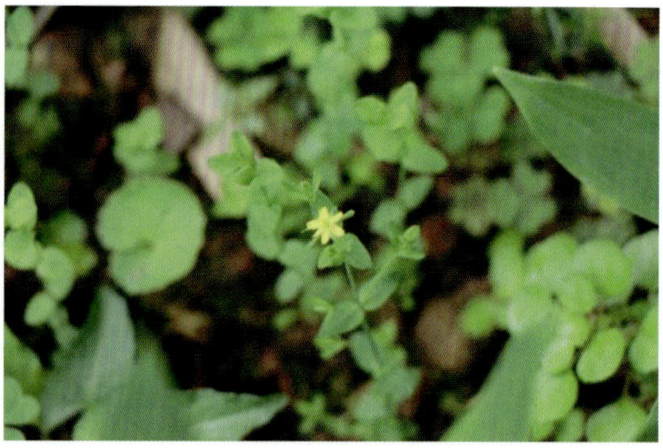

呈单歧状，有或无侧生的小花枝；苞片及小苞片线形、披针形至叶状，微小至与叶等长。花直径 4~8 毫米，多少平展；花蕾圆柱状椭圆形，先端多少钝形；花梗长 2~5 毫米。萼片狭长圆形或披针形至椭圆形，长 2~5.5 毫米，宽 0.5~2 毫米，先端锐尖至钝形，全缘，无边缘生的腺点，全面散生有透明腺点或腺条纹，果时直伸。花瓣白色、淡黄至橙黄色，椭圆形或长圆形，长 2~5 毫米，宽 0.8~1.8 毫米，先端钝形，无腺点，宿存。雄蕊 5~30 枚，不成束，长约 2 毫米，宿存，花药黄色，具松脂状腺体。子房 1 室，长 1.5~2 毫米；花柱 2~3，长 0.4~1 毫米，自基部离生，开展。蒴果短圆柱形至圆球形，长 2.5~6 毫米，宽 1.3~2.8 毫米，无腺条纹。种子淡黄色，圆柱形，长约 0.5 毫米，两端锐尖，无龙骨状突起和顶端的附属物，全面有细蜂窝纹。花期 3 月，果期 6~10 月。

**生境及分布** 生长在田边、沟边、草地以及撂荒地上，海拔 0~2800 米。产于辽宁、山东至长江以南各省区。长沙县各地有零星野生分布。

**性味归经** 味甘、苦，性平。归肝、胆经。

**功能主治** 具清热解毒，活血消肿之功效。用于疮疖肿毒，毒蛇咬伤，肠痈腹痛，跌打损伤。

**用法用量** 内服：煎汤，15~30 克，鲜品 30~60 克，大剂量可用至 90~120 克；或捣汁。外用：适量，捣烂外敷，或煎水洗。。

**注意事项** 孕妇禁服。

## 地骨皮

【凭证标本】430121-190812-0517LY。

【采集地点】湖南省长沙市长沙县安沙镇龙华岭村。

**别　　名** 杞根、地骨、地辅、地节、枸杞根、苟起根、枸杞根皮、山杞子根、甜齿牙根、红耳堕根、山枸杞根、狗奶子根皮、红榴根皮、狗地芽皮。

**基　　原** 茄科植物枸杞 *Lycium chinense* Miller 的干燥根皮。

**植物形态** 多分枝灌木，高 0.5~1 米，栽培时可达 2 米多；枝条细弱，弓状弯曲或俯垂，淡灰色，有纵条纹，棘刺长 0.5~2 厘米，生叶和花的棘刺较长，小枝

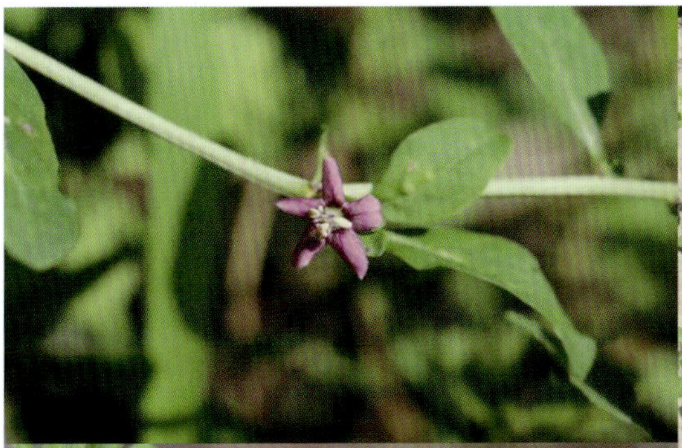
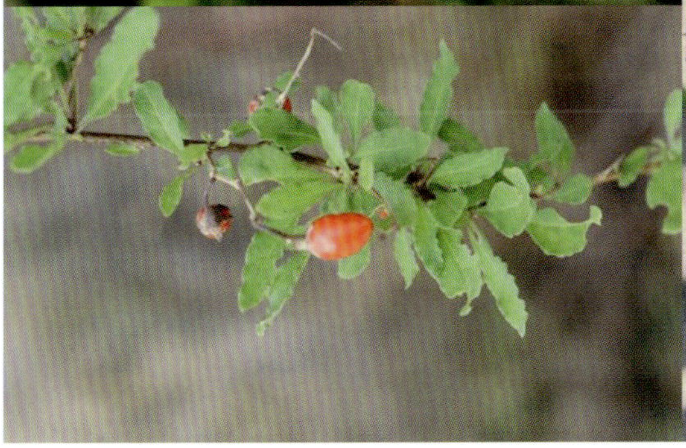
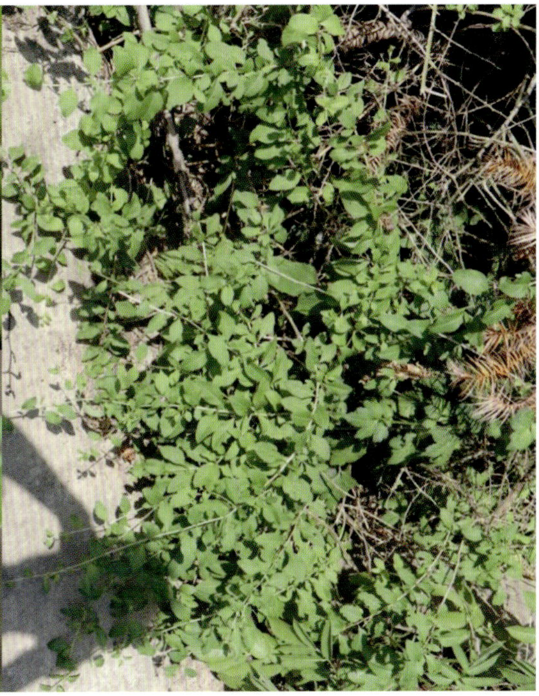

顶端锐尖呈棘刺状。叶纸质或栽培者质稍厚，单叶互生或2~4枚簇生，卵形、卵状菱形、长椭圆形、卵状披针形，顶端急尖，基部楔形，长1.5~5厘米，宽0.5~2.5厘米，栽培者较大，可长达10厘米以上，宽达4厘米；叶柄长0.4~1厘米。花在长枝上单生或双生于叶腋，在短枝上则同叶簇生；花梗长1~2厘米，向顶端渐增粗。花萼长3~4毫米，通常3中裂或4~5齿裂，裂片多少有缘毛；花冠漏斗状，长9~12毫米，淡紫色，筒部向上骤然扩大，稍短于或近等于檐部裂片，5深裂，裂片卵形，顶端圆钝，平展或稍向外反曲，边缘有缘毛，基部耳显著；雄蕊较花冠稍短，或因花冠裂片外展而伸出花冠，花丝在近基部处密生一圈绒毛并交织成椭圆状的毛丛，与毛丛等高处的花冠筒内壁亦密生一环绒毛；花柱稍伸出雄蕊，上端弓弯，柱头绿色。浆果红色，卵状，栽培者可成长矩圆状或长椭圆状，顶端尖或钝，长7~15毫米，栽培者长可达2.2厘米，直径5~8毫米。种子扁肾脏形，长2.5~3毫米，黄色。花果期6~11月。

**生境及分布** 生长在山坡、荒地、丘陵地、盐碱地、路旁及村边宅旁，长沙县有零星分布。分布于我国东北、河北、山西、陕西、甘肃南部以及西南、华中、华南和华东各省区。

**性味归经** 味甘，性寒。归肺、肝、肾经。

**功能主治** 具凉血除蒸，清肺降火之功效。用于阴虚潮热，骨蒸盗汗，肺热咳嗽，咯血，衄血，内热消渴。

**用法用量** 内服：煎汤，9~15克；或入丸、散、膏、酒剂。

**注意事项** 外邪实热，脾虚有湿及泄泻者忌服。

# 地 蚕

【凭证标本】430121-190427-0116LY。
【采集地点】湖南省长沙市长沙县高桥镇白石源村。

**别　　名**　土虫草、土冬虫草、白冬虫草、白虫草、肺痨草、土石蚕。

**基　　原**　唇形科植物地蚕 *Stachys geobombycis* C.Y.Wu 的根茎或全草。

**植物形态**　多年生草本，高 40~50 厘米；根茎横走，肉质，肥大，在节上生出纤维状须根。茎直立，四棱形，具四槽，在棱及节上疏被倒向疏柔毛状刚毛。茎叶长圆状卵圆形、长 4.5~8 厘米，宽 2.5~3 厘米，先端钝，基部浅心形或圆形，边缘有整齐的粗大圆齿状锯齿，上面绿色，散布疏柔毛状刚毛，下面较淡，主沿脉上密被余部疏被疏柔毛状刚毛，侧脉约 4 对，上面不明显，下面显著，叶柄长 1~4.5 厘米，密被疏柔毛状刚毛，腹平背凸；苞叶变小，最下一对苞叶与茎叶同形，较小，披针状卵圆形，先端钝，基部圆形，具短柄或近于无柄，上部苞叶微小，菱状披针形，通常比萼短，边缘波齿状，无柄。轮伞花序腋生，4~6 花，远离，组成长 5~18 厘米的穗状花序；苞片少数，线状钻形，微小，长不及 0.5 毫米，早落；花梗长约 1 毫米，被微柔毛。花萼倒圆锥形，细小，连齿长 5.5 毫米，外面密被微柔毛及具腺微柔毛，内面无毛，10 脉，明显，次脉在花萼基部多少明显，萼筒长 4 毫米，齿 5，正三角形，等大，长 1.5 毫米，边缘有具腺微柔毛，先端具胼胝尖头。花冠淡紫至紫蓝色，亦有淡红色，长约 1.1 厘米，冠筒长

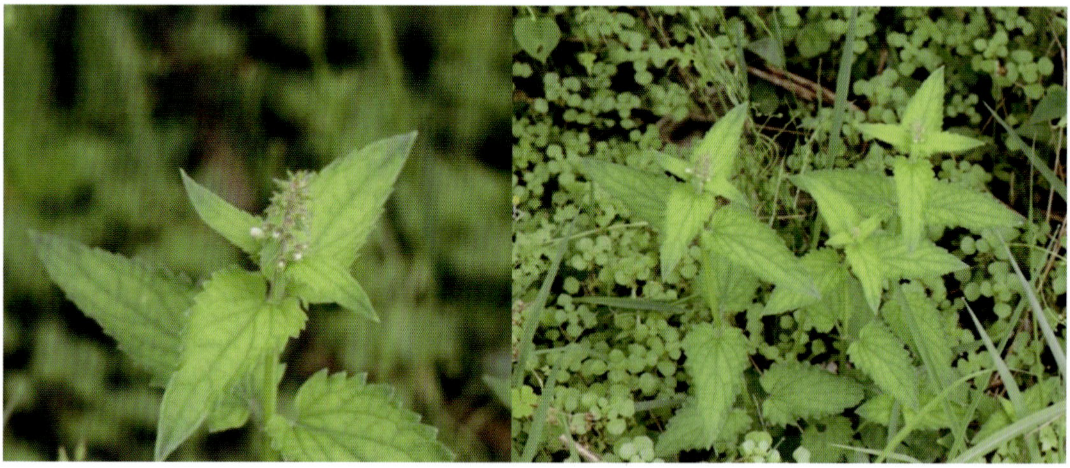

约 7 毫米，圆柱形，等粗，外面在上面被微柔毛余部无毛，内面近基部 1/3 处有水平向微柔毛环，冠檐二唇形，上唇直伸，长圆状卵圆形，长 4 毫米，宽 2.5 毫米，外面被微柔毛，内面无毛，下唇水平开展，轮廓卵圆形，长 5 毫米，宽 4 毫米，外面被微柔毛，内面在中部散布微柔毛，3 裂，中裂片最大，长卵圆形，宽 1.5 毫米，侧裂片卵圆形，宽约 1.5 毫米。雄蕊 4，前对稍长，均上升至上唇片之下，花丝丝状，中部以下被微柔毛，花药卵圆形，2 室，室略叉开，其后极叉开。花柱丝状，略超出雄蕊，先端相等 2 浅裂。花盘杯状。子房黑褐色，无毛。花期 4~5 月。

**生境及分布** 生于荒地、田地及草丛湿地上，海拔 170~700 米。产于浙江，福建，湖南，江西，广东及广西。长沙县各地有零星野生分布。

**性味归经** 味甘，性平。归肺、肾经。

**功能主治** 具益肾润肺，补血消疳之功效。用于肺痨咳嗽吐血，盗汗，肺虚气喘，血虚体弱，小儿疳积。

**用法用量** 内服：9~15 克，水煎服或炖猪瘦肉服。

## 地桃花

【凭证标本】430121-191114-0710-LY。

【采集地点】湖南省长沙市长沙县安沙镇三合社区。

**别　　名** 红花地桃花、肖梵天花、野棉花、狗脚迹、大梅花树、刺头婆、痴头婆。

**基　　原** 锦葵科植物地桃花 *Urena lobata* L. 的根或全草。

**植物形态** 直立亚灌木状草本，高达 1 米，小枝被星状绒毛。茎下部的叶近圆形，长 4~5 厘米，宽 5~6 厘米，先端浅 3 裂，基部圆形或近心形，边缘具锯齿；中部的叶卵形，长 5~7 厘米，3~6.5 厘米；上部的叶长圆形至披针形，长 4~7 厘米，宽 1.5~3 厘米；叶上面被柔毛，下面被灰白色星状绒毛；叶柄长 1~4 厘米，被灰白色星状毛；托叶线形，长约 2 毫米，早落。花腋生，单生或稍丛生，淡红色，直径约 15 毫米；花梗长约 3 毫米，被绵毛；小苞片 5，长约 6 毫米，基部 1/3 合生；花萼杯状，裂片 5，较小苞片略短，两者均被星状柔毛；花瓣 5，倒卵形，长约 15 毫米，外面被星状柔毛；雄蕊柱长约 15 毫米，无毛；花柱枝 10，微被长硬毛。果扁球形，直径约 1 厘米，分果爿被星状短柔毛和锚状刺。花期 7~10 月。

**生境及分布** 生长在干热的空旷地、草坡或疏林下，长沙县有分布。分布于长江以南各省区。

**性味归经** 味甘、辛，性凉。归肺、脾经。

**功能主治** 具祛风利湿，活血消肿，清热解毒之功效。用于感冒，风湿痹痛，痢疾，泄泻，淋证，带下，月经不调，跌打肿痛，喉痹，乳痈，疮疖，毒蛇咬伤。

**用法用量** 内服：煎汤，30~60 克；或捣汁。外用：适量，捣敷。

**注意事项** 《广西药植图志》：虚寒者忌服。

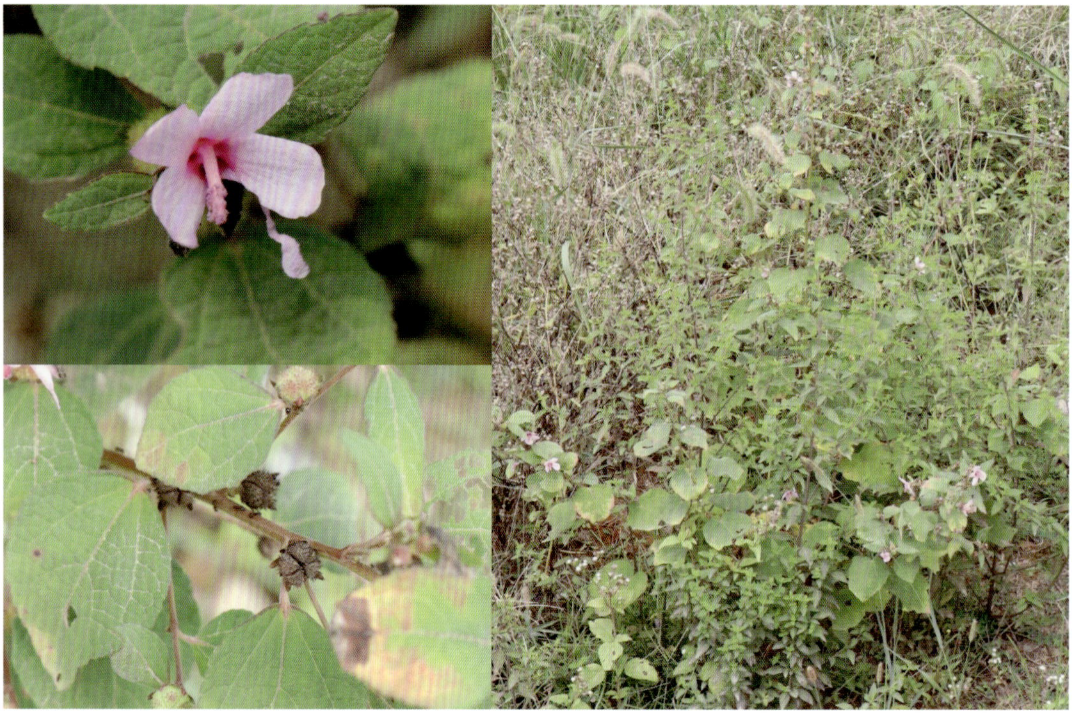

# 地　笋

【凭证标本】430121-190805-0476LY。

【采集地点】湖南省长沙市长沙县星沙街道金牛湾社区。

**别　　名** 泽兰根、地瓜儿、地瓜、地蚕子、地笋子、地藕、野三七、水三七、旱藕。

**基　　原** 唇形科植物地笋 *Lycopus lucidus* Turcz. 的根茎。

**植物形态** 多年生草本，高 0.6~1.7 米；根茎横走，具节，节上密生须根，先端肥大呈圆柱形，此时于节上具鳞叶及少数须根，或侧生有肥大的具鳞叶的地下枝。茎直立，通常不分枝，四棱形，具槽，绿色，常于节上多少带紫红色，无毛，或在节上疏生小硬毛。叶具极短柄或近无柄，长圆状披针形，多少弧弯，通常长 4~8 厘米，宽 1.2~2.5 厘米，先端渐尖，基部渐狭，边缘具锐尖粗牙齿状锯齿，两面或上面具光泽，亮绿色，两面均无毛，下面

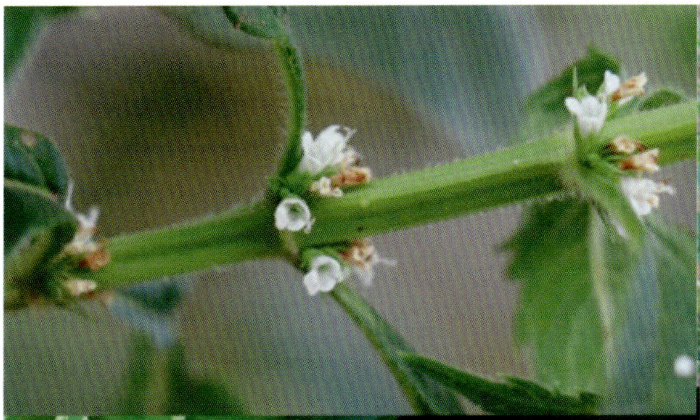

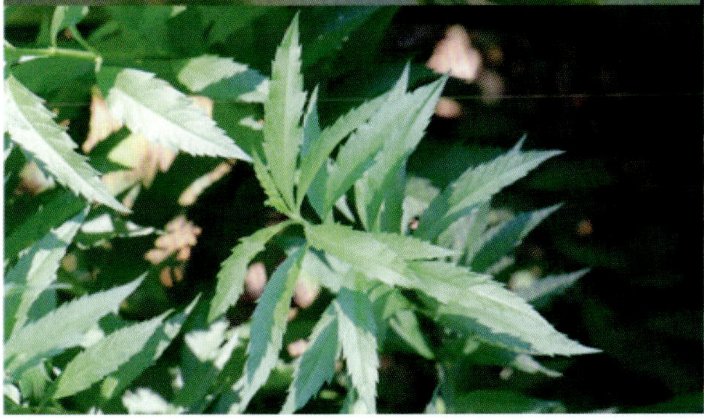

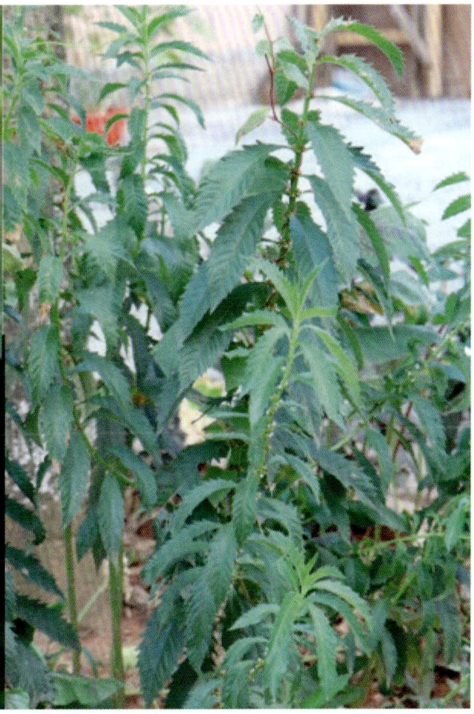

具凹陷的腺点，侧脉6~7对，与中脉在上面不显著下面突出。轮伞花序无梗，轮廓圆球形，花时径1.2~1.5厘米，多花密集，其下承以小苞片；小苞片卵圆形至披针形，先端刺尖，位于外方者超过花萼，长达5毫米，具3脉，位于内方者，长2~3毫米，短于或等于花萼，具1脉，边缘均具小纤毛。花萼钟形，长3毫米，两面无毛，外面具腺点，萼齿5，披针状三角形，长2毫米，具刺尖头，边缘具小缘毛。花冠白色，长5毫米，外面在冠檐上具腺点，内面在喉部具白色短柔毛，冠筒长约3毫米，冠檐不明显二唇形，上唇近圆形，下唇3裂，中裂片较大。雄蕊仅前对能育，超出于花冠，先端略下弯，花丝丝状，无毛，花药卵圆形，2室，室略叉开，后对雄蕊退化，丝状，先端棍棒状。花柱伸出花冠，先端相等2浅裂，裂片线形。花盘平顶。小坚果倒卵圆状四边形，基部略狭，长1.6毫米，宽1.2毫米，褐色，边缘加厚，背面平，腹面具棱，有腺点。花期6~9月，果期8~11月。

**生境及分布**　生长在沼泽地、水边、沟边等潮湿处，海拔320~2100米，长沙县有零星分布。分布于黑龙江，吉林，辽宁，河北，陕西，四川，贵州，云南。

**性味归经**　味甘、辛，性温。

**功能主治**　具化瘀止血，益气利水之功效。用于衄血，吐血，产后腹痛，黄疸，肿，带下，气虚乏力。

**用法用量**　内服：煎汤，4~9克；或浸酒。外用：适量，捣敷；或浸酒涂。

**注意事项**　脾胃虚弱、腹泻腹痛者慎用。

# 耳 草

【凭证标本】430121-200924-1194LY。

【采集地点】湖南省长沙市长沙县安沙镇宋家桥。

**别　　名**　鲫鱼胆草、细叶亚婆巢、节节花。

**基　　原**　茜草科植物耳草 *Hedyotis auricularia* Linn. 的全草。

**植物形态**　多年生、近直立或平卧的粗壮草本，高 30~100 厘米；小枝被短硬毛，罕无毛，幼时近方柱形，老时呈圆柱形，通常节上生根。叶对生，近革质，披针形或椭圆形，长 3~8 厘米，宽 1~2.5 厘米，顶端短尖或渐尖，基部楔形或微下延，上面平滑或粗糙，下面常被粉末状短毛；侧脉每边 4~6 条，与中脉呈锐角斜向上伸；叶柄长 2~7 毫米或更短；托叶膜质，被毛，合生成一短鞘，顶部 5~7 裂，裂片线形或刚毛状。聚伞花序腋生，密集成头状，无总花梗；苞片披针形，微小；花无梗或具长 1 毫米的花梗；萼管长约 1 毫米，通常被毛，萼檐裂片 4，披针形，长 1~1.2 毫米，被毛；花冠白色，管长 1~1.5 毫米，外面无毛，里面仅喉部被毛，花冠裂片 4，长 1.5~2 毫米，广展；雄蕊生于冠管喉部，花丝极短，花药突出，长圆形，比花丝稍短；花柱长 1 毫米，被毛，柱头 2 裂，裂片棒状，被毛。果球形，直径 1.2~1.5 毫米，疏被短硬毛或近无毛，成熟时不开裂，宿存萼檐

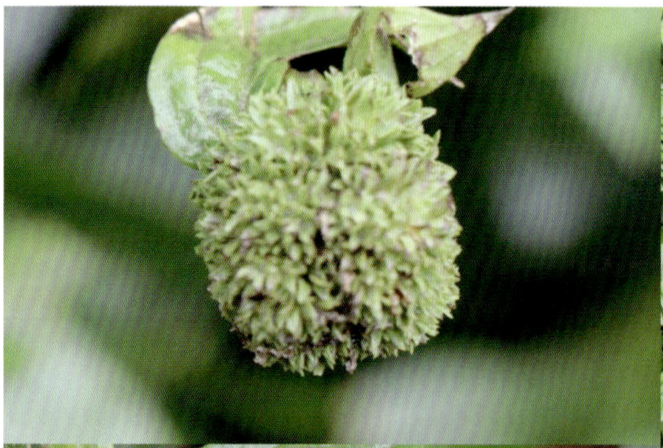

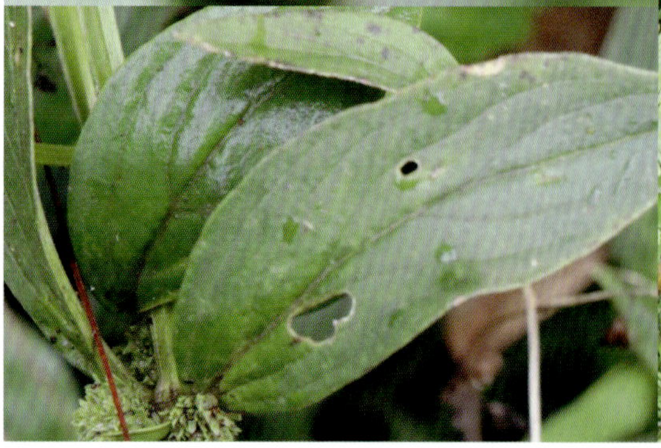

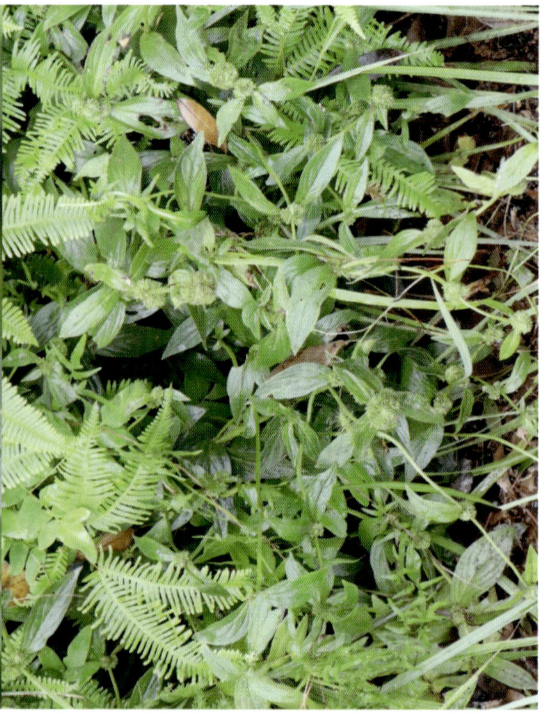

裂片长 0.5~1 毫米；种子每室 2~6 粒，种皮干后黑色，有小窝孔。花期 3~8 月。

**生境及分布** 生长在林缘和灌丛中，有时亦见于草地上，长沙县有分布。分布于我国南部各省区。

**性味归经** 味苦，性凉。

**功能主治** 具清热解毒，凉血消肿之功效。用于感冒发热，肺热咳嗽，咽喉肿痛，肠炎，痢疾，痔疮出血，崩漏，毒蛇咬伤，乳腺炎，痈疖肿毒，湿疹，跌打损伤。

**用法用量** 内服：煎汤，10~15 克。外用：适量，捣敷；或煎水洗。

# 百日草

【凭证标本】430121-190613-0255LY。

【采集地点】湖南省长沙市长沙县黄花镇银龙村。

**别　　名** 十姊妹、火毡花、对叶菊、步步登高、节节高。

**基　　原** 菊科百日草 *Zinnia elegans* Jacq. 的全草。

**植物形态** 一年生草本，高 30~100 厘米。茎直立，被糙毛上长硬毛。叶对生；无柄；叶片宽卵圆形或长圆状椭圆形，长 5~10 厘米，宽 2.5~5 厘米，全缘，基部稍心形抱茎，两面粗糙，下面必被短糙毛，基出 3 脉。头状花序径 5~6.5 厘米，单生枝端，无中空肥厚的花序梗；总苞宽钟状，总苞片多层，宽卵形或卵状椭圆形，外层长约 5 毫米，内层长约 10 毫米，边缘黑色；托片上端有延伸的附片，附片紫红色，流苏状三角形；舌产太花深红色、玫瑰色、紫堇色或白色，舌片倒卵圆形，先端 2~3 齿裂或全缘，上面被短毛，下在被长柔毛；和状花黄色或橙色，长 7~8 毫米，先端裂片卵状披针形，上面被黄褐色密茸毛。雌花瘦果倒卵圆形，长 6~7 毫米，宽 4~5 毫米，扁平，腹面正中和两侧边缘各有 1 棱，先端截形，基部狭窄，被密毛；和状

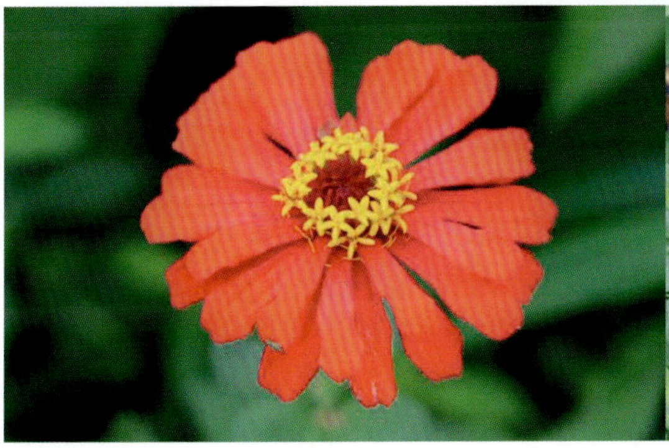
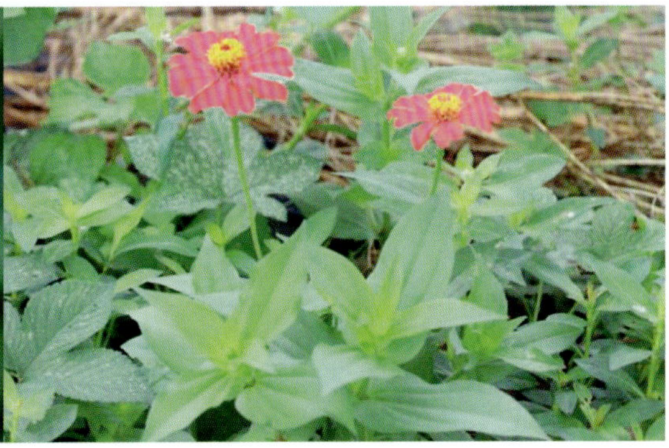

花瘦果倒卵状楔形，长 7~8 毫米，宽 3.4~4 毫米，极扁，被疏毛，先端有短齿。花期 6~9 月，果期 7~10 月。

**生境及分布** 原产于墨西哥。长沙县各地有零星野生分布，现全国各地多有栽培，有时逸主野生。

**性味归经** 味苦、辛，性凉。

**功能主治** 具清热，利湿，解毒之功效。用于湿热痢疾，淋证，乳痈，疖肿。

**用法用量** 内服：煎汤，15~30 克。外用：鲜品捣敷。

## 百　合

【凭证标本】430121-190718-0374LY。

【采集地点】湖南省长沙市长沙县高桥镇白石源村。

**别　　名** 野百合、喇叭筒、山百合、药百合、家百合。

**基　　原** 百合科植物百合 *Lilium brownii* var.*viridulum* Baker 的干燥肉质鳞叶。

**植物形态** 多年生草本，高 60~100 厘米。鳞茎球状，白色，肉质，先端常开放如荷

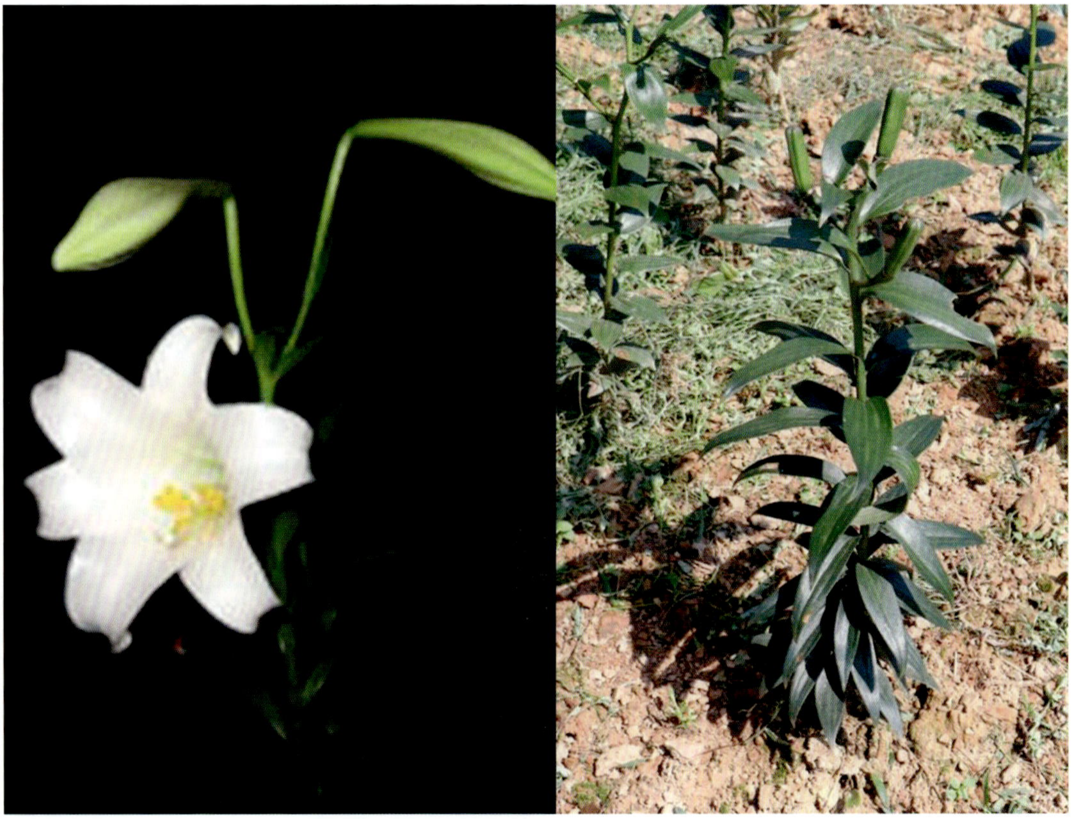

花状，长 3.5~5 厘米，直径 3~4 厘米，下面着生多数须根。茎直立，圆柱形，常有褐紫色斑点。叶 4~5 列互生；无柄；叶片线状披针形至长椭圆状披针形，长 4.5~10 厘米，宽 8~20 毫米，先端渐尖，基部渐狭，全缘或微波状，叶脉 5 条，平行。花大，单生于茎顶，少有 1 朵以上者；花梗长达。3~10 厘米；花被 6 片，乳白色或带淡棕色，倒卵形；雄蕊 6，花药线形，丁字着生；雌蕊 1，子房圆柱形，3 室，每室有多数胚珠，柱头膨大，盾状。蒴果长卵圆形，室间开裂，绿色；种子多数。花期 6~8 月。果期 9 月。

**生境及分布** 生长于土壤深肥的林边或草丛中。分布几遍全国，大部地区有栽培，长沙县各地有零星野生分布。

**性味归经** 味甘、微苦，性寒。归心、肺经。

**功能主治** 具养阴润肺，清心安神之功效。用于阴虚燥咳，劳嗽咳血，虚烦惊悸，失眠多梦，精神恍惚。

**用法用量** 内服：煎汤，6~12 克；或入丸、散；亦可蒸食、煮粥。外用：适量，捣敷。

**注意事项** 风寒咳嗽及中寒便溏者忌服。

## 夹竹桃

**【凭证标本】** 430121-190612-0243LY。

**【采集地点】** 湖南省长沙市长沙县路口镇路口社区。

**别　　名** 欧洲夹竹桃、红花夹竹桃、柳叶桃。

**基　　原** 夹竹桃科夹竹桃属植物夹竹桃 *Nerium indicum* Mill. 的叶。

**植物形态** 常绿直立大灌木；株高达 6 米；枝条灰绿色，含水液；嫩枝条具棱，被微毛，老时毛脱落；叶 3 片轮生，稀对生，革质，窄椭圆状披针形，长 5~21 厘米，宽 1~3.5 厘米，先端渐尖或尖，基部楔形或下延，侧脉达 120 对，平行；叶柄长 5~8 毫米；聚伞花序组成伞房状顶生；花芳香，花萼裂片窄三角形或窄卵形，长 0.3~1 厘米；花冠漏斗状，裂片向右覆盖，紫红、粉红、橙红、黄或白色，单瓣或重瓣，花冠筒长 1.2~2.2 厘米，喉部宽大；副花冠裂片 5，花瓣状，流苏状撕裂；雄蕊着生花冠筒顶部，花药箭头状，附着柱头，基部耳状，药隔丝状，被长柔毛；无花盘；心皮 2，离生；蓇葖果 2，离生，圆柱形，长 12~23 厘米，径 0.6~1 厘米；种子长圆形，基部较窄，顶端钝、褐色，种皮被锈色短柔毛。

**生境及分布** 多生长于低海拔地区，长沙县各地有零星野生分布。广东、广西、四川、福建、云南、河北、辽宁、黑龙江、江苏、浙江等地均有栽培。

**性味归经** 味苦，性寒，有毒。归心经。

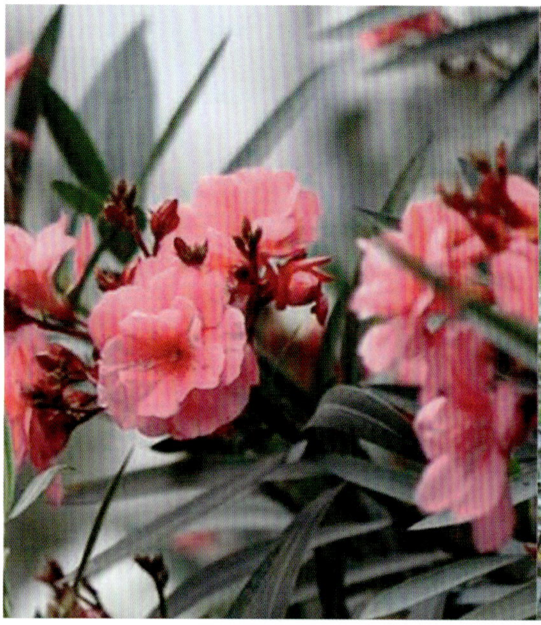

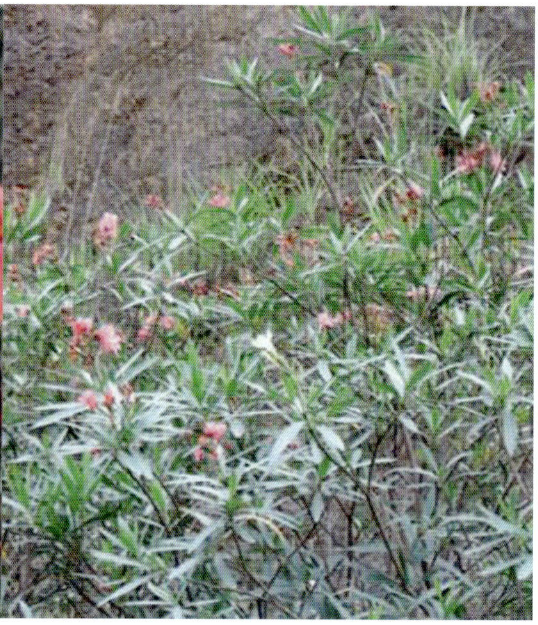

**功能主治** 具强心利尿，祛痰定喘，镇痛，祛瘀之功效。用于心脏病心力衰竭，喘息咳嗽，癫痫，跌打损伤，肿痛，经闭。

**用法用量** 内服：煎汤，0.3~0.9 克；研末，0.05~0.1 克。外用：适量，捣敷或制成酊剂外涂。

**注意事项** 孕妇忌服。不宜多服久服，过量则中毒。

## 吊　兰

【凭证标本】430121-190719-0430LY。

【采集地点】湖南省长沙市长沙县北山镇蒿塘社区。

**别　　名** 桂兰、葡萄兰、钓兰、树蕉瓜、浙鹤兰、兰草、倒吊兰、土洋参、八叶兰、丛毛吊兰。

**基　　原** 百合科植物吊兰 *Chlorophytum comosum*（Thunb.）Baker 的全草或根。

**植物形态** 多年生草本。根茎短而肥厚，呈纺锤状。叶自根际丛生，多数；叶细长而尖，绿色或有黄色条纹，长 10~30 厘米，宽 1~2 厘米，向两端稍变狭。花葶比叶长，有时长达 50 厘米，常变为匍匐枝，近顶部有叶束或生幼小植株；花小，白色，常 2~4 朵簇生，排成疏散的总状花序或圆锥花序，花梗关节位于中部至上部；花被叶状，裂片 6 枚；雄蕊 6；稍短于花被片，花

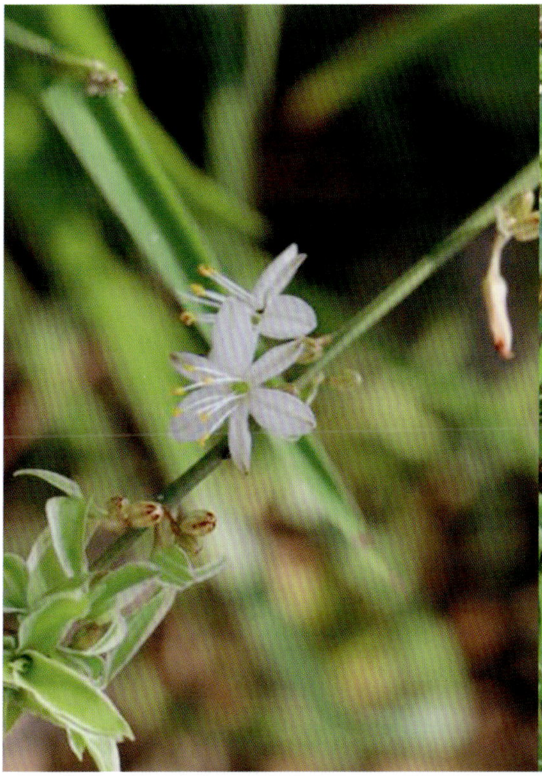

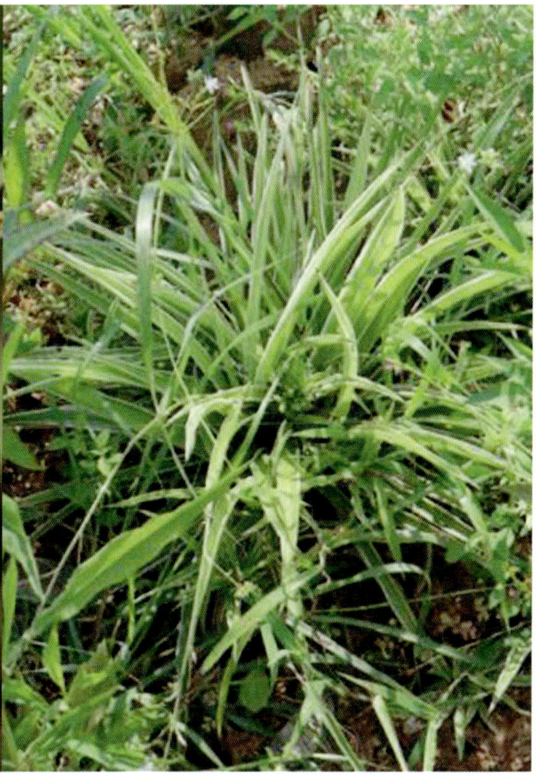

药开裂后常卷曲；子房无柄，3室，花柱线形。蒴果三角状扁球形，每室具种子3~5颗。花期5月，果期8月。

**生境及分布** 各地广泛栽培，供作观赏。原产于非洲南部。长沙县各地有零星野生分布。

**性味归经** 味甘、微苦，性凉。

**功能主治** 具化痰止咳，散瘀消肿，清热解毒之功效。用于痰热咳嗽，跌打损伤，骨折，痈肿，痔疮，烧伤。

**用法用量** 内服：煎汤，6~15克，鲜品15~30克。外用：适量，捣敷；或煎水洗。

# 朱砂根

【凭证标本】430121-190927-0641-LY。

【采集地点】湖南省长沙市长沙县江背镇印山村。

**别　　名** 凤凰肠、老鼠尾、平地木、石青子、凉伞遮金珠、铁伞、散血丹、浪伞根、金鸡爪。

**基　　原** 紫金牛科植物朱砂根 *Ardisia crenata* Sims 的根。

**植物形态** 灌木，高1~2米，稀达3米；茎粗壮，无毛，除侧生特殊花枝外，无分枝。叶片革质或坚纸质，椭圆形、椭圆状披针形至倒披针形，顶端急尖或渐尖，基部楔形，长7~15厘米，宽2~4厘米，边缘具皱波状或波状齿，具明显的边缘腺点，两面无毛，有时背面具极小的鳞片，侧脉12~18对，构成不规则的边缘脉；叶柄长约1厘米。伞形花序或聚伞花序，着生于侧生特殊花枝顶端；花枝近顶端常具2~3片叶或更多，或无叶，长4~16厘米；花梗长7~10毫米，几无毛；花长4~6毫米，花萼仅基部连合，萼片长圆状卵形，顶端圆形或钝，长1.5毫米或略短，稀达2.5毫米，全缘，两面无毛，具腺点；花瓣白色，稀略带粉红色，盛开时反卷，卵形，顶端急尖，具腺点，外面无毛，里面有时近基部具乳头状突起；雄蕊较花瓣短，花药三角状披针形，背面常具腺点；雌蕊与花瓣近等长或略长，子房卵珠形，无毛，具腺点；胚珠5枚，1轮。果球形，直径6~8毫米，鲜红色，具腺点。花期5~6月，果期10~12月，有时2~4月。

**生境及分布** 生长在海拔90~2400米的疏、密林下阴湿的灌木丛中。长沙县有野生分布。分布于我国西藏东南部至台湾，湖北至海南等地区。

**性味归经** 味微苦、辛，性平。归肺、肝经。

**功能主治** 具解毒消肿，活血止痛，祛风除湿之功效。用于咽喉肿痛，风湿热痹，跌打损伤。

**用法用量** 内服：煎汤，3~9克。外用：适量，捣敷。

**注意事项** 虚弱者慎用。

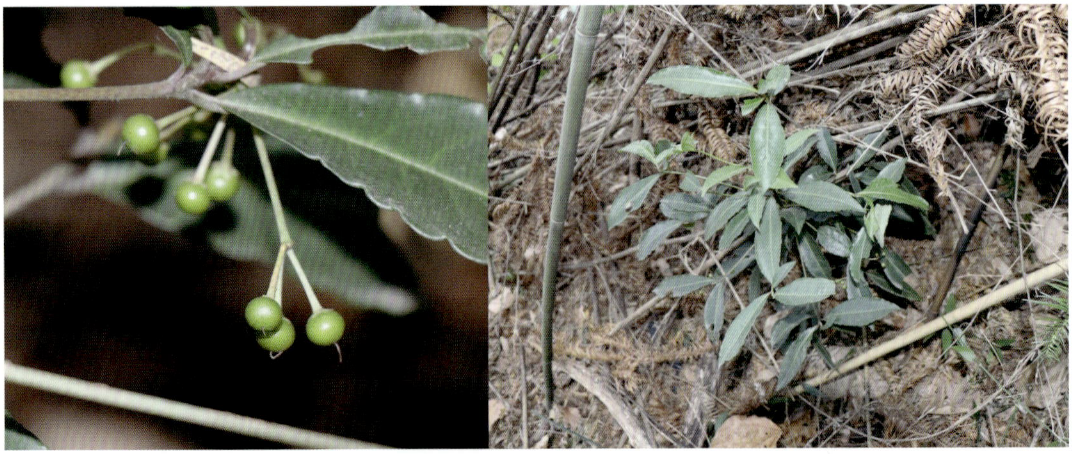

# 竹叶椒

【凭证标本】430121-200414-0910LY。

【采集地点】湖南省长沙市长沙县黄花镇银龙村。

**别　　名**　狗花椒、花胡椒、搜山虎、野花椒、臭花椒、三叶花椒、山胡椒、玉椒、山花椒、鸡椒、白总管、万花针、岩椒。

**基　　原**　芸香科植物竹叶花椒 *Zanthoxylum armatum* DC. 的果实。

**植物形态**　高 3~5 米的落叶小乔木；茎枝多锐刺，刺基部宽而扁，红褐色，小枝上的刺劲直，水平抽出，小叶背面中脉上常有小刺，仅叶背基部中脉两侧有丛状柔毛，或嫩枝梢及花序轴均被褐锈色短柔毛。叶有小叶 3~9、稀 11 片，翼叶明显，稀仅有痕迹；小叶对生，通常披针形，长 3~12 厘米，宽 1~3 厘米，两端尖，有时基部宽楔形，干后叶缘略向背卷，叶面稍粗皱；或为椭圆形，长 4~9 厘米，宽 2~4.5 厘米，顶端中央一片最大，基部一对最小；有时为卵形，叶缘有甚小且疏离的裂齿，或近于全缘，仅在齿缝处或沿小叶边缘有油点；小叶柄甚短或无柄。花序近腋生或同时生于侧枝之顶，长 2~5 厘米，有花约 30 朵以内；花被片 6~8 片，形状与大小几乎相同，长约 1.5 毫米；雄花的雄蕊 5~6 枚，药隔顶端有一干后变褐黑色油点；

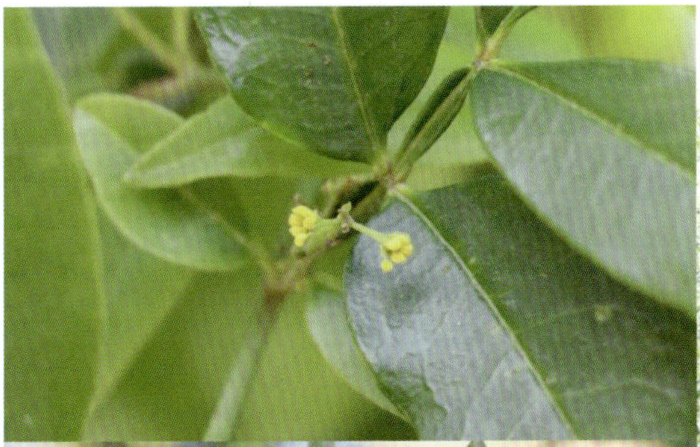
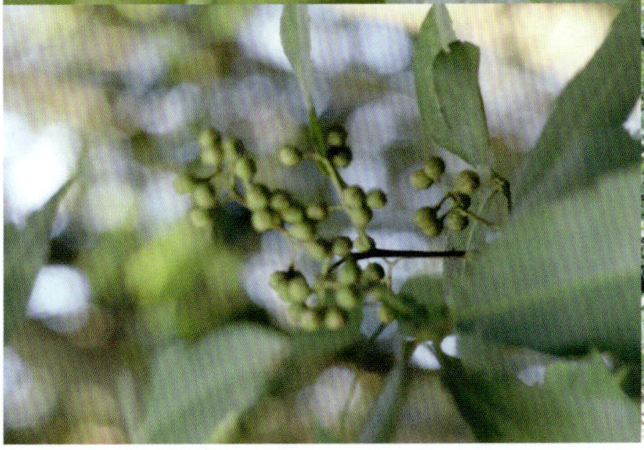
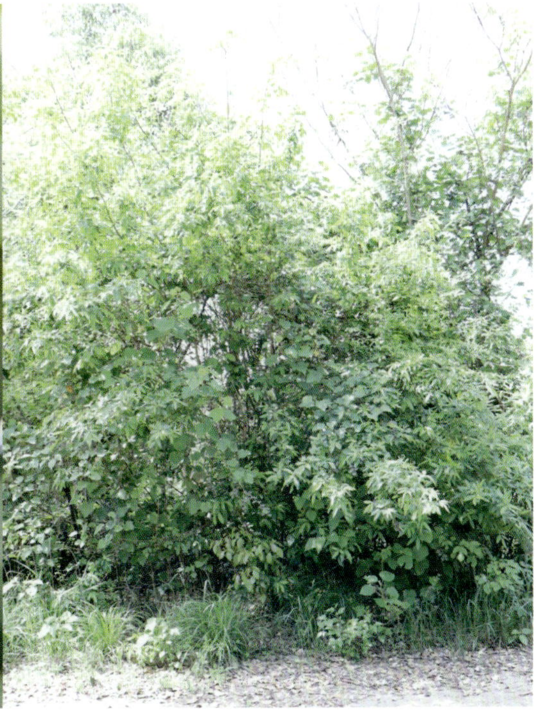

不育雌蕊垫状凸起，顶端2~3浅裂；雌花有心皮3~2个，背部近顶侧各有1油点，花柱斜向背弯，不育雄蕊短线状。果紫红色，有微凸起少数油点，单个分果瓣径4~5毫米；种子径3~4毫米，褐黑色。花期4~5月，果期8~10月。

生境及分布　生长在低丘陵坡地至海拔2200米山地的多类生境，石灰岩山地亦常见，长沙县有野生分布。分布于山东以南，南至海南，东南至台湾，西南至西藏东南部。

性味归经　味辛、微苦，性温。归肺、大肠经。

功能主治　具温中燥温，散寒止痛，驱虫止痒之功效。用于脘腹冷痛，寒湿吐泻，蛔厥腹痛，龋齿牙痛，湿疹，疥癣痒疮。

用法用量　内服：煎汤，6~9克；研末，1~3克。外用：适量，煎水洗或含漱；或酒精浸泡外搽；或研粉末塞入龋齿洞中，或鲜品捣敷。

## 竹叶榕

【凭证标本】430121-190814-0527LY。

【采集地点】湖南省长沙市长沙县北山镇石常村。

别　　名　狭叶榕、水稻清、竹叶牛奶树。

基　　原　桑科植物竹叶榕 *Ficus stenophylla* Hemsl. 的全株。

植物形态　小灌木，高1~3米；小枝散生灰白色硬毛，节间短。叶纸质，干后灰绿色，线状披针形，长5~13厘米，先端渐尖，基部楔形至近圆形，表面无毛，背面有小瘤体，全缘背卷，侧脉7~17对；托叶披针形，红色，无毛，长约8毫米；叶柄长3~7毫米。榕果椭圆状球形，表面稍被柔毛，直径7~8毫米，成熟时深红色，顶端脐状突起，基生苞片三角形，宿存，总梗长20~40毫米；雄花和瘿花同生于雄株榕果中，雄花，生内壁口部，有

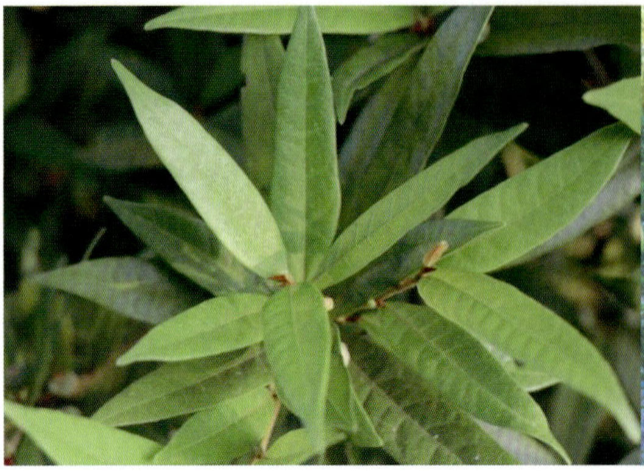

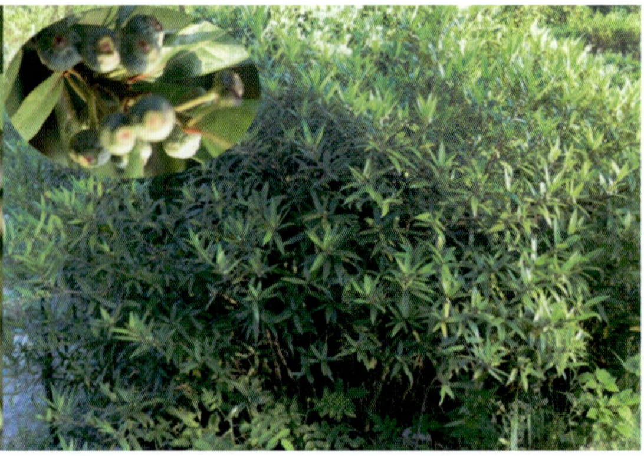

短柄，花被片 3~4，卵状披针形，红色，雄蕊 2~3，花丝短；瘿花，具柄，花被片 3~4，倒披针形，内弯，子房球形，花柱短，侧生；雌花生于另一植株榕果中，近无柄，花被片 4，线形，先端钝，瘦果透镜状，顶部具棱骨，一侧微凹入，花柱侧生，纤细。花果期 5~7 月。

**生境及分布** 生长在沟旁堤岸边，长沙县有分布。分布于福建、台湾、浙江、湖南、湖北、广东、海南、广西、贵州。

**性味归经** 味甘、苦，性温。

**功能主治** 具祛痰止咳，行气活血，祛风除湿之功效。用于咳嗽，胸痛，跌打肿痛，肾炎，风湿骨痛，乳少。

**用法用量** 内服，煎汤，50~100 克。

# 竹林霄

【凭证标本】430121-200407-0878LY。

【采集地点】湖南省长沙市长沙县开慧镇锡福村。

**别　　名** 石竹根、竹林消、万花梢、黄牛尾巴、百尾笋、竹凌霄、白龙须、乌骨鸡、竹叶三七、牛尾笋。

**基　　原** 百合科植物宝铎草 *Disporum sessile* D. Don 的根及根茎。

**植物形态** 多年生草本，高 30~80 厘米。根茎肉质，横走，直径约 5 毫米。茎直立，上部具叉状斜止的分枝。叶互生，有短柄或无柄；叶片薄纸质至纸质，椭圆形、卵形至披针形，长 4~15 厘米，先端骤渐尖或尖，下面色较浅，脉上边缘有乳头状突起，有横脉。花钟状，黄色、淡黄色、白色或绿黄色，1~5 朵生于分枝顶端；花梗长 1~2 厘米；花被片 6，倒卵状披针形；雄蕊

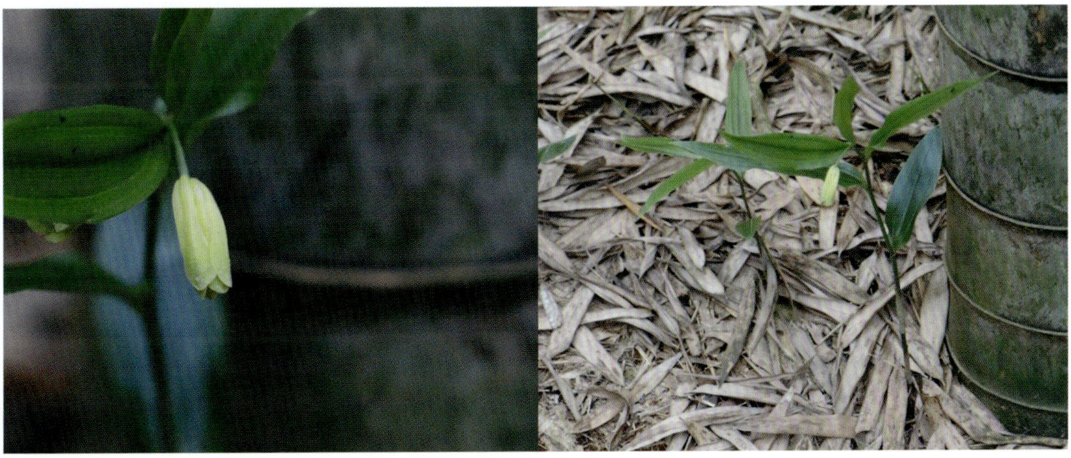

内藏，不伸出花被片外，花丝长约 1.5 厘米，花药内藏；花柱长 1.5 厘米。浆果椭圆形或球形，直径约 1 厘米，黑色，含 3 颗直径约 5 毫米的深棕色种子。花期 3~6 月，果期 6~11 月。

**生境及分布** 生长在海拔 600~2500 米的林下或灌木丛中，长沙县有野生分布。分布于华东、中南、西南及河北、陕西、台湾等地。

**性味归经** 味甘、淡，性平。

**功能主治** 具润肺止咳，健脾消食，舒筋活络，清热解毒之功效。用于肺热咳嗽，肺痨咯血，食积胀满，风湿痹痛，腰腿痛，骨折，烧、烫伤。

**用法用量** 内服：煎汤，9~15 克。外用：适量，鲜品捣敷。熬膏涂擦；或研粉调敷。

## 华山矾

【凭证标本】430121-190421-0033LY。

【采集地点】湖南省长沙市长沙县安沙镇龙华岭村。

**别　名** 针地黄、降痰王、贡檀兜、华灰木、牛特木、雷公针、膨药、白花丹、七针、土黄柴、米碎花木、大米仔花、水泡木、糯米树、止血树、檬子柴、羊子屎、毛壳子树、毛柴子、渣子树、狗檬树、豆鼓果、狗屎木、地黄木土常山、狗骨柴头、木地牛、蛙模吐饭、流涎柴、白柴头、小药木。

**基　原** 山矾科山矾属植物华山矾 *Symplocos chinensis*（Lour.）Druce 的叶。

**植物形态** 落叶灌木，高 1~3 米。嫩枝密被柔毛。单叶互生；椭圆形、倒卵状椭圆形，长 3.5~7 厘米，宽 2~4 厘米，先端短尖，基部钝形或广楔形，叶缘具细小点齿，上面具疏毛，下面密被白茸毛；叶柄长 3~5 毫米，有柔毛，无托叶。圆锥花序，腋生和顶生，长 4~6 厘米，花梗、花柄。嫩枝均同色，并具柔毛；萼 5 裂，三角形，长约 2 毫米，宿存，密被柔毛；花冠白色，基部合生，裂片 5，卵形，长约 3 毫米；雄蕊多数，聚成 5 束，每束有雄蕊 10 余枚，着生于花冠基部，花丝白色，花药浅黄色，2 室，背着；雌蕊 1，

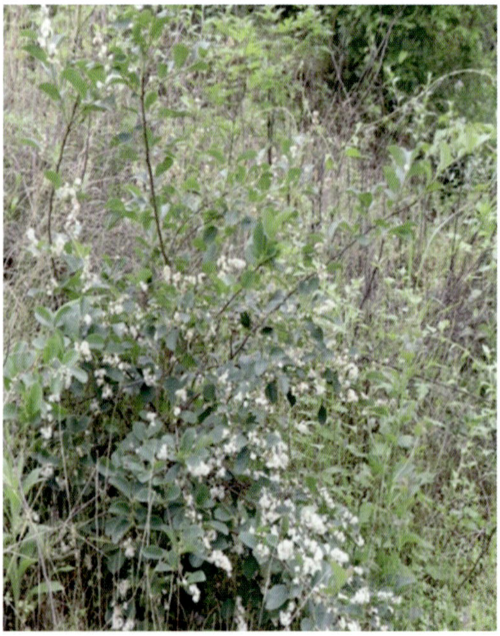

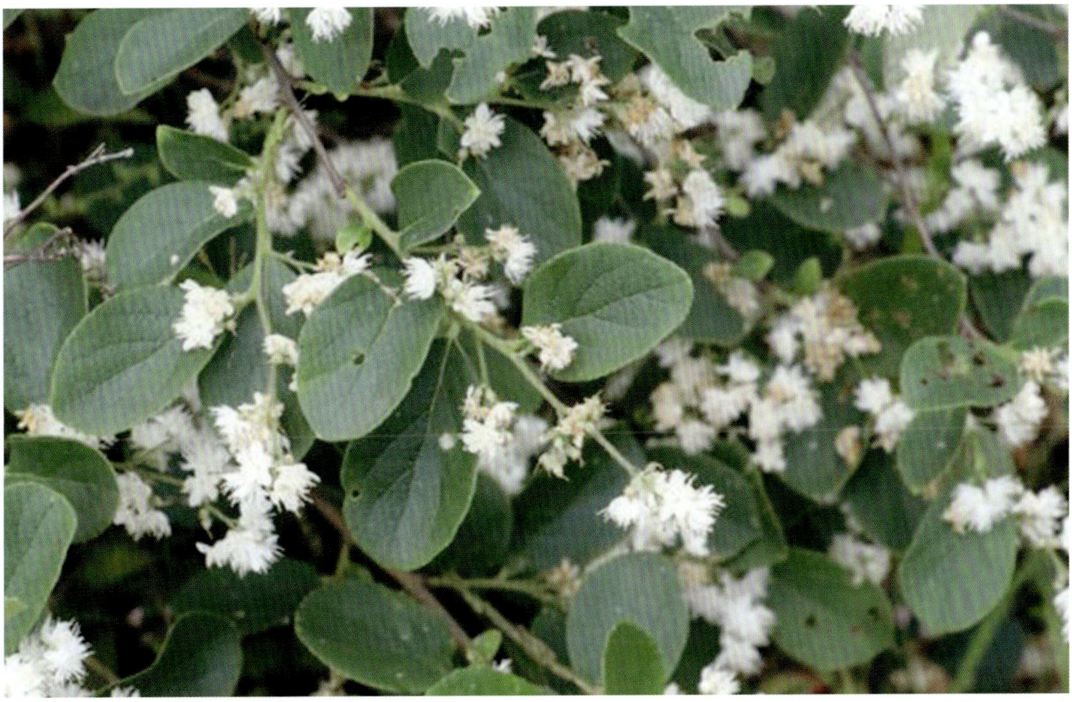

花柱白色，与雄蕊相等长，柱头不裂，子房下位，2 室。核果蓝黑色，圆形，长约 6 毫米；径约 3.5 毫米。种子圆形，多数。花期 6~7 月。果期 10~11 月。

**生境及分布**　生于丘陵、荒坡、旷野、灌木丛中。分布于江苏、安徽、湖南、湖北、四川、江西、福建、广东、广西、云南等地。长沙县各地有零星野生分布。

**性味归经**　味微苦，性凉。归胃、大肠经。

**功能主治**　具清热利湿，解毒，止血生肌之功效。用于泻痢，疮疡肿毒，创伤出血，烫火伤，溃疡。

**用法用量**　内服：捣汁，25~50 克。外用：捣敷或研末调敷。

# 合欢花

【凭证标本】430121-190805-0469LY。

【采集地点】湖南省长沙市长沙县星沙街道金牛湾社区。

**别　　名**　夜合花、乌绒。

**基　　原**　豆科植物合欢 *Albizia julibrissin* Durazz. 的干燥花序。

**植物形态**　落叶乔木，高可达 16 米，树冠开展；小枝有棱角，嫩枝、花序和叶轴被绒毛或短柔毛。托叶线状披针形，较小叶小，早落。二回羽状复叶，总叶

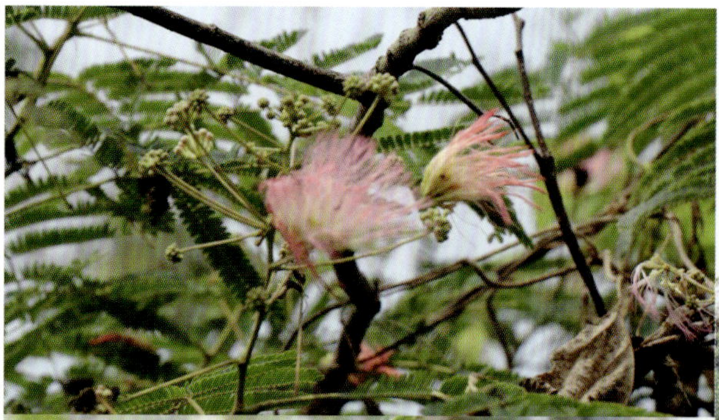

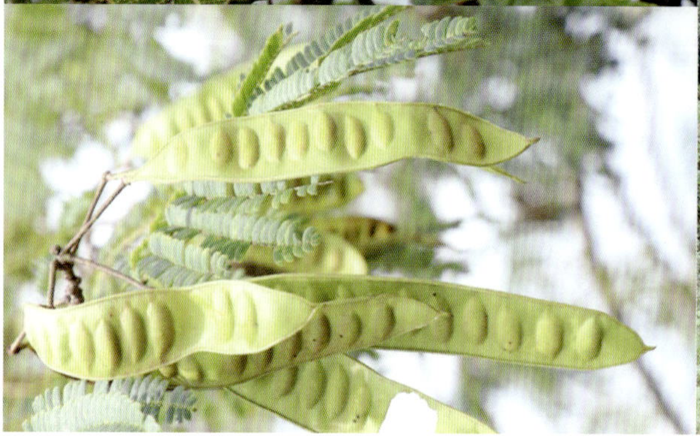

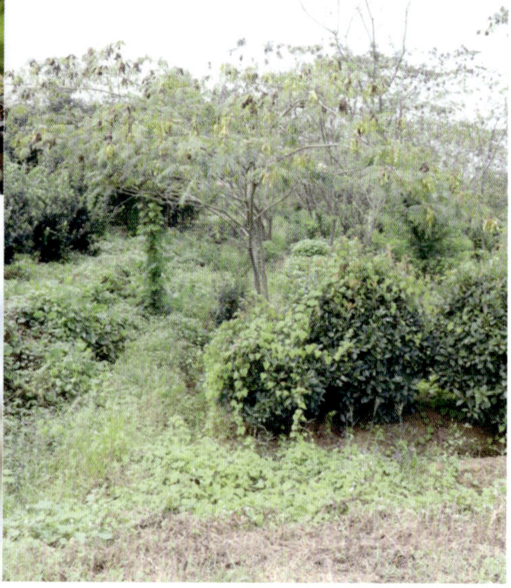

柄近基部及最顶一对羽片着生处各有1枚腺体；羽片4~12对，栽培的有时达20对；小叶10~30对，线形至长圆形，长6~12毫米，宽1~4毫米，向上偏斜，先端有小尖头，有缘毛，有时在下面或仅中脉上有短柔毛；中脉紧靠上边缘。头状花序于枝顶排成圆锥花序；花粉红色；花萼管状，长3毫米；花冠长8毫米，裂片三角形，长1.5毫米，花萼、花冠外均被短柔毛；花丝长2.5厘米。荚果带状，长9~15厘米，宽1.5~2.5厘米，嫩荚有柔毛，老荚无毛。花期6~7月，果期8~10月。

**生境及分布** 生于山坡或栽培，长沙县有分布。分布于我国东北至华南及西南部各省区。

**性味归经** 味甘，性平。归心、肝经。

**功能主治** 具解郁安神之功效。用于心神不定，忧郁失眠。

**用法用量** 内服：煎汤，5~10克；或入丸、散。

**注意事项** 阴虚津伤者慎用。

**附　　注** 合欢皮：豆科植物合欢的干燥树皮。味甘，性平。归心、肝、肺经。具解郁安神，活血消肿之功效。用于心神不定，忧郁失眠，肺痈，疮肿，跌扑伤痛。内服：煎汤，6~12克；外用适量，研末调敷。

# 合 萌

【凭证标本】430121-190810-0494LY。

【采集地点】湖南省长沙市长沙县安沙镇唐田新村。

**别　　名**　水茸角、合明草、水皂角、木排豆、木稗、独木根、野皂角、梳子树、野含羞草、蜈蚣杨柳、野槐树、夜关门、禾镰草、野兰、野鸭树草、野寒豆、野豆萁、海柳、拉田草。

**基　　原**　豆科植物合萌 *Aeschynomene indica* L. 的地上部分。

**植物形态**　一年生草本或亚灌木状，茎直立，高 0.3~1 米。多分枝，圆柱形，无毛，具小凸点而稍粗糙，小枝绿色。叶具 20~30 对小叶或更多；托叶膜质，卵形至披针形，长约 1 厘米，基部下延成耳状，通常有缺刻或啮蚀状；叶柄长约 3 毫米；小叶近无柄，薄纸质，线状长圆形，长 5~15 毫米，宽 2~3.5 毫米，上面密布腺点，下面稍带白粉，先端钝圆或微凹，具细刺尖头，基部歪斜，全缘；小托叶极小。总状花序比叶短，腋生，长 1.5~2 厘米；总花梗长 8~12 毫米；花梗长约 1 厘米；小苞片卵状披针形，宿存；花萼膜质，具纵脉纹，长约 4 毫米，无毛；花冠淡黄色，具紫色的纵脉纹，易脱落，旗瓣大，近圆形，基部具极短的瓣柄，翼瓣篦状，龙骨瓣比旗瓣稍短，比翼瓣稍长或近相等；雄蕊二体；子房扁平，线形。荚果线状长圆

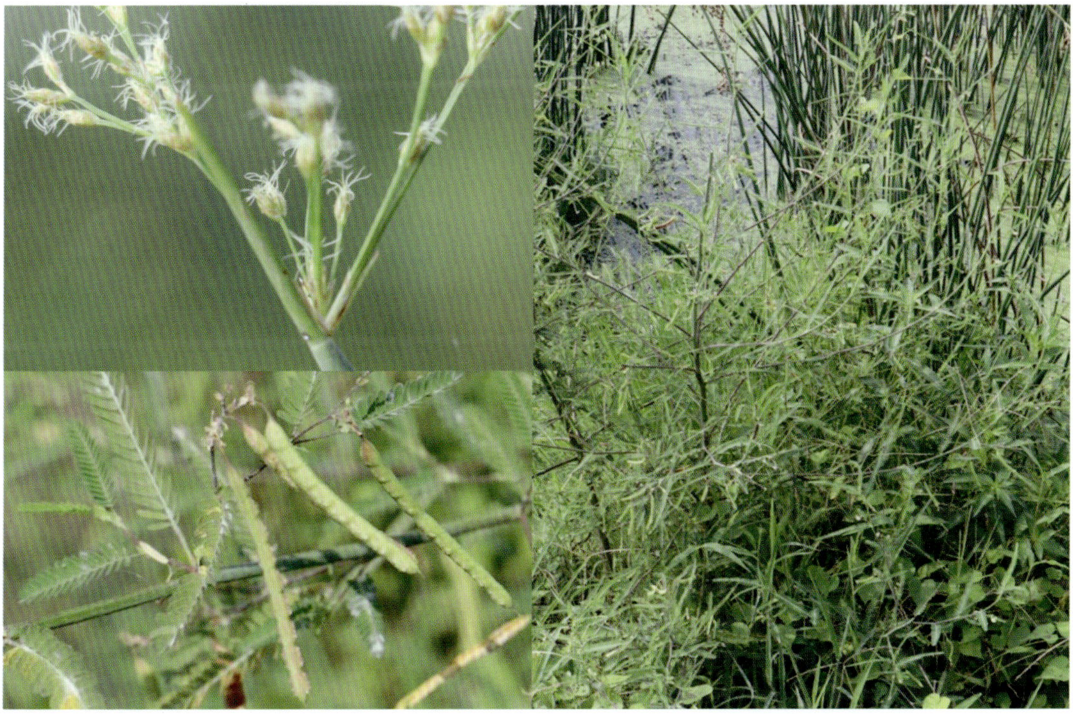

形，直或弯曲，长 3~4 厘米，宽约 3 毫米，腹缝直，背缝多少呈波状；荚节 4~10，平滑或中央有小疣凸，不开裂，成熟时逐节脱落；种子黑棕色，肾形，长 3~3.5 毫米，宽 2.5~3 毫米。花期 7~8 月，果期 8~10 月。

**生境及分布** 长沙县各地有分布。除草原、荒漠外，全国林区及其边缘均有分布。

**性味归经** 味甘、苦，性寒。归肺、胃经。

**功能主治** 具清热利湿，祛风明目，通乳之功效。用于热淋，血淋，水肿，泄泻，疖肿，疮疥，目赤肿痛，眼生云翳，夜盲，关节疼痛，产妇乳少。

**用法用量** 内服：煎汤，15~30 克。外用：适量，煎水熏洗，或捣烂敷。

## 决明子

【凭证标本】430121-190717-0353LY。

【采集地点】湖南省长沙市长沙县高桥镇白石源村。

**别　　名** 马蹄决明、钝叶决明、假绿豆、草决明。

**基　　原** 豆科植物决明 *Cassia obtusifolia* L. 的干燥成熟种子。

**植物形态** 一年生亚灌木状草本；株高达 2 米；羽状复叶长 4~8 厘米，叶柄上无腺

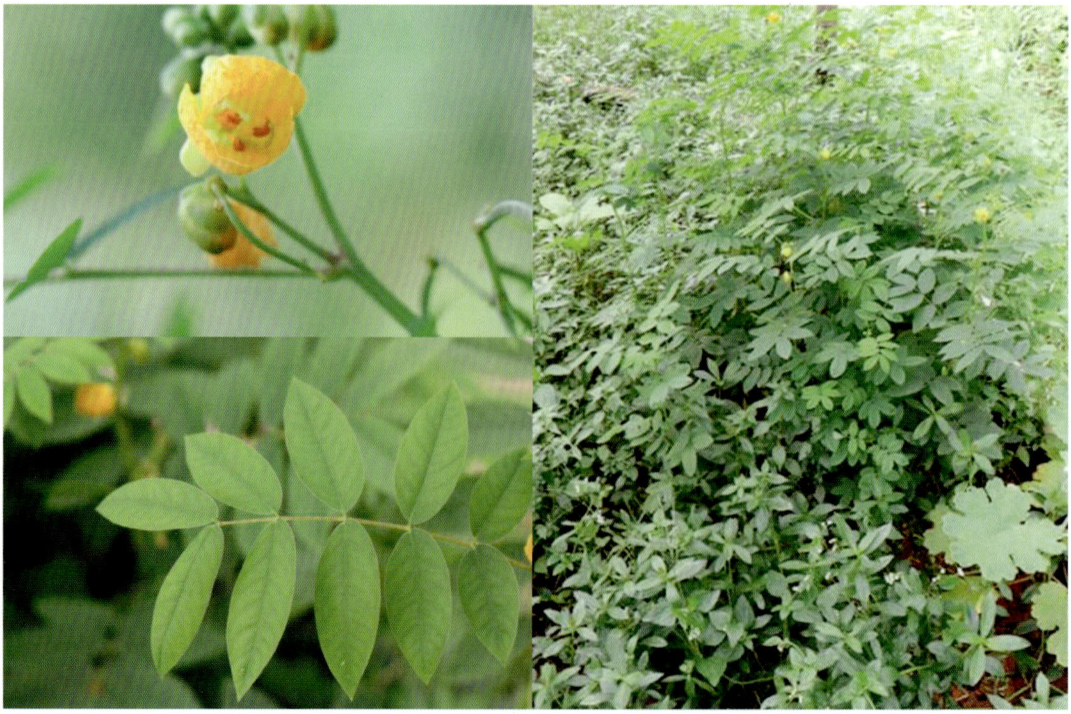

体，叶轴上每对小叶间有 1 棒状腺体；小叶 3 对，倒卵形或倒卵状长椭圆形，长 2~6 厘米，先端圆钝而有小尖头，基部渐窄，偏斜，上面被稀疏柔毛，下面被柔毛；小叶柄长 1.5~2 毫米；托叶线状，被柔毛，早落；花腋生，通常 2 朵聚生；花序梗长 0.6~1 厘米；花梗长 1~1.5 厘米；萼片稍不等大，卵形或卵状长圆形，外面被柔毛，长约 8 毫米；花瓣黄色，下面 2 片稍长，长 1.2~1.5 厘米；能育雄蕊 7，花药四方形，顶孔开裂，长约 4 毫米，花丝短于花药；子房无柄，被白色柔毛；荚果纤细，近四棱形，两端渐尖，长达 15 厘米，宽 3~4 毫米，膜质；种子约 25，菱形，光亮。

**生境及分布**　生于山坡、旷野及河滩沙地上，长沙县各地有零星野生分布。我国长江以南各省区普遍分布。

**性味归经**　味甘、苦、咸，性微寒。归肝、大肠经。

**功能主治**　具清热明目，润肠通便之功效。用于目赤涩痛，羞明多泪，头痛眩晕，目暗不明，大便秘结 。

**用法用量**　内服：煎汤，9~15 克，或研末。外用：研末调敷。

# 羊　蹄

【凭证标本】430121-190421-0041LY。

【采集地点】湖南省长沙市长沙县安沙镇安沙社区。

**别　　名**　东方宿、连虫陆、鬼目、败毒菜根、羊蹄大黄、土大黄、牛舌根、牛蹄、牛舌大黄、野萝卜、野菠菱、癣药、山萝卜、牛舌头、牛大黄。

**基　　原**　蓼科酸模属植物羊蹄 *Rumex japonicus* Houtt. 的根。

**植物形态**　多年生草本。茎直立，高 50~100 厘米，上部分枝，具沟槽。基生叶长圆形或披针状长圆形，长 8~25 厘米，宽 3~10 厘米，顶端急尖，基部圆形或心，边缘微波状，下面沿叶脉具小突起；茎上部叶狭长圆形；叶柄长 2~12 厘米；托叶鞘膜质，易破裂。花序圆锥状，花两性，多花轮生；花梗细长，中下部具关节；花被片 6，淡绿色，外花被片椭圆形，长 1.5~2 毫米，内花被片果时增大，宽心形，长 4~5 毫米，顶端渐尖，基部心形，网脉明显，边缘具不整齐的小齿，齿长 0.3~0.5 毫米，全部具小瘤，小瘤长卵形，长 2~2.5 毫米。瘦果宽卵形，具 3 锐棱，长约 2.5 毫米，两端尖，暗褐色，有光泽。花期 5~6 月，果期 6~7 月 。

**生境及分布**　生于田边路旁、河滩、沟边湿地，海拔 30~3400 米。产于东北、华北、陕西、华东、华中、华南、四川及贵州。长沙县各地有零星野生分布。

**性味归经**　味苦，性寒。归心、肝、大肠经。

**功能主治**　具清热通便，凉血止血，杀虫止痒之功效。用于大便秘结，吐血衄血，肠风便血，痔血，崩漏，疥癣，白秃，痈疮肿毒，跌打损伤。

**用法用量** 内服：煎汤，9~15 克；捣汁，或熬膏。外用：适量，捣敷，磨汁涂，或煎水洗。

①治大便卒涩结不通：羊蹄根 15 克（锉）。以水一大盏，煎取六分，去滓，温温顿服之。②治肛门周围炎症：羊蹄根（鲜品）30~60 克。水煎冲冰糖，早晚空腹服。③治赤白浊：羊蹄根每用 9~15 克。水煎服。④治湿热黄疸：羊蹄根 15 克，五加皮 15 克。水煎服。⑤治疥：羊蹄根（捣）和猪脂涂上，或着少盐佳。⑥治瘙窟温癣痒，浸淫日广，痒不可忍，搔之黄水出，瘥后复发：取羊蹄根去土，细切捣碎敷上一时间，以冷水洗，日一敷。⑦治头风白屑：羊蹄根曝干，捣罗为末，以羊胆汁调，揩涂头上。⑧治顽癣：用羊蹄根绞出汁，加轻粉少许，调成膏涂癣上，三五次即愈。⑨治湿癣：用羊蹄根捣烂，和醋调匀涂搽。过一阵，用冷水洗去。一天治一次。析采得的羊蹄磨醋涂癣，有奇效。

**注意事项** 《本草汇言》：脾胃虚寒，泄泻不食者切勿入口。

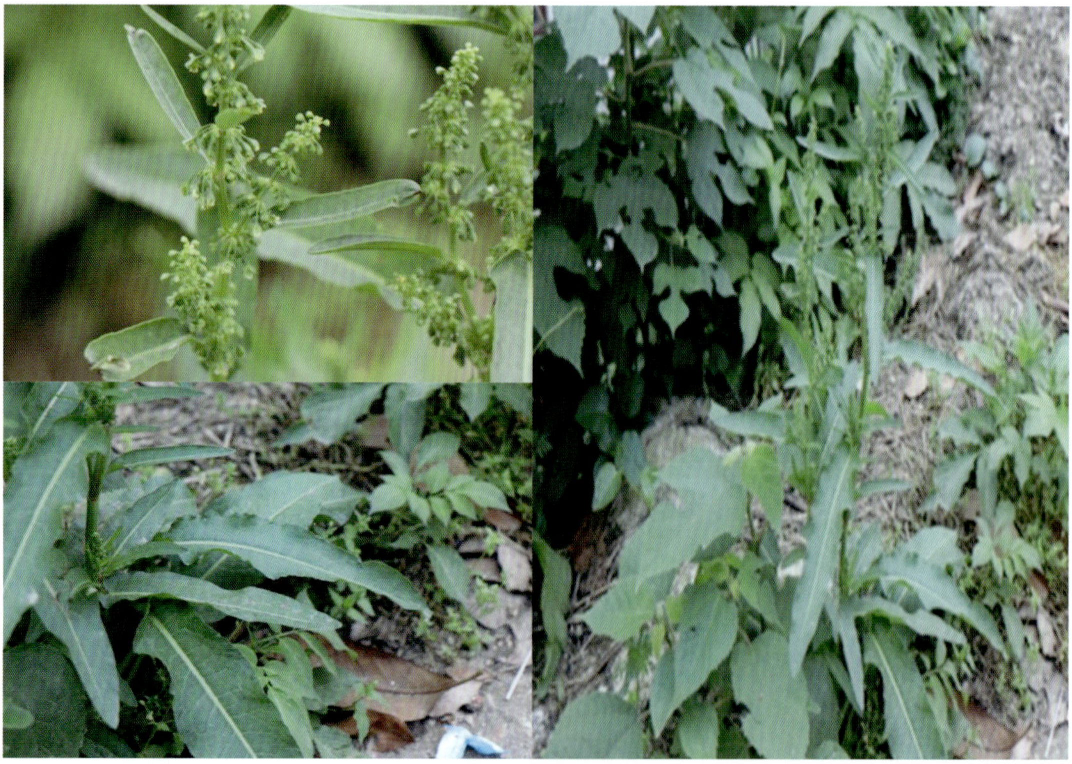

# 米碎花

【凭证标本】430121-191123-0795LY。

【采集地点】湖南省长沙市长沙县安沙镇鼎功桥村。

**别　　名**　虾辣眼、米碎仔、矮茶。

**基　　原**　山茶科植物米碎花 *Eurya chinensis* R. Br. 的茎叶。

**植物形态**　灌木，高 1~3 米，多分枝；茎皮灰褐色或褐色，平滑；嫩枝具 2 棱，黄绿色或黄褐色，被短柔毛，小枝稍具 2 棱，灰褐色或浅褐色，几无毛；顶芽披针形，密被黄褐色短柔毛。叶薄革质，倒卵形或倒卵状椭圆形，长 2~5.5 厘米，宽 1~2 厘米，顶端钝而有微凹或略尖，偶有近圆形，基部楔形，边缘密生细锯齿，有时稍反卷，上面鲜绿色，有光泽，下面淡绿色，无毛或初时疏被短柔毛，后变无毛，中脉在上面凹下，下面凸起，侧脉 6~8 对，两面均不甚明显；叶柄长 2~3 毫米。花 1~4 朵簇生于叶腋，花梗长约 2 毫米，无毛。雄花：小苞片 2，细小，无毛；萼片 5，卵圆形或卵形，长 1.5~2 毫米，顶端近圆形，无毛；花瓣 5，白色，倒卵形，长 3~3.5 毫米，无毛；雄蕊约 15 枚，花药不具分格，退化子房无毛。雌花的小苞片和萼片与雄花同，但较小；花瓣 5，卵形，长 2~2.5 毫米，子房卵圆形，无毛，花柱长 1.5~2 毫米，顶端 3 裂。果实圆球形，有时为卵圆形，成熟时紫黑色，直径 3~4 毫米；种子肾形，稍扁，黑褐色，有光泽，表面具细蜂窝状网纹。花期 11~12 月，果期次年 6~7 月。

**生境及分布**　生长在海拔 800 米以下的低山丘陵山坡灌丛路边或溪河沟谷灌丛中，长沙县有分布。分布于江西、福建、台湾、湖南、广东、广西、贵州等地。

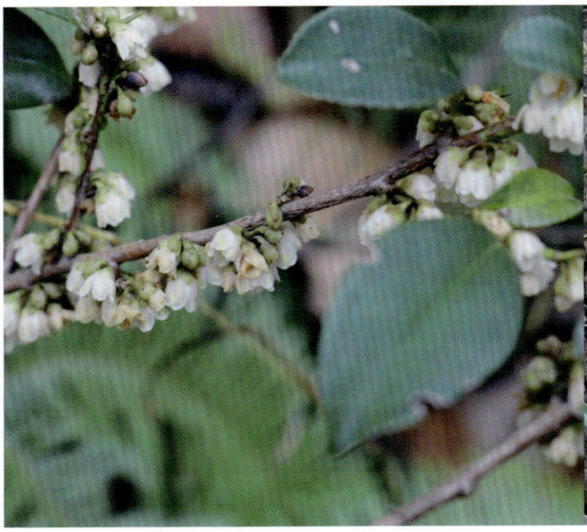
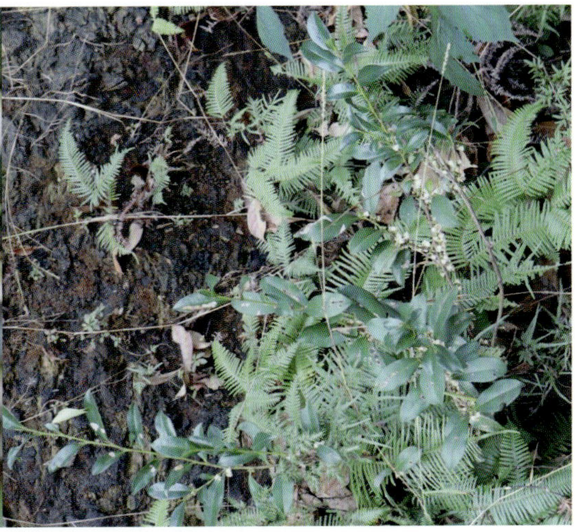

■ 性味归经　味甘、淡、微涩，性凉。归肺经。
■ 功能主治　具清热除湿，解毒剑疮之功效。用于感冒发热，湿热黄疸，疮疡肿毒，水火烫伤，蛇虫咬伤，外伤出血。
■ 用法用量　内服：煎汤，15~30 克。外用：适量，煎水洗，研末调敷，或鲜品捣敷。

## 如意草

【凭证标本】430121-190531-0177LY。
【采集地点】湖南省长沙市长沙县安沙镇安沙社区。

■ 别　　名　白三百棒、红三百棒。
■ 基　　原　堇菜科植物如意草 *Viola arcuata* Blume 的全草。
■ 植物形态　多年生草本。根状茎横走，粗约 2 毫米，褐色，密生多数纤维状根，向上发出多条地上茎或匍匐枝。地上茎通常数条丛生，高达 35 厘米，淡绿色，节间较长；匍匐枝蔓生，长可达 40 厘米，节间长，节上生不定根。基生叶叶片深绿色，三角状心形或卵状心形，长 1.5~3 厘米，宽 2~5.5 厘米，先端急尖，稀渐尖，基部通常宽心形，稀深心形，弯缺呈新月形，垂片大而开展，边缘具浅而内弯的疏锯齿，两面通常无毛或下面沿脉被疏柔毛；茎生叶及匍匐枝上的叶片与基生叶的叶片相似；基生叶具长柄，叶柄长 5~20 厘米，上部具狭翅，茎生叶及匍匐枝上叶的叶柄较短；托叶披针形，长 5~10 毫米，先端渐尖，通常全缘或具极稀疏的细

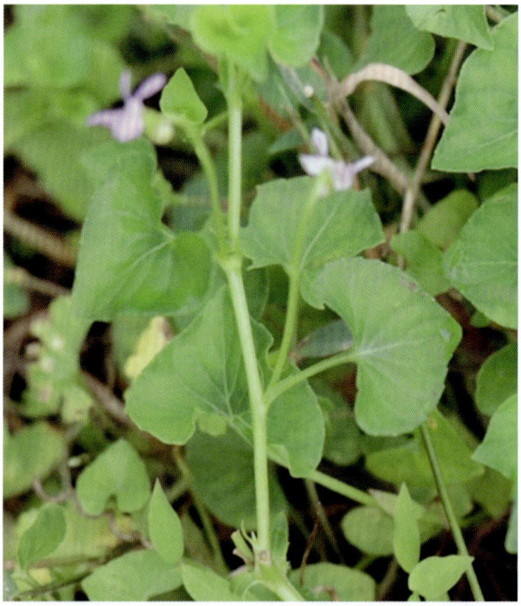

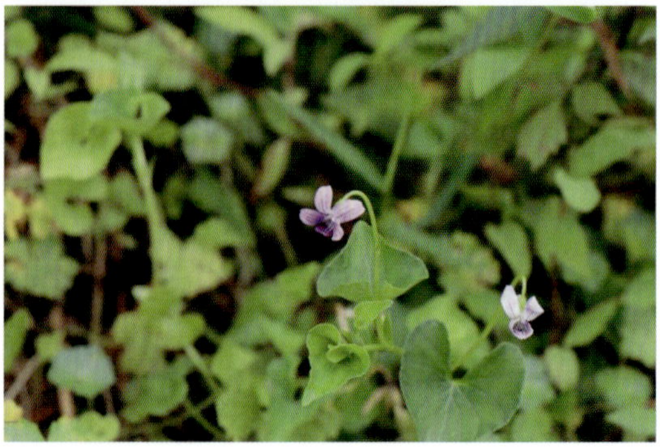

齿和缘毛。花淡紫色或白色，皆自茎生叶或匍匐枝的叶腋抽出，具长梗，在花梗中部以上有2枚线形小苞片；萼片卵状披针形，长约4毫米，先端尖，基部附属物极短呈半圆形，具狭膜质边缘；花瓣狭倒卵形，长约7.5毫米，侧方花瓣具暗紫色条纹，里面基部疏生短须毛，下方花瓣较短，有明显的暗紫色条纹，基部具长约2毫米的短距；下方雄蕊之距粗而短，其长度与花药近相等，末端圆；子房无毛，花柱呈棍棒状，基部稍膝曲，向上渐增粗，柱头2裂，两侧裂片肥厚，向上直立，中央部分隆起呈鸡冠状，在前方裂片间的基部具向上撅起的短喙，喙端具圆形的柱头孔。蒴果长圆形，长6~8毫米，粗约3毫米，无毛，先端尖。种子卵状，淡黄色，长约1.5毫米，直径约1毫米，基部一侧具膜质翅。花果期较长，在广东地区全年内均有开花及结实的植株。

**生境及分布**　生于溪谷潮湿地、沼泽地、灌丛林缘。产于台湾、广东、云南。长沙县各地有零星野生分布。

**性味归经**　味辛、麻、微酸，性寒。

**功能主治**　具清热解毒，散阏止血之功效。用于疮疡肿毒，乳痈，跌打损伤，开放性骨折，外伤出血，蛇伤。

**用法用量**　内服：煎汤，9~15克；鲜品15~30克。外用：适量，捣敷。

# 红花酢浆草

【凭证标本】430121-190427-0086LY。

【采集地点】湖南省长沙市长沙县高桥镇白石源村。

**别　　名**　大叶酢浆草、三夹莲、铜锤草。

**基　　原**　酢浆草科酢浆草属植物红花酢浆草 *Oxalis corymbosa* DC. 的全草。

**植物形态**　多年生直立草本。无地上茎，地下部分有球状鳞茎，外层鳞片膜质，褐色，背具3条肋状纵脉，被长缘毛，内层鳞片呈三角形，无毛。叶基生；叶柄长5~30厘米或更长，被毛；小叶3，扁圆状倒心形，长1~4厘米，宽1.5~6厘米，顶端凹入，两侧角圆形，基部宽楔形，表面绿色，被毛或近无毛；背面浅绿色，通常两面或有时仅边缘有干后呈棕黑色的小腺体，背面尤甚并被疏毛；托叶长圆形，顶部狭尖，与叶柄基部合生。总花梗基生，二歧聚伞花序，通常排列成伞形花序式，总花梗长10~40厘米或更长，被毛；花梗、苞片、萼片均被毛；花梗长5~25毫米，每花梗有披针形干膜质苞片2枚；萼片5，披针形，长4~7毫米，先端有暗红色长圆形的小腺体2枚，顶部腹面被疏柔毛；花瓣5，倒心形，长1.5~2厘米，为萼长的2~4倍，淡紫色至紫红色，基部颜色较深；雄蕊10枚，长的5枚超出花柱，另5枚长至子房中部，花丝被长柔毛；子房5室，花柱5，被

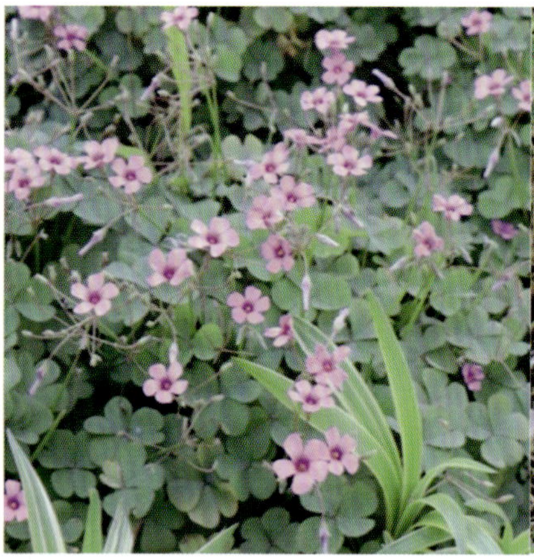

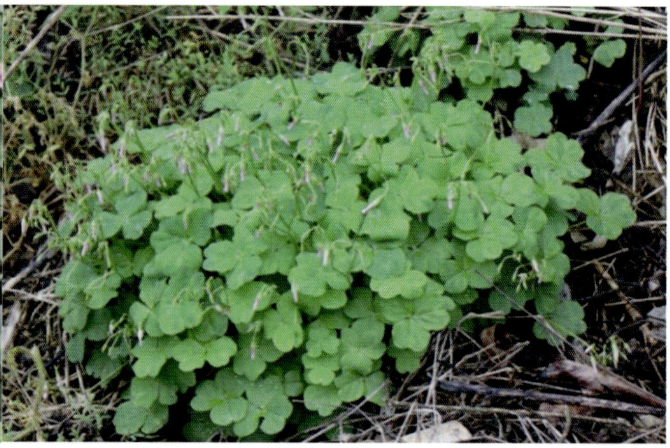

锈色长柔毛，柱头浅2裂。花、果期3~12月。

生境及分布　生于低海拔的山地、路旁、荒地或水田中。因其鳞茎极易分离，故繁殖迅速，常为田间莠草。分布于河北、陕西、华东、华中、华南、四川和云南等地。原产于南美热带地区，中国长江以北各地作为观赏植物引入，南方各地已逸为野生。长沙县各地有零星野生分布。

性味归经　味酸，性寒。

功能主治　具清热解毒，散瘀消肿，调经之功效。用于肾盂肾炎，痢疾，咽炎，牙痛，月经不调，白带；外用治毒蛇咬伤，跌打损伤，烧烫伤。

用法用量　内服：9~15克，水煎或浸酒服。外用：适量，鲜草捣烂敷患处。

注意事项　孕妇忌服。

## 红酸七

【凭证标本】430121-190908-0592-LY。

【采集地点】湖南省长沙市长沙县高桥镇范林村。

别　　名　白七、牛尾参、水扬罗。

基　　原　百合科植物油点草 *Tricyrtis macropoda* Miq. 的根或全草。

植物形态　植株高可达1米。茎上部疏生或密生短的糙毛。叶卵状椭圆形、矩圆形至矩圆状披针形，长6~19厘米，宽4~10厘米，先端渐尖或急尖，两面疏生短糙伏毛，基部心形抱茎或圆形而近无柄，边缘具短糙毛。二歧聚伞花序顶生或生于上部叶腋，花序轴和花梗生有淡褐色短糙毛，并间生有细腺毛；花梗长1.4~3厘米；苞片很小；花疏散；花被片绿白色或白色，内面具多数紫红色斑点，卵状椭圆形至披针形，长1.5~2厘米，开放后自中下部向下反折；外轮3片较内轮为宽，在基部向下延伸而呈囊状；雄蕊约等

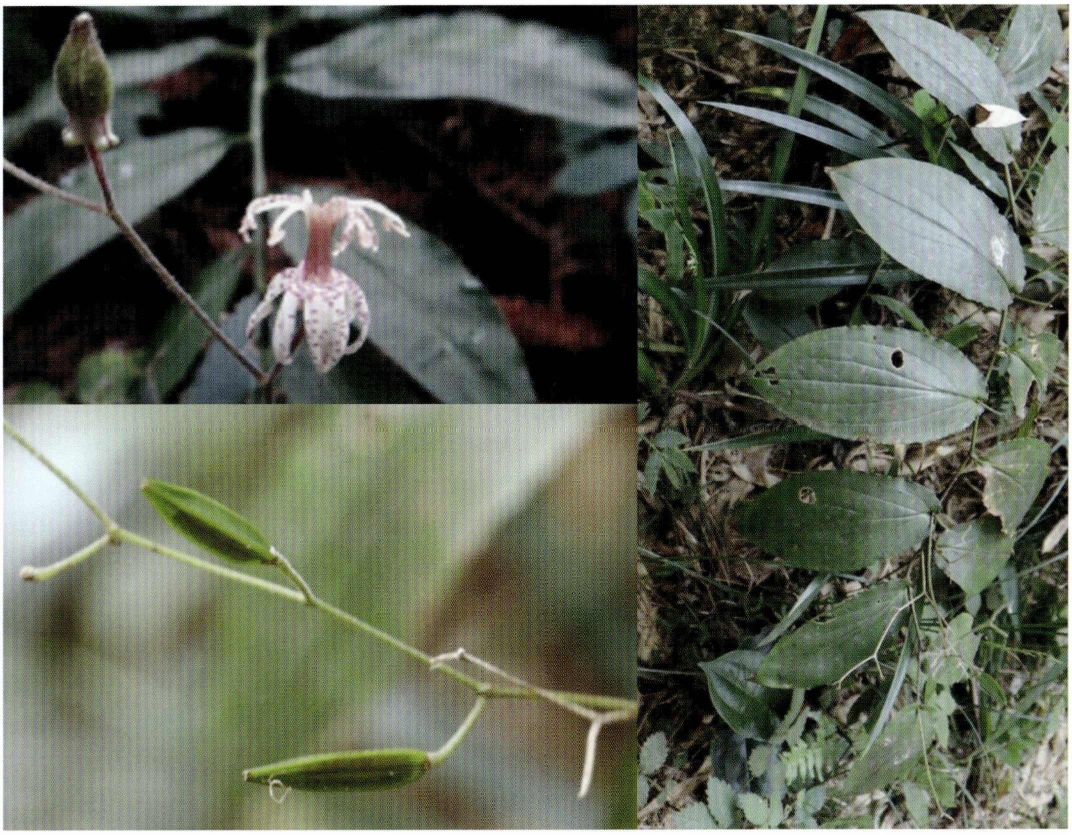

长于花被片，花丝中上部向外弯垂，具紫色斑点；柱头稍微高出雄蕊或有时近等高，3裂；裂片长1~1.5厘米，每裂片上端又二深裂，小裂片长约5毫米，密生腺毛。蒴果直立，长2~3厘米。花果期6~10月。

**生境及分布** 生长在海拔800~2400米的山地林下、草丛中或岩石缝隙中，长沙县有野生分布。分布于浙江、江西、福建、安徽、江苏、湖北、湖南、广东、广西和贵州。

**性味归经** 味甘，性平。

**功能主治** 具补肺止咳之功效。用于肺虚咳嗽。

**用法用量** 内服：煎汤，9~15克。

# 刘寄奴

**【凭证标本】**430121-190602-0208LY。

**【采集地点】**湖南省长沙市长沙县福临镇影珠山村。

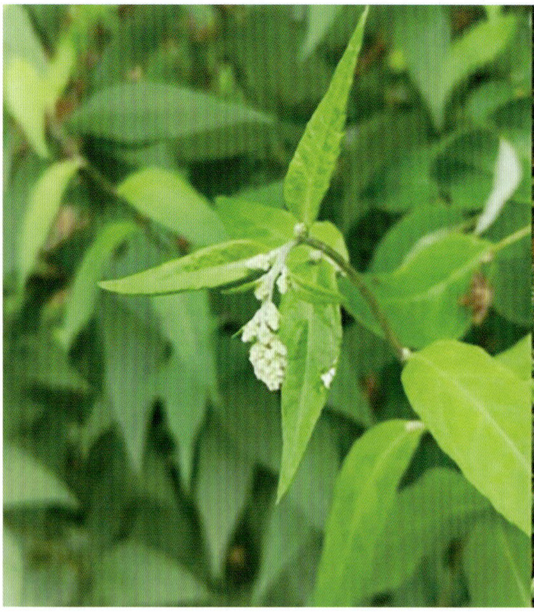

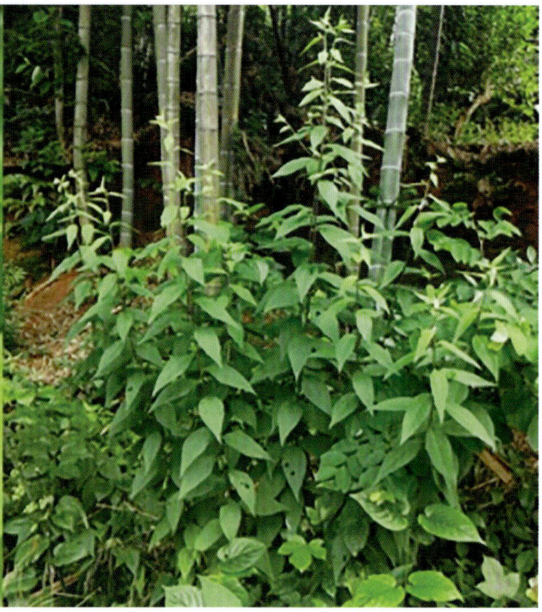

■ 别　　名　金寄奴、乌藤菜、六月雪、九里光、白花尾、炭包包、千粒米、斑枣子、细白花草、九牛草、苦连婆、南刘寄奴。

■ 基　　原　菊科艾属植物奇蒿 *Artemisia anomala* S. Moore 的带花全草。

■ 植物形态　多年生草本；茎单生，高达 1.5 米，初被微柔毛；叶上面初微被疏柔毛，下面初微被蛛丝状绵毛；下部叶卵形或长卵形，稀倒卵形，不裂或先端有数枚浅裂齿，具细锯齿，具短柄，叶柄长 3~5 毫米；中部叶卵形、长卵形或卵状披针形，长 9~15 厘米，具细齿，叶柄长 2~10 毫米；上部叶与苞片叶小；头状花序长圆形或卵圆形，径 2~2.5 毫米，排成密穗状花序，在茎上端组成窄或稍开展的圆锥花序总苞片背面淡黄色，无毛：雌花 4~6；两性花 6~8；瘦果倒卵圆形或长圆状倒卵圆形。

■ 生境及分布　生于低海拔地区林缘、路旁、沟边、河岸、灌丛及荒坡等地，长沙县各地有零星野生分布。分布于河南、江苏、浙江、安徽、江西、福建、台湾、湖北、湖南、广东、广西、四川、贵州。

■ 性味归经　味辛、微苦，性温。归心、肝、脾经。

■ 功能主治　具破瘀通经，止血消肿，消食化积之功效。用于经闭，痛经，产后瘀滞腹痛，恶露不尽，癥瘕，跌打损伤，金疮出血，风湿痹痛，便血，尿血，痈疮肿毒，烫伤，食积腹痛，泄泻痢疾。

■ 用法用量　内服：15~30 克。外用：适量，鲜品捣烂或干品研粉敷患处。

■ 注意事项　气血虚弱，脾虚作泄者忌服。孕妇忌服。

# 麦　冬

【凭证标本】430121–190613–0248LY。
【采集地点】湖南省长沙市长沙县黄花镇银龙村。

**别　　名**　沿阶草、麦门冬。

**基　　原**　百合科植物麦冬 *Ophiopogon japonicus*（Thunb.）Ker~Gawl. 的干燥块根。

**植物形态**　根较粗，中间或近末端具椭圆形或纺锤形小块根，小块根长 1~1.5 厘米，径 0.5~1 厘米，淡褐黄色；地下走茎细长，径 1~2 毫米；叶基生成丛，禾叶状，长 10~50 厘米，宽 1.5~3.5 毫米；花葶长 6~27 厘米；总状花序长 2~5 厘米，具几朵至 10 余朵花，花单生或成对生于苞片腋内，苞片披针形，最下面的长 7~8 毫米；花梗长 3~4 毫米，关节生于中部以上或近中部；花被片常稍下垂不开展，披针形，长约 5 毫米，白或淡紫色；花药三角状披针形，长 2.5~3 毫米；花柱长约 4 毫米，宽约 1 毫米，基部宽，向上渐窄；种子球形，径 7~8 毫米。

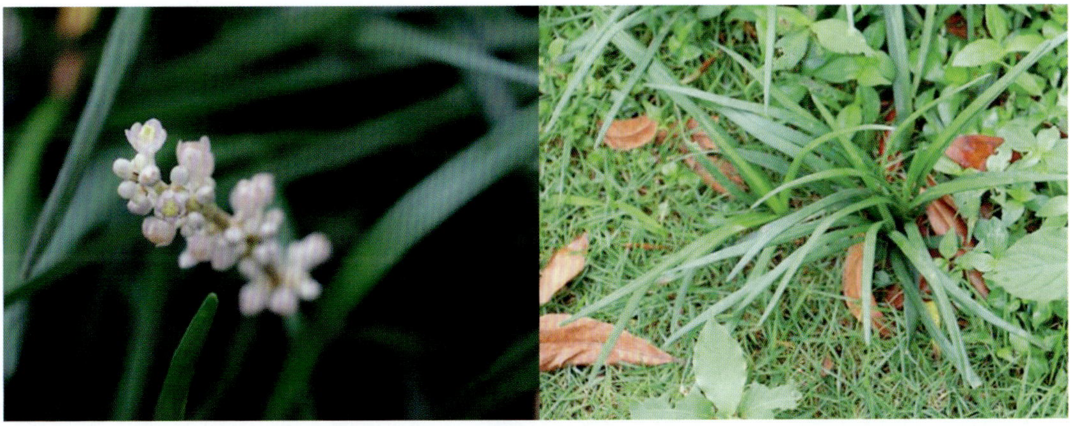

**生境及分布**　生于山坡阴湿处、林下或溪旁，长沙县各地有零星野生分布。产于广东、广西、福建、台湾、浙江、江苏、江西、湖南、湖北、四川、云南、贵州、安徽、河南、陕西（南部）和河北（北京以南）。

**性味归经**　味甘、微苦，性微寒。归心、肺、胃经。

**功能主治**　具养阴生津，润肺清心之功效。用于肺燥干咳，阴虚痨嗽，喉痹咽痛，津伤口渴，内热消渴，心烦失眠，肠燥便秘。

**用法用量**　内服：6~12 克。

# 赤 楠

【凭证标本】430121-190421-0026LY。
【采集地点】湖南省长沙市长沙县安沙镇龙华岭村。

**别　　名**　牛金子、鱼鳞木、赤兰、石柃、山石榴、瓜子柴、山乌珠、细叶紫陵树、细子莲、赤楠蒲桃、瓜子木、假黄杨。

**基　　原**　桃金娘科植物赤楠 *Syzygium buxifolium* Hook. et Arn. 的根或根皮。

**植物形态**　灌木或小乔木；嫩枝有棱，干后黑褐色。叶片革质，阔椭圆形至椭圆形，有时阔倒卵形，长 1.5~3 厘米，宽 1~2 厘米，先端圆或钝，有时有钝尖头，基部阔楔形或钝，上面干后暗褐色，无光泽，下面稍浅色，有腺点，侧脉多而密，脉间相隔 1~1.5 毫米，斜行向上，离边缘 1~1.5 毫米处结合成边脉，在上面不明显，在下面稍突起；叶柄长 2 毫米。聚伞花序顶生，长约 1 厘米，有花数朵；花梗长 1~2 毫米；花蕾长 3 毫米；萼管倒圆锥形，长约 2 毫米，萼齿浅波状；花瓣 4，分离，长 2 毫米；雄蕊长 2.5 毫米；花柱与雄蕊同等。果实球形，直径 5~7 毫米。花期 6~8 月。

**生境及分布**　生于低山疏林或灌丛。产于安徽、浙江、台湾、福建、江西、湖南、广东、广西、贵州等省区。长沙县各地有零星野生分布。

**性味归经**　味甘、微苦、辛，性平。归脾、肝、肾经。

**功能主治**　具健脾利湿，平喘，散瘀消肿之功效。用于喘咳，浮肿，淋浊，尿路结

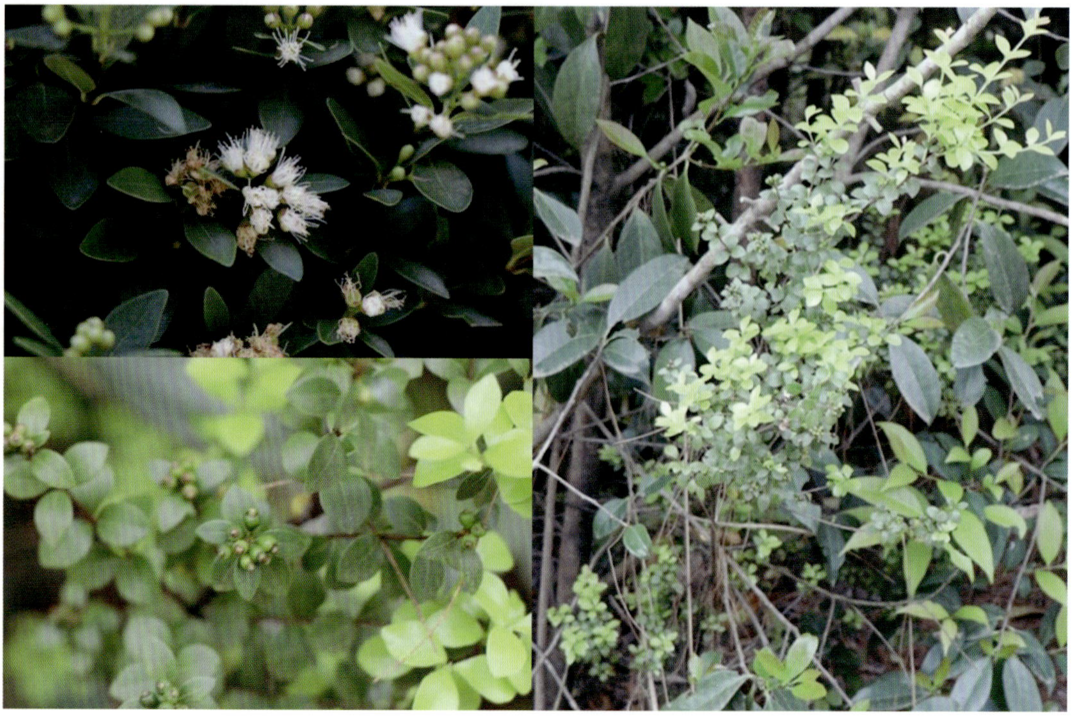

石，痢疾，肝炎，子宫脱垂，风湿痛，疝气，睾丸炎，痔疮，痈肿，水火烫伤，跌打肿痛。

**用法用量** 内服：煎汤，25~50 克。外用：捣敷或研末敷。

**注意事项** ① 治浮肿：赤楠根皮 50 克。煨水服。② 治小儿盐哮：赤楠根 50 克。煨水服。

# 赤阳子

【凭证标本】430121-190930-0440LY。

【采集地点】湖南省长沙市长沙县湘龙街道湘瑞社区。

**别　　名** 火把果、救军粮、救兵粮、救命粮、赤阳子、红子、豆金娘、水搓子。

**基　　原** 蔷薇科火棘属植物火棘 *Pyracantha fortuneana*（Maxim.）Li 的果实。

**植物形态** 常绿灌木；株高达 3 米；侧枝短，先端刺状，幼时被锈色短柔毛，后无毛；叶倒卵形或倒卵状长圆形，先端圆钝或微凹，有时具短尖头，基部楔形，下延至叶柄，有钝锯齿；复伞房花序，花径约 1 厘米，被丝托钟状，萼片三角状卵形，花瓣白色，近圆形；雄蕊 20，花柱 5，离生；果近球形，径约 5 毫米，橘红或深红色。

**生境及分布** 生于山地、丘陵的阳坡灌丛草地及河沟路旁；产于陕西、河南、华东、两湖、广西、西南各省，长沙县各地有零星野生分布。

**性味归经** 味甘、酸、涩，性平。归肝，脾，胃经。

**功能主治** 具健脾消积，收敛止痢，止痛之功效。用于痞块，食积停滞，脘腹胀满，泄泻，痢疾，崩漏，带下，跌打损伤。

**用法用量** 内服：煎汤，15~30 克，或浸酒。外用：适量，捣敷。

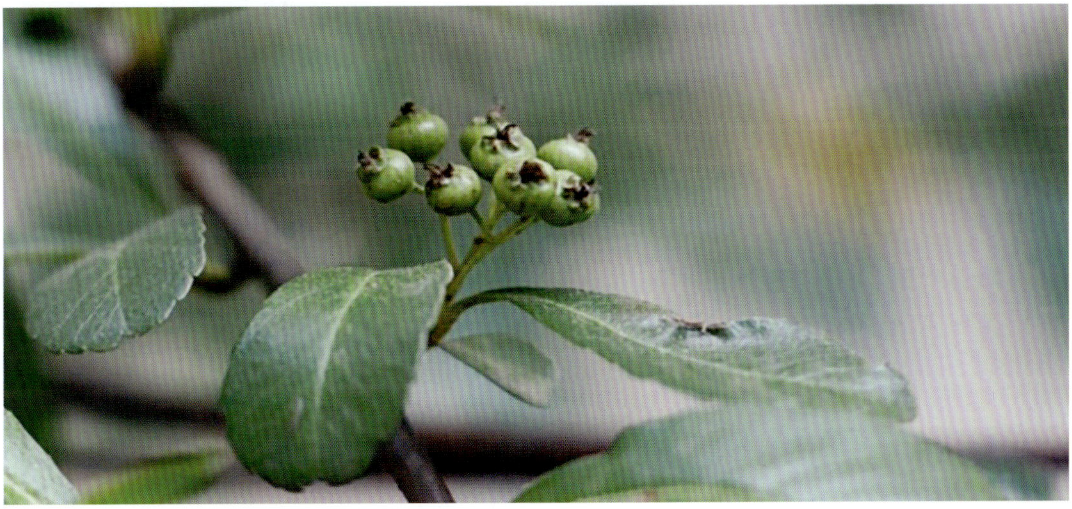

# 护心胆

【凭证标本】430121-190427-0084LY。
【采集地点】湖南省长沙市长沙县高桥镇白石源村。

**别　名**　地锦苗、紫花荷包牡丹、七寸高、三月烂、飞菜、红花鸡距草、鹿耳草、大羊不吃。

**基　原**　罂粟科植物尖距紫堇 *Corydalis sheareri* S. Moore 的全草或块茎。

**植物形态**　多年生草本，高 10~60 厘米。主根明显，具多数纤维根，棕褐色；根茎粗壮，干时黑褐色，被以残枯的叶柄基。茎 1~2，绿色，有时带红色，多汁液，上部具分枝，下部裸露。基生叶数枚，长 12~30 厘米，具带紫色的长柄，叶片轮廓三角形或卵状三角形，长 3~13 厘米，二回羽状全裂，第一回全裂片具柄，第二回无柄，卵形，中部以上具圆齿状深齿，下部宽楔形，表面绿色，背面灰绿色，叶脉在表面明显，背面稍凸起；茎生叶数枚，互生于茎上部，与基生叶同形，但较小和具较短柄。总状花序生于茎及分枝先端，长 4~10 厘米，有 10~20 花，通常排列稀疏；苞片下部者近圆形，3~5 深裂，中部者倒卵形，3 浅裂，上部者狭倒卵形至倒披针形，全缘；花梗通常短于苞片。萼片鳞片状，近圆形，具缺刻状流苏；花瓣紫红色，平伸，上花瓣长 2~3 厘米，花瓣片舟状卵形，边缘有时反卷，背部具短鸡冠状突起，鸡冠超出瓣片先端，边缘具不规则的齿裂，距圆锥形，末端极尖，长为花瓣片的 1.5 倍，下花瓣长 1.2~1.8 厘米，匙形，花瓣片近圆形，边缘有时反卷，先端具小尖突，背部鸡冠状突起月牙形，超出花瓣，边缘具不规则的齿裂，爪条形，长约为花瓣片的 2 倍，内花瓣提琴

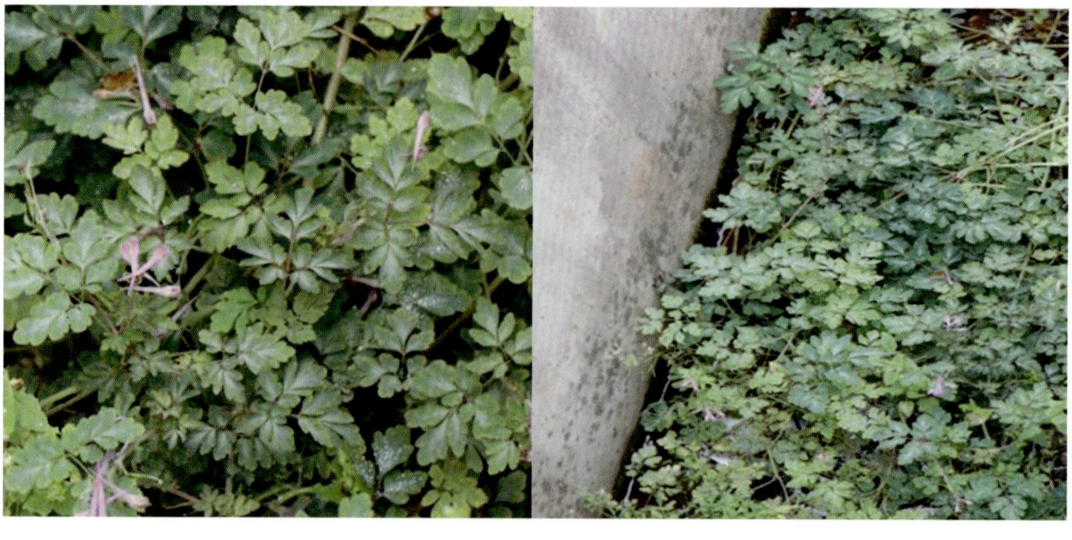

形，长 1.1~1.6 厘米，花瓣片倒卵形，具 1 侧生囊，爪狭楔形，长于花瓣片；雄蕊束长 1~1.4 厘米，花药小，绿色，花丝披针形，蜜腺体贯穿距的 2/5；子房狭椭圆形，长 5~7 毫米，具 2 列胚珠，花柱稍短于子房，柱头双卵形，绿色，具 8~10 乳突。蒴果狭圆柱形，长 2~3 厘米，粗 1.5~2 毫米。种子近圆形，直径约 1 毫米，黑色，具光泽，表面具多数乳突。花果期 3~6 月。

**生境及分布**　生于海拔 170~2600 米的水边或林下潮湿地。产于江苏南部、安徽南部、浙江、江西、福建、湖北、湖南、广东、香港、广西东北部、陕西南部、四川、贵州、云南东北部和东南部。长沙县各地有零星野生分布。

**性味归经**　味苦、辛，性寒，有小毒。归心、肝、胃经。

**功能主治**　具活血止痛，清热解毒之功效。用于腹痛泄泻，跌打损伤，痈疮肿毒，目赤肿痛，胃痛。

**用法用量**　内服：煎汤，3~6 克；研末，1.5~3 克。外用：适量，捣敷。

① 治胃热痛：护心胆块根 3~6 克，嚼服。② 治痈疮肿毒，目赤肿痛，毒虫、毒蛇咬伤：鲜护心胆，捣烂敷患处。

# 芫　荽

【凭证标本】430121-200408-0890LY。

【采集地点】湖南省长沙市长沙县开慧镇锡福村。

**别　　名**　胡荽、香菜、香荽、延荽。

**基　　原**　伞形科植物芫荽 *Coriandrum sativum* L. 的全草。

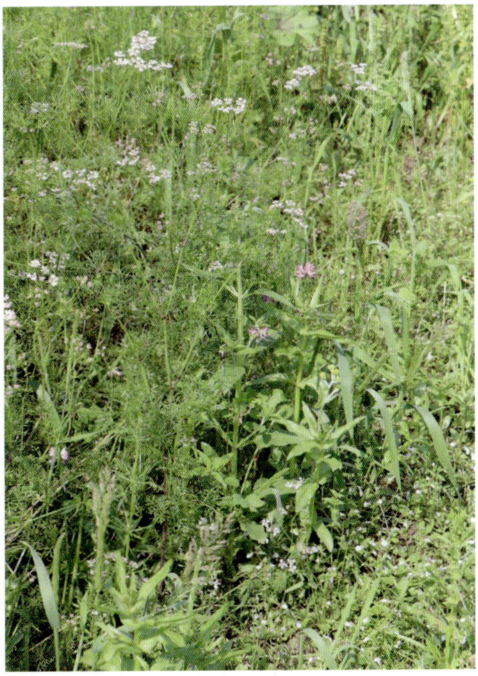

**植物形态**　一年生或二年生，有强烈气味的草本，高 20~100 厘米。根纺锤形，细长，有多数纤细的支根。茎圆柱形，直立，多分枝，有条纹，通常光滑。根生叶有柄，柄长 2~8 厘米；叶片 1 或 2 回羽状全裂，羽片广卵形或扇形半裂，长 1~2 厘米，宽 1~1.5 厘米，边缘有钝锯齿、缺刻或深裂，上部的茎生叶 3 回以至多回羽状分裂，末回裂片狭线形，长 5~10 毫米，宽 0.5~1 毫米，顶端钝，全缘。伞形花序顶生或与叶对生，花序梗长 2~8 厘米；伞辐 3~7，长 1~2.5 厘米；小总苞片 2~5，线形，全缘；小伞形花序有孕花 3~9，花白色或带淡紫色；萼齿通常大小不等，小的卵状三角形，大的长卵形；花瓣倒卵形，长 1~1.2 毫米，宽约 1 毫米，顶端有内凹的小舌片，辐射瓣长 2~3.5 毫米，宽 1~2 毫米，通常全缘，有 3~5 脉；花丝长 1~2 毫米，花药卵形，长约 0.7 毫米；花柱幼时直立，果熟时向外反曲。果实圆球形，背面主棱及相邻的次棱明显。胚乳腹面内凹。油管不明显，或有 1 个位于次棱的下方。花果期 4~11 月。

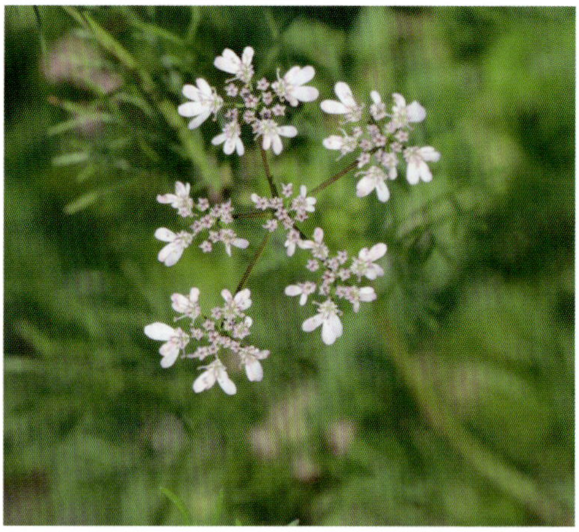

**生境及分布** 长沙县有分布。分布于我国东北、河北、山东、安徽、江苏、浙江、江西、湖南、广东、广西、陕西、四川、贵州、云南、西藏等省区。

**性味归经** 味辛，性温。归肺、胃经。

**功能主治** 具发表透疹，健胃之功效。用于麻疹初期不易透发、食滞胃痛、痞闭。

**用法用量** 内服：煎服，5~15 克。外用：适量，煎水熏洗。

## 芸 苔

【凭证标本】430121-190427-0109LY。

【采集地点】湖南省长沙市长沙县高桥镇白石源村。

**别　　名** 胡菜、寒菜、台菜、芸薹菜、薹芥、青菜、红油菜。

**基　　原** 十字花科植物油菜 *Brassica campestris* L. 的嫩茎叶。

**植物形态** 二年生草本，高 30~90 厘米；茎粗壮，直立，分枝或不分枝，无毛或近无毛，稍带粉霜。基生叶大头羽裂，顶裂片圆形或卵形，边缘有不整齐弯缺牙齿，侧裂片 1 至数对，卵形；叶柄宽，长 2~6 厘米，基部抱茎；下部茎生叶羽状半裂，长 6~10 厘米，基部扩展且抱茎，两面有硬毛及缘毛；上部茎生叶长圆状倒卵形、长圆形或长圆状披针形，长 2.5~15 厘米，宽 0.5~5 厘米，基部心形，抱茎，两侧有垂耳，全缘或有波状细齿。总状花序在花期成伞房状，以后伸长；花鲜黄色，直径 7~10 毫米；萼片长圆形，长 3~5 毫米，直立开展，顶端圆形，边缘透明，稍有毛；花瓣倒卵形，长 7~9 毫米，顶端近微缺，基部有爪。长角果线形，长 3~8 厘米，宽 2~4 毫

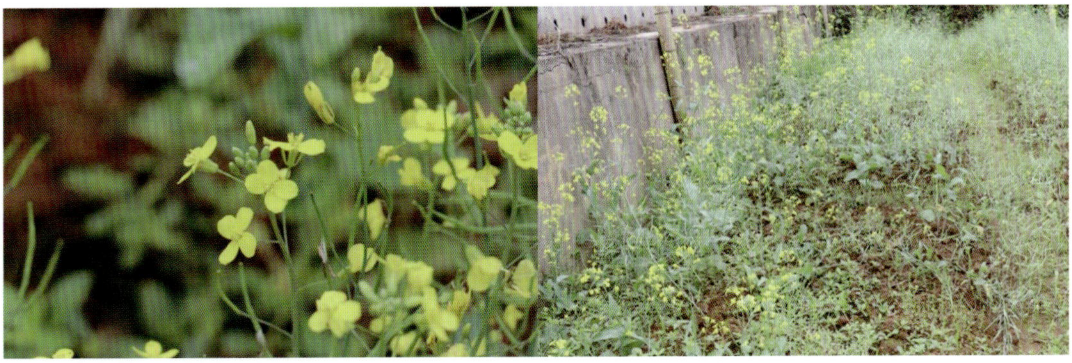

米，果瓣有中脉及网纹，萼直立，长 9~24 毫米；果梗长 5~15 毫米。种子球形，直径约 1.5 毫米。紫褐色。花期 3~4 月，果期 5 月。

**生境及分布** 产于陕西、江苏、安徽、浙江、江西、湖北、湖南、四川，甘肃大量栽培。长沙县各地有零星野生分布。

**性味归经** 味辛，性凉。归肺、肝、脾经。

**功能主治** 具散血，消肿之功效。用于劳伤吐血，血痢，丹毒，热毒疮，乳痈。

**用法用量** 内服：煮熟或捣汁。外用：煎水洗或捣敷。

# 苋

【凭证标本】430121-190711-0320LY。

【采集地点】湖南省长沙市长沙县黄花镇大兴村。

**别　　名** 三色苋、老来少、老少年、雁来红。

**基　　原** 苋科植物苋 *Amaranthus tricolor* L. 的茎叶。

**植物形态** 一年生草本；株高达 1.5 米；茎粗壮，绿或红色，常分枝；叶卵形、菱状卵形或披针形，长 4~10 厘米，绿色或带红、紫或黄色，先端圆钝，具凸尖，基部楔形，全缘，无毛；叶柄长 2~6 厘米；花成簇腋生，组成下垂穗状花序，花簇球形，径 0.5~1.5 厘米，雄花和雌花混生；苞片卵状披针形，长 2.5~3 毫米，顶端具长芒尖；花被片长圆形，长 3~4 毫米，绿或黄绿色，顶端具长芒尖，背面具绿或紫色中脉；胞果卵状长圆形，长 2~2.5 毫米，环状横裂，包在宿存花被片内；种子近球形或倒卵形，径约 1 毫米，黑色或黑褐色，边缘钝。

**生境及分布** 全国各地均有栽培，有时逸为半野生，长沙县各地有零星野生分布。

**性味归经** 味甘，性寒。归肝、大肠、膀胱经。

**功能主治** 具清热解毒，通利二便之功效。用于痢疾，二便不通，蛇虫蜇伤，疮毒。

- 用法用量　内服：煎汤 30~60 克，或煮粥。外用：适量，捣敷或煎液熏洗。
- 注意事项　脾弱便溏者慎服。

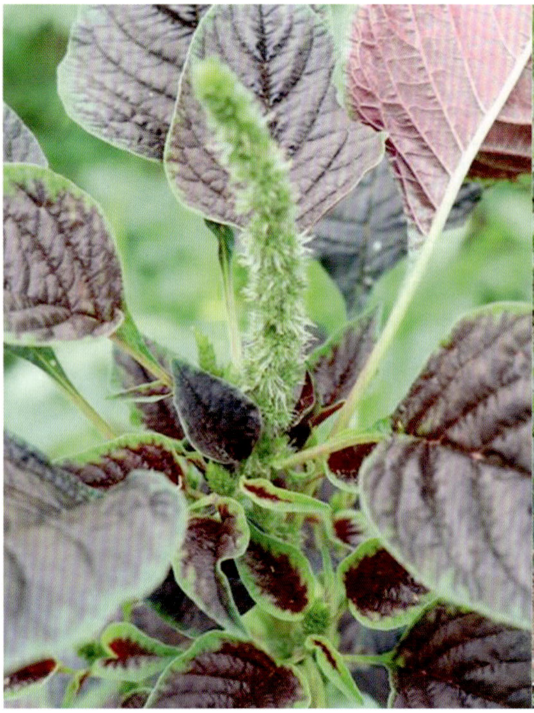
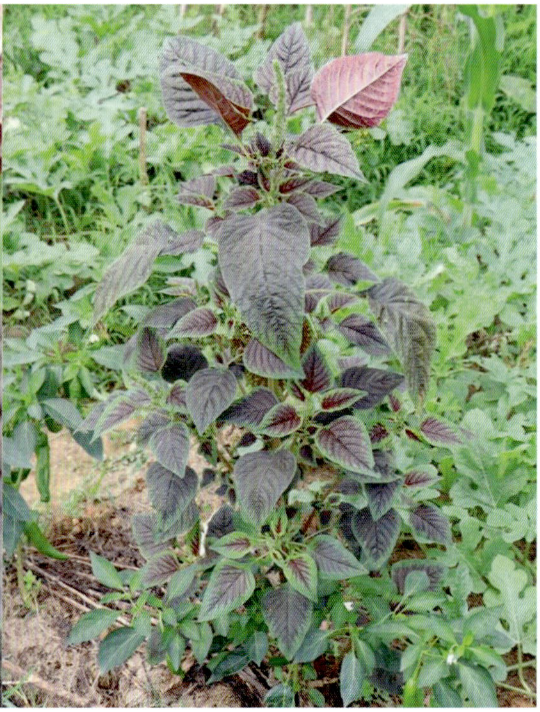

# 花　椒

【凭证标本】430121-190719-0402LY。

【采集地点】湖南省长沙市长沙县福临镇金牛村。

- 别　　名　通墙虎、山花椒、见血飞、乌口簕藤、花椒藤。
- 基　　原　芸香科植物花椒 *Zanthoxylum bungeanum* Maxim. 的茎叶或根。
- 植物形态　本质藤本。茎、枝上的皮刺呈水平方向或略向下弯。奇数羽状复叶互生，叶轴背面的皮刺略向后弯，刺长 1~3 毫米；小叶柄长 2~5 毫米；小叶片 13~25 片，卵形或卵状长圆形，长 4~8 厘米，宽 1.5~3.5 厘米，先端长尾状渐尖而略弯，基部楔形歪斜，全缘，干后墨绿色或暗黑色，有光泽，坚纸质。伞房状圆锥花序，腋生，长 2~5 厘米；花单性，4 基数；萼片卵形，长 0.5 毫米；花瓣淡青色，卵状椭圆形，长约 3 毫米，边缘薄膜质；花盛开时，雄花的雄蕊比花瓣长 1~1.5 倍，退化雌蕊 2 叉裂；雌花通常有鳞片状的退化雄蕊 1。成熟心皮 1~4 红色至褐红色，表面微皱，先端有短的喙状尖头。种子近球形而略扁，直径 4~5 毫米。花期 3~4 月，果期 7~8 月。

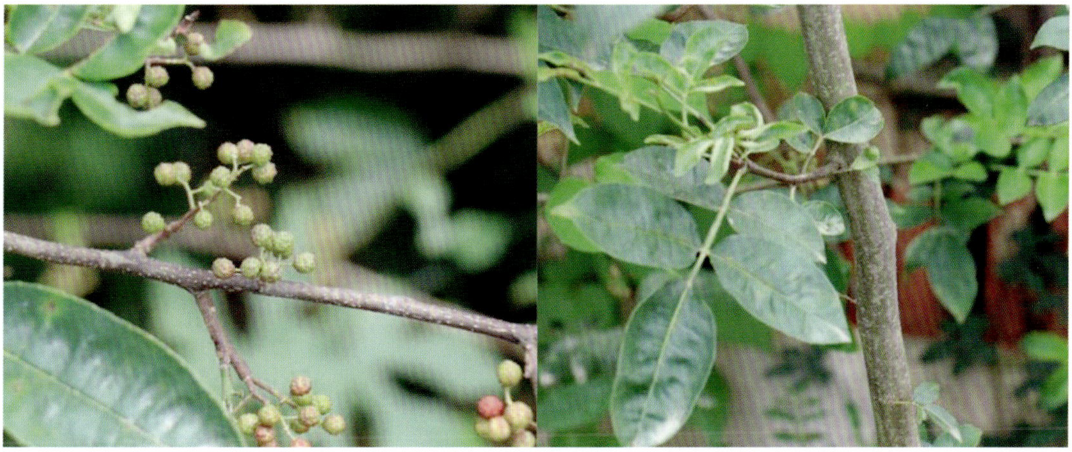

■ 生境及分布　生于海拔600~1500米的山坡灌木丛中或村边路旁，长沙县各地有零星野生分布。分布于浙江、江西、湖南、广东、海南、广西、贵州、云南等地。

■ 性味归经　味辛，性温。归脾、胃、肾经。

■ 功能主治　具活血，散瘀，止痛之功效。用于脘腹瘀滞疼痛，跌打损伤。

■ 用法用量　内服：煎汤，3~9克。外用：适量，煎水熏洗。

■ 注意事项　阴虚火旺者禁服。孕妇慎服。

# 芥 菜

【凭证标本】430121-190421-0063LY。

【采集地点】湖南省长沙市长沙县安沙镇安沙社区。

■ 别　　名　芥、大芥、雪里蕻、皱叶芥、黄芥、霜不老、冲菜。

■ 基　　原　十字花科植物芥菜 *Brassica juncea*（L.）Czernajew 的嫩茎叶。

■ 植物形态　一年生草本，高30~150厘米，常无毛，有时幼茎及叶具刺毛，带粉霜，有辣味；茎直立，有分枝。基生叶宽卵形至倒卵形，长15~35厘米，顶端圆钝，基部楔形，大头羽裂，具2~3对裂片，或不裂，边缘均有缺刻或牙齿，叶柄长3~9厘米，具小裂片；茎下部叶较小，边缘有缺刻或牙齿，有时具圆钝锯齿，不抱茎；茎上部叶窄披针形，长2.5~5厘米，宽4~9毫米，边缘具不明显疏齿或全缘。总状花序顶生，花后延长；花黄色，直径7~10毫米；花梗长4~9毫米；萼片淡黄色，长圆状椭圆形，长4~5毫米，直立开展；花瓣倒卵形，长8~10毫米，宽4~5毫米。长角果线形，长3~5.5厘米，宽2~3.5毫米，果瓣具1突出中脉；喙长6~12毫米；果梗长5~15毫米。种子球形，直径约1毫米，紫褐色。花期3~5月，果期5~6月。

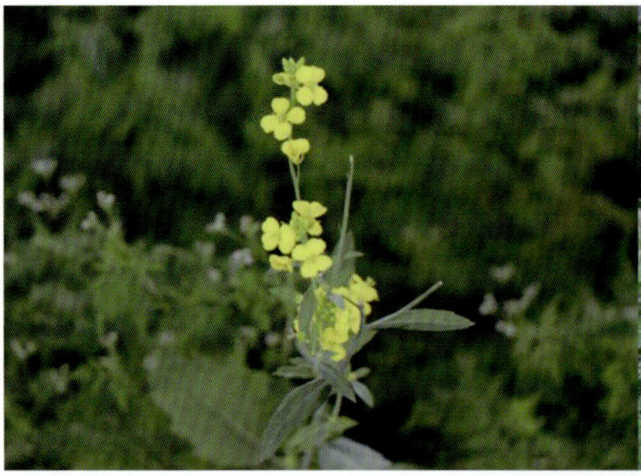

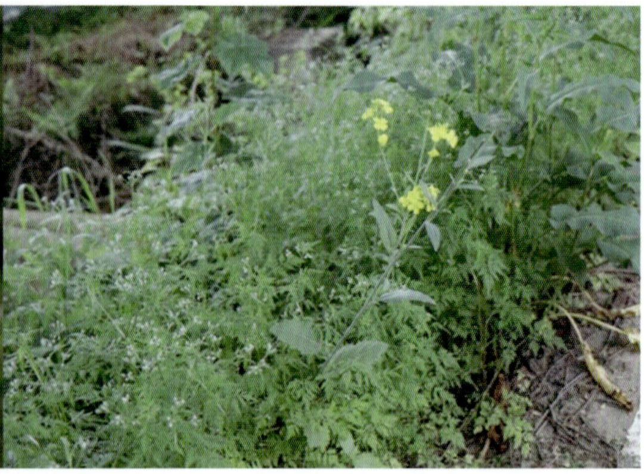

■ 生境及分布　全国各地栽培，长沙县各地有分布。
■ 性味归经　味辛，性温。归肺、肝、肾、胃经。
■ 功能主治　具利肺豁痰，消肿散结之功效。用于寒饮咳嗽；痰滞气逆；胸膈满闷；砂淋；石淋；牙龈肿烂；乳痈；痔肿；冻疮；漆疮。
■ 用法用量　内服：煎汤或捣汁。外用：烧存性研末撒或煎水洗。
■ 注意事项　凡疮疡、目疾、痔疮、便血及平素热盛之患者忌食。

## 苍耳子

【凭证标本】430121-200908-1176LY。
【采集地点】湖南省长沙市长沙县江背镇五美社区。

■ 别　　名　苍耳、老苍子、苍子、菓耳、苍刺头、毛苍子、痴头猛、羊带归。
■ 基　　原　菊科植物苍耳 *Xanthium Strumarium* L. 的成熟带总苞的果实。
■ 植物形态　一年生草本，高 20~90 厘米。根纺锤状，分枝或不分枝。茎直立不分枝或少有分枝，下部圆柱形，上部有纵沟，被灰白以糙伏毛。叶互生；有长柄，长 3~11 厘米；叶片三角状卵形或心形，长 4~9 厘米，宽 5~10 厘米，或有 3~5 不明显浅裂，先尖或钝，基出三脉，上面绿色，下面苍白色，被粗糙或短白伏毛。头状花序近于无柄，聚生，单性同株；雄花序球形，总苞片，总苞片小，1 裂，密生柔生，花托柱状，托片倒披针表，小花管状，先端 5 齿裂，雄蕊 5，花药长圆状线形；雌花序卵形，总苞片 2~3 裂，外列苞片小，内列苞片大，结成囊状卵形，2 室的硬体，外面有倒刺毛，顶有 2 圆锥状的尖端，小花 2 朵，无花冠，子房在总苞内，每室有 1 花，花柱线形，突出在总苞外。成熟具瘦果的总苞变墅坚硬，卵形或椭圆形，边同喙部长 12~15 毫米，宽 4~7 毫米，绿色，淡黄色或红褐色，喙长 1.5~2.5 毫米；瘦果 2，倒卵形，瘦果内含 1 颗种子。花期 7~8 月，果期 9~10 月。

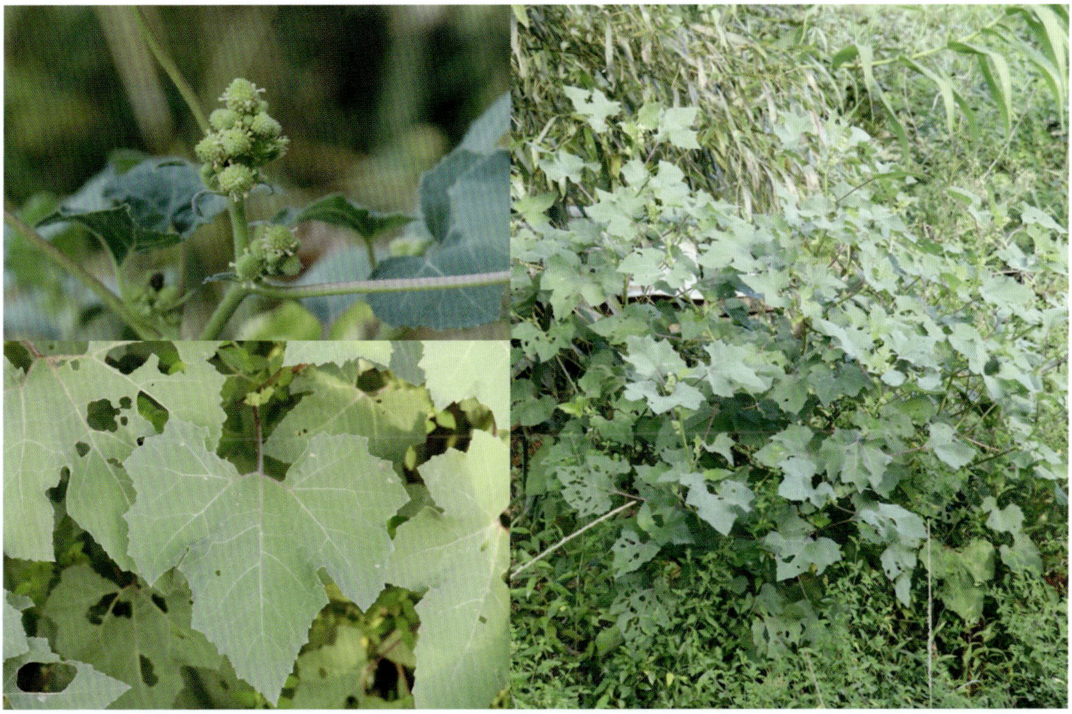

- **生境及分布**　生长在平原、丘陵、低山、荒野、路边、沟旁、田边、草地、村旁等处，长沙县有野生分布。分布于全国各地。
- **性味归经**　味辛、苦，性温。归肺经。
- **功能主治**　具散风寒，通鼻窍，祛风湿之功效。用于风寒头痛，鼻塞流涕，鼻鼽，鼻渊，风疹瘙痒，湿痹拘挛。
- **用法用量**　内服：煎汤，3~10 克。
- **注意事项**　血虚之头痛、痹痛忌服。

## 苎　麻

【凭证标本】430121-190715-0335LY。

【采集地点】湖南省长沙市长沙县开慧镇飘峰山村。

- **别　　名**　家苎麻、白麻、圆麻。
- **基　　原**　荨麻科苎麻属植物苎麻 *Boehmeria nivea*（L.）Gaud. 的根、叶。
- **植物形态**　亚灌木或灌木；株高达 1.5 米；茎上部与叶柄均密被开展长硬毛和糙毛；叶互生，圆卵形或宽卵形，先端骤尖，基部平截，具齿；圆锥花序腋生，雄团伞花序花少数；雌团伞花序花多数密集；雄花花被片 4，合生至中部；

雄蕊 4；瘦果近球形，基部缢缩成细柄。

**生境及分布** 产我国湿润区及中南半岛，甘、陕、豫南部广泛栽培，长沙县各地有零星野生分布。

**性味归经** ① 根：味甘，性寒。② 叶：味甘，性凉。

**功能主治** ① 根：清热利尿，凉血安胎。用于感冒发热，麻疹高烧，尿路感染，肾炎水肿，孕妇腹痛，胎动不安，先兆流产；外用治跌打损伤，骨折，疮疡肿毒。② 叶：止血，解毒。外用治创伤出血，虫、蛇咬伤。

**用法用量** 内服：根 12~20 克。外用：根、叶各适量，鲜品捣烂敷或干品研粉撒患处。

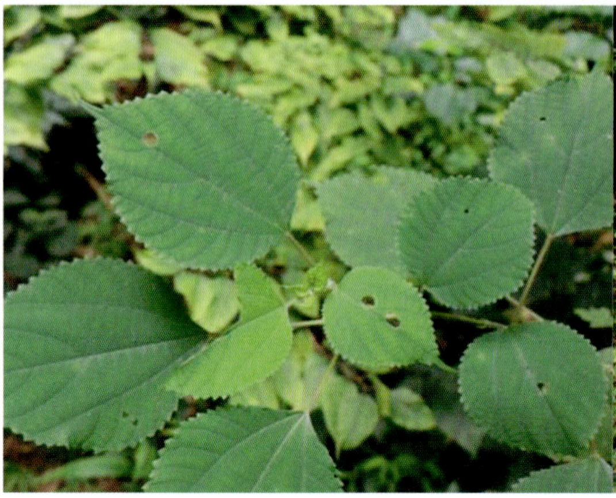

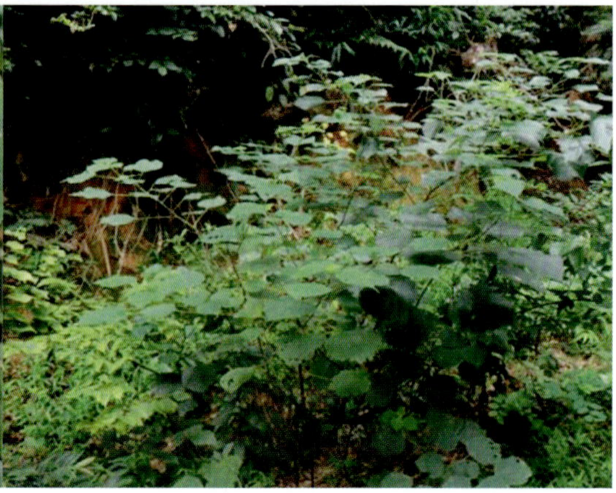

# 杜 仲

**【凭证标本】** 430121-190427-0124LY。

**【采集地点】** 湖南省长沙市长沙县高桥镇白石源村。

**别　　名** 扯丝皮、思仲、丝棉皮、玉丝皮。

**基　　原** 杜仲科植物杜仲 *Eucommia ulmoides* Oliver 的干燥树皮。

**植物形态** 落叶乔木，高达 20 米，胸径约 50 厘米；树皮灰褐色，粗糙，内含橡胶，折断拉开有多数细丝。嫩枝有黄褐色毛，不久变秃净，老枝有明显的皮孔。芽体卵圆形，外面发亮，红褐色，有鳞片 6~8 片，边缘有微毛。叶椭圆形、卵形或矩圆形，薄革质，长 6~15 厘米，宽 3.5~6.5 厘米；基部圆形或阔楔形，先端渐尖；上面暗绿色，初时有褐色柔毛，不久变秃净，老叶略有皱纹，下面淡绿，初时有褐毛，以后仅在脉上有毛；侧脉 6~9 对，与网脉在上面下陷，在下面稍突起；边缘有锯齿；叶柄长 1~2 厘米，上面有槽，被散生长毛。花生于当年枝基部，雄花无花被；花梗长约 3 毫米，无毛；苞片倒卵状匙形，长 6~8 毫米，顶端圆形，边缘有睫毛，早落；雄蕊

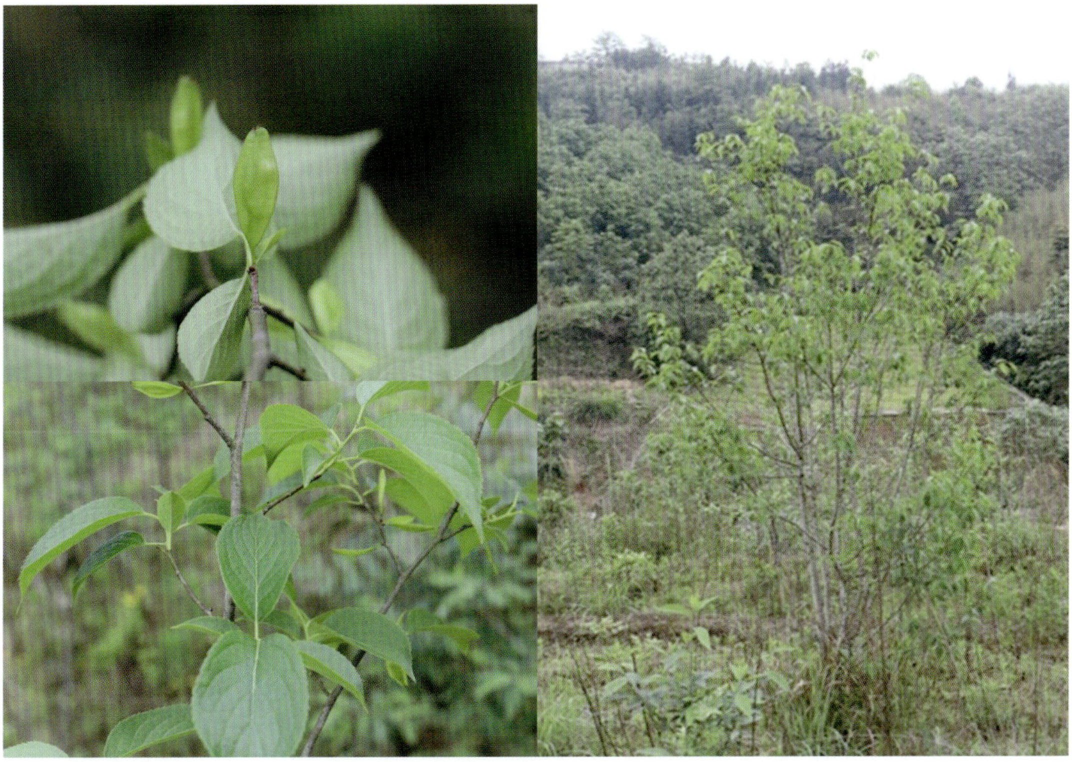

长约 1 厘米，无毛，花丝长约 1 毫米，药隔突出，花粉囊细长，无退化雌蕊。雌花单生，苞片倒卵形，花梗长 8 毫米，子房无毛，1 室，扁而长，先端 2 裂，子房柄极短。翅果扁平，长椭圆形，长 3~3.5 厘米，宽 1~1.3 厘米，先端 2 裂，基部楔形，周围具薄翅；坚果位于中央，稍突起，子房柄长 2~3 毫米，与果梗相接处有关节。种子扁平，线形，长 1.4~1.5 厘米，宽 3 毫米，两端圆形。早春开花，秋后果实成熟。

**生境及分布** 在自然状态下，生长于海拔 300~500 米的低山，谷地或低坡的疏林里，对土壤的选择并不严格，在瘠薄的红土，或岩石峭壁均能生长。分布于陕西、甘肃、河南、湖北、四川、云南、贵州、湖南及浙江等省区，现各地广泛栽种。长沙县各地有零星野生分布。

**性味归经** 味甘，性温。归肝、肾经。

**功能主治** 具补肝肾，强筋骨，安胎之功效。用于肝肾不足，腰膝酸痛，筋骨无力，头晕目眩，妊娠漏血，胎动不安。

**用法用量** 6 ~ 10 克。

**注意事项** 阴虚火旺者慎服。

**附　　注** 杜仲叶：杜仲科植物杜仲的叶。味微辛，性温。归肝、肾经。内服：煎汤，15~30 克。

# 杜茎山

【凭证标本】430121-190927-0649-LY。

【采集地点】湖南省长沙市长沙县江背镇江背社区。

**别　　名**　土恒山、踏天桥、水麻叶、山茄子、胡椒树、金砂根、白茅茶、白花茶、野胡椒、山桂花、水光钟。

**基　　原**　紫金牛科植物杜茎山 *Maesa japonica*（Thunb.）Moritzi.ex Zoll. 的根或茎叶。

**植物形态**　灌木，直立，有时外倾或攀援，高 1~5 米；小枝无毛，具细条纹，疏生皮孔。叶片革质，有时较薄，椭圆形至披针状椭圆形，或倒卵形至长圆状倒卵形，或披针形，顶端渐尖、急尖或钝，有时尾状渐尖，基部楔形、钝或圆形，一般长约 10 厘米，宽约 3 厘米，也有长 5~15 厘米，宽 2~5 厘米，几全缘或中部以上具疏锯齿，或除基部外均具疏细齿，两面无毛，叶面中、侧脉及细脉微隆起，背面中脉明显，隆起，侧脉 5~8 对，不甚明显，尾端直达齿尖；叶柄长 5~13 毫米，无毛。总状花序或圆锥花序，单 1 或 2~3 个腋生，长 1~4 厘米，仅近基部具少数分枝，无毛；苞片卵形，长不到 1 毫米；花梗长 2~3 毫米，无毛或被极疏的微柔毛；小苞片广卵形或肾形，紧贴花萼基部，无毛，具疏细缘毛或腺点；花萼长约 2 毫米，萼片长约 1 毫米，卵形至近半圆形，顶端钝或圆形，具明显的脉状腺条纹，无毛，具细缘毛；花冠白色，长钟形，管长 3.5~4 毫米，具明显的脉状腺条纹，裂片长为管的 1/3 或更短，卵形或肾形，顶端钝或圆形，边缘略具细齿；雄蕊着生于花冠管中部略上，内藏；花丝与花药等长，花药卵形，背部具腺点；柱头分裂。果球形，直径 4~5 毫米，有时达 6 毫米，肉质，具

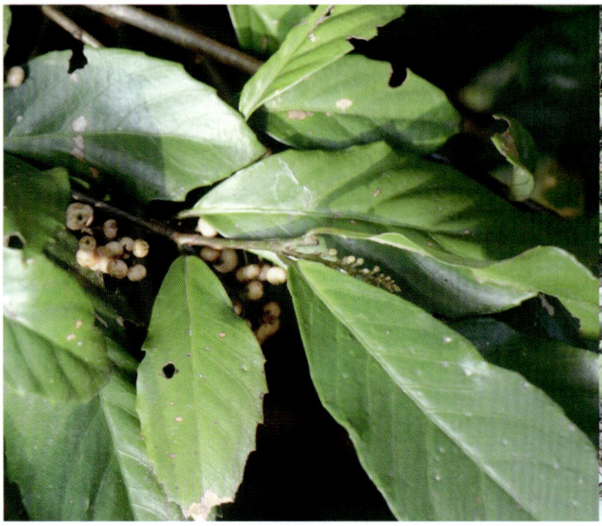

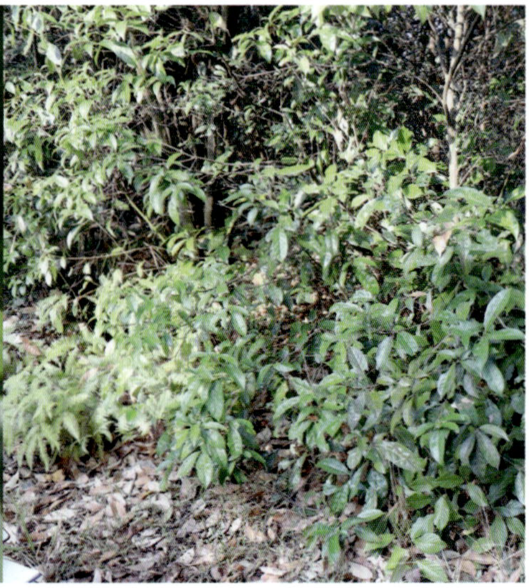

脉状腺条纹，宿存萼包果顶端，常冠宿存花柱。花期 1~3 月，果期 10 月或 5 月。

**生境及分布** 生长在海拔 300~2000 米的山坡或石灰山杂木林下阳处，或路旁灌木丛中，长沙县有野生分布。分布于我国西南至台湾以南各省区。

**性味归经** 味苦，性寒。

**功能主治** 具祛风邪，解疫毒，消肿胀之功效。用于热性传染病，寒热发歇不定，身疼，烦躁，口渴，水肿，跌打肿痛，外伤出血。

**用法用量** 内服：煎汤，15~30 克。外用：适量，煎水洗或捣敷。

# 杠板归

【凭证标本】430121-190522-0142LY。
【采集地点】湖南省长沙市长沙县安沙镇安沙社区。

**别　　名** 蛇倒退、犁头刺、河白草、蚂蚱簕、急解素、老虎脷、猫爪刺、蛇不过、蛇牙草、穿叶蓼。

**基　　原** 蓼科蓼属植物贯叶蓼 *Polygonum perfoliatum* L. 的全草。

**植物形态** 一年生草本。茎攀援，多分枝，长 1~2 米，具纵棱，沿棱具稀疏的倒生皮刺。叶三角形，长 3~7 厘米，宽 2~5 厘米，顶端钝或微尖，基部截形或微心形，薄纸质，上面无毛，下面沿叶脉疏生皮刺；叶柄与叶片近等长，具倒生皮刺，盾状着生于叶片的近基部；托叶鞘叶状，草质，绿色，圆形或近圆形，穿叶，直径 1.5~3 厘米。总状花序呈短穗状，不分枝顶生或腋生，长 1~3 厘米；苞片卵圆形，每苞片内具花 2~4 朵；花被 5 深裂，白色或淡红色，花被片椭圆形，长约 3 毫米，果时增大，呈肉质，深蓝色；雄蕊 8，略短于花被；花柱 3，中上部合生；柱头头状。瘦果球形，直径 3~4 毫米，黑色，有光泽，包于宿存花被内。花期 6~8 月，果期 7~10 月。

**生境及分布** 生于田边、路旁、山谷湿地，海拔 80~2300 米。产于黑龙江、吉林、辽宁、河北、山东、河南、陕西、甘肃、江苏、浙江、安徽、江西、湖南、湖北、四川、贵州、福建、台湾、广东、海南、广西、云南。长沙县各地有零星野生分布。

**性味归经** 味酸，性凉。

**功能主治** 具清热解毒，利尿消肿之功效。用于上呼吸道感染，气管炎，百日咳，急性扁桃体炎，肠炎，痢疾，肾炎水肿；外用治带状疱疹，湿疹，痈疖肿毒，蛇咬伤。

**用法用量** 内服：15~30 克。外用：适量，鲜品捣烂敷或干品煎水洗患处。

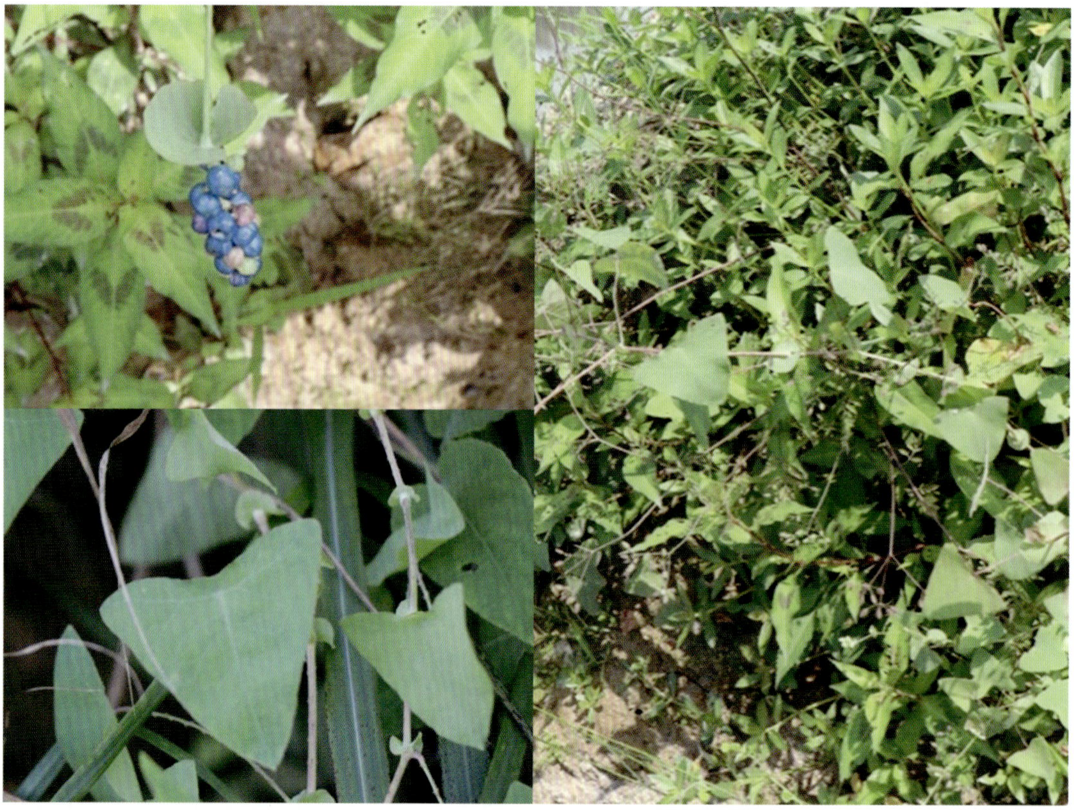

# 杨 梅

【凭证标本】430121-190614-0282LY。
【采集地点】湖南省长沙市长沙县果园镇浔龙河村。

**别　　名**　珠蓉、朱红、山杨梅。

**基　　原**　杨梅科杨梅属植物杨梅 *Myrica rubra*（Lour.）Sieb.et Zucc. 的根、树皮及果实。

**植物形态**　常绿乔木；株高达 15 米；小枝及芽无毛；叶革质，楔状倒卵形或长椭圆状倒卵形，长 6~16 厘米，先端圆钝或短尖，基部楔形，全缘，稀中上部疏生锐齿，下面疏被金黄色腺鳞；叶柄长 0.2~1 厘米；雄花序单生或数序簇生叶腋，圆柱状，长 1~3 厘米；雄花具 2~4 卵形小苞片，雄蕊 4~6，花药暗红色，无毛；雌花序单生叶腋，长 0.5~1.5 厘米；雌花具 4 卵形小苞片；核果球形，具乳头状凸起，径 1~1.5 厘米（栽培品种可达 3 厘米），果皮肉质，多汁液及树脂，味酸甜，熟时深红或紫红色；核宽椭圆形或圆卵形，稍扁，长 1~1.5 厘米，径 1~1.2 厘米，内果皮硬木质。

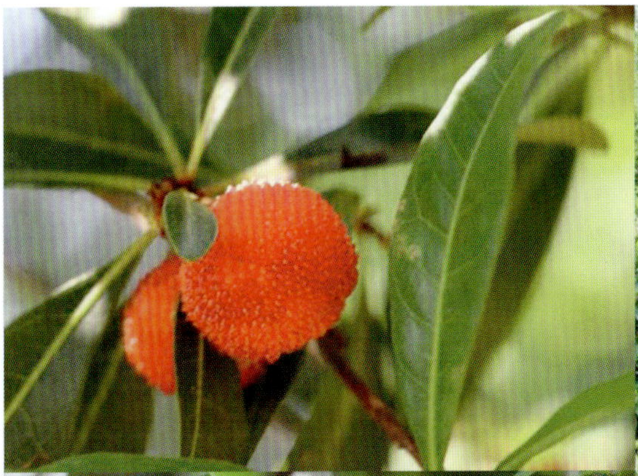
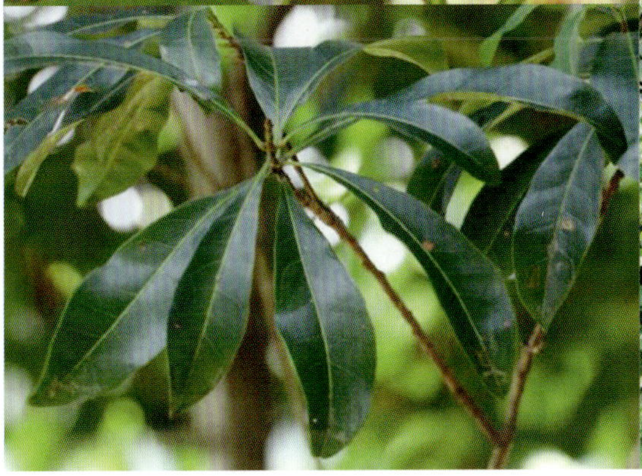
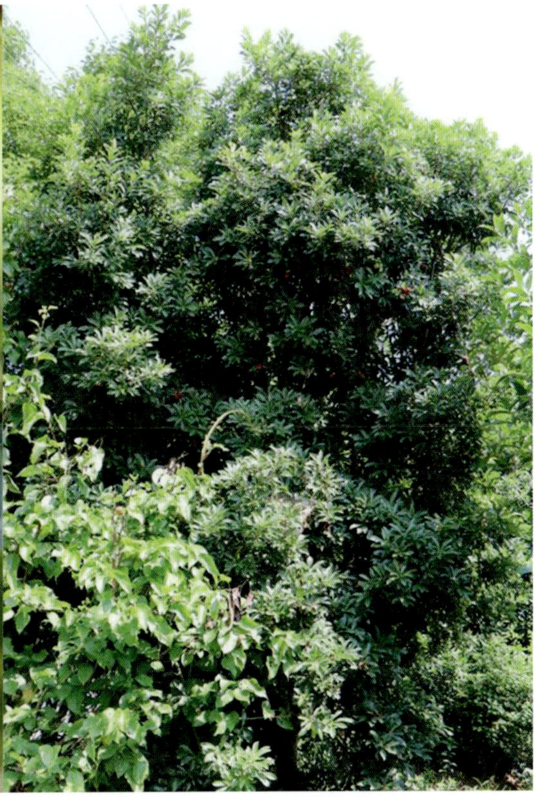

**生境及分布** 生于山坡或山谷林中，喜酸性土壤。分布于江苏、浙江、台湾、福建、江西、湖南、贵州、四川、云南、广西和广东，长沙县各地有零星野生分布。

**性味归经** 味甘、酸，性温。归肺，胃经。

**功能主治** ① 根、树皮：散瘀止血，止痛。用于跌打损伤，骨折，痢疾，胃、十二指肠溃疡，牙痛；外用治创伤出血，烧烫伤。② 果：生津止渴。用于口干，食欲不振。

**用法用量** 内服：生吃、浸酒、腌食或烧存性研末。外用：捣敷、烧存性研末搐鼻或调敷。

# 丽春花

**【凭证标本】** 430121-200512-0944LY。

**【采集地点】** 湖南省长沙市长沙县江背镇五美社区。

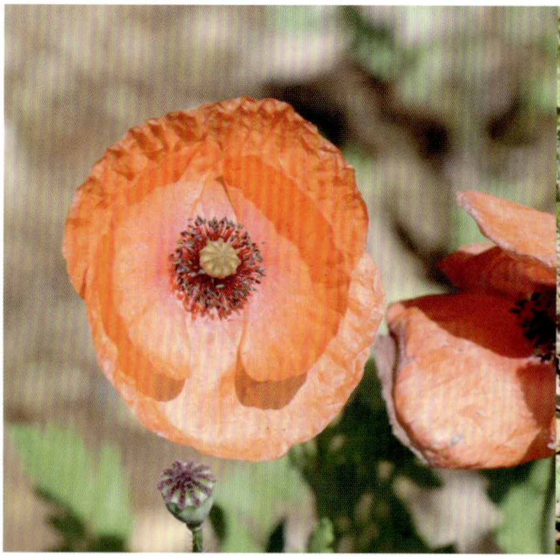
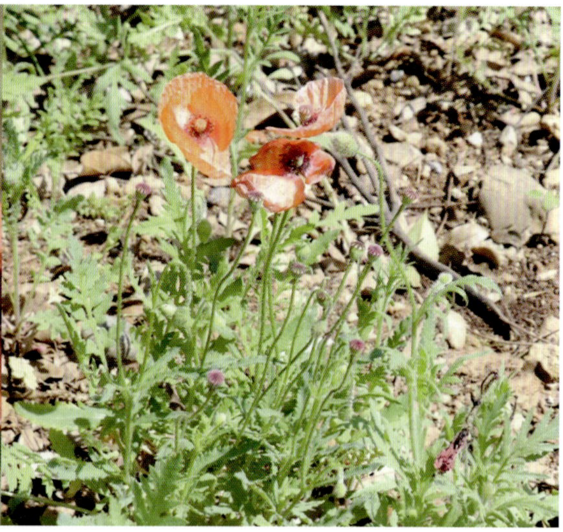

- **别　　名**　赛牡丹、锦被花、百般娇、蝴蝶满园春。
- **基　　原**　罂粟科植物虞美人 *Papaver rhoeas* L. 的全草或花、果实。
- **植物形态**　一年生草本，全体被伸展的刚毛，稀无毛。茎直立，高 25~90 厘米，具分枝，被淡黄色刚毛。叶互生，叶片轮廓披针形或狭卵形，长 3~15 厘米，宽 1~6 厘米，羽状分裂，下部全裂，全裂片披针形和二回羽状浅裂，上部深裂或浅裂、裂片披针形，最上部粗齿状羽状浅裂，顶生裂片通常较大，小裂片先端均渐尖，两面被淡黄色刚毛，叶脉在背面突起，在表面略凹；下部叶具柄，上部叶无柄。花单生于茎和分枝顶端；花梗长 10~15 厘米，被淡黄色平展的刚毛。花蕾长圆状倒卵形，下垂；萼片 2，宽椭圆形，长 1~1.8 厘米，绿色，外面被刚毛；花瓣 4，圆形、横向宽椭圆形或宽倒卵形，长 2.5~4.5 厘米，全缘，稀圆齿状或顶端缺刻状，紫红色，基部通常具深紫色斑点；雄蕊多数，花丝丝状，长约 8 毫米，深紫红色，花药长圆形，长约 1 毫米，黄色；子房倒卵形，长 7~10 毫米，无毛，柱头 5~18，辐射状，连合成扁平、边缘圆齿状的盘状体。蒴果宽倒卵形，长 1~2.2 厘米，无毛，具不明显的肋。种子多数，肾状长圆形，长约 1 毫米。花果期 3~8 月。
- **生境及分布**　长沙县有分布。我国各地常见栽培。
- **性味归经**　味苦、涩，性微寒。归大肠经。
- **功能主治**　具镇咳，镇痛，止泻之功效。用于咳嗽，偏头痛，腹痛，痢疾。
- **用法用量**　内服：煎汤，花 1.5~3 克；全草 3~6 克。

# 还亮草

【凭证标本】430121-200415-0925LY。

【采集地点】湖南省长沙市长沙县江背镇印山村。

**别　　名**　还魂草、对叉草、蝴蝶菊、鱼灯苏、臭芹菜、山芹菜。

**基　　原**　毛茛科植物还亮草 *Delphinium anthriscifolium* Hance 的全草。

**植物形态**　茎高 12~78 厘米，无毛或上部疏被反曲的短柔毛，等距地生叶，分枝。叶为二至三回近羽状复叶，间或为三出复叶，有较长柄或短柄，近基部叶在开花时常枯萎；叶片菱状卵形或三角状卵形，长 5~11 厘米，宽 4.5~8 厘米，羽片 2~4 对，对生，稀互生，下部羽片有细柄，狭卵形，长渐尖，通常分裂近中脉，末回裂片狭卵形或披针形，通常宽 2~4 毫米，表面疏被短柔毛，背面无毛或近无毛；叶柄长 2.5~6 厘米，无毛或近无毛。总状花序有 1~15 花；轴和花梗被反曲的短柔毛；基部苞片叶状，其他苞片小，披针形至披针状钻形，长 2.5~4.5 毫米；花梗长 0.4~1.2 厘米；小苞片生花梗中部，披针状线形，长 2.5~4 毫米；花长 1~2.5 厘米；萼片堇色或紫色，椭圆形至长圆形，长 6~11 毫米，外面疏被短柔毛，距钻形或圆锥状钻形，长 5~15 毫米，稍向上弯曲或近直；花瓣紫色，无毛，上部变宽；退化雄蕊与萼片同色，无毛，瓣片斧形，二深裂近基部；雄蕊无毛；心皮 3，子房疏被短柔毛或近无毛。蓇葖长 1.1~1.6 厘米；种子扁球形，直径 2~2.5 毫米，上部有螺旋状生长的横膜翅，下部约有 5 条同心的横膜翅。3~5 月开花。

**生境及分布**　生长在海拔 200~1200 米间丘陵或低山的山坡草丛或溪边草地，长沙县有野生分布。分布于广东、广西、贵州、湖南、江西、福建、浙江、江苏、安徽、河南、山西南部。

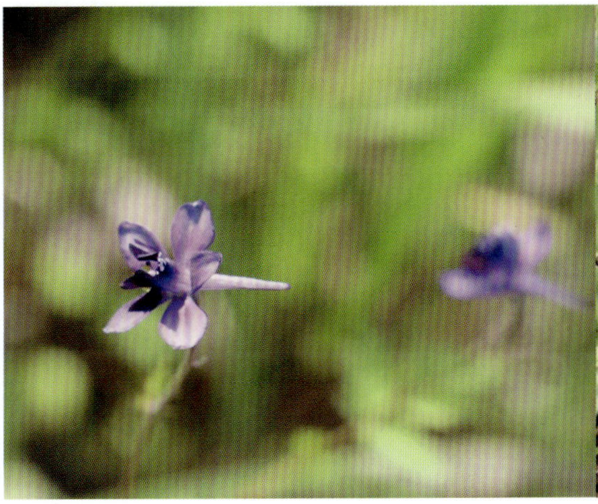

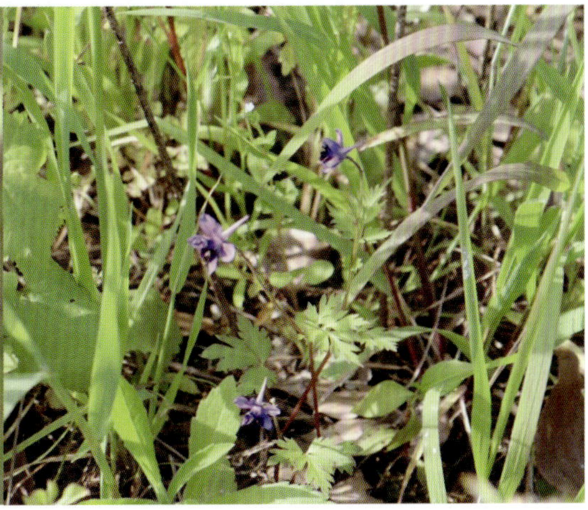

**性味归经**　味辛、苦，性温。归心、肝、肾经。

**功能主治**　具祛风除湿，通络止痛，化食，解毒之功效。用于风湿痹痛，半身不遂，食积腹胀，荨麻疹，痈疮癣癞。

**用法用量**　内服：煎汤，3~6克。外用：适量，捣敷；或煎汤洗。

# 旱　菜

【凭证标本】430121-200408-0892LY。

【采集地点】湖南省长沙市长沙县开慧镇锡福村。

**别　　名**　药芹、药芹菜、香芹。

**基　　原**　伞形科植物旱芹 *Apium graveolens* L. 的全草。

**植物形态**　二年生或多年生草本，高15~150厘米，有强烈香气。根圆锥形，支根多数，褐色。茎直立，光滑，有少数分枝，并有棱角和直槽。根生叶有柄，柄长2~26厘米，基部略扩大成膜质叶鞘；叶片轮廓为长圆形至倒卵形，长7~18厘米，宽3.5~8厘米，通常3裂达中部或3全裂，裂片近菱形，边缘有圆锯齿或锯齿，叶脉两面隆起；较上部的茎生叶有短柄，叶片轮廓为阔三角形，通常分裂为3小叶，小叶倒卵形，中部以上边缘疏生钝锯齿以至缺刻。复伞形花序顶生或与叶对生，花序梗长短不一，有时缺少，通常无总苞片和小总苞片；伞辐细弱，3~16，长0.5~2.5厘米；小伞形花序有花7~29，花柄长1~1.5毫米萼齿小或不明显；花瓣白色或黄绿色，圆卵形，长约1毫米，宽0.8毫米，顶端有内折的小舌片；花丝与花瓣等长或稍长于花瓣，花药卵圆形，长约0.4毫米；花柱基扁压，花柱幼时极短，

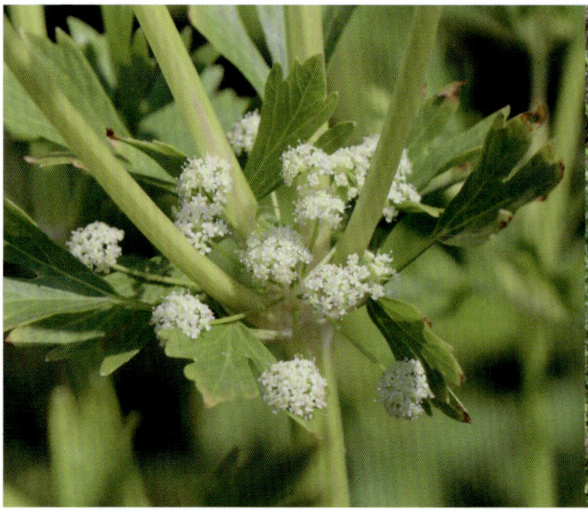

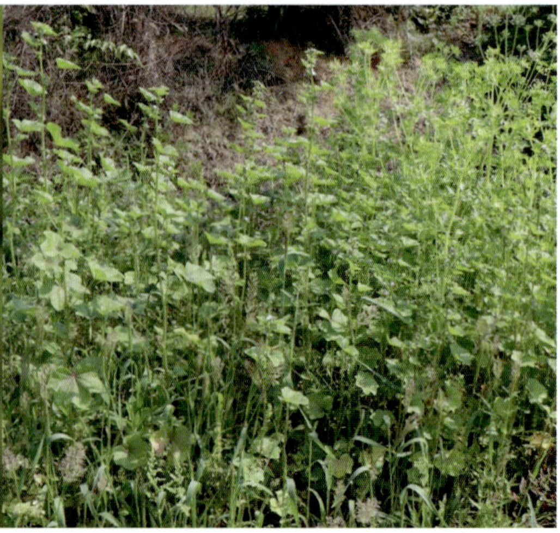

成熟时长约 0.2 毫米，向外反曲。分生果圆形或长椭圆形，长约 1.5 毫米，宽 1.5~2 毫米，果棱尖锐，合生面略收缩；每棱槽内有油管 1，合生面油管 2，胚乳腹面平直。花期 4~7 月。

**生境及分布** 长沙县有栽培。我国南北各省区均有栽培。

**性味归经** 味甘、微辛，性凉。

**功能主治** 具降压利尿，凉血止血功效。用于头晕脑涨，高血压病，小便热涩不利，尿血，崩中带下。

**用法用量** 内服：煎汤，5~10 克。

# 吴茱萸

【凭证标本】430121-190612-0239LY。

【采集地点】湖南省长沙市长沙县路口镇路口社区。

**别　名** 食茱萸、吴萸、茶辣、漆辣子、优辣子、曲药子、气辣子。

**基　原** 芸香科植物吴茱萸 *Evodia rutaecarpa*（Juss.）Benth.var.*officinalis*（Dode）Huang 的干燥近成熟果实。

**植物形态** 小乔木或灌木，高 3~5 米，嫩枝暗紫红色，与嫩芽同被灰黄或红锈色绒毛，或疏短毛。小叶薄至厚纸质，卵形，椭圆形或披针形，边全缘或浅波浪状。花序顶生；果密集或疏离，暗紫红色；种子近圆球形，褐黑色，有光泽。花期 4~6 月，果期 8~11 月。

**生境及分布** 野生于山地、路旁或疏林下，长沙县各地有零星野生分布。分布于长江流域及华南一带和陕西等地。主产贵州、广西、湖南、云南、陕西、浙江、

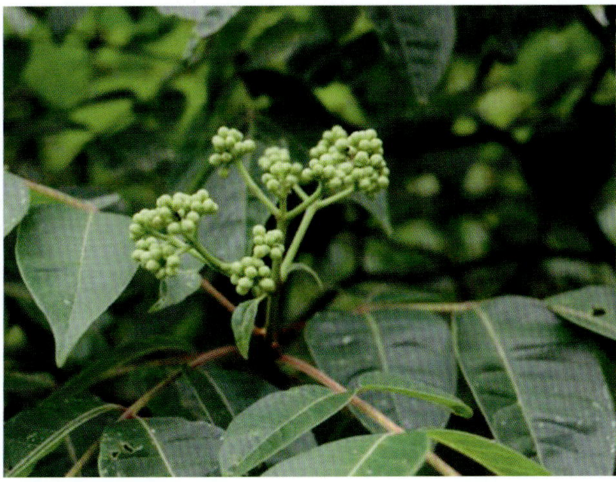

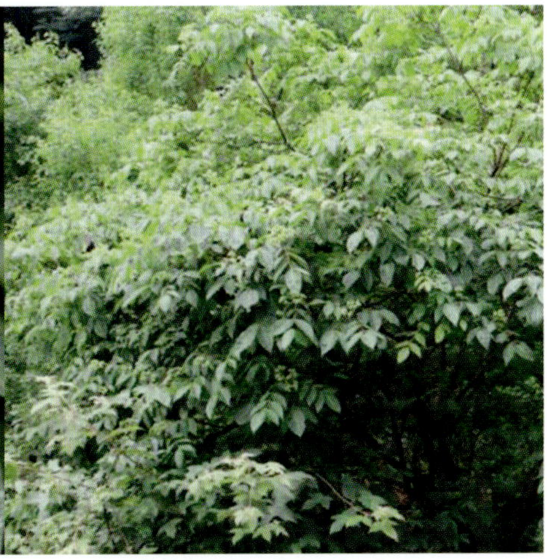

四川等地。

**性味归经** 味辛、苦，性热。归肝、脾、胃、肾经。

**功能主治** 具散寒止痛，降逆止呕，助阳止泻之功效。用于厥阴头痛，寒茄腹痛 ，寒湿脚气，经行腹痛，脘腹胀痛，呕吐吞酸，五更泄泻 。

**用法用量** 内服：煎汤，5~10 克；或入丸、散。外用：蒸热熨，研末调敷或煎水洗。

**注意事项** 本品辛热燥烈，易耗气动火，故不宜多用、久服。

# 牡荆叶

【凭证标本】430121-200724-1004LY。

【采集地点】湖南省长沙市长沙县开慧镇白沙村。

**别　　名** 黄荆、小荆。

**基　　原** 马鞭草科植物牡荆 *Vitex Negundo* var. *Cannabifolia*（Sieb.et Zucc.）Hand.-Mazz. 的新鲜叶。

**植物形态** 落叶灌木或小乔木；小枝四棱形。叶对生，掌状复叶，小叶 5，少有 3；小叶片披针形或椭圆状披针形，顶端渐尖，基部楔形，边缘有粗锯齿，表面绿色，背面淡绿色，通常被柔毛。圆锥花序顶生，长 10~20 厘米；花冠淡紫色。果实近球形，黑色。花期 6~7 月，果期 8~11 月。

**生境及分布** 生长在山坡路边灌丛中，长沙县各地有分布。分布于华东各省及河北、湖南、湖北、广东、广西、四川、贵州、云南。

**性味归经** 味微苦、辛，性平。归肺经。

**功能主治** 具祛痰，止咳，平喘之功效。用于咳喘痰多。

**用法用量** 鲜用，供提取牡荆油用。

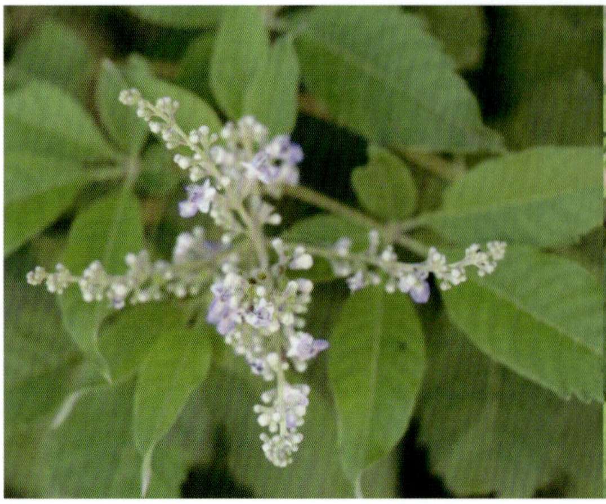

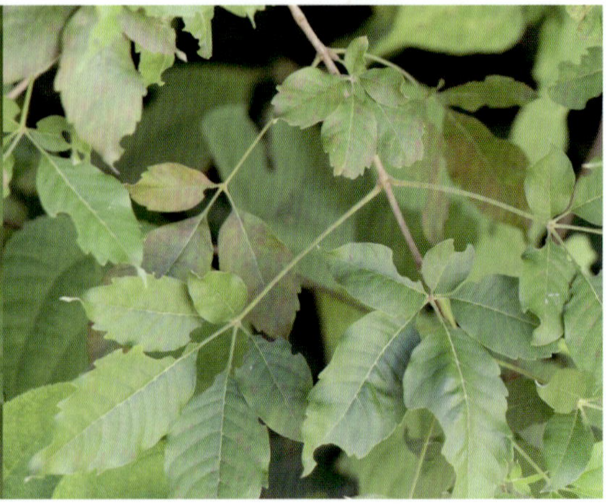

# 何首乌

【凭证标本】430121-191021-0677-LY。
【采集地点】湖南省长沙市长沙县江背镇肖排村。

**别　　名**　首乌、赤首乌、铁秤砣、红内消。

**基　　原**　蓼科植物何首乌 *Fallopia Multiflora*（Thunb.）Harald. 的块根。

**植物形态**　多年生草本。块根肥厚，长椭圆形，黑褐色。茎缠绕，长 2~4 米，多分枝，具纵棱，无毛，微粗糙，下部木质化。叶卵形或长卵形，长 3~7 厘米，宽 2~5 厘米，顶端渐尖，基部心形或近心形，两面粗糙，边缘全缘；叶柄长 1.5~3 厘米；托叶鞘膜质，偏斜，无毛，长 3~5 毫米。花序圆锥状，顶生或腋生，长 10~20 厘米，分枝开展，具细纵棱，沿棱密被小突起；苞片三角状卵形，具小突起，顶端尖，每苞内具 2~4 花；花梗细弱，长 2~3 毫米，下部具关节，果时延长；花被 5 深裂，白色或淡绿色，花被片椭圆形，大小不相等，外面 3 片较大背部具翅，果时增大，花被果时外形近圆形，直径 6~7 毫米；雄蕊 8，花丝下部较宽；花柱 3，极短，柱头头状。瘦果卵形，具 3 棱，长 2.5~3 毫米，黑褐色，有光泽，包于宿存花被内。花期 8~9 月，果期 9~10 月。

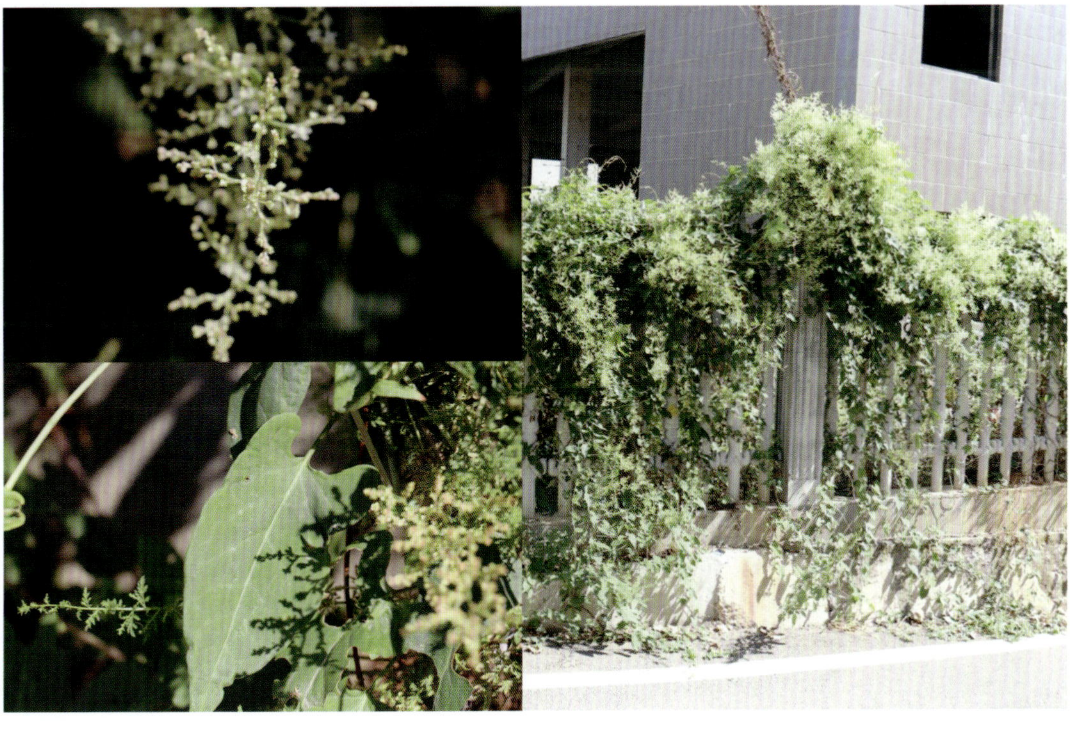

**生境及分布** 生长在山谷灌丛、山坡林下、沟边石隙，海拔200~3000米，长沙县有野生分布。分布于陕西南部、甘肃南部、华东、华中、华南、四川、云南及贵州。

**性味归经** 味苦、甘、涩，性微温。归肝、心、肾经。

**功能主治** 具解毒，消痈，截疟，润肠通便之功效。用于疮痈，瘰疬，风疹瘙痒，久疟体虚，肠燥便秘。

**用法用量** 内服：煎汤，3~6克。

**注意事项** 大便溏泄及有湿痰者不宜。

## 佛甲草

【凭证标本】430121-200510-0941LY。

【采集地点】湖南省长沙市长沙县北山镇石常村。

**别　　名** 火烧草、火焰草、佛指甲、半支连、铁指甲、狗牙半支、龙水草、回生草、禾雀舌、万年草、午时花、金枪药、狗牙瓣、小佛指甲、尖叶佛甲单、枉开口、鼠牙半枝莲、猪牙齿、土三七。

**基　　原** 景天科植物佛甲草 *Sedum Lineare* Thunb. 的全草。

**植物形态** 多年生草本，无毛。茎高10~20厘米。3叶轮生，少有4叶轮或对生的，叶线形，长20~25毫米，宽约2毫米，先端钝尖，基部无柄，有短距。花序聚伞状，顶生，疏生花，宽4~8厘米，中央有一朵有短梗的花，另有

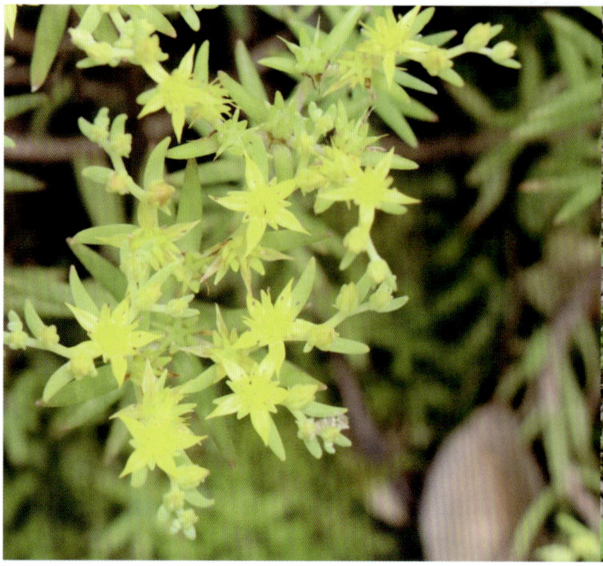

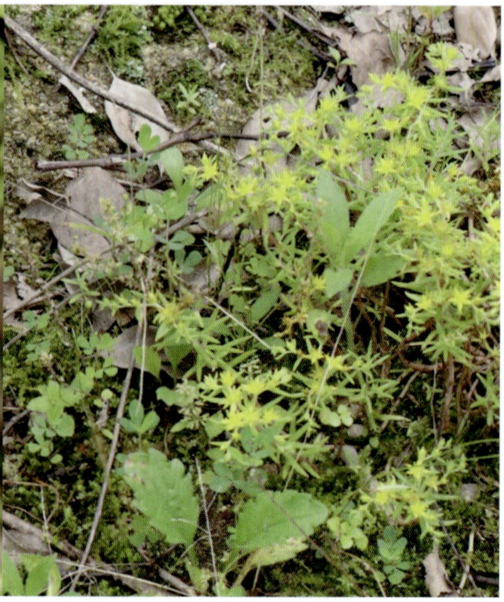

2~3 分枝，分枝常再 2 分枝，着生花无梗；萼片 5，线状披针形，长 1.5~7 毫米，不等长，不具距，有时有短距，先端钝；花瓣 5，黄色，披针形，长 4~6 毫米，先端急尖，基部稍狭；雄蕊 10，较花瓣短；鳞片 5，宽楔形至近四方形，长 0.5 毫米，宽 0.5~0.6 毫米。蓇葖略叉开，长 4~5 毫米，花柱短；种子小。花期 4~5 月，果期 6~7 月。

**生境及分布** 生长在低山或平地草坡上，长沙县有零星分布。分布于云南、四川、贵州、广东、湖南、湖北、甘肃、陕西、河南、安徽、江苏、浙江、福建、台湾、江西。

**性味归经** 味甘，性寒。归心、肺、肝、脾经。

**功能主治** 具清热解毒，利湿，止血之功效。用于咽喉肿痛，目赤肿毒，热毒痈肿，疔疮，丹毒，缠腰火丹，火烫伤，毒蛇咬伤，黄疸，湿热泻痢，便血，崩漏，外伤出血。

**用法用量** 内服：煎汤，9~15 克，鲜品 20~30 克；或捣汁。外用：适量，鲜品捣敷；或捣汁含漱、点眼。

# 谷皮树

**【凭证标本】** 430121-190421-0021LY。
**【采集地点】** 湖南省长沙市长沙县安沙镇龙华岭村。

**别　　名** 谷树、葡蟠、谷皮叶、女谷、纸皮、尖叶楮皮、冷丹藤、过里丹、丁字黄心羌、飞天龙、生藤腊皮树、黄疸藤、不闻症。

**基　　原** 桑科楮属植物构树 *Broussonetia kazinoki* Sieb. 的根、根皮、树皮和叶。

**植物形态** 灌木，高 2~4 米；小枝斜上，幼时被毛，成长脱落。叶卵形至斜卵形，长 3~7 厘米，宽 3~4.5 厘米，先端渐尖至尾尖，基部近圆形或斜圆形，边缘具三角形锯齿，不裂或 3 裂，表面粗糙，背面近无毛；叶柄长约 1 厘米；托叶小，线状披针形，渐尖，长 3~5 毫米，宽 0.5~1 毫米。花雌雄同株；雄花序球形头状，直径 8~10 毫米，雄花花被 4~3 裂，裂片三角形，外面被毛，雄蕊 4~3，花药椭圆形；雌花序球形，被柔毛，花被管状，顶端齿裂，或近全缘，花柱单生，仅在近中部有小突起。聚花果球形，直径 8~10 毫米；瘦果扁球形，外果皮壳质，表面具瘤体。花期 4~5 月，果期 5~6 月。

**生境及分布** 多生于中海拔以下，低山地区山坡林缘、沟边、住宅近旁。产于台湾及华中、华南、西南各省区。长沙县各地有零星野生分布。

**性味归经** 味甘、淡，性平。

**功能主治** ① 根、根皮：散瘀止痛。用于跌打损伤，腰痛。② 叶、树皮汁：解毒、杀虫。外用治神经性皮炎，顽癣。

■ 用法用量　内服：根、根皮 30~60 克。外用：树皮、叶汁各适量，涂搽患处。

■ 注意事项　① 构皮麻：桑科植物小构树的全株或根、根皮。味甘、淡，性平。归肝、肾、膀胱经。具祛风除湿，散瘀消肿之功效。用于风湿痹痛，泄泻，痢疾，黄疸，浮肿，痈疖，跌打损伤。内服：煎汤，30~60 克。② 小构树汁：桑科植物小构树的树汁。味涩，性凉。具祛风止痒，清热解毒之功效。用于皮炎，疥癣，蛇虫犬咬。外用：适量，取汁涂。

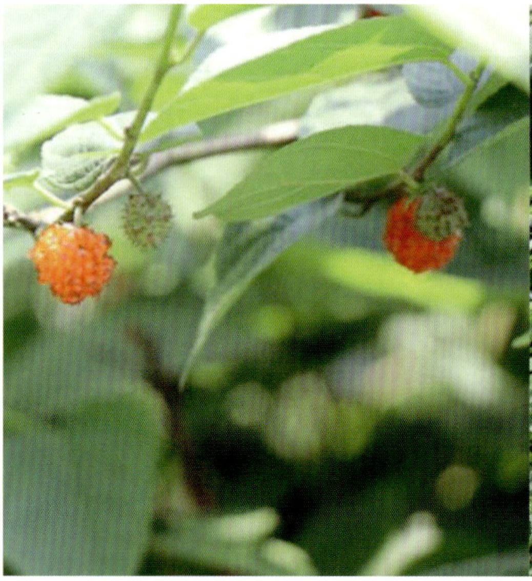

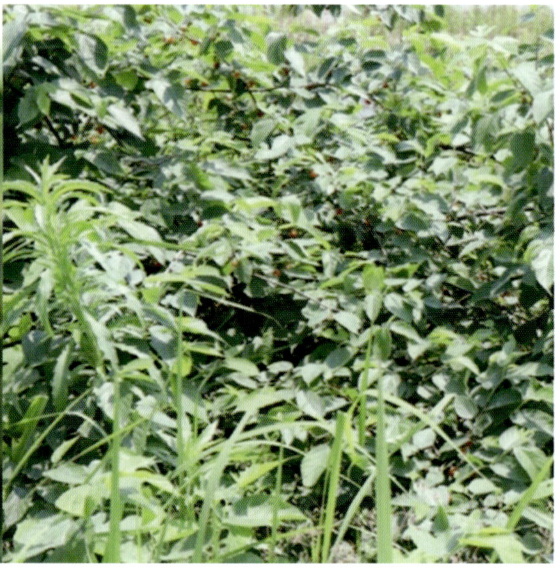

## 含羞草

【凭证标本】430121-191121-0768LY。

【采集地点】湖南省长沙市长沙县安沙镇新华村。

■ 别　　名　感应草、喝呼草、知羞草、怕丑草。

■ 基　　原　豆科植物含羞草 *Mimosa Pudica* L. 的全草。

■ 植物形态　披散、亚灌木状草本，高可达 1 米；茎圆柱状，具分枝，有散生、下弯的钩刺及倒生刺毛。托叶披针形，长 5~10 毫米，有刚毛。羽片和小叶触之即闭合而下垂；羽片通常 2 对，指状排列于总叶柄之顶端，长 3~8 厘米；小叶 10~20 对，线状长圆形，长 8~13 毫米，宽 1.5~2.5 毫米，先端急尖，边缘具刚毛。头状花序圆球形，直径约 1 厘米，具长总花梗，单生或 2~3 个生于叶腋；花小，淡红色，多数；苞片线形；花萼极小；花冠钟状，裂片 4，外面被短柔毛；雄蕊 4 枚，伸出于花冠之外；子房有短柄，无毛；

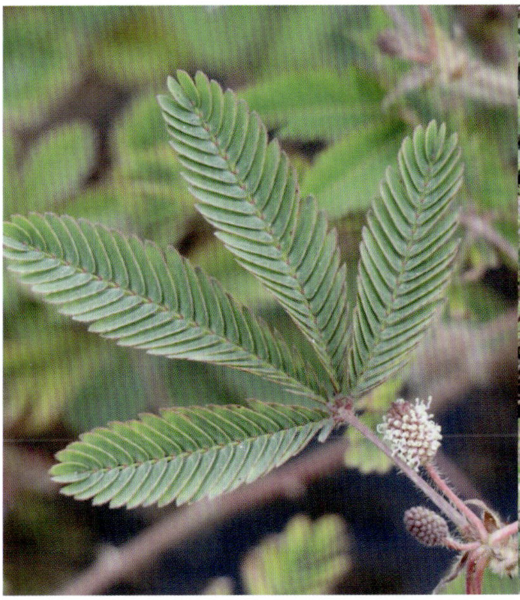

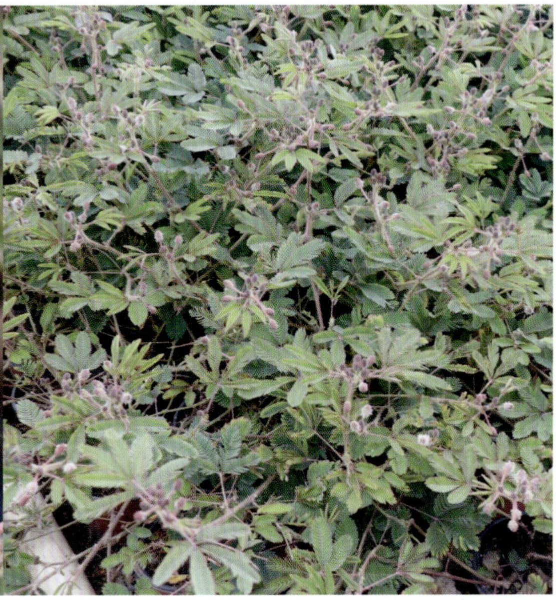

胚珠 3~4 颗，花柱丝状，柱头小。荚果长圆形，长 1~2 厘米，宽约 5 毫米，扁平，稍弯曲，荚缘波状，具刺毛，成熟时荚节脱落，荚缘宿存；种子卵形，长 3.5 毫米。花期 3~10 月；果期 5~11 月。

**生境及分布** 生长在旷野荒地、灌木丛中，长沙县有野生分布。分布于台湾、福建、广东、广西、云南等地。

**性味归经** 味苦、涩，性微寒。归心、肝、胃、大肠经。

**功能主治** 具凉血解毒，清热利湿，镇静安神之功效。用于感冒，小儿高热，支气管炎，肝炎，肠炎，结膜炎，泌尿系结石，水肿，劳伤咳血，鼻衄，血尿，神经衰弱，失眠，疮疡肿毒，带状疱疹，跌打损伤。

**用法用量** 内服：煎汤，15~30 克，鲜品 30~60 克；或炖肉。外用：适量，捣敷。

# 肝风草

【凭证标本】430121-191029-0687-LY。

【采集地点】湖南省长沙市长沙县安沙镇三合社区。

**别　　名** 玉帘、惊风草、白花独蒜、石葱、葱兰。

**基　　原** 石蒜科植物葱莲 *Zephyranthes Candida*（Lindl.）Herb. 的全草。

**植物形态** 多年生草本。鳞茎卵形，直径约 2.5 厘米，具有明显的颈部，颈长 2.5~5 厘米。叶狭线形，肥厚，亮绿色，长 20~30 厘米，宽 2~4 毫米。花茎中

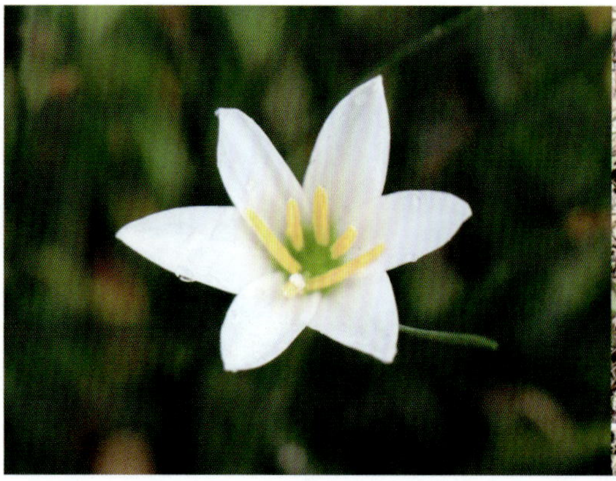
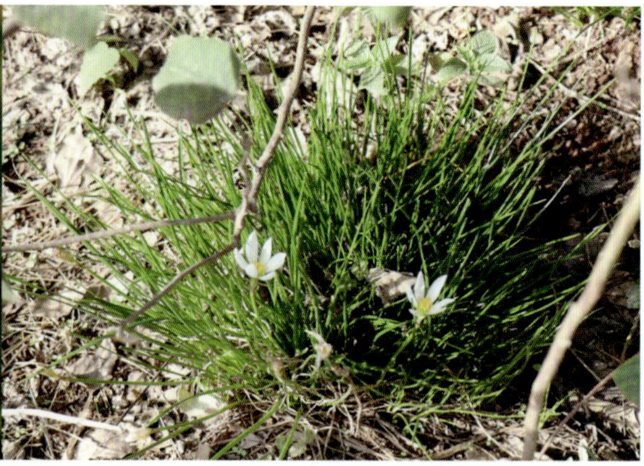

空；花单生于花茎顶端，下有带褐红色的佛焰苞状总苞，总苞片顶端2裂；花梗长约1厘米；花白色，外面常带淡红色；几无花被管，花被片6，长3~5厘米，顶端钝或具短尖头，宽约1厘米，近喉部常有很小的鳞片；雄蕊6，长约为花被的1/2；花柱细长，柱头不明显3裂。蒴果近球形，直径约1.2厘米，3瓣开裂；种子黑色，扁平。花期秋季。

**生境及分布** 常为盆栽，长沙县有零星分布。分布于广东、福建等地。

**性味归经** 味甘，性平。归肝经。

**功能主治** 具平肝熄风之功效。用于小儿惊风，癫痫，破伤风。

**用法用量** 内服：煎汤，3~4株；或绞汁饮。外用：适量，捣敷。

**注意事项** 《福建药物志》：有催吐作用，不宜多有，以防中毒。

## 卵叶水芹

**【凭证标本】** 430121-190421-0067LY。

**【采集地点】** 湖南省长沙市长沙县安沙镇安沙社区。

**别　　名** 水芹、水川芎。

**基　　原** 伞形科植物卵叶水芹 *Oenanthe rosthornii* Diels 的全草。

**植物形态** 多年生草本，高50~70厘米，粗壮。茎下部匍匐，上部直立，有棱，被柔毛。叶片轮廓为广三角形或卵形，长7~15厘米，宽8~12厘米，末回裂片菱状卵形或长圆形，长3~5厘米，宽1.5~2厘米，顶端长渐尖，边缘有楔形齿和近于突尖。复伞形花序顶生和侧生，花序梗长16~20厘米；无总苞；伞辐10~24，不等长，长2~6厘米，直立和开展；小总苞片披针形，6~12，长4~6毫米；小伞形花序有花30余朵，花柄长2~5毫米；萼齿披针形，长不及1毫米；花瓣白色，倒卵形，长1~1.5毫米，宽0.7~0.8毫

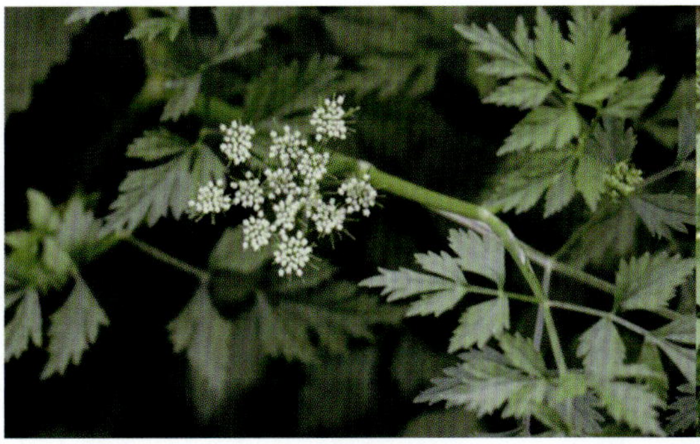
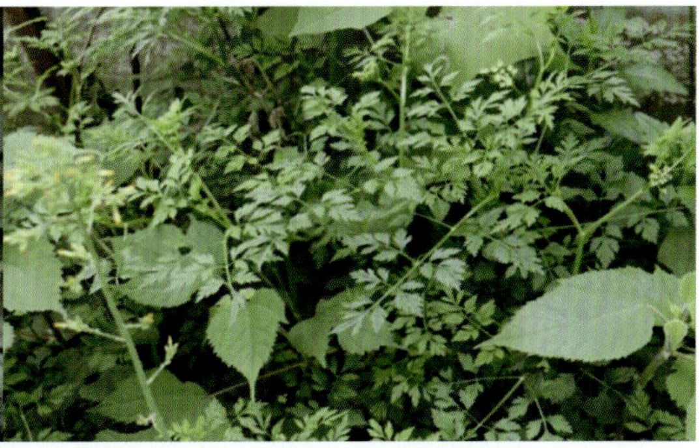

米，顶端有一内折的小舌片；花柱基圆锥形，花柱直立，长 1~1.5 毫米。果实椭圆形或长圆形，长 3~4 毫米，宽约 2 毫米，侧棱较背棱和中棱隆起，木栓质，分生果横剖面半圆形，每棱槽内油管 1，合生面油管 2。花期 8~9 月，果期 10~11 月。

**生境及分布** 生于山谷林下水沟旁草丛中；海拔 1400~4000 米。产于湖南、四川、贵州、广东、广西、云南。长沙县各地有零星野生分布。

**性味归经** 无。

**功能主治** 具补气益血，止血，利尿之功效。用于气虚血亏，头目眩晕，水肿，外伤出血。

**用法用量** 内服：煎汤，10~20 克；或捣汁。外用：适量，捣敷。

# 迎春花

**【凭证标本】** 430121-191120-0761LY。

**【采集地点】** 湖南省长沙市长沙县开慧镇飘峰山村。

**别　　名** 金腰带、清明花、金梅花。

**基　　原** 木犀科植物迎春花 *Jasminum Nudiflorum* Lindl. 的花。

**植物形态** 落叶灌木，直立或匍匐，高 0.3~5 米，枝条下垂。枝稍扭曲，光滑无毛，小枝四棱形，棱上多少具狭翼。叶对生，三出复叶，小枝基部常具单叶；叶轴具狭翼，叶柄长 3~10 毫米，无毛；叶片和小叶片幼时两面稍被毛，老时仅叶缘具睫毛；小叶片卵形、长卵形或椭圆形，狭椭圆形，稀倒卵形，先端锐尖或钝，具短尖头，基部楔形，叶缘反卷，中脉在上面微凹入，下面凸起，侧脉不明显；顶生小叶片较大，长 1~3 厘米，宽 0.3~1.1 厘米，无柄或基部延伸成短柄，侧生小叶片长 0.6~2.3 厘米，宽 0.2~11 厘米，无柄；单叶为卵形或椭圆形，有时近圆形，长 0.7~2.2 厘米，宽

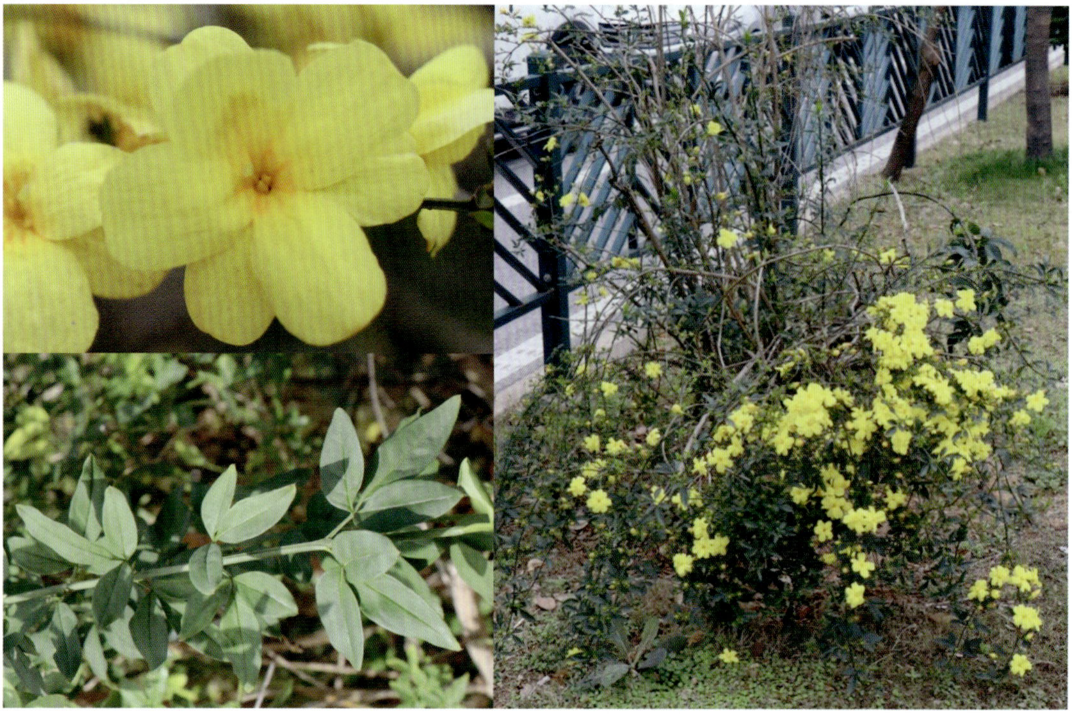

0.4~1.3 厘米。花单生于去年生小枝的叶腋，稀生于小枝顶端；苞片小叶状，披针形、卵形或椭圆形，长 3~8 毫米，宽 1.5~4 毫米；花梗长 2~3 毫米；花萼绿色，裂片 5~6 枚，窄披针形，长 4~6 毫米，宽 1.5~2.5 毫米，先端锐尖；花冠黄色，径 2~2.5 厘米，花冠管长 0.8~2 厘米，基部直径 1.5~2 毫米，向上渐扩大，裂片 5~6 枚，长圆形或椭圆形，长 0.8~1.3 厘米，宽 3~6 毫米，先端锐尖或圆钝。花期 6 月。

**生境及分布** 生长在山坡灌丛中，海拔 800~2000 米，长沙县有野生分布。分布于甘肃、陕西、四川、云南西北部，西藏东南部。

**性味归经** 味苦、微辛，性平。归肾、膀胱经。

**功能主治** 具清热解毒，活血消肿之功效。用于发热头痛，咽喉肿痛，小便热痛，恶疮肿毒，跌打损伤。

**用法用量** 内服：煎汤，10~15 克；或研末。外用：适量，捣敷或调麻油搽。

## 辛 夷

【**凭证标本**】430121-190806-0489LY。

【**采集地点**】湖南省长沙市长沙县星沙街道金牛湾社区。

**别　　名**　木笔花、望春花、春花、木兰、紫玉兰、白玉兰、二月花、广玉兰。

**基　　原**　木兰科植物玉兰 *Yulania Denudata*（Desrousseaux）D.L.Fu 的干燥花蕾。

**植物形态**　落叶乔木，高达 25 米，胸径 1 米，枝广展形成宽阔的树冠；树皮深灰色，粗糙开裂；小枝稍粗壮，灰褐色；冬芽及花梗密被淡灰黄色长绢毛。叶纸质，倒卵形、宽倒卵形或倒卵状椭圆形，基部徒长枝叶椭圆形，长 10~18 厘米，宽 6~12 厘米，先端宽圆、平截或稍凹，具短突尖，中部以下渐狭成楔形，叶上深绿色，嫩时被柔毛，后仅中脉及侧脉留有柔毛，下面淡绿色，沿脉上被柔毛，侧脉每边 8~10 条，网脉明显；叶柄长 1~2.5 厘米，被柔毛，上面具狭纵沟；托叶痕为叶柄长的 1/4~1/3。花蕾卵圆形，花先叶开放，直立，芳香，直径 10~16 厘米；花梗显著膨大，密被淡黄色长绢毛；花被片 9 片，白色，基部常带粉红色，近相似，长圆状倒卵形，长 6~10 厘米，宽 2.5~6.5 厘米；雄蕊长 7~12 毫米，花药长 6~7 毫米，侧向开裂；药隔宽约 5 毫米，顶端伸出成短尖头；雌蕊群淡绿色，无毛，圆柱形，长 2~2.5 厘米；雌蕊狭卵形，长 3~4 毫米，具长 4 毫米的锥尖花柱。聚合果圆柱形（在庭园栽培种常因部分心皮不育而弯曲），长 12~15 厘米，直径 3.5~5 厘米；蓇葖厚木质，褐色，具白色皮孔；种子心形，侧扁，高约 9

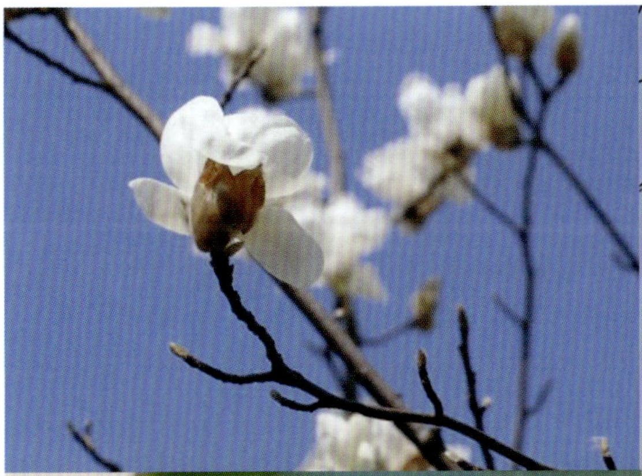

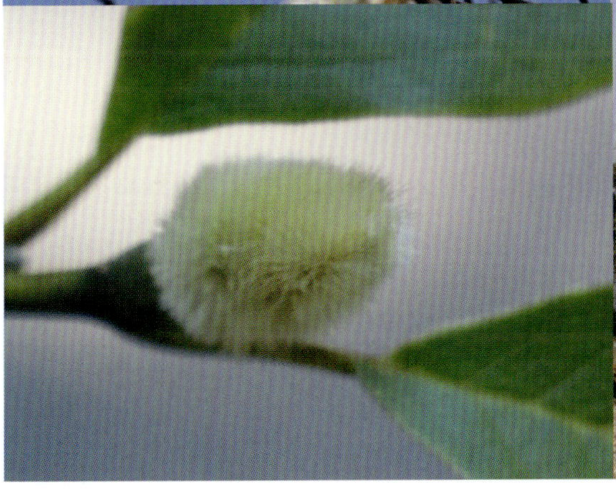

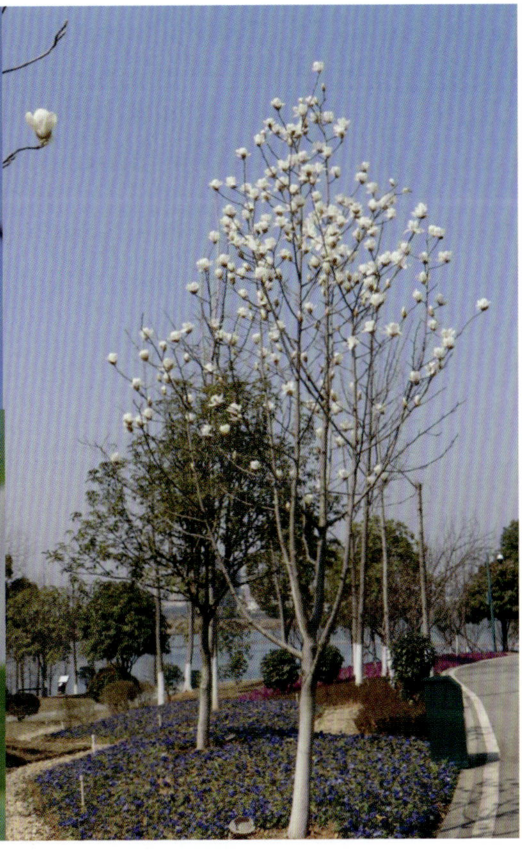

毫米，宽约 10 毫米，外种皮红色，内种皮黑色。花期 2~3 月（亦常于 7~9 月再开一次花），果期 8~9 月。

**生境及分布** 生长在海拔 500~1000 米的林中，长沙县各地有栽培。分布于江西、浙江、湖南、贵州。

**性味归经** 味辛，性温。归肺、胃经。

**功能主治** 具散风寒，通鼻窍之功效。用于风寒头痛，鼻塞流涕，鼻鼽，鼻渊。

**用法用量** 内服：煎汤，3~10 克包煎。外用：研末塞鼻或水浸蒸馏滴鼻。

**注意事项** 阴虚火旺者忌服。

# 陈 皮

【凭证标本】430121-190421-0077LY。

【采集地点】湖南省长沙市长沙县安沙镇安沙社区。

**别　　名** 橘皮。

**基　　原** 芸香科植物橘 *Citrus reticulata* Blanco 及其栽培变种的干燥成熟果皮。

**植物形态** 小乔木。分枝多，枝扩展或略下垂，刺较少。单身复叶，翼叶通常狭窄，或仅有痕迹，叶片披针形，椭圆形或阔卵形，大小变异较大，顶端常有凹口，中脉由基部至凹口附近呈叉状分枝，叶缘至少上半段通常有钝或圆裂齿，很少全缘。花单生或 2~3 朵簇生；花萼不规则 3~5 浅裂；花瓣通常长 1.5 厘米以内；雄蕊 20~25 枚，花柱细长，柱头头状。果形种种，通常扁圆形至近圆球形，果皮甚薄而光滑，或厚而粗糙，淡黄色，朱红色或深红色，甚易或稍易剥离，橘络甚多或较少，呈网状，易分离，通常柔嫩，中心柱大而常空，稀充实，瓢囊 7~14 瓣，稀较多，囊壁薄或略厚，柔嫩或颇韧，汁胞通常纺锤形，短而膨大，稀细长，果肉酸或甜，或有苦味，或另有特异气味；种子或多或少数，稀无籽，通常卵形，顶部狭尖，基部浑圆，子叶深绿、淡绿或间有近于乳白色，合点紫色，多胚，少有单胚。花期 4~5 月，果期 10~12 月。

**生境及分布** 产于秦岭南坡以南、伏牛山南坡诸水系及大别山区南部，向东南至台湾，南至海南岛，西南至西藏东南部海拔较低地区。广泛栽培，很少半野生。偏北部地区栽种的都属橘类，以红橘和朱橘为主。长沙县各地有零星野生分布。

**性味归经** 味苦、辛，性温。归肺、脾经。

**功能主治** 具理气健脾，燥湿化痰之功效。用于胸脘胀满，食少吐泻，咳嗽痰多。

**用法用量** 内服：3~9 克。

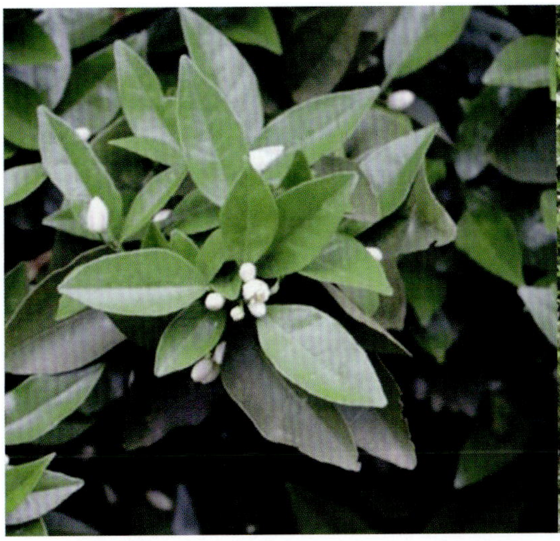
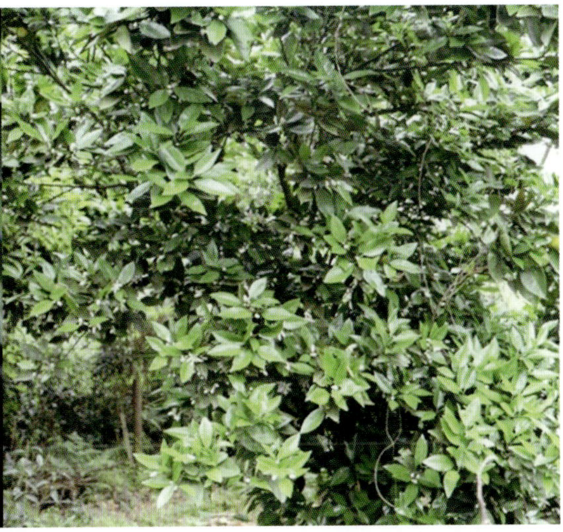

# 附地菜

【凭证标本】430121-190421-0073LY。
【采集地点】湖南省长沙市长沙县安沙镇安沙社区。

**别　　名**　鸡肠、鸡肠草、地胡椒、搓不死、豆瓣子棵、伏地菜、伏地草、山苦菜、地瓜香。

**基　　原**　紫草科附地菜属植物附地菜 *Trigonotis peduncularis*（Trev.）Benth.ex Baker et Moore 的全草。

**植物形态**　一年生或二年生草本。茎通常多条丛生，稀单一，密集，铺散，高 5~30 厘米，基部多分枝，被短糙伏毛。基生叶呈莲座状，有叶柄，叶片匙形，长 2~5 厘米，先端圆钝，基部楔形或渐狭，两面被糙伏毛，茎上部叶长圆形或椭圆形，无叶柄或具短柄。花序生茎顶，幼时卷曲，后渐次伸长，长 5~20 厘米，通常占全茎的 1/2~4/5，只在基部具 2~3 个叶状苞片，其余部分无苞片；花梗短，花后伸长，长 3~5 毫米，顶端与花萼连接部分变粗呈棒状；花萼裂片卵形，长 1~3 毫米，先端急尖；花冠淡蓝色或粉色，筒部甚短，檐部直径 1.5~2.5 毫米，裂片平展，倒卵形，先端圆钝，喉部附属 5，白色或带黄色；花药卵形，长 0.3 毫米，先端具短尖。小坚果 4，斜三棱锥状四面体形，长 0.8~1 毫米，有短毛或平滑无毛，背面三角状卵形，具 3 锐棱，腹面的 2 个侧面近等大而基底面略小，凸起，具短柄，柄长约 1 毫米，向一侧弯曲。早春开花，花期甚长。

**生境及分布**　生于平原、丘陵草地、林缘、田间及荒地。产于西藏、云南、广西北部、

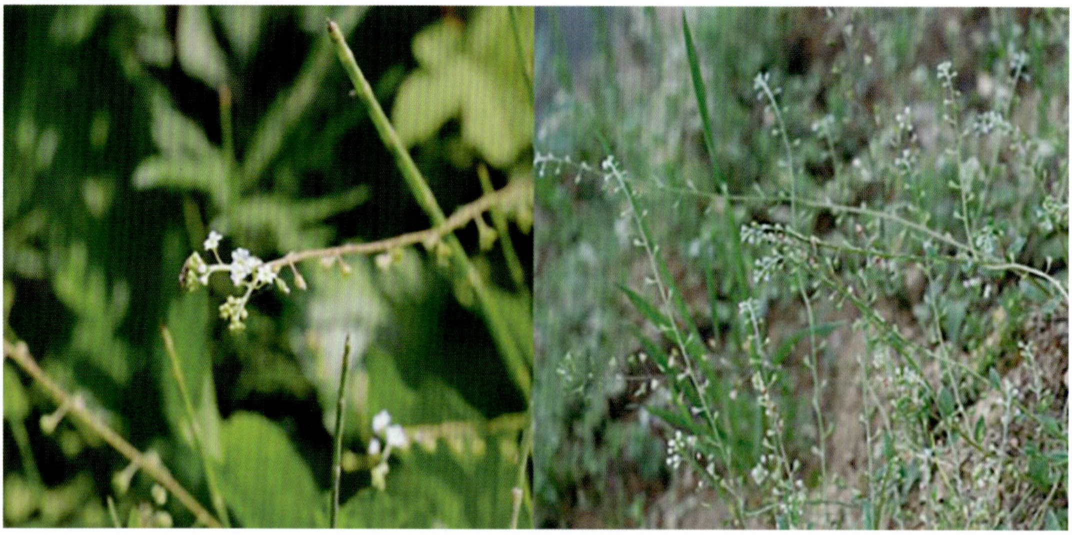

江西、福建、新疆、甘肃、内蒙古、东北等省区。长沙县各地有零星野生分布。

**性味归经** 味苦、辛，性平。归心、脾、肝、肾经。

**功能主治** 具行气止痛，解毒消肿之功效。用于胃痛吐酸，痢疾，热毒痈肿，手脚麻木。

**用法用量** 内服：煎汤，15~30克，或研末服。外用：适量，捣敷或研末擦。

①治风热牙痛，浮肿发歇，元脏气虚，小儿疳蚀：附地菜、旱莲草、细辛等分。研为末，每日擦三次。②治气淋，小腹胀，满闷：石韦（去毛）30克，附地菜30克，捣碎，煎取一盏半，去滓，食前分为三服。③治漆疮瘙痒：附地菜捣涂之。

## 鸡爪槭

【凭证标本】430121-190930-0441LY。

【采集地点】湖南省长沙市长沙县湘龙街道湘瑞社区。

**别　　名** 小叶五角鸦枫、阿斗先、柳叶枫。

**基　　原** 槭树科槭属植物鸡爪槭 *Acer palmatum* Thunb. 的枝叶。

**植物形态** 落叶小乔木。树皮深灰色；小枝细瘦，当年生枝紫色或紫绿色，多年生枝淡灰紫色或深紫色。叶对生；叶柄长4~6厘米，细瘦，无毛；叶纸质，外貌近圆形，直径7~10米，基部心形或近心形，5~9掌状分裂，通常7裂，裂片长圆卵形或披针形，先端锐尖或长锐尖，边缘具紧贴的尖锐锯齿，裂

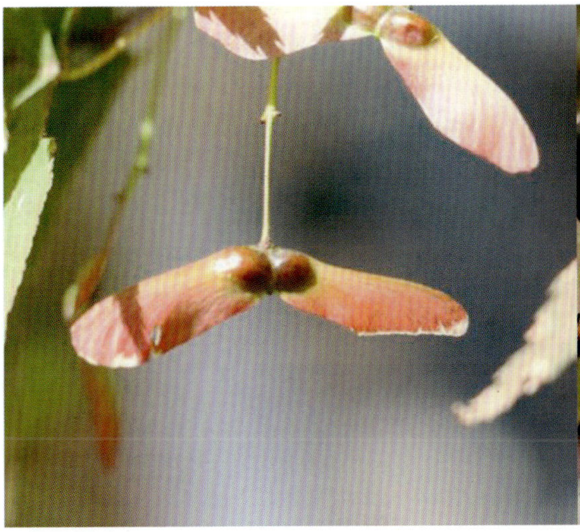

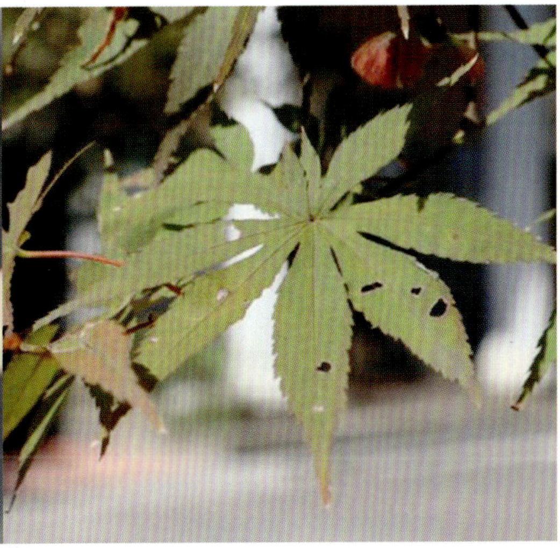

片间的凹缺钝尖或锐尖，深达叶片直径的 1/2 或 1/3，上面深绿色，无毛，下面淡绿色，在叶脉的叶腋被有白色丛毛。伞房花序，无毛，花紫色，杂性，雄花与两性花同株；花萼与花瓣均为 5；雄蕊 8，无毛；花盘微裂，位于雄蕊外侧；子房无毛，花柱长，2 裂，柱头扁平，花梗长约 1 厘米，细瘦，无毛。翅果嫩时紫红色，成熟时淡棕黄色；小坚果球形，直径 7 毫米，脉纹显着；翅与小坚果共长 2~2.5 厘米，宽 1 厘米，张开成钝角。花期 5 月，果期 9 月。

**生境及分布** 生于海拔 200~1200 米的林边或疏林中。分布于山东、江苏、安徽、浙江、江西、河南、湖北、湖南、贵州等地，长沙县各地有零星野生分布。

**性味归经** 味辛、微苦，性平。

**功能主治** 具行气止痛，解毒消痈之功效。用于气滞腹痛，痈肿发背。

**用法用量** 内服：煎汤，5~10 克。外用：适量，煎水洗。

## 鸡矢藤

【凭证标本】430121-190612-0241LY。

【采集地点】湖南省长沙市长沙县路口镇路口社区。

**别　　名** 疏花鸡矢藤、狭叶鸡矢藤、女青、牛皮冻、鸡屎藤、解暑藤、狗屁藤、臭藤、皆治藤、清风藤。

**基　　原** 茜草科植物鸡矢藤 *Paederia scandens*（Lour.）Merr. 的全草。

**植物形态** 藤状灌木，无毛或被柔毛；株长达 5 米；茎无毛或近无毛；叶对生，膜

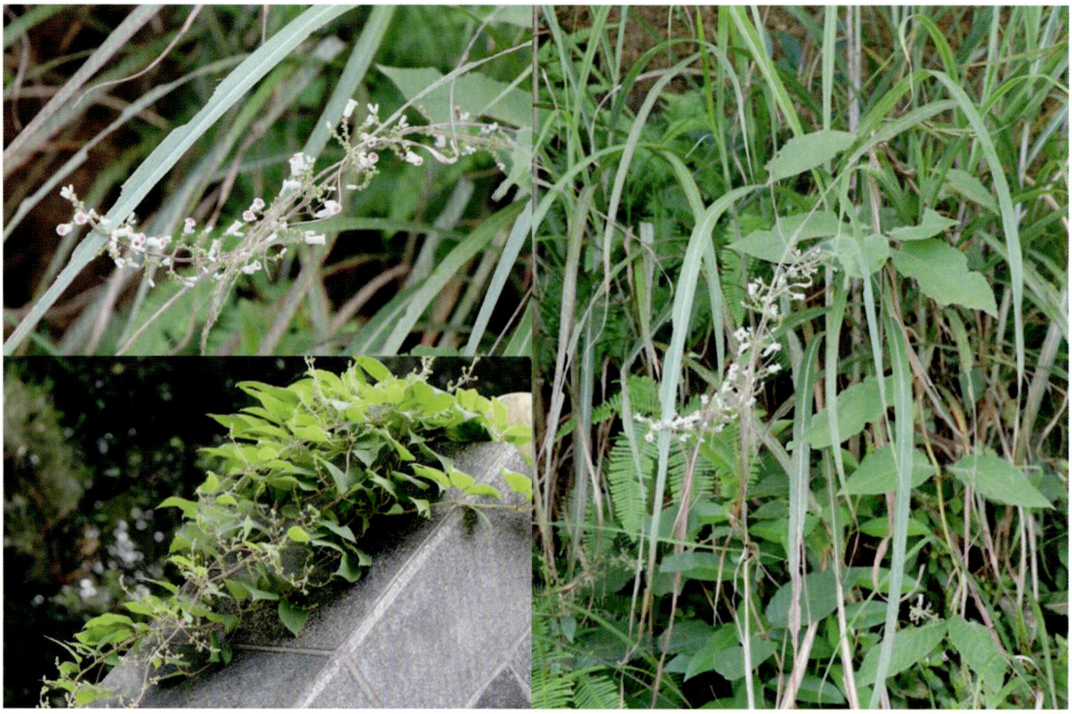

质，卵形或披针形，长 5~10 厘米，宽 2~4 厘米，顶端短尖或削尖，基部浑圆，有时心状形，叶上面无毛，在下面脉上被微毛；侧脉每边 4~5 条，在上面柔弱，在下面突起；叶柄长 1~3 厘米；托叶卵状披针形，长 2~3 毫米，顶部 2 裂；圆锥花序腋生或顶生，长 6~18 厘米，扩展；小苞片微小，卵形或锥形，有小睫毛；花有小梗，生于柔弱的三歧常作蝎尾状的聚伞花序上；花萼钟形，萼檐裂片钝齿形；花冠紫蓝色，长 12~16 毫米，通常被绒毛，裂片短；果阔椭圆形，压扁，长和宽 6~8 毫米，光亮，顶部冠以圆锥形的花盘和微小宿存的萼檐裂片；小坚果浅黑色，具 1 阔翅。

**生境及分布** 生于山地路旁或岩石缝隙、田埂沟边草丛中，长沙县各地有零星野生分布。产于云南、贵州、四川、广西、广东、福建、江西、湖南、湖北、安徽、江苏、浙江。

**性味归经** 味甘、微苦，性平。归心，肝，脾，肾经。

**功能主治** 具祛风利湿，消食化积，止咳，止痛之功效。用于风湿筋骨痛，跌打损伤，外伤性疼痛，肝胆、胃肠绞痛，黄疸型肝炎，肠炎，痢疾，消化不良，小儿疳积，肺结核咯血，支气管炎，放射反应引起的白血球减少症，农药中毒；外用治皮炎，湿疹，疮疡肿毒。

**用法用量** 内服：15~30 克。外用：适量，捣烂敷患处。

# 鸡冠花

【凭证标本】430121-190613-0252LY。
【采集地点】湖南省长沙市长沙县黄花镇银龙村。

**别　　名**　鸡公花、鸡髻花、鸡冠头。

**基　　原**　苋科植物鸡冠花 *Celosia cristata* L. 的干燥花序。

**植物形态**　穗状花序，多扁平而肥厚，呈鸡冠状，长 8~25 厘米，宽 5~20 厘米，上缘宽，具皱褶，密生线状鳞片，下端渐窄，常残留扁平的茎。表面红色、紫红色或黄白色。中部以下密生多数小花，每花宿存的苞片及花被片均呈膜质。果实盖裂，种子扁圆肾形，黑色，有光泽。体轻，质柔韧。无臭，味淡。

**生境及分布**　全国大部地区有栽培，为观赏植物，长沙县各地有零星野生分布。全国大部分地区有产。

**性味归经**　味甘、涩，性凉。归肝、大肠经。

**功能主治**　具凉血，止血之功效。用于痔漏下血，赤白下痢，吐血，咳血，血淋，妇女崩中，赤白带下。

**用法用量**　内服：煎汤，3~12 克；或入丸、散。外用：煎水熏洗。

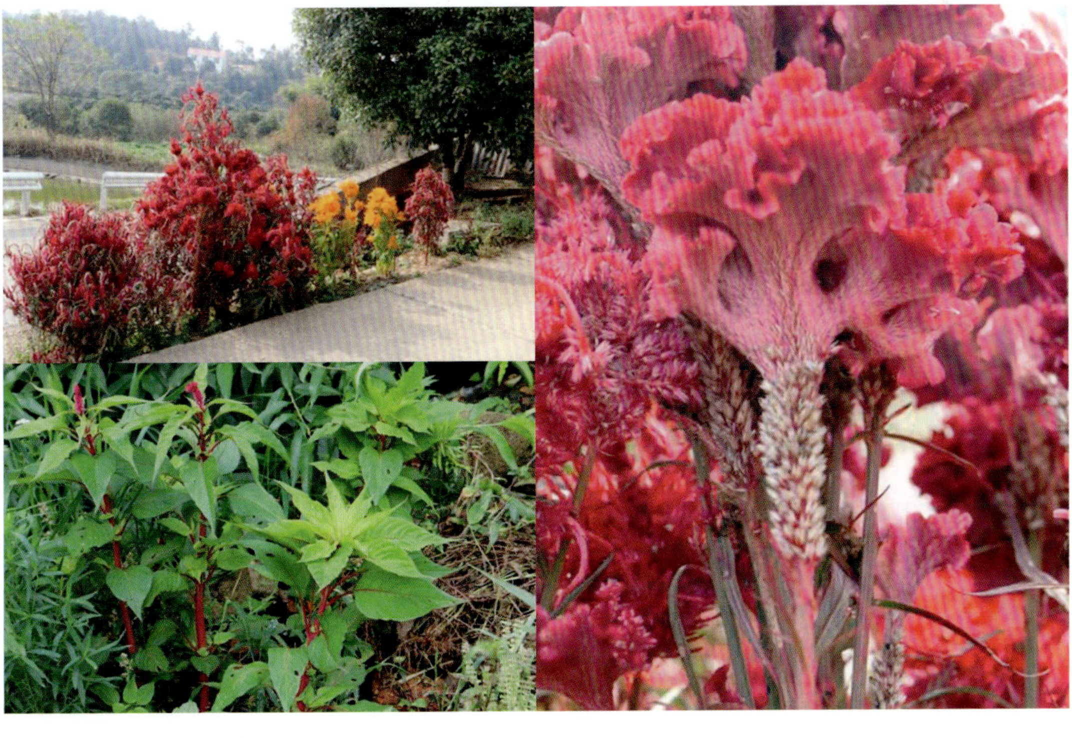

# 灵芝

【凭证标本】430121-190601-0193LY。
【采集地点】湖南省长沙市长沙县果园镇金江新村。

**别　名**　赤芝、丹芝、潮红灵芝、木芝、木灵芝、紫灵芝。

**基　原**　多孔菌科真菌紫芝 *Ganoderma lucidum*（Leyss.ex Fr.）Karst. 的子实体。

**植物形态**　菌盖木栓质，肾形，红褐、红紫或暗紫色，具漆样光泽，有环状棱纹和辐射状皱纹。大小及形态变化很大，大型个体的菌盖为 20 厘米 ×10 厘米，厚约 2 厘米，一般个体为 4×3 厘米，厚 0.5~1 厘米，下面有无数小孔，管口呈白色或淡褐色，每毫米内有 4~5 个，管口圆形，内壁为子实层，孢子产生于担子顶端。菌柄侧生，极少偏生，长于菌盖直径，紫褐色至黑色，有漆样光泽，坚硬。孢子卵圆形，壁两层，内壁褐色，表面有小疣，外壁透明无色。

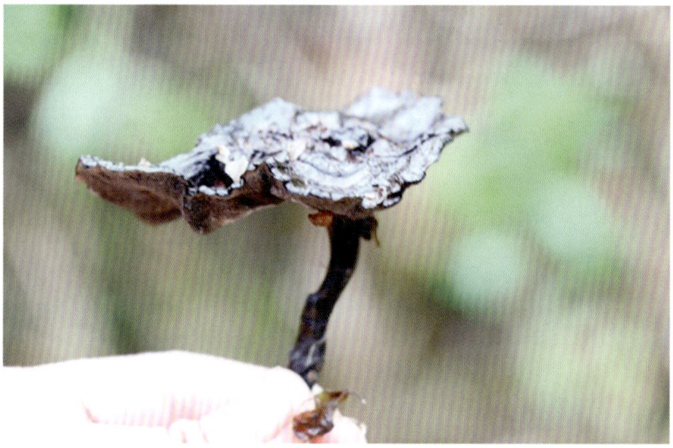

**生境及分布**　生长在较湿润的地方，长沙县各地有零星野生分布。分布于安徽、江西、福建、江苏、广东、广西等地。

**性味归经**　味甘，性平。归心、肺、肝、肾经。

**功能主治**　具补气安神，止咳平喘之功效。用于心神不宁，失眠心悸，肺虚咳喘，虚劳短气，不思饮食。

**用法用量**　6~12 克。

①治神经衰弱、心悸失眠：灵芝 1.5~3 克。水煎服。②治肝炎：灵芝 10 克、茵陈 30 克，煎服。③治白细胞减少症：灵芝 10 克、红枣 5 克，煎服。④治过敏性哮喘：灵芝 6 克、紫苏叶 6 克、半夏 5 克、厚朴 3 克、茯苓 9 克，煎服。

**注意事项**　实证慎服。

# 青葙子

【凭证标本】430121-190907-0587-LY。
【采集地点】湖南省长沙市长沙县高桥镇范林村。

**别　名**　野鸡冠花、狗尾花、狗尾苋。

**基　原**　苋科植物青葙 *Celosia argentea* L. 的成熟种子。

**植物形态**　一年生草本，高 0.3~1 米，全体无毛；茎直立，有分枝，绿色或红色，具显明条纹。叶片矩圆披针形、披针形或披针状条形，少数卵状矩圆形，长 5~8 厘米，宽 1~3 厘米，绿色常带红色，顶端急尖或渐尖，具小芒尖，基部渐狭；叶柄长 2~15 毫米，或无叶柄。花多数，密生，在茎端或枝端成单一、无分枝的塔状或圆柱状穗状花序，长 3~10 厘米；苞片及小苞片披针形，长 3~4 毫米，白色，光亮，顶端渐尖，延长成细芒，具 1 中脉，在背部隆起；花被片矩圆状披针形，长 6~10 毫米，初为白色顶端带红色，或全部粉红色，后成白色，顶端渐尖，具 1 中脉，在背面凸起；花丝长 5~6 毫米，分离部分长 2.5~3 毫米，花药紫色；子房有短柄，花柱紫色，长 3~5 毫米。胞果卵形，长 3~3.5 毫米，包裹在宿存花被片内。种子凸透镜状肾形，直径约 1.5 毫米。花期 5~8 月，果期 6~10 月。

**生境及分布**　生长在平原、田边、丘陵、山坡，高达海拔 1100 米，长沙县有野生分布。分布几遍全国。

**性味归经**　味苦，性微寒。归肝经。

**功能主治**　具清肝泻火，明目退翳之功效。用于肝热目赤，眼生翳膜，视物昏花，肝火眩晕。

**用法用量**　内服：煎汤，9~15 克。外用：适量，研末调敷；捣汁灌鼻。

**注意事项**　本品有扩散瞳孔作用，青光眼患者禁用。

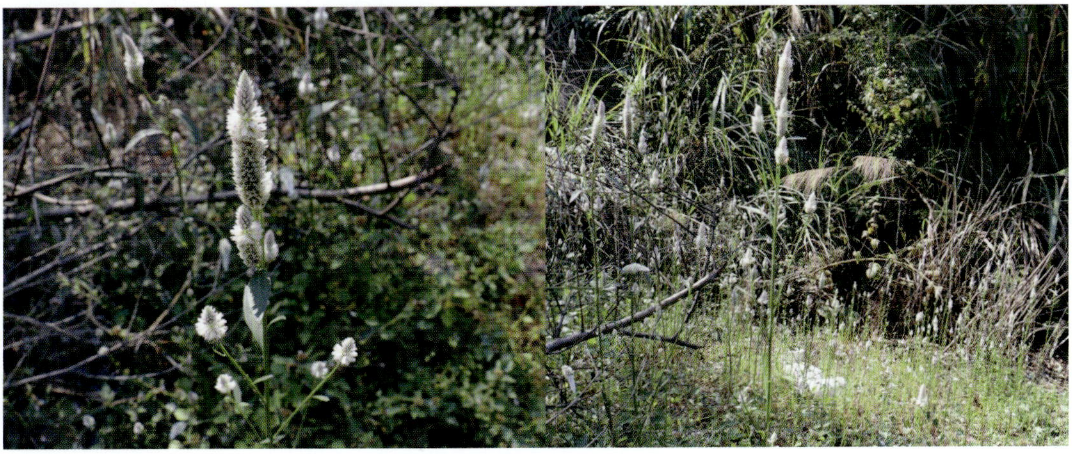

# 青蒿

【凭证标本】430121-190810-0504LY。

【采集地点】湖南省长沙市长沙县安沙镇唐田新村。

**别　　名**　蒿、菣、草蒿、方溃、三庚草、野兰蒿、黑蒿、白染艮。

**基　　原**　菊科植物青蒿 *Artemisia caruifolia* Buch.-Ham.ex Roxb. 的全草。

**植物形态**　一年生或二年生草本，高 30~150 厘米，全体平滑无毛。茎圆柱形，幼时青绿色，表面有细纵槽，下部稍木质化，上部叶腋间有分枝。叶互生；2 回羽状全裂，第 1 回裂片椭圆形，第 2 回裂片线形，全缘，或每边 1~3 羽状浅裂，先端尖，质柔，两面平滑无毛，青绿色。头状花序排列成总状圆锥花序，每一头状花序侧生，稍下垂，直径约 6 毫米；总苞半球形，苞片 3~4 层，外层的苞片狭长，内层的卵圆形，边缘膜质；花托外围着生管状雌花，内仅雌蕊 1 枚，柱头 2 裂；内部多为两性花，绿黄色，花冠管状，雄蕊 5 枚，花丝细短，雌蕊 1 枚，花柱丝状，柱头 2 裂，呈叉状。瘦果矩圆形至椭圆形，微小，褐色。花期 6~7 月。果期 9~10 月。

**生境及分布**　生长在河岸、沙地及海边。分布于辽宁、河北、山东、山西、陕西、江苏，安徽、江西、湖北、浙江、福建、广东等地。

**性味归经**　苦微辛，性寒。归肝、胆经。

**功能主治**　具清热，凉血，退蒸，解暑，祛风，止痒之功效。

**用法用量**　内服：煎汤，6~15 克；或入丸、散。外用：适量，研末调敷；或鲜品捣敷；或煎水洗。

**注意事项**　产后血虚，内寒作泻，及饮食停滞泄泻者，勿用。凡产后脾胃薄弱，忌与当归、地黄同用。

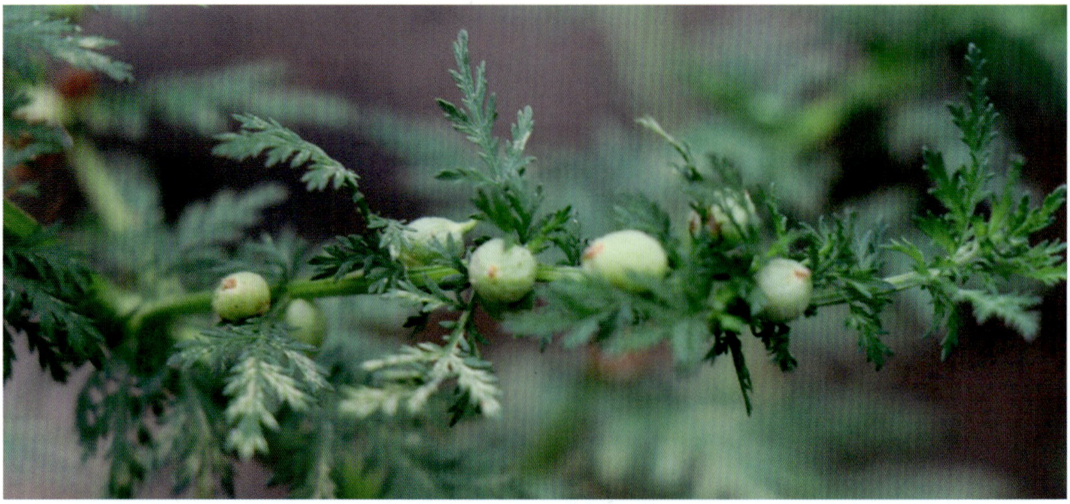

# 茉莉根

【凭证标本】430121-190805-0465LY。

【采集地点】湖南省长沙市长沙县星沙街道金牛湾社区。

**别　　名**　无。

**基　　原**　木犀科植物茉莉 *Jasminum sambac*（L.）Ait. 的根。

**植物形态**　直立或攀援灌木，高达 3 米。小枝圆柱形或稍压扁状，有时中空，疏被柔毛。叶对生，单叶；叶柄长 2~6 毫米，被短柔毛，具关节。叶片纸质，圆形、卵状椭圆形或倒卵形，长 4~12.5 厘米，宽 2~7.5 厘米，两端圆或钝，基部有时微心形，除下面脉腋间常具簇毛外，其余无毛。聚伞花序顶生，通常有花 3 朵，有时单花或多达 5 朵；花序梗长 1~4.5 厘米，被短柔毛，苞片微小，锥形；花梗长 0.3~2 厘米；花极芳香；花萼无毛或疏被短柔毛，裂片线形；花冠白色，花冠管长 0.7~1.5 厘米，裂片长圆形至近圆形。果球形，径约 1 厘米，呈紫黑色。花期 5~8 月，果期 7~9 月。多栽培于湿润肥沃土壤中。

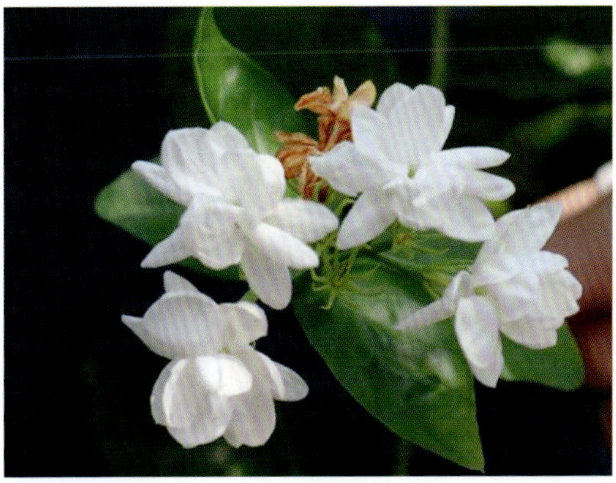

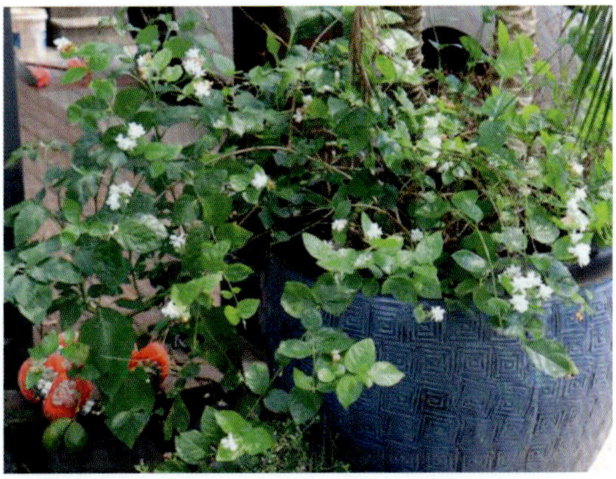

**生境及分布**　分布于江苏、浙江、福建、台湾、广东、四川、云南等地。产于江苏、四川、广东等地，长沙县各地有零星野生分布。

**性味归经**　味辛、微甘、性温。归脾、胃、肝经。

**功能主治**　麻醉，止痛。治跌损筋骨，龋齿，头顶痛，失眠。

**用法用量**　内服：研末，1~1.5 克；或磨汁。外用：适量，捣敷；或塞龋齿洞。内服宜慎。

# 苦丁茶

【凭证标本】430121-190806-0481LY。

【采集地点】湖南省长沙市长沙县星沙街道金牛湾社区。

**别　　名**　毛叶黄牛木、黄浆果、土茶、茶盖、角刺茶。

**基　　原**　冬青科植物大叶冬青 *Ilex latifolia* Thunb. 的叶。

**植物形态**　常绿大乔木，高达 20 米，胸径 60 厘米，全体无毛；树皮灰黑色；分枝粗壮，具纵棱及槽，黄褐色或褐色，光滑，具明显隆起、阔三角形或半圆形的叶痕。叶生于 1~3 年生枝上，叶片厚革质，长圆形或卵状长圆形，长 8~19（~28）厘米，宽 4.5~7.5（~9）厘米，先端钝或短渐尖，基部圆形或阔楔形，边缘具疏锯齿，齿尖黑色，叶面深绿色，具光泽，背面淡绿色，中脉在叶面凹陷，在背面隆起，侧脉每边 12~17 条，在叶面明显，背面不明显；叶柄粗壮，近圆柱形，长 1.5~2.5 厘米，直径约 3 毫米，上面微凹，背面具皱纹；托叶极小，宽三角形，急尖。由聚伞花序组成的假圆锥花序生于二年生枝的叶腋内，无总梗；主轴长 1~2 厘米，基部具宿存的圆形、覆瓦状排列的芽鳞，内面的膜质，较大。花淡黄绿色，4 基数。雄花：假圆锥花序的每个分枝具 3~9 花，呈聚伞花序状，总花梗长 2 毫米；苞片

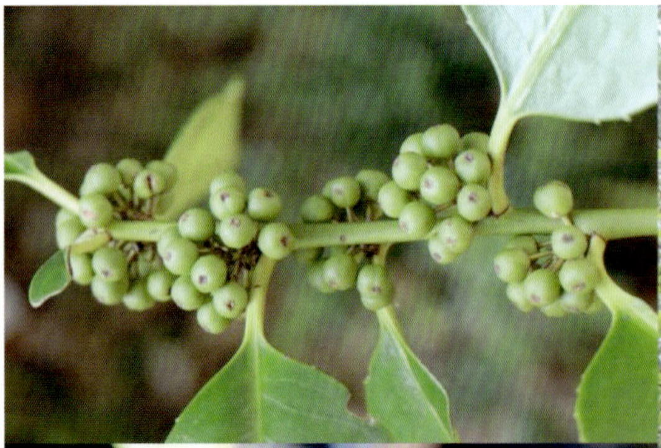

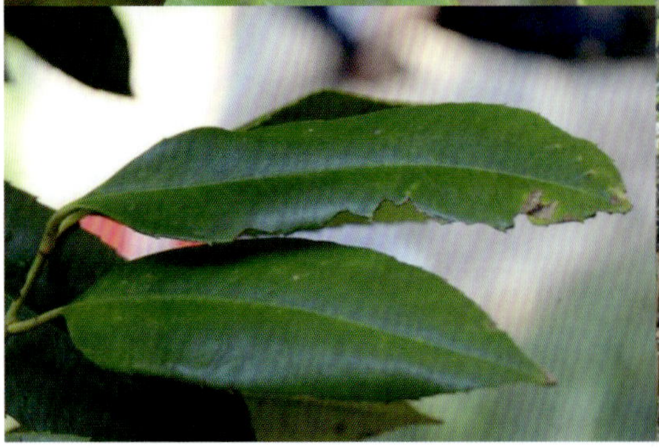

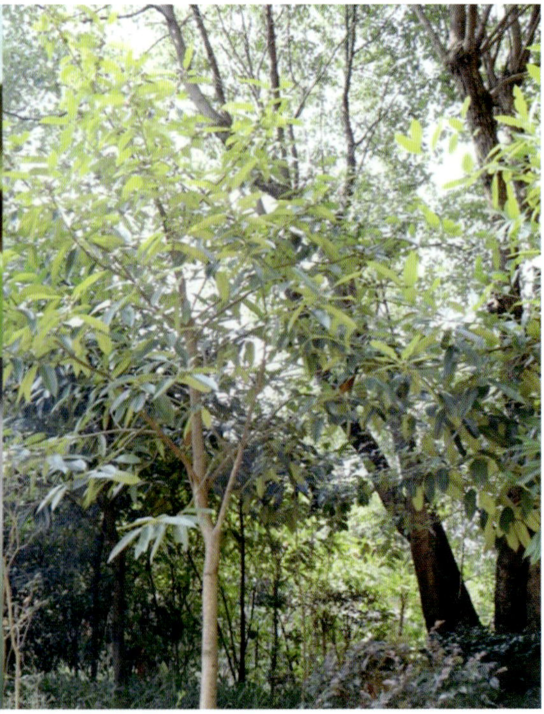

卵形或披针形，长 5~7 毫米，宽 3~5 毫米；花梗长 6~8 毫米，小苞片 1~2 枚，三角形；花萼近杯状，直径约 3.5 毫米，4 浅裂，裂片圆形；花冠辐状，直径约 9 毫米，花瓣卵状长圆形，长约 3.5 毫米，宽约 2.5 毫米，基部合生；雄蕊与花瓣等长，花药卵状长圆形，长为花丝的 2 倍；不育子房近球形，柱头稍 4 裂。雌花：花序的每个分枝具 1~3 花，总花梗长约 2 毫米，单花之花梗长 5~8 毫米，具 1~2 枚小苞片；花萼盘状，直径约 3 毫米；花冠直立，直径约 5 毫米；花瓣 4，卵形，长约 3 毫米，宽约 2 毫米；退化雄蕊长为花瓣的 1/3，败育花药小，卵形；子房卵球形，直径约 2 毫米，柱头盘状，4 裂。果球形，直径约 7 毫米，成熟时红色，宿存柱头薄盘状，基部宿存花萼盘状，伸展，外果皮厚，平滑。分核 4，轮廓长圆状椭圆形，长约 5 毫米，宽约 2.5 毫米，具不规则的皱纹和尘穴，背面具明显的纵脊，内果皮骨质。花期 4 月，果期 9~10 月。

**生境及分布**　生长在海拔 250~1500 米的山坡常绿阔叶林中、灌丛中或竹林中，长沙县有零星分布。分布于江苏、安徽、浙江、江西、福建、河南、湖北、广西及云南东南部等省区。

**性味归经**　味甘、苦，性寒。归肝、肺、胃经。

**功能主治**　具疏风清热，明目生津之功效。用于风热头痛，齿痛，目赤，聤耳，口疮，热病烦渴，泄泻，痢疾。

**用法用量**　内服：煎汤，3~9 克；或入丸剂。外用：适量，煎水熏洗，或涂搽。

**注意事项**　脾胃虚寒者慎服。

# 苦　瓜

**【凭证标本】**430121-190711-0321LY。

**【采集地点】**湖南省长沙市长沙县黄花镇大兴村。

**别　　名**　癞葡萄、凉瓜。

**基　　原**　葫芦科苦瓜属植物苦瓜 *Momordica charantia* L. 的瓜、根、藤及叶。

**植物形态**　一年生攀援状柔弱草本；茎、枝被柔毛；卷须不分歧，叶柄长 4~6 厘米；叶卵状肾形或近圆形，长、宽均 4~12 厘米，5~7 深裂，裂片卵状长圆形，具粗齿或有不规则小裂片；雌花：单生；花梗基部常具 1 苞片；子房密生瘤状突起；果纺锤形或圆柱形，多瘤皱，长 10~20 厘米，成熟后橙黄色，顶端 3 瓣裂；种子多数，具红色假种皮，两端各具 3 小齿，两面有刻纹。

**生境及分布**　全国各地均有栽培。产于广西、广东、云南、福建等地，长沙县各地有零星野生分布。

**性味归经**　味苦，性寒。归心、脾、胃经。

**功能主治**　具清暑涤热，明目，解毒之功效。用于暑热烦渴，消渴，赤眼疼痛，痢疾，疮痈肿毒。

**用法用量** 内服：煎汤，6~15 克，鲜品 30~60 克；或煅存性研末。外用：适量，鲜品捣敷；或取汁涂。

**注意事项** 《滇南本草》：脾胃虚寒者，食之令人吐泻腹痛。

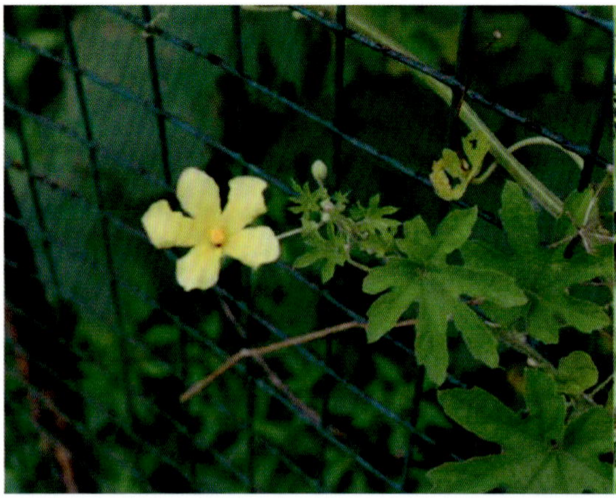

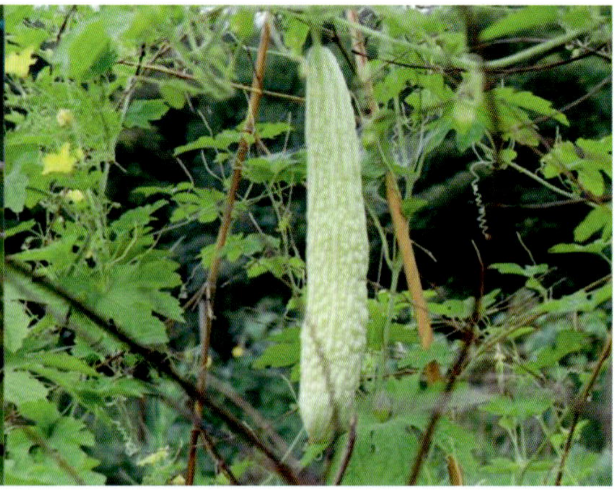

# 苦　参

【凭证标本】430121-190427-0095LY。

【采集地点】湖南省长沙市长沙县高桥镇白石源村。

**别　　名** 野槐、好汉枝、苦骨、地骨、地槐、山槐子。

**基　　原** 豆科植物苦参 *Sophora flavescens* Alt. 的干燥根。

**植物形态** 草本或亚灌木，稀呈灌木状，通常高 1 米左右，稀达 2 米。茎具纹棱，幼时疏被柔毛，后无毛。羽状复叶长达 25 厘米；托叶披针状线形，渐尖，长 6~8 毫米；小叶 6~12 对，互生或近对生，纸质，形状多变，椭圆形、卵形、披针形至披针状线形，

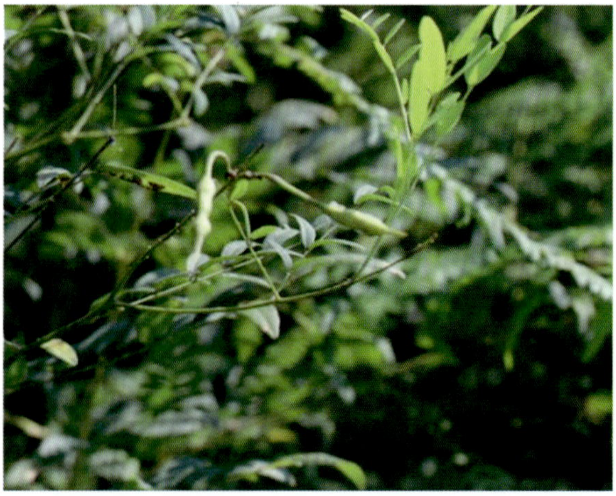

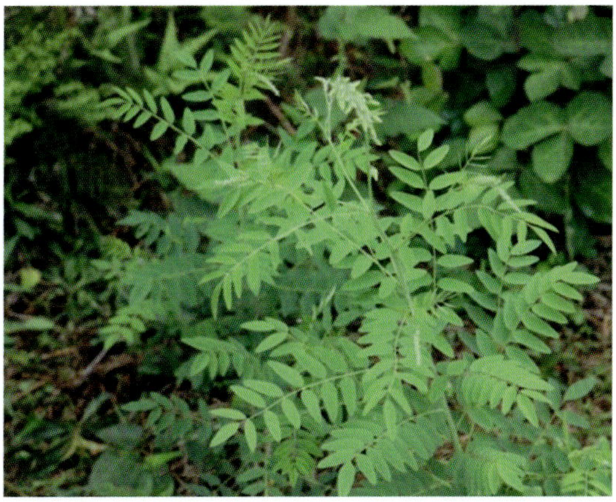

长 3~4（~6）厘米，宽（0.5~）1.2~2 厘米，先端钝或急尖，基部宽楔形或浅心形，上面无毛，下面疏被灰白色短柔毛或近无毛。中脉下面隆起。总状花序顶生，长 15~25 厘米；花多数，疏或稍密；花梗纤细，长约 7 毫米；苞片线形，长约 2.5 毫米；花萼钟状，明显歪斜，具不明显波状齿，完全发育后近截平，长约 5 毫米，宽约 6 毫米，疏被短柔毛；花冠比花萼长 1 倍，白色或淡黄白色，旗瓣倒卵状匙形，长 14~15 毫米，宽 6~7 毫米，先端圆形或微缺，基部渐狭成柄，柄宽 3 毫米，翼瓣单侧生，强烈皱褶几达瓣片的顶部，柄与瓣片近等长，长约 13 毫米，龙骨瓣与翼瓣相似，稍宽，宽约 4 毫米，雄蕊 10，分离或近基部稍连合；子房近无柄，被淡黄白色柔毛，花柱稍弯曲，胚珠多数。荚果长 5~10 厘米，种子间稍缢缩，呈不明显串珠状，稍四棱形，疏被短柔毛或近无毛，成熟后开裂成 4 瓣，有种子 1~5 粒；种子长卵形，稍压扁，深红褐色或紫褐色。花期 6~8 月，果期 7~10。

**生境及分布**　生于山坡、沙地草坡灌木林中或田野附近，海拔 1500 米以下。产于我国南北各省区。长沙县各地有零星野生分布。

**性味归经**　味苦，性寒。归心、肝、胃、大肠、膀胱经。

**功能主治**　具清热燥湿，杀虫，利尿之功效。用于热痢，便血，黄疸尿闭，赤白带下，阴肿阴痒，湿疹，湿疮，皮肤瘙痒，疥癣麻风；外治滴虫性阴道炎。

**用法用量**　4.5~9 克。外用适量，煎汤洗患处。

①治血痢不止：苦参炒焦为末，水丸梧子大。每服十五丸，米饮下。②治痔漏出血，肠风下血，酒毒下血：苦参（切片，酒浸湿，蒸晒九次为度，炒黄为末，净）500 克，地黄 200 克（酒浸一宿，蒸熟，捣烂）。加蜂蜜为丸。每服 10 克，白滚汤或酒送下，日服二次。③治心肺积热，肾脏风毒攻于皮肤，时生疥癞，瘙痒难忍，时出黄水，及大风手足烂坏，眉毛脱落，一切风疾：苦参 200 克，荆芥（去梗）100 克。上为细末，水糊为丸，如梧桐子大。每服三十丸，好茶吞下，或荆芥汤下，食后服。④治赤白带下：苦参 10 克，牡蛎 50 克。为末，以雄猪肚一个，水三碗煮烂，捣泥和丸，梧子大。每服百丸，温酒下。⑤治瘰疬：苦参 100 克，捣末，生牛膝和丸如梧子。食后暖水下十丸，日三服。⑥治大肠脱肛：苦参、五倍子、陈壁土等分。煎汤洗之，以木贼末敷之。

**注意事项**　脾胃虚寒者忌服。不宜与藜芦同用。

# 苦荬菜

【凭证标本】430121-190427-0106LY。

【采集地点】湖南省长沙市长沙县高桥镇白石源村。

**别　名**　苦荬、老鹳菜、盘儿草、鸭舌草、苦球菜、兔仔草、牛舌草、土蒲公英、黄花菜、苦碟子、苦丁菜、败酱草、墓头回。

**基　原**　菊科植物苦荬菜 *Ixeris polycephala* Cass. 的全草。

**植物形态**　一年生草本。根垂直直伸，生多数须根。茎直立，高 10~80 厘米，基部直径 2~4 毫米，上部伞房花序状分枝，或自基部多分枝或少分枝，分枝弯曲斜升，全部茎枝无毛。基生叶花期生存，线形或线状披针形，包括叶柄长 7~12 厘米，宽 5~8 毫米，顶端急尖，基部渐狭成长或短柄；中下部茎叶披针形或线形，长 5~15 厘米，宽 1.5~2 厘米，顶端急尖，基部箭头状半抱茎，向上或最上部的叶渐小，与中下部茎叶同形，基部箭头状半抱茎或长椭圆形，基部收窄，但不成箭头状半抱茎；全部叶两面无毛，边缘全缘，极少下部边缘有稀疏的小尖头。头状花序多数，在茎枝顶端排成伞房状花序，花序梗细。总苞圆柱状，长 5~7 毫米，果期扩大成卵球形；总苞

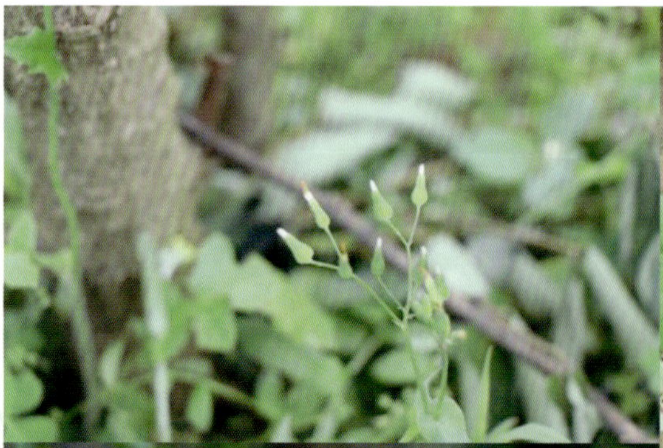

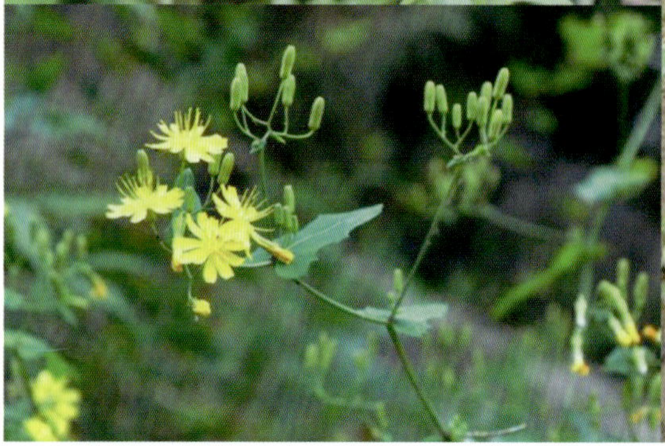

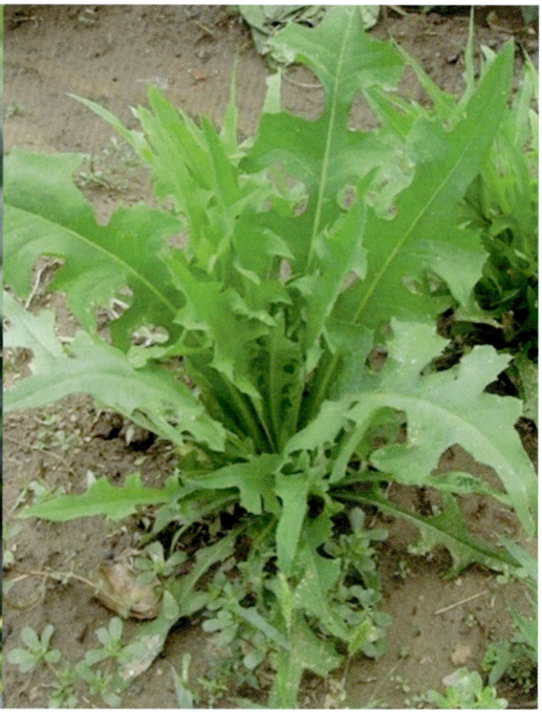

片3层，外层及最外层极小，卵形，长0.5毫米，宽0.2毫米，顶端急尖，内层卵状披针形，长7毫米，宽2~3毫米，顶端急尖或钝，外面近顶端有鸡冠状突起或无鸡冠状突起。舌状小花黄色，极少白色，10~25枚。瘦果压扁，褐色，长椭圆形，长2.5毫米，宽0.8毫米，无毛，有10条高起的尖翅肋，顶端急尖成长1.5毫米喙，喙细，细丝状。冠毛白色，白色，纤细，微糙，不等长，长达4毫米。花果期3~6月。

**生境及分布** 生于山坡林缘、灌丛、草地、田野路旁，海拔300~2 200米。分布于陕西、江苏、浙江、福建、安徽、台湾、江西、湖南、广东、广西、贵州、四川、云南。长沙县各地有零星野生分布。

**性味归经** 味苦，性寒。归心、肺经。

**功能主治** 具清热解毒，消肿止痛之功效。用于痈疖，乳痈，咽喉肿痛，黄疸，痢疾，淋证，带下，跌打损伤。

**用法用量** 内服：煎汤，9~15克，鲜品30~60克。外用：适量，捣敷；或捣汁涂；或研末调搽；煎水洗或漱。

①治乳痈：先在大椎旁开二寸处，用三棱针挑出血，用火罐拔后，再以苦荬菜、蒲公英、紫花地丁，共捣烂，敷患处。②治血淋尿血：苦荬菜一把。酒、水各半，煎服。

# 苦楝皮

【凭证标本】430121-190427-0099LY。

【采集地点】湖南省长沙市长沙县高桥镇白石源村。

**别　　名** 楝木皮、楝树枝皮、苦楝树白皮、东行楝根白皮、楝皮、楝根皮、楝根木皮、苦楝树皮、苦楝根皮。

**基　　原** 楝科植物楝 *Melia azedarach* L. 的树皮及根皮。

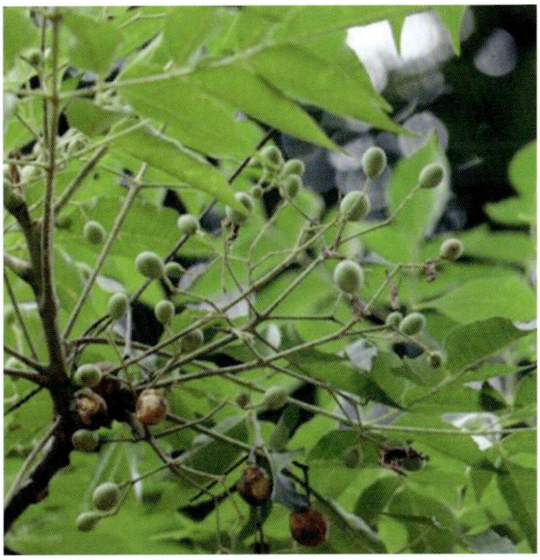

**植物形态** 落叶乔木，高达10余米；树皮灰褐色，纵裂。分枝广展，小枝有叶痕。叶为2~3回奇数羽状复叶，长20~40厘米；小叶对生，卵形、椭圆形至披针形，顶生一片通常略大，长3~7厘米，宽2~3厘米，先端

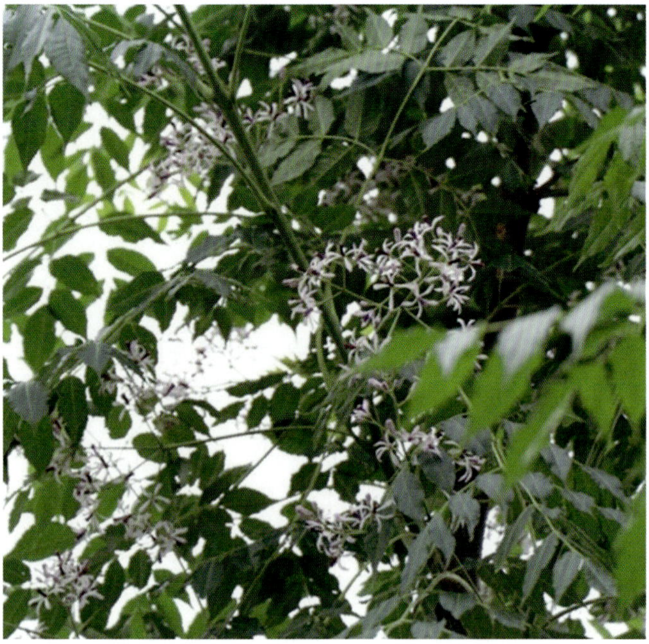

短渐尖，基部楔形或宽楔形，多少偏斜，边缘有钝锯齿，幼时被星状毛，后两面均无毛，侧脉每边 12~16 条，广展，向上斜举。圆锥花序约与叶等长，无毛或幼时被鳞片状短柔毛；花芳香；花萼 5 深裂，裂片卵形或长圆状卵形，先端急尖，外面被微柔毛；花瓣淡紫色，倒卵状匙形，长约 1 厘米，两面均被微柔毛，通常外面较密；雄蕊管紫色，无毛或近无毛，长 7~8 毫米，有纵细脉，管口有钻形、2~3 齿裂的狭裂片 10 枚，花药 10 枚，着生于裂片内侧，且与裂片互生，长椭圆形，顶端微凸尖；子房近球形，5~6 室，无毛，每室有胚珠 2 颗，花柱细长，柱头头状，顶端具 5 齿，不伸出雄蕊管。核果球形至椭圆形，长 1~2 厘米，宽 8~15 毫米，内果皮木质，4~5 室，每室有种子 1 颗；种子椭圆形。花期 4~5 月，果期 10~12 月。

**生境及分布**

生于低海拔旷野、路旁或疏林中，目前已广泛引为栽培。广布于亚洲热带和亚热带地区，温带地区也有栽培。产我国黄河以南各省区，较常见。长沙县各地有零星野生分布。

**性味归经**

味苦，性寒。有毒。归脾、胃、肝经。

**功能主治**

具杀虫，疗癣之功效。用于蛔虫病，钩虫病，蛲虫病，阴道滴虫病，疥疮，头癣。

**用法用量**

内服：煎汤，3~6 克，鲜品 10~20 克；或入丸、散。外用：适量，煎水洗；或研末用猪脂调患处敷。

**注意事项**

体弱及肝肾功能不全者、孕妇及脾胃虚寒者均慎服。不宜持续和过量服用。苦楝皮有一定的毒副反应，服药中毒后可有头痛、头晕、恶心、吐吐、腹痛等症状。严重中毒，可出现内脏出血、中毒性肝炎、精神失常、呼吸中枢麻痹，甚至休克、昏迷死亡。

# 直立婆婆纳

【凭证标本】430121-190421-0054LY。
【采集地点】湖南省长沙市长沙县安沙镇安沙社区。

**基　　原**　玄参科直立婆婆纳 *Veronica arvensis* L. 的全草。

**植物形态**　小草本，茎直立或上升，不分枝或铺散分枝，高 5~30 厘米，有两列多细胞白色长柔毛。叶常 3~5 对，下部的有短柄，中上部的无柄，卵形至卵圆形，长 5~15 毫米，宽 4~10 毫米，具 3~5 脉，边缘具圆或钝齿，两面被硬毛。总状花序长而多花，长可达 20 厘米，各部分被多细胞白色腺毛；苞片下部的长卵形而疏具圆齿至上部的长椭圆形而全缘；花梗极短；花萼长 3~4 毫米，裂片条状椭圆形，前方 2 枚长于后方 2 枚；花冠蓝紫色或蓝色，长约 2 毫米，裂片圆形至长矩圆形；雄蕊短于花冠。蒴果倒心形，强烈侧扁，长 2.5~3.5 毫米，宽略过之，边缘有腺毛，凹口很深，几乎为果半长，裂片圆钝，宿存的花柱不伸出凹口。种子矩圆形，长近 1 毫米。花期 4~5 月。$2n$=14，16、18。

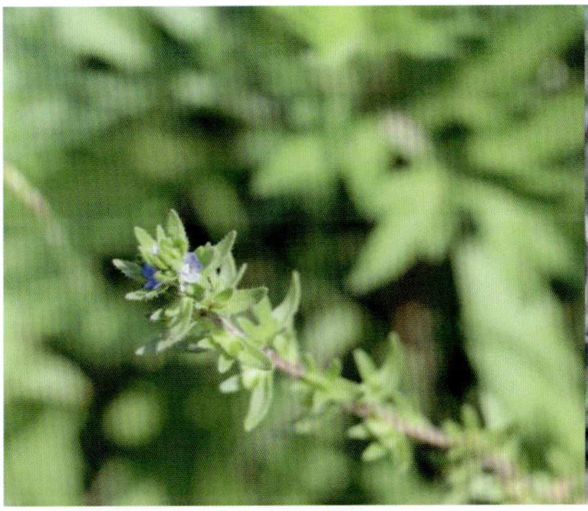

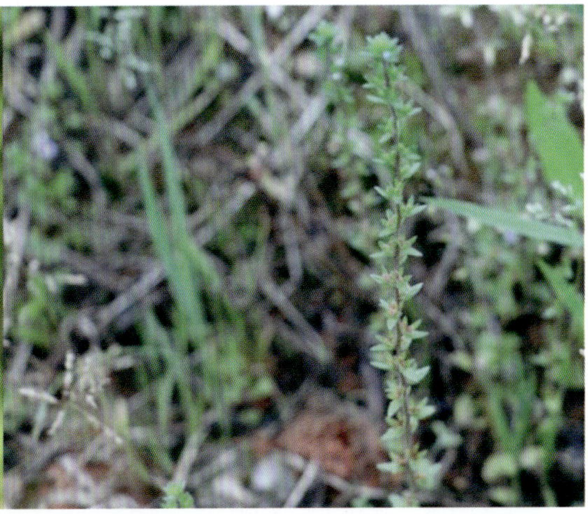

**生境及分布**　生于路边及荒野草地，海拔 2000 米以下。华东和华中常见，新疆也可能有。北温带广布。原产于欧洲，其他地方归化。长沙县各地有零星野生分布。

**功能主治**　具清热，除疟之功效。用于疟疾。

**用法用量**　内服：45~75 克。

# 茅　莓

【凭证标本】430121-190427-0096LY。
【采集地点】湖南省长沙市长沙县高桥镇白石源村。

**别　　名**　蛇泡簕、三月泡、红梅消、薅田藨。

**基　　原**　蔷薇科悬钩子属植物茅莓 *Rubus parvifolius* L. 的根或茎、叶。

**植物形态**　灌木，高 1~2 米；枝呈弓形弯曲，被柔毛和稀疏钩状皮刺；小叶 3 枚，在新枝上偶有 5 枚，菱状圆形或倒卵形，长 2.5~6 厘米，宽 2~6 厘米，顶端圆钝或急尖，基部圆形或宽楔形，上面伏生疏柔毛，下面密被灰白色绒毛，边缘有不整齐粗锯齿或缺刻状粗重锯齿，常具浅裂片；叶柄长 2.5~5 厘米，顶生小叶柄长 1~2 厘米，均被柔毛和稀疏小皮刺；托叶线形，长 5~7 毫米，具柔毛。伞房花序顶生或腋生，稀顶生花序成短总状，具花数朵至多朵，被柔毛和细刺；花梗长 0.5~1.5 厘米，具柔毛和稀疏小皮刺；苞片线形，有柔毛；花直径约 1 厘米；花萼外面密被柔毛和疏密不等的针刺；萼片卵状披针形或披针形，顶端渐尖，有时条裂，在花果时均直立开展；花瓣卵圆形或长圆形，粉红至紫红色，基部具爪；雄蕊花丝白色，稍短于花瓣；子房具柔毛。果实卵球形，直径 1~1.5 厘米，红色，无毛或具稀疏柔毛；核有浅皱纹。花期 5~6 月，果期 7~8 月。

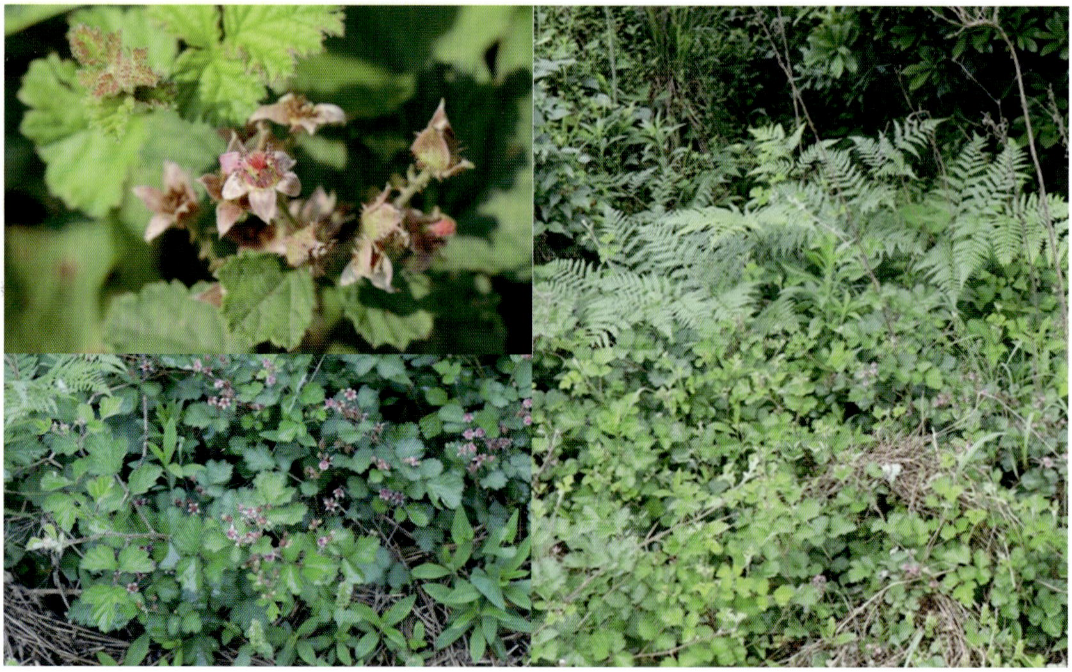

生境及分布 生于山坡杂木林下、向阳山谷、路旁或荒野，海拔 400~2600 米。产于黑龙江、吉林、辽宁、河北、河南、山西、陕西、甘肃、湖北、湖南、江西、安徽、山东、江苏、浙江、福建、台湾、广东、广西、四川、贵州。长沙县各地有零星野生分布。

性味归经 味苦、涩，性凉。

功能主治 具清热凉血，散结，止痛，利尿消肿之功效。用于感冒发热，咽喉肿痛，咯血，吐血，痢疾，肠炎，肝炎，肝脾大，肾炎水肿，泌尿系感染，结石，月经不调，白带，风湿骨痛，跌打肿痛；外用治湿疹，皮炎。

用法用量 内服：15~30 克。外用：适量，鲜叶捣烂外敷，或煎水熏洗。

# 茅 栗

【凭证标本】430121-190427-0114LY。

【采集地点】湖南省长沙市长沙县高桥镇白石源村。

别　　名 野栗子、金栗、野茅栗、毛栗。

基　　原 壳斗科茅栗 *Castanea seguinii* Dode 的根、果实。

植物形态 小乔木或灌木状，通常高 5~2 米，稀达 12 米，冬芽长 2~3 毫米，小枝暗褐色，托叶细长，长 7~15 毫米，开花仍未脱落。叶倒卵状椭圆形或兼有长圆形的叶，长 6~14 厘米，宽 4~5 厘米，顶部渐尖，基部楔尖（嫩叶）至圆或耳垂状（成长叶），基部对称至一侧偏斜，叶背有黄或灰白色鳞腺，幼嫩时沿叶背脉两侧有疏单毛；叶柄长 5~15 毫米。雄花序长 5~12 厘米，雄花簇有花 3~5 朵；雌花单生或生于混合花序的花序轴下部，每壳斗有雌花 3~5 朵，通常 1~3 朵发育结实，花柱 9 或 6 枚，无毛；壳斗外壁密生锐刺，成熟壳斗连刺径 3~5 厘米，宽略过于高，刺长 6~10 毫米；坚果长 15~20 毫米，宽 20~25 毫米，无毛或顶部有疏伏毛。花期 5~7 月，果期 9~11 月。模式标本采自贵阳市近郊。

生境及分布 生于海拔 400~2 000 米丘陵山地，较常见于山坡灌木丛中，与阔叶常绿或落叶树混生。广布于大别山以南、五岭南坡以北各地。长沙县各地有零星野生分布。

性味归经 ① 茅栗仁：味甘，性平。归心经。② 茅栗根：味苦，性寒。

功能主治 ① 茅栗仁：具安神之功效。用于失眠。② 茅栗根：具清热解毒，消食之功效。用于肺炎，肺结核，消化不良。

用法用量 内服：煎汤，10~30 克。外用：煎水洗。

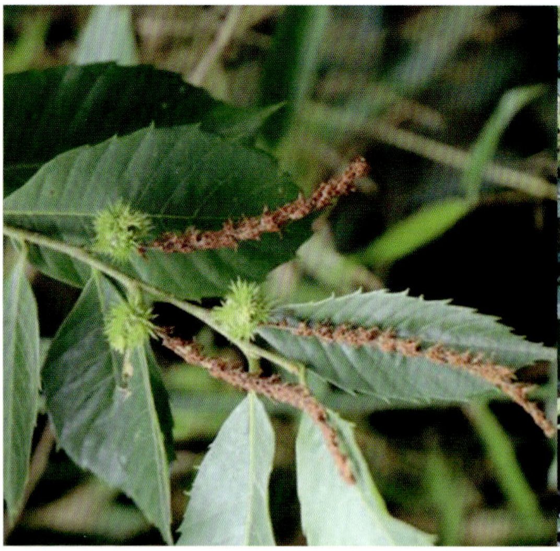
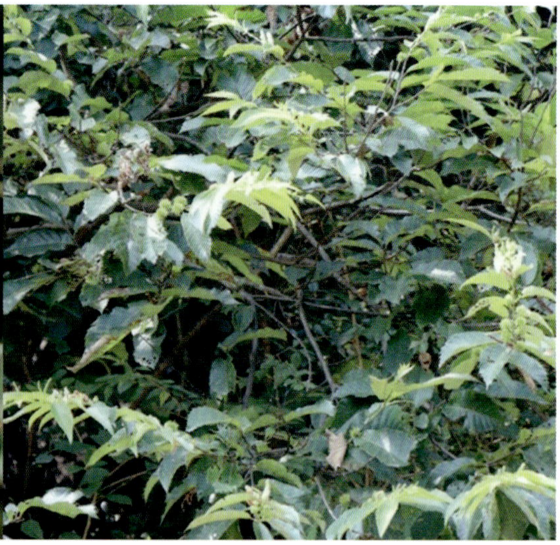

# 林背子

【凭证标本】430121-190602-0210LY。

【采集地点】湖南省长沙市长沙县福临镇影珠山村。

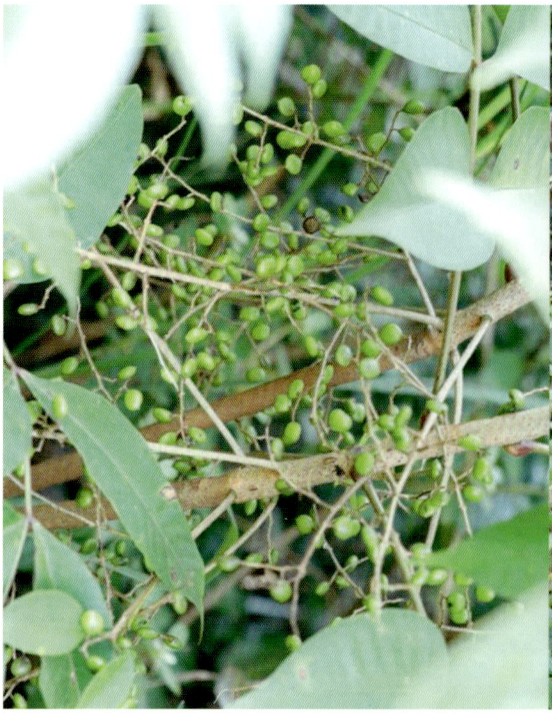
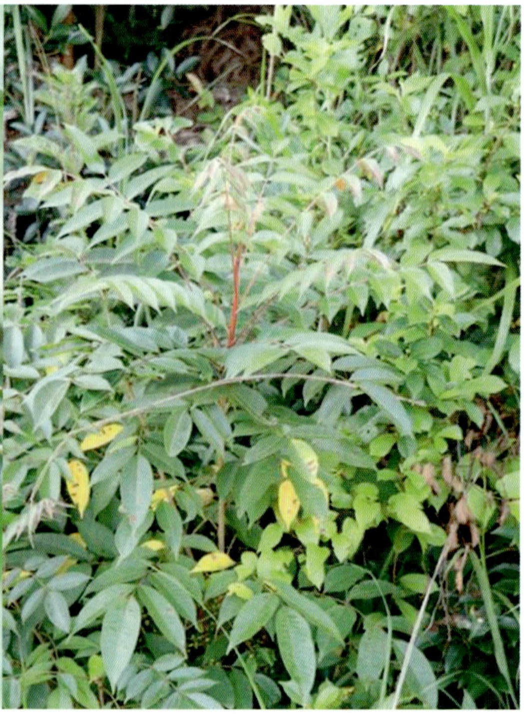

■ 别　　名　野漆树根。
■ 基　　原　漆树科植物木蜡树 *Toxicodendron sylvestre*（Sieb.et Zucc.）O.Kuntze 的根或根皮。
■ 植物形态　落叶灌木或小乔木，高可达 10 米。树皮灰褐色，初平滑后呈纵裂。单数羽状复叶，多聚生于枝顶；小叶 9~15，对生，小叶片长椭圆状披针形，长 5~10 厘米，宽 2~3 厘米，先端长尖，基部稍不对称或楔形，全缘，两面平滑无毛。圆锥花序腋生，长约 10 厘米；花小，杂性，黄绿色；花萼 5 裂，裂片卵形；花瓣 5，卵状椭圆形；雄蕊 5；子房上位，1 室。核果扁平而偏斜，中果皮有蜡质，内果皮坚硬，成熟时淡黄色。花期 5~6 月。果期 10 月。
■ 生境及分布　生于山坡、山沟、灌木林中，长沙县各地有零星野生分布。分布西南、华南、华东及河北、河南等地。
■ 性味归经　性寒，味苦。归心、肝、脾、膀胱经。
■ 功能主治　具清热解毒，止血之功效。用于尿血，血崩，带下，疮癣。
■ 用法用量　内服：煎汤，10~20 克。外用：捣敷或研末调敷。
■ 注意事项　对漆过敏者及孕妇慎用。

## 枇杷叶

**【凭证标本】**430121-190522-0139LY。
**【采集地点】**湖南省长沙市长沙县安沙镇安沙社区。

■ 别　　名　卢橘。
■ 基　　原　蔷薇科植物枇杷 *Eriobotrya japonica*（Thunb.）Lindl. 的干燥叶。
■ 植物形态　常绿小乔木，高可达 10 米；小枝粗壮，黄褐色，密生锈色或灰棕色绒毛。叶片革质，披针形、倒披针形、倒卵形或椭圆长圆形，长 12~30 厘米，宽 3~9 厘米，先端急尖或渐尖，基部楔形或渐狭成叶柄，上部边缘有疏锯齿，基部全缘，上面光亮，多皱，下面密生灰棕色绒毛，侧脉 11~21 对；叶柄短或几无柄，长 6~10 毫米，有灰棕色绒毛；托叶钻形，长 1~1.5 厘米，先端急尖，有毛。圆锥花序顶生，长 10~19 厘米，具多花；总花梗和花梗密生锈色绒毛；花梗长 2~8 毫米；苞片钻形，长 2~5 毫米，密生锈色绒毛；花直径 12~20 毫米；萼筒浅杯状，长 4~5 毫米，萼片三角卵形，长 2~3 毫米，先端急尖，萼筒及萼片外面有锈色绒毛；花瓣白色，长圆形或卵形，长 5~9 毫米，宽 4~6 毫米，基部具爪，有锈色绒毛；雄蕊 20，远短于花瓣，花丝基部扩展；花柱 5，离生，柱头头状，无毛，子房顶端有锈色柔毛，5 室，每室有 2 胚珠。果实球形或长圆形，直径 2~5 厘米，黄色或橘

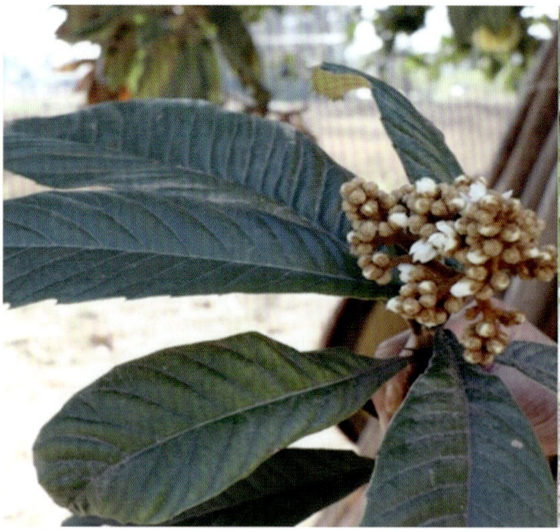
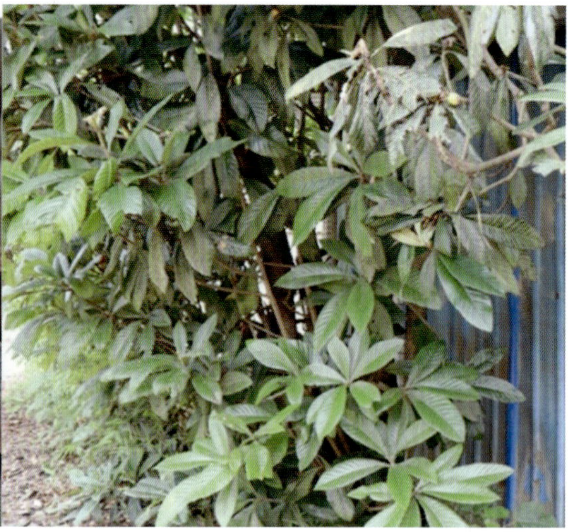

黄色，外有锈色柔毛，不久脱落；种子 1~5，球形或扁球形，直径 1~1.5 厘米，褐色，光亮，种皮纸质。花期 10~12 月，果期 5~6 月。

**生境及分布** 产甘肃、陕西、河南、江苏、安徽、浙江、江西、湖北、湖南、四川、云南、贵州、广西、广东、福建、台湾。各地广行栽培，四川、湖北有野生者。长沙县各地有零星野生分布。

**性味归经** 味苦，性微寒。归肺、胃经。

**功能主治** 具清肺止咳，降逆止呕之功效。用于肺热咳嗽，气逆喘急，胃热呕逆，烦热口渴。

**用法用量** 6~10 克。

**注意事项** 《随息居饮食谱》：多食助湿生痰，脾虚滑泄者忌之。

# 松木皮

【凭证标本】430121-190421-0020LY。

【采集地点】湖南省长沙市长沙县安沙镇龙华岭村。

**别　　名** 赤松皮、赤龙鳞、松皮、松树皮、赤龙皮。

**基　　原** 松科植物马尾松 *Pinus massoniana* Lamb. 的树皮。

**植物形态** 乔木，高达 45 米，胸径 1.5 米；树皮红褐色，下部灰褐色，裂成不规则的鳞状块片；枝平展或斜展，树冠宽塔形或伞形，枝条每年生长一轮，但在广东南部则通常生长两轮，淡黄褐色，无白粉，稀有白粉，无毛；冬芽卵状圆柱形或圆柱形，褐色，顶端尖，芽鳞边缘丝状，先端尖或成渐尖的长

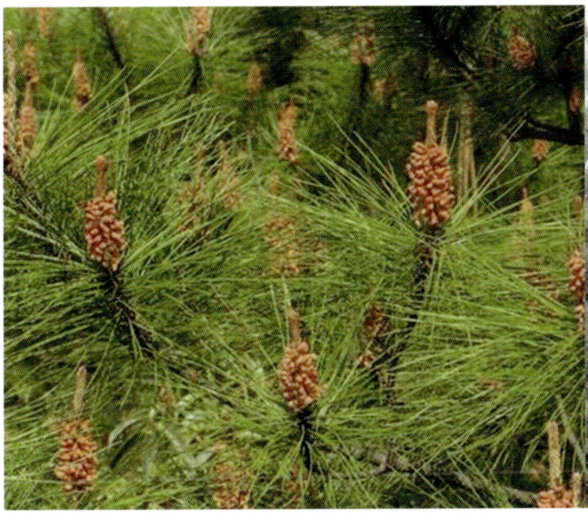
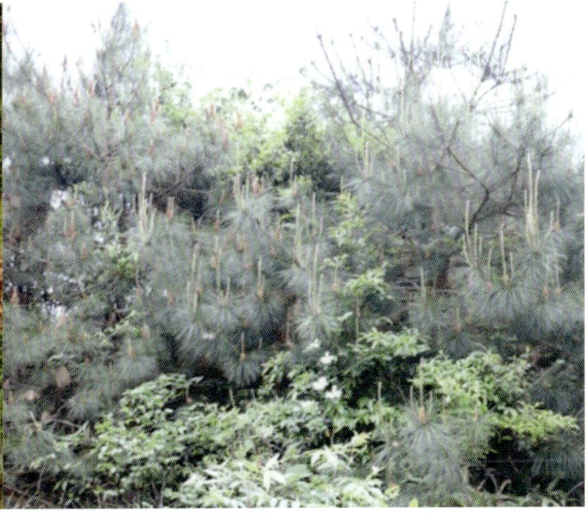

尖头，微反曲。针叶 2 针一束，稀 3 针一束，长 12~20 厘米，细柔，微扭曲，两面有气孔线，边缘有细锯齿；横切面皮下层细胞单型，第一层连续排列，第二层由个别细胞断续排列而成，树脂道约 4~8 个，在背面边生，或腹面也有 2 个边生；叶鞘初呈褐色，后渐变成灰黑色，宿存。雄球花淡红褐色，圆柱形，弯垂，长 1~1.5 厘米，聚生于新枝下部苞腋，穗状，长 6~15 厘米；雌球花单生或 2~4 个聚生于新枝近顶端，淡紫红色，一年生小球果圆球形或卵圆形，径约 2 厘米，褐色或紫褐色，上部珠鳞的鳞脐具向上直立的短刺，下部珠鳞的鳞脐平钝无刺。球果卵圆形或圆锥状卵圆形，长 4~7 厘米，径 2.5~4 厘米，有短梗，下垂，成熟前绿色，熟时栗褐色，陆续脱落；中部种鳞近矩圆状倒卵形，或近长方形，长约 3 厘米；鳞盾菱形，微隆起或平，横脊微明显，鳞脐微凹，无刺，生于干燥环境者常具极短的刺；种子长卵圆形，长 4~6 毫米，连翅长 2~2.7 厘米；子叶 5~8 枚；长 1.2~2.4 厘米；初生叶条形，长 2.5~3.6 厘米，叶缘具疏生刺毛状锯齿。花期 4~5 月，球果第二年 10~12 月成熟。

**生境及分布** 能生于干旱、瘠薄的红壤、石砾土及沙质土，或生于岩石缝中，为荒山恢复森林的先锋树种。产于江苏、安徽，河南、陕西、福建、广东、台湾、四川、贵州、云南。在长江下游其垂直分布于海拔 700 米以下，长江中游海拔 1100~1200 米以下，在西部分布于海拔 1500 米以下。长沙县各地有零星野生分布。

**性味归经** 味苦，性温。归肺、大肠经。

**功能主治** 具祛风除湿；活血止血，敛疮生肌之功效。用于风湿骨痛；跌打损伤；金刃伤；肠风下血；久痢；湿疹；烧烫伤，痈疽久不收口。

**用法用量** 内服：煎汤，9~15 克；或研末。外用：研末调敷，或煎水洗。

① 治风湿性关节炎：松树皮（去粗皮）、锦鸡儿根、茜草、络石藤各 20 克，虎刺 40 克。水煎服。② 治皮肤瘙痒症、漆疮、湿疹：松树皮煎汤熏洗。③ 治烧伤：老松树皮烧成炭，研为极细末，过筛。清创后，患处有渗

附注　出液或化脓时，直接撒粉；无渗出液者，用香油调成糊外敷。④治金疮：古松皮，煅存性，研末搽之，最止痛。

松根：松科植物马尾松或共同属植物的幼根或根白皮。味苦，性温。归肺、胃经。具祛风除湿；活血止血之功效。用于风湿痹痛；风疹瘙痒；白带；咳嗽；跌打吐血；风虫牙痛。内服：煎汤，30~60克；外用：适量，鲜品捣敷；或煎水洗。

# 枫香脂

【凭证标本】430121-190602-0209LY。

【采集地点】湖南省长沙市长沙县福临镇影珠山村。

别　名　白胶香、枫脂、白胶、芸香、胶香。

基　原　金缕梅科植物枫香树 *Liquidambar formosana* Hance 的干燥树脂。

植物形态　枫香树落叶乔木，高20~40米。树皮灰褐色，方块状剥落。叶互生；叶柄

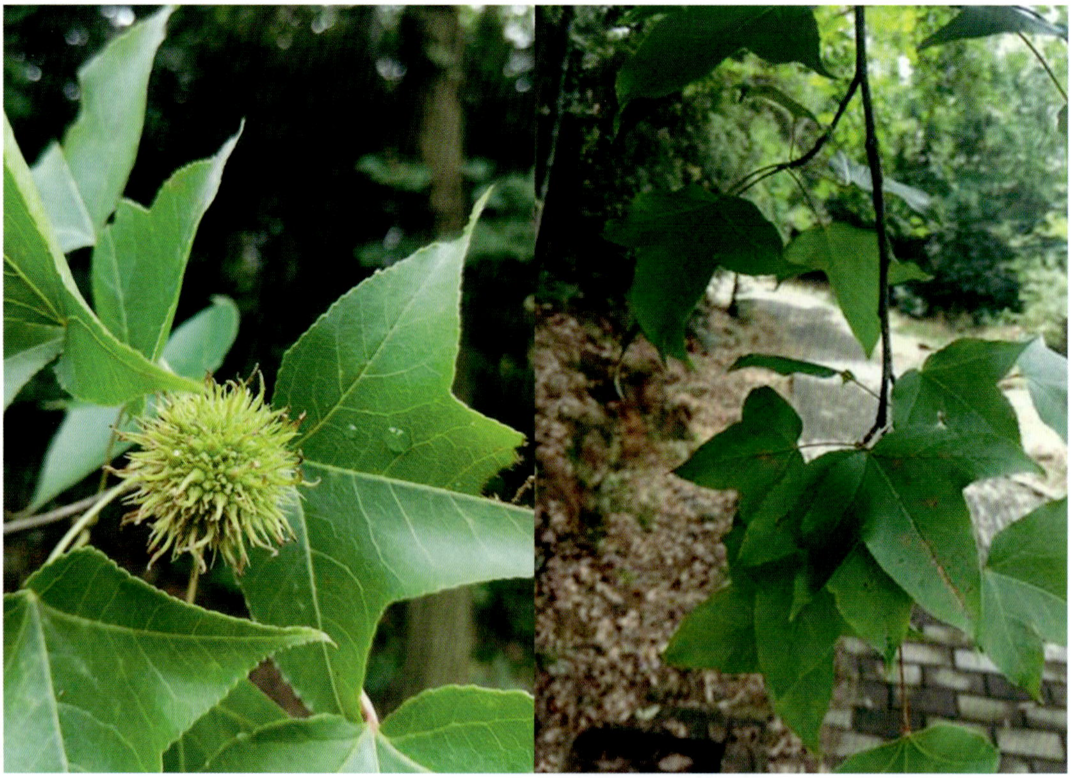

长 3~7 厘米；托叶线形，早落；叶片心形，常 3 裂，幼时及萌发枝上的叶多为掌状 5 裂，长 6~12 厘米，宽 8~15 厘米，裂片卵状三角形或卵形，先端尾状渐尖，基部心形，边缘有细锯齿，齿尖有腺状突。花单性，雌雄同株，无花被；雄花淡黄绿色，成葇荑花序再排成总状，生于枝顶；雄蕊多数，花丝不等长；雌花排成圆球形的头状花序；萼齿 5，钻形；子房半下位，2 室，花柱 2，柱头弯曲。头状果序圆球形，直径 2.5~4.5 厘米，表面有刺，蒴果有宿存花萼和花柱，两瓣裂开，每瓣 2 浅裂。种子多数，细小，扁平。花期 3~4 月，果期 9~10 月。

**生境及分布** 生于平地，村落附近及低山的次生林，萌生力极强，长沙县各地有零星野生分布。产于我国秦岭及淮河以南各省，亦见于东南亚北部及朝鲜南部。

**性味归经** 味辛、苦，性平。归脾、肺、肝经。

**功能主治** 具祛风活血，解毒止痛，止血，生肌之功效。用于痈疽，疮疹，瘰疬，齿痛，痹痛，瘫痪，吐血，衄血，咯血，外伤出血，皮肤皲裂。

**用法用量** 内服：煎汤，3~6 克；一般入丸、散剂。外用：适量，研末撒或调敷或制膏摊贴，亦可制成熏烟药。

**注　　意** 孕妇禁服。

## 画眉草

**【凭证标本】**430121-190421-0053LY。

**【采集地点】**湖南省长沙市长沙县安沙镇安沙社区。

**别　　名** 榧子草，星星草，蚊子草。

**基　　原** 禾本科植物画眉草 *Eragrostis pilosa*（L.）Beauv. 的全草。

**植物形态** 一年生。秆丛生，直立或基部膝曲，高 15~60 厘米，径 1.5~2.5 毫米，通常具 4 节，光滑。叶鞘松裹茎，长于或短于节间，扁压，鞘缘近膜质，鞘口有长柔毛；叶舌为一圈纤毛，长约 0.5 毫米；叶片线形扁平或卷缩，长 6~20 厘米，宽 2~3 毫米，无毛。圆锥花序开展或紧缩，长 10~25 厘米，宽 2~10 厘米，分枝单生，簇生或轮生，多直立向上，腋间有长柔毛，小穗具柄，长 3~10 毫米，宽 1~1.5 毫米，含 4~14 小花；颖为膜质，披针形，先端渐尖。第一颖长约 1 毫米，无脉，第二颖长约 1.5 毫米，具 1 脉；第一外稃长约 1.8 毫米，广卵形，先端尖，具 3 脉；内稃长约 1.5 毫米，稍作弓形弯曲，脊上有纤毛，迟落或宿存；雄蕊 3 枚，花药长约 0.3 毫米。颖果长圆形，长约 0.8 毫米。花果期 8~11 月。

**生境及分布** 多生于荒芜田野草地上。分布全世界温暖地区。产全国各地。长沙县各地有零星野生分布。

■ 性味归经　味甘、淡，性凉。

■ 功能主治　具利尿通淋，清热活血之功效。用于热淋，石淋，目赤痒痛，跌打损伤。

■ 用法用量　内服：煎汤，9~15 克。外用：适量，烧存性研末调搽或煎水洗。

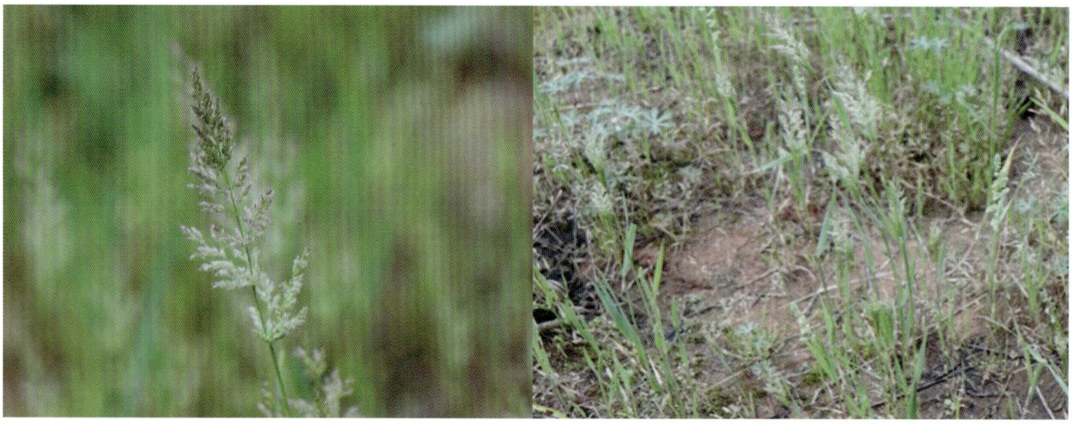

## 刺槐花

【凭证标本】430121-190421-0061LY。

【采集地点】湖南省长沙市长沙县安沙镇安沙社区。

■ 别　　名　洋槐、刺儿槐。

■ 基　　原　豆科刺槐 *Robinia pseudoacacia* L. 的花。

■ 植物形态　落叶乔木，高 10~25 米；树皮灰褐色至黑褐色，浅裂至深纵裂，稀光滑。小枝灰褐色，幼时有棱脊，微被毛，后无毛；具托叶刺，长达 2 厘米；冬芽小，被毛。羽状复叶长 10~25（~40）厘米；叶轴上面具沟槽；小叶 2~12 对，常对生，椭圆形、长椭圆形或卵形，长 2~5 厘米，宽 1.5~2.2 厘米，先端圆，微凹，具小尖头，基部圆至阔楔形，全缘，上面绿色，下面灰绿色，幼时被短柔毛，后变无毛；小叶柄长 1~3 毫米；小托叶针芒状，总状花序腋生，长 10~20 厘米，下垂，花多数，芳香；苞片早落；花梗长 7~8 毫米；花萼斜钟状，长 7~9 毫米，萼齿 5，三角形至卵状三角形，密被柔毛；花冠白色，各瓣均具瓣柄，旗瓣近圆形，长 16 毫米，宽约 19 毫米，先端凹缺，基部圆，反折，内有黄斑，翼瓣斜倒卵形，与旗瓣几等长，长约 16 毫米，基部一侧具圆耳，龙骨瓣镰状，三角形，与翼瓣等长或稍短，前缘合生，先端钝尖；雄蕊二体，对旗瓣的 1 枚分离；子房线形，长约 1.2 厘米，无毛，柄长 2~3 毫米，花柱钻形，长约 8 毫米，上弯，顶端具毛，柱头顶生。荚果褐色，或具红褐色斑纹，线状长圆形，长 5~12 厘米，宽 1~1.3（~1.7）厘米，扁平，先端上弯，具尖头，果颈短，沿腹缝线具狭翅；花萼宿存，有种子 2~15 粒；种子褐色至黑褐色，微具光泽，有时具斑纹，近肾形，长 5~6 毫米，宽约 3 毫米，种脐圆形，偏于一端。花期 4~6 月，果期 8~9 月。

**生境及分布**　本种根系浅而发达，易风倒，适应性强，为优良固沙保土树种。华北平原的黄淮流域有较多的成片造林，其他地区多为零星栽植，习见为行道树。原产美国东部，17 世纪传入欧洲及非洲。我国于 18 世纪末从欧洲引入青岛栽培，现全国各地广泛栽植。长沙县各地有零星野生分布。

**性味归经**　味甘，性平。

**功能主治**　具止血之功效。用于大肠下血，咯血，吐血，崩漏。

**用法用量**　内服：煎汤，9~15 克；或泡茶饮。

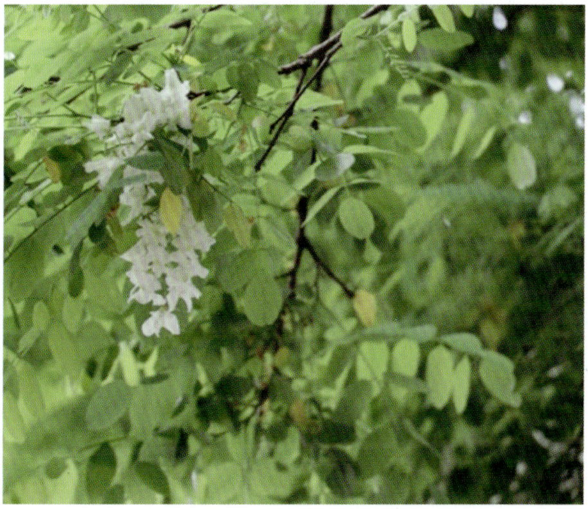

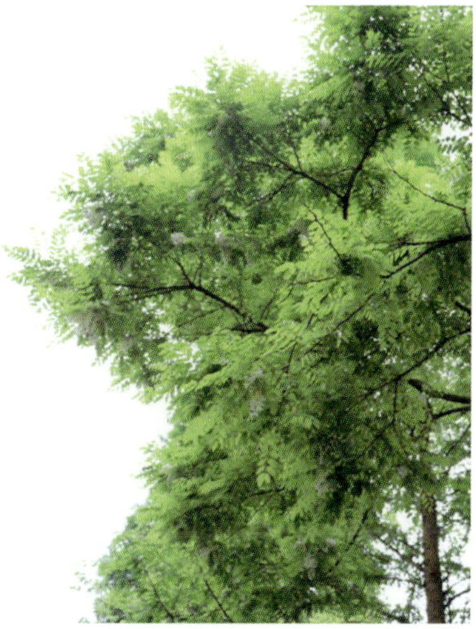

# 虎　杖

**【凭证标本】**430121-190921-0638-LY。

**【采集地点】**湖南省长沙市长沙县路口镇花桥湾村。

**别　　名**　苦杖、大虫杖、斑杖、酸杖。

**基　　原**　蓼科植物虎杖 *Polygonum cuspidatum* Sieb.et Zucc. 的根茎和根。

**植物形态**　多年生草本。根状茎粗壮，横走。茎直立，高 1~2 米，粗壮，空心，具明显的纵棱，具小突起，无毛，散生红色或紫红斑点。叶宽卵形或卵状椭圆

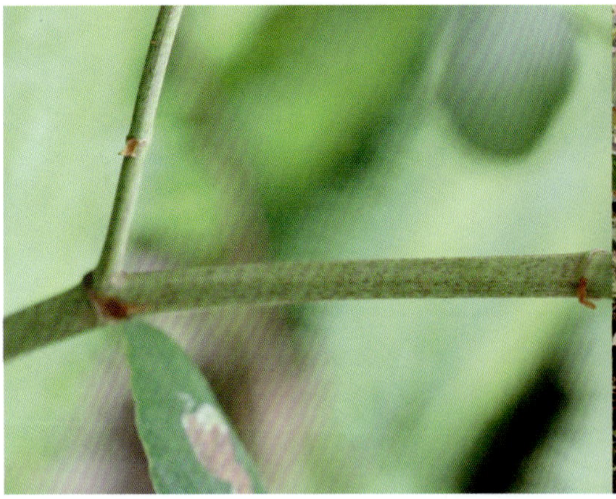

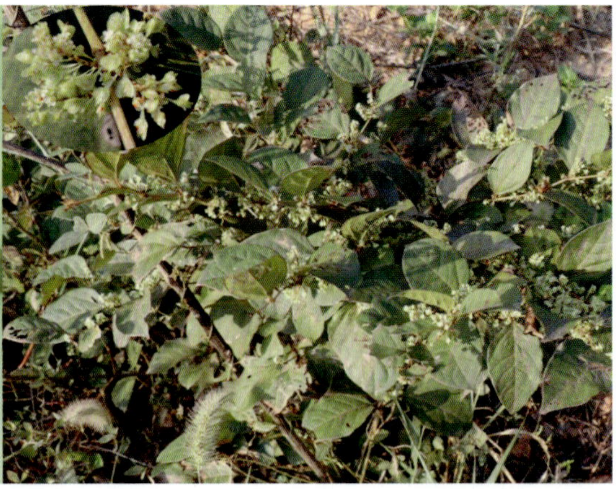

形，长 5~12 厘米，宽 4~9 厘米，近革质，顶端渐尖，基部宽楔形、截形或近圆形，边缘全缘，疏生小突起，两面无毛，沿叶脉具小突起；叶柄长 1~2 厘米，具小突起；托叶鞘膜质，偏斜，长 3~5 毫米，褐色，具纵脉，无毛，顶端截形，无缘毛，常破裂，早落。花单性，雌雄异株，花序圆锥状，长 3~8 厘米，腋生；苞片漏斗状，长 1.5~2 毫米，顶端渐尖，无缘毛，每苞内具 2~4 花；花梗长 2~4 毫米，中下部具关节；花被 5 深裂，淡绿色，雄花花被片具绿色中脉，无翅，雄蕊 8，比花被长；雌花花被片外面 3 片背部具翅，果时增大，翅扩展下延，花柱 3，柱头流苏状。瘦果卵形，具 3 棱，长 4~5 毫米，黑褐色，有光泽，包于宿存花被内。花期 8~9 月，果期 9~10 月。

**生境及分布** 生长在山坡灌丛、山谷、路旁、田边湿地，海拔 140~2000 米，长沙县各地有野生分布。分布于陕西南部、甘肃南部、华东、华中、华南、四川、云南及贵州。

**性味归经** 味微苦，性微寒。归肝、胆、肺经。

**功能主治** 具利湿退黄，清热解毒，散瘀止痛，止咳化痰之功效。用于湿热黄疸，淋浊，带下，风湿痹痛，痈肿疮毒，水火烫伤，经闭，癥瘕，跌打损伤，肺热咳嗽。

**用法用量** 内服：9~15 克。外用：适量，制成煎液或油膏涂敷。

**注意事项** 孕妇慎用。

## 虎 刺

**【凭证标本】** 430121-191021-0674-LY。

**【采集地点】** 湖南省长沙市长沙县江背镇肖排村。

**别　　名**　绣花针、伏牛花、千口针、针上叶、老鼠刺、乌不踏、黄鸡脚。

**基　　原**　茜草科植物虎刺 *Damnacanthus Indicus*（L.）Gaertn.F. 的全草或根。

**植物形态**　具刺灌木，高 0.3~1 米，具肉质链珠状根；茎下部少分枝，上部密集多回二叉分枝，幼嫩枝密被短粗毛，有时具 4 棱，节上托叶腋常生 1 针状刺；刺长 0.4~2 厘米。叶常大小叶对相间，大叶长 1~2（~3）厘米，宽 1（~1.5）厘米，小叶长可小于 0.4 厘米，卵形、心形或圆形，顶端锐尖，边全缘，基部常歪斜，钝、圆、截平或心形；中脉上面隆起，下面凸出，侧脉极细，每边 3（~4）条，上面光亮，无毛，下面仅脉处有疏短毛；叶柄长约 1 毫米，被短柔毛；托叶生叶柄间，初时呈 2~4 浅至深裂，后合生成三角形或戟形，易脱落。花两性，1~2 朵生于叶腋，2 朵者花柄基部常合生，有时在顶部叶腋可 6 朵排成具短总梗的聚伞花序；花梗长 1~8 毫米，基部两侧各具苞片 1 枚；苞片小，披针形或线形；花萼钟状，长约 3 毫米，绿色或具紫红色斑纹，几无毛，裂片 4，常大小不一，三角形或钻形，长约 1 毫米，宿存；花冠白色，管状漏斗形，长 0.9~1 厘米，外面无毛，内面自喉部至冠管上部密被毛，檐部 4 裂，裂片椭圆形，长 3~5 毫米；雄蕊 4，着生于冠管上部，花丝短，花药紫红色，内藏或稍外露；子房 4 室，每室具胚珠 1 颗，花柱外露或有时内藏，顶部（3~）4（~5）裂。核果红色，近球形，直径 4~6 毫米，具分核（1~）2~4。花期 3~5 月，果熟期冬季至次年春季。

**生境及分布**　生长在山地和丘陵的疏、密林下和石岩灌丛中，长沙县有野生分布。分布于西藏、云南、贵州、四川、广西、广东、湖南、湖北、江苏、安徽、浙江、江西、福建、台湾等省区。

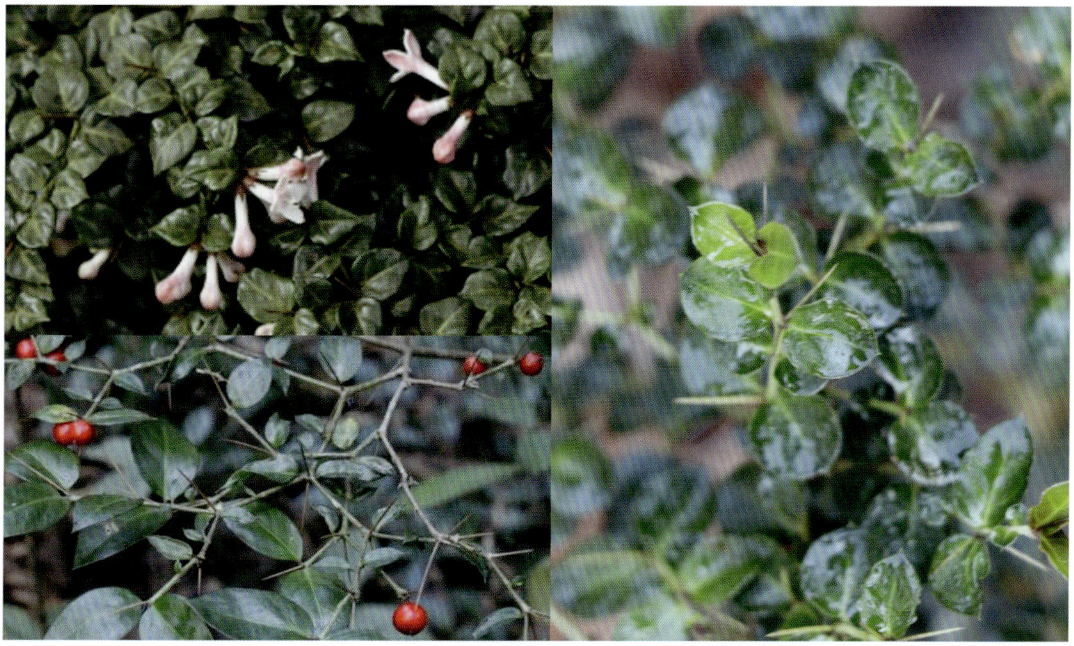

**性味归经** 味甘、苦，性平。

**功能主治** 具祛风利湿，活血止痛之功效。用于肝炎，风湿筋骨痛，跌打损伤，龋齿痛。

**用法用量** 内服：煎汤，15~25 克，鲜品 50~100 克；或入散剂。外用：捣敷、捣汁潦或研末撒。

# 肾蕨

【凭证标本】430121-191215-0831LY。

【采集地点】湖南省长沙市长沙县江背镇江背社区。

**别　　名** 圆羊齿、蜈蚣草、篦子草、石黄皮、天鹅抱蛋、石蛋果、蛇蛋参、凤凰蛋。

**基　　原** 肾蕨科植物肾蕨 *Nephrolepis Auriculata*（L.）Trimen 的根茎、叶或全草。

**植物形态** 附生或土生。根状茎直立，被蓬松的淡棕色长钻形鳞片，下部有粗铁丝状的匍匐茎向四方横展，匍匐茎棕褐色，粗约 1 毫米，长达 30 厘米，不分枝，疏被鳞片，有纤细的褐棕色须根；匍匐茎上生有近圆形的块茎，直径 1~1.5 厘米，密被与根状茎上同样的鳞片。叶簇生，柄长 6~11 厘米，粗 2~3 毫米，暗褐色，略有光泽，上面有纵沟，下面圆形，密被淡棕色线形鳞片；叶片线状披针形或狭披针形，长 30~70 厘米，宽 3~5 厘米，先端短尖，叶轴两侧被纤维状鳞片，一回羽状，羽状多数，45~120 对，互生，常密集而呈覆瓦状排列，披针形，中部的一般长约 2 厘米，宽 6~7 毫米，先端钝圆或有时为急尖头，基部心脏形，通常不对称，下侧为圆楔形或圆形，上侧为三角状耳形，几无柄，以关节着生于叶轴，叶缘有疏浅的钝锯齿，向基部的羽片渐短，常变为卵状三角形，长不及 1 厘米。叶脉明显，侧脉纤细，自主脉向上斜出，在下部分叉，小脉直达叶边附近，顶端具纺锤形水囊。叶坚草质或草质，干后棕绿色或褐棕色，光滑。孢子囊群成 1 行位于主脉两侧，肾形，少有为圆肾形或近圆形，长 1.5 毫米，宽不及 1 毫米，生于每组侧脉的上侧小脉顶端，位于从叶边至主脉的 1/3 处；囊群盖肾形，褐棕色，边缘色较淡，无毛。

**生境及分布** 生长在溪边林下，海拔 30~1500 米，长沙县有野生分布。分布于浙江、福建、台湾、湖南南部、广东、海南、广西、贵州、云南和西藏。

**性味归经** 味甘、淡、涩，性凉。归肝、肾、胃、小肠经。

**功能主治** 具清热利湿，通淋止咳，消肿解毒之功效。用于感冒发热，肺热咳嗽，黄疸，淋浊，小便涩痛，泄泻，痢疾，带下，疝气，乳痈，瘰疬，烫伤。

**用法用量** 内服：煎汤，6~15 克，鲜品 30~60 克。外用：适量，鲜全草或根茎捣敷。

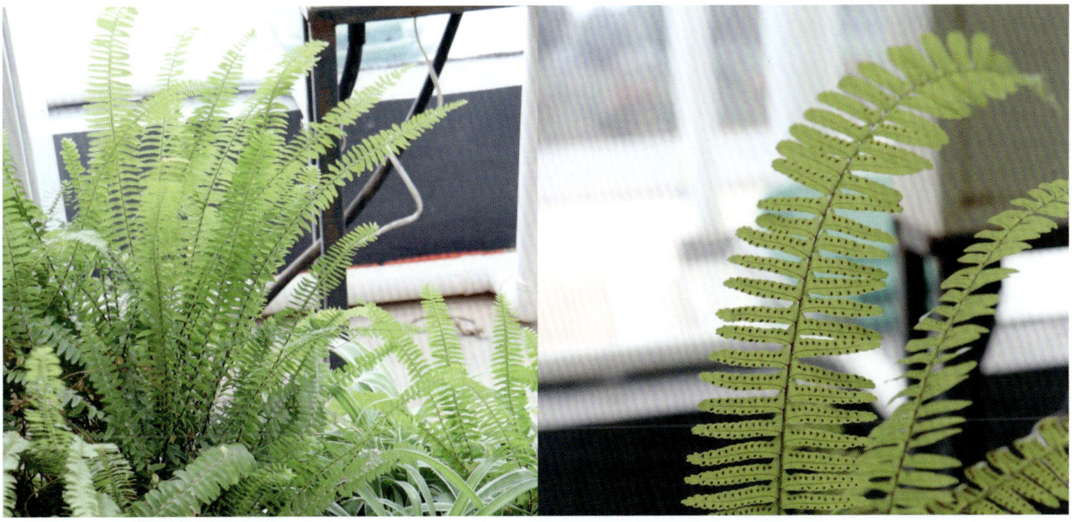

# 罗汉松实

【凭证标本】430121-190427-0133LY。
【采集地点】湖南省长沙市长沙县高桥镇白石源村。

**别　　名**　土杉、罗汉杉。

**基　　原**　竹柏科竹柏属植物罗汉松 *Podocarpus macrophyllus*（Thunb.）Sweet 的种子及花托。

**植物形态**　乔木，高达 20 米，胸径达 60 厘米；树皮灰色或灰褐色，浅纵裂，呈薄片状脱落；枝开展或斜展，较密。叶螺旋状着生，条状披针形，微弯，长 7~12 厘米，宽 7~10 毫米，先端尖，基部楔形，上面深绿色，有光泽，中脉显著隆起，下面带白色、灰绿色或淡绿色，中脉微隆起。雄球花穗状、腋生，常 3~5 个簇生于极短的总梗上，长 3~5 厘米，基部有数枚三角状苞片；雌球花单生叶腋，有梗，基部有少数苞片。种子卵圆形，径约 1 厘米，先端圆，熟时肉质假种皮紫黑色，有白粉，种托肉质圆柱形，红色或紫红色，柄长 1~1.5 厘米。花期 4~5 月，种子 8~9 月成熟。

**生境及分布**　产于江苏、浙江、福建、安徽、江西、湖南、四川、云南、贵州、广西、广东等省区，栽培于庭园作观赏树。野生的树木极少。长沙县各地有零星野生分布。

**性味归经**　味甘，性微温。

**功能主治**　具行气止痛，温中补血之功效。用于胃脘疼痛，血虚面色萎黄。

**用法用量**　内服：煎汤，10~20 克。

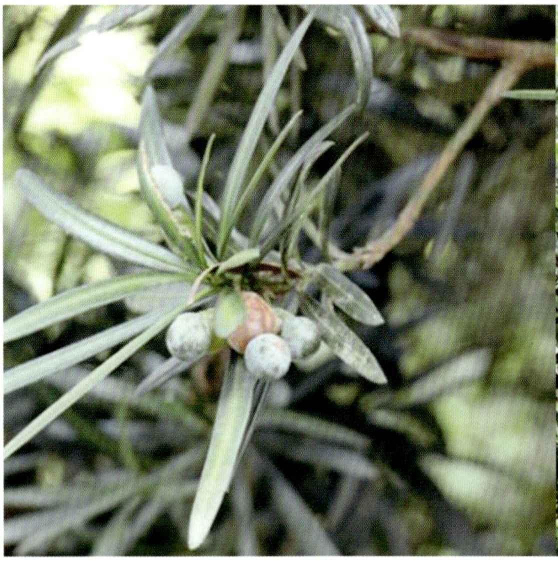

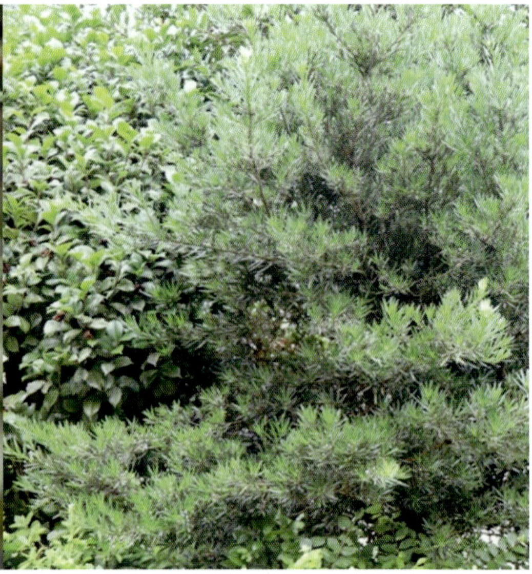

# 侧柏叶

【凭证标本】430121-190421-0038LY。
【采集地点】湖南省长沙市长沙县安沙镇龙华岭村。

**别　　名**　扁柏、香柏、柏树、柏子树。

**基　　原**　柏科植物侧柏 *Platycladus orientalis*（L.）Franco 的干燥枝梢及叶。

**植物形态**　乔木，高达 20 余米，胸径 1 米；树皮薄，浅灰褐色，纵裂成条片；枝条向上伸展或斜展，幼树树冠卵状尖塔形，老树树冠则为广圆形；生鳞叶的小枝细，向上直展或斜展，扁平，排成一平面。叶鳞形，长 1~3 毫米，先端微钝，小枝中央的叶的露出部分呈倒卵状菱形或斜方形，背面中间有条状腺槽，两侧的叶船形，先端微内曲，背部有钝脊，尖头的下方有腺点。雄球花黄色，卵圆形，长约 2 毫米；雌球花近球形，径约 2 毫米，蓝绿色，被白粉。球果近卵圆形，长 1.5~2（~2.5）厘米，成熟前近肉质，蓝绿色，被白粉，成熟后木质，开裂，红褐色；中间两对种鳞倒卵形或椭圆形，鳞背顶端的下方有一向外弯曲的尖头，上部 1 对种鳞窄长，近柱状，顶端有向上的尖头，下部 1 对种鳞极小，长达 13 毫米，稀退化而不显著；种子卵圆形或近椭圆形，顶端微尖，灰褐色或紫褐色，长 6~8 毫米，稍有棱脊，无翅或有极窄之翅。花期 3~4 月，球果 10 月成熟。

**生境及分布**　在吉林垂直分布达海拔 250 米，在河北、山东、山西等地达 1000~1200 米，在河南、陕西等地达 1500 米，在云南中部及西北部达 3300 米。河北兴隆、山西太行山区、陕西秦岭以北渭河流域及云南澜沧江流域山谷中有天然森林。淮河以北、华北地区石炭岩山地、阳坡及平原多选用造林。产于内蒙古南部、吉林、辽宁、河北、山西、山东、江苏、浙江、福建、安徽、江西、河南、陕西、甘肃、四川、云南、贵州、湖北、湖南、广东北部及广西北部等省区。长沙县各地有零星野生分布。

**性味归经** 味苦、涩，性寒。归肺、肝、脾经。

**功能主治** 具凉血止血，生发乌发之功效。用于吐血衄血，咯血，便血，崩漏下血，血热脱发，须发早白。

**用法用量** 6~12 克。外用适量。

①治鼻衄出血数升，不知人事：石榴花、侧柏叶各等分。为末，吹鼻中。②治小便尿血：侧柏叶，黄连（焙研）。酒服 9 克。③治流行性腮腺炎：扁柏叶适量，洗净捣烂，加鸡蛋白调成泥状外敷，每天换药二次。④治鹅掌风：鲜侧柏叶，放锅内水煮二三沸，先熏后洗，一日二三次。⑤治蛊痢，大腹下黑血，茶脚色，或脓血如靛色：侧柏叶（焙干为末）、黄连。二味同煎为汁服之。⑥治小儿洞痢：侧柏叶煮汁，代茶饮之。⑦治痔、肠风、脏毒、下血不止：柏叶烧灰调服。⑧治肠风、脏毒，酒痢，下血不止：嫩侧柏叶（九蒸九晒）30 克，陈槐花 15 克（炒半黑色）。上为末，炼蜜丸，梧桐子大。每服四五十丸，空心温酒下。⑨治高血压：侧柏叶 15 克。切碎，水煎代茶饮，至血压正常为止。⑩治历节风痛，走注周身，不能转动，动即痛极，昼夜不宁：侧柏叶 15 克，木通、当归、红花、羌活、防风各 6 克。水煎服。⑪治大人及小儿汤火伤：侧柏叶，入臼中湿捣令极烂如泥，冷水调作膏，涂敷于伤处，用帛子系定，三,二日疮当敛，仍灭瘢。

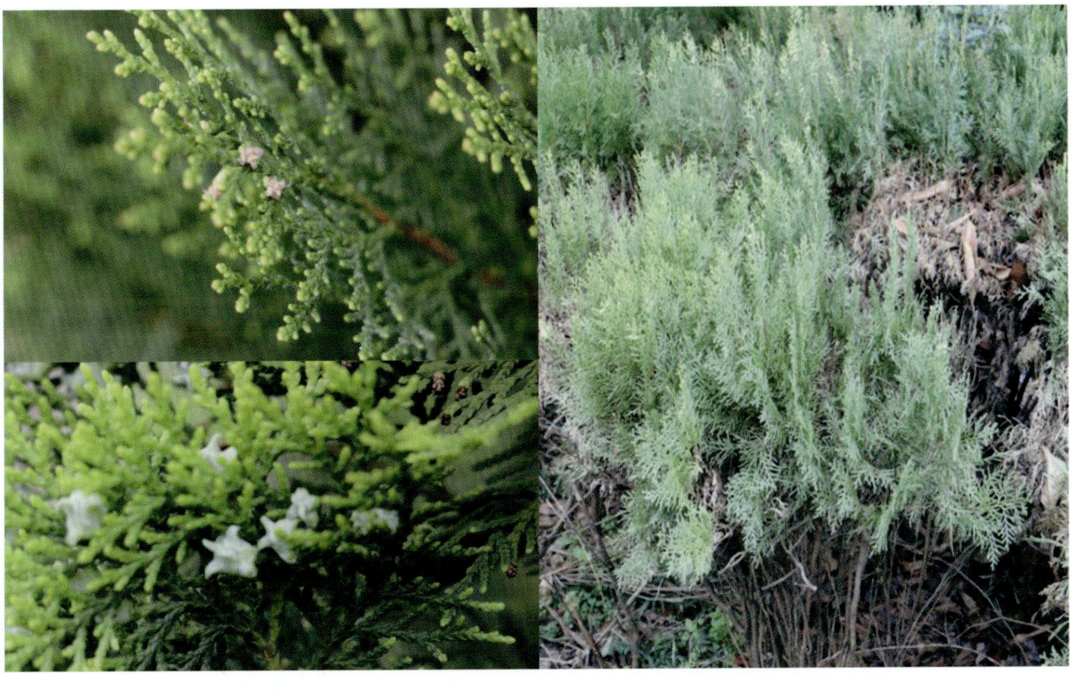

# 爬藤榕

【凭证标本】430121-200724-1005LY。
【采集地点】湖南省长沙市长沙县开慧镇白沙村。

- **别　　名**　长叶铁牛、小号牛奶仔、枇杷藤、抓石榕、山牛奶、风藤、小叶风藤。
- **基　　原**　桑科植物爬藤榕 *Ficus Sarmentosa* var.*Impressa*（Champ.）Corner 的根、茎。
- **植物形态**　藤状匍匐灌木。叶革质，披针形，长 4~7 厘米，宽 1~2 厘米，先端渐尖，基部钝，背面白色至浅灰褐色，侧脉 6~8 对，网脉明显；叶柄长 5~10 毫米。榕果成对腋生或生于落叶枝叶腋，球形，直径 7~10 毫米，幼时被柔毛。花期 4~5 月，果期 6~7 月。
- **生境及分布**　生长在岩石斜坡树上或墙壁上，长沙县有野生分布。分布于华东、中南和西南等地。
- **性味归经**　味辛、甘，性温。
- **功能主治**　具祛风除湿，行气活血，消肿止痛之功效。用于风湿痹痛，神经性头痛，小儿惊风，胃痛，跌打损伤。
- **用法用量**　内服：水煎或炖肉，30~60 克。

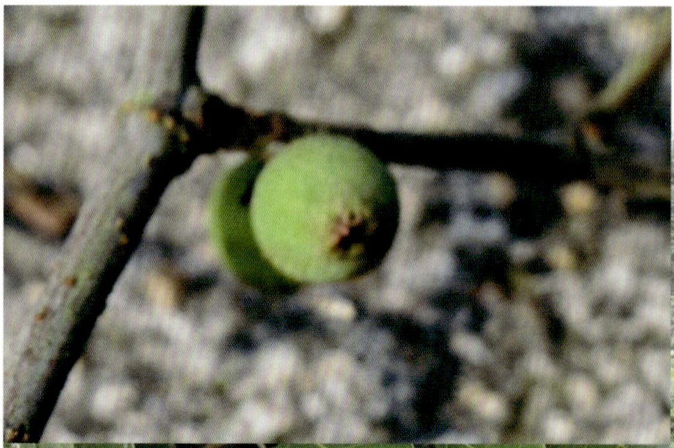
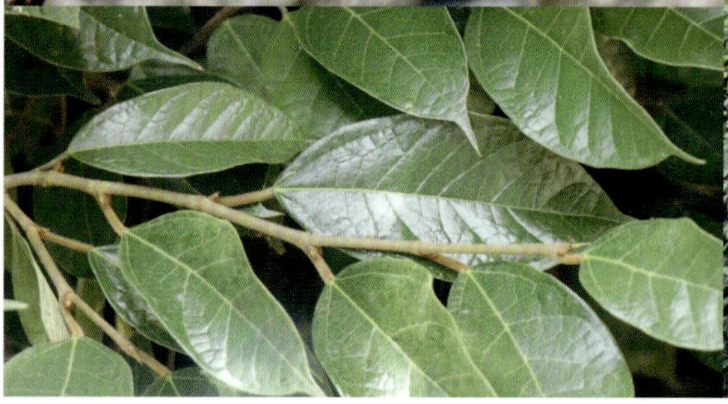
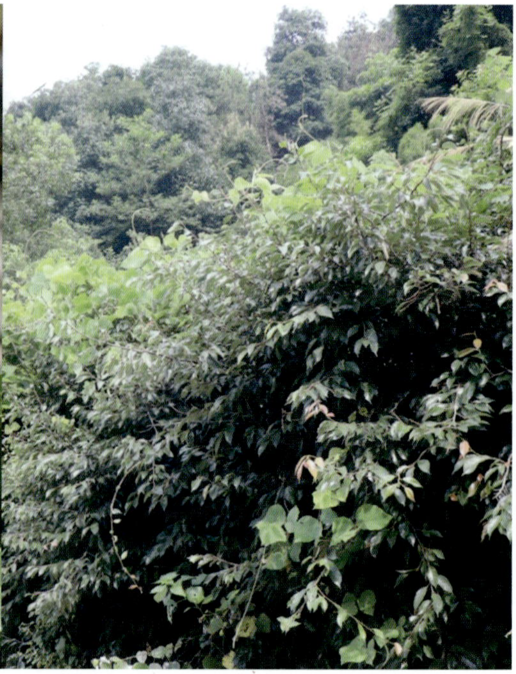

# 金丝桃

【凭证标本】430121-190601-0187LY。
【采集地点】湖南省长沙市长沙县果园镇金江新村。

**别　　名**　土连翘、五心花、金丝海棠、木本黄开口、金丝蝴蝶、小狗木、狗胡花、金丝莲。

**基　　原**　藤黄科植物金丝桃 *Hypericum monogynum* L.［H.chinense L.］的全株。

**植物形态**　灌木；株高达 1.3 米；叶倒披针形、椭圆形或长圆形，稀披针形或卵状三角形，具小突尖，基部楔形或圆，上部叶有时平截至心形，侧脉 4~6 对，网脉密，明显；近无柄；花序近伞房状，具 1~15（~30）花；蒴果宽卵球形，稀卵状圆锥形或近球形，长 0.6~1 厘米，径 4~7 毫米。

**生境及分布**　生于山坡、路旁或灌丛中以及沿海地区。长沙县各地有零星野生分布，分布于河北、陕西、山东、江苏、安徽、浙江、江西、福建、台湾、河南、湖北、湖南、广东、广西、四川及贵州等省区。

**性味归经**　味苦，性凉。归心、肝经。

**功能主治**　具清热解毒，散瘀止痛，祛风湿之功效。用于肝炎，肝脾大、急性咽喉炎、结膜炎、疮疖肿毒、蛇咬及蜂蜇伤、跌打损伤、风寒性腰痛。

**用法用量**　内服：煎汤，15~30 克。外用：鲜根或鲜叶适量，捣敷。
①治风湿性腰痛：金丝桃根 15 克，鸡蛋两只，水煎两小时。吃蛋和汤，一天二次分服。②治疖肿：鲜金丝桃叶加食盐适量，捣烂，外敷患处。③治漆疮、蜂蜇伤：金丝桃根磨粉，用麻油或烧酒调敷局部。

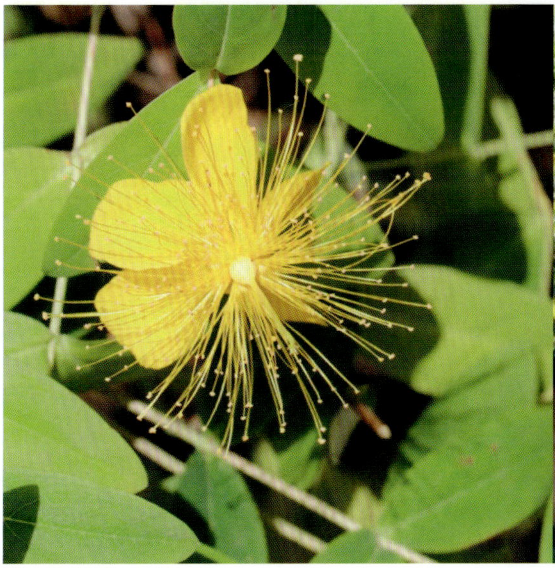
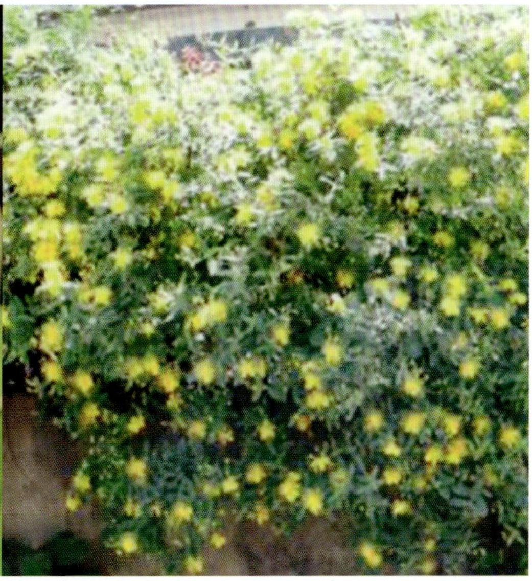

# 金鱼草

【凭证标本】430121-190719-0417LY。
【采集地点】湖南省长沙市长沙县北山镇蒿塘社区。

**别　　名**　香彩雀、龙头菜、洋彩雀、龙口花。

**基　　原**　玄参科植物金鱼草 *Antirrhinum majus* L. 的全草。

**植物形态**　多年生草本，高可达 80 厘米。茎直立，基部有时木质化，茎中上部被腺毛，基部有时分枝。下部的叶常对生，上部的叶常互生；具短柄；叶片披针形至长圆状披针形，长 2~6 厘米，无毛，先端尖，基部楔形，全缘。总状花序顶生，密被腺毛；花梗长 5~7 毫米；花萼与花梗近等长，萼 5 深裂，裂片卵形，钝或急尖；花冠颜色多种，红色、紫色至白色，长 3~5 厘米，基部在前面下延成兜状，上唇直立，宽大，2 半裂，下唇 3 浅裂，在中部向上唇隆起，封闭喉部，使花冠呈假面状；雄蕊 4，二强。蒴果卵形，长约 15 毫米，基部强烈向前延伸，被腺毛，先端孔裂。

**生境及分布**　各地庭园栽培，有时亦为野生。原产欧洲南部，长沙县各地有零星野生分布。

**性味归经**　味苦，性凉。

**功能主治**　具清热解毒，活血消肿之功效。用于跌打扭伤；疮疡肿毒。

**用法用量**　内服：煎汤，15~30 克。外用：鲜品适量，捣敷。

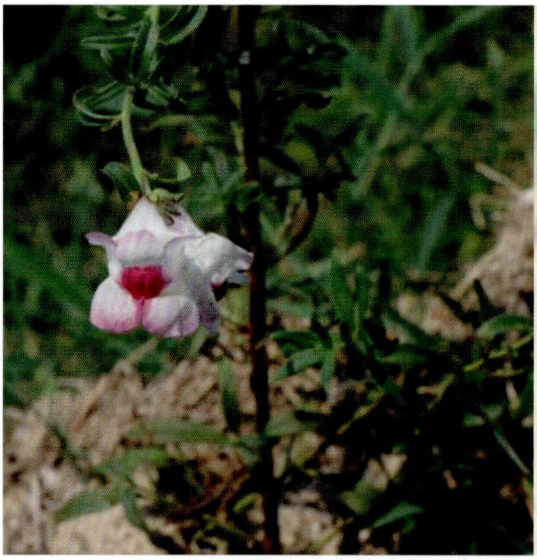
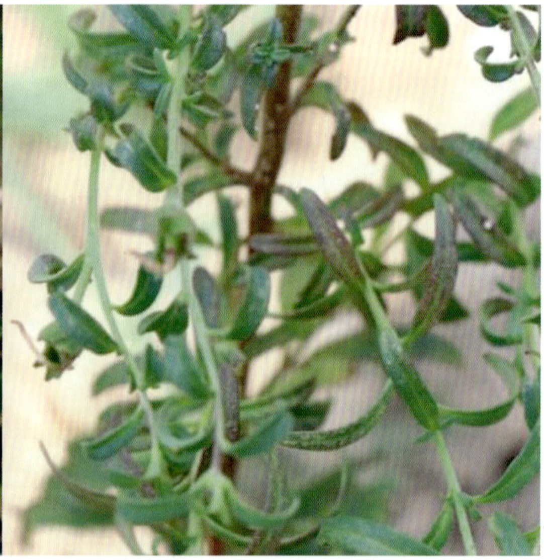

# 金线草

【凭证标本】430121-190901-0580-LY。

【采集地点】湖南省长沙市长沙县金井镇金井社区。

**别　　名**　重阳柳、蟹壳草、毛蓼、白马鞭、人字草、九盘龙、野蓼、一串红。

**基　　原**　蓼科植物金线草 *Antenoron Filiforme*（Thunb.）Rob.et Vaut. 的全草。

**植物形态**　多年生草本。根状茎粗壮。茎直立，高 50~80 厘米，具糙伏毛，有纵沟，节部膨大。叶椭圆形或长椭圆形，长 6~15 厘米，宽 4~8 厘米，顶端短渐尖或急尖，基部楔形，全缘，两面均具糙伏毛；叶柄长 1~1.5 厘米，具糙伏毛；托叶鞘筒状，膜质，褐色，长 5~10 毫米，具短缘毛。总状花序呈穗状，通常数个，顶生或腋生，花序轴延伸，花排列稀疏；花梗长 3~4 毫米；苞片漏斗状，绿色，边缘膜质，具缘毛；花被 4 深裂，红色，花被片卵形，果时稍增大；雄蕊 5；花柱 2，果时伸长，硬化，长 3.5~4 毫米，顶端呈钩状，宿存，伸出花被之外。瘦果卵形，双凸镜状，褐色，有光泽，长约 3 毫米，包于宿存花被内。花期 7~8 月，果期 9~10 月。

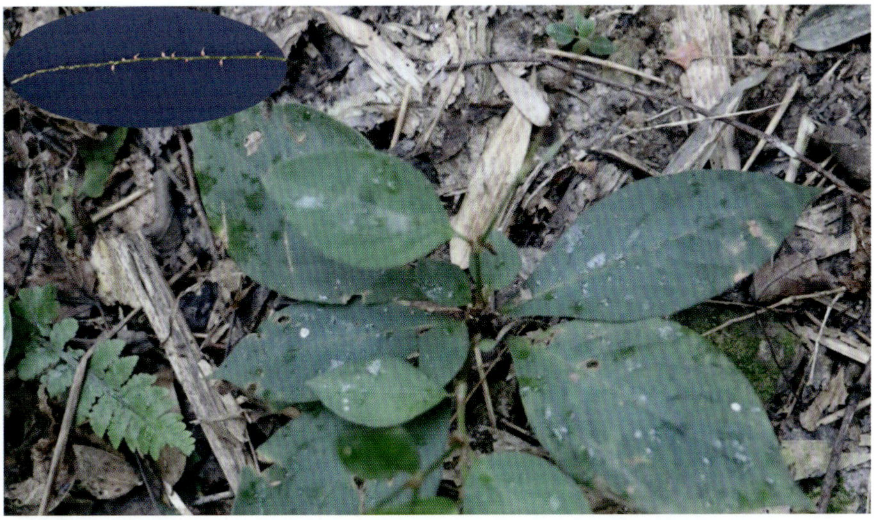

**生境及分布**　分布于陕西南部、甘肃南部、华东、华中、华南及西南地区，长沙县各地有零星野生分布。生长在山坡林缘、山谷路旁，海拔 100~2500 米。

**性味归经**　味辛、苦，性凉。

**功能主治**　具祛风除湿，理气止痛，止血，散瘀之功效。用于风湿骨痛，胃痛，咳血，吐血，便血，血崩，经期腹痛，产后血瘀腹痛，跌打损伤。

**用法用量**　内服：煎汤，9~30 克。外用：适量，煎水洗或捣敷。

# 金荞麦

【凭证标本】430121-190827-0566-LY。

【采集地点】湖南省长沙市长沙县金井镇湘丰村。

**别　　名**　赤地利、赤薜荔、金锁银开、天荞麦根、开金锁、贼骨头、透骨消、苦荞头、铁石子、野荞子、蓝荞头、荞麦三七、野荞麦根、苦荞麦根、荞当归、铁拳头。

**基　　原**　蓼科植物金荞麦 *Fagopyrum Dibotrys*（D.Don）Hara 的干燥根茎。

**植物形态**　多年生草本。根状茎木质化，黑褐色。茎直立，高 50~100 厘米，分枝，具纵棱，无毛。有时一侧沿棱被柔毛。叶三角形，长 4~12 厘米，宽 3~11 厘米，顶端渐尖，基部近戟形，边缘全缘，两面具乳头状突起或被柔毛；叶柄长可达 10 厘米；托叶鞘筒状，膜质，褐色，长 5~10 毫米，偏斜，顶端截形，无缘毛。花序伞房状，顶生或腋生；苞片卵状披针形，顶端尖，边缘膜质，长约 3 毫米，每苞内具 2~4 花；花梗中部具关节，与苞片近等长；花被 5 深裂，白色，花被片长椭圆形，长约 2.5 毫米，雄蕊 8，比花被短，花柱 3，柱头头状。瘦果宽卵形，具 3 锐棱，长 6~8 毫米，黑褐色，无光泽，超出宿存花被 2~3 倍。花期 7~9 月，果期 8~10 月。

**生境及分布**　生长在山谷湿地、山坡灌丛，海拔 250~3200 米，长沙县各地有野生分布。分布于陕西、华东、华中、华南及西南。

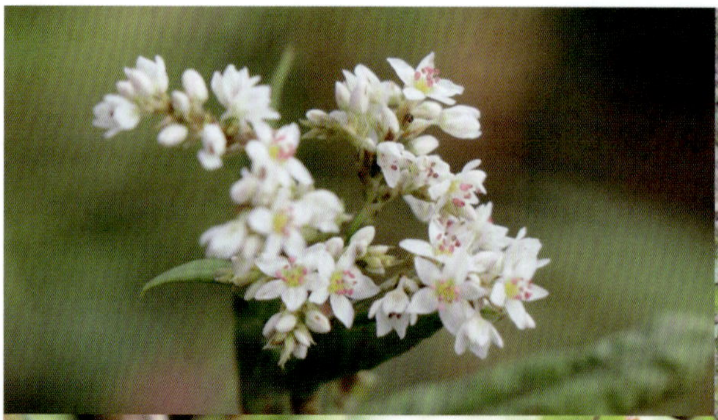

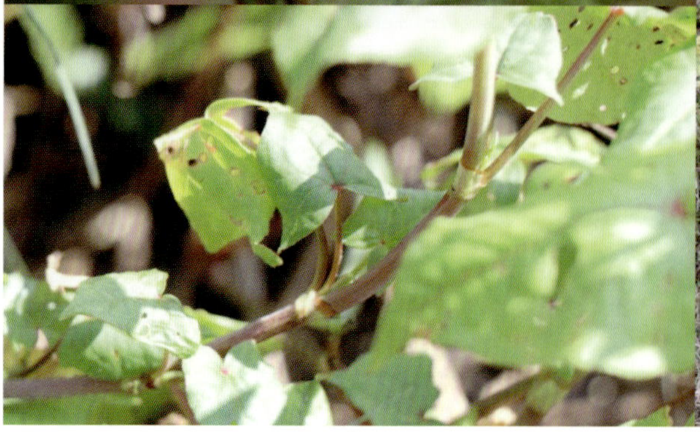

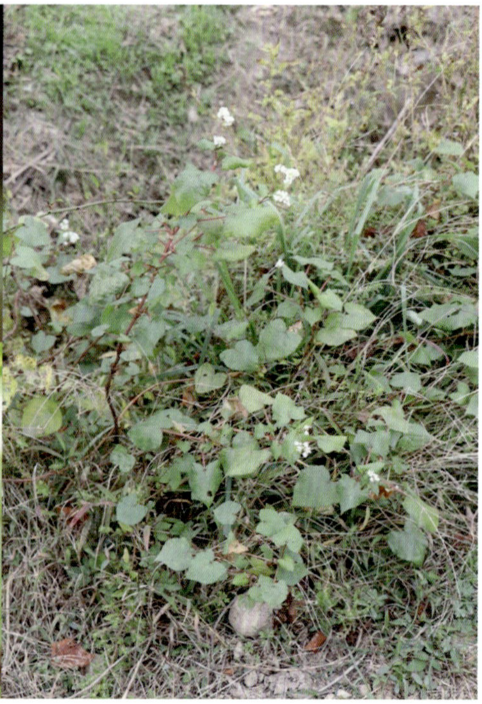

性味归经　味微辛、涩，性凉。归肺经。

功能主治　具清热解毒，排脓祛瘀之功效。用于肺痈吐脓，肺热喘咳，乳蛾肿痛。

用法用量　内服：15~45 克，用水或黄酒隔水密闭炖服。

# 金银花

【凭证标本】430121-190427-0097LY。

【采集地点】湖南省长沙市长沙县高桥镇白石源村。

别　　名　银花、双花、二花、二宝花。

基　　原　忍冬科忍冬 *Lonicera japonica* Thunb. 的干燥花蕾或带初开的花。

植物形态　半常绿藤本；幼枝红褐色，密被黄褐色、开展的硬直糙毛、腺毛和短柔毛，下部常无毛。叶纸质，卵形至矩圆状卵形，有时卵状披针形，稀圆卵形或倒卵形，极少有 1 至数个钝缺刻，长 3~5（~9.5）厘米，顶端尖或渐尖，少有钝、圆或微凹缺，基部圆形或近心形，有糙缘毛，上面深绿色，下面淡绿色，小枝上部叶通常两面均密被短糙毛，下部叶常平滑无毛而下面多少带青灰色；叶柄长 4~8 毫米，密被短柔毛。总花梗通常单生于小枝上部叶腋，与叶柄等长或稍较短，下方者则长达 2~4 厘米，密被短柔

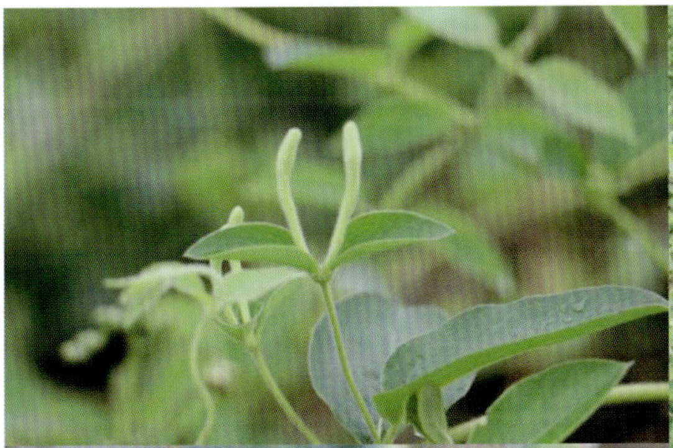
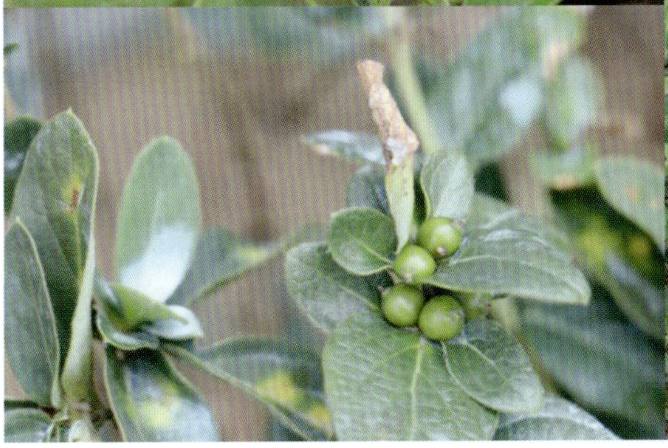
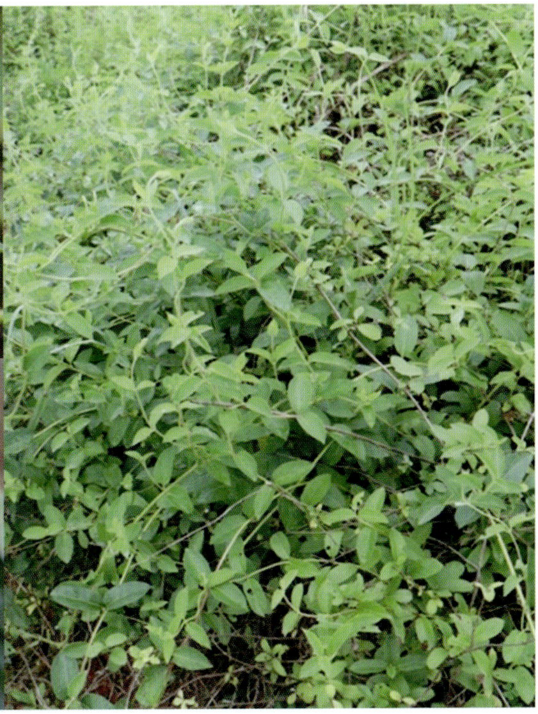

后，并夹杂腺毛；苞片大，叶状，卵形至椭圆形，长达2~3厘米，两面均有短柔毛或有时近无毛；小苞片顶端圆形或截形，长约1毫米，为萼筒的1/2~4/5，有短糙毛和腺毛；萼筒长约2毫米，无毛，萼齿卵状三角形或长三角形，顶端尖而有长毛，外面和边缘都有密毛；花冠白色，有时基部向阳面呈微红，后变黄色，长（2~）3~4.5（~6）厘米，唇形，筒稍长于唇瓣，很少近等长，外被多少倒生的开展或半开展糙毛和长腺毛，上唇裂片顶端钝形，下唇带状而反曲；雄蕊和花柱均高出花冠。果实圆形，直径6~7毫米，熟时蓝黑色，有光泽；种子卵圆形或椭圆形，褐色，长约3毫米，中部有1凸起的脊，两侧有浅的横沟纹。花期4~6月（秋季亦常开花），果熟期10~11月。

**生境及分布** 生于山坡灌丛或疏林中、乱石堆、山足路旁及村庄篱笆边，海拔最高达1500米。也常栽培。除黑龙江、内蒙古、宁夏、青海、新疆、海南和西藏无自然生长外，其余各省均有分布。长沙县各地有零星野生分布。

**性味归经** 味甘，性寒。归肺、心、胃经。

**功能主治** 具清热解毒，疏散风热之功效。用于痈肿疔疮，喉痹，丹毒，热毒血痢，风热感冒，温病发热。

**用法用量** 6~15克。

①预防乙脑、流脑：金银花、连翘。大青根、芦根、甘草各9克。水煎代茶饮，每日一剂，连服三至五日。②治一切内外痈肿：金银花60克，甘草45克。水煎顿服，能饮者用酒煎服。③治痢疾：金银花（入铜锅内，焙枯存性）15克。红痢以白蜜水调服，白痢以砂糖水调服。④治热淋：金银花、海金沙藤、天胡荽、金樱子根、白茅根各15克。水煎服，每日一剂，五至七日为一疗程。⑤治胆道感染，创口感染：金银花15克，连翘、大青根、黄芩、野菊花各9克。水煎服，每日一剂。⑥治初期急性乳腺炎：金银花15克，蒲公英12克，连翘、陈皮各9克，青皮、生甘草各6克。上为一剂量，水煎二次，并分两次服，每日一剂，严重者可一日服两剂。⑦治杨梅结毒：金银花15克，甘草6克，黑料豆30克，土茯苓60克。水煎，每日一剂，须尽饮。

**注意事项** 脾胃虚寒及气虚疮疡脓清者忌服。

# 金樱子

**【凭证标本】**430121-190421-0019LY。

**【采集地点】**湖南省长沙市长沙县安沙镇龙华岭村。

**别　　名** 糖罐子、刺头、倒挂金钩、黄茶瓶。

**基　　原** 蔷薇科植物金樱子 *Rosa laevigata* Michx. 的干燥成熟果实。

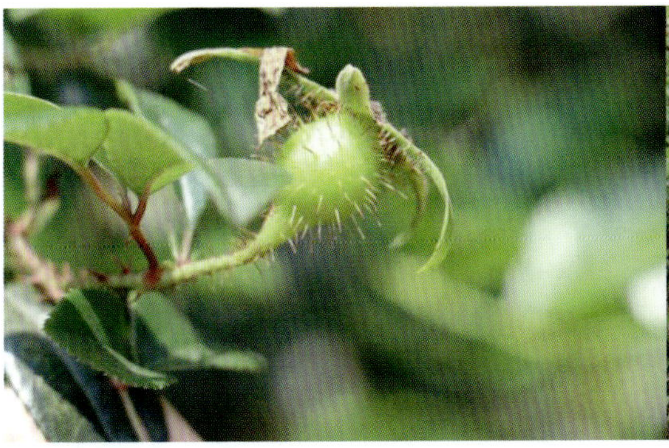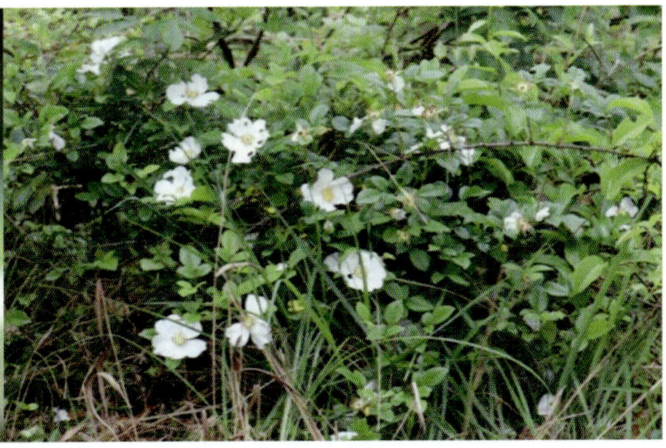

**植物形态** 常绿攀援灌木，高可达5米；小枝粗壮，散生扁弯皮刺，无毛，幼时被腺毛，老时逐渐脱落减少。小叶革质，通常3，稀5，连叶柄长5~10厘米；小叶片椭圆状卵形、倒卵形或披针状卵形，长2~6厘米，宽1.2~3.5厘米，先端急尖或圆钝，稀尾状渐尖，边缘有锐锯齿，上面亮绿色，无毛，下面黄绿色，幼时沿中肋有腺毛，老时逐渐脱落无毛；小叶柄和叶轴有皮刺和腺毛；托叶离生或基部与叶柄合生，披针形，边缘有细齿，齿尖有腺体，早落。花单生于叶腋，直径5~7厘米；花梗长1.8~2.5厘米，偶有3厘米者，花梗和萼筒密被腺毛，随果实成长变为针刺；萼片卵状披针形，先端呈叶状，边缘羽状浅裂或全缘，常有刺毛和腺毛，内面密被柔毛，比花瓣稍短；花瓣白色，宽倒卵形，先端微凹；雄蕊多数；心皮多数，花柱离生，有毛，比雄蕊短很多。果梨形、倒卵形，稀近球形，紫褐色，外面密被刺毛，果梗长约3厘米，萼片宿存。花期4~6月，果期7~11月。

**生境及分布** 喜生于向阳的山野、田边、溪畔灌木丛中，海拔200~1600米。产于陕西、安徽、江西、江苏、浙江、湖北、湖南、广东、广西、台湾、福建、四川、云南、贵州等省区。长沙县各地有零星野生分布。

**性味归经** 味酸、甘、涩，性平。归肾、膀胱、大肠经。

**功能主治** 具固精缩尿，固崩止带，涩肠止泻之功效。用于遗精滑精，遗尿尿频，崩漏带下，久泻久痢。

**用法用量** 6~12克。

**注意事项** 有实火、邪热者忌服。

# 金樱根

【凭证标本】430121-190421-0046LY。

【采集地点】湖南省长沙市长沙县安沙镇安沙社区。

**别　　名**　金樱蔃、脱骨丹。

**基　　原**　蔷薇科金樱子 *Rosa multiflora* var.*cathayensis* Rehd.et Wils. 的根或根皮。

**植物形态**　常绿攀援灌木，高达 5 米。茎无毛，有钩状皮刺和刺毛。羽状复叶，叶柄和叶轴具小皮刺和刺毛；托叶披针形，与叶柄分离，早落。小叶革质，通常 3，稀 5，椭圆状卵形或披针状卵形，长 2.5~7 厘米，宽 1.5~4.5 厘米，先端急尖或渐尖，基部近圆形，边缘具细齿状锯齿，无毛，有光泽。花单生于侧枝顶端，花梗和萼筒外面均密被刺毛；萼片 5；花瓣 5；白色直径 5~9 厘米；雄蕊多数，心皮多数，柱头聚生于花托口。果实倒卵形，长 2~4 厘米，紫褐色，外面密被刺毛。花期 4~6 月，果期 7~11 月。

**生境及分布**　生于海拔 100~1600 米的向阳的山野、田边、溪畔灌木丛中。分布于陕西、江苏、安徽、浙江、江西、福建、台湾、河南、湖北、湖南、广东、海南、广西、四川、贵州、云南等地。长沙县各地有零星野生分布。

**性味归经**　味酸、涩、甘，性平，无毒。归肾、大肠经。

**功能主治**　具收敛固涩，止血敛疮，祛内活血，止痛，杀虫之功效，用于滑精，遗尿，痢疾，泄泻，咳血，便血，崩漏，带下，脱肛，子宫下垂，风湿痹痛，跌打损伤，疮疡，烫伤，牙痛，胃痛，蛔虫症，诸骨鲠喉，乳糜尿。

**用法用量**　内服：煎汤，9~30 克。外用：适量，捣敷，或煎水洗。

①治遗精：金樱子根 30 克，五味子 15 克，和猪精肉煮服之。②治小儿遗尿：金樱子根 15 克，鸡蛋一枚。同煮，去渣，连蛋带汤服。③治泄泻：金樱根 15 克。水煎服。④治妇女崩漏：金樱根 30 克，猪瘦肉四两。加水同炖，去渣，服汤及肉。⑤治疖毒初起：金樱子根磨成浆糊状涂敷患处。⑥治跌打损伤：金樱子根 15 克，过江龙 9 克。水煎服。⑦治腰脊酸痛，风湿关节痛：金樱根 15 克和猪蹄子或猪脊髓炖服。⑧治小儿脱肛：金樱根 15~30 克。水煎，每日一剂，分三次服。⑨治汤火烫伤：金樱根洗净，去表面粗皮，取二层皮切碎，加糯米少许，同擂烂，再加适量清水，放入锅内煮沸，过滤，待冷，搽涂患处，日二三次。

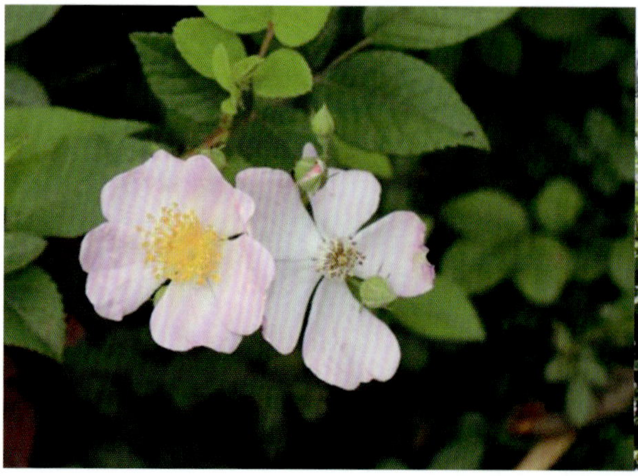

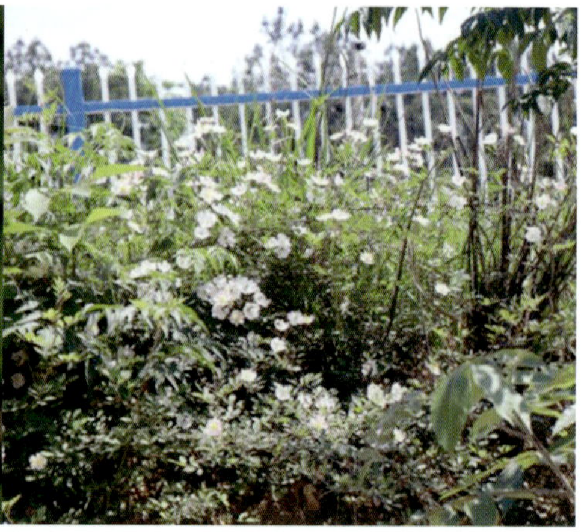

# 鱼腥草

【凭证标本】430121-190523-0149LY。
【采集地点】湖南省长沙市长沙县安沙镇安沙社区。

**别　名**　侧耳根、猪鼻孔、臭草、鱼鳞草。

**基　原**　三白草科植物蕺菜 *Houttuynia cordata* Thunb. 的干燥地上部分。

**植物形态**　腥臭草本，高 30~60 厘米；茎下部伏地，节上轮生小根，上部直立，无毛或节上被毛，有时带紫红色。叶薄纸质，有腺点，背面尤甚，卵形或阔卵形，长 4~10 厘米，宽 2.5~6 厘米，顶端短渐尖，基部心形，两面有时除叶脉被毛外余均无毛，背面常呈紫红色；叶脉 5~7 条，全部基出或最内 1 对离基约 5 毫米从中脉发出，如为 7 脉时，则最外 1 对很纤细或不明显；叶柄长 1~3.5 厘米，无毛；托叶膜质，长 1~2.5 厘米，顶端钝，下部与叶柄合生而成长 8~20 毫米的鞘，且常有缘毛，基部扩大，略抱茎。花序长约 2 厘米，宽 5~6 毫米；总花梗长 1.5~3 厘米，无毛；总苞片长圆形或倒卵形，长 10~15 毫米，宽 5~7 毫米，顶端钝圆；雄蕊长于子房，花丝长为花药的 3 倍。蒴果长 2~3 毫米，顶端有宿存的花柱。花期 4~7 月。

**生境及分布**　生于沟边、溪边或林下湿地上。分布于我国中部、东南至西南部各省区，东起台湾，西南至云南、西藏，北达陕西、甘肃。长沙县各地有零星野生分布。

**性味归经**　味辛，性微寒。归肺经。

**功能主治**　具清热解毒，消痈排脓，利尿通淋之功效。用于肺痈吐脓，痰热喘咳，热痢，热淋，痈肿疮毒。

**用法用量**　15~25 克，不宜久煎；鲜品用量加倍，水煎或捣汁服。外用适量，捣敷或煎汤熏洗患处。

① 治肺痈吐脓吐血：鱼腥草、天花粉、侧柏叶各等分。煎汤服之。② 治恶蛇虫伤：鱼腥草、皱面草、槐树叶、决明子。一处杵烂敷之。③ 治病

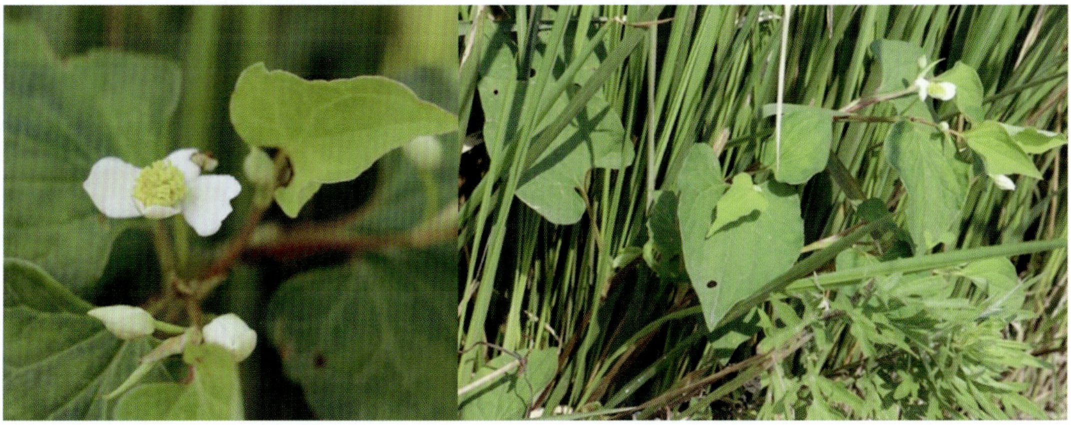

毒性肺炎，支气管炎，感冒：鱼腥草、厚朴、连翘各9克。研末，桑枝15克，煎水冲服药末。④治肺病咳嗽盗汗：鱼腥草30克，猪肚子一个。将鱼腥草叶置肚子内炖汤服。每日一剂，连用三剂。⑤治痢疾：鱼腥草18克，山茶炭6克。水煎加蜜糖服。⑥治热淋、白浊、白带：鱼腥草15~25克。水煎服。⑦治痔疮：鱼腥草，煎汤点水酒服，连进三服。其渣熏洗，有脓者溃，无脓者自消。⑧治慢性鼻窦炎：鲜蕺菜捣烂，绞取自然汁，每日滴鼻数次。另用蕺菜7克，水煎服。⑨治痈疽肿毒：鱼腥草晒干，研成细末，蜂蜜调敷。未成脓者能内消，已成脓者能排脓（阴疽忌用）。⑩治疔疮作痛：鱼腥草捣烂敷之，痛一二时，不可去草，痛后一二日愈。⑪治妇女外阴瘙痒，肛痈：鱼腥草适量，煎汤熏洗。

**注意事项** 虚寒症及阴性外疡忌服。

## 京大戟

**【凭证标本】** 430121-190718-0370LY。

**【采集地点】** 湖南省长沙市长沙县高桥镇白石源村。

**别　　名** 大戟、龙虎草、天平一枝香、膨胀草、将军草、震天雷。

**基　　原** 大戟科植物大戟 *Euphorbia pekinensis* Rupr. 的根。

**植物形态** 多年生草本，高30~90厘米。全株含白色乳汁。根粗壮，圆锥形，有侧根。茎自上部分枝，表面被白色短柔毛。单叶互生；几无柄；叶片狭长圆状披针形，长3~8厘米，宽6~12毫米，先端钝或尖，基部渐狭，全缘，具明显中脉，上面无毛，下面在中脉上有毛。杯状聚伞花序顶生或腋生，顶生者通常5枝，排列成复伞形；基都有叶状苞片5；每枝再作2至数回分枝，分枝处着生近圆形的苞叶4或2，对生；腋生者伞梗单生；苞叶卵状长圆形，先端尖；杯状聚伞花序的总苞钟形或陀螺形，4~5裂，腺体4~5，长圆形，肉质肥厚，内面基部有毛，两腺体之间有膜质长圆形附属物；雌雄花均无花被；雄花多数，花丝基部较花梗稍粗壮，两者之间有关节，花药球形，横裂；雌花1；花柱先端2裂。蒴果三棱状球形，密被刺疣。种子卵形，光滑。花期6~9月，果期7~10月。

**生境及分布** 生于山坡、路旁、荒地、草丛、林缘及疏林下，长沙县各地有零星野生分布。分布于全国除新疆、广东、海南、广西、云南、西藏外各地。

**性味归经** 味苦，性寒；有毒。归肺、脾、肾经。

**功能主治** 具泻水逐饮，消肿散结之功效。用于水肿胀满，胸腹积水，痰饮积聚，气逆咳喘，二便不利，痈肿疮毒，瘰疬痰核。

**用法用量** 1.5~3克。入丸散服，每次1克；内服醋制用。外用适量，生用。

**注意事项** 孕妇禁用；不宜与甘草同用。

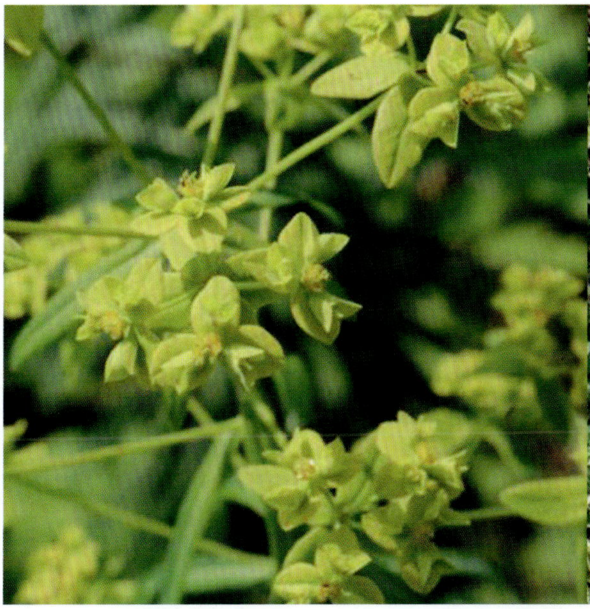
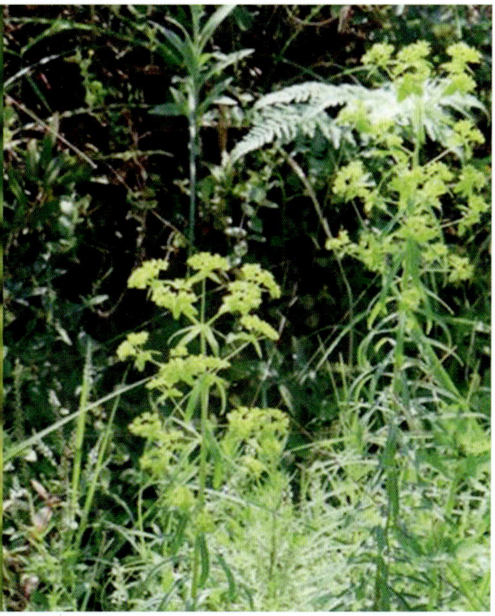

# 夜香牛

【凭证标本】430121-190927-0648-LY。
【采集地点】湖南省长沙市长沙县江背镇江背社区。

**别　　名**　伤寒草、消山虎。

**基　　原**　菊科植物夜香牛 *Vernonia Cinerea*（L.）Less. 的全草。

**植物形态**　一年生或多年生草本，高 20~100 厘米。根垂直，多少木质，分枝，具纤维状根。茎直立，通常上部分枝，或稀自基部分枝而呈铺散状，具条纹，被灰色贴生短柔毛，具腺。下部和中部叶具柄，菱状卵形，菱状长圆形或卵形，长 3~6.5 厘米，宽 1.5~3 厘米，顶端尖或稍钝，基部楔状狭成具翅的柄，边缘有具小尖的疏锯齿，或波状，侧脉 3~4 对，上面绿色，被疏短毛，下面特别沿脉被灰白色或淡黄色短柔毛，两面均有腺点；叶柄长 10~20 毫米；上部叶渐尖，狭长圆状披针形或线形，具短柄或近无柄；头状花序多数，或稀少数，径 6~8 毫米，具 19~23 个花，在茎枝端排列成伞房状圆锥花序；花序梗细长 5~15 毫米，具线形小苞片或无苞片，被密短柔毛；总苞钟状，长 4~5 毫米，宽 6~8 毫米；总苞片 4 层，绿色或有时变紫色，背面被短柔毛和腺，外层线形，长 1.5~2 毫米，顶端渐尖，中层线形，内层线状披针形，顶端刺状尖，具 1 条脉或有时上部具多少明显 3 脉；花托平，具边缘具细齿的窝孔；花淡红紫色，花冠管状，长 5~6 毫米

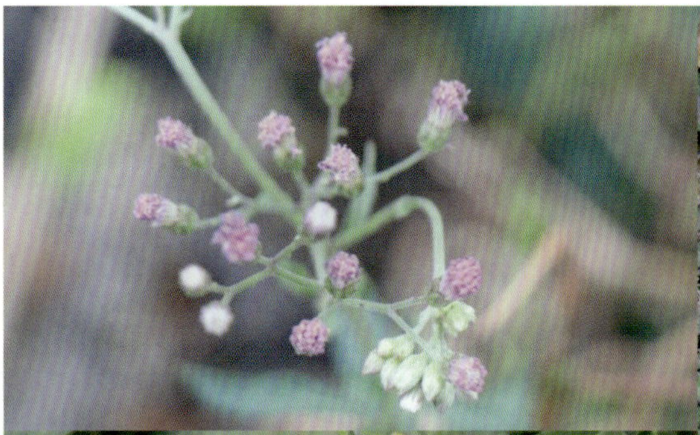

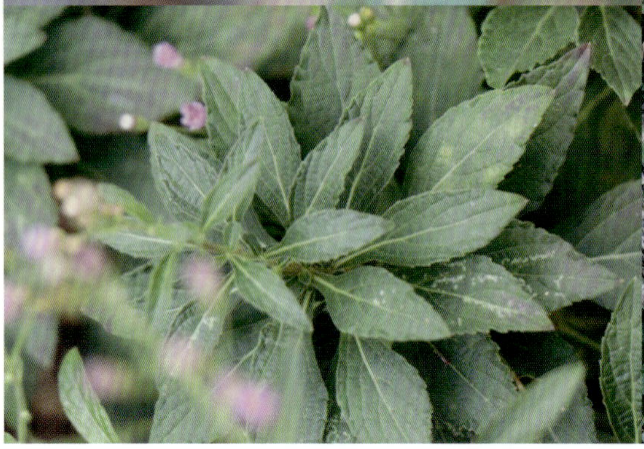

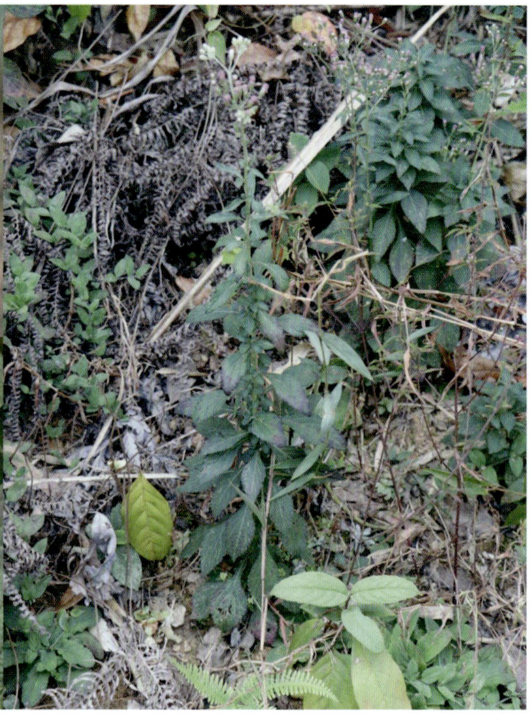

被疏短微毛，具腺，上部稍扩大，裂片线状披针形，顶端外面被短微毛及腺；瘦果圆柱形，长约 2 毫米，顶端截形，基部缩小，被密短毛和腺点；冠毛白色，2 层，外层多数而短，内层近等长，糙毛状，长 4~5 毫米。花期全年。

**生境及分布** 生长在山坡旷野、荒地、田边、路旁，长沙县有野生分布。分布于浙江、江西、福建、台湾、湖北、湖南、广东、广西、云南和四川等省区。

**性味归经** 味苦、微甘，性凉。

**功能主治** 具疏风散热，凉血解毒，安神之功效。用于感冒发热，咳嗽，痢疾，黄疸型肝炎，神经衰弱；外用治痈疖肿毒，蛇咬伤。

**用法用量** 内服：煎汤，15~30 克，鲜品 30~60 克。外用：适量，研末调敷，或鲜品捣敷。

## 油 草

【凭证标本】430121-191115-0722LY。

【采集地点】湖南省长沙市长沙县福临镇古华山村。

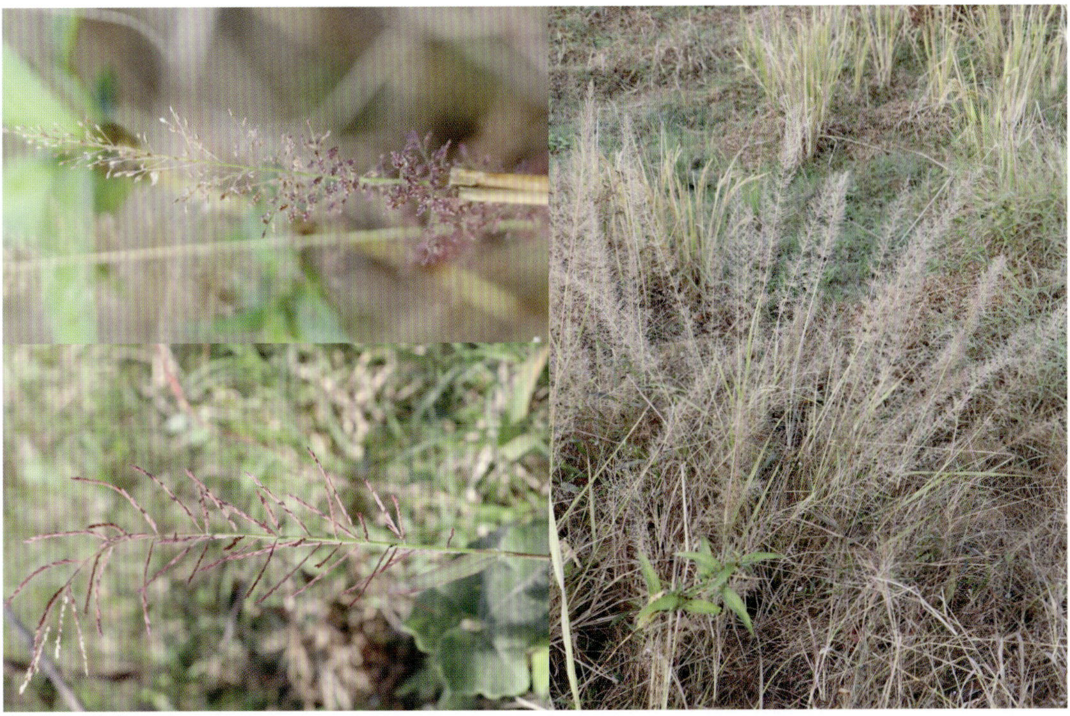

■ 别　　名　油麻、千金子。

■ 基　　原　禾本科植物千金子 *Leptochloa Chinensis*（L.）Nees 的全草。

■ 植物形态　一年生。秆直立，基部膝曲或倾斜，高 30~90 厘米，平滑无毛。叶鞘无毛，大多短于节间；叶舌膜质，长 1~2 毫米，常撕裂具小纤毛；叶片扁平或多少卷折，先端渐尖，两面微粗糙或下面平滑，长 5~25 厘米，宽 2~6 毫米。圆锥花序长 10~30 厘米，分枝及主轴均微粗糙；小穗多带紫色，长 2~4 毫米，含 3~7 小花；颖具 1 脉，脊上粗糙，第一颖较短而狭窄，长 1~1.5 毫米，第二颖长 1.2~1.8 毫米；外稃顶端钝，无毛或下部被微毛，第一外稃长约 1.5 毫米；花药长约 0.5 毫米。颖果长圆球形，长约 1 毫米。花果期 8~11 月。

■ 生境及分布　生长在海拔 200~1020 米潮湿之地，长沙县有野生分布。分布于陕西、山东、江苏、安徽、浙江、台湾、福建、江西、湖北、湖南、四川、云南、广西、广东等省区。

■ 性味归经　味淡、辛，性平。

■ 功能主治　具行水破血，化痰散结之功效。用于癥瘕积聚，久热不退。

■ 用法用量　内服：水煎服，9~15 克。

# 油　茶

【凭证标本】430121-190529-0174LY。

【采集地点】湖南省长沙市长沙县安沙镇安沙社区。

**别　　名**　油茶树、茶子树。

**基　　原**　山茶科山茶属植物油茶 *Camellia oleifera* Abel. 的根和茶子饼。

**植物形态**　灌木或中乔木；嫩枝有粗毛。叶革质，椭圆形，长圆形或倒卵形，先端尖而有钝头，有时渐尖或钝，基部楔形，长 5~7 厘米，宽 2~4 厘米，有时较长，上面深绿色，发亮，中脉有粗毛或柔毛，下面浅绿色，无毛或中脉有长毛，侧脉在上面能见，在下面不很明显，边缘有细锯齿，有时具钝齿，叶柄长 4~8 毫米，有粗毛。花顶生，近于无柄，苞片与萼片约 10 片，由外向内逐渐增大，阔卵形，长 3~12 毫米，背面有贴紧柔毛或绢毛，花后脱落，花瓣白色，5~7 片，倒卵形，长 2.5~3 厘米，宽 1~2 厘米，有时较短或更长，先端凹入或 2 裂，基部狭窄，近于离生，背面有丝毛，至少在最外侧的有丝毛；雄蕊长 1~1.5 厘米，外侧雄蕊仅基部略连生，偶有花丝管长达 7 毫米的，无毛，花药黄色，背部着生；子房有黄长毛，3~5 室，

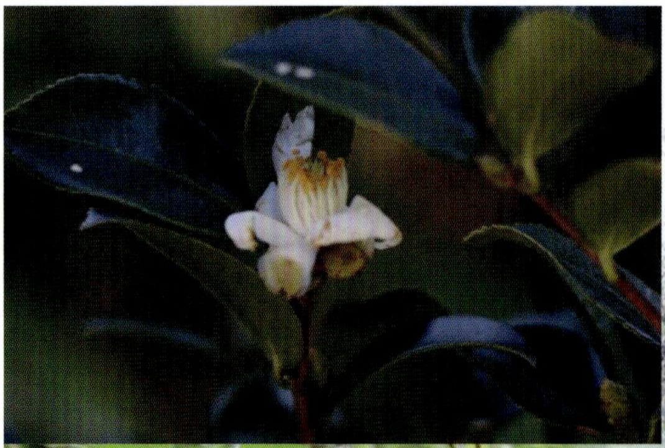

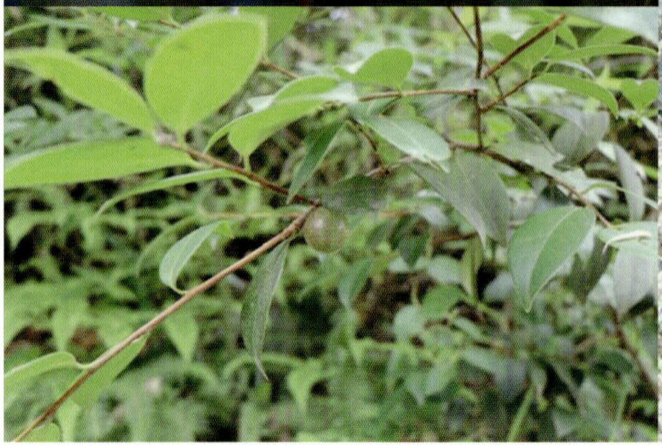

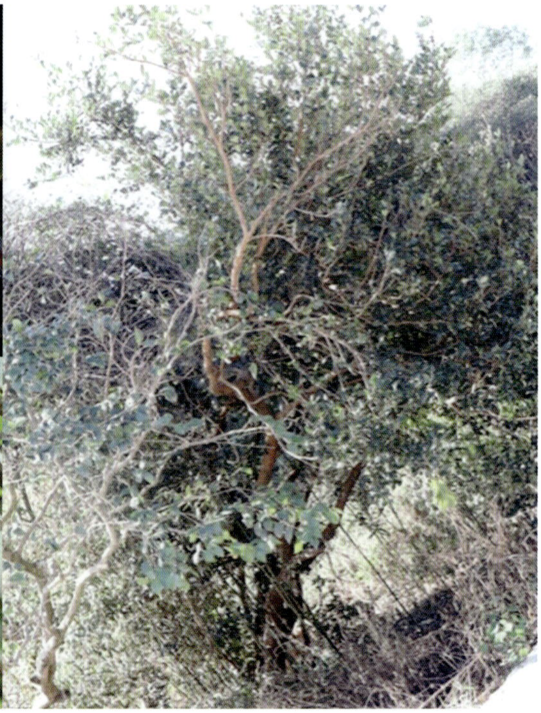

花柱长约 1 厘米，无毛，先端不同程度 3 裂。蒴果球形或卵圆形，直径 2~4 厘米，3 室或 1 室，3 爿或 2 爿裂开，每室有种子 1 粒或 2 粒，果爿厚 3~5 毫米，木质，中轴粗厚；苞片及萼片脱落后留下的果柄长 3~5 毫米，粗大，有环状短节。花期冬春间。

**生境及分布** 从长江流域到华南各地广泛栽培，是主要木本油料作物。长期栽培，变化较多，花大小不一，蒴果 3 室或 5 室，花丝亦出现连生的现象。海南省 800 米以上的原生森林有野生种，呈中等乔木状。长沙县各地有零星野生分布。

**性味归经** 味苦，性平。

**功能主治** 具清热解毒，活血散瘀，止痛之功效。

**用法用量** 内服：煎汤，15~30 克。外用：适量，煎汤洗，或鲜品捣敷。

# 油　桐

【凭证标本】430121-190611-0229LY。

【采集地点】湖南省长沙市长沙县北山镇明月山村。

**别　　名** 罂子桐、桐子树、桐油树。

**基　　原** 大戟科油桐属植物油桐 *Vernicia fordii*（Hemsl.）Airy Shaw 的根、叶、花、果壳及种子油。

**植物形态** 落叶乔木；叶卵圆形，先端短尖，基部平截或浅心形，全缘，叶柄与叶近等长；花雌雄同株，先叶或与叶同放；萼 2（3）裂，被褐色微毛，花瓣白

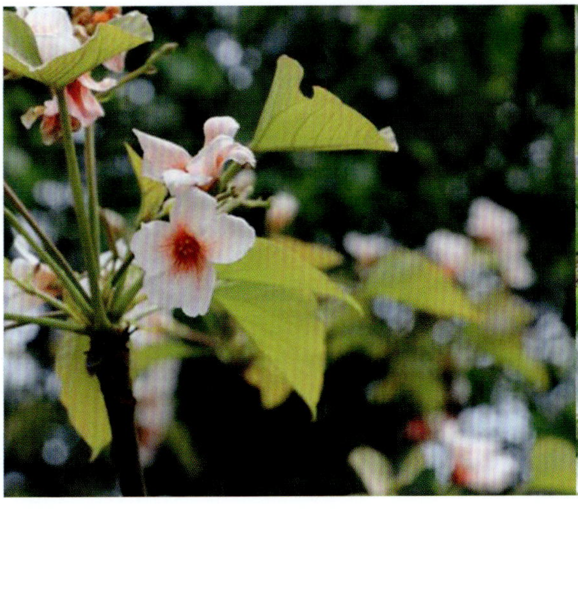

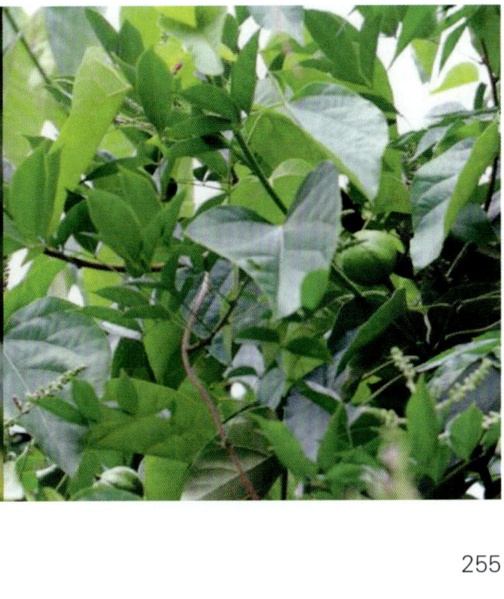

色，有淡红色脉纹，倒卵形，长 2~3 厘米；雄花雄蕊 8~12，外轮离生，内轮花丝中部以下合生；雌花子房 3~8 室；核果近球形，果皮平滑。

**生境及分布** 喜生于较低的山坡、山麓和沟旁，长沙县各地有零星野生分布。分布于四川、湖北、湖南、江苏、安徽、河南、陕西、甘肃、江西、浙江、广东、广西、福建、台湾、贵州，云南等地。

**性味归经** 味甘、微辛、性寒。归肺、脾、胃、肝经。

**功能主治** ① 根：具消积驱虫，祛风利湿之功效。用于蛔虫病，食积腹胀，风湿筋骨痛，湿气水肿。② 叶：具解毒，杀虫之功效。外用治疮疡，癣疥。③ 花：具清热解毒，生肌之功效。外用治烧烫伤。

**用法用量** 内服：根 6~12 克，或炖肉服。外用：叶、花各适量，鲜叶捣烂敷患处，花浸植物油内，备用。

**注意事项** 孕妇禁服。

# 泥胡菜

【凭证标本】430121-190522-0135LY。

【采集地点】湖南省长沙市长沙县安沙镇安沙社区。

**别　　名** 苦马菜、牛插鼻、石灰菜、糯米菜、猫骨头、剪刀草、绒球、苦郎头、苦蓝关菜、石灰青、田青、野苦麻、苦荬菜、猪兜菜、艾草。

**基　　原** 菊科泥胡菜属植物泥胡菜 *Hemisteptia lyrata*（Bunge）Fischer & C.A.Meyer 的全草或根。

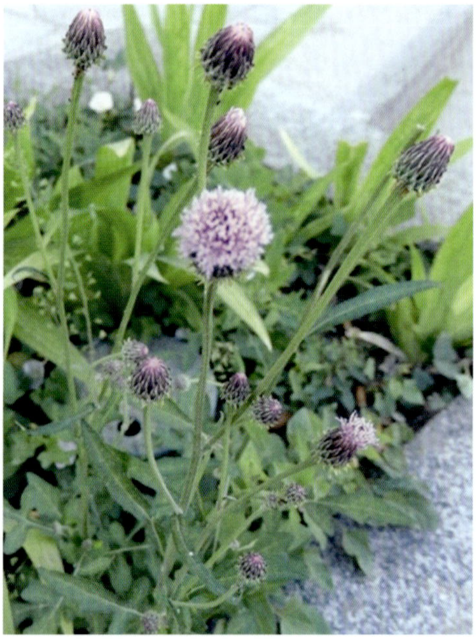

**植物形态** 一年生草本；茎单生，疏被蛛丝毛；基生叶长椭圆形或倒披针形，中下部茎生叶与基生叶同形，长 4~15 厘米，叶均大头羽状深裂或几全裂，侧裂片（2~）4~6 对，稀 1 对，倒卵形、长椭圆形、匙形、倒披针形或披针形，顶裂片长菱形、三角形或卵形，全部裂片有三角形锯齿或重锯齿，侧裂片常有稀锯齿，最下部侧裂片常无齿，有时茎生叶不裂；叶上面绿色，无毛，下面灰白色，被绒毛；基生叶及下部茎生叶叶柄长达 8 厘米，基部抱茎；上

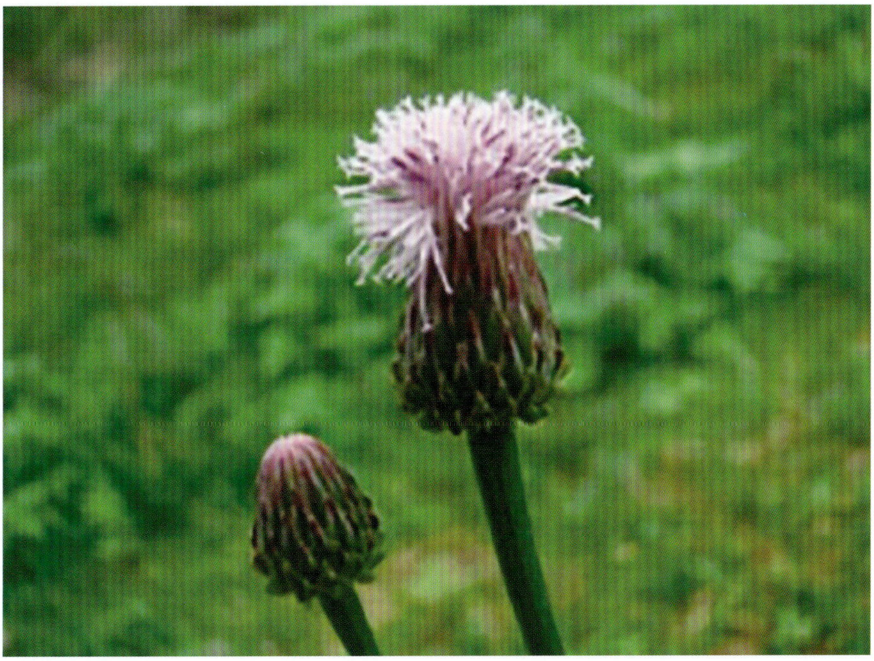

部茎生叶叶柄渐短，最上部叶无柄；头状花序在茎枝顶端排成伞房花序，稀头状花序单生茎顶；总苞宽钟状或半球形，径 1.5~3 厘米，总苞片多层，覆瓦状排列，向内层渐长，最外层三角形，外层及中层椭圆形，背面近先端有紫红色鸡冠状附片，内层苞片长渐尖，上方带红色，中外层背面先端有直立的鸡冠状紫红色附片；花托平，密被托毛；小花两性，管状，花冠红或紫色，檐部长 3 毫米，细管部长 1.1 厘米；花药基部附属物尾状，稀撕裂，花丝分离，无毛；花柱分枝长 0.4 毫米，顶端平截；瘦果楔形或扁斜楔形，长 2.2 毫米，13~16 细肋；冠毛 2 层，外层刚毛羽毛状，基部连合成环，长 1.3 厘米，整体脱落，内层刚毛鳞片状，3~9，极短，着生一侧，宿存；

**生境及分布** 生于山坡、山谷、平原、丘陵；林缘、林下、草地、荒地、田间、河边、路旁等处普遍有之，海拔 50~3280 米。除新疆、西藏外，遍布全国。长沙县各地有零星野生分布。

**性味归经** 味辛、苦，性寒。

**功能主治** 具清热解毒，散结消肿之功效。用于痔漏，痈肿疔疮，乳痈，淋巴结炎，外伤出血，骨折。

**用法用量** 内服：煎汤，9~15 克。外用：适量，捣敷；或煎水洗。

① 治各种疮疡：泥胡菜、蒲公英各 15。水煎服。② 治疔疮：糯米菜根、苎麻根、折耳根各适量，捣绒敷患处。③ 治乳痈：糯米菜叶、蒲公英各适量。捣绒外敷。④ 治刀伤出血：糯米菜叶适量。捣绒敷伤处。⑤ 治骨折：糯米菜叶适量。捣绒包骨折处。

# 细齿叶柃

【凭证标本】430121-191123-0790LY。

【采集地点】湖南省长沙市长沙县安沙镇鼎功桥村。

**别　　名**　无。

**基　　原**　山茶科植物细齿叶柃 *Eurya Nitida* Korthals 的全株。

**植物形态**　灌木或小乔木，高 2~5 米，全株无毛；树皮灰褐色或深褐色，平滑；嫩枝稍纤细，具 2 棱，黄绿色，小枝灰褐色或褐色，有时具 2 棱；顶芽线状披针形，长达 1 厘米，无毛。叶薄革质，椭圆形、长圆状椭圆形或倒卵状长圆形，长 4~6 厘米，宽 1.5~2.5 厘米，顶端渐尖或短渐尖，尖头钝，基部楔形，有时近圆形，边缘密生锯齿或细钝齿，上面深绿色，有光泽，下面淡绿色，两面无毛，中脉在上面稍凹下，下面凸起，侧脉 9~12 对，在上面不明显，下面稍明显；叶柄长约 3 毫米。花 1~4 朵簇生于叶腋，花梗较纤细，长约 3 毫米。雄花：小苞片 2，萼片状，近圆形，长约 1 毫米，无毛；萼片 5，几膜质，近圆形，长 1.5~2 毫米，顶端圆，无毛；花瓣 5，白色，倒卵形，长 3.5~4 毫米，基部稍合生；雄蕊 14~17 枚，花药不具分格，退化子房无毛。雌花的小苞片和萼片与雄花同；花瓣 5，长圆形，长 2~2.5 毫米，基部稍合生；子房卵圆形，无毛，花柱细长，长约 3 毫米，顶端 3 浅裂。果实圆球形，直径 3~4 毫米，成熟时蓝黑色；种子肾形或圆肾形，亮褐色，表面具细蜂窝状网纹。花期 11 月至次年 1 月，果期次年 7~9 月。

**生境及分布**　生长在海拔 1300 米以下的山地林中、沟谷溪边林缘以及山坡路旁灌丛中，长沙县有零星分布。分布于陕西、江西、福建、湖北、湖南、广东、广西、四川、贵州、云南等地。

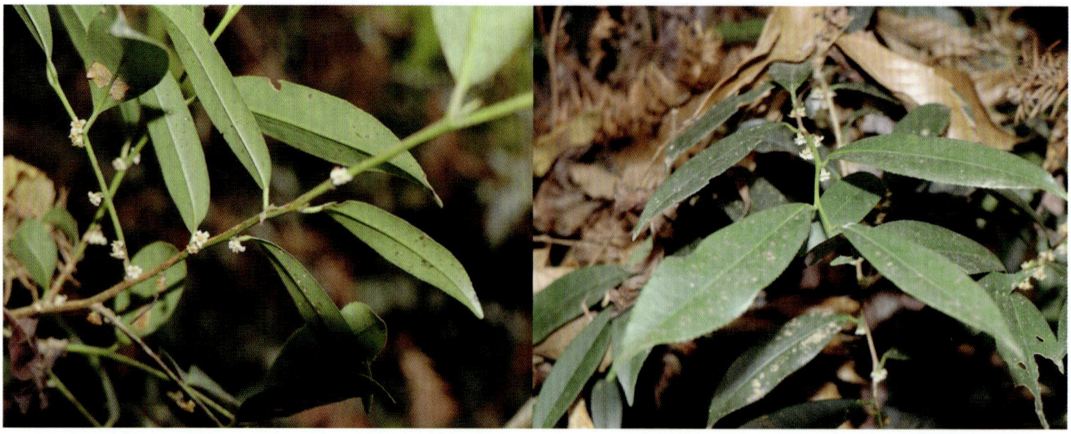

性味归经　味苦、涩，性平。
功能主治　具祛风除湿，解毒敛疮，止血之功效。用于风湿痹痛，泄泻，无名肿毒，疮疡溃烂，外伤出血。
用法用量　内服：煎汤，6~15克。外用：适量，煎汤熏洗；研末调敷或鲜品捣敷。

# 贯　众

【凭证标本】430121-190726-0431LY。
【采集地点】湖南省长沙市长沙县福临镇影珠山村。

别　　名　狗脊、虾公草、毛狗头、大叶贯众、黄狗蕨、茄板菜。
基　　原　乌毛蕨科植物狗脊蕨 *Woodwardia japonica*（L.f.）Sm. 的根茎。
植物形态　多年生草本，高65~90厘米。根茎粗短，倾斜，密生棕色披针形鳞片。叶簇生，叶柄褐色，长30~50厘米，被多数鳞片；叶片厚纸质，矩圆形，长25~80厘米，宽20~40厘米，二回羽裂，仅羽轴下部有小鳞片，下部羽片长约15厘米，宽2~3厘米，羽裂至1/2或略深；裂片三角形或三角状矩圆

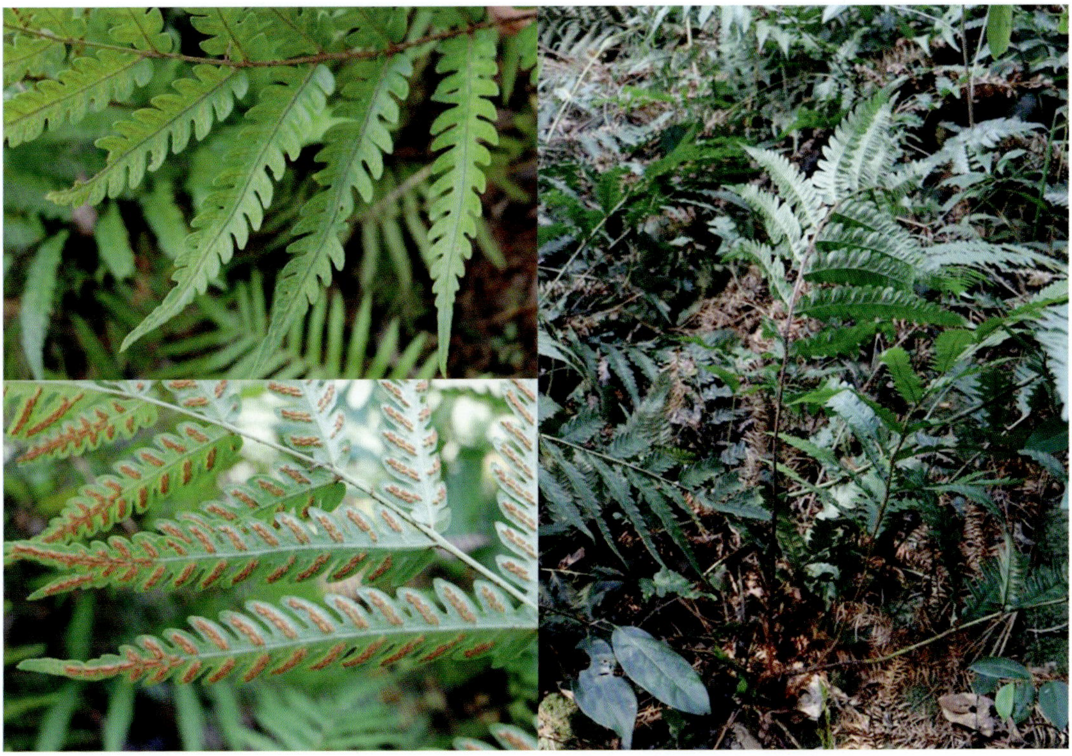

形，先端尖，具微锯齿，叶脉网状，有网眼1~2行，网眼外小脉分离，无内藏小脉。孢子囊群长形，生于主脉两侧对称的网脉上；囊群盖长肾形，以外侧边着生网脉，开向主脉。

**生境及分布** 生于疏林下及溪沟旁阴湿处。产于长江以南及西南，长沙县各地有零星野生分布。

**性味归经** 味苦，性凉。归肝、胃、肾、大肠经。

**功能主治** 具清热解毒，杀虫，止血，祛风湿之功效。用于风热感冒，时行瘟疫，恶疮痈肿，虫积腹痛，小儿疳积，痢疾，便血，崩漏，外伤出血，风湿痹痛。

**用法用量** 内服：煎汤，9~15克，大剂量可用至30克；或浸酒；或入丸、散。外用：适量，捣敷；或研末调涂。

**注意事项** 素体虚寒者及孕妇禁服。

## 荜澄茄

**【凭证标本】** 430121-190127-0004LY。

**【采集地点】** 湖南省长沙市长沙县高桥镇白石源村。

**别　　名** 澄茄、毗陵茄子、毕茄。

**基　　原** 樟科植物山鸡椒 *Litsea cubeba* (Lour.) Pers. 的干燥成熟果实。

**植物形态** 落叶灌木或小乔木，高达8~10米；幼树树皮黄绿色，光滑，老树树皮灰褐色。小枝细长，绿色，无毛，枝、叶具芳香味。顶芽圆锥形，外面具柔毛。叶互生，披针形或长圆形，长4~11厘米，宽1.1~2.4厘米，先端渐尖，基部楔形，纸质，上面深绿色，下面粉绿色，两面均无毛，羽状脉，侧脉每边6~10条，纤细，中脉、侧脉在两面均突起；叶柄长6~20毫米，纤细，无毛。伞形花序单生或簇生，总梗细长，长6~10毫米；苞片边缘有睫毛；每一花序有花4~6朵，先叶开放或与叶同时开放，花被裂片6，宽卵形；能育雄蕊9，花丝中下部有毛，第3轮基部的腺体具短柄；退化雌蕊无毛；雌花中退化雄蕊中下部具柔毛；子房卵形，花柱短，柱头头状。果近球形，直径约5毫米，无毛，幼时绿色，成熟时黑色，果梗长2~4毫米，先端稍增粗。花期2~3月，果期7~8月。

**生境及分布** 生于向阳的山地、灌丛、疏林或林中路旁、水边，海拔500~3200米，产于广东、广西、福建、台湾、浙江、江苏、安徽、湖南、湖北、江西、贵州、四川、云南、西藏。东南亚各国也有分布。长沙县各地有零星野生分布。

**性味归经** 味辛，性温。归脾、胃、肾、膀胱经。

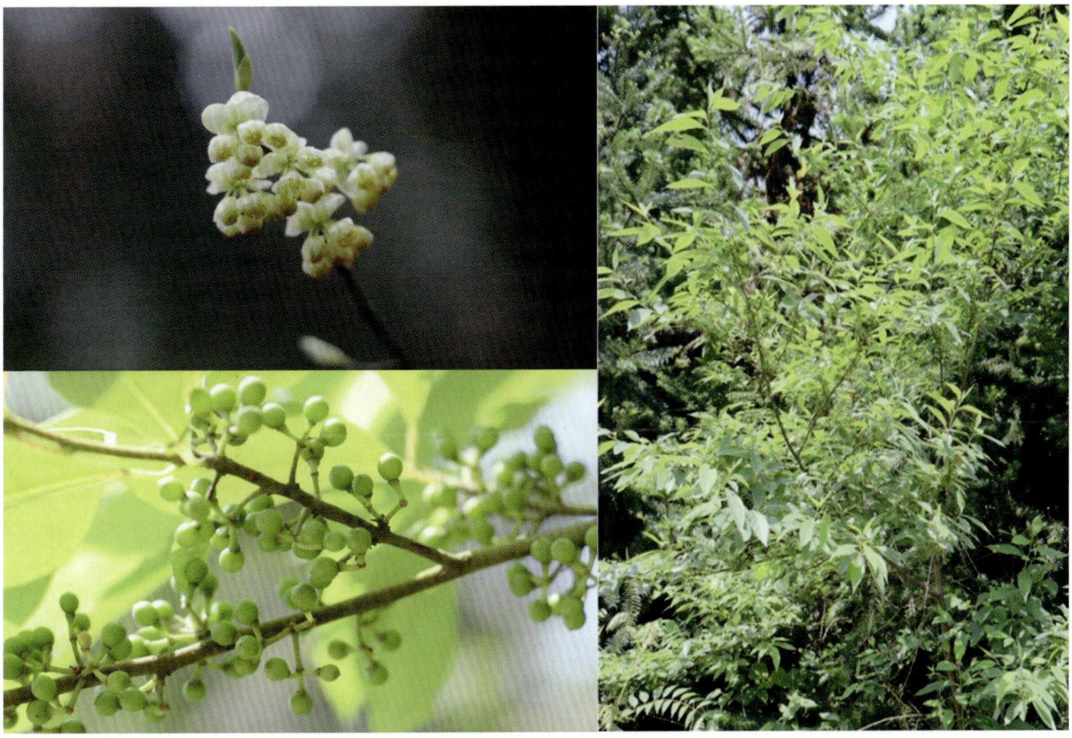

**功能主治**　具温中散寒，行气止痛之功效。用于胃寒呕逆，脘腹冷痛，寒疝腹痛，寒湿郁滞，小便浑浊。

**用法用量**　1~3 克。

① 治单纯性消化不良：山鸡椒 3 克，茶叶 1 克，鸡矢藤 3 克。水煎服，每日 1 剂，分 3~4 次服。② 胃痛（虚寒型）：山苍子、香附各 3 克，樟木子 3 克。水煎服。③ 治急性乳腺炎：鲜山苍子叶适量与淘米水共捣，外敷患处。

**附　　注**　豆豉姜：樟科植物山鸡椒的根及根茎。味辛、苦，性温。归肝、脾、肾经。具祛风除湿、理气止痛之功效。用于感冒、心胃冷痛、腹痛吐泻、脚气、孕妇水肿、风湿痹痛、跌打损伤、脑血栓形成。内服：煎汤，15~30 克，鲜品 15~60 克；或炖服；或泡酒服。外用：适量，煎水洗。

# 茼　蒿

【凭证标本】430121-200408-0898LY。

【采集地点】湖南省长沙市长沙县开慧镇锡福村。

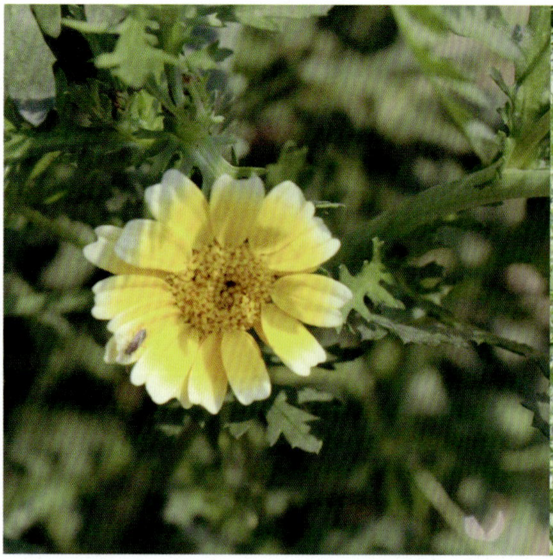
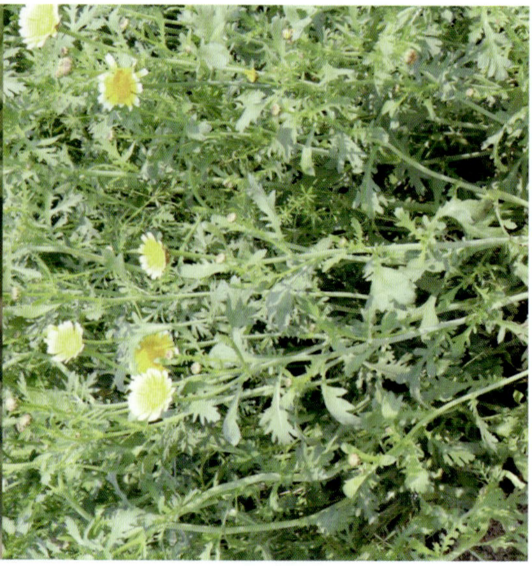

**别　　名**　同蒿、蓬蒿、同蒿菜、蓬蒿菜、蒿菜、菊花菜。

**基　　原**　菊科植物茼蒿 *Glebionis coronaria*（Linnaeus）Cassini ex Spach 的茎叶。

**植物形态**　光滑无毛或几光滑无毛。茎高达 70 厘米，不分枝或自中上部分枝。基生叶花期枯萎。中下部茎叶长椭圆形或长椭圆状倒卵形，长 8~10 厘米，无柄，二回羽状分裂。一回为深裂或几全裂，侧裂片 4~10 对。二回为浅裂、半裂或深裂，裂片卵形或线形。上部叶小。头状花序单生茎顶或少数生茎枝顶端，但并不形成明显的伞房花序，花梗长 15~20 厘米。总苞径 1.5~3 厘米。总苞片 4 层，内层长 1 厘米，顶端膜质扩大成附片状。舌片长 1.5~2.5 厘米。舌状花瘦果有 3 条突起的狭翅肋，肋间有 1~2 条明显的间肋。管状花瘦果有 1~2 条椭圆形突起的肋及不明显的间肋。花果期 6~8 月。

**生境及分布**　长沙县各地有分布。我国各地花园观赏栽培。河北、山东等地有野生。

**性味归经**　味辛、甘，性凉。归心、脾、胃经。

**功能主治**　具和脾胃，消痰饮，安心神之功效。用于脾胃不和，二便不通，咳嗽痰多，烦热不安。

**用法用量**　内服：煎汤，鲜品 60~90 克。

# 茶

【凭证标本】430121-190127-0003LY。

【采集地点】湖南省长沙市长沙县高桥镇白石源村。

别　　名　茶叶。

基　　原　山茶科山茶属植物茶 *Camellia sinensis*（L.）O.Ktze. 的叶、果实、根。

植物形态　灌木或小乔木，嫩枝无毛。叶革质，长圆形或椭圆形，长4~12厘米，宽2~5厘米，先端钝或尖锐，基部楔形，上面发亮，下面无毛或初时有柔毛，侧脉5~7对，边缘有锯齿，叶柄长3~8毫米，无毛。花1~3朵腋生，白色，花柄长4~6毫米，有时稍长；苞片2片，早落；萼片5片，阔卵形至圆形，长3~4毫米，无毛，宿存；花瓣5~6片，阔卵形，长1~1.6厘米，基部略连合，背面无毛，有时有短柔毛；雄蕊长8~13毫米，基部连生1~2毫米；子房密生白毛；花柱无毛，先端3裂，裂片长2~4毫米。蒴果3球形或1~2球形，高1.1~1.5厘米，每球有种子1~2粒。花期10月至翌年2月。

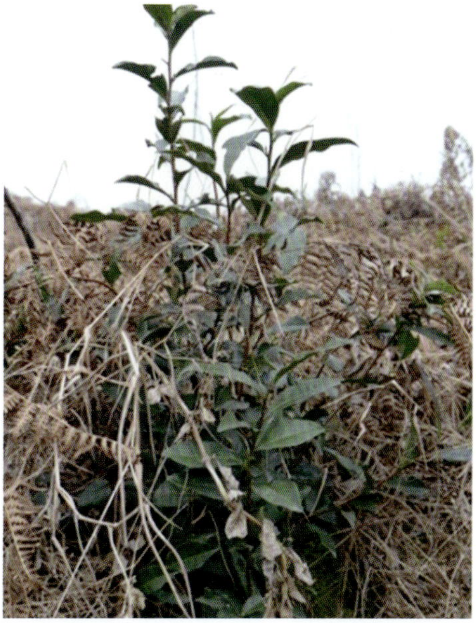

生境及分布　野生种遍见于长江以南各省的山区，为小乔木状，叶片较大，常超过10厘米长，长期以来，经广泛栽培，毛被及叶型变化很大。长沙县各地有零

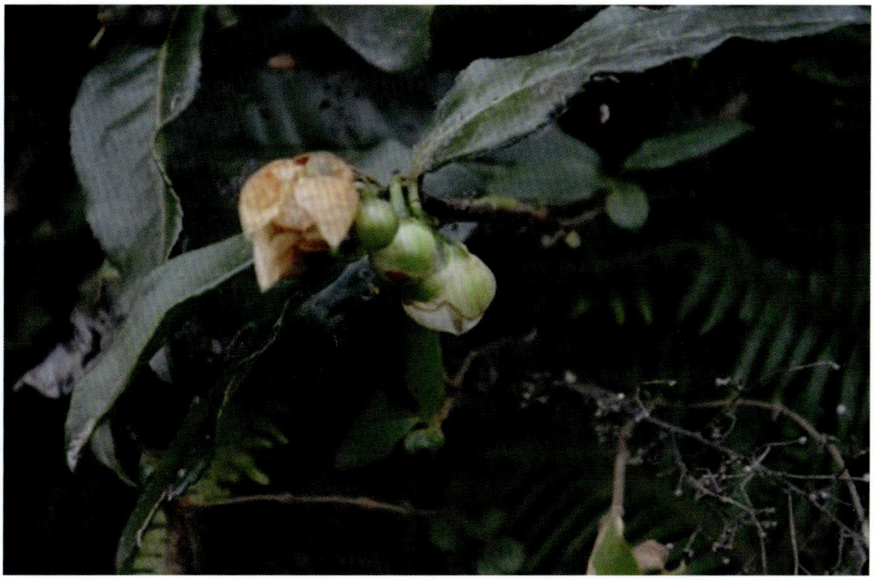

星野生分布。

**性味归经** 味苦、甘，性微寒。归心、肺、肝、肾经。

**功能主治** 具强心利尿，抗菌消炎，收敛止泻之功效，用于肠炎，痢疾，小便不利，水肿，嗜睡症；外用治烧烫伤。

**用法用量** 内服：叶 3~5 克。外用：适量研末，加麻油调敷患处。

**注意事项** 尤忌将盐点茶，或同咸味食，如引贼入肾。

## 荠　菜

【凭证标本】430121-190127-0012LY。

【采集地点】湖南省长沙市长沙县高桥镇白石源村。

**别　　名** 荠、靡草、护生草、羊菜、鸡心菜、净肠草、上 *e* 菜、菱角菜、清明菜、香田芥、枕头草、地米菜、鸡脚菜、假水菜、地地菜、烟盒草。

**基　　原** 十字花科荠 *Capsella bursa-pastoris*（L.）Medic. 的全草。

**植物形态** 一年或二年生草本，高（7~）10~50 厘米，无毛、有单毛或分叉毛；茎直立，单一或从下部分枝。基生叶丛生呈莲座状，大头羽状分裂，长可达 12 厘米，宽可达 2.5 厘米，顶裂片卵形至长圆形，长 5~30 毫米，宽 2~20 毫米，侧裂片 3~8 对，长圆形至卵形，长 5~15 毫米，顶端渐尖，浅裂或有不规则粗锯齿或近全缘，叶柄长 5~40 毫米；茎生叶窄披针形或披针形，长 5~6.5 毫米，宽 2~15 毫米，基部箭形，抱茎，边缘有缺刻或锯齿。总

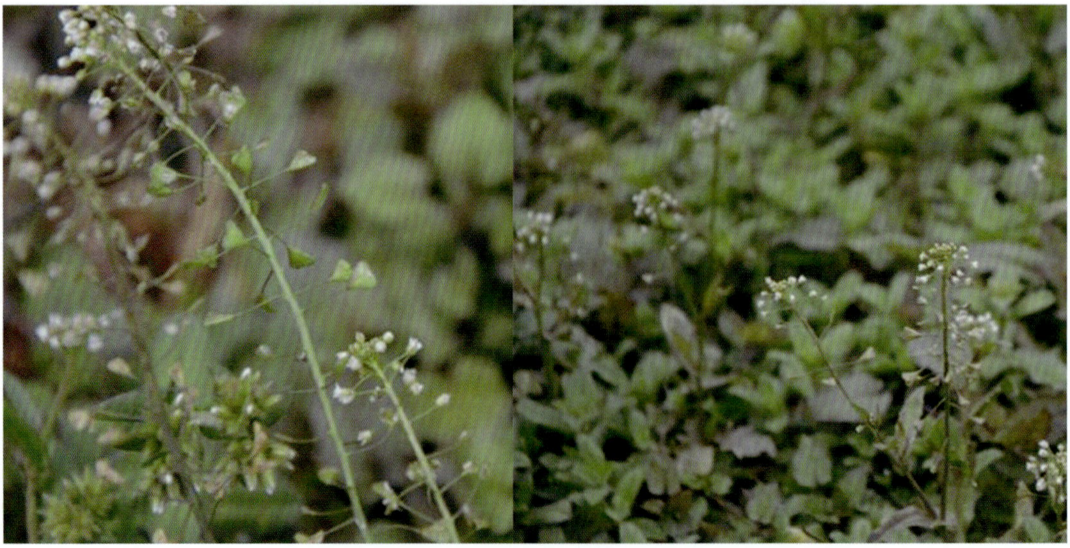

状花序顶生及腋生，果期延长达 20 厘米；花梗长 3~8 毫米；萼片长圆形，长 1.5~2 毫米；花瓣白色，卵形，长 2~3 毫米，有短爪。短角果倒三角形或倒心状三角形，长 5~8 毫米，宽 4~7 毫米，扁平，无毛，顶端微凹，裂瓣具网脉；花柱长约 0.5 毫米；果梗长 5~15 毫米。种子 2 行，长椭圆形，长约 1 毫米，浅褐色。花果期 4~6 月。

**生境及分布**　生长在较湿润的地方，长沙县各地有零星野生分布。分布于安徽、江西、福建、江苏、广东、广西等地。长沙县各地有零星野生分布。

**性味归经**　味甘、淡，性凉。归肝、心、肺经。

**功能主治**　具凉肝止血；平肝明目；清热利湿之功效。用于吐血；衄血；咯血；尿血；崩漏；目赤疼痛；眼底出血；高血压病；赤白痢疾；肾炎水肿；乳糜尿。

**用法用量**　内服：煎汤，15~30 克；鲜品 60~120 克；或入丸、散。外用：适量，捣汁点眼。

# 胡颓子根

【凭证标本】430121-191022-0682-LY。
【采集地点】湖南省长沙市长沙县黄花镇高岸村。

**别　　名**　牛奶根、贯榨根、叶刺头。

**基　　原**　胡颓子科植物胡颓子 *Elaeagnus Pungens* Thunb. 的根。

**植物形态**　常绿直立灌木，高 3~4 米，具刺，刺顶生或腋生，长 20~40 毫米，有时较短，深褐色；幼枝微扁棱形，密被锈色鳞片，老枝鳞片脱落，黑色，具光泽。叶革质，椭圆形或阔椭圆形，稀矩圆形，长 5~10 厘米，宽 1.8~5 厘米，两端钝形或基部圆形，边缘微反卷或皱波状，上面幼时具银白色和少数褐色鳞片，成熟后脱落，具光泽，干燥后褐绿色或褐色，下面密被银白色和少数褐色鳞片，侧脉 7~9 对，与中脉开展成 50°~60°，近边缘分叉而互相连接，上面显著凸起，下面不甚明显，网状脉在上面明显，下面不清晰；叶柄深褐色，长 5~8 毫米。花白色或淡白色，下垂，密被鳞片，1~3 花生于叶腋锈色短小枝上；花梗长 3~5 毫米；萼筒圆筒形或漏斗状圆筒形，长 5~7 毫米，在子房上骤收缩，裂片三角形或矩圆状三角形，长 3 毫米，顶端渐尖，内面疏生白色星状短柔毛；雄蕊的花丝极短，花药矩圆形，长 1.5 毫米；花柱直立，无毛，上端微弯曲，超过雄蕊。果实椭圆形，长 12~14 毫米，幼时被褐色鳞片，成熟时红色，果核内面具白色丝状棉毛；果梗长 4~6 毫米。花期 9~12 月，果期次年 4~6 月。

**生境及分布**　生长在海拔 1000 米以下的向阳山坡或路旁，长沙县有零星分布。分布于

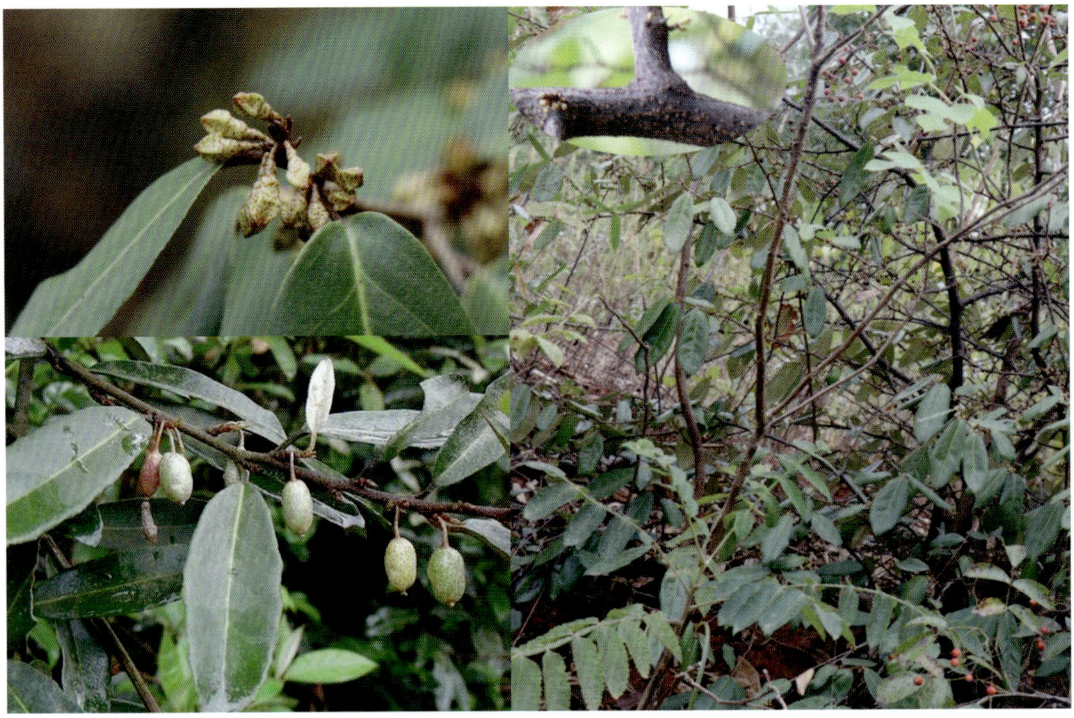

江苏、浙江、福建、安徽、江西、湖北、湖南、贵州、广东、广西。

**性味归经** 味苦、酸，性平。归肺、脾经。

**功能主治** 具活血止血，祛风利湿，止咳平喘，解毒敛疮之功效。用于咯血，便血，月经过多，风湿性关节痛，黄疸，水肿，泻痢，小儿疳积，咳喘，咽喉肿痛，疮疥，跌打损伤。

**用法用量** 内服：煎汤，15~30 克；或浸酒。外用：适量，煎汤洗；或捣敷。

# 荔枝草

【凭证标本】430121-190522-0146LY。

【采集地点】湖南省长沙市长沙县安沙镇安沙社区。

**别　　名** 水羊耳、过冬青、天明精、凤眼草、赖师草、隔冬青、雪里青、皱皮葱、癞子草、野芝麻、癞客蚂草、野卜荷、是蟆草、膨胀草、沟香薷、麻麻草、青蛙草、野猪菜、雪见草。

**基　　原** 唇形科鼠尾草属植物荔枝草 *Salvia plebeia* R. Br. 的全草。

**植物形态** 一年生或二年生草本；主根肥厚，向下直伸，有多数须根。茎直立，高

15~90 厘米，粗壮，多分枝，被向下的灰白色疏柔毛。叶椭圆状卵圆形或椭圆状披针形，长 2~6 厘米，宽 0.8~2.5 厘米，先端钝或急尖，基部圆形或楔形，边缘具圆齿、牙齿或尖锯齿，草质，上面被稀疏的微硬毛，下面被短疏柔毛，余部散布黄褐色腺点；叶柄长 4~15 毫米，腹凹背凸，密被疏柔毛。轮伞花序 6 花，多数，在茎、枝顶端密集组成总状或总状圆锥花序，花序长 10~25 厘米，结果时延长；苞片披针形，长于或短于花萼；先端渐尖，基部渐狭，全缘，两面被疏柔毛，下面较密，边缘具缘毛；花梗长约 1 毫米，与花序轴密被疏柔毛。花萼钟形，长约 2.7 毫米，外面被疏柔毛，散布黄褐色腺点，内面喉部有微柔毛，二唇形，唇裂约至花萼长 1/3，上唇全缘，先端具 3 个小尖头，下唇深裂成 2 齿，齿三角形，锐尖。花冠淡红、淡紫、紫、蓝紫至蓝色，稀白色，长 4.5 毫米，冠筒外面无毛，内面中部有毛环，冠檐二唇形，上唇长圆形，长约 1.8 毫米，宽 1 毫米，先端微凹，外面密被微柔毛，两侧折合，下唇长约 1.7 毫米，宽 3 毫米，外面被微柔毛，3 裂，中裂片最大，阔倒心形，顶端微凹或呈浅波状，侧裂片近半圆形。能育雄蕊 2，着生于下唇基部，略伸出花冠外，花丝长 1.5 毫米，药隔长约 1.5 毫米，弯成弧形，上臂和下臂等长，上臂具药室，二下臂不育，膨大，互相联合。花柱和花冠等长，先端不相等 2 裂，前裂片较长。花盘前方微隆起。小坚果倒卵圆形，直径 0.4 毫米，成熟时干燥，光滑。花期 4~5 月，果期 6~7 月。

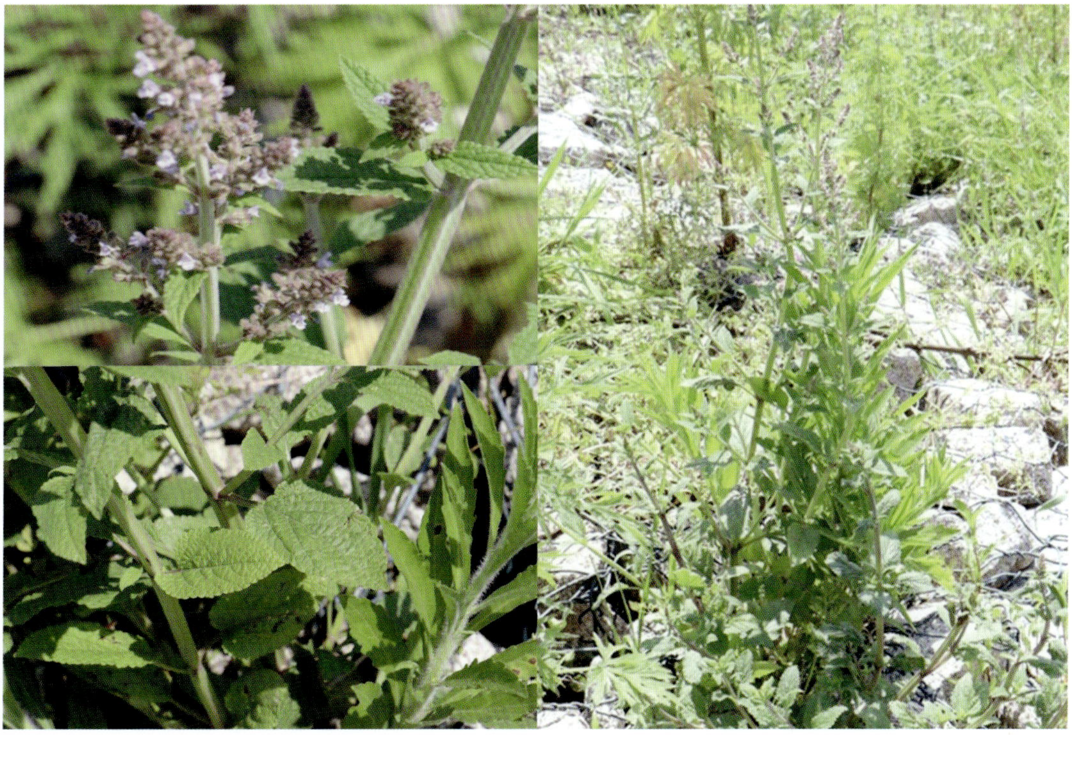

**生境及分布** 生于山坡，路旁，沟边，田野潮湿的土壤上，海拔可至2800米。除新疆、甘肃、青海及西藏外几产全国各地。长沙县各地有零星野生分布。

**性味归经** 味苦、辛，性凉。归肺、胃经。

**功能主治** 具清热解毒；凉散瘀；利水消肿之功效。用于感冒发热；咖啡肿痛；肺热咳嗽；咳血；吐血；尿血；崩漏；痔疮出血；肾炎水肿；白浊；痢疾；痈肿疮毒；湿疹瘙痒；跌打损伤；蛇虫出血；肾炎水肿；白浊；痢疾；痈肿疮毒；湿疹瘙痒；跌打损伤；蛇虫咬伤。

**用法用量** 内服：煎汤，9~30克（鲜品15~60克），或捣绞汁饮。外用：适量，捣敷，或绞汁含漱及滴耳，亦可煎水外洗。

①治咳血，吐血，尿血：鲜荔枝草根15~30克，瘦猪肉200克。炖汤服。②治风火牙痛：荔枝草含口中。③治痔疮便毒，口腔白泡疮，走马牙疳：大五倍子一个，贯穿一孔，将荔枝草炕干，打成粉注入，装满封口，在火上煅后研粉，外加冰片，调麻油搽患处。④治痔疮：荔枝草15~30克。水煎，先熏后洗。亦治脱肛。⑤治红肿痈毒：荔枝草鲜草同酒酿糟捣烂，敷患处；或晒干研末，同鸡蛋清调敷。⑥治乳痈初起：雪见草连根30克。酒水各半煎服，药渣敷患处。⑦治疥疮、诸种奇痒疮：癞子草嫩尖叶捣烂取汁涂。⑧治跌打伤：荔枝草15~30克，捣汁，以滚甜酒冲服，其渣杵烂，敷伤处。⑨治蛇咬、犬伤及破伤风：荔枝草30克，以酒二碗，煎一碗服，取汗出，效。

# 南天竹

**【凭证标本】**430121-190930-0458LY。

**【采集地点】**湖南省长沙市长沙县湘龙街道湘瑞社区。

**别　　名** 白天竹、天竹子、天竹、南天烛、山黄芩、钻石黄。

**基　　原** 小檗科南天竹属植物南天竹 *Nandina domestica* Thunb. 的根、茎及果实。

**植物形态** 常绿小灌木；茎常丛生而少分枝，高1~3米，光滑无毛，幼枝常为红色，老后呈灰色；叶互生，集生于茎的上部，三回羽状复叶，长30~50厘米；二至三回羽片对生；小叶薄革质，椭圆形或椭圆状披针形，长2~10厘米，宽0.5~2厘米，顶端渐尖，基部楔形，全缘，上面深绿色，冬季变红色，背面叶脉隆起，两面无毛；近无柄；圆锥花序直立，长20~35厘米；花小，白色，具芳香，直径6~7毫米；萼片多轮，外轮萼片卵状三角形，长1~2毫米，向内各轮渐大，最内轮萼片卵状长圆形，长2~4毫米；花瓣长圆形，长约4.2毫米，宽约2.5毫米，先端圆钝；雄蕊6，长约3.5毫米，花丝短，花药纵裂，药隔延伸；子房1室，具1~3枚胚珠；果柄长

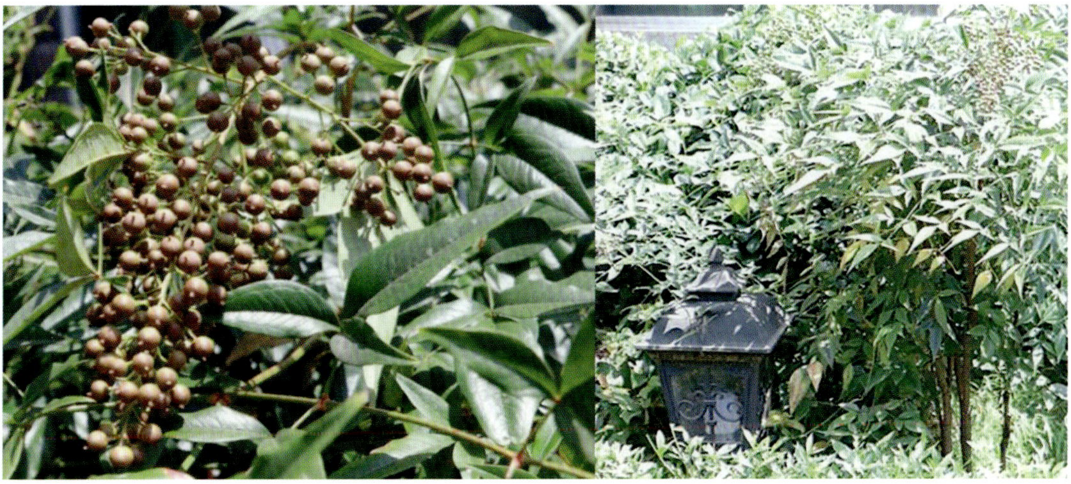

4~8 毫米；浆果球形，直径 5~8 毫米，熟时鲜红色，稀橙红色；种子扁圆形。

**生境及分布** 生于山地林下沟旁、路边或灌丛中，长沙县各地有零星野生分布。产于福建、浙江、山东、江苏、江西、安徽、湖南、湖北、广西、广东、四川、云南、贵州、陕西、河南。

**性味归经** ①根、茎：味苦，性寒。归肺、肝经。②果：味酸、甘，性平。归肺经。③叶：味苦，性寒。归肺、膀胱经。

**功能主治** ①根、茎：具清热除湿，通经活络之功效。用于感冒发热，眼结膜炎，肺热咳嗽，湿热黄疸，急性胃肠炎，尿路感染，跌打损伤。②果：用于久咳，气喘，百日咳。③叶：用于肺热咳嗽，百日咳，热淋，尿血，目赤肿痛，疮痈，瘰疬。

**用法用量** ①根、茎：内服：煎汤，9~15 克，鲜品 30~60 克；或浸酒。外用：适量，煎水洗或点眼。②果：内服：煎汤，6~15 克；或研末。③叶：内服：煎汤，9~15 克。外用：适量，捣烂涂敷；或煎水洗。

**注意事项** ①果：外感咳嗽初起慎服。本品有毒，过量服用，能使中枢神经系统兴奋，产生痉挛。严重时，可导致呼吸中枢麻痹，心力衰竭而死亡。②根：孕妇禁服。

## 南五味子

【凭证标本】华中五味子：430121-190427-0089LY。南五味子：430121~190901~0578~LY。

【采集地点】华中五味子：湖南省长沙市长沙县高桥镇白石源村。南五味子：湖南省长沙市长沙县金井镇金井社区。

**别　　名**　华中五味子：红木香、紫金藤、紫荆皮、盘柱香、内红消、风沙藤、小血藤、长梗南五味子、盘柱南五味子。

南五味子：红木香、紫金皮、金谷香、紧骨香、木腊、广福藤、内风消、冷饭包、大活血、小血藤、大红袍、内红消、小钻、钻骨风、紫金藤、香藤根、过山龙。

**基　　原**　木兰科华中五味子 *Schisandra sphenanthera* Rehd.et Wils. 的干燥成熟果实或南五味子 *Kadsura Longipedunculata* Finet et Gagnep. 的根或根皮。

**植物形态**　华中五味子：落叶木质藤本，全株无毛，很少在叶背脉上有稀疏细柔毛。冬芽、芽鳞具长缘毛，先端无硬尖，小枝红褐色，距状短枝或伸长，具颇密而凸起的皮孔。叶纸质，倒卵形、宽倒卵形，或倒卵状长椭圆形，有时圆形，很少椭圆形，长（3~）5~11 厘米，宽（1.5~）3~7 厘米，先端短急尖或渐尖，基部楔形或阔楔形，干膜质边缘至叶柄成狭翅，上面深绿色，下面淡灰绿色，有白色点，1/2~2/3 以上边缘具疏离、胼胝质齿尖的波状齿，上面中脉稍凹入，侧脉每边 4~5 条，网脉密致，干时两面不明显凸起；叶柄红色，长 1~3 厘米。花生于近基部叶腋，花梗纤细，长 2~4.5 厘米，基部具长 3~4 毫米的膜质苞片，花被片 5~9，橙黄色，近相似，椭圆形或长圆状倒卵形，中轮的长 6~12 毫米，宽 4~8 毫米，具缘毛，背面有腺点。雄花：雄蕊群倒卵圆形，径 4~6 毫米；花托圆柱形，顶端伸长，无盾状附属物；雄蕊 11~19（~23），基部的长 1.6~2.5 毫米，药室内侧向开裂，药隔倒卵形，两药室向外倾斜，顶端分开，基部近邻接，花丝长约 1 毫米，上部 1~4 雄蕊与花托顶贴生，无花丝；雌花：雌蕊群卵球形，直径 5~5.5 毫米，雌蕊 30~60 枚，子房近镰刀状椭圆形，长 2~2.5 毫米，柱头冠狭窄，仅花柱长 0.1~0.2 毫米，下延成不规则的附属体。聚合果果托长 6~17 厘米，径约 4 毫米，聚合果梗长 3~10 厘米，成熟小浆红色，长 8~12 毫米，宽 6~9 毫米，具短柄；种子长圆体形或肾形，长约 4 毫米，宽 3~3.8 毫米，高 2.5~3 毫米，种脐斜 V 字形，长约为种子宽的 1/3；种皮褐

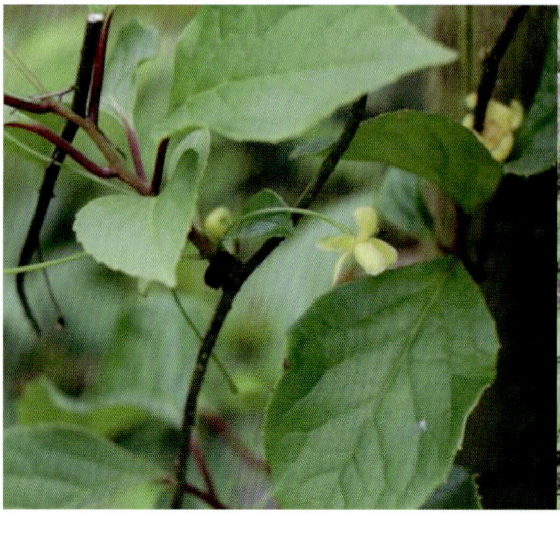

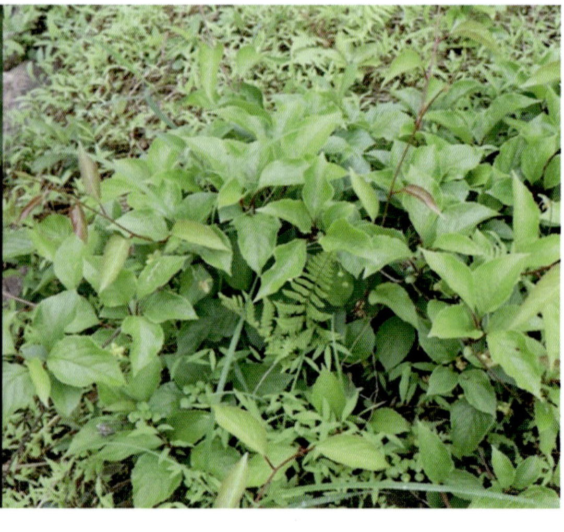

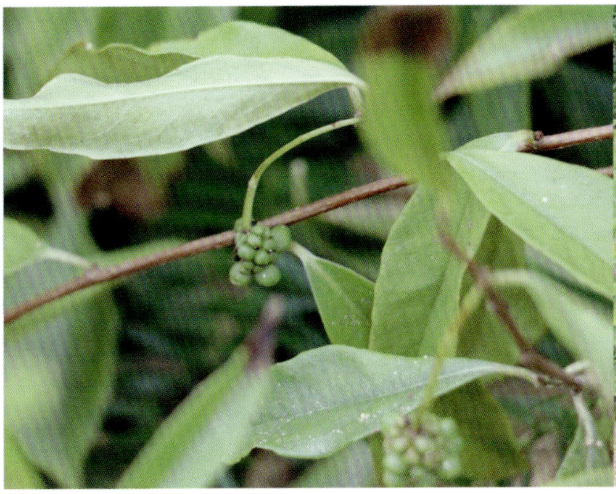

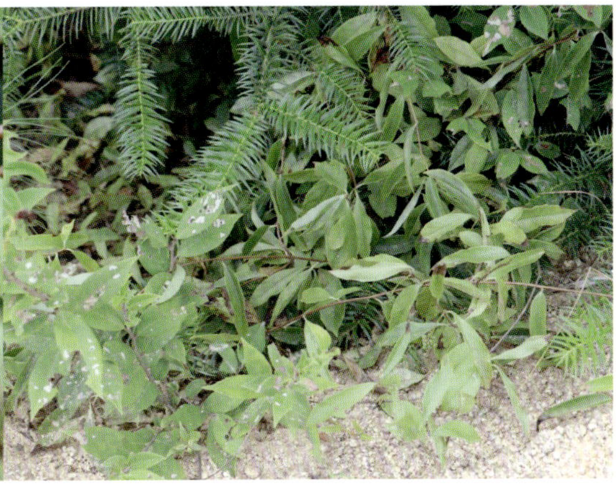

色光滑，或仅背面微皱。花期 4~7 月，果期 7~9 月。

南五味子：藤本，各部无毛。叶长圆状披针形、倒卵状披针形或卵状长圆形，长 5~13 厘米，宽 2~6 厘米，先端渐尖或尖，基部狭楔形或宽楔形，边有疏齿，侧脉每边 5~7 条；上面具淡褐色透明腺点，叶柄长 0.6~2.5 厘米。花单生于叶腋，雌雄异株；雄花：花被片白色或淡黄色，8~17 片，中轮最大 1 片，椭圆形，长 8~13 毫米，宽 4~10 毫米；花托椭圆体形，顶端伸长圆柱状，不凸出雄蕊群外；雄蕊群球形，直径 8~9 毫米，具雄蕊 30~70 枚；雄蕊长 1~2 毫米，药隔与花丝连成扁四方形，药隔顶端横长圆形，药室几与雄蕊等长，花丝极短。花梗长 0.7~4.5 厘米；雌花：花被片与雄花相似，雌蕊群椭圆体形或球形，直径约 10 毫米，具雌蕊 40~60 枚；子房宽卵圆形，花柱具盾状心形的柱头冠，胚珠 3~5 叠生于腹缝线上。花梗长 3~13 厘米。聚合果球形，径 1.5~3.5 厘米；小浆果倒卵圆形，长 8~14 毫米，外果皮薄革质，干时显出种子。种子 2~3，稀 4~5，肾形或肾状椭圆形，长 4~6 毫米，宽 3~5 毫米。花期 6~9 月，果期 9~12 月。

**生境及分布** 华中五味子：生于海拔 600~3000 米的湿润山坡边或灌丛中。产于山西、陕西、甘肃、山东、江苏、安徽、浙江、江西、福建、河南、湖北、湖南、四川、贵州、云南东北部。长沙县各地有零星野生分布。

南五味子：生长在海拔 1000 米以下的山坡、林中，长沙县有零星分布。分布于江苏、安徽、浙江、江西、福建、湖北、湖南、广东、广西、四川、云南。长沙县有零星野生分布。

**性味归经** 味酸、甘，性温。归肺、肾、心经。

**功能主治** 具收敛固涩，益气生津，补肾宁心之功效。用于久咳虚喘，梦遗滑精，遗尿尿频，久泻不止，自汗，盗汗，津伤口渴，短气脉虚，内热消渴，心悸失眠。

**用法用量** 内服：2~6 克。

**注意事项** 孕妇慎用。

# 南丹参

【凭证标本】430121-200510-0936LY。
【采集地点】湖南省长沙市长沙县北山镇石常村。

**别　名**　赤参、红根、奔马草、七里麻。

**基　原**　唇形科植物南丹参 *Salvia Bowleyana* Dunn 的根。

**植物形态**　多年生草本；根肥厚，外表红赤色，切面淡黄色。茎粗大，高约 1 米，钝四棱形，具四槽，被下向长柔毛。叶为羽状复叶，长 10~20 厘米，有小叶（5~）7 片，顶生小叶卵圆状披针形，长 4~7.5 厘米，宽 2~4.5 厘米，先端渐尖或尾状渐尖，基部圆形或浅心形或稍偏斜，边缘具圆齿状锯齿或锯齿，草质，两面除脉上略被小疏柔毛外余部均无毛，侧脉 5~6 对，与中脉在上面平坦下面明显，上面绿色，下面淡绿色，侧生小叶较小，基部偏斜；叶柄长 4~6 厘米，腹凹背凸，被长柔毛。轮伞花序 8 至多花，组成长 14~30 厘米顶生总状花序或总状圆锥花序；苞片披针形，长 3~4 毫米，宽约 1 毫米，先端锐尖，基部楔形，两面略被短柔毛，边缘全缘，具缘毛；花梗长约 4 毫米，与花序轴密被长柔毛及具腺长柔毛。花萼筒形，长 8~10 毫米，外面被具腺疏柔毛及短柔毛，内面在喉部被白色长刚毛，二唇形，

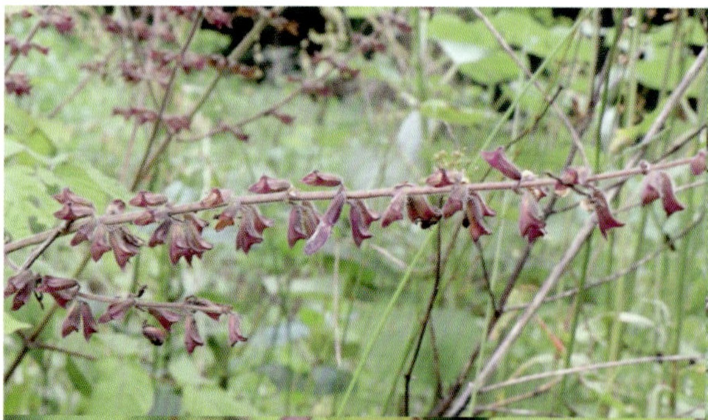

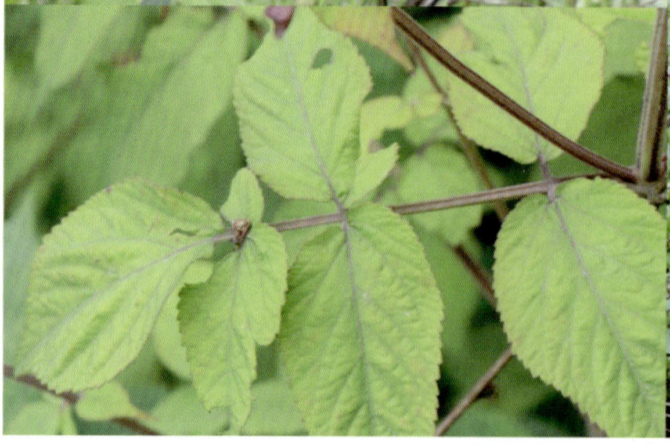

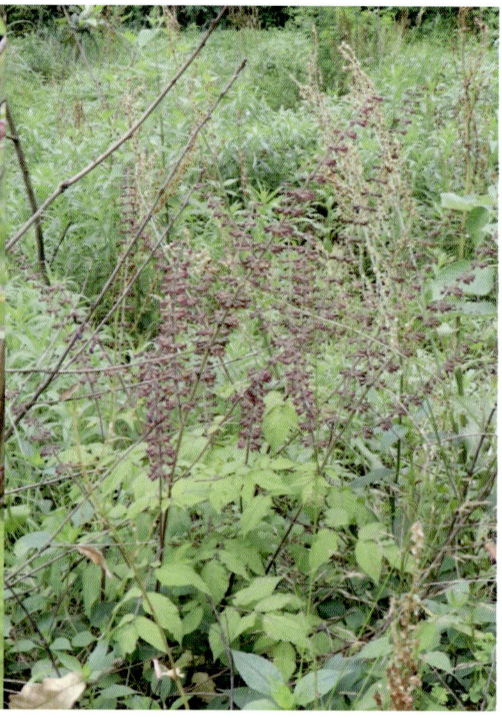

裂至花萼长1/4，上唇宽三角形，长约2毫米，宽约5毫米，先端有靠合的3小齿，下唇较小，三角形，长1.5毫米，宽约4毫米，浅裂成2齿，齿三角形，靠近，先端锐尖。花冠淡紫、紫至蓝紫色，长1.9~2.4厘米，外被微柔毛，内面靠近冠筒基部斜生毛环，冠筒长约10毫米，伸出花萼，基部宽约2.5毫米，向上渐宽，至喉部宽达7毫米，冠檐二唇形，上唇略作镰刀形，两侧折合，长8~12毫米，宽约5毫米，先端深凹，下唇稍短，呈长方形，长约11毫米，宽约12毫米，3裂，中裂片最大，倒心形，先端微缺，基部略收缩，长3毫米，宽6毫米，侧裂片卵圆形，较小，宽达2毫米。能育雄蕊2，伸至上唇片，花丝长约4毫米，扁平，无毛，药隔长约19毫米，上臂长达15毫米，下臂长约4毫米，二下臂药室不发育，顶端联合。花柱伸出，长达2.8厘米，先端不相等2浅裂，后裂片较短。花盘前方微膨大。小坚果椭圆形，长约3毫米，褐色，顶端有毛。花期3~7月。

**生境及分布** 生长在山地、山谷、路旁、林下或水边，海拔30~960米，长沙县各地有野生分布。分布于浙江，湖南，江西，福建，广东，广西。

**性味归经** 味苦，性微寒。

**功能主治** 具活血化瘀，调经止痛之功效。用于胸痹绞痛，心烦，心悸，脘腹疼痛，月经不调，痛经，经闭，产后瘀滞腹痛，崩漏，肝脾大，关节痛，疝气痛，疮肿。

**用法用量** 内服：煎汤，9~15克；或入丸、散。

# 南方红豆杉

**【凭证标本】**430121-191215-0825LY。
**【采集地点】**湖南省长沙市长沙县江背镇梅花社区。

**别　　名** 海罗杉、美丽红豆杉。

**基　　原** 红豆杉科植物南方红豆杉 *Taxus Wallichiana* var. *Mairei*（Lemee & H.Léveillé）L.K.Fu & Nan Li 的枝叶。

**植物形态** 叶常较宽长，多呈弯镰状，通常长2~3.5（~4.5）厘米，宽3~4（~5）毫米，上部常渐窄，先端渐尖，下面中脉带上无角质乳头状突起点，或局部有成片或零星分布的角质乳头状突起点，或与气孔带相邻的中脉带两边有一至数条角质乳头状突起点，中脉带明晰可见，其色泽与气孔带相异，呈淡黄绿色或绿色，绿色边带亦较宽而明显；种子通常较大，微扁，多呈倒卵圆形，上部较宽，稀柱状矩圆形，长7~8毫米，径5毫米，种脐常呈椭圆形。

**生境及分布** 生长在海拔1000~1200米以下的地方，长沙县有分布。分布于安徽南部、

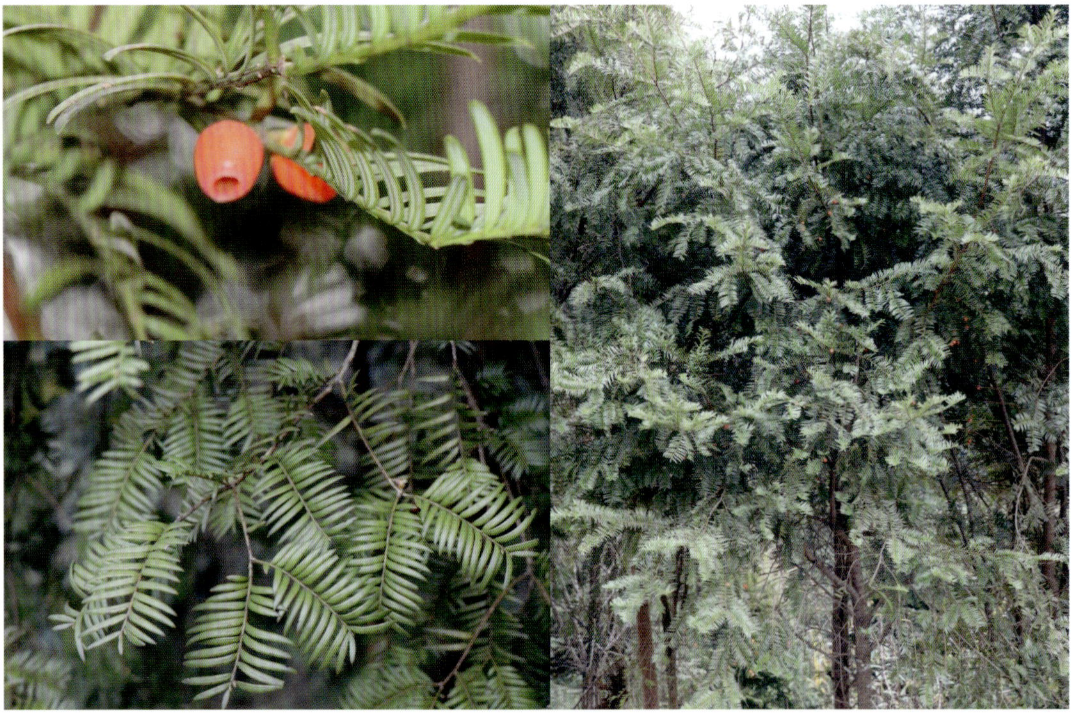

浙江、台湾、福建、江西、广东北部、广西北部、湖南、湖北西部、河南西部、陕西南部、甘肃南部、四川、贵州及云南东北部。

**性味归经**　味甘、微苦，性平。归肾、心经。

**功能主治**　具解毒散积，活络止痛，利水消肿，化食驱虫之功效。用于肿瘤，肾病，食积，咽喉痛。

**用法用量**　内服：3~9克。

**注意事项**　可能引起恶心、呕吐、皮疹。

## 南蛇藤

【**凭证标本**】430121-190717-0354LY。

【**采集地点**】湖南省长沙市长沙县高桥镇白石源村。

**别　　名**　南蛇风、黄果藤。

**基　　原**　卫矛科南蛇藤属植物南蛇藤 *Celastrus orbiculatus* Thunb. 的根、藤、叶及果。

**植物形态**　藤状灌木；小枝无毛；叶宽倒卵形、近圆形或椭圆形，长5~13厘米，先

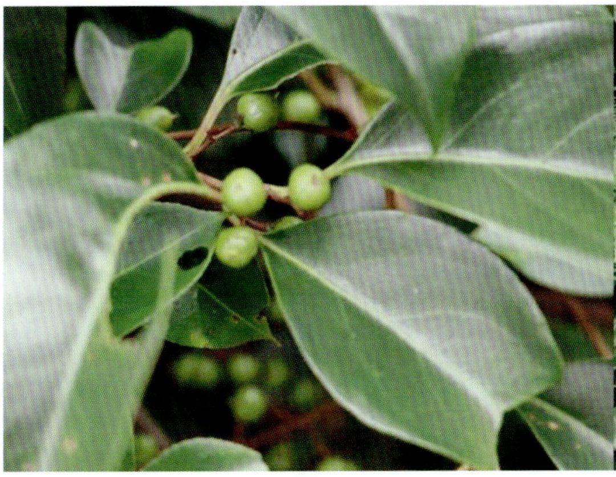
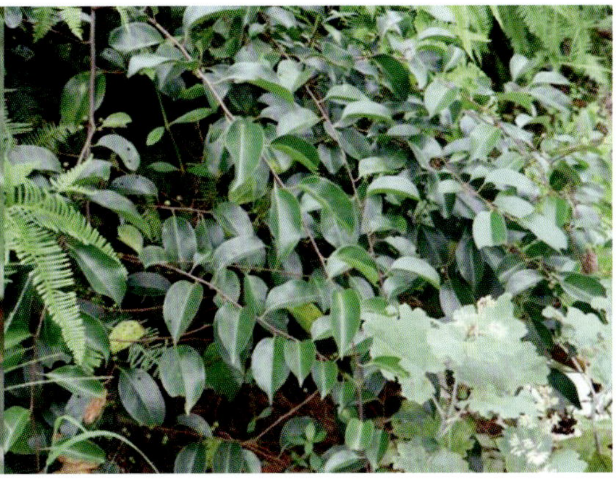

端圆，具小尖头或短渐尖，基部宽楔形或近圆形，具锯齿，两面无毛或下面沿脉疏被柔毛，侧脉 3~5 对；叶柄长 1~2 厘米；聚伞花序腋生，间有顶生，花序长 1~3 厘米，有 1~3 花；关节在花梗中下部或近基部；雄花萼片钝三角形；花瓣倒卵状椭圆形或长圆形，长 3~4 厘米；花盘浅杯状，裂片浅；雄蕊长 2~3 毫米；雌花花冠较雄花窄小；子房近球形；退化雄蕊长约 1 毫米；蒴果近球形，径 0.8~1 厘米；种子椭圆形，赤褐色，长 4~5 毫米。

**生境及分布** 生于丘陵、山沟及山坡的灌木丛中，长沙县各地有零星野生分布。我国大部分地区有分布。

**性味归经** ① 根、藤：味辛，性温。② 果：味甘、苦，性平。③ 叶：味苦，性平。

**功能主治** ① 根、藤：具祛风活血，消肿止痛之功效。用于风湿性关节炎，跌打损伤，腰腿痛，闭经。② 果：具安神镇静之功效。用于神经衰弱，心悸，失眠，健忘。③ 叶：具解毒，散瘀之功效。用于跌打损伤，多发性疖肿，毒蛇咬伤。

**用法用量** 内服：根、藤 9~15 克；果 6~15 克。外用：叶适量，捣烂敷患处。

① 治牙痛：南蛇藤 12 克，摇竹消 8 克。煮蛋吃。② 治筋骨痛：南蛇藤 9~15 克。水煎服。③ 治小儿惊风：南蛇藤 9 克，大青根 5 克。水煎服。④ 治痢疾：南蛇藤 15 克。水煎服。⑤ 治肠风、痔漏，脱肛：南蛇藤、槐米，煮猪大肠食。

**注意事项** 孕妇忌服。

# 南酸枣

【凭证标本】430121-190427-0104LY。

【采集地点】湖南省长沙市长沙县高桥镇白石源村。

**别　　名**　五眼果、山枣、人面子、冬东子、酸枣、山桉果、鼻涕果、广枣、醋酸果。

**基　　原**　漆树科植物南酸枣 *Choerospondias axillaris*（Roxb.）Burtt et Hill 的果实（鲜）或果核。

**植物形态**　落叶乔木，高 8~20 米；树皮灰褐色，片状剥落，小枝粗壮，暗紫褐色，无毛，具皮孔。奇数羽状复叶长 25~40 厘米，有小叶 3~6 对，叶轴无毛，叶柄纤细，基部略膨大；小叶膜质至纸质，卵形或卵状披针形或卵状长圆形，长 4~12 厘米，宽 2~4.5 厘米，先端长渐尖，基部多少偏斜，阔楔形或近圆形，全缘或幼株叶边缘具粗锯齿，两面无毛或稀叶背脉腋被毛，侧脉 8~10 对，两面突起，网脉细，不显；小叶柄纤细，长 2~5 毫米。雄花序长 4~10 厘米，被微柔毛或近无毛；苞片小；花萼外面疏被白色微柔毛或近无毛，裂片三角状卵形或阔三角形，先端钝圆，长约 1 毫米，边缘具紫红色腺状睫毛，里面被白色微柔毛；花瓣长圆形，长 2.5~3 毫米，无毛，具褐色脉纹，开花时外卷；雄蕊 10，与花瓣近等长，花丝线形，长约 1.5 毫米，无毛，花药长圆形，长约 1 毫米，花盘无毛；雄花无不育雌蕊；雌花单生于上部叶腋，较大；子房卵圆形，长约 1.5 毫米，无毛，5 室，花柱长约 0.5 毫米。核果椭圆形或倒卵状椭圆形，成熟时黄色，长 2.5~3 厘米，径约 2 厘米，果核长 2~2.5 厘米，径 1.2~1.5 厘米，顶端具 5 个小孔。

**生境及分布**　生于海拔 300~2000 米的山坡、丘陵或沟谷林中。产于西藏、云南、贵州、

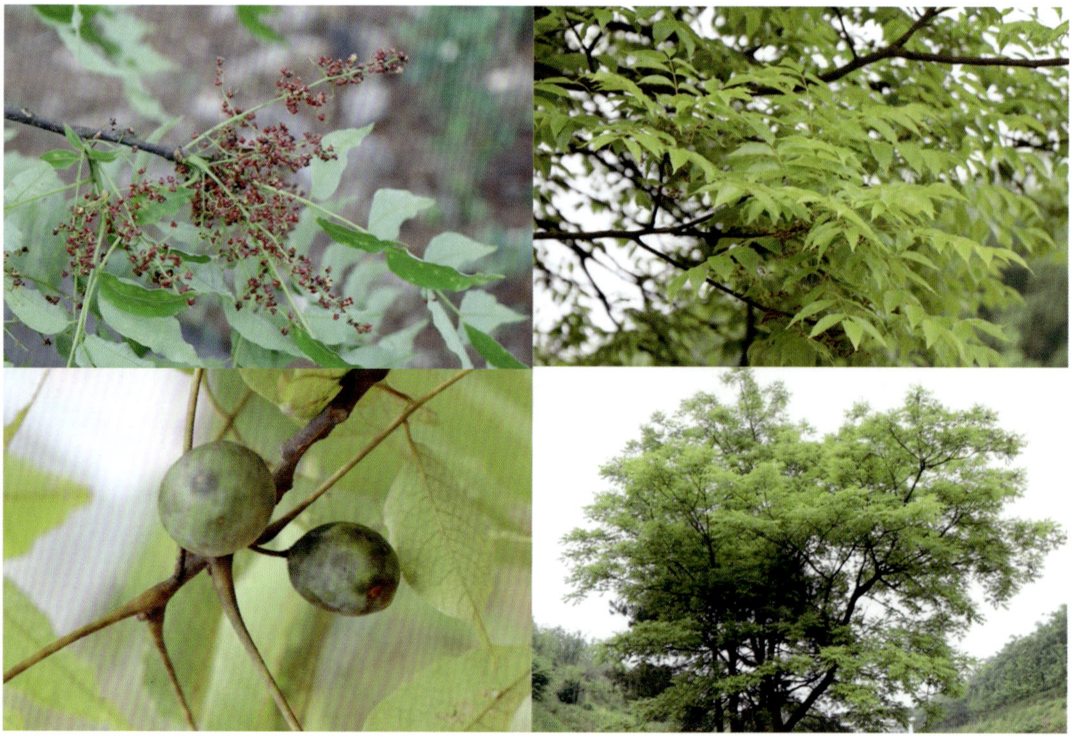

广西、广东、湖南、湖北、江西、福建、浙江、安徽。长沙县各地有零星野生分布。

**性味归经** 味酸、甘，性平。归脾、肝经。

**功能主治** 具行气活血，养心安神，消积，解毒之功效。用于气滞血瘀，胸痛，心悸气短，神经衰弱，失眠，支气管炎，食滞腹满，腹泻，疝气，烫火伤。

**用法用量** 内服：煎汤，30~60克；鲜果，2~3克，嚼食；果核，煎汤，15~24克。外用：适量，果核煅炭研末，调敷。

# 荭 草

**【凭证标本】**430121-190823-0560-LY。

**【采集地点】**湖南省长沙市长沙县安沙镇万家铺村。

**别　　名** 游龙、红草、茏鼓、天蓼、石龙、大蓼、水红、水红花、红蓼、朱蓼、白水荭苗、蓼草、大毛蓼、东方蓼、水蓬稞、九节龙、大接骨、果麻、追风草、八字蓼、捣花、辣蓼、丹药头、家蓼、水红花草。

**基　　原** 蓼科植物红蓼 *Polygonum orientale* L. 的茎叶。

**植物形态** 一年生草本。茎直立，粗壮，高1~2米，上部多分枝，密被开展的长柔毛。叶宽卵形、宽椭圆形或卵状披针形，长10~20厘米，宽5~12厘米，顶端渐尖，基部圆形或近心形，微下延，边缘全缘，密生缘毛，两面密生短柔毛，叶脉上密生长柔毛；叶柄长2~10厘米，具开展的长柔毛；托叶鞘筒状，膜质，长1~2厘米，被长柔毛，具长缘毛，通常沿顶端具草质、绿色的翅。总状花序呈穗状，顶生或腋生，长3~7厘米，花紧密，微下垂，通常数个再组成圆锥状；苞片宽漏斗状，长3~5毫米，草质，绿色，被短柔毛，边缘具长缘毛，每苞内具3~5花；花梗比苞片长；花被5深裂，淡红色或白色；花被片椭圆形，长3~4毫米；雄蕊7，比花被长；花盘明显；花柱2，中下部合生，比花被长，柱头头状。瘦果近圆形，双凹，直径长3~3.5毫米，黑褐色，有光泽，包于宿存花被内。花期6~9月，果期8~10月。

**生境及分布** 生长在沟边湿地、村边路旁，海拔30~2700米，长沙县各地有零星分布。除西藏外，分布于全国各地。

**性味归经** 味辛，性平。归肝、脾经。

**功能主治** 具祛风除湿，清热解毒，活血，截疟之功效。用于风湿痹痛，痢疾，腹泻，吐泻转筋，水肿，脚气，痈疮疔疖，蛇虫咬伤，小儿疳积疝气，跌打损伤，疟疾。

**用法用量** 内服：煎汤，9~15克；浸酒或研末。外用：适量，研末或捣敷；或煎汁洗。

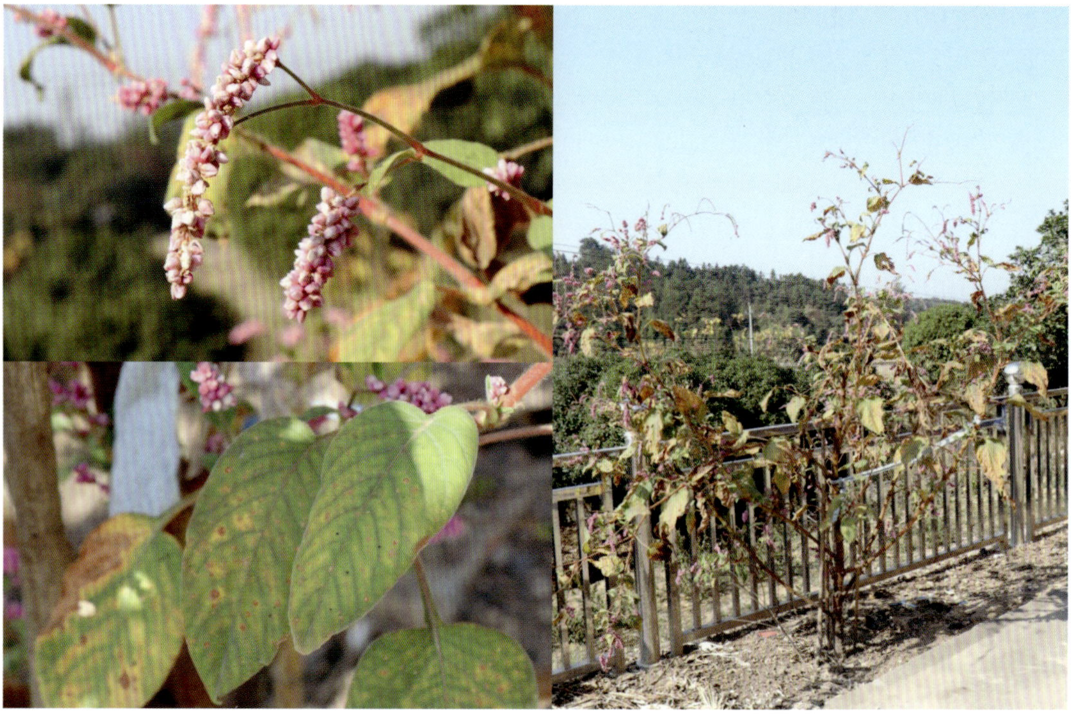

# 柘　木

【凭证标本】430121-190806-0482LY。

【采集地点】湖南省长沙市长沙县星沙街道金牛湾社区。

**别　　名**　柘树、柘桑、文章树、灰桑树、柘子，野梅子、野荔枝、老虎肝、黄桑、黄了刺、刺钉、黄疸树、山荔枝、痄腮树、痄刺、九重皮、大丁癀。

**基　　原**　桑科植物柘 *Cudrania Tricuspidata*（Carr.）Bur.ex Lavalle 的木材。

**植物形态**　落叶灌木或小乔木，高 1~7 米；树皮灰褐色，小枝无毛，略具棱，有棘刺，刺长 5~20 毫米；冬芽赤褐色。叶卵形或菱状卵形，偶为三裂，长 5~14 厘米，宽 3~6 厘米，先端渐尖，基部楔形至圆形，表面深绿色，背面绿白色，无毛或被柔毛，侧脉 4~6 对；叶柄长 1~2 厘米，被微柔毛。雌雄异株，雌雄花序均为球形头状花序，单生或成对腋生，具短总花梗；雄花序直径 0.5 厘米，雄花有苞片 2 枚，附着于花被片上，花被片 4，肉质，先端肥厚，内卷，内面有黄色腺体 2 个，雄蕊 4，与花被片对生，花丝在花芽时直立，退化雌蕊锥形；雌花序直径 1~1.5 厘米，花被片与雄花同数，花被片先端盾形，内卷，内面下部有 2 黄色腺体，子房埋于花被片下部。

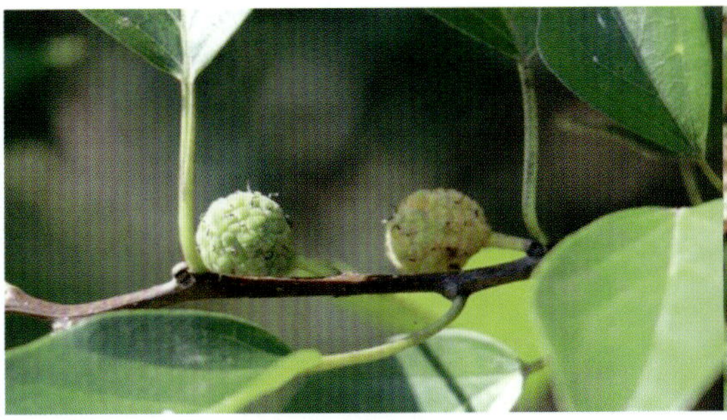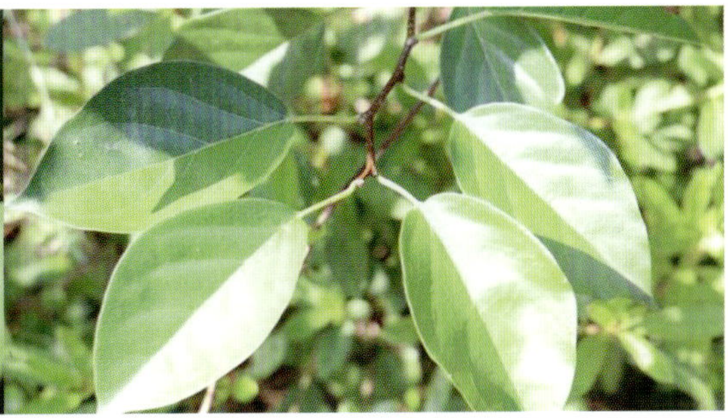

聚花果近球形，直径约 2.5 厘米，肉质，成熟时橘红色。花期 5~6 月，果期 6~7 月。

**生境及分布**　生长在海拔 500~1500（~2200）米，阳光充足的山地或林缘，长沙县有野生分布。分布于华北、华东、中南、西南各省区。

**性味归经**　味甘，性温。

**功能主治**　用于虚损，妇女崩中血结，疟疾。

**用法用量**　内服：煎汤，15~60 克。外用：适量，煎水洗。

# 枳　实

【凭证标本】430121-190702-0303LY。

【采集地点】湖南省长沙市长沙县北山镇明月山村。

**别　　名**　蜜罗柑、佛手、枸橼。

**基　　原**　芸香科植物酸橙 *Citrus aurantium* L. 及其栽培变种的干燥幼果。

**植物形态**　小乔木；株高达 6 米；长枝刺长达 8 厘米；叶卵状长圆形或椭圆形，长 5~10 厘米，全缘或具浅齿；叶柄翅倒卵形，长 1~3 厘米，宽 0.6~1.5 厘米，稀叶柄无翅；总状花序少花，有时兼有腋生单花；果球形或扁球形，果皮厚，难剥离，橙黄或朱红色，油胞大，凹凸不平，果肉味酸，有时带苦味。

**生境及分布**　喜温暖湿润、雨量充沛、阳光充足的气候条件。长沙县各地有零星野生分布，分布于中国长江流域及以南各省区。

**性味归经**　味苦、辛、酸，性微寒。归脾、胃经。

**功能主治**　具破气消积，化痰散结之功效。用于积滞内停，苦满胀痛，泻痢后重，大便不通，痰滞气阻，胸痹，结胸，脏器下垂。

**用法用量**　内服：水煎，3~10 克；或入丸、散。外用：研末调涂；或炒热熨。

**注意事项**　脾胃虚弱及孕妇慎用。

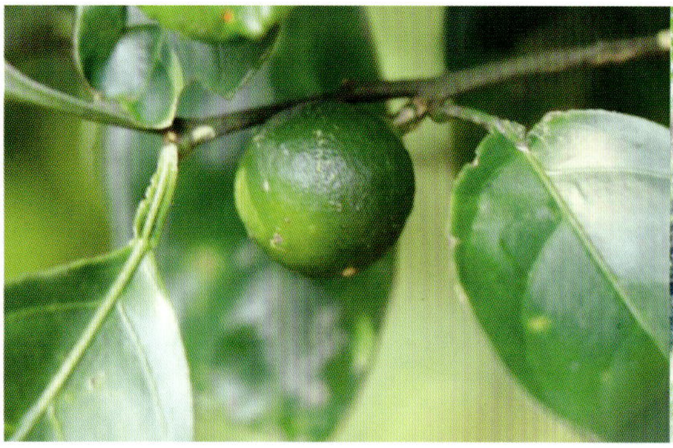
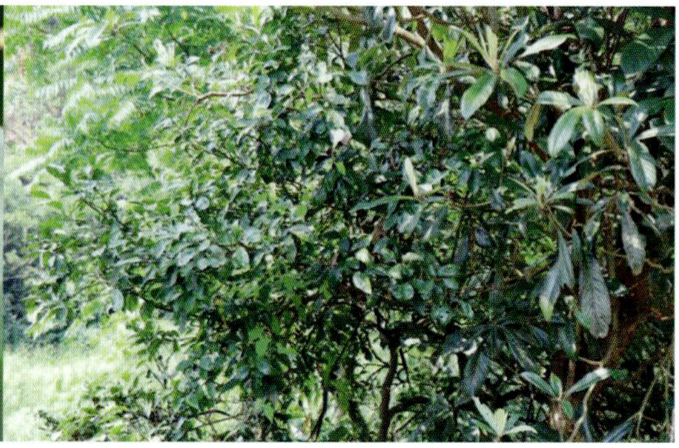

# 枳椇子

【凭证标本】430121-190820-0541LY。
【采集地点】湖南省长沙市长沙县开慧镇白沙村。

**别　　名**　拐枣、鸡爪梨、鸡矩子、甜半夜。

**基　　原**　鼠李科植物枳椇 *Hovenia acerba* Lindl. 的带有肉质果柄果实或种子。

**植物形态**　高大乔木，高 10~25 米；小枝褐色或黑紫色，被棕褐色短柔毛或无毛，有明显白色的皮孔。叶互生，厚纸质至纸质，宽卵形、椭圆状卵形或心形，长 8~17 厘米，宽 6~12 厘米，顶端长渐尖或短渐尖，基部截形或心形，稀近圆形或宽楔形，边缘常具整齐浅而钝的细锯齿，上部或近顶端的叶有不明显的齿，稀近全缘，上面无毛，下面沿脉或脉腋常被短柔毛或无毛；叶柄长 2~5 厘米，无毛。二歧式聚伞圆锥花序，顶生和腋生，被棕色短柔毛；花两性，直径 5~6.5 毫米；萼片具网状脉或纵条纹，无毛，长 1.9~2.2 毫米，宽 1.3~2 毫米；花瓣椭圆状匙形，长 2~2.2 毫米，宽 1.6~2 毫米，具短爪；花盘被柔毛；花柱半裂，稀浅裂或深裂，长 1.7~2.1 毫米，无毛。浆果状核果近球形，直径 5~6.5 毫米，无毛，成熟时黄褐色或棕褐色；果序轴明显膨大；种子暗褐色或黑紫色，直径 3.2~4.5 毫米。花期 5~7 月，果期 8~10 月。

**生境及分布**　生长在海拔 2100 米以下的开旷地、山坡林缘或疏林中；庭院宅旁常有栽培，长沙县各地有零星分布。分布于甘肃、陕西、河南、安徽、江苏、浙江、江西、福建、广东、广西、湖南、湖北、四川、云南、贵州。

**性味归经**　味甘、酸，性平。归心、脾、肺经。

**功能主治**　具解酒毒，止渴除烦，止呕，利大小便之功效。用于醉酒，烦渴，呕吐，二便不利。

**用法用量**　内服：煎汤，6~15 克；或泡酒服。

**注意事项**　脾胃虚寒者禁用。

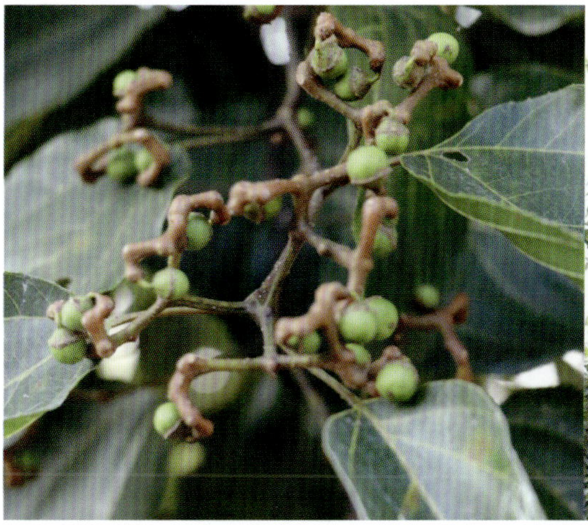

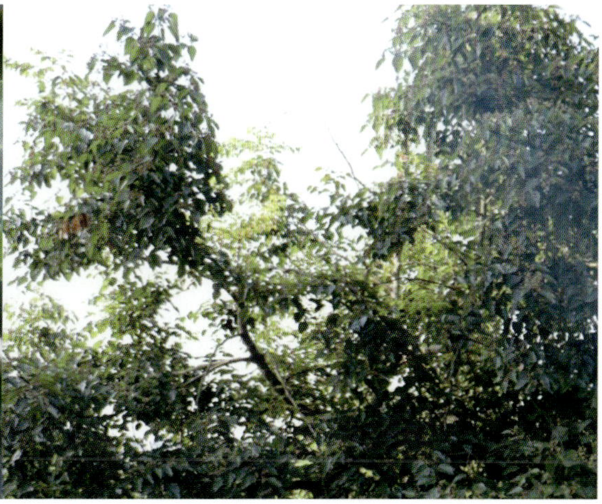

# 柞木枝

【凭证标本】430121-191023-0684-LY。

【采集地点】湖南省长沙市长沙县春华镇石堂铺村。

**别　名**　无。

**基　原**　大风子科植物柞木 *Xylosma congesta*（Loureiro）Merrill 的树枝。

**植物形态**　常绿灌木或小乔木，高 2~10 米。枝干常疏生长刺，尤以小枝为多。叶革质，互生，具柄，长 3~10 毫米；叶片广卵形、卵形至卵状椭圆形，长 3~8 厘米，宽 2~5 厘米，先端渐尖，基部圆形或阔楔形，两面无毛，边缘有锯齿；侧脉 4~6 对。花雌雄异株，总状花序腋生，长 1~2 厘米，有柔毛；萼片 4~6，卵圆形；无花瓣；雄花有多数雄蕊，花盘由多数腺体组成，位于

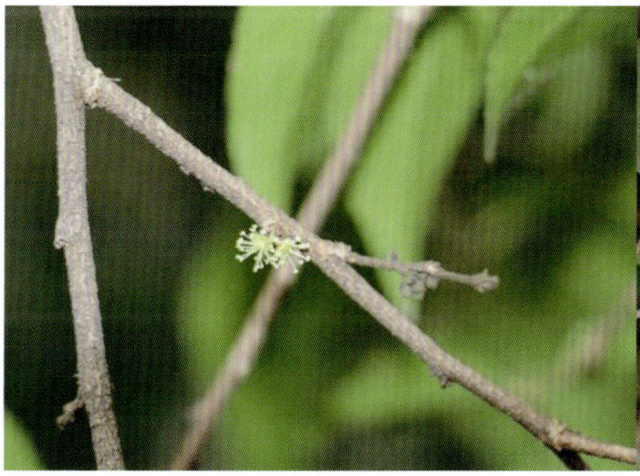

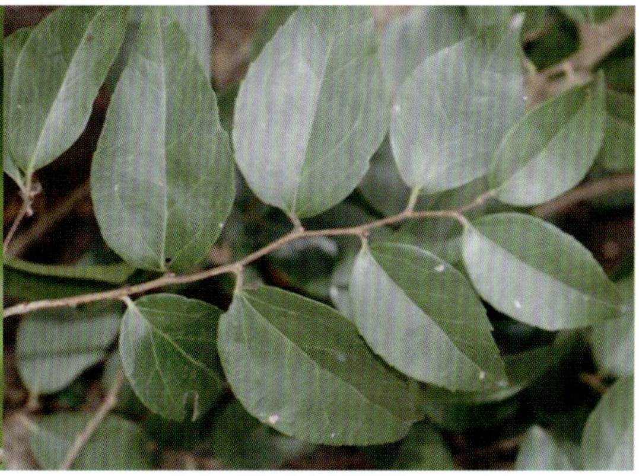

雄蕊外围；雌花花盘圆盘状，边缘略成浅波状，子房1室，有2侧膜胎座；花柱短，柱头2浅裂。浆果球形，直径3~4毫米，成熟时黑色，先端有宿存花柱。种子2（~3）颗。花期夏季。

**生境及分布** 生长在平原、丘陵地、地落附近或山麓疏林中，长沙县有分布。分布于秦岭以南和长江以南各地。

**性味归经** 味苦，性平。

**功能主治** 具催产之功效。用于难产，胎死腹中。

**用法用量** 内服：煎汤，15~30克。

**附　　注** 柞木叶：大风子科植物柞木的枝叶。味苦、涩，性寒。归心经。具清热解毒，散瘀消肿之功效。用于婴幼儿泄泻，痢疾，痈疖肿毒，跌打骨折，扭伤脱臼，死胎不下。外用：适量，捣敷；或研粉，酒、醋调敷。孕妇禁服。

# 栀　子

【凭证标本】430121-190127-0001LY。

【采集地点】湖南省长沙市长沙县高桥镇白石源村。

**别　　名** 黄栀子、黄果树、山栀子、红枝子。

**基　　原** 茜草科植物栀子 *Gardenia jasminoides* Ellis 的干燥成熟果实。

**植物形态** 灌木，嫩枝常被短毛，枝圆柱形，灰色。叶对生，革质，稀为纸质，少为3枚轮生，叶形多样，通常为长圆状披针形、倒卵状长圆形、倒卵形或椭圆形，长3~25厘米，宽1.5~8厘米，顶端渐尖、骤然长渐尖或短尖而钝，基部楔形或短尖，两面常无毛，上面亮绿，下面色较暗；侧脉8~15对，在下面凸起，在上面平；叶柄长0.2~1厘米；托叶膜质。花芳香，通常单朵生于枝顶，花梗长3~5毫米；萼管倒圆锥形或卵形，长8~25毫米，有纵棱，萼檐管形，膨大，顶部5~8裂，通常6裂，裂片披针形或线状披针形，长10~30毫米，宽1~4毫米，结果时增长，宿存；花冠白色或乳黄色，高脚碟状，喉部有疏柔毛，冠管狭圆筒形，长3~5厘米，宽4~6毫米，顶部5至8裂，通常6裂，裂片广展，倒卵形或倒卵状长圆形，长1.5~4厘米，宽0.6~2.8厘米；花丝极短，花药线形，长1.5~2.2厘米，伸出；花柱粗厚，长约4.5厘米，柱头纺锤形，伸出，长1~1.5厘米，宽3~7毫米，子房直径约3毫米，黄色，平滑。果卵形、近球形、椭圆形或长圆形，黄色或橙红色，长1.5~7厘米，直径1.2~2厘米，有翅状纵棱5~9条，顶部的宿存萼片长达4厘米，宽达6毫米；种子多数，扁，近圆形而稍有棱角，长约3.5毫米，宽约3毫米。

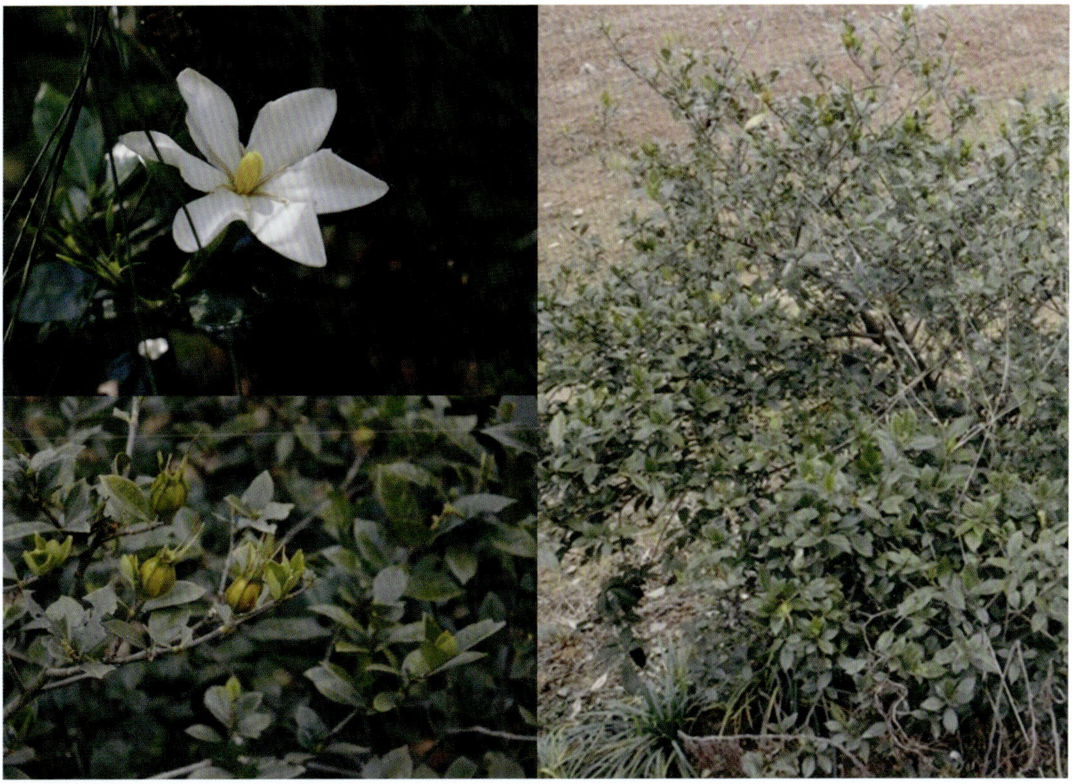

- **生境及分布** 生于海拔 10~1500 米处的旷野、丘陵、山谷、山坡、溪边的灌丛或林中。产于山东、江苏、安徽、浙江、江西、福建、台湾、湖北、湖南、广东、香港、广西、海南、四川、贵州和云南，河北、陕西和甘肃有栽培。长沙县各地有零星野生分布。
- **性味归经** 味苦，性寒。归心、肺、三焦经。
- **功能主治** 具泻火除烦，清热利尿，凉血解毒之功效；外用消肿止痛。用于热病心烦，黄疸尿赤，血淋涩痛，血热吐衄，目赤肿痛，火毒疮疡；外治扭挫伤痛。
- **用法用量** 6~10 克。外用生品适量，研末调敷。
- **注意事项** 脾虚便溏，食少者忌用。

# 枸骨叶

**【凭证标本】** 430121−190531−0181LY。

**【采集地点】** 湖南省长沙市长沙县安沙镇安沙社区。

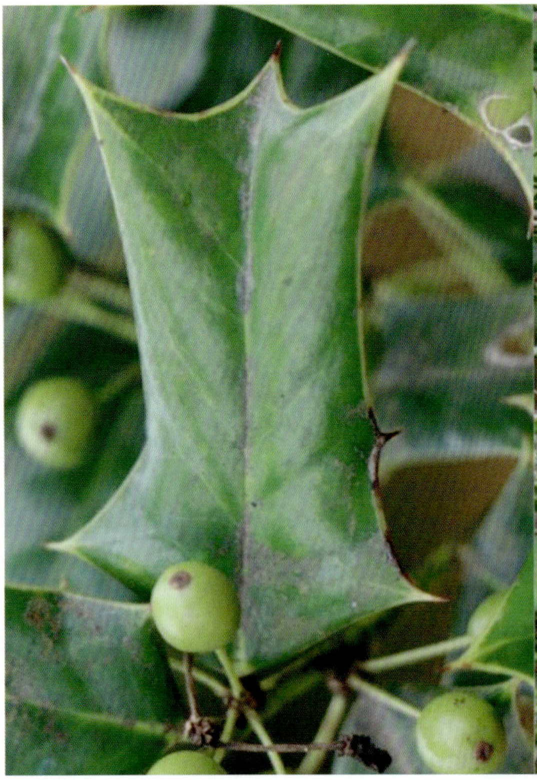

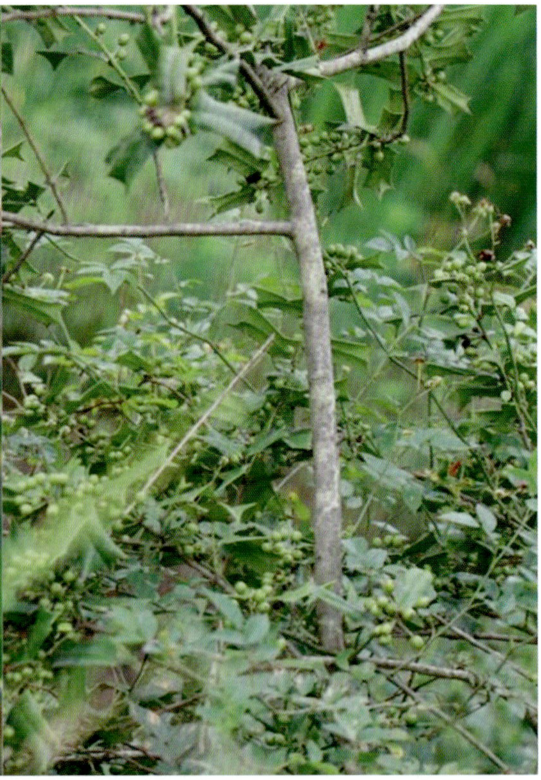

**别　　名**　无。

**基　　原**　冬青科植物枸骨 *Ilex cornuta* Lindl.et Paxt. 的干燥叶。

**植物形态**　常绿乔木，通常呈灌木状。树皮灰白色，平滑。单叶互生，硬革质，长椭圆状直方形，长 3~7.5 厘米，宽 1~3 厘米，先端具 3 个硬刺，中央的刺尖向下反曲，基部各边具有 1 刺，有时中间左右各生 1 刺，老树上叶基部呈圆形，无刺，叶上面绿色，有光泽，下面黄绿色；具叶柄。花白色，腋生，多数，排列成伞形；雄花与两性花同株；花萼杯状，4 裂，裂片三角形，外面有短柔毛；花瓣 4；倒卵形，基部愈合；雄蕊 4，着生在花冠裂片基部，与花瓣互生，花药纵裂；雄蕊 1。核果椭圆形，鲜红色。种子 4 枚。花期 4~5 月。果期 9~10 月。

**生境及分布**　生长在山坡、丘陵等的灌丛中、疏林中以及路边、溪旁和村舍附近。长沙县各地有零星野生分布，分布于江苏、上海市、安徽、浙江、江西、湖北、湖南等省区，云南昆明等城市庭园有栽培，欧美一些国家植物园等也有栽培。

**性味归经**　味苦，性凉。归肝、肾经。

**功能主治**　具清热养阴，平肝，益肾之功效。用于肺痨咯血，骨蒸潮热，头晕目眩。

**用法用量**　内服：煎汤，9~15 克；浸酒或熬膏。外用：捣汁或煎膏涂敷。

①治肺痨：枸骨嫩叶 15 克。烘干，开水泡，当茶饮。(《湖南药物志》) ②治腰及关节痛：枸骨叶，浸酒饮。(《湖南药物志》)

# 柳叶菜

【凭证标本】430121-190717-0362LY。
【采集地点】湖南省长沙市长沙县高桥镇白石源村。

**别　　名**　水丁香、地母怀胎草、菜籽灵、通经草、水兰花、水接骨丹、水窝窝、绒棒紫花草、长角草、鱼鳞草、大样千鱼草、光明草。

**基　　原**　柳叶菜科柳叶菜属植物柳叶菜 *Epilobium hirsutum* L. 的花、根、带根全草。

**植物形态**　多年生草本；茎多分枝；叶草质，对生，茎上部的互生，多少抱茎，披针状椭圆形、窄倒卵形或椭圆形，稀窄披针形，长 4~12（~20）厘米，先端锐尖至渐尖，基部近楔形，具细锯齿，两面被长柔毛，有时下面混生短腺毛，稀下面密被绵毛或近无毛，侧脉 7~9 对；无柄；总状花序直立，萼片长圆状线形，背面隆起成龙骨状，花瓣玫瑰红、粉红或紫红色，宽倒心形，先端凹缺；子房灰绿或紫色，柱头伸出稍高过雄蕊，4 深裂；蒴果，种子倒卵圆形，顶端具短喙。

**生境及分布**　生于海拔 500~2800 米的林下湿处，沟边或沼泽地，长沙县各地有零星野生分布。分布于东北、华北、中南、西南及陕西、新疆、浙江、江西、台

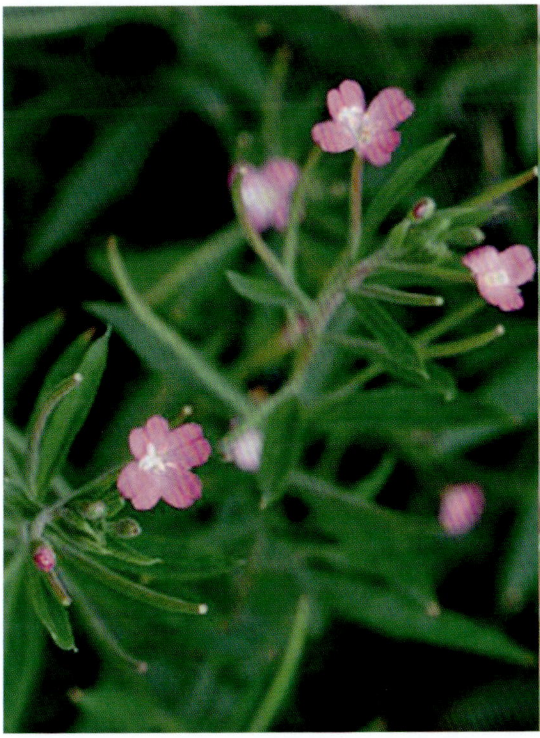

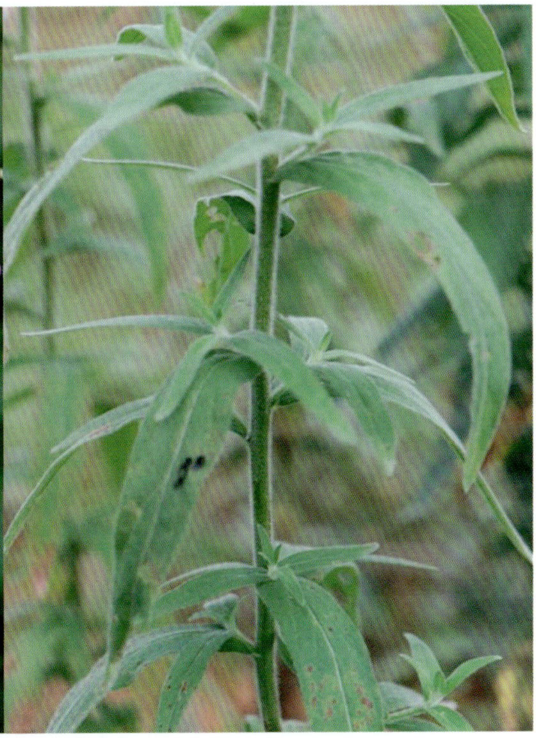

湾、西藏等地。

**性味归经** 味苦、淡，性寒。归肝、脾、胃、大肠经。

**功能主治** 具清热解毒，利湿止泻，消食理气，活血接骨之功效。用于湿热泻痢，食积，脘腹胀痛，牙痛，月经不调，经闭，带下，跌打骨折，疮肿，烫火伤，疥疮。

**用法用量** 内服：煎汤，6~15 克；或鲜品捣汁。外用：适量，捣敷；或捣外涂。

## 柿 蒂

【凭证标本】430121-190602-0199LY。

【采集地点】湖南省长沙市长沙县福临镇影珠山村。

**别　　名** 柿丁、柿子把、柿萼。

**基　　原** 柿树科植物柿 *Diospyros kaki* Thunb. 的干燥宿萼。

**植物形态** 落叶乔木，高达 14 米。树皮鳞片状开裂，灰黑色；枝深棕色，具棕色皮孔，微有毛，嫩枝有柔毛。叶互生；叶柄有柔毛；叶片椭圆形至倒卵形，

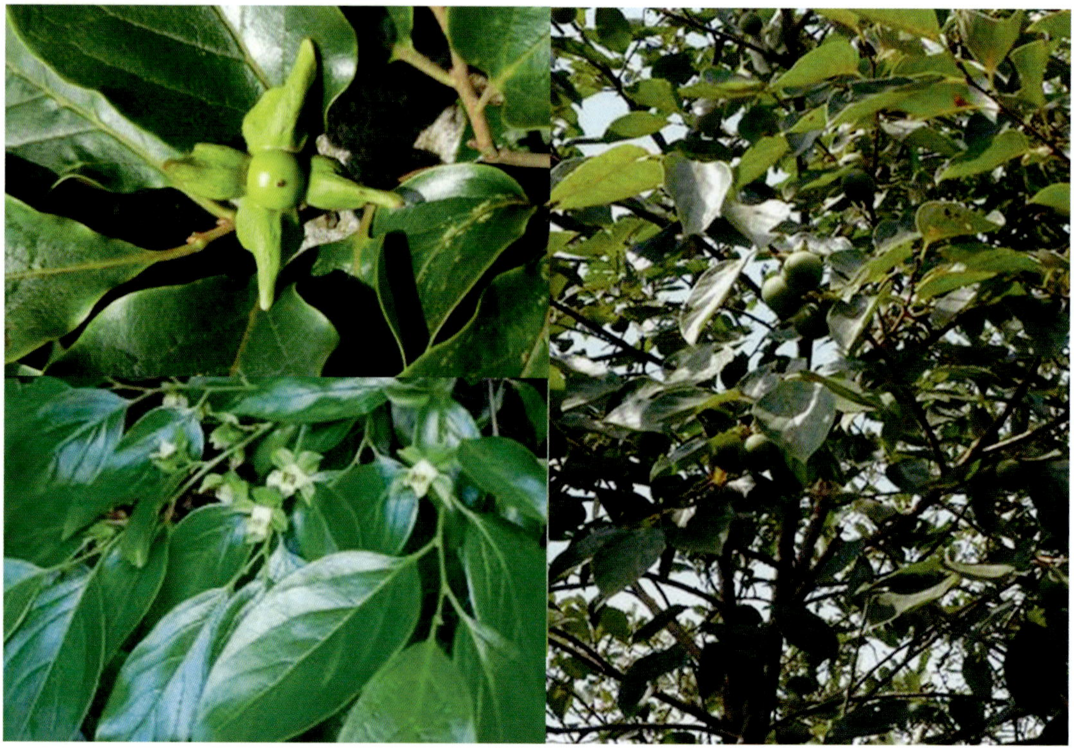

长 6~18 厘米，先端渐尖，基部阔楔形，全缘，革质，上面深绿色，主脉疏生柔毛，下面淡绿色，有短柔毛，沿叶脉密生淡褐色绒毛。花杂性，雄花成聚伞花序，雌花单生叶腋；花黄白色，花萼下部短筒状，4 裂，内面有毛；花冠钟形，4 裂；雄蕊在雄花中 16 枚，在两性花中 8~16 枚，雌花有 8 枚退化雄蕊；子房上位，8 室，花柱自基部分离。浆果卵圆球形，直径 3.5~8 厘米，橙黄色或鲜黄色，基部有宿存萼片。花期 5 月。果期 9~10 月。

**生境及分布** 多为栽培，长沙县各地有零星野生分布。分布于辽宁、河北、河南、山东、安徽、江苏、浙江、福建、广东、江西、湖南、湖北、山西、陕西、甘肃等地。主产河南、山东，福建、河北、山西等地亦产。

**性味归经** 味苦、涩，性平。归胃经。

**功能主治** 具降逆下气之功效。用于呃逆；噫气；反胃。

**用法用量** 5~10 克。

## 威灵仙

【**凭证标本**】430121-190814-0539LY。

【**采集地点**】湖南省长沙市长沙县北山镇石常村。

**别　　名** 无。

**基　　原** 毛茛科植物威灵仙 *Clematis chinensis* Osbeck 的根和根茎。

**植物形态** 木质藤本。干后变黑色。茎、小枝近无毛或疏生短柔毛。一回羽状复叶有 5 小叶，有时 3 或 7，偶尔基部一对以至第二对 2~3 裂至 2~3 小叶；小叶片纸质，卵形至卵状披针形，或为线状披针形、卵圆形，长 1.5~10 厘米，宽 1~7 厘米，顶端锐尖至渐尖，偶有微凹，基部圆形、宽楔形至浅心形，全缘，两面近无毛，或疏生短柔毛。常为圆锥状聚伞花序，多花，腋生或顶生；花直径 1~2 厘米；萼片 4（~5），开展，白色，长圆形或长圆状倒卵形，长 0.5~1（~1.5）厘米，顶端常凸尖，外面边缘密生绒毛或中间有短柔毛，雄蕊无毛。瘦果扁，3~7 个，卵形至宽椭圆形，长 5~7 毫米，有柔毛，宿存花柱长 2~5 厘米。花期 6~9 月，果期 8~11 月。

**生境及分布** 生长在山坡、山谷灌丛中或沟边、路旁草丛中，长沙县有零星分布。分布于云南南部、贵州（海拔 150~1000 米）、四川（500~1500 米）、陕西南部（1000 米以下）、广西（160~1000 米）、广东、湖南（80~700 米）、湖北、河南、福建、台湾、江西（140~700 米）、浙江、江苏南部（140~320 米）、安徽淮河以南。

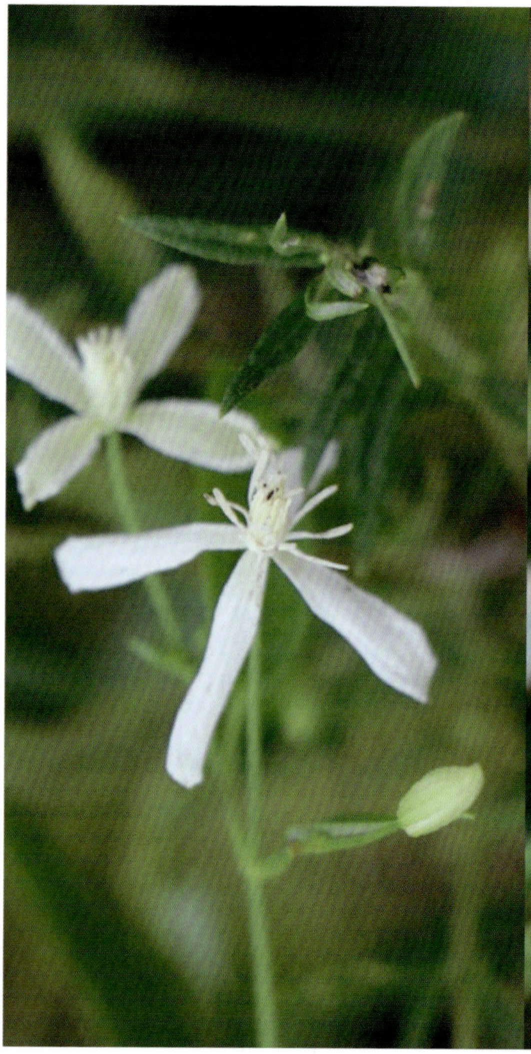

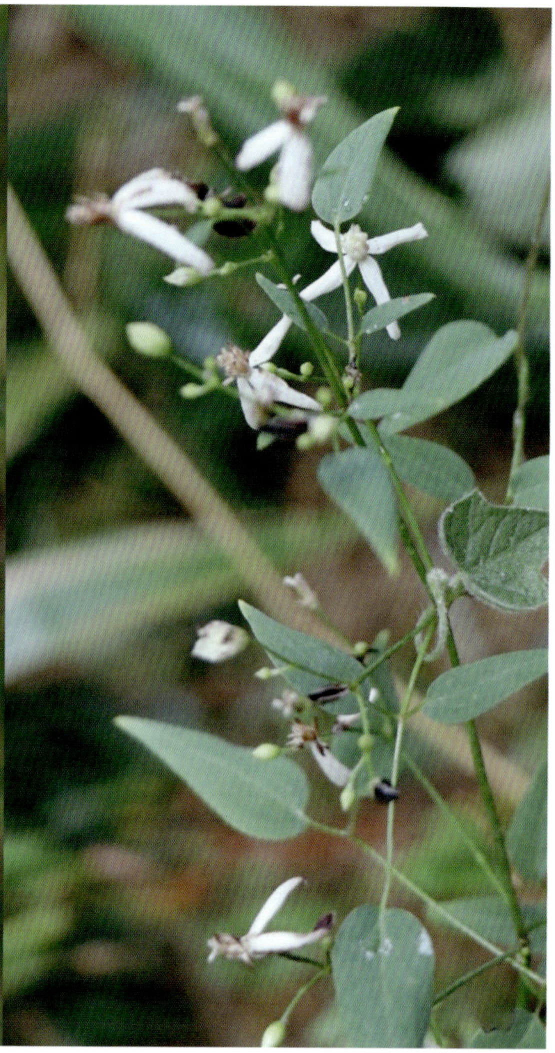

**性味归经**　味辛、咸，性温。归膀胱经。

**功能主治**　具祛风湿，通经络之功效。用于风湿痹痛，肢体麻木，筋脉拘挛，屈伸不利。

**用法用量**　内服：煎汤，6~10 克。

## 厚　朴

【凭证标本】430121-190601-0193LY。

【采集地点】湖南省长沙市长沙县果园镇金江新村。

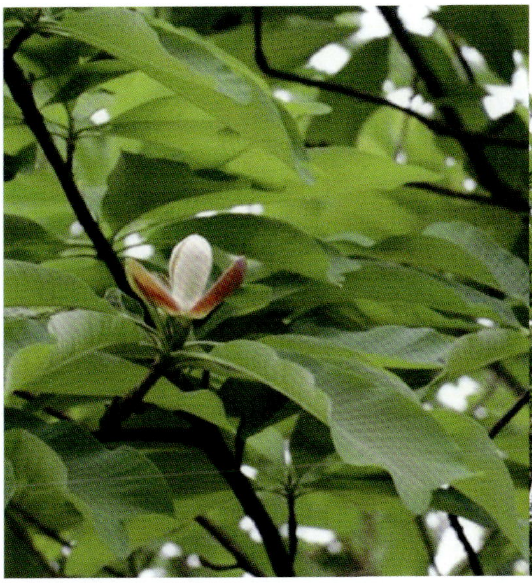
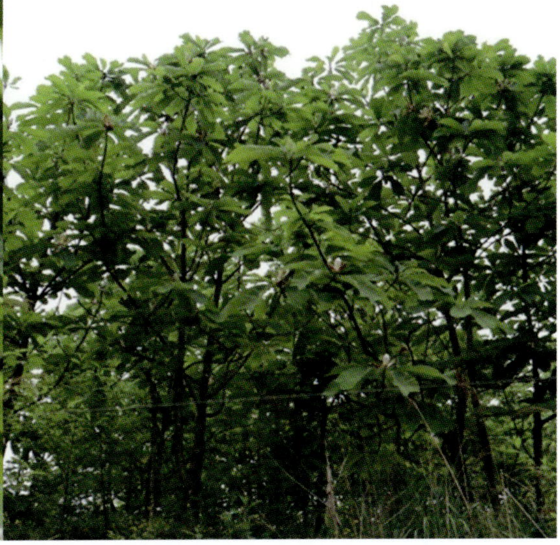

**别　　名**　川朴、紫油厚朴。

**基　　原**　木兰科植物凹叶厚朴 *Magnolia officinalis* subsp.biloba（Rehd.et Wils.）Law 的干燥干皮、根皮及枝皮。

**植物形态**　落叶乔木，高达 20 米，树皮厚；顶芽窄卵状圆锥形，无毛；幼叶下面被白色长毛，革质，7~9 聚生枝端，长圆状倒卵形，长 22~45 厘米，先端具短急尖或钝圆，基部楔形，全缘微波状，下面被灰色柔毛及白粉；叶柄粗，长 2~4 厘米，托叶痕长约叶柄 2/3；聚合果长圆状卵圆形，长 9~15 厘米；蓇葖具长 3~4 毫米喙；种子三角状倒卵形，长约 1 厘米，花期 5~6 月，果期 8~10 月。

**生境及分布**　生于海拔 300~1400 米的林中。多栽培于山麓和村舍附近。产于安徽、浙江西部、江西（庐山）、福建、湖南南部、广东北部、广西北部。长沙县各地有零星野生分布。

**性味归经**　味苦、辛，性温。归脾、胃、肺、大肠经。

**功能主治**　具燥湿消痰，下气除满之功效。用于湿滞伤中，脘痞吐泻，食积气滞，腹胀便秘，痰饮喘咳。

**用法用量**　3~10 克。

**注意事项**　孕妇慎用。

**附　　注**　厚朴花：木兰科植物凹叶厚朴的干燥花蕾。味苦，性微温。归脾、胃经。具理气化湿之功效。用于胸脘痞闷胀满，纳谷不香。内服：3~9 克。

# 牵牛子

【凭证标本】裂叶牵牛：430121-190810-0502LY。圆叶牵牛：430121~190822~0549~LY。

【采集地点】裂叶牵牛：湖南省长沙市长沙县安沙镇唐田新村。圆叶牵牛：湖南省长沙市长沙县开慧镇飘峰山村。

**别　　名**　牵牛、黑丑、白丑、二丑、喇叭花子。

**基　　原**　旋花科植物裂叶牵牛 *Pharbitis nil*（Linn.）Choisy 或圆叶牵牛 *Pharbitis purpurea* Lam. 的干燥成熟种子。

**植物形态**　裂叶牵牛：一年生缠绕草本，茎上被倒向的短柔毛及杂有倒向或开展的长硬毛。叶宽卵形或近圆形，深或浅的3裂，偶5裂，长4~15厘米，宽4.5~14厘米，基部圆，心形，中裂片长圆形或卵圆形，渐尖或骤尖，侧裂片较短，三角形，裂口锐或圆，叶面或疏或密被微硬的柔毛；叶柄长2~15厘米，毛被同茎。花腋生，单一或通常2朵着生于花序梗顶，花序梗长短不一，长1.5~18.5厘米，通常短于叶柄，有时较长，毛被同茎；苞片线形或叶状，被开展的微硬毛；花梗长2~7毫米；小苞片线形；萼片近等长，长2~2.5厘米，披针状线形，内面2片稍狭，外面被开展的刚毛，基部更密，有时也杂有短柔毛；花冠漏斗状，长5~8（~10）厘米，蓝紫色或紫红色，花冠管色淡；雄蕊及花柱内藏；雄蕊不等长；花丝基部被柔毛；子房

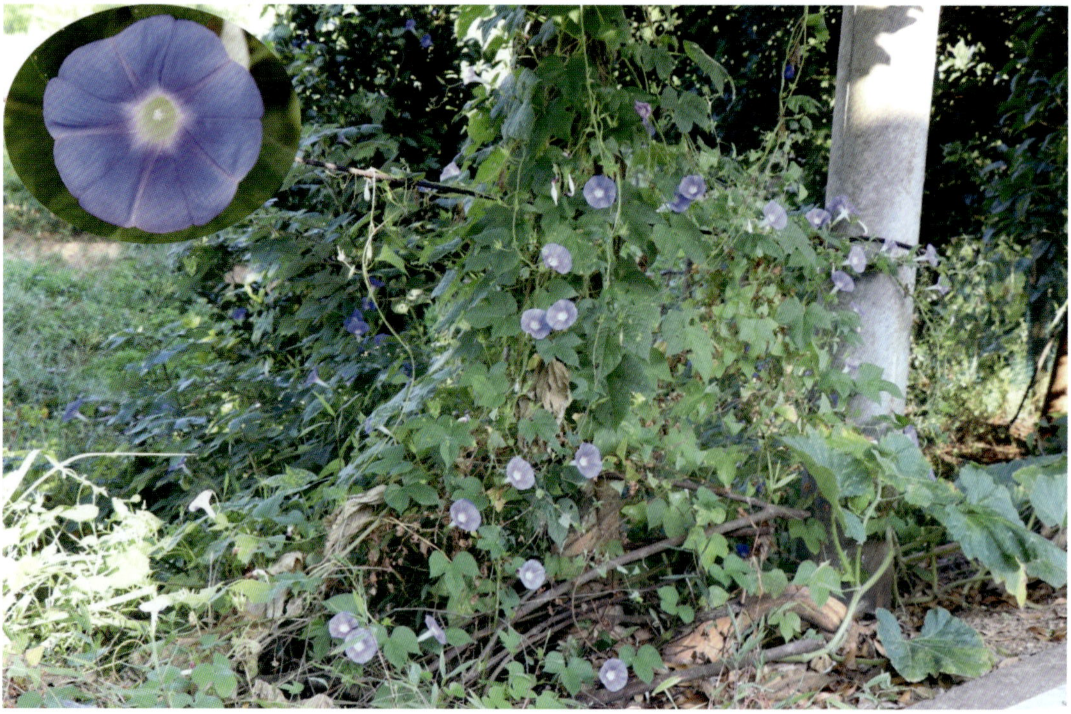

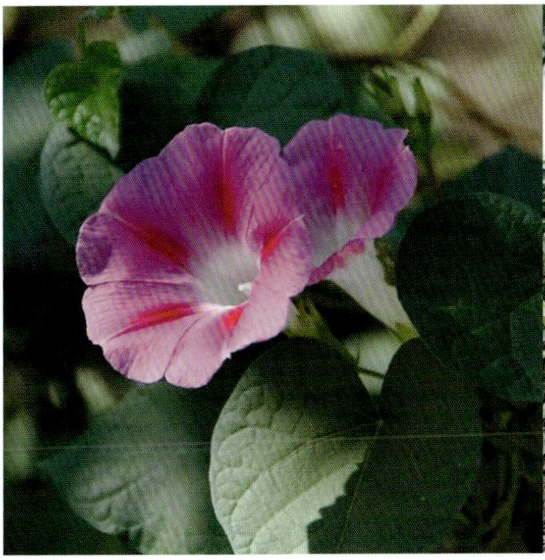
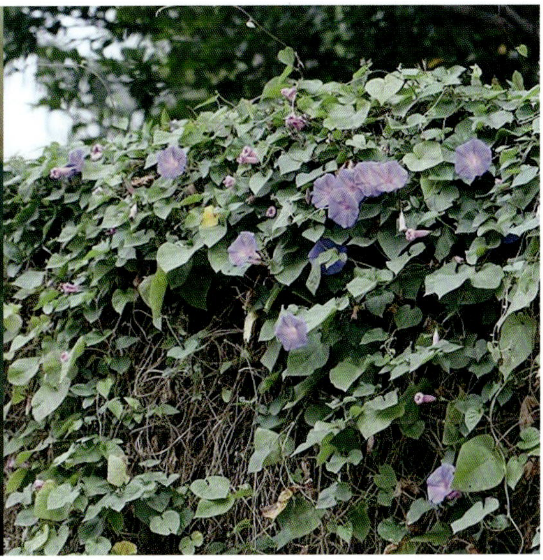

无毛，柱头头状。蒴果近球形，直径 0.8~1.3 厘米，3 瓣裂。种子卵状三棱形，长约 6 毫米，黑褐色或米黄色，被褐色短绒毛。

圆叶牵牛：一年生缠绕草本，茎上被倒向的短柔毛杂有倒向或开展的长硬毛。叶圆心形或宽卵状心形，长 4~18 厘米，宽 3.5~16.5 厘米，基部圆，心形，顶端锐尖、骤尖或渐尖，通常全缘，偶有 3 裂，两面疏或密被刚伏毛；叶柄长 2~12 厘米，毛被与茎同。花腋生，单一或 2~5 朵着生于花序梗顶端成伞形聚伞花序，花序梗比叶柄短或近等长，长 4~12 厘米，毛被与茎相同；苞片线形，长 6~7 毫米，被开展的长硬毛；花梗长 1.2~1.5 厘米，被倒向短柔毛及长硬毛；萼片近等长，长 1.1~1.6 厘米，外面 3 片长椭圆形，渐尖，内面 2 片线状披针形，外面均被开展的硬毛，基部更密；花冠漏斗状，长 4~6 厘米，紫红色、红色或白色，花冠管通常白色，瓣中带于内面色深，外面色淡；雄蕊与花柱内藏；雄蕊不等长，花丝基部被柔毛；子房无毛，3 室，每室 2 胚珠，柱头头状；花盘环状。蒴果近球形，直径 9~10 毫米，3 瓣裂。种子卵状三棱形，长约 5 毫米，黑褐色或米黄色，被极短的糠秕状毛。

**生境及分布** 裂叶牵牛：生长在海拔 100~200（~1600）米的山坡灌丛、干燥河谷路边、园边宅旁、山地路边，或为栽培，长沙县有分布。我国除西北和东北的一些省外，大部分地区都有分布。

圆叶牵牛：生长在平地以至海拔 2800 米的田边、路边、宅旁或山谷林内，栽培或沦为野生，长沙县各地有零星野生分布。我国大部分地区有分布。

**性味归经** 味苦，性寒；有毒。归肺、肾、大肠经。

**功能主治** 具泻水通便，消痰涤饮，杀虫攻积之功效。用于水肿胀满，二便不通，痰饮积聚，气逆喘咳，虫积腹痛。

**用法用量** 内服：煎汤，3~6 克；或入丸、散，每次 1.5~3 克。

**注意事项** 孕妇禁用。不宜与巴豆、巴豆霜同用。

# 韭菜子

【凭证标本】430121-190820-0547-LY。
【采集地点】湖南省长沙市长沙县开慧镇白沙村。

**别　名**　无。

**基　原**　百合科植物韭 *Allium tuberosum* Rottler ex Sprengle 的干燥成熟种子。

**植物形态**　具倾斜的横生根状茎。鳞茎簇生，近圆柱状；鳞茎外皮暗黄色至黄褐色，破裂成纤维状，呈网状或近网状。叶条形，扁平，实心，比花葶短，宽 1.5~8 毫米，边缘平滑。花葶圆柱状，常具 2 纵棱，高 25~60 厘米，下部被叶鞘；总苞单侧开裂，或 2~3 裂，宿存；伞形花序半球状或近球状，具多但较稀疏的花；小花梗近等长，比花被片长 2~4 倍，基部具小苞片，且数枚小花梗的基部又为 1 枚共同的苞片所包围；花白色；花被片常具绿色或黄绿色的中脉，内轮的矩圆状倒卵形，稀为矩圆状卵形，先端具短尖头或钝圆，长 4~7（~8）毫米，宽 2.1~3.5 毫米，外轮的常较窄，矩圆状卵形至矩圆状披针形，先端具短尖头，长 4~7（~8）毫米，宽 1.8~3 毫米；花丝等长，为花被片长度的 2/3~4/5，基部合生并与花被片贴生，合生部分高

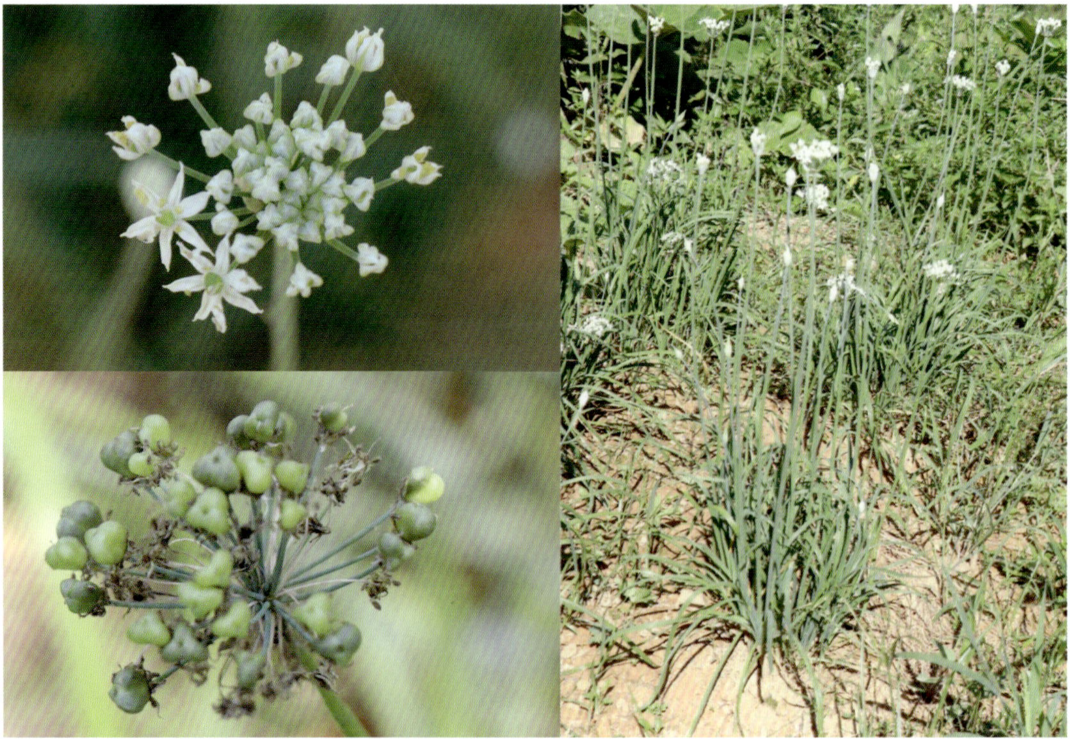

0.5~1 毫米，分离部分狭三角形，内轮的稍宽；子房倒圆锥状球形，具 3 圆棱，外壁具细的疣状突起。花果期 7~9 月。

**生境及分布** 长沙县各地有栽培。全国广泛栽培，亦有野生植株，但北方的为野化植株。

**性味归经** 味辛、甘，性温。归肝、肾经。

**功能主治** 具温补肝肾，壮阳固精之功效。用于肝肾亏虚，腰膝酸痛，阳痿遗精，遗尿尿频，白浊带下。

**用法用量** 内服：煎汤，3~9 克。

## 点腺过路黄

【凭证标本】430121-200513-0949LY。

【采集地点】湖南省长沙市长沙县北山镇福安村。

**别　　名** 女儿红、露天过路黄、露天金钱草。

**基　　原** 报春花科植物点腺过路黄 *Lysimachia hemsleyana* Maxim. 的全草。

**植物形态** 茎簇生，平铺地面，先端伸长成鞭状，长可达 90 厘米，圆柱形，基部直径 1.5~2 毫米，密被多细胞柔毛。叶对生，卵形或阔卵形，长 1.5~4 厘米，宽 1.2~3 厘米，先端锐尖，基部近圆形、截形以至浅心形，上面绿色，密被小糙伏毛，下面淡绿色，毛被较疏或近于无毛，两面均有褐色或黑色粒状腺点，极少为透明腺点，侧脉 3~4 对，在下面稍明显，网脉隐蔽。叶柄长 5~18 毫米。花单生于茎中部叶腋，极少生于短枝上叶腋；花梗长 7~15 毫米，果时下弯，可增长至 2.5 厘米；花萼长 7~8 毫米，分裂近达基部，

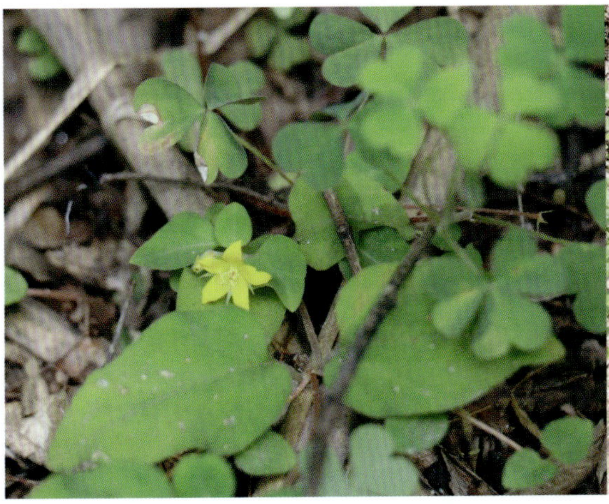

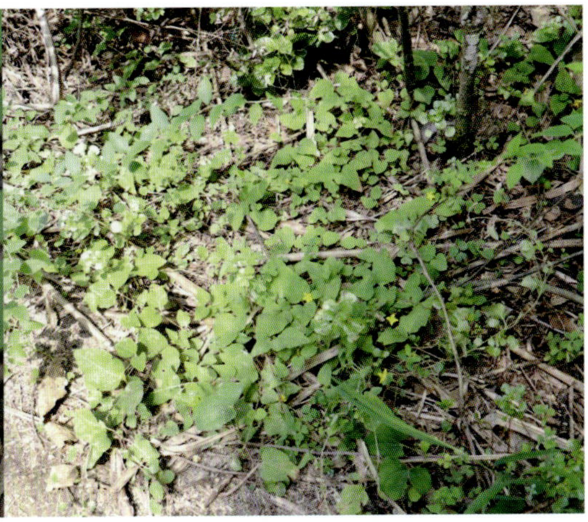

裂片狭披针形，宽 1~1.5 毫米，背面中肋明显，被稀疏小柔毛，散生褐色腺点；花冠黄色，长 6~8 毫米，基部合生部分长约 2 毫米，裂片椭圆形或椭圆状披针形，宽 3.5~4 毫米，先端锐尖或稍钝，散生暗红色或褐色腺点；花丝下部合生成高约 2 毫米的筒，分离部分长 3~5 毫米；花药长圆形，长约 1.5 毫米；子房卵珠形，花柱长 6~7 毫米。蒴果近球形，直径 3.5~4 毫米。花期 4~6 月；果期 5~7 月。

**生境及分布** 生长在山谷林缘、溪旁和路边草丛中，垂直分布上限可达 1000 米，长沙县有野生分布。分布于陕西南部、四川东部、河南南部、湖北、湖南、江西、安徽、江苏、浙江、福建。

**性味归经** 味微苦，性凉。

**功能主治** 具清热利湿，通经之功效。用于肝炎，肾盂肾炎，膀胱炎，闭经。

**用法用量** 内服：煎汤，30~60 克。

## 临时救

【凭证标本】430121-190522-0138LY。

【采集地点】湖南省长沙市长沙县安沙镇安沙社区。

**别　　名** 黄花草、九莲灯、匍地龙。

**基　　原** 报春花科植物胡氏排草 *Lysimachia congestiflora Hemsl.* 的全草。

**植物形态** 茎下部匍匐，节上生根，上部及分枝上升，长 6~50 厘米，圆柱形，密被多细胞卷曲柔毛；分枝纤细，有时仅顶端具叶。叶对生，茎端的 2 对间距短，近密聚，叶片卵形、阔卵形以至近圆形，近等大，长（0.7）1.4~3

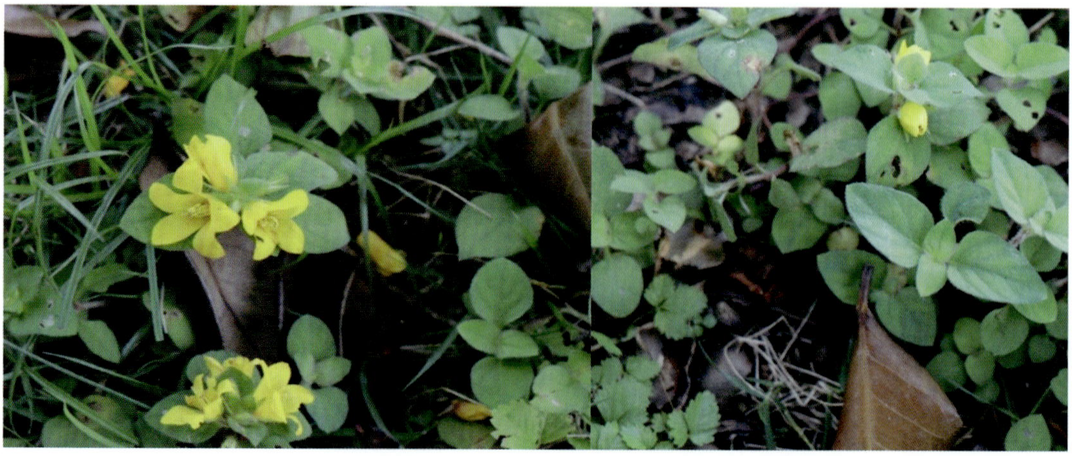

（4.5）厘米，宽（0.6）1.3~2.2（3）厘米，先端锐尖或钝，基部近圆形或截形，稀略呈心形，上面绿色，下面较淡，有时沿中肋和侧脉染紫红色，两面多少被具节糙伏毛，稀近于无毛，近边缘有暗红色或有时变为黑色的腺点，侧脉 2~4 对，在下面稍隆起，网脉纤细，不明显；叶柄比叶片短 2~3 倍，具草质狭边缘。花 2~4 朵集生茎端和枝端成近头状的总状花序，在花序下方的 1 对叶腋有时具单生之花；花梗极短或长至 2 毫米；花萼长 5~8.5 毫米，分裂近达基部，裂片披针形，宽约 1.5 毫米，背面被疏柔毛；花冠黄色，内面基部紫红色，长 9~11 毫米，基部合生部分长 2~3 毫米，5 裂（偶有 6 裂的），裂片卵状椭圆形至长圆形，宽 3~6.5 毫米，先端锐尖或钝，散生暗红色或变黑色的腺点；花丝下部合生成高约 2.5 毫米的筒，分离部分长 2.5~4.5 毫米；花药长圆形，长约 1.5 毫米；花粉粒近长球形（30~36）微米 ×（26.5~29）微米，表面具网状纹饰；子房被毛，花柱长 5~7 毫米。蒴果球形，直径 3~4 毫米。花期 5~6 月；果期 7~10 月。

**生境及分布**　生于水沟边、田塍上和山坡林缘、草地等湿润处，垂直分布上限可达海拔 2100 米。产于我国长江以南各省区以及陕西、甘肃南部和台湾地区。长沙县各地有零星野生分布。

**性味归经**　味苦，性凉。

**功能主治**　具消积，散瘀之功效。用于疳积，经闭，跌打损伤，痈疽，疔疮。

**用法用量**　内服：煎汤，3~9 克；或捣汁。外用：捣敷。

# 钩　藤

【凭证标本】430121-190523-0159LY。

【采集地点】湖南省长沙市长沙县安沙镇安沙社区。

**别　　名**　双钩藤、鹰爪风、吊风根、金钩草、倒挂刺。

**基　　原**　双子叶植物药茜草科植物钩藤 *Uncaria rhynchophylla*（Miq.）Miq.ex Havil. 的干燥带钩茎枝。

**植物形态**　藤本；嫩枝较纤细，方柱形或略有 4 棱角，无毛。叶纸质，椭圆形或椭圆状长圆形，长 5~12 厘米，宽 3~7 厘米，两面均无毛，干时褐色或红褐色，下面有时有白粉，顶端短尖或骤尖，基部楔形至截形，有时稍下延；侧脉 4~8 对，脉腋窝陷有黏液毛；叶柄长 5~15 毫米，无毛；托叶狭三角形，深 2 裂达全长 2/3，外面无毛，里面无毛或基部具黏液毛，裂片线形至三角状披针形。头状花序不计花冠直径 5~8 毫米，单生叶腋，总花梗具一节，苞片微小，或成单聚伞状排列，总花梗腋生，长 5 厘米；小苞片线形或线状匙形；花近无梗；花萼管疏被毛，萼裂片近三角形，长 0.5 毫米，疏被短

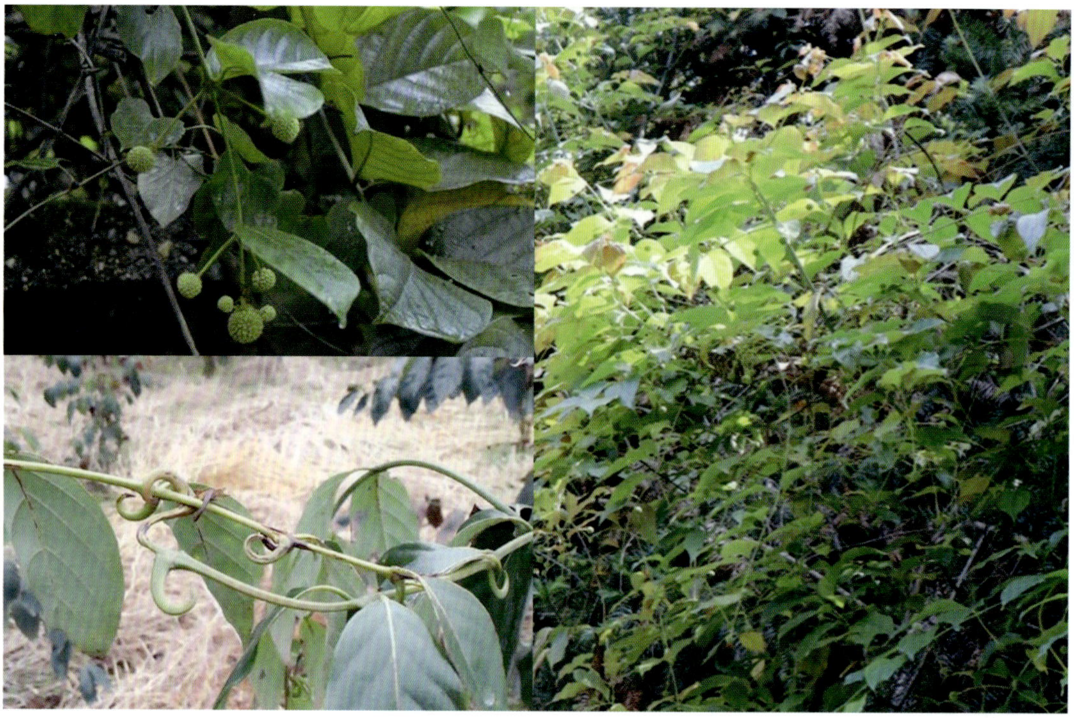

柔毛，顶端锐尖；花冠管外面无毛，或具疏散的毛，花冠裂片卵圆形，外面无毛或略被粉状短柔毛，边缘有时有纤毛；花柱伸出冠喉外，柱头棒形。果序直径10~12毫米；小蒴果长5~6毫米，被短柔毛，宿存萼裂片近三角形，长1毫米，星状辐射。花、果期5~12月。

**生境及分布** 常生于山谷溪边的疏林或灌丛中。产于广东、广西、云南、贵州、福建、湖南、湖北及江西。长沙县各地有零星野生分布。

**性味归经** 味甘，性凉。归肝、心包经。

**功能主治** 具息风定惊，清热平肝之功效。用于肝风内动，惊痫抽搐，高热惊厥，感冒夹惊，小儿惊啼，妊娠子痫，头痛眩晕。

**用法用量** 3~12克，后下。

## 看麦娘

【凭证标本】430121-190421-0072LY。

【采集地点】湖南省长沙市长沙县安沙镇安沙社区。

**别　　名** 牛头猛、山高粱、路边谷、道旁谷、油草、棒槌草。

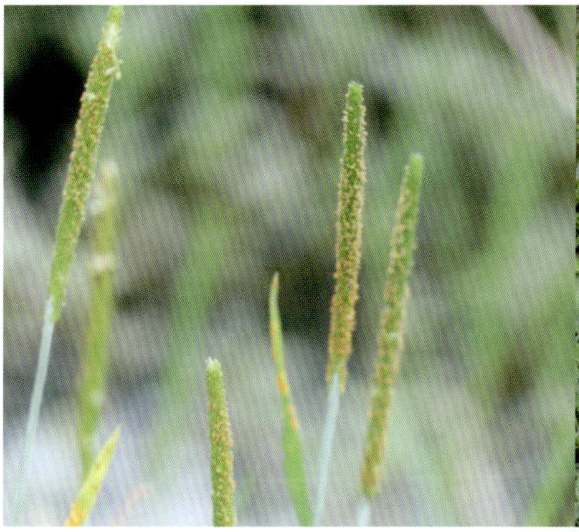

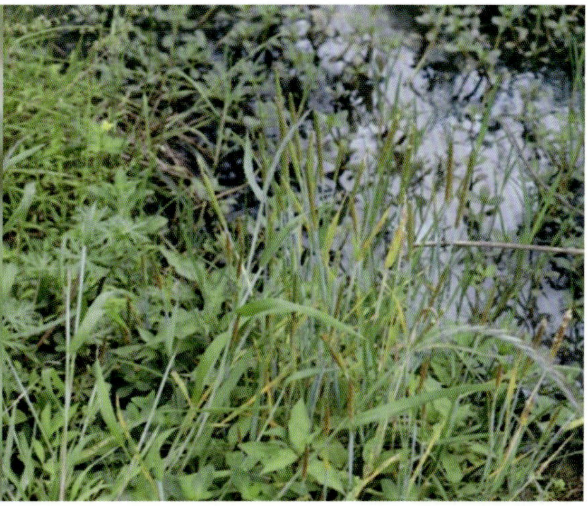

■ 基　　原　禾本科看麦娘属植物看麦娘 *Alopecurus aequalis* Sobol. 的全草。

■ 植物形态　一年生。秆少数丛生，细瘦，光滑，节处常膝曲，高 15~40 厘米。叶鞘光滑，短于节间；叶舌膜质，长 2~5 毫米；叶片扁平，长 3~10 厘米，宽 2~6 毫米。圆锥花序圆柱状，灰绿色，长 2~7 厘米，宽 3~6 毫米；小穗椭圆形或卵状长圆形，长 2~3 毫米；颖膜质，基部互相连合，具 3 脉，脊上有细纤毛，侧脉下部有短毛；外稃膜质，先端钝，等大或稍长于颖，下部边缘互相连合，芒长 1.5~3.5 毫米，约于稃体下部 1/4 处伸出，隐藏或稍外露；花药橙黄色，长 0.5~0.8 毫米。颖果长约 1 毫米。花果期 4~8 月。

■ 生境及分布　生于海拔较低之田边及潮湿之地。产于我国大部分省区。长沙县各地有零星野生分布。

■ 性味归经　味淡，性凉。

■ 功能主治　具清热利湿，止泻，解毒之功效。用于水肿，水痘，泄泻，黄疸型肝炎，赤眼，毒蛇咬伤。

■ 用法用量　内服：煎汤，30~60 克。外用：适量，捣敷；或煎水洗。

## 香水月季

【凭证标本】430121-191202-0812LY。

【采集地点】湖南省长沙市长沙县安沙镇鼎功桥村。

■ 别　　名　生胎果、大卡卡果、固公花、固公果。

■ 基　　原　蔷薇科植物香水月季 *Rosa odorata*（Andr.）Sweet. 的根、叶、虫瘿。

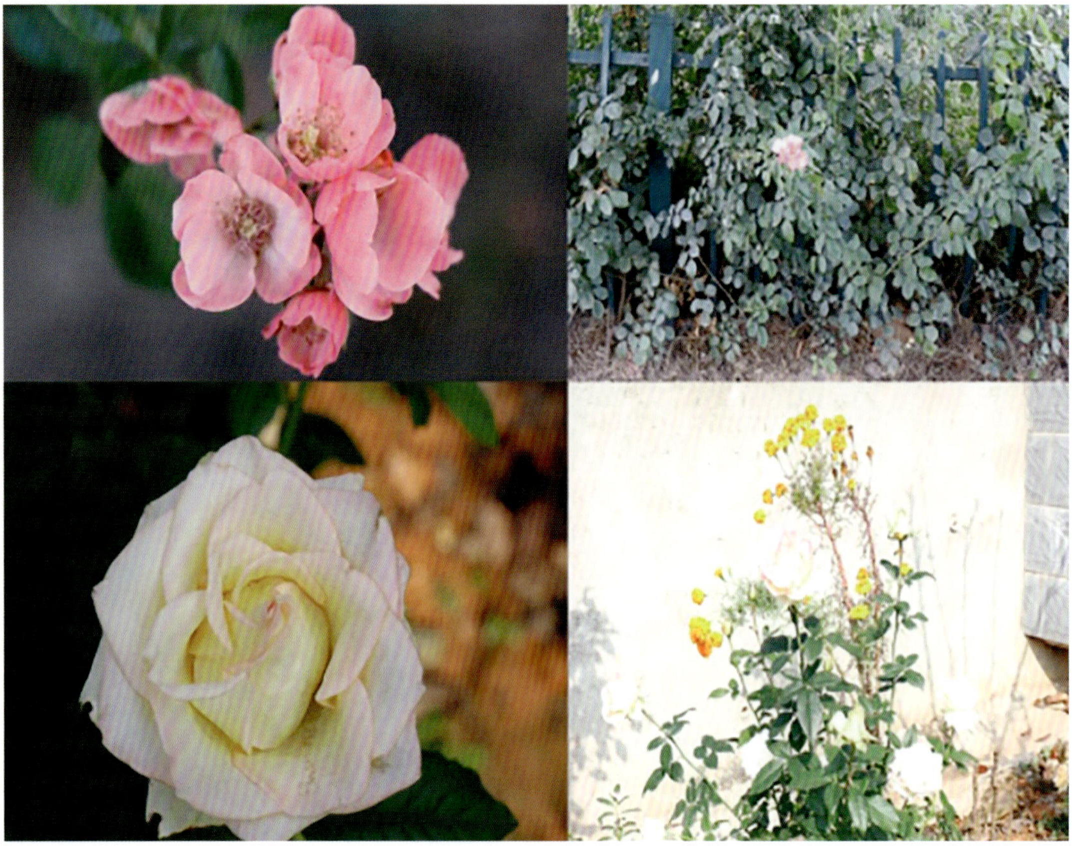

**植物形态**　常绿或半常绿攀援灌木，有长匍匐枝，枝粗壮，无毛，有散生而粗短钩状皮刺。小叶 5~9，连叶柄长 5~10 厘米；小叶片椭圆形、卵形或长圆卵形，先端急尖或渐尖，稀尾状渐尖，基部楔形或近圆形，边缘有紧贴的锐锯齿，两面无毛，革质；托叶大部贴生于叶柄，无毛，边缘或仅在基部有腺，顶端小叶片有长柄，总叶柄和小叶柄有稀疏小皮刺和腺毛。花单生或 2~3 朵，无毛或有腺毛；萼片全缘，稀有少数羽状裂片，披针形，先端长渐尖，外面无毛，内面密被长柔毛；花瓣芳香，白色或带粉红色，倒卵形；花柱离生，伸出花托口外，约与雄蕊等长。果实呈压扁的球形，稀梨形，外面无毛，果梗短。花期 6~9 月。

**生境及分布**　长沙县有栽培。分布于云南。江苏、浙江、四川、云南有栽培。

**性味归经**　味涩，性凉。

**功能主治**　具调气和血，止痢，止咳，定喘，消炎，杀菌之功效。用于痢疾，小儿疝气，哮喘，腹泻，白带。

**用法用量**　内服：根 10~25 克，花 4~5 朵，虫瘿 5~8 个。外用：鲜叶适量捣烂敷患处。

# 重　楼

【凭证标本】430121-190427-0087LY。

【采集地点】湖南省长沙市长沙县高桥镇白石源村。

**别　　名**　七叶一枝花、金线重楼、灯台七、铁灯台、蚤休、草河车、白河车、枝花头、海螺七、螺丝七。

**基　　原**　百合科重楼属植物华重楼 *Paris polyphylla* var.chinensis（Franch.）Hara 的干燥根茎。

**植物形态**　多年生草本，高约 50 厘米。根状茎棕褐色，横走而肥厚，粗可达 3 厘米，表面粗糙具节，节上生纤维状须根。茎单一，直立，圆柱形，光滑无毛，基部常带紫红色。叶 5~9，通常 7 片，轮生于茎顶，壮如伞，其上生花 1 朵，故称“七叶一枝花”；叶柄长 1~3 厘米，叶片纸质或膜质，窄卵形或倒披针形，长 7~9 厘米，宽 2~5 厘米，先端锐尖，基部楔形。夏季开黄绿色花，花梗由茎顶抽出，不分枝，多少比叶长，花单独顶生；萼片 5~6，叶状，卵状披针形；花瓣 5~6，细线形，有时上部稍扩大，宽约 1.5 毫米，通常较短于花萼；雄蕊 2 轮，药隔突出部分窄于花药，长 0.2~2 毫米；子房具棱，顶部于花柱为紫色，其余部分为黄绿色；蒴果室背开裂。七叶一枝花：形似中华七叶一枝花，但叶短圆形或倒披针状矩圆形，基部圆形或罕为急尖；花瓣丝状，近顶端渐变尖，长等于或长于花萼的 2 倍，宽约 1 毫米。

**生境及分布**　生于林下荫处或沟谷边的草丛中，海拔 600~1350（2000）米。产于江苏、浙江、江西、福建、台湾、湖北、湖南、广东、广西、四川、贵州和云南。长沙县各地有零星野生分布。

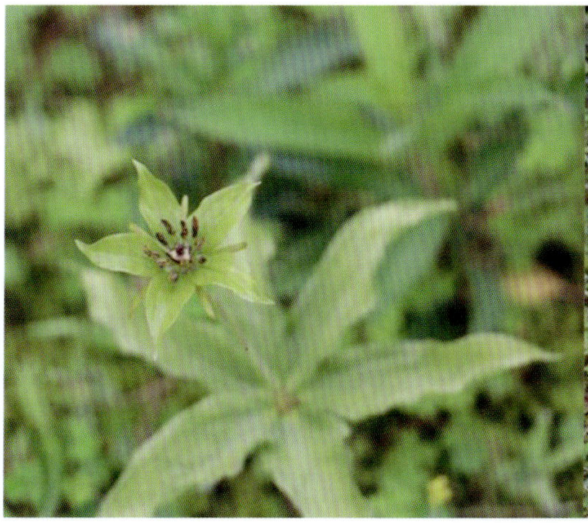
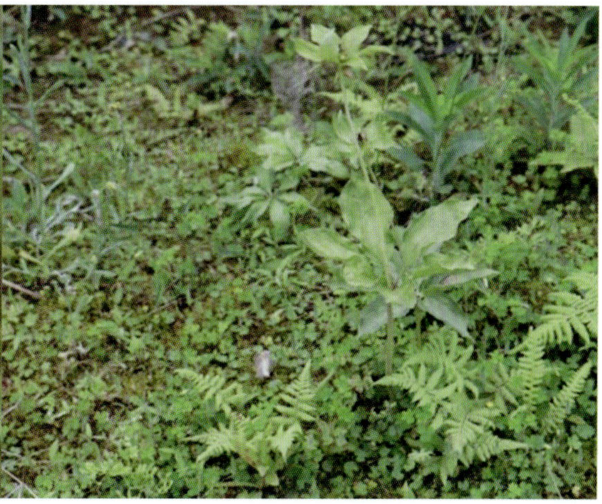

**性味归经** 味苦，性微寒。归肝经。

**功能主治** 具清热解毒，消肿止痛，凉肝定惊之功效。用于疔疮痈肿，咽喉肿痛，毒蛇咬伤，跌扑伤痛，惊风抽搐。

**用法用量** 内服：3~9克。外用适量，研末调敷。与金银花、连翘等配伍应用，治热毒疮疡；与鬼针草等同用，治毒蛇咬伤。用于癌肿，常与石见穿、半枝莲、夏枯草等药配伍应用。此外，本品尚可用于小儿高热惊风抽搐。

## 胜红蓟

【凭证标本】430121-190529-0162LY。

【采集地点】湖南省长沙市长沙县安沙镇安沙社区。

**别　　名** 白花草、脓泡草、绿升麻、白毛苦、毛射香、白花臭草、消炎草、胜红药、水丁药、鱼腥眼、紫红毛草、广马草。

**基　　原** 菊科胜红蓟属植物藿香蓟 *Ageratum conyzoides* L. 的全草。

**植物形态** 一年生草本，高50~100厘米，有时又不足10厘米。无明显主根。茎粗壮，基部径4毫米，或少有纤细的，而基部径不足1毫米，不分枝或自基部或自中部以上分枝，或下基部平卧而节常生不定根。全部茎枝淡红色，或上部绿色，被白色尘状短柔毛或上部被稠密开展的长绒毛。叶对生，有时上部互生，常有腋生的不发育的叶芽。中部茎叶卵形或椭圆形或长圆形，长3~8厘米，宽2~5厘米；自中部叶向上向下及腋生小枝上的叶渐小或小，卵形或长圆形，有时植株全部叶小形，长仅1厘米，宽仅达0.6毫米。全部叶基部钝或宽楔形，基出三脉或不明显五出脉，顶端急尖，边缘圆锯齿，有长1~3厘米的叶柄，两面被白色稀疏的短柔毛且有黄色腺点，上面沿脉处及叶下面的毛稍多有时下面近无毛，上部叶的叶柄或腋生幼枝及腋生枝上的小叶的叶柄通常被白色稠密开展的长柔毛。头状花序4~18个在茎顶排成通常紧密的伞房状花序；花序径1.5~3厘米，少有排成松散伞房花序式的。花梗长0.5~1.5厘米，被尘球短柔毛。总苞钟状或半球形，宽5毫米。总苞片2层，长圆形或披针状长圆形，长3~4毫米，外面无毛，边缘撕裂。花冠长1.5~2.5毫米，外面无毛或顶端有尘状微柔毛，檐部5裂，淡紫色。瘦果黑褐色，5棱，长1.2~1.7毫米，有白色稀疏细柔毛。冠毛膜片5或6个，长圆形，顶端急狭或渐狭成长或短芒状，或部分膜片顶端截形而无芒状渐尖；全部冠毛膜片长1.5~3毫米。花果期全年。

**生境及分布** 生于山谷、山坡林下或林缘、河边或山坡草地、田边或荒地上。我国广东、广西、云南、贵州、四川、江西、福建等地有栽培，也有归化野生分布的，在浙江和河北只见栽培。长沙县各地有零星野生分布。

**性味归经** 味辛、微苦，性凉。归肺、心包经。

**功能主治** 具清热解毒，止血，止痛之功效。用于感冒发热，咽喉肿痛，口舌生疮，咯血，衄血，崩漏，脘腹疼痛，跌打损伤，外伤出血，痈肿疮毒，湿疹瘙痒。

**用法用量** 内服：煎汤，15~30 克，鲜品加倍；或鲜品捣敷汁。外用：适量，捣敷研末吹喉或调敷。

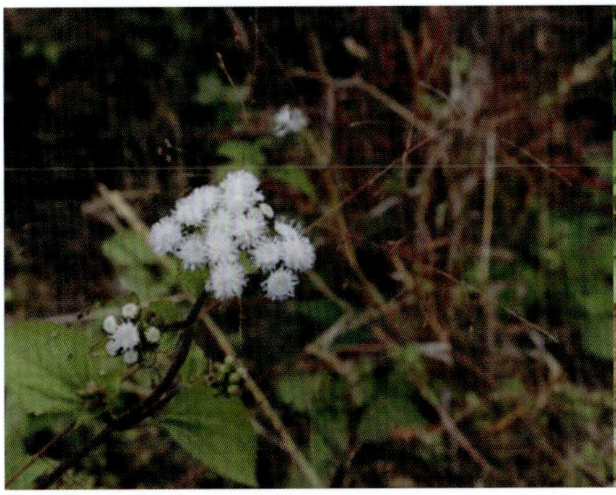

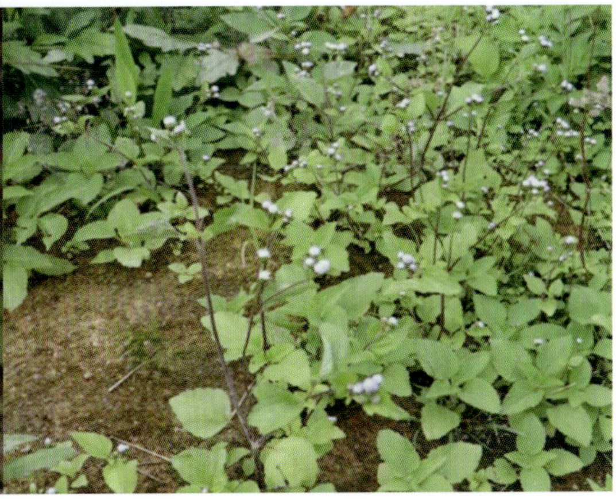

# 独 活

**【凭证标本】** 430121-190717-0361LY。

**【采集地点】** 湖南省长沙市长沙县高桥镇白石源村。

**别　　名** 胡王使者、独摇草、独滑、长生草、川独活、肉独活、资历邱独活、巴东独活、香独活、绩独活、大活、山大活、玉活。

**基　　原** 伞形科当归属植物重齿当归 *Angelica biserrata*（Shan et Yuan）Yuan et Shan 的干燥根。

**植物形态** 植株高达 2 米；根圆柱形，深褐色，有香气；茎中空，带紫色，有糙毛；伞形科叶二回三出羽状全裂，宽卵形；茎生叶具长柄，叶鞘长管状抱茎；叶小裂片长椭圆形，长 5.5~18 厘米，有不整齐锐齿或重锯齿，顶生裂片多 3 深裂，基部下延翅状，侧裂片具短柄或无柄，两面沿叶脉及边缘有柔毛；茎顶部叶成囊状叶鞘；花序梗长 5~16（~20）厘米，密被糙毛，总苞片 1，长锥形，早落；伞辐 10~25，长 3~5 厘米，密被糙毛；伞形花序多花，小总苞片 5~10，宽披针形，背部及边缘有毛；萼无齿；花瓣倒卵形，白色；花柱基盘形；果椭圆形，长 6~8 毫米，背棱线形；侧翅与果近等宽。

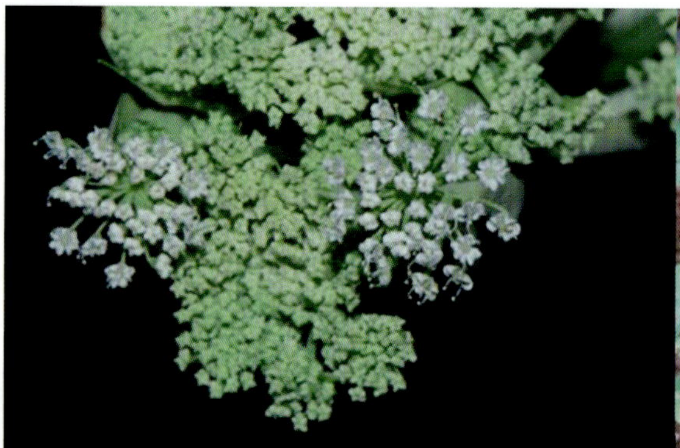

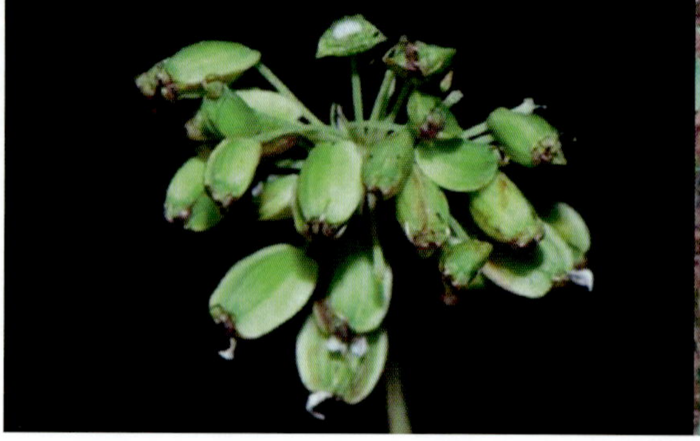

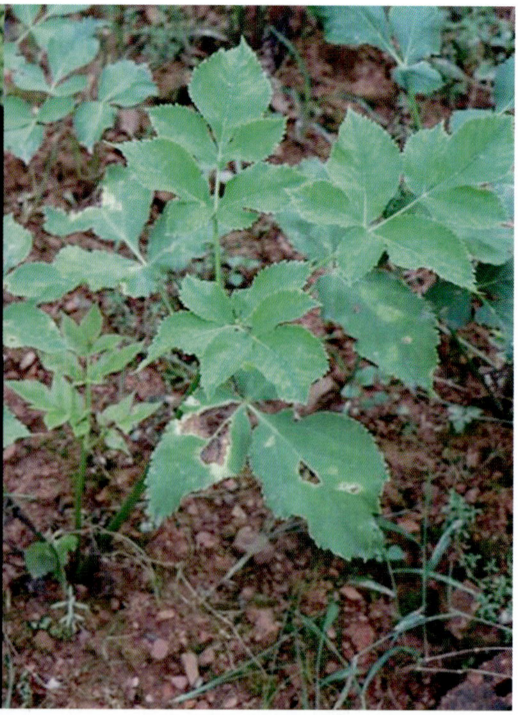

- 生境及分布　生于阴湿山坡、林下草丛中或稀疏灌丛间，长沙县各地有零星野生分布。分布于安徽、浙江、江西、湖北、四川等地。四川、湖北及陕西等地的高山地区已有栽培。
- 性味归经　味辛、苦，性微温。归肾、膀胱经。
- 功能主治　具祛风胜湿，散寒止痛之功效。用于风寒湿痹，腰膝疼痛，头痛齿痛。
- 用法用量　内服：煎汤，3~10 克；或浸酒；或入丸、散。外用：适量，煎汤洗。
- 注意事项　阴虚血燥者慎服。

## 急性子

【凭证标本】430121-190613-0268LY。

【采集地点】湖南省长沙市长沙县黄花镇银龙村。

- 别　　名　凤仙透骨草、指甲花。
- 基　　原　凤仙花科草本植物凤仙花 *Impatiens balsamina* L. 的干燥茎。
- 植物形态　一年生草本花卉，高 60~100 厘米。茎粗壮，肉质，直立，不分枝或有分

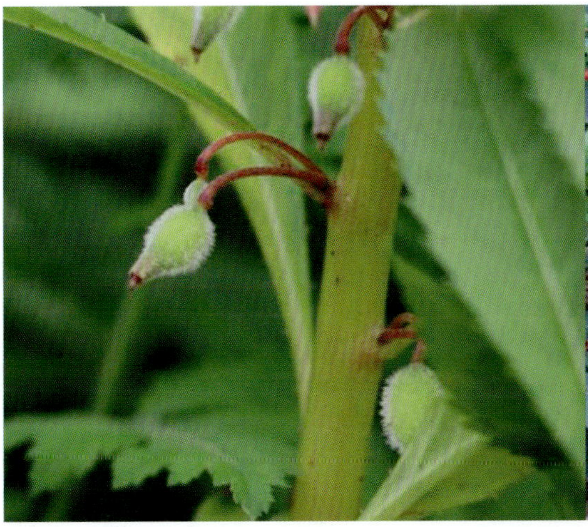
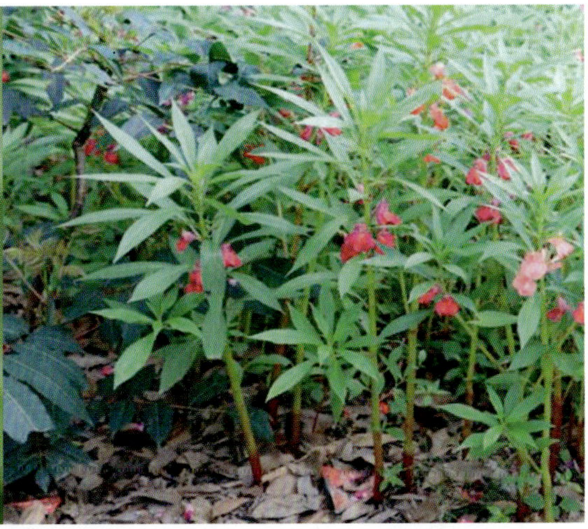

枝，无毛或幼时被疏柔毛，基部直径可达 8 毫米，具多数纤维状根，下部节常膨大。叶互生，最下部叶有时对生；叶片披针形、狭椭圆形或倒披针形，花单生或 2~3 朵簇生于叶腋，白色、粉红色或紫色，单瓣或重瓣。种子多数，圆球形，黑褐色。花期 7~10 月。

**生境及分布**　凤仙花性喜阳光，怕湿，耐热不耐寒。喜向阳的地势和疏松肥沃的土壤，在较贫瘠的土壤中也可生长。原产中国、印度。中国各地庭园广泛栽培，为常见的观赏花卉。中国南北各地均有栽培。药材主产于江苏、浙江、河北、安徽等地。长沙县有野生分布。

**性味归经**　味甘、苦，性微温。

**功能主治**　具活血通经，祛风止痛之功效，外用解毒。用于闭经，跌打损伤，瘀血肿痛，风湿性关节炎，痈疖疔疮，蛇咬伤，手癣。

**用法用量**　内服：3~6 克；外用适量，鲜花捣烂敷患处。

**注意事项**　孕妇忌服。

## 美人蕉

**【凭证标本】**430121-190613-0244LY。

**【采集地点】**湖南省长沙市长沙县黄花镇银龙村。

**别　　名**　凤尾花、小芭蕉、五筋草、破血红。

**基　　原**　美人蕉科美人蕉属植物美人蕉 *Canna indica* L. 的根状茎和花。

**植物形态**　植株全绿色；株高达 1.5 米；叶卵状长圆形，长 10~30 厘米，宽 10 厘米；总状花序疏花，略超出叶片之上；花红色，单生；苞片卵形，绿色，长约

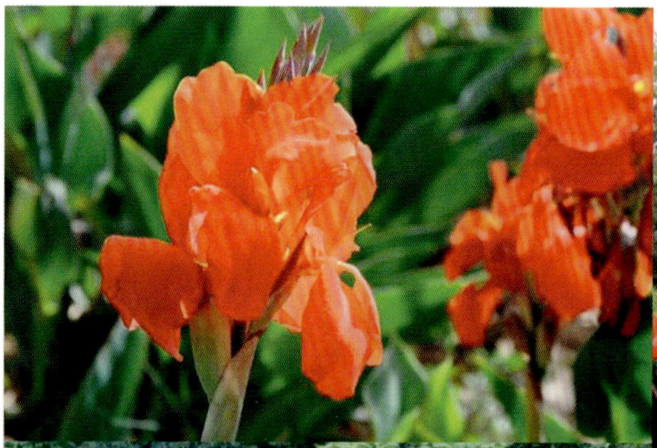

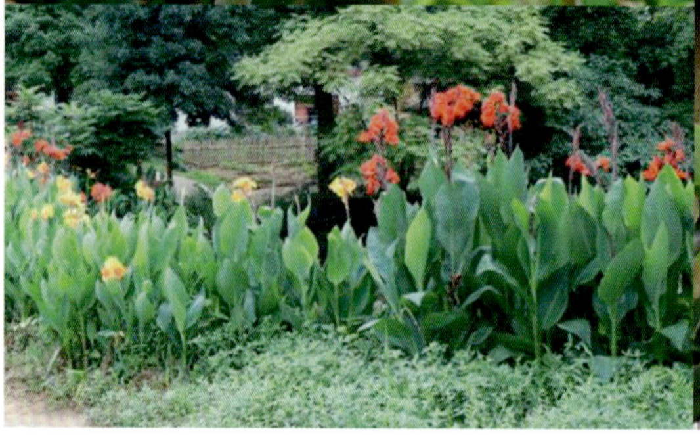

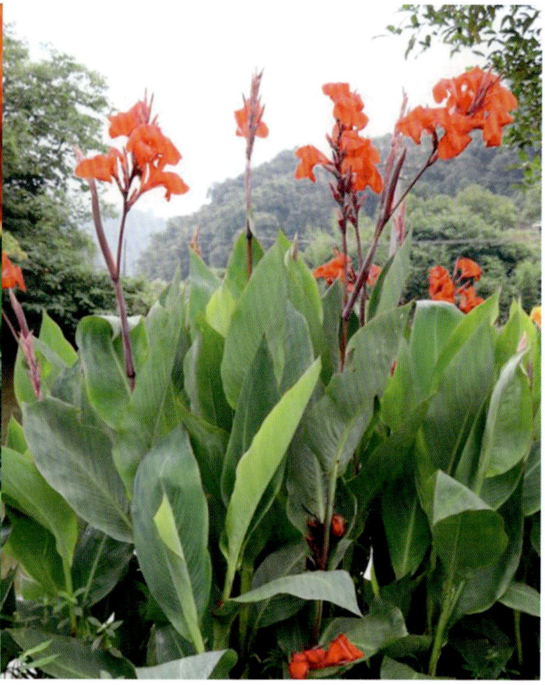

1.2厘米；萼片3，披针形，长约1厘米，绿色，有时染红；花冠管长不及1厘米，花冠裂片披针形，长3~3.5厘米，绿或红色；外轮退化雄蕊2~3，鲜红色，2枚倒披针形，长3.5~4厘米，另1枚如存在，长1.5厘米，宽1毫米；唇瓣披针形，长3厘米，弯曲；发育雄蕊长2.5厘米，药室长6毫米；花柱扁平，长3厘米，二半和发育雄蕊的花丝连合；蒴果绿色，长卵形，有软刺，长1.2~1.8厘米。

**生境及分布** 美人蕉原产美洲、印度、马来半岛等热带地区，分布于印度以及我国南北各地，生长于海拔800米的地区。目前已由人工引种栽培。全国各地均可栽培，但不耐寒。长沙县各地有零星野生分布。

**性味归经** 味甘、淡，性凉。

**功能主治** 清热利湿，安神降压。用于急性黄疸型肝炎，神经功能症，高血压，红崩，白带；外用治跌打损伤，疮疡肿毒。

**用法用量** 内服：煎汤，15~30克，鲜根30~60克。外用鲜根适量，捣烂敷患处。

## 窃衣

【凭证标本】430121-190421-0024LY。

【采集地点】湖南省长沙市长沙县安沙镇龙华岭村。

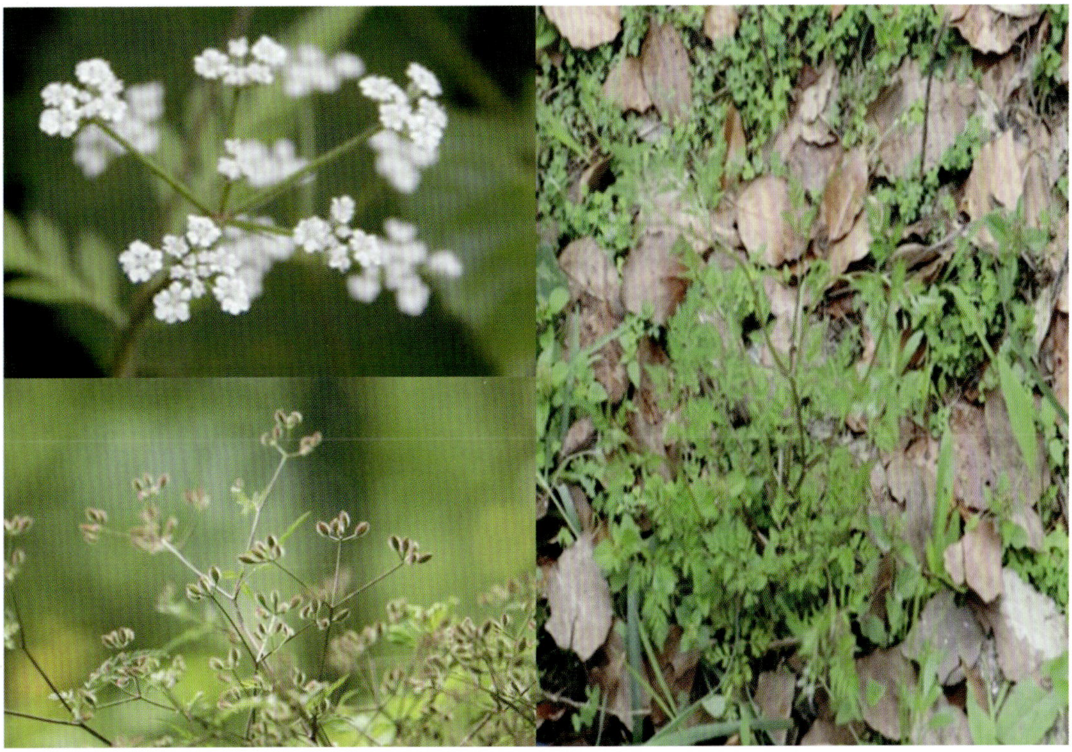

■ 别　　名　华南鹤虱、水防风。
■ 基　　原　伞形科窃衣属植物窃衣 *Torilis scabra*（Thunb.）DC. 的果实或全草。
■ 植物形态　一年生或多年生草本，高 10~70 厘米。全株有贴生短硬短毛。茎单生，有分枝，有细直纹和刺毛。叶卵形，一至二回羽状分裂，小叶片披针状卵形，羽状深裂，末回裂片披针形至长圆形，长 2~10 毫米，宽 2~5 毫米，边缘有条裂状粗齿至缺刻或分裂。复伞形花序顶生和腋生，花序梗长 2~8 厘米；总苞片通常无，很少 1，钻形或线形；伞辐 2~4，长 1~5 厘米，粗壮，有纵棱及向上紧贴的硬毛；小总苞片 5~8，钻形或线形；小伞形花序有花 4~12；萼齿细小，三角状披针形，花瓣白色，倒圆卵形，先端内折；花柱基圆锥状，花柱向外反曲。果实长圆形，长 4~7 毫米，宽 2~3 毫米，有内弯或呈钩状的皮刺，粗糙，每棱槽下方有油管 1。花、果期 4~10 月。
■ 生境及分布　生长在山坡、林下、路旁、河边及空旷草地上；海拔 250~2400 米。产于安徽、江苏、浙江、江西、福建、湖北、湖南、广东、广西、四川、贵州、陕西、甘肃等省区。长沙县各地有零星野生分布。
■ 性味归经　味苦、辛，性平。归脾、大肠经。
■ 功能主治　具杀虫止泻，收湿止痒之功效。用于虫积腹痛，泻痢，疮疡溃烂，阴痒带下，风湿疹。
■ 用法用量　内服：煎汤，6~9 克。外用：适量，捣汁涂；或煎水洗。

# 娃娃拳

【凭证标本】430121-200904-1165LY。
【采集地点】湖南省长沙市长沙县北山镇北山水库。

- **别　　名**　麻糖果、月亮皮、葛荆麻。
- **基　　原**　椴树科植物扁担杆 *Grewia biloba* G. Don 的全株。
- **植物形态**　灌木或小乔木，高 1~4 米，多分枝；嫩枝被粗毛。叶薄革质，椭圆形或倒卵状椭圆形，长 4~9 厘米，宽 2.5~4 厘米，先端锐尖，基部楔形或钝，两面有稀疏星状粗毛，基出脉 3 条，边缘有细锯齿；叶柄长 4~8 毫米，被粗毛；托叶钻形，长 3~4 毫米。聚伞花序腋生，多花，花序柄长不到 1 厘米；花柄长 3~6 毫米；苞片钻形；萼片狭长圆形，长 4~7 毫米，外面被毛，内面无毛；花瓣长 1~1.5 毫米；雌雄蕊柄长 0.5 毫米，有毛；雄蕊长 2 毫米；子房有毛，花柱与萼片平齐，柱头扩大，盘状，有浅裂。核果红色，有 2~4 颗分核。花期 5~7 月。
- **生境及分布**　长沙县有野生分布。分布于江西、湖南、浙江、广东、台湾，安徽、四川等省。
- **性味归经**　味辛、甘，性温。
- **功能主治**　具健脾益气，固精止带，祛风除湿之功效。用于小儿疳积，脾虚久泻，遗精，红崩，白带，子宫脱垂，脱肛，风湿性关节痛。
- **用法用量**　内服：煎汤，25~50 克；可适量浸酒服。

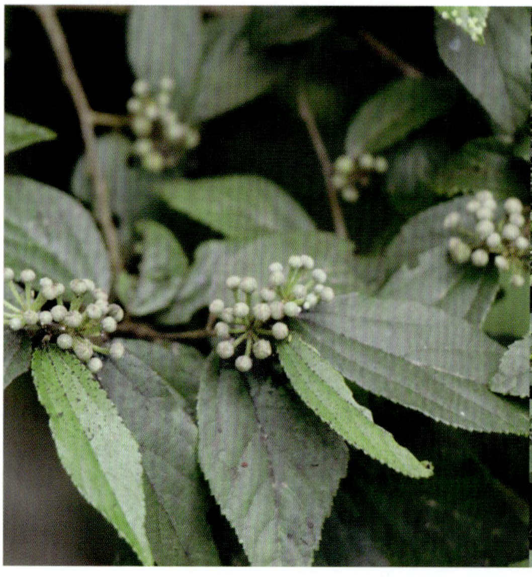
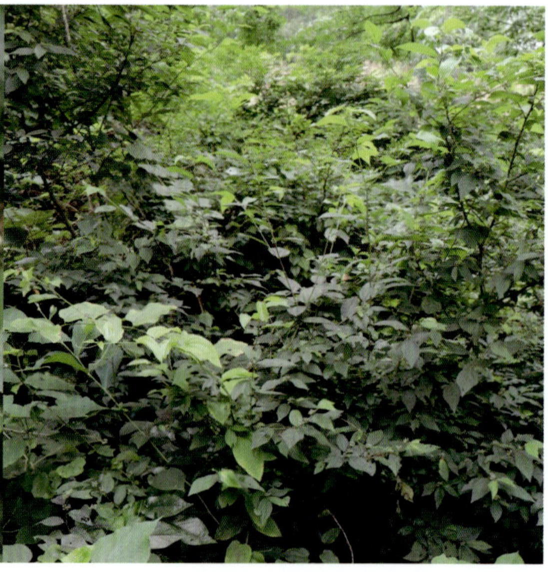

# 结 香

【凭证标本】430121-200316-0870LY。

【采集地点】湖南省长沙市长沙县安沙镇黄桥村。

**别　　名**　金腰袋、打结花、梦冬花、喜花。

**基　　原**　瑞香科植物结香 *Edgeworthia chrysantha* Lindl. 的花蕾。

**植物形态**　灌木，高 0.7~1.5 米，小枝粗壮，褐色，常作三叉分枝，幼枝常被短柔毛，韧皮极坚韧，叶痕大，直径约 5 毫米。叶在花前凋落，长圆形，披针形至倒披针形，先端短尖，基部楔形或渐狭，长 8~20 厘米，宽 2.5~5.5 厘米，两面均被银灰色绢状毛，下面较多，侧脉纤细，弧形，每边 10~13 条，被柔毛。头状花序顶生或侧生，具花 30~50 朵呈绒球状，外围以 10 枚左右被长毛而早落的总苞；花序梗长 1~2 厘米，被灰白色长硬毛；花芳香，无梗，花萼长 1.3~2 厘米，宽 4~5 毫米，外面密被白色丝状毛，内面无毛，黄色，顶端 4 裂，裂片卵形，长约 3.5 毫米，宽约 3 毫米；雄蕊 8，2 列，上列 4 枚与花萼裂片对生，下列 4 枚与花萼裂片互生，花丝短，花药近卵形。长约 2 毫米；子房卵形，长约 4 毫米，直径约为 2 毫米，顶端被丝状毛，花柱线形，长约 2 毫米，无毛，柱头棒状，长约 3 毫米，具乳突，花

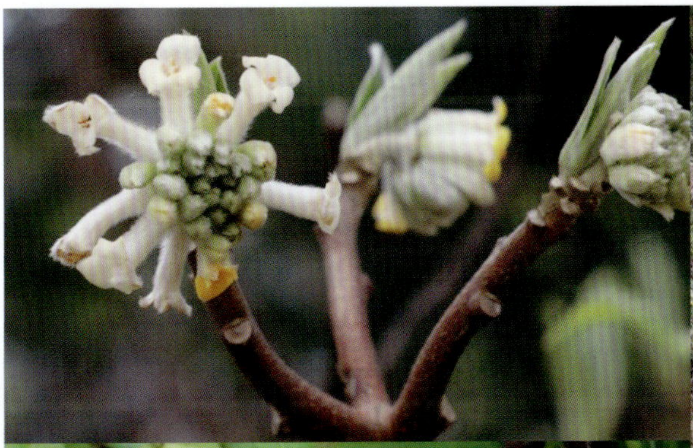

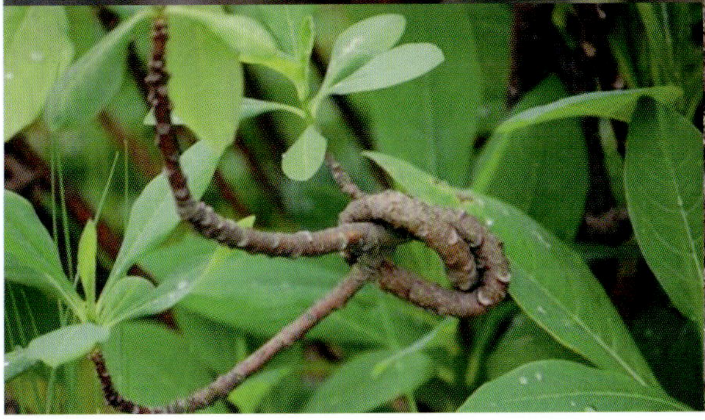

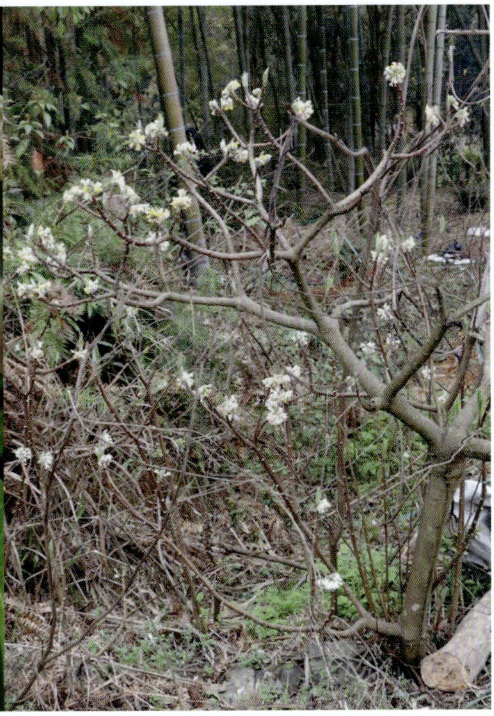

盘浅杯状，膜质，边缘不整齐。果椭圆形，绿色，长约 8 毫米，直径约 3.5 毫米，顶端被毛。花期冬末春初，果期春夏间。

**生境及分布** 生长在阴湿肥沃地，长沙县有零星分布。分布于河南、陕西及长江流域以南诸省区。

**性味归经** 味淡，性平。

**功能主治** 具养阴安神，明目，祛障翳之功效。用于青盲、翳障、多泪、梦遗、虚淋、失音。

**用法用量** 内服：煎服，10~15 克。

## 络石藤

【凭证标本】430121-190813-0524LY。

【采集地点】湖南省长沙市长沙县北山镇北山村。

**别　　名** 石鲮、明石、悬石、云珠、云丹、石磋、略石、领石、石龙藤、耐冬、石血、白花藤、红对叶肾、对叶藤、石南藤、过墙风、爬山虎、石邦藤、骑墙虎、风藤、折骨草、交脚风、铁线草、藤络、见水生、苦连藤、软筋藤、万字金银、石气柑。

**基　　原** 夹竹桃科植物络石 *Trachelospermum jasminoides*（Lindl.）Lem. 的干燥带叶藤茎。

**植物形态** 常绿木质藤本，长达 10 米，具乳汁；茎赤褐色，圆柱形，有皮孔；小枝被黄色柔毛，老时渐无毛。叶革质或近革质，椭圆形至卵状椭圆形或宽倒卵形，长 2~10 厘米，宽 1~4.5 厘米，顶端锐尖至渐尖或钝，有时微凹或有小凸尖，基部渐狭至钝，叶面无毛，叶背被疏短柔毛，老渐无毛；叶面中脉微凹，侧脉扁平，叶背中脉凸起，侧脉每边 6~12 条，扁平或稍凸起；叶柄短，被短柔毛，老渐无毛；叶柄内和叶腋外腺体钻形，长约 1 毫米。二歧聚伞花序腋生或顶生，花多朵组成圆锥状，与叶等长或较长；花白色，芳香；总花梗长 2~5 厘米，被柔毛，老时渐无毛；苞片及小苞片狭披针形，长 1~2 毫米；花萼 5 深裂，裂片线状披针形，顶部反卷，长 2~5 毫米，外面被有长柔毛及缘毛，内面无毛，基部具 10 枚鳞片状腺体；花蕾顶端钝，花冠筒圆筒形，中部膨大，外面无毛，内面在喉部及雄蕊着生处被短柔毛，长 5~10 毫米，花冠裂片长 5~10 毫米，无毛；雄蕊着生在花冠筒中部，腹部粘生在柱头上，花药箭头状，基部具耳，隐藏在花喉内；花盘环状 5 裂与子房等长；子房由 2 个离生心皮组成，无毛，花柱圆柱状，柱头卵圆形，顶端全缘；每心皮有胚珠多颗，着生于 2 个并生的侧膜胎座上。蓇葖双生，叉开，无毛，线状披针形，向先端渐尖，长 10~20 厘米，宽 3~10 毫米；种子多颗，褐色，线形，长 1.5~2 厘米，直径约 2 毫米，顶

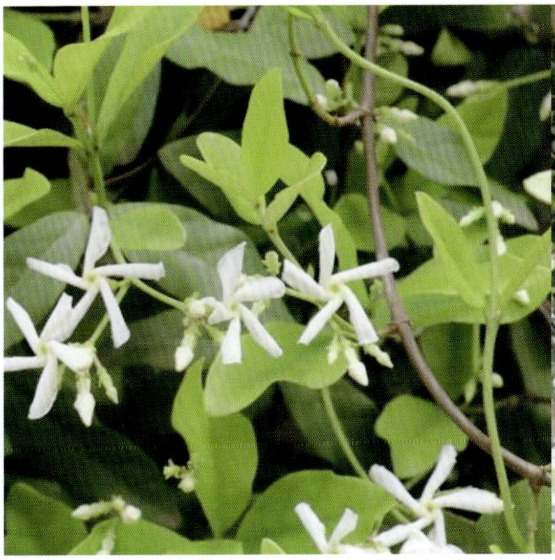

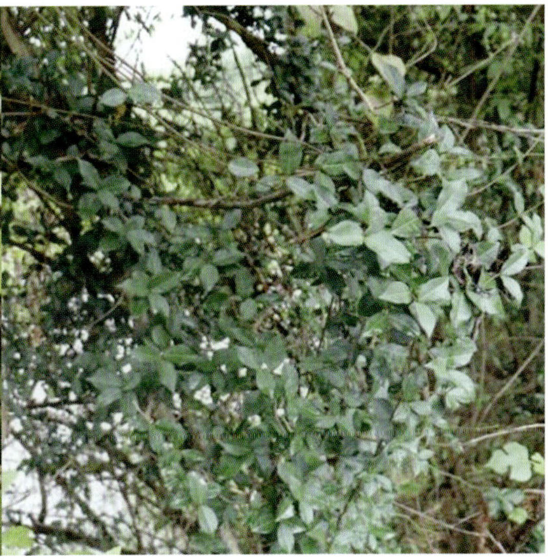

端具白色绢质种毛；种毛长 1.5~3 厘米。花期 3~7 月，果期 7~12 月。

**生境及分布** 生长在山野、溪边、路旁、林缘或杂木林中，常缠绕于树上或攀援于墙壁上、岩石上，长沙县各地有野生分布。分布于山东、安徽、江苏、浙江、福建、台湾、江西、河北、河南、湖北、湖南、广东、广西、云南、贵州、四川、陕西等省区。

**性味归经** 味苦，性微寒。归心、肝、肾经。

**功能主治** 具祛风通络，凉血消肿之功效。用于风湿热痹，筋脉拘挛，腰膝酸痛，喉痹，痈肿，跌扑损伤。

**用法用量** 内服：煎汤，6~12 克。外用：鲜品适量，研末调敷或捣汁涂。

**注意事项** 《神龙本草经疏》：阴脏人畏寒易泄者勿服。

## 珠芽半支

【凭证标本】430121-190522-0144LY。

【采集地点】湖南省长沙市长沙县安沙镇安沙社区。

**别　　名** 狗牙菜、狗牙瓣、小箭草、零余子景天、珠芽石板菜、零余子佛甲草。

**基　　原** 景天科景天属植物珠芽景天 *Sedum bulbiferum* Makino 的全草。

**植物形态** 多年生草本。根须状。茎高 7~22 厘米，茎下部常横卧。叶腋常有圆球形、肉质、小形珠芽着生。基部叶常对生，上部的互生，下部叶卵状匙形，上

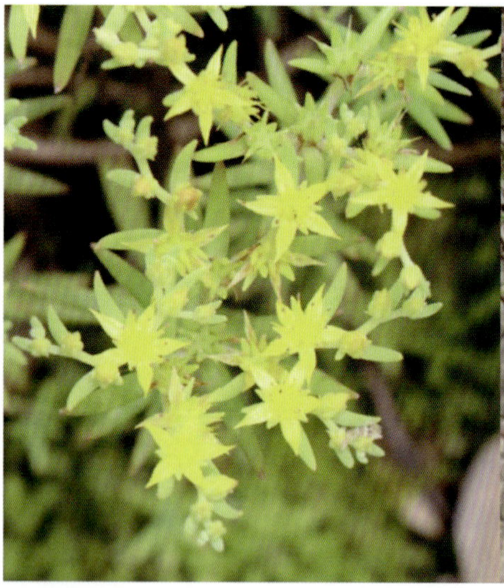
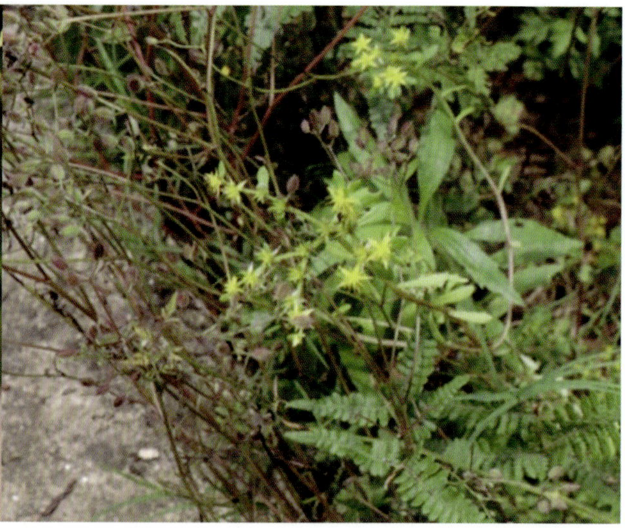

部叶匙状倒披针形，长 10~15 毫米，宽 2~4 毫米，先端钝，基部渐狭。花序聚伞状，分枝 3，常再二歧分枝；萼片 5，披针形至倒披针形，长 3~4 毫米，宽达 1 毫米，有短距，先端钝；花瓣 5，黄色，披针形，长 4~5 毫米，宽 1.25 毫米，先端有短尖；雄蕊 10，长 3 毫米；心皮 5，略叉开，基部 1 毫米合生，全长 4 毫米，连花柱长 1 毫米在内。花期 4~5 月。

**生境及分布** 生于海拔 1000 米以下低山、平地树荫下。产于广西、广东、福建、四川、湖北、湖南、江西、安徽、浙江、江苏。长沙县各地有零星野生分布。

**性味归经** 味酸、涩，性凉。归肝经。

**功能主治** 具清热解毒，凉血止血，截疟之功效。用于热毒痈肿，牙龈肿痛，毒蛇咬伤，血热出血，外伤出血，疟疾。

**用法用量** 内服：煎汤，12~24 克；或浸酒。

## 莱菔子

【凭证标本】430121-190421-0060LY。

【采集地点】湖南省长沙市长沙县安沙镇安沙社区。

**别　　名** 萝卜子。

**基　　原** 十字花科植物萝卜 *Raphanus sativus* L. 的干燥成熟种子。

**植物形态** 二年或一年生草本，高 20~100 厘米；直根肉质，长圆形、球形或圆锥形，外皮绿色、白色或红色；茎有分枝，无毛，稍具粉霜。基生叶和下部茎生

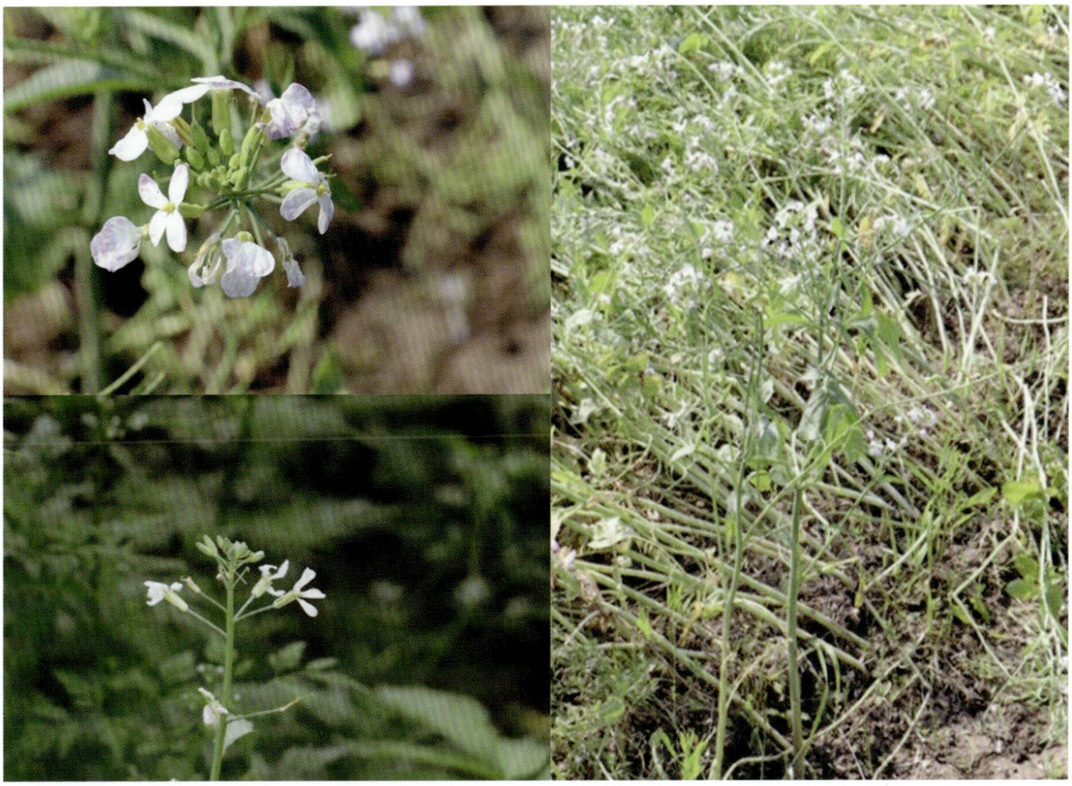

叶大头羽状半裂，长 8~30 厘米，宽 3~5 厘米，顶裂片卵形，侧裂片 4~6 对，长圆形，有钝齿，疏生粗毛，上部叶长圆形，有锯齿或近全缘。总状花序顶生及腋生；花白色或粉红色，直径 1.5~2 厘米；花梗长 5~15 毫米；萼片长圆形，长 5~7 毫米；花瓣倒卵形，长 1~1.5 厘米，具紫纹，下部有长 5 毫米的爪。长角果圆柱形，长 3~6 厘米，宽 10~12 毫米，在种子间处缢缩，并形成海绵质横隔；顶端喙长 1~1.5 厘米；果梗长 1~1.5 厘米。种子 1~6 个，卵形，微扁，长约 3 毫米，红棕色，有细网纹。花期 4~5 月，果期 5~6 月。

**生境及分布** 全国各地普遍栽培。长沙县各地有零星野生分布。

**性味归经** 味甘，辛，性平。归肺、脾、胃经。

**功能主治** 具消食除胀，降气化痰之功效。用于饮食停滞，脘腹胀痛，大便秘结，积滞泻痢，痰壅喘咳。

**用法用量** 5~12 克。

①治百日咳：白萝卜种子，焙燥，研细粉。白砂糖水送服少许，一日数回。②治高年咳嗽，气逆痰痞：紫苏子、白芥子、萝卜子。上三味各洗净，微炒，击碎，用生绢小袋盛之，煮作汤饮。随甘旨，代茶水啜用，不宜煎熬太过。③治风秘气秘：萝卜子（炒）100 克，擂水，和皂荚末 6 克服。

# 莲　子

【凭证标本】430121-190702-0311LY。
【采集地点】湖南省长沙市长沙县北山镇明月山村。

**别　　名**　莲肉、莲米。

**基　　原**　本品为睡莲科植物莲 *Nelumbo nucifera* Gaertn. 的干燥成熟种子。

**植物形态**　多年生水生草本；根茎肥厚，横生地下，节长；叶盾状圆形，伸出水面，径25~90厘米；叶柄长1~2米，中空，常具刺；花单生于花葶顶端，径10~20厘米；萼片4~5，早落；花瓣多数，红、粉红或白色，有时变态成雄蕊；雄蕊多数，花丝细长，药隔棒状心皮多数，离生，埋于倒圆锥形花托穴内；坚果椭圆形或卵形，黑褐色，长1.5~2.5厘米；种子卵形或椭圆形，长1.2~1.7厘米，种子红或白色。

**生境及分布**　自生或栽培于池塘内。我国大部地区有分布。主产于湖南、湖北、福建、江苏、浙江、江西。以湖南产品最佳，福建产量最大。此外，山东、安徽、山西、河南、辽宁、黑龙江、云南、贵州、陕西等地亦产，长沙县各地有零星野生分布。

**性味归经**　甘、涩，平。归脾、肾、心经

**功能主治**　固精止带，补脾止泻，益肾养心。

**用法用量**　内服：煎汤，6~15克；或入丸、散。

**注意事项**　中满痞胀、大便燥结者禁服。

**附　　注**　① 莲子心：睡莲科植物莲的成熟种子中的干燥幼叶及胚根。味苦，性寒。归心、肺、肾经。清心安神，交通心肾，涩精止血。用于热入心包，神

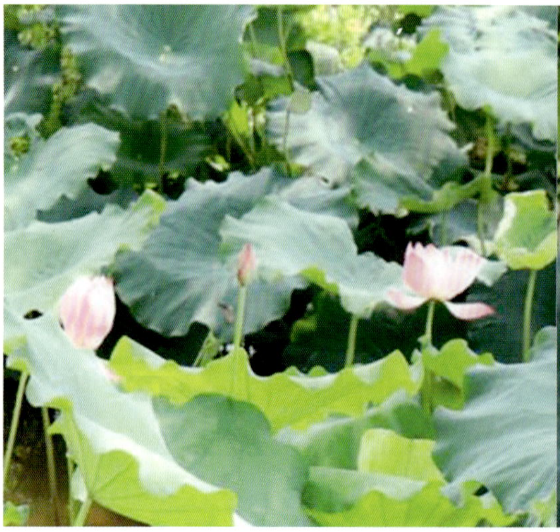

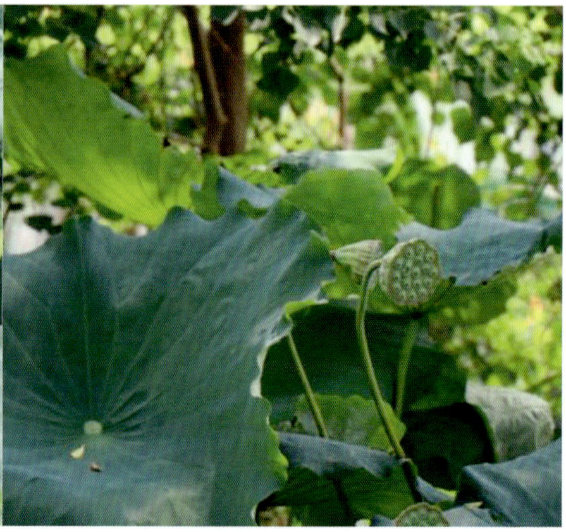

昏谵语，心肾不交，失眠遗精，血热吐血。内服：煎汤，2~5 克；或入散剂。② 莲房：睡莲科植物莲的干燥花托。味苦、涩，性温。归肝经。化瘀止血。用于崩漏，尿血，痔疮出血，产后瘀阻，恶露不尽。内服：煎汤，5~10 克；或入丸、散。外用：煎水洗或研末调敷。③ 莲须：睡莲科植物莲的干燥雄蕊。味甘、涩，性平。归心、肾经。固肾涩精。用于遗精滑精，带下，尿频。内服：煎汤，3~5 克；或入丸、散。

# 桂　花

【凭证标本】430121-190927-0645-LY。
【采集地点】湖南省长沙市长沙县江背镇江背社区。

别　　名　木犀花。

基　　原　木犀科植物木犀 *Osmanthus fragrans*（Thunb.）Loureiro 的花。

植物形态　常绿乔木或灌木，高 3~5 米，最高可达 18 米；树皮灰褐色。小枝黄褐色，无毛。叶片革质，椭圆形、长椭圆形或椭圆状披针形，长 7~14.5 厘米，宽 2.6~4.5 厘米，先端渐尖，基部渐狭呈楔形或宽楔形，全缘或通常上半

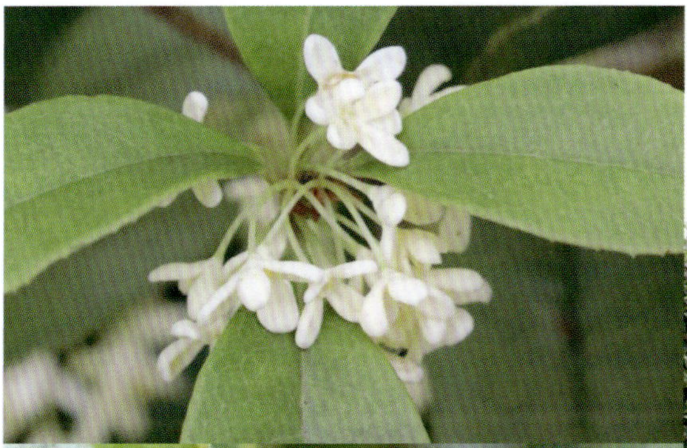

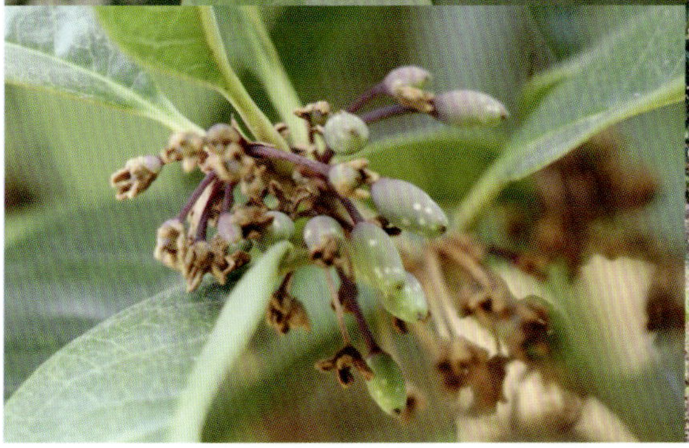

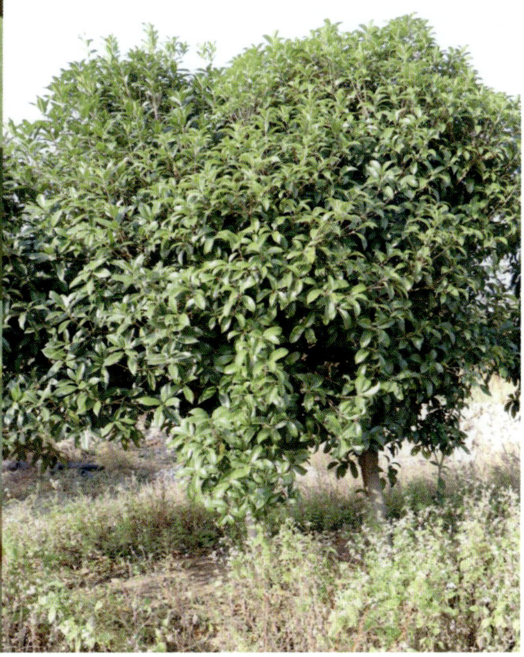

部具细锯齿，两面无毛，腺点在两面连成小水泡状突起，中脉在上面凹入，下面凸起，侧脉6~8对，多达10对，在上面凹入，下面凸起；叶柄长0.8~1.2厘米，最长可达15厘米，无毛。聚伞花序簇生于叶腋，或近于帚状，每腋内有花多朵；苞片宽卵形，质厚，长2~4毫米，具小尖头，无毛；花梗细弱，长4~10毫米，无毛；花极芳香；花萼长约1毫米，裂片稍不整齐；花冠黄白色、淡黄色、黄色或橘红色，长3~4毫米，花冠管仅长0.5~1毫米；雄蕊着生于花冠管中部，花丝极短，长约0.5毫米，花药长约1毫米，药隔在花药先端稍延伸呈不明显的小尖头；雌蕊长约1.5毫米，花柱长约0.5毫米。果歪斜，椭圆形，长1~1.5厘米，呈紫黑色。花期9~10月上旬，果期翌年3月。

**生境及分布**　长沙县各地有栽培。现各地广泛栽培。

**性味归经**　味辛，性温。

**功能主治**　具化痰，散瘀之功效。用于痰饮嗍咳，肠风血痢，疝瘕，牙痛，口臭。

**用法用量**　内服：煎汤，2~3克；或泡茶、浸酒。外用：煎水含漱，或蒸热外熨。

# 桔　梗

**【凭证标本】**430121-190715-0339LY。

**【采集地点】**湖南省长沙市长沙县开慧镇飘峰山村。

**别　　名**　包袱花、铃当花、道拉基。

**基　　原**　桔梗科植物桔梗 *Platycodon grandiflorum*（Jacq.）A.DC. 的干燥根。

**植物形态**　多年生草本，高30~90厘米，全株光滑无毛。根肉质，圆柱形，或有分

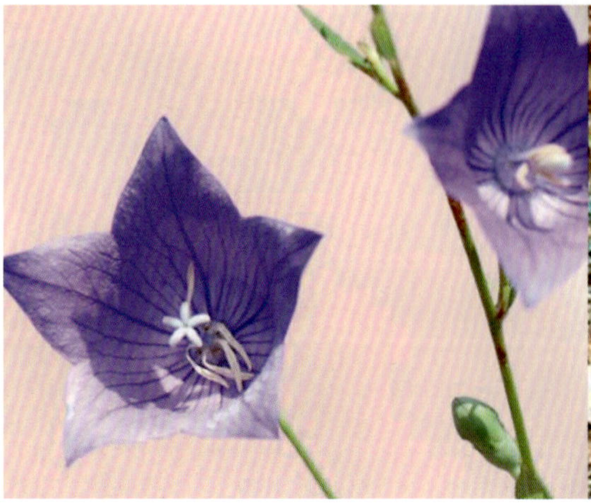

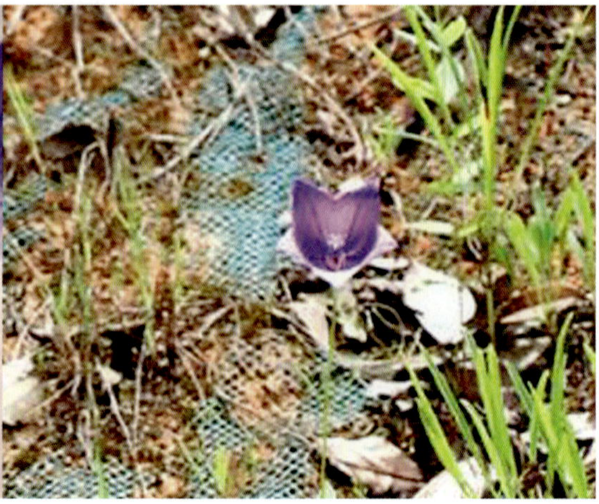

枝。茎直立，单一或分枝。叶近于无柄，生于茎中、下部的叶对生或 3~4 片轮生，茎上部的叶有时为互生；叶片卵状披针形，长 3~6 厘米，宽 1~2.5 厘米，先端尖，基部楔形或近圆形，边缘有锯齿。花单生于茎顶，或数朵成疏生的总状花序；花萼钟状，先端 5 裂；花冠钟状，蓝紫色，径 3~5 厘米，5 裂，裂片三角形；雄蕊 5，花丝短，基部扩大，花药围绕花柱四周；子房半下位，5 室，柱头 5 裂，反卷，被白柔毛。蒴果倒卵形，熟时顶部 5 瓣裂。种子卵形，有 3 棱。花期 7~9 月，果期 8~10 月。

**生境及分布**　野生于山坡草丛中。我国大部分地区均有分布。全国各地均产。主产于安徽、河南、湖北、辽宁、吉林、河北、内蒙古等地，长沙县各地有零星野生分布。

**性味归经**　味苦、辛，性平。归肺经。

**功能主治**　具宣肺，利咽，祛痰，排脓之功效。用于咳嗽痰多，胸闷不畅，咽痛音哑，肺痈吐脓。

**用法用量**　内服：煎汤，3~10 克；或入丸、散。

**注意事项**　阴虚久嗽、气逆及咳血者忌服。

# 桃　仁

【凭证标本】430121-190529-0171LY。

【采集地点】湖南省长沙市长沙县安沙镇安沙社区。

**别　　名**　桃核仁。

**基　　原**　蔷薇科植物桃 *Amygdalus persica* L. 的干燥成熟种子。

**植物形态**　乔木，高 3~8 米；树冠宽广而平展；树皮暗红褐色，老时粗糙呈鳞片状；小枝细长，无毛，有光泽，绿色，向阳处转变成红色，具大量小皮孔；冬

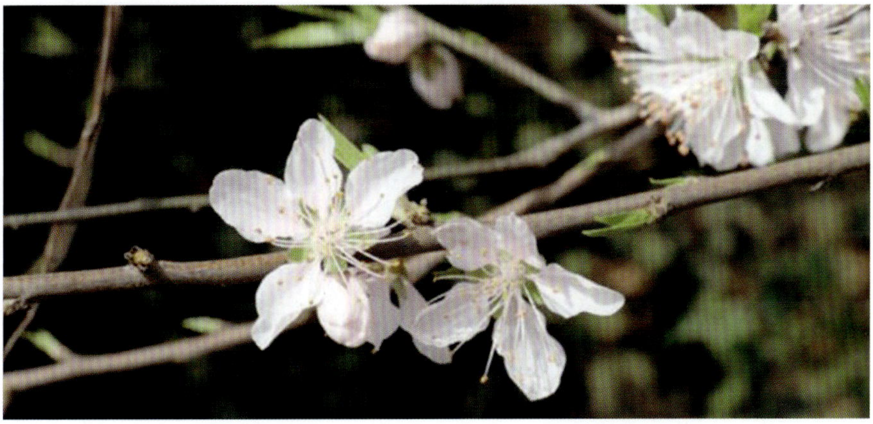

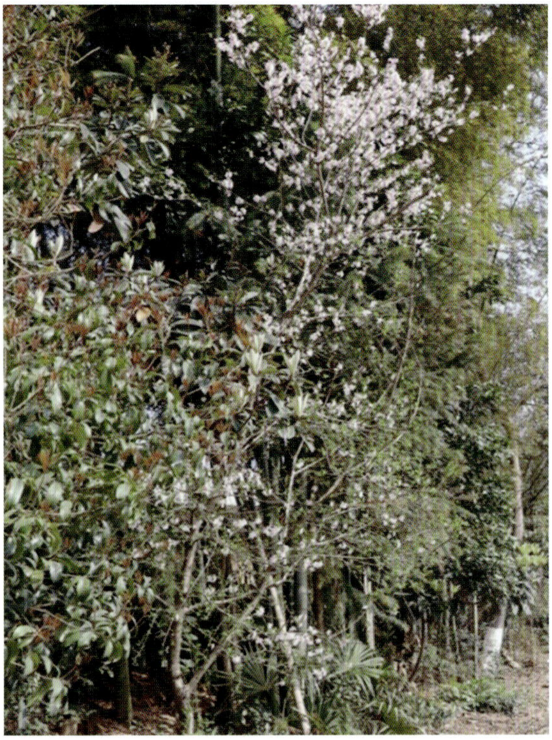

芽圆锥形，顶端钝，外被短柔毛，常2~3个簇生，中间为叶芽，两侧为花芽。叶片长圆披针形、椭圆披针形或倒卵状披针形，长7~15厘米，宽2~3.5厘米，先端渐尖，基部宽楔形，上面无毛，下面在脉腋间具少数短柔毛或无毛，叶边具细锯齿或粗锯齿，齿端具腺体或无腺体；叶柄粗壮，长1~2厘米，常具1至数枚腺体，有时无腺体。花单生，先于叶开放，直径2.5~3.5厘米；花梗极短或几无梗；萼筒钟形，被短柔毛，稀几无毛，绿色而具红色斑点；萼片卵形至长圆形，顶端圆钝，外被短柔毛；花瓣长圆状椭圆形至宽倒卵形，粉红色，罕为白色；雄蕊20~30，花药绯红色；花柱几与雄蕊等长或稍短；子房被短柔毛。果实形状和大小均有变异，卵形、宽椭圆形或扁圆形，直径（3）5~7（12）厘米，长几与宽相等，色泽变化由淡绿白色至橙黄色，常在向阳面具红晕，外面密被短柔毛，稀无毛，腹缝明显，果梗短而深入果洼；果肉白色、浅绿白色、黄色、橙黄色或红色，多汁有香味，甜或酸甜；核大，离核或粘核，椭圆形或近圆形，两侧扁平，顶端渐尖，表面具纵、横沟纹和孔穴；种仁味苦，稀味甜。花期3~4月，果实成熟期因品种而异，通常为8~9月。

**生境及分布** 原产我国，各省区广泛栽培。世界各地均有栽植。长沙县各地有零星野生分布。

**性味归经** 味苦、甘，性平。归心、肝、大肠经。

**功能主治** 具活血祛瘀，润肠通便，止咳平喘之功效。用于经闭痛经，癥瘕痞块，肺痈肠痈，跌扑损伤，肠燥便秘，咳嗽气喘。

**用法用量** 5~10克。

**注意事项** 孕妇慎用

**附　　注** 桃枝：蔷薇科植物桃的干燥枝条。味苦，性平。归心、肝经。具活血通络，解毒杀虫之功效。用于心腹刺痛，风湿痹痛，跌打损伤，疮癣。内服：9~15克；外用：适量，煎汤洗浴。

# 夏枯草

【凭证标本】430121-190529-0172LY。
【采集地点】湖南省长沙市长沙县安沙镇安沙社区。

**别　　名**　棒槌草、铁色草、大头花、夏枯头。

**基　　原**　唇形科植物夏枯草 *Prunella vulgaris* L. 的干燥果穗。

**植物形态**　多年生草本；根茎匍匐，在节上生须根。茎高 20~30 厘米，上升，下部伏地，自基部多分枝，钝四棱形，其浅槽，紫红色，被稀疏的糙毛或近于无毛。茎叶卵状长圆形或卵圆形，大小不等，长 1.5~6 厘米，宽 0.7~2.5 厘米，先端钝，基部圆形、截形至宽楔形，下延至叶柄成狭翅，边缘具不明显的波状齿或几近全缘，草质，上面橄榄绿色，具短硬毛或几无毛，下面淡绿色，几无毛，侧脉 3~4 对，在下面略突出，叶柄长 0.7~2.5 厘米，自下部向上渐变短；花序下方的一对苞叶似茎叶，近卵圆形，无柄或具不明显的短柄。轮伞花序密集组成顶生长 2~4 厘米的穗状花序，每一轮伞花序下承以苞片；苞片宽心形，通常长约 7 毫米，宽约 11 毫米，先端具长 1~2 毫米的骤尖头，脉纹放射状，外面在中部以下沿脉上疏生刚毛，内面无毛，边缘具睫毛，膜质，浅紫色。花萼钟形，连齿长约 10 毫米，筒长 4 毫米，倒圆锥形，外面疏生刚毛，二唇形，上唇扁平，宽大，近扁圆形，先端几截平，具 3 个不很明显的短齿，中齿宽大，齿尖均呈刺状微尖，下唇较狭，2 深裂，裂片达唇片之半或以下，边缘具缘毛，先端渐尖，尖头微刺状。花冠紫、蓝紫或红紫色，长约 13 毫米，略超出于萼，冠筒

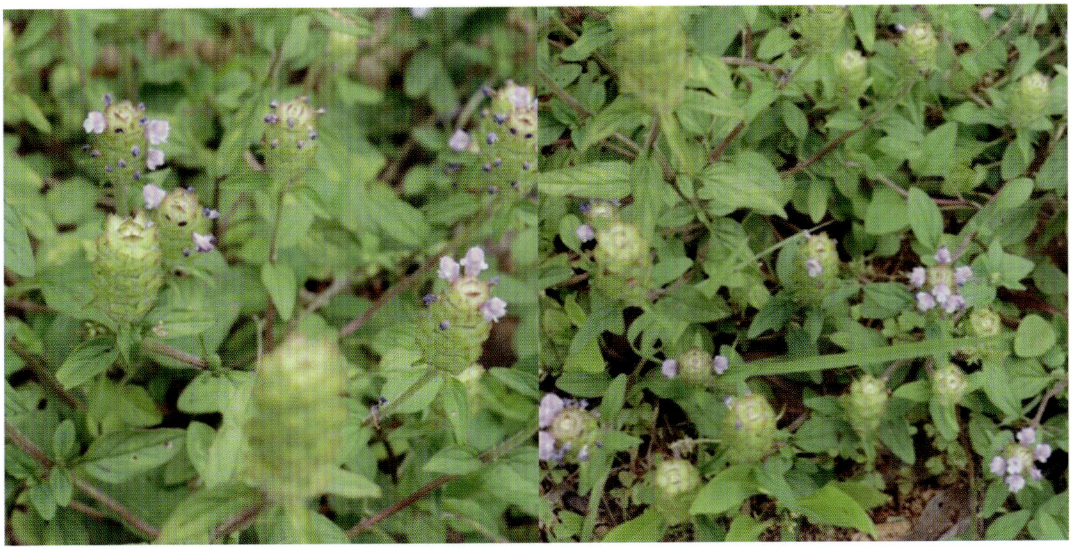

长 7 毫米，基部宽约 1.5 毫米，其上向前方膨大，至喉部宽约 4 毫米，外面无毛，内面约近基部 1/3 处具鳞毛毛环，冠檐二唇形，上唇近圆形，径约 5.5 毫米，内凹，多少呈盔状，先端微缺，下唇约为上唇 1/2，3 裂，中裂片较大，近倒心脏形，先端边缘具流苏状小裂片，侧裂片长圆形，垂向下方，细小。雄蕊 4，前对长很多，均上升至上唇片之下，彼此分离，花丝略扁平，无毛，前对花丝先端 2 裂，1 裂片能育具花药，另 1 裂片钻形，长过花药，稍弯曲或近于直立，后对花丝的不育裂片微呈瘤状突出，花药 2 室，室极叉开。花柱纤细，先端相等 2 裂，裂片钻形，外弯。花盘近平顶。子房无毛。小坚果黄褐色，长圆状卵珠形，长 1.8 毫米，宽约 0.9 毫米，微具沟纹。花期 4~6 月，果期 7~10 月。

**生境及分布** 生于荒坡、草地、溪边及路旁等湿润地上，海拔高可达 3000 米。产于陕西，甘肃，新疆，河南，湖北，湖南，江西，浙江，福建，台湾，广东，广西，贵州，四川及云南等省区。长沙县各地有零星野生分布。

**性味归经** 味辛、苦，性寒。归肝、胆经。

**功能主治** 具清肝泻火，明目，散结消肿之功效。用于目赤肿痛，目珠夜痛，头痛眩晕，瘰疬，瘿瘤，乳痈，乳癖，乳房胀痛。

**用法用量** 9~15 克。

**注意事项** 脾胃虚弱者慎服。

# 鸭儿芹

【凭证标本】430121-190717-0359LY。

【采集地点】湖南省长沙市长沙县高桥镇白石源村。

**别　　名** 三叶、起莫、三石、当田、赴鱼、野蜀葵、三叶芹、水白芷、大鸭脚板、鸭脚板草、野芹菜、红鸭脚板、水芹菜、牙痛草、鸭脚菜、梭丹子、鸭脚草、鸭脚掌。

**基　　原** 伞形科植物鸭儿芹 *Cryptotaenia japonica* Hassk. 的茎叶。

**植物形态** 植株高达 1 米；茎直立，有分枝，有时稍带淡紫色；基生叶或较下部的茎生叶具柄，3 小叶，顶生小叶菱状倒卵形，有不规则锐齿或 2~3 浅裂；花序圆锥状，花序梗不等长，总苞片和小总苞片 1~3，线形，早落；伞形花序有花 2~4；花梗极不等长；花瓣倒卵形，顶端有内折小舌片；果线状长圆形，合生面稍缢缩，胚乳腹面近平直。

**生境及分布** 生于海拔 200~2000 米的山地、山沟及林下较阴湿地区，长沙县各地有零星野生分布。分布于河北、山西、陕西、甘肃、安徽、江苏、浙江、福建、江西、广东、广西、湖北、湖南、四川、贵州、云南等地。

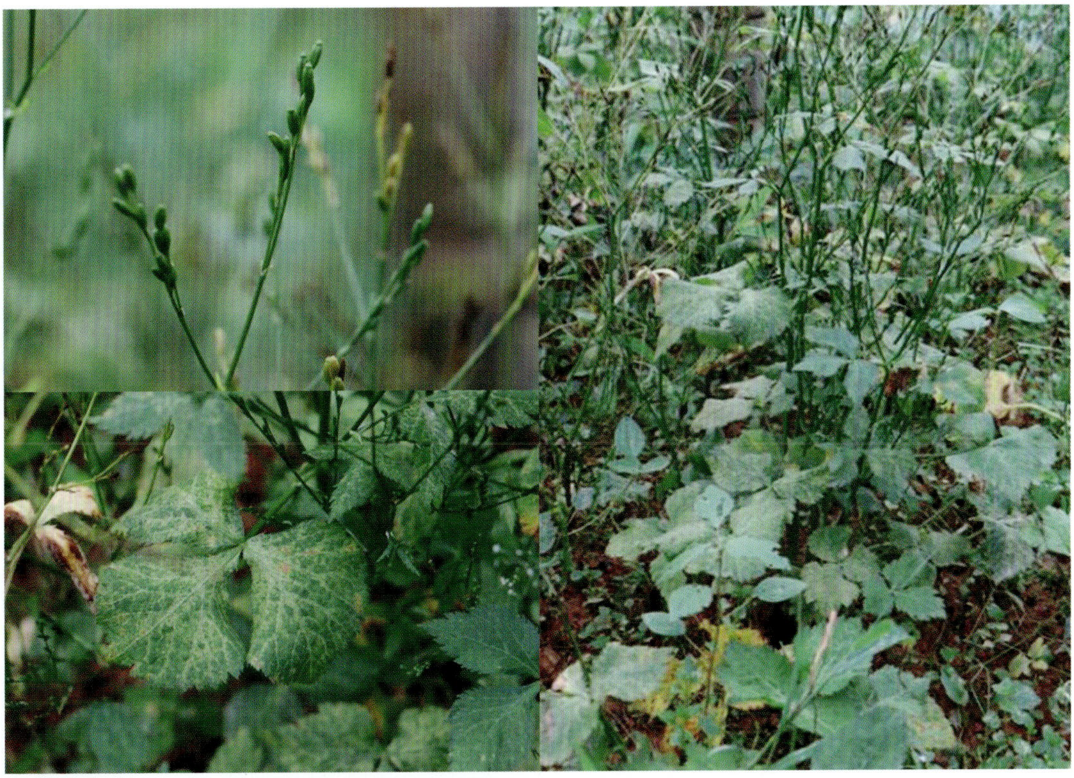

- **性味归经** 味辛、苦，性平。归心、肺经。
- **功能主治** 具祛风止咳，利湿解毒，化瘀止痛之功效。用于感冒咳嗽，肺痈，淋痛，疝气，月经不调，风火牙痛，目赤翳障，痈疽疮肿，皮肤瘙痒，跌打肿痛，蛇虫咬伤。
- **用法用量** 内服：煎汤，15~30 克。外用：适量，捣敷，或研末撒，或煎汤洗。

# 鸭跖草

【凭证标本】430121-190522-0143LY。
【采集地点】湖南省长沙市长沙县安沙镇安沙社区。

- **别　　名** 竹节菜、鸭鹊草、耳环草、蓝花菜、翠蝴蝶、三角菜、三荚菜、桂竹草、蓝花水竹草、淡竹叶。
- **基　　原** 鸭跖草科植物鸭跖草 *Commelina communis* L. 的干燥地上部分。
- **植物形态** 一年生披散草本。茎匍匐生根，多分枝，长可达 1 米，下部无毛，上部被短毛。叶披针形至卵状披针形，长 3~9 厘米，宽 1.5~2 厘米。总苞片佛焰

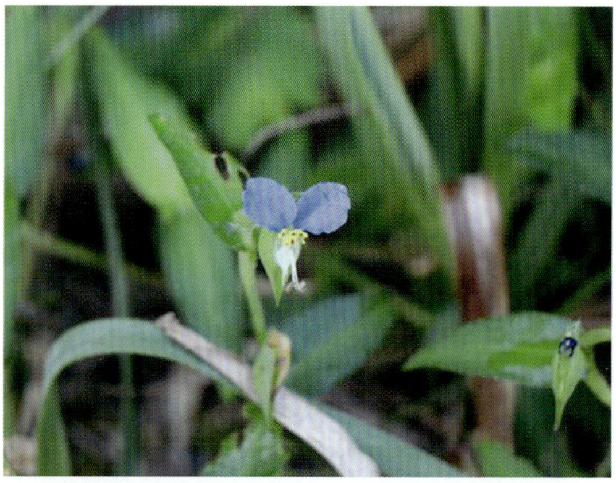

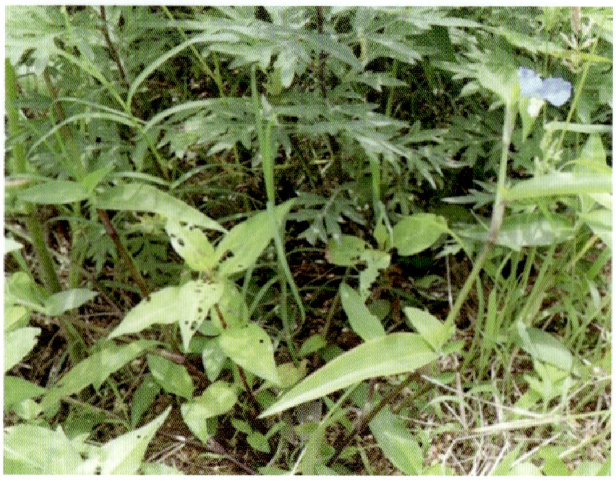

苞状，有1.5~4厘米的柄，与叶对生，折叠状，展开后为心形，顶端短急尖，基部心形，长1.2~2.5厘米，边缘常有硬毛；聚伞花序，下面一枝仅有花1朵，具长8毫米的梗，不孕；上面一枝具花3~4朵，具短梗，几乎不伸出佛焰苞。花梗花期长仅3毫米，果期弯曲，长不过6毫米；萼片膜质，长约5毫米，内面2枚常靠近或合生；花瓣深蓝色；内面2枚具爪，长近1厘米。蒴果椭圆形，长5~7毫米，2室，2爿裂，有种子4颗。种子长2~3毫米，棕黄色，一端平截、腹面平，有不规则窝孔。

**生境及分布** 常见，生于湿地。产于云南、四川、甘肃以东的南北各省区。长沙县各地有零星野生分布。

**性味归经** 味甘、淡，性寒。归肺、胃、小肠经。

**功能主治** 具清热泻火，解毒，利水消肿之功效。用于感冒发热，热病烦渴，咽喉肿痛，水肿尿少，热淋涩痛，痈肿疔毒。

**用法用量** 15~30克。外用适量。

①治小便不通：鸭跖草30克，车前草30克。捣汁，入蜜少许，空心服之。②治五淋，小便刺痛：鲜鸭跖草枝端嫩叶60克。捣烂，加开水一杯，绞汁调蜜内服，每日三次。体质虚弱者，药量酌减。③治赤白下痢：鸭跖草，煎汤日服之。④治黄疸型肝炎：鸭跖草四两，猪瘦肉二两。水炖，服汤食肉，每日一剂。⑤治水肿、腹水：鲜鸭跖草60克。水煎服，连服数日。⑥治手指蛇头疔：鲜鸭跖草，雄黄捣烂，敷患处，一日一换。初起能消，已化脓者，能退癀止痛。⑦治关节肿痛，痈疽肿毒，疮疖脓疡：鲜鸭跖草捣烂，加烧酒少许敷患处，一日一换。⑧治喉痹肿痛：鲜鸭跖草60克。洗净捣汁，频频含服。

**注意事项** 《泉州本草》：脾胃虚弱者，用量宜少。

# 铁马鞭

【凭证标本】430121-190827-0564-LY。
【采集地点】湖南省长沙市长沙县金井镇湘丰村。

**别　　名**　金钱藤、野花草。

**基　　原**　豆科植物铁马鞭 *Lespedeza Pilosa*（Thunb.）Sieb. et Zucc. 的全草。

**植物形态**　多年生草本。全株密被长柔毛，茎平卧，细长，长 60~80（100）厘米，少分枝，匍匐地面。托叶钻形，长约 3 毫米，先端渐尖；叶柄长 6~15 毫米；羽状复叶具 3 小叶；小叶宽倒卵形或倒卵圆形，长 1.5~2 厘米，宽 1~1.5 厘米，先端圆形、近截形或微凹，有小刺尖，基部圆形或近截形，两面密被长毛，顶生小叶较大。总状花序腋生，比叶短；苞片钻形，长 5~8 毫米，上部边缘具缘毛；总花梗极短，密被长毛；小苞片 2，披针状钻形，长 1.5 毫米，背部中脉具长毛，边缘具缘毛；花萼密被长毛，5 深裂，上方 2 裂片基部合生，上部分离，裂片狭披针形，长约 3 毫米，先端长渐尖，边缘具长缘毛；花冠黄白色或白色，旗瓣椭圆形，长 7~8 毫米，宽 2.5~3 毫米，先端微凹，具瓣柄，翼瓣比旗瓣与龙骨瓣短；闭锁花常 1~3 集生于茎上部叶腋，无梗或近无梗，结实。荚果广卵形，长 3~4 毫米，凸镜状，两面密被长毛，先端具尖喙。花期 7~9 月，果期 9~10 月。

**生境及分布**　生长在海拔 1000 米以下的荒山坡及草地，长沙县有分布。分布于陕西、甘肃、江苏、安徽、浙江、江西、福建、湖北、湖南、广东、四川、贵州、西藏等省区。

**性味归经**　味苦、辛，性平。归脾、心经。

**功能主治**　具益气安神，活血止痛，利尿消肿，解毒之功效。用于虚发热，失眠，痧症腹痛，风湿痹痛，水肿，瘰疬，痈疽肿毒。

**用法用量**　内服：煎汤，15~30 克；或炖肉。外用：适量，捣敷。

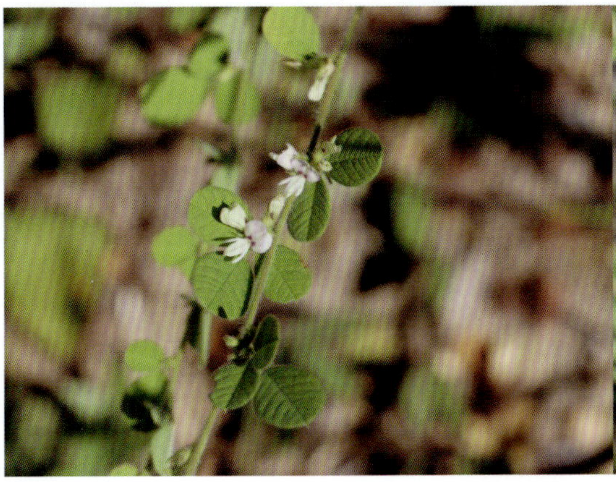

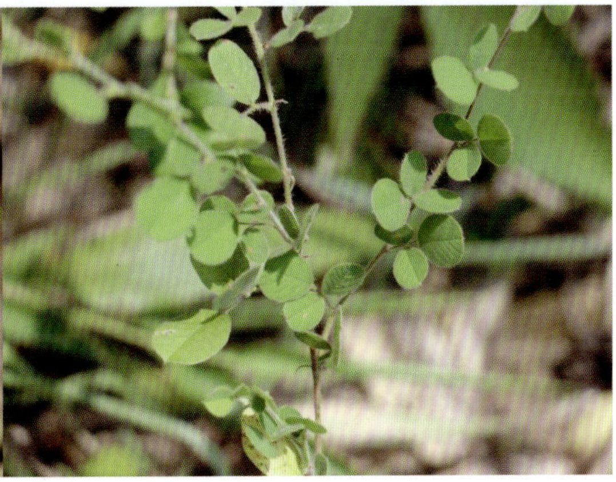

# 铁皮石斛

【凭证标本】430121-191215-0827LY。
【采集地点】湖南省长沙市长沙县江背镇梅花社区。

**别　　名**　铁皮兰、黑节草。

**基　　原**　兰科植物铁皮石斛 *Dendrobium Officinale* Kimura et Migo 的茎。

**植物形态**　茎直立，圆柱形，长 9~35 厘米，粗 2~4 毫米，不分枝，具多节，节间长 1~1.7（~3）厘米，常在中部以上互生 3~5 枚叶；叶二列，纸质，长圆状披针形，长 3~4（~7）厘米，宽 9~11（~15）毫米，先端钝并且多少钩转，基部下延为抱茎的鞘，边缘和中肋常带淡紫色；叶鞘常具紫斑，老时其上缘与茎松离而张开，并且与节留下 1 个环状铁青的间隙。总状花序常从落了叶的老茎上部发出，具 2~3 朵花；花序柄长 5~10 毫米，基部具 2~3 枚短鞘；花序轴回折状弯曲，长 2~4 厘米；花苞片干膜质，浅白色，卵形，长 5~7 毫米，先端稍钝；花梗和子房长 2~2.5 厘米；萼片和花瓣黄绿色，近相似，长圆状披针形，长约 1.8 厘米，宽 4~5 毫米，先端锐尖，具 5 条脉；侧萼片基部较宽阔，宽约 1 厘米；萼囊圆锥形，长约 5 毫米，末端圆形；唇瓣白色，基部具 1 个绿色或黄色的胼胝体，卵状披针形，比萼片稍短，中部反折，先端急尖，不裂或不明显 3 裂，中部以下两侧具紫红色条纹，边缘多少波状；唇盘密布细乳突状的毛，并且在中部以上具 1 个紫红色斑块；蕊柱黄绿色，长约 3 毫米，先端两侧各具 1 个紫点；蕊柱足黄绿色带紫红色条纹，疏生毛；药帽白色，长卵状三角形，长约 2.3 毫米，顶端近锐尖并且 2 裂。花期 3~6 月。

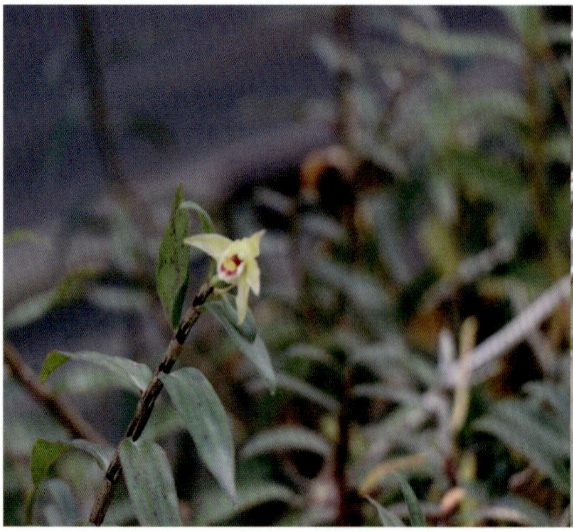

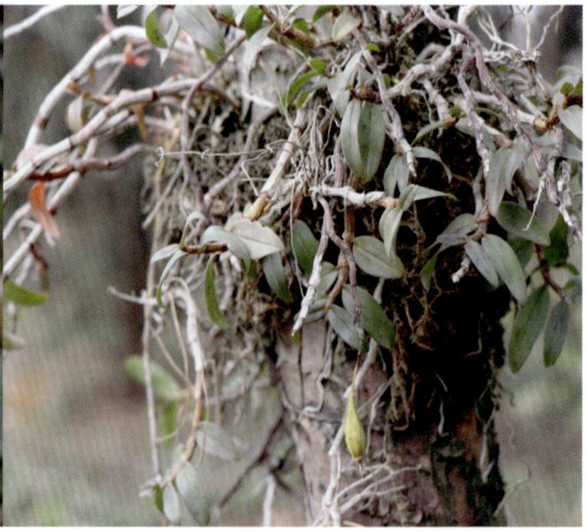

■ 生境及分布　生长在海拔达 1600 米的山地半阴湿的岩石上，长沙县有分布。分布于安徽西南部、浙江东部、福建西部、广西、四川、云南。

■ 性味归经　味甘，性微寒。归胃、肾经。

■ 功能主治　具益胃生津，滋阴清热之功效。用于热病津伤，口干烦渴，胃阴不足，食少干呕，病后虚热不退，阴虚火旺，骨蒸劳热，目暗不明，筋骨痿软。

■ 用法用量　内服：煎汤，6~12 克。

# 铁色箭

【凭证标本】430121-190717-0350LY。

【采集地点】湖南省长沙市长沙县高桥镇金桥村。

■ 别　　名　岩大蒜、黄龙爪、独脚蒜头、大一枝箭、天蒜、独蒜、老鸦蒜、龙爪花、金灯花、螃蟹花。

■ 基　　原　石蒜科植物忽地笑 *Lycoris aurea*（L' Her.）Herb. 的鳞茎。

■ 植物形态　多年生草本；鳞茎卵圆形，径约 5 厘米；叶秋季抽出，剑形，长约 60 厘米，宽 1.7~2.5 厘米，先端渐尖，中脉淡色带明显；花茎高约 60 厘米，顶生伞形花序有 4~7 花；总苞片 2，披针形；花两侧对称，黄色，花被筒长 1.2~1.5 厘米，花被裂片倒披针形，长约 6 厘米，宽约 1 厘米，外弯，背面中脉具淡绿色带，边缘波状皱缩；雄蕊稍伸出花被，比花被长约 1/6，花丝黄色；花柱上部玫瑰红色；蒴果具 3 棱；种子少数，近球形，黑色。

■ 生境及分布　生长于阴湿山坡、岩石上及石崖下土壤肥沃地方，长沙县各地有零星野生分布。分布于西南及江苏、安徽、浙江、江西、福建、台湾、湖北、湖

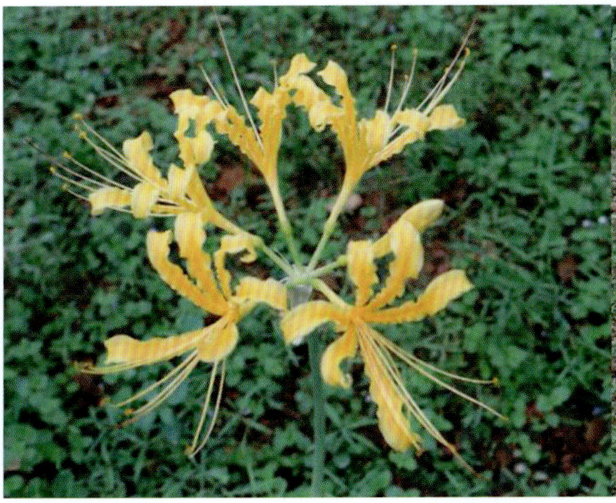

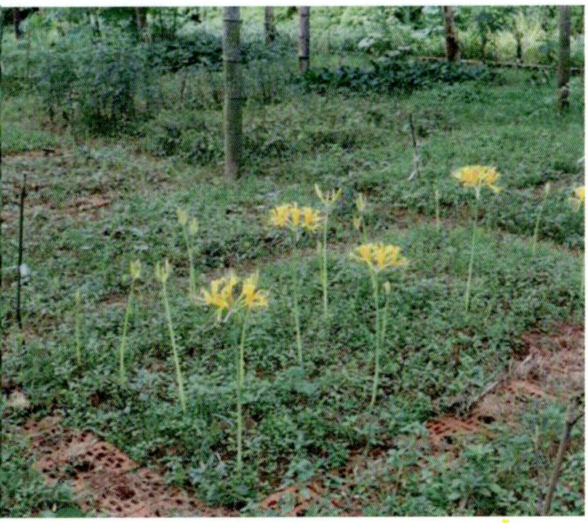

南、广东、广西等地。

性味归经　味辛、甘，性微寒。有毒。

功能主治　具润肺止咳，解毒消肿之功效。用于肺热咳嗽，或咳血，阴虚痨热，小便不利，痈肿疮毒，疔疮结核，烫火伤。

用法用量　外用：适量，捣敷或捣汁涂。

## 铁苋菜

【凭证标本】430121-190612-0235LY。

【采集地点】湖南省长沙市长沙县路口镇路口社区。

别　　名　蚌壳草、海蚌含珠、血见愁、叶里藏珠。

基　　原　大戟科铁苋菜属植物铁苋菜 *Acalypha australis* L. 的全草。

植物形态　一年生草本；株高 0.2~0.5 米，小枝被平伏柔毛；叶长卵形、近菱状卵形或宽披针形，长 3~9 厘米，先端短渐尖，基部楔形，具圆齿，基脉 3 出，侧脉 3~4 对；叶柄长 2~6 厘米，被柔毛，托叶披针形，具柔毛；花序长 1.5~5 厘米，雄花集成穗状或头状，生于花序上部，下部具雌花；雌花苞片 1~2（~4），卵状心形，长 1.5~2.5 厘米，具齿；雄花花萼无毛；雌花 1~3 朵生于苞腋；萼片 3，长 1 毫米；花柱长约 2 毫米，撕裂；蒴果绿色，径 4 毫米，疏生毛和小瘤体；种子卵形，长 1.5~2 毫米，光滑，假种阜细长；种子近卵状，长 1.5~2 毫米，种皮平滑，假种阜细长。

生境及分布　生于山坡、沟边、路旁、田野，长沙县各地有零星野生分布。分布几乎遍于全国，长江流域尤多。

性味归经　味苦、涩，性凉。归心，肺、经。

功能主治　具清热解毒，利湿，收敛止血之功效。用于肠炎，痢疾，吐血、衄血、便血、尿血，崩漏；外治痈疖疮疡，皮炎湿疹。

用法用量　内服：10~30 克。外用：鲜品适量，捣烂敷患处。

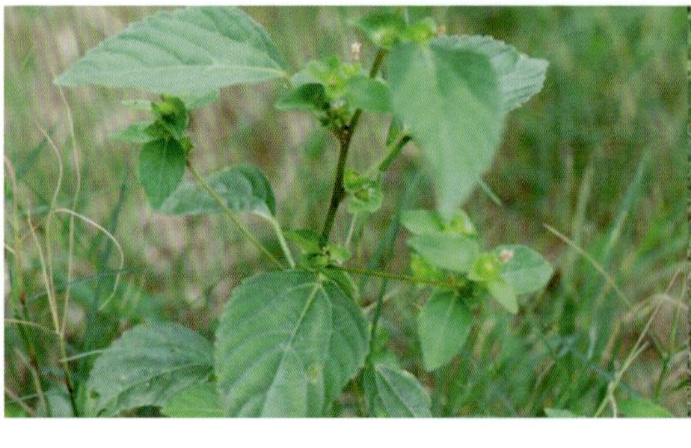

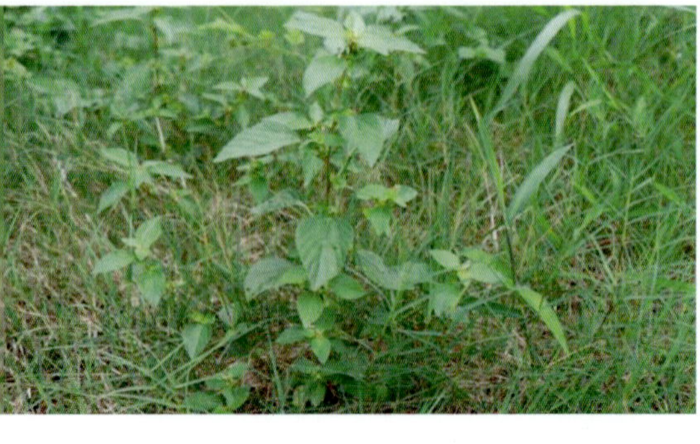

# 积雪草

【凭证标本】430121-190427-0107LY。
【采集地点】湖南省长沙市长沙县高桥镇白石源村。

**别　　名**　崩大碗、马蹄草、雷公根、蚶壳草、铜钱草、落得打。

**基　　原**　伞形科植物积雪草 *Centella asiatica*（L.）Urban 的干燥全草。

**植物形态**　多年生草本，茎匍匐，细长，节上生根。叶片膜质至草质，圆形、肾形或马蹄形，长 1~2.8 厘米，宽 1.5~5 厘米，边缘有钝锯齿，基部阔心形，两面无毛或在背面脉上疏生柔毛；掌状脉 5~7，两面隆起，脉上部分叉；叶柄长 1.5~27 厘米，无毛或上部有柔毛，基部叶鞘透明，膜质。伞形花序梗 2~4 个，聚生于叶腋，长 0.2~1.5 厘米，有或无毛；苞片通常 2，很少 3，卵形，膜质，长 3~4 毫米，宽 2.1~3 毫米；每一伞形花序有花 3~4，聚集呈头状，花无柄或有 1 毫米长的短柄；花瓣卵形，紫红色或乳白色，膜质，长 1.2~1.5 毫米，宽 1.1~1.2 毫米；花柱长约 0.6 毫米；花丝短于花瓣，与花柱等长。果实两侧扁压，圆球形，基部心形至平截形，长 2.1~3 毫米，宽 2.2~3.6 毫米，每侧有纵棱数条，棱间有明显的小横脉，网状，表面有毛或平滑。花果期 4~10 月。

**生境及分布**　喜生于阴湿的草地或水沟边；海拔 200~1900 米。分布于陕西、江苏、安徽、浙江、江西、湖南、湖北、福建、台湾、广东、广西、四川、云南等省区。长沙县各地有零星野生分布。

**性味归经**　味苦、辛，性寒。归肝、脾、肾经。

**功能主治**　具清热利湿，解毒消肿之功效。用于湿热黄疸，中暑腹泻，石淋血淋，痈

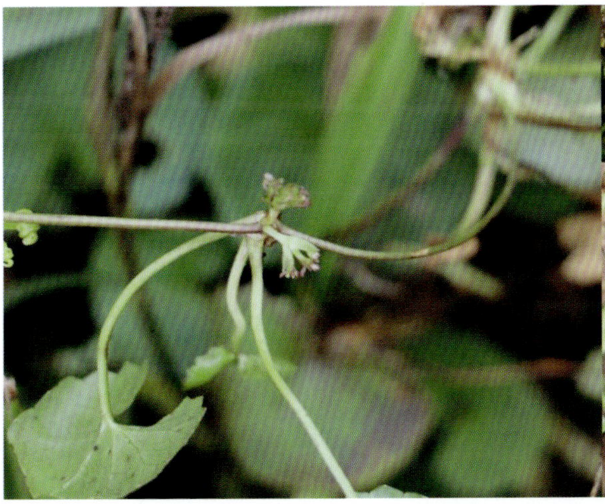
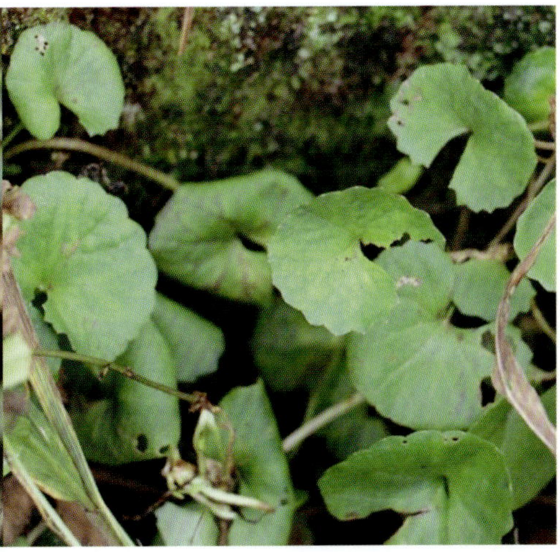

肿疮毒，跌打损伤。

**用法用量** 15~30 克。

①治湿热黄疸：积雪草 30 克，冰糖 30 克。水煎服。②治中暑腹泻：积雪草鲜叶搓成小团，嚼细开水吞服一二团。③治砂淋：积雪草 30 克。第二次的淘米水煎服。④治疔疮：鲜积雪草，洗净，捣烂敷患处。⑤治小便不通：鲜积雪草 30 克，捣烂贴肚脐，小便通即去药。⑥治跌打肿痛：鲜积雪草捣烂绞汁 15 克，调酒，炖温服；渣敷患处。⑦治麻疹：积雪草 30 克。水煎服。⑧治咽喉肿痛：鲜积雪草 30 克。洗净，放碗中捣烂，开水冲出汁，候温，频频含咽。⑨治麦粒肿：鲜积雪草洗净捣烂，掺红糖敷之。⑩治缠腰火丹：鲜积雪草，洗净，捣烂绞汁，同适量的生糯米粉调成稀糊状，搽患处。⑪治跌打损伤：积雪草 20~30 克，和红酒 200~300 克，炖一小时，内服；渣捣烂后贴伤部。⑫治刀伤出血：积雪草，酌量，捣烂外敷伤口。⑬治臁疮：鲜积雪草洗净，捣烂敷患处，一日一换。⑭治目赤肿痛：鲜积雪草捣烂敷寸口处，或捣烂绞汁点患眼，一日三四次。

**注意事项** 《植物名实图考》：虚寒者不宜。

## 臭矢菜

**【凭证标本】**430121-190922-0640-LY。

**【采集地点】**湖南省长沙市长沙县路口镇路口社区。

**别　　名** 黄花菜、羊角草、向天癀、黄花蝴蝶草、蚝猪钻床。

**基　　原** 白花菜科植物黄花草 *Arivela viscosa*（Linnaeus）Rafinesque 的全草。

**植物形态** 一年生直立草本，高 0.3~1 米，茎基部常木质化，干后黄绿色，有纵细槽纹，全株密被黏质腺毛与淡黄色柔毛，无刺，有恶臭气味。叶为具 3~5（~7）小叶的掌状复叶；小叶薄草质，近无柄，倒披针状椭圆形，中央小叶最大，长 1~5 厘米，宽 5~15 毫米，侧生小叶依次减小，全缘但边缘有腺纤毛，侧脉 3~7 对；叶柄长（1~）2~4（~6）厘米，无托叶。花单生于茎上部逐渐变小与简化的叶腋内，但近顶端则成总状或伞房状花序；花梗纤细，长 1~2 厘米；萼片分离，狭椭圆形倒披针状椭圆形，长 6~7 毫米，宽 1~3 毫米，近膜质，有细条纹，内面无毛，背面及边缘有黏质腺毛；花瓣淡黄色或橘黄色，无毛，有数条明显的纵行脉，倒卵形或匙形，长 7~12 毫米，宽 3~5 毫米，基部楔形至多少有爪，顶端圆形；雄蕊 10~22（~30），花丝比花瓣短，花期时不露出花冠外，花药背着，长约 2 毫米；子房无柄，圆柱形，长约 8 毫米，除花柱与柱头外密被腺毛，花期时亦不外露，1 室，侧膜胎座 2，胚珠多数，子房顶部变狭而伸长花柱长 2~6 毫米，柱头头状。果直立，圆柱形，劲直或稍镰弯，密被腺毛，基部宽阔无柄，顶端渐狭成喙，长 6~9 厘米，中部直径约 3 毫米，成熟后果瓣自顶端向下开裂，果瓣宿存，表面有多条多少呈同心弯曲纵向平行凸起的棱与凹陷的槽，两条胎座框特别凸起，宿存的花柱长约 5 毫米。种子黑褐色，直径 1~1.5 毫米，表面有约 30 条横向平行的皱纹。无明显的花果期，通常 3 月出苗，7 月果熟。

**生境及分布** 多见于干燥气候条件下的荒地、路旁及田野间，长沙县有分布。分布于安徽、浙江、江西、福建、台湾、湖南、广东、广西、海南及云南等省区。

**性味归经** 味甘、辛，性温。有毒。归肝、膀胱经。

**功能主治** 具散瘀消肿，祛风止痛，生肌疗疮之功效。用于跌打肿痛，劳伤腰痛，病气疼痛，头痛，痢疾，及疮疡溃烂，耳尖流脓，眼红痒痛，白带淋浊。

**用法用量** 内服：煎汤，6~9 克。外用：适量，捣敷或煎水洗；或研末粉撒敷。

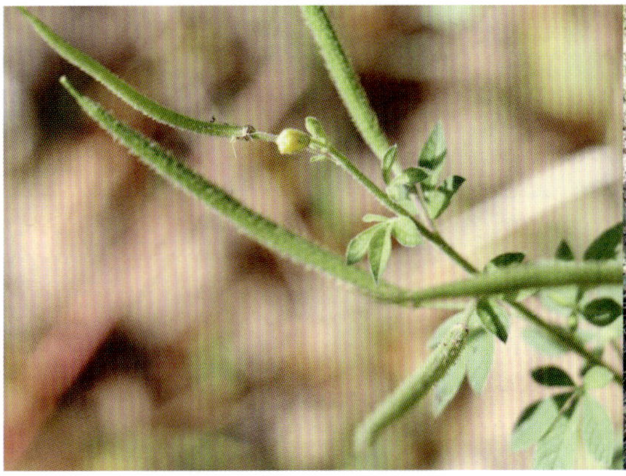

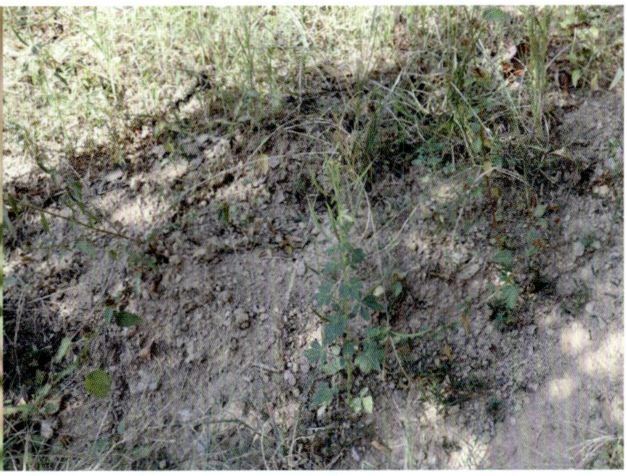

## 臭牡丹

**【凭证标本】** 430121-190613-0263LY。

**【采集地点】** 湖南省长沙市长沙县黄花镇银龙村。

**别　　名** 矮桐子、大红花、臭枫根、臭八宝、臭芙蓉、矮脚桐。

**基　　原** 马鞭草科赪桐属植物臭牡丹 *Clerodendrum bungei* Steud. 的根及叶。

**植物形态** 灌木；小枝稍圆，皮孔显著；叶宽卵形或卵形，长 8~20 厘米，先端尖，基部宽楔形、平截或心形，具锯齿，两面疏被柔毛，下面疏被腺点，基部脉腋具盾状腺体；叶柄长 4~17 厘米，密被黄褐色柔毛；伞房状聚伞花序密集成头状；苞片披针形，长约 3 厘米；花萼长 2~6 毫米，被柔毛及腺体，裂片三角形，长 1~3 毫米；花冠淡红或紫红色，冠筒长 2~3 厘米，裂

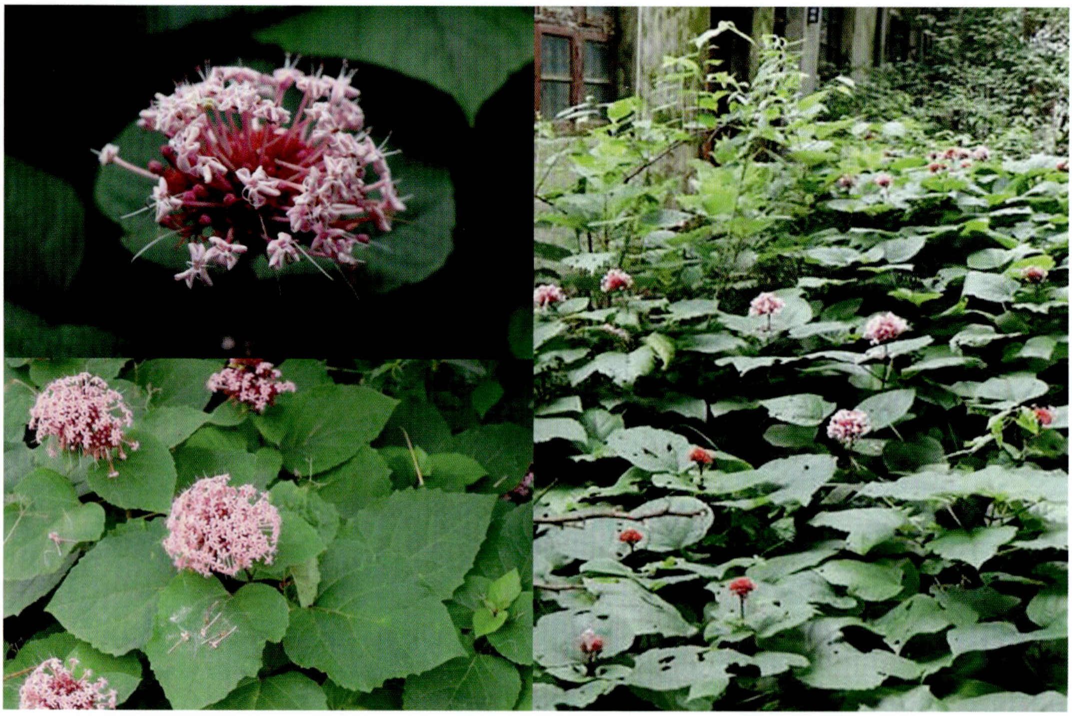

片倒卵形，长 5~8 毫米；核果近球形，径 0.6~1.2 厘米，蓝黑色。

**生境及分布** 喜欢光照充足的环境，要求湿润一点。长沙县各地有零星野生分布，产于华北、西北、西南，具体省份有：四川、江苏、安徽、浙江、江西、湖南、湖北、广西。

**性味归经** 味辛、微苦，性平。

**功能主治** 具祛风除湿，解毒散瘀之功效。

**用法用量** 内服：煎汤，10~15 克，鲜品 30~60 克；或捣汁；或入丸剂。外用：适量，煎水熏洗；或捣敷；或研末调敷。

# 臭辣树

【凭证标本】430121-190717-0344LY。

【采集地点】湖南省长沙市长沙县开慧镇飘峰山村。

**别　　名** 野米辣、野吴芋、臭桐子树。

**基　　原** 芸香科吴茱萸属植物臭辣树 *Euodia fargesii* Dode 的果实。

**植物形态** 落叶乔木，高 15 米，树皮平滑，淡灰色至暗灰色，枝条紫褐色至灰褐色，皮孔圆或长圆形。叶对生，单数羽状复叶：小叶7片（5~11片），椭圆状披针形或卵状长椭圆形至披针形，长6~11厘米，宽2~6厘米，基部圆或宽楔形，常偏斜，先端渐尖。上面绿色，无毛或有时疏被短柔毛，下面灰白色，沿主脉疏被长柔毛或常脱落，但脉腋间及主脉的基部二侧毛常密生成丛，无油腺点；叶轴顶端的小叶柄长1.5~2.5厘米，侧生小叶柄长2~6毫米。伞房花序顶生；花白色；萼片5浅裂，裂片三角形，边缘被短睫毛；花瓣5；雄花内退化子房顶端5深裂；雌花的退化雄蕊极短小，子房几近圆球形，花柱极短小。蓇葖果4~5裂，稀为3裂。种子棕黑色。

**生境及分布**　多生于向阳的山坡地上，山溪边湿润树丛中，长沙县各地有零星野生分布。分布于江西、浙江及长江上、下游各地。

**性味归经**　味苦、辛，性温。归肺、肝经。

**功能主治**　具止咳，散寒，止痛之功效。用于咳嗽，腹痛。

**用法用量**　内服：煎汤，6~9克，鲜品15~18克。

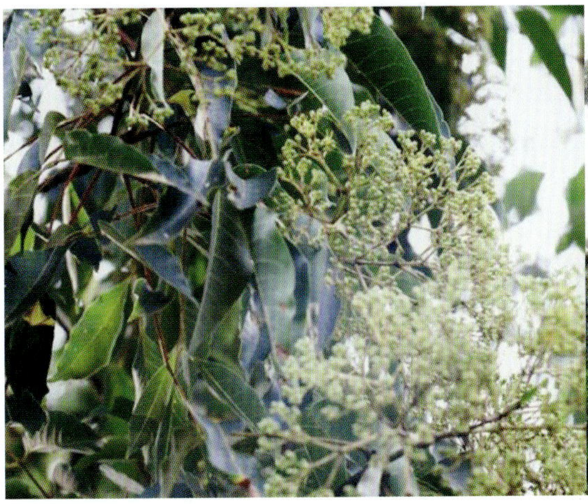

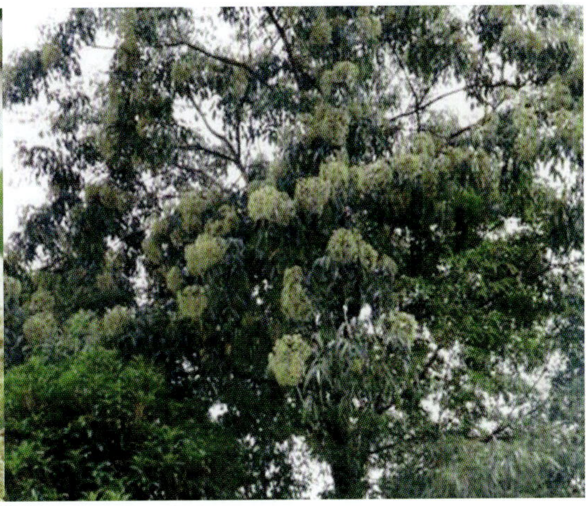

## 射　干

【凭证标本】430121-190717-0352LY。

【采集地点】湖南省长沙市长沙县高桥镇金桥村。

**别　　名**　乌扇、扁竹、绞剪草、剪刀草、山蒲扇、野萱花、蝴蝶花。

**基　　原**　鸢尾科植物射干 *Belamcanda chinensis*（L.）DC. 的干燥根茎。

**植物形态**　根状茎斜伸，黄褐色；叶互生，剑形，无中脉，嵌叠状2列，长20~40厘米，宽2~4厘米；花序叉状分枝；花梗及花序的分枝处有膜质苞片；花橙红色，有紫褐色斑点，径4~5厘米；花被裂片倒卵形或长椭圆形，长约

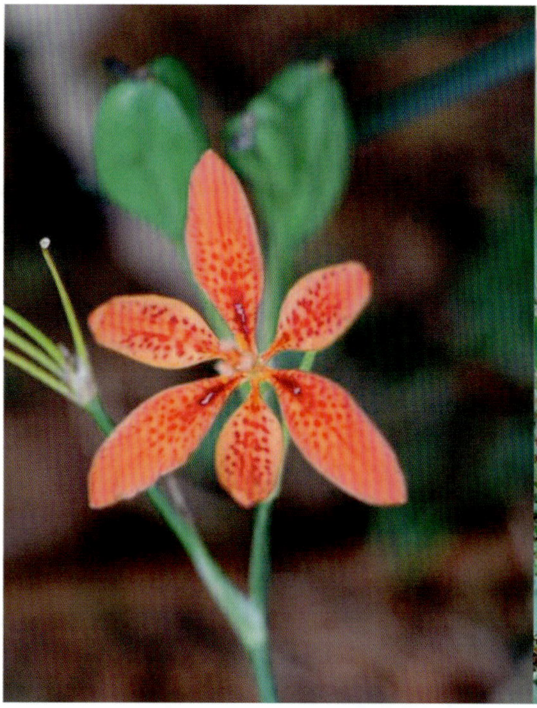

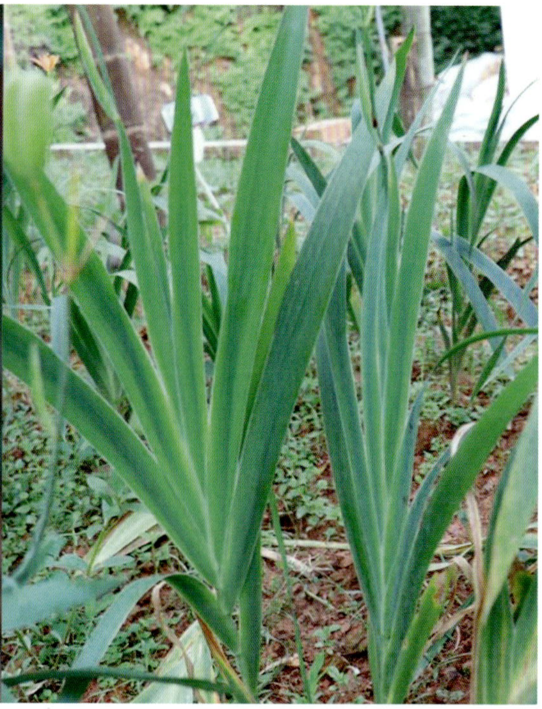

2.5 厘米，宽约 1 厘米，内轮较外轮裂片稍短窄；雄蕊花药线形外向开裂，长 1.8~2 厘米；柱头有细短毛，子房倒卵形；蒴果倒卵圆形，长 2.5~3 厘米，室背开裂果瓣外翻，中央有直立果轴；种子球形，黑紫色，有光泽。

**生境及分布** 生长于山坡、草原、田野旷地，或为栽培，长沙县各地有零星野生分布。分布于全国各省。主产于湖北、河南、江苏、安徽、湖南、浙江、贵州、云南等地。

**性味归经** 味苦，性寒。归肺、肝经。

**功能主治** 具降火，解毒，散血，消痰之功效。用于喉痹咽痛，咳逆上气，痰涎壅盛，瘰疬结核，疟母，妇女经闭，痈肿疮毒。

**用法用量** 内服：煎汤，5~10 克；入丸、散；或鲜品捣汁。外用：适量，或研末吹喉；或捣烂敷。

**注意事项** 病无实热，脾虚便溏及孕妇禁服。

## 狼尾草

【凭证标本】430121-191116-0739LY。

【采集地点】湖南省长沙市长沙县安沙镇鼎功桥村。

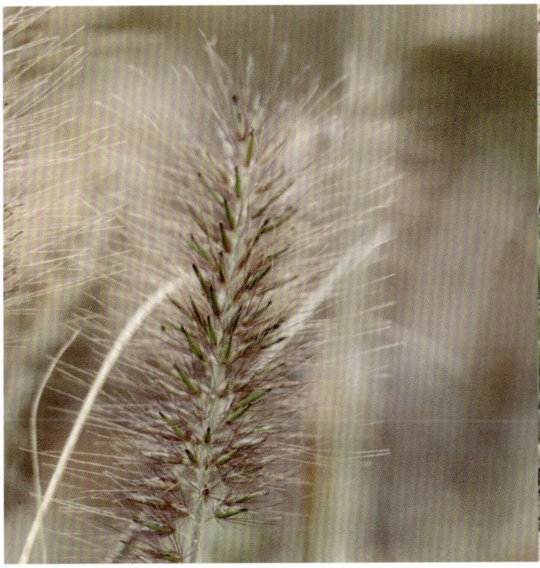

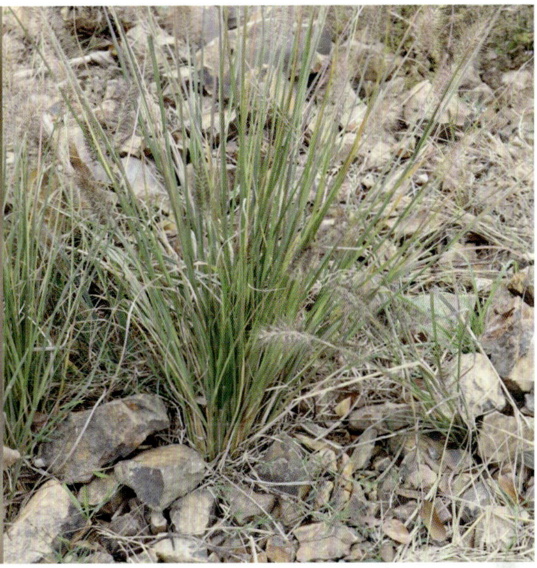

■ 别　　名　狼尾、守田、宿田翁、狼茅、芦秆莛、小芒草、狗尾草、老鼠根、狗仔尾、大狗尾草、黑狗尾草、光明草、狗尾巴草、芮草。

■ 基　　原　禾本科植物狼尾草 *Pennisetum alopecuroides*（L.）Spreng. 的全草。

■ 植物形态　多年生。须根较粗壮。秆直立，丛生，高 30~120 厘米。叶鞘光滑，两侧压扁，主脉呈脊，在基部者跨生状，秆上部者长于节间；叶片线形，长 10~80 厘米，宽 3~8 毫米，先端长渐尖，基部生疣毛。圆锥花序直立，长 5~25 厘米，宽 1.5~3.5 厘米；小穗通常单生，偶有双生，线状披针形，长 5~8 毫米。颖果长圆形。花果期夏秋季。

■ 生境及分布　生长在海拔 50~3200 米的田岸、荒地、道旁及小山坡上，长沙县有零星野生分布。分布于东北、华北经华东、中南及西南各省区。

■ 性味归经　味甘，性平。

■ 功能主治　具清肺止咳，凉血明目之功效。用于肺热咳嗽，目赤肿痛。

■ 用法用量　内服：煎汤，9~15 克。

# 狼杷草

【凭证标本】430121-190602-0216LY。

【采集地点】湖南省长沙市长沙县福临镇影珠山村。

■ 别　　名　鬼叉、鬼针、鬼刺。

■ 基　　原　菊科植物狼杷草 *Bidens tripartita* L. 的全草。

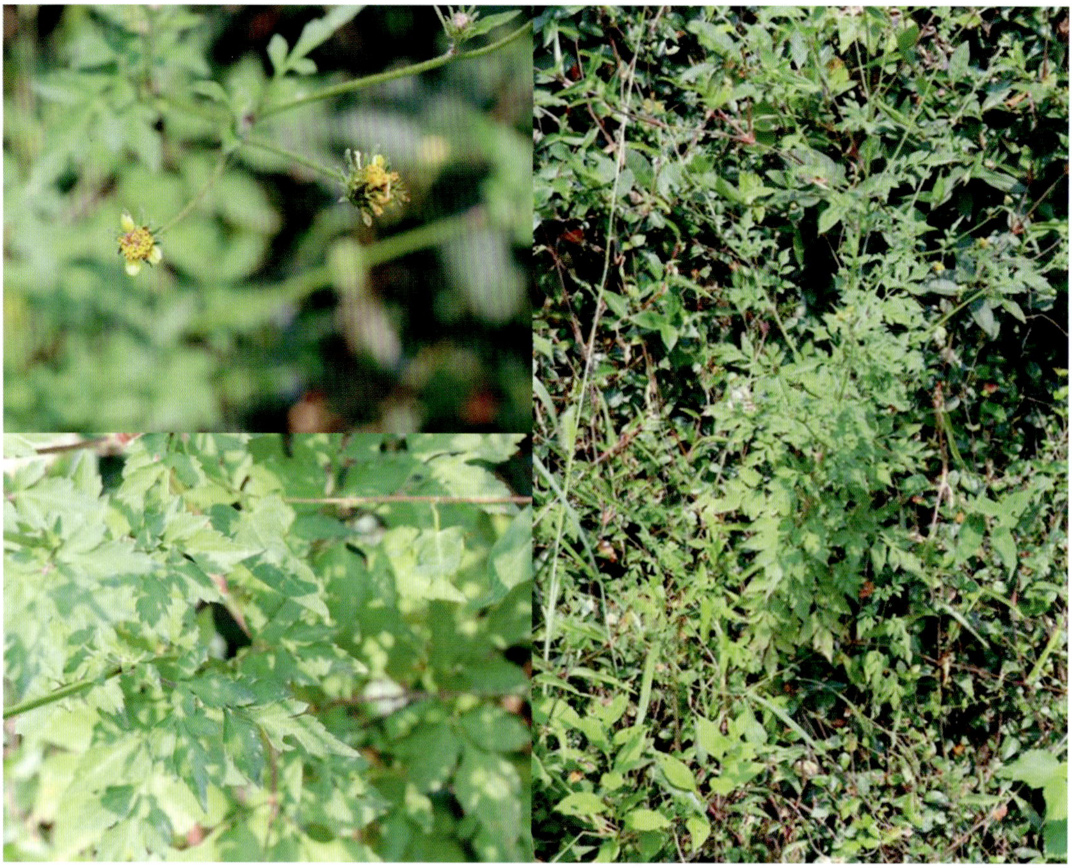

**植物形态** 茎直立，高 30~80 厘米，有时可达 90 厘米；由基部分枝，无毛。叶对生，茎顶部的叶小，裂片 3~5，卵状披针形至狭披针形；边缘疏生不整齐大锯齿，顶端裂片通常比下方者大；叶柄有翼。头状花序顶生，球形或扁球形；花皆为管状，黄色；柱头 2 裂。瘦果扁平，长圆状倒部形成倒卵状楔形，边缘有倒生小朝，两侧上端各有一向上的刺，刺上有细小的逆刺。花期 8~9 月，果期 10 月。

**生境及分布** 生于路边荒野及水边湿地，长沙县各地有零星野生分布。分布于东北、华北、华东、华中西南及陕西、甘肃、青海、新疆等地。

**性味归经** 味甘、微苦，性凉。归心、肺、大肠经。

**功能主治** 具清热解毒，利湿，痛经之功效。用于肺热咳嗽，咯血，咽喉肿痛，赤白痢疾，黄疸，月经不调，闭经，小儿疳积，瘰疬结核，湿疹癣疮，毒蛇咬伤。

**用法用量** 内服：煎汤，10~30 克，鲜品加倍；或捣汁饮。外用：适量，捣敷；研末撒或调敷。

# 凌霄花

【凭证标本】430121-190719-0400LY。
【采集地点】湖南省长沙市长沙县青山铺镇天华村。

**别　　名**　紫葳、五爪龙、红花倒水莲、倒挂金钟、上树龙、上树蜈蚣、白狗肠、吊墙花、堕胎花。

**基　　原**　紫葳科植物凌霄 *Campsis grandiflora*（Thunb.）Loisel. 的花。

**植物形态**　攀援藤本；奇数羽状复叶，小叶 7~9，卵形或卵状披针形，先端尾尖，基部宽楔形，长 3~9 厘米，侧脉 6~7 对，两面无毛，有粗齿；叶轴长 4~13 厘米；小叶柄长 0.5~1 厘米；花序长 15~20 厘米；花萼钟状，长 3 厘米，裂至中部，裂片披针形，长约 1.5 厘米；花冠内面鲜红色，外面橙黄色，长约 5 厘米，裂片半圆形；雄蕊着生花冠筒近基部，花丝线形，长 2~2.5 厘米，花药黄色，个字形着生；花柱线形，长约 3 厘米，柱头扁平，2 裂；蒴果顶端钝。

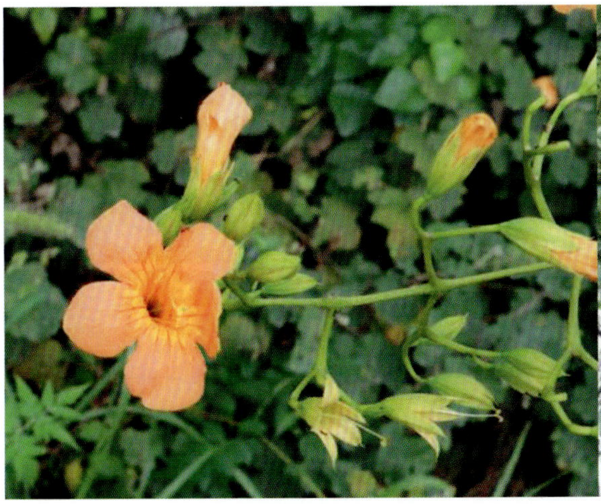
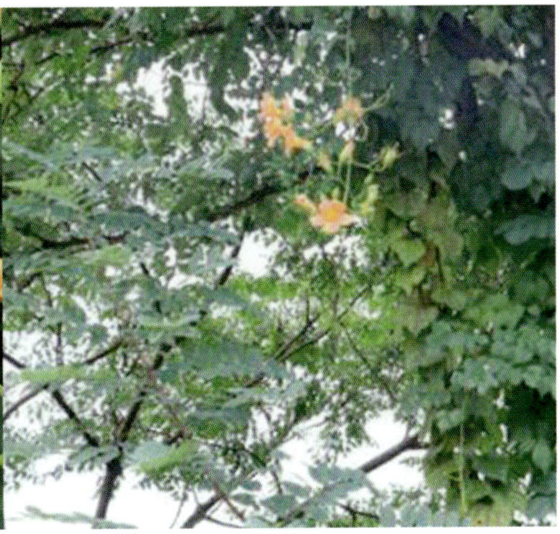

**生境及分布**　生于山坡。长沙县有零星野生分布。分布于黄河和长江流域、广东、广西、贵州，各地有栽培。

**性味归经**　味酸，性微寒。

**功能主治**　具行血祛瘀，凉血祛风之功效。用于经闭癥瘕，产后乳肿，风疹发红，皮肤瘙痒，痤疮。

**用法用量**　内服：煎汤，3~6 克；或为散。外用：研末调涂。

# 高粱泡

【凭证标本】430121-200901-1156LY。
【采集地点】湖南省长沙市长沙县北山镇明月山村。

**别　　名**　红娘藤、倒水莲、十月红、十月莓、秧泡子、寒扭、冬寒扭、倒拔千斤。

**基　　原**　蔷薇科植物高粱泡 *Rubus Lambertianus* Ser. 的根、叶。

**植物形态**　半落叶藤状灌木，高达3米；枝幼时有细柔毛或近无毛，有微弯小皮刺。单叶宽卵形，稀长圆状卵形，长5~10（~12）厘米，宽1~8厘米，顶端渐尖，基部心形，上面疏生柔毛或沿叶脉有柔毛，下面被疏柔毛，沿叶脉毛较密，中脉上常疏生小皮刺，边缘明显3~5裂或呈波状，有细锯齿；叶柄长2~4（5）厘米，具细柔毛或近于无毛，有稀疏小皮刺；托叶离生，线状深裂，有细柔毛或近无毛，常脱落。圆锥花序顶生，生于枝上部叶腋内的花序常近总状，有时仅数朵花簇生于叶腋；总花梗、花梗和花萼均被细柔毛；花梗长0.5~1厘米；苞片与托叶相似；花直径约8毫米；萼片卵状披针形，顶端渐尖、全缘，外面边缘和内面均被白色短柔毛，仅在内萼片边缘具灰白色绒毛；花瓣倒卵形，白色，无毛，稍短于萼片；雄蕊多数，稍短于花瓣，花丝宽扁；雌蕊15~20，通常无毛。果实小，近球形，直径6~8毫米，由多数小核果组成，无毛，熟时红色；核较小，长约2毫米，有明显皱纹。花期7~8月，果期9~11月。

**生境及分布**　生长在低海山坡、山谷或路旁灌木丛中阴湿处或生于林缘及草坪，长沙县有分布。分布于河南、湖北、湖南、安徽、江西、江苏、浙江、福建、台湾、广东、广西、云南。

**性味归经**　味甘、苦，性平。

**功能主治**　具活血调经，消肿解毒之功效。用于产后腹痛，血崩，产褥热，痛经，坐骨神经痛，风湿性关节痛，偏瘫。

**用法用量**　内服：煎汤，15~30克。叶外用适量，捣烂敷患处。

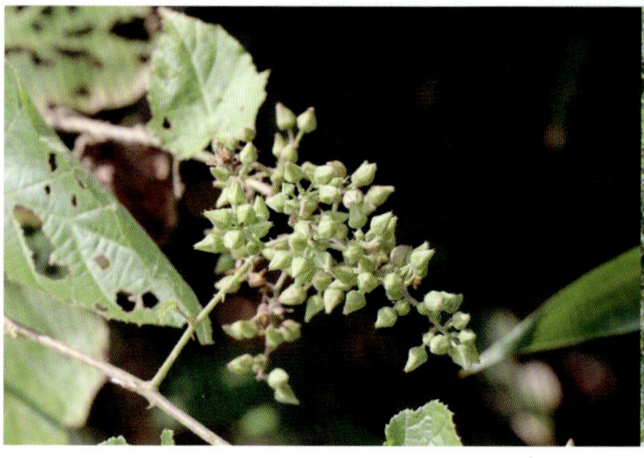
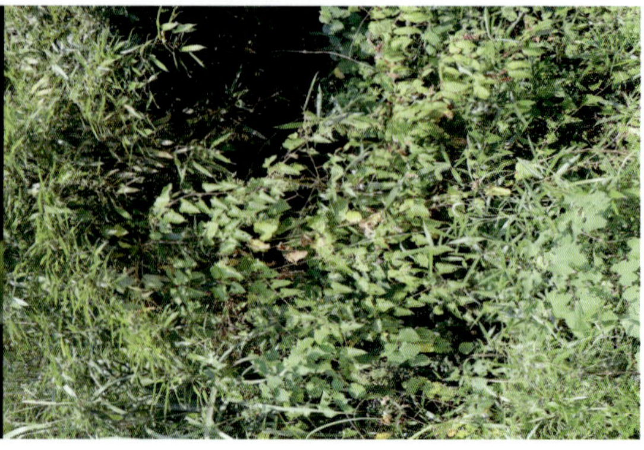

# 凉 薯

【凭证标本】430121-190811-0512LY。

【采集地点】湖南省长沙市长沙县青山铺镇赛头村。

**别　名**　葛薯、地瓜、凉瓜、地萝卜、沙葛、豆薯。

**基　原**　豆科植物豆薯 *Pachyrhizus erosus*（L.）Urb. 的块根。

**植物形态**　粗壮、缠绕、草质藤本，稍被毛，有时基部稍木质。根块状，纺锤形或扁球形，一般直径 20~30 厘米，肉质。羽状复叶具 3 小叶；托叶线状披针形，长 5~11 毫米；小托叶锥状，长约 4 毫米；小叶菱形或卵形，长 4~18 厘米，宽 4~20 厘米，中部以上不规则浅裂，裂片小，急尖，侧生小叶的两侧极不等，仅下面微被毛。总状花序长 15~30 厘米，每节有花 3~5 朵；小苞片刚毛状，早落；萼长 9~11 毫米，被紧贴的长硬毛；花冠浅紫色或淡红色，旗瓣近圆形，长 15~20 毫米，中央近基部处有一黄绿色斑块及 2 枚胼胝状附属物，瓣柄以上有 2 枚半圆形、直立的耳，翼瓣镰刀形，基部具线形、向下的长耳，龙骨瓣近镰刀形，长 1.5~2 厘米；雄蕊二体，对旗瓣的 1 枚离生；子房被浅黄色长硬毛，花柱弯曲，柱头位于顶端以下的腹面。荚果带形，长 7.5~13 厘米，宽 12~15 毫米，扁平，被细长糙伏毛；种子每荚 8~10 颗，近方形，长和宽 5~10 毫米，扁平。花期 8 月，果期 11 月。

**生境及分布**　长沙县各地有栽培。分布于台湾、福建、广东、海南、广西、云南、四川、贵州、湖南和湖北等地。

**性味归经**　味甘，性微凉。

**功能主治**　具止渴，解酒毒之功效。

**用法用量**　外用：块根鲜品 120~300 克，种子适量用醋煮，取汁外搽。

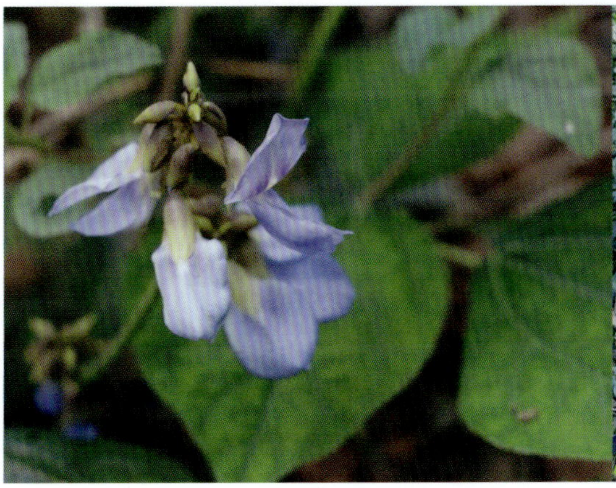

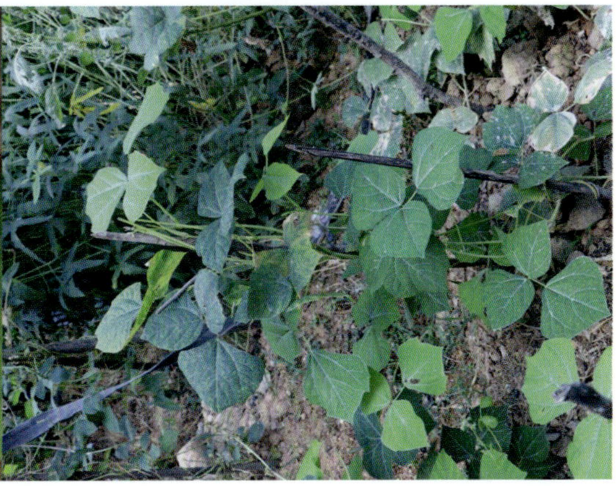

# 益母草

【凭证标本】430121-190523-0161LY。
【采集地点】湖南省长沙市长沙县安沙镇安沙社区。

**别　　名**　益母蒿、益母艾、红花艾、坤草、茺蔚、三角胡麻、四楞子棵。

**基　　原**　唇形科植物益母草 *Leonurus japonicus* Houttuyn 的新鲜或干燥地上部分。

**植物形态**　一年生或二年生草本，有于其上密生须根的主根。茎直立，通常高 30~120 厘米，钝四棱形，微具槽，有倒向糙伏毛，在节及棱上尤为密集，在基部有时近于无毛，多分枝，或仅于茎中部以上有能育的小枝条。叶轮廓变化很大，茎下部叶轮廓为卵形，基部宽楔形，掌状 3 裂，裂片呈长圆状菱形至卵圆形，通常长 2.5~6 厘米，宽 1.5~4 厘米，裂片上再分裂，上面绿色，有糙伏毛，叶脉稍下陷，下面淡绿色，被疏柔毛及腺点，叶脉突出，叶柄纤细，长 2~3 厘米，由于叶基下延而在上部略具翅，腹面具槽，背面圆形，被糙伏毛；茎中部叶轮廓为菱形，较小，通常分裂成 3 个或偶有多个长圆状线形的裂片，基部狭楔形，叶柄长 0.5~2 厘米；花序最上部的苞叶近于无柄，线形或线状披针形，长 3~12 厘米，宽 2~8 毫米，全缘或具稀少牙齿。轮伞花序腋生，具 8~15 花，轮廓为圆球形，径 2~2.5 厘米，多数远离而组成长穗状花序；小苞片刺状，向上伸出，基部略弯曲，比萼筒短，长约 5 毫米，有贴生的微柔毛；花梗无。花萼管状钟形，长 6~8 毫

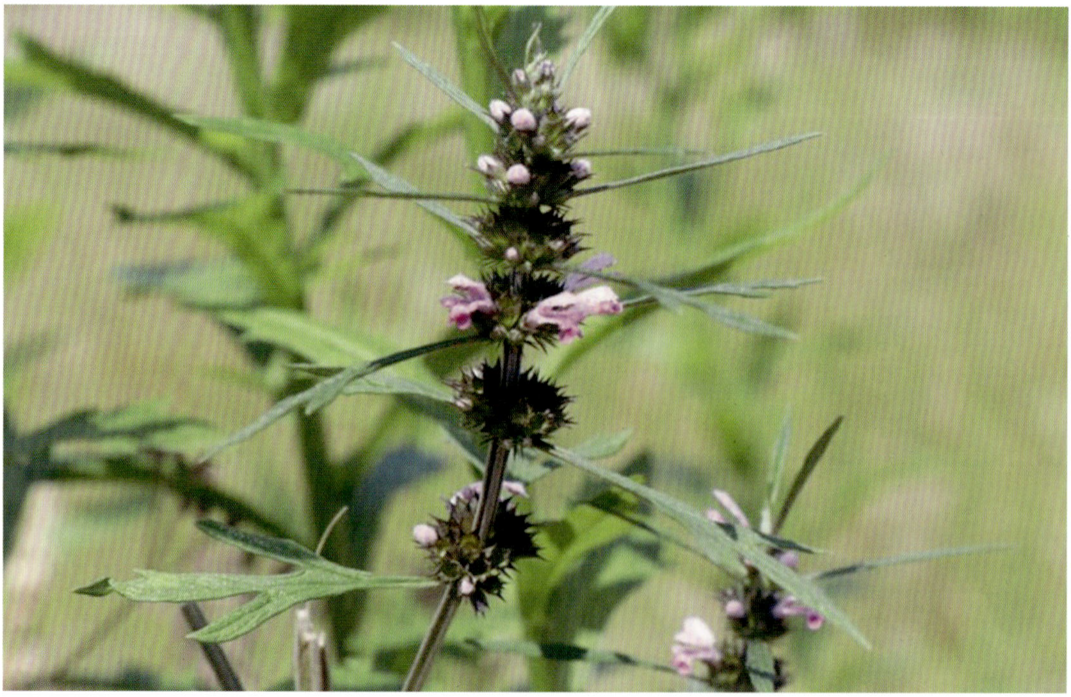

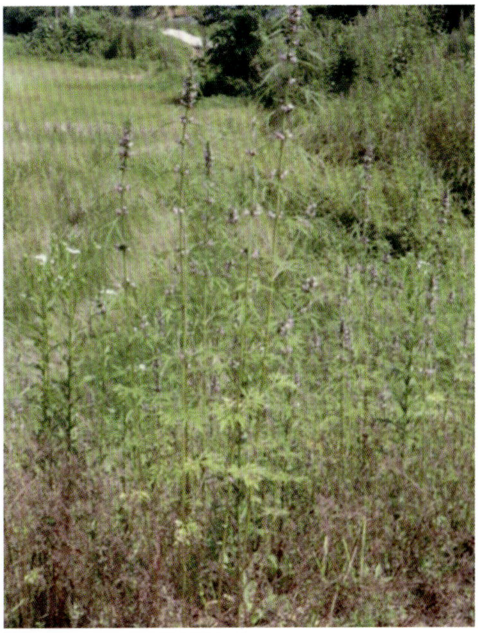

米，外面有贴生微柔毛，内面于离基部1/3以上被微柔毛，5脉，显著，齿5，前2齿靠合，长约3毫米，后3齿较短，等长，长约2毫米，齿均宽三角形，先端刺尖。花冠粉红至淡紫红色，长1~1.2厘米，外面于伸出萼筒部分被柔毛，冠筒长约6毫米，等大，内面在离基部1/3处有近水平向的不明显鳞毛毛环，毛环在背面间断，其上部多少有鳞状毛，冠檐二唇形，上唇直伸，内凹，长圆形，长约7毫米，宽4毫米，全缘，内面无毛，边缘具纤毛，下唇略短于上唇，内面在基部疏被鳞状毛，3裂，中裂片倒心形，先端微缺，边缘薄膜质，基部收缩，侧裂片卵圆形，细小。雄蕊4，均延伸至上唇片之下，平行，前对较长，花丝丝状，扁平，疏被鳞状毛，花药卵圆形，二室。花柱丝状，略超出于雄蕊而与上唇片等长，无毛，先端相等2浅裂，裂片钻形。花盘平顶。子房褐色，无毛。小坚果长圆状三棱形，长2.5毫米，顶端截平而略宽大，基部楔形，淡褐色，光滑。花期通常在6~9月，果期9~10月。

**生境及分布** 生长于多种生境，尤以阳处为多，海拔可高达3400米。产全国各地。长沙县各地有零星野生分布。

**性味归经** 味苦、辛，性微寒。归肝、心包、膀胱经。

**功能主治** 具活血调经，利尿消肿，清热解毒之功效。用于月经不调，痛经经闭，恶露不尽，水肿尿少，疮疡肿毒。

**用法用量** 9~30克；鲜品12~40克。

①治痛经：益母草15克，延胡索6克。水煎服。②治妇人勒乳后疼闷，乳结成痈：益母草，捣细末，以新汲水调涂于奶上，以物抹之，生者捣烂用之。③治瘀血块结：益母草30克，水，酒各半煎服。④治难产：益母草捣汁七大合，煎减半，顿服，无新者，以干者一大握，水七合煎服。⑤治尿血：益母草汁（服）一升。⑥治产后血运，心气绝：益母草，研，绞汁，服一盏。⑦治产后恶露不下：益母草，捣，绞取汁，每服一小盏，入酒一合，暖过搅匀服之。⑧妇人分娩后服之，助子宫之整复：益母草30克，当归10克。水煎，去渣，一日三回分服。

**注意事项** 阴虚血少者忌服。孕妇禁用。

# 海 桐

【凭证标本】430121-190805-0470LY。
【采集地点】湖南省长沙市长沙县星沙街道金牛湾社区。

**别　　名**　海桐。

**基　　原**　海桐科植物海桐 *Pittosporum tobira*（Thunb.）Ait. 的枝叶。

**植物形态**　常绿灌木或小乔木，高达 6 米，嫩枝被褐色柔毛，有皮孔。叶聚生于枝顶，二年生，革质，嫩时上下两面有柔毛，以后变秃净，倒卵形或倒卵状披针形，长 4~9 厘米，宽 1.5~4 厘米，上面深绿色，发亮、干后暗晦无光，先端圆形或钝，常微凹入或为微心形，基部窄楔形，侧脉 6~8 对，在靠近边缘处相结合，有时因侧脉间的支脉较明显而呈多脉状，网脉稍明显，网眼细小，全缘，干后反卷，叶柄长达 2 厘米。伞形花序或伞房状伞形花序顶生或近顶生，密被黄褐色柔毛，花梗长 1~2 厘米；苞片披针形，长 4~5 毫米；小苞片长 2~3 毫米，均被褐毛。花白色，有芳香，后变黄色；萼片卵形，长 3~4 毫米，被柔毛；花瓣倒披针形，长 1~1.2 厘米，离生；雄蕊 2 型，退化雄蕊的花丝长 2~3 毫米，花药近于不育；正常雄蕊的花丝长 5~6 毫米，花药长圆形，长 2 毫米，黄色；子房长卵形，密被柔毛，侧膜胎座 3 个，胚珠多数，2 列着生于胎座中段。蒴果圆球形，有棱或呈三角形，直径 12 毫米，多少有毛，子房柄长 1~2 毫米，3 片裂开，果片木质，厚 1.5 毫米，内侧黄褐色，有光泽，具横格；种子多数，长 4 毫米，多角形，红色，种柄长约 2 毫米。

**生境及分布**　长沙县有分布。分布于长江以南滨海各省。

**性味归经**　味苦，性平。

**功能主治**　具杀虫之功效。用于疥疮。

**用法用量**　外用：适量，煎水洗。

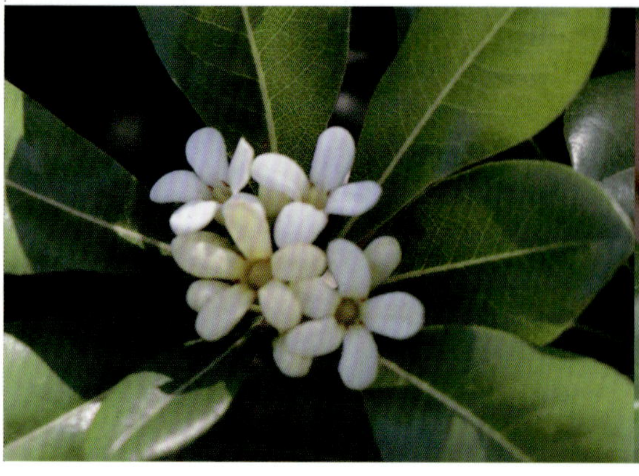

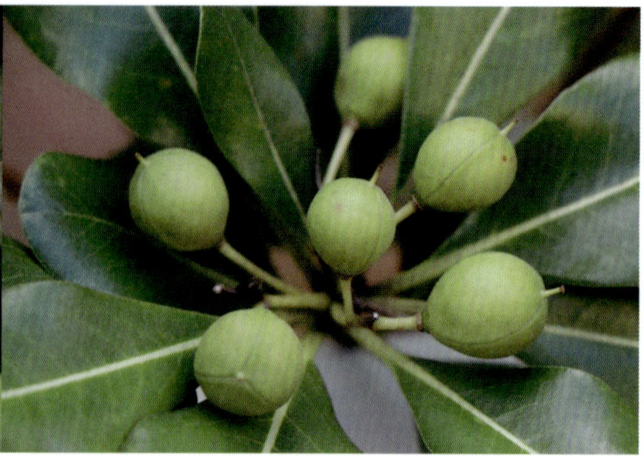

# 通泉草

【凭证标本】430121-190421-0055LY。
【采集地点】湖南省长沙市长沙县安沙镇安沙社区。

**别　　名**　脓泡药、汤湿草、猪胡椒、野田菜、鹅肠草、绿蓝花、五瓣梅、猫脚迹、尖板猫儿草。

**基　　原**　玄参科通泉草属植物通泉草 *Mazus pumilus*（N. L. Burman）Steenis 的全草。

**植物形态**　一年生草本，高 3~30 厘米，无毛或疏生短柔毛。主根伸长，垂直向下或短缩，须根纤细，多数，散生或簇生。本种在体态上变化幅度很大，茎 1~5 支或有时更多，直立，上升或倾卧状上升，着地部分节上常能长出不定根，分枝多而披散，少不分枝。基生叶少到多数，有时成莲座状或早落，倒卵状匙形至卵状倒披针形，膜质至薄纸质，长 2~6 厘米，顶端全缘或有不明显的疏齿，基部楔形，下延成带翅的叶柄，边缘具不规则的粗齿或基部有 1~2 片浅羽裂；茎生叶对生或互生，少数，与基生叶相似或几乎等大。总状花序生于茎、枝顶端，常在近基部即生花，伸长或上部成束状，通常 3~20 朵，花疏稀；花梗在果期长达 10 毫米，上部的较短；花萼钟状，花期长约 6 毫米，果期多少增大，萼片与萼筒近等长，卵形，端急尖，脉不明显；花冠白色、紫色或蓝色，长约 10 毫米，上唇裂片卵状三角形，下唇中裂片较小，稍突出，倒卵圆形；子房无毛。蒴果球形；种子小而多数，黄色，种皮上有不规则的网纹。花果期 4~10 月。

**生境及分布**　生长在海拔 2500 米以下的湿润的草坡、沟边、路旁及林缘。遍布全国，仅内蒙古、宁夏、青海及新疆未见标本。长沙县各地有零星野生分布。

**性味归经**　味苦，性平。

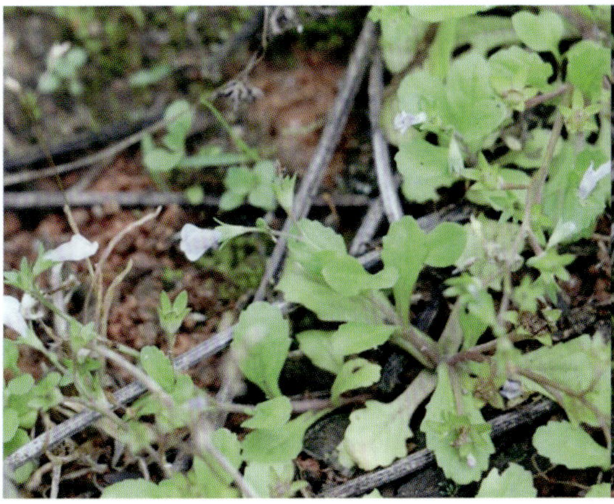

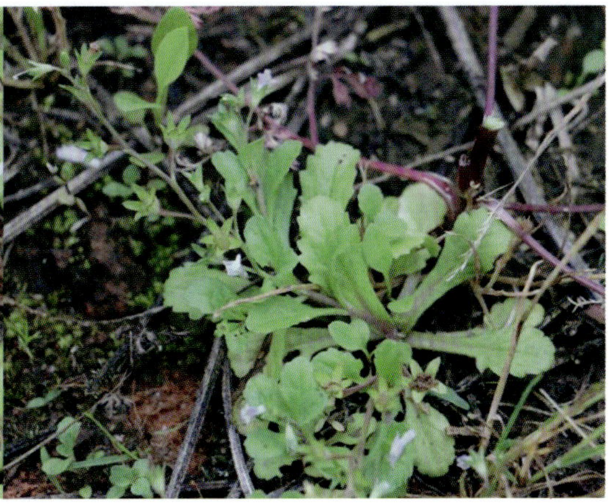

**功能主治** 具止痛，健胃，解毒之功效。用于偏头痛，消化不良；外用治疔疮，脓疱疮，烫伤。

**用法用量** 内服：15~25 克。外用：适量，捣烂敷患处。

# 桑 叶

【凭证标本】430121-190427-0100LY。

【采集地点】湖南省长沙市长沙县高桥镇白石源村。

**别　　名** 铁扇子、蚕叶。

**基　　原** 桑科植物桑 *Morus alba* L. 的干燥叶。

**植物形态** 乔木或为灌木，高 3~10 米或更高，胸径可达 50 厘米，树皮厚，灰色，具不规则浅纵裂；冬芽红褐色，卵形，芽鳞覆瓦状排列，灰褐色，有细毛；小枝有细毛。叶卵形或广卵形，长 5~15 厘米，宽 5~12 厘米，先端急尖、渐尖或圆钝，基部圆形至浅心形，边缘锯齿粗钝，有时叶为各种分裂，表面鲜绿色，无毛，背面沿脉有疏毛，脉腋有簇毛；叶柄长 1.5~5.5 厘米，具柔毛；托叶披针形，早落，外面密被细硬毛。花单性，腋生或生于芽鳞

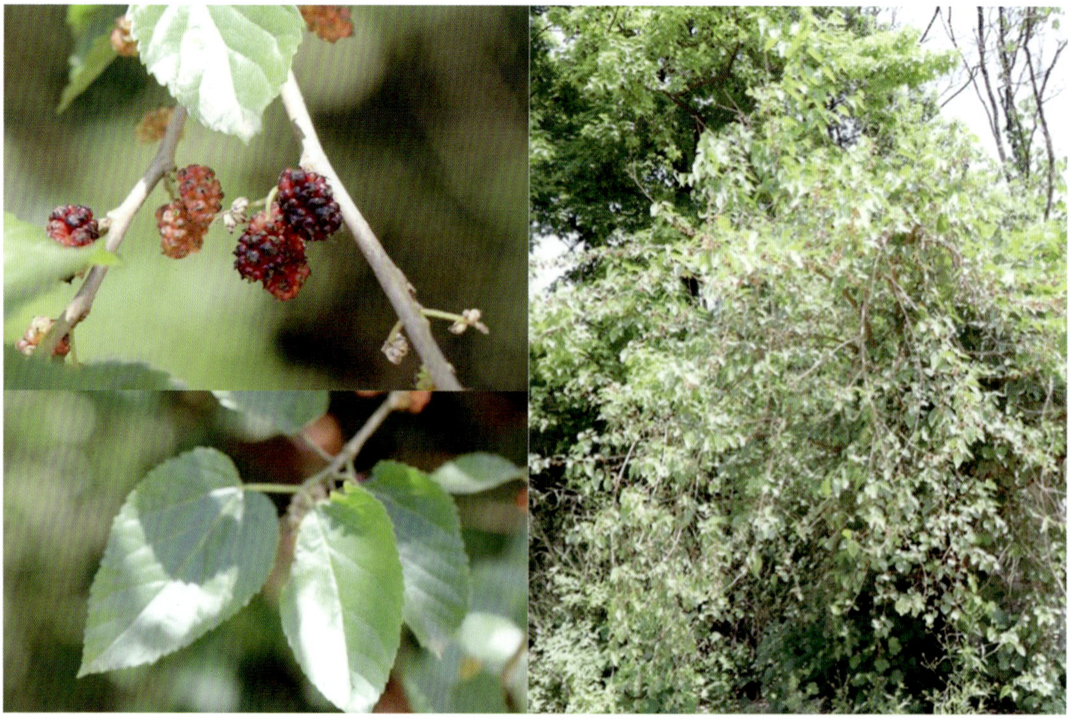

腋内，与叶同时生出；雄花序下垂，长 2~3.5 厘米，密被白色柔毛，雄花。花被片宽椭圆形，淡绿色。花丝在芽时内折，花药 2 室，球形至肾形，纵裂；雌花序长 1~2 厘米，被毛，总花梗长 5~10 毫米被柔毛，雌花无梗，花被片倒卵形，顶端圆钝，外面和边缘被毛，两侧紧抱子房，无花柱，柱头 2 裂，内面有乳头状突起。聚花果卵状椭圆形，长 1~2.5 厘米，成熟时红色或暗紫色。花期 4~5 月，果期 5~8 月。

**生境及分布** 本种原产我国中部和北部，现由东北至西南各省区，西北直至新疆均有栽培。朝鲜、日本、中亚各国、俄罗斯、欧洲等地以及印度、越南亦均有栽培。长沙县各地有零星野生分布。

**性味归经** 味甘、苦，性寒。归肺、肝经。

**功能主治** 具疏散风热，清肺润燥，清肝明目之功效。用于风热感冒，肺热燥咳，头痛头晕，目赤昏花。

**用法用量** 内服：5~10 克。

**附　　注** ① 桑白皮：桑科植物桑的干燥根皮。味甘，性寒。归肺经。具泻肺平喘，利水消肿之功效。用于肺热喘咳，水肿胀满尿少，面目肌肤浮肿。内服：6~12 克。② 桑枝：桑科植物桑的干燥嫩枝。味微苦，性平。归肝经。具祛风湿，利关节之功效。用于肩臂、关节酸痛麻木。内服：9~15 克。③ 桑葚：桑科植物桑的干燥果穗。味甘、酸，性寒。归心、肝、肾经。具补血滋阴，生津润燥之功效。用于眩晕耳鸣，心悸失眠，须发早白，津伤口渴，内热消渴，血虚便秘。内服：9~15 克。

# 菝　葜

**【凭证标本】** 430121-190602-0207LY。
**【采集地点】** 湖南省长沙市长沙县福临镇影珠山村。

**别　　名** 金刚兜。

**基　　原** 百合科植物菝葜 *Smilax china* L. 的叶。

**植物形态** 攀援灌木；根状茎不规则块状，径 2~3 厘米；茎长 1~5 米，疏生刺；叶薄革质，干后常红褐或近古铜色，圆形、卵形或宽卵形，长 3~10 厘米，下面粉霜多少可脱落，常淡绿色；叶柄长 0.5~1.5 厘米，鞘一侧宽 0.5~1 毫米，长为叶柄 1/2~2/3，与叶柄近等宽，几全部具卷须，脱落点近卷须；花绿黄色，外花被片长 3.5~4.5 毫米，宽 1.5~2 毫米，内花被片稍窄；雄花花药比花丝稍宽，常弯曲；雌花与雄花大小相似，有 6 枚退化雄蕊；浆果径 0.6~1.5 厘米，熟时红色，有粉霜。

**生境及分布** 生于海拔 2000 米以下的林下灌木丛中、路旁、河谷或山坡上，长沙县各地有零星野生分布。分布于华东、中南、西南及台湾等地。

**性味归经** 味甘、微苦、涩，性平。归肝、肾经。

**功能主治** 具利湿去浊，祛风除痹，解毒散淤之功效。用于小便淋浊，带下量多，风湿痹痛，疔疮痈肿。

**用法用量** 内服：煎汤，15~30 克；或浸酒。外用：适量，捣敷，或研末调敷；或煎水洗。

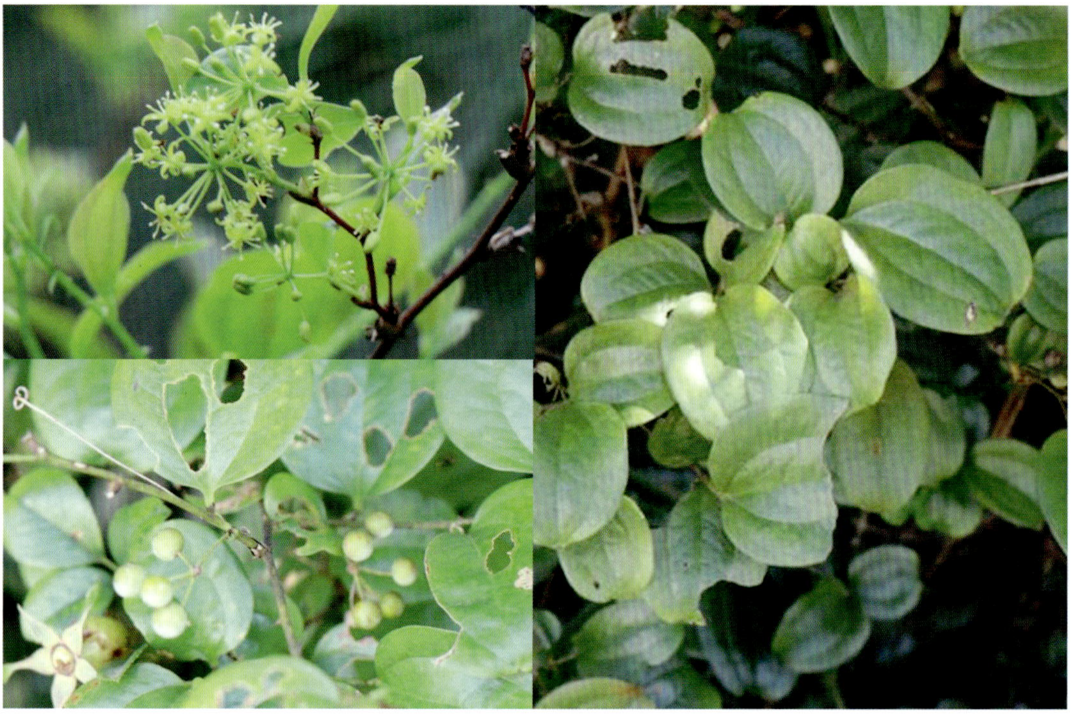

## 黄花稔

【凭证标本】430121-190711-0327LY。

【采集地点】湖南省长沙市长沙县黄花镇大兴村。

**别　　名** 小本黄花草、吸血仔、四吻草、索血草、山鸡、拔毒散、脓见消、单鞭救主、梅肉草、柑仔蜜、蛇总管、四米草、尖叶嗽血草、白素子、麻芡麻、灶江、扫把麻。

**基　　原** 锦葵科黄花稔属植物黄花稔 *Sida acuta* Burm.F. 的全株。

**植物形态** 直立亚灌木状草本，高 1~2 米。分枝多小枝被柔毛至近无毛。叶互生；叶

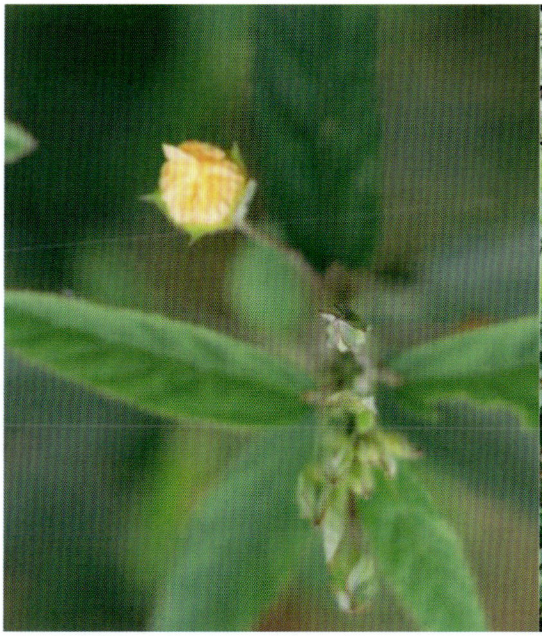

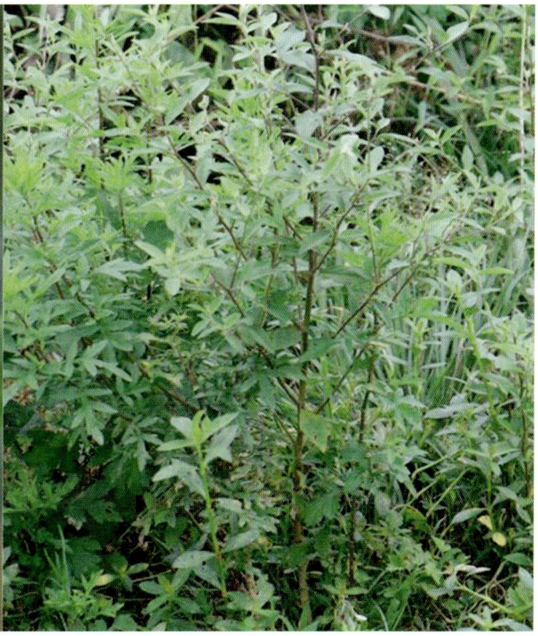

披针形，先端短尖或渐尖，基部圆或钝，具锯齿，两面均无毛或疏被星状柔毛，上面偶被单毛。花单朵或成对生于叶腋，花黄色，花瓣倒卵形，先端圆，基部狭。蒴果近圆球形，先端具 2 短芒，果皮具网状皱纹。花期冬、春季。

- **生境及分布** 生于山坡灌丛间，路旁或荒坡，长沙县各地有零星野生分布。分布于福建、台湾、广东、海南、广西和云南等地。原产于印度。
- **性味归经** 味辛，性凉。归肺、肝、大肠经。
- **功能主治** 具清热利湿，排脓止痛之功效。用于感冒发热，扁桃体炎，细菌性痢疾，泌尿系结石，黄疸，痢疾，腹中疼痛；外用治痈疖疔疮。
- **用法用量** 内服：煎汤，15~30 克。外用：鲜品捣敷或研粉撒敷。

## 黄金菊根

【凭证标本】430121-190719-0414LY。
【采集地点】湖南省长沙市长沙县北山镇蒿塘社区。

- **别　　名** 罗马春黄菊。
- **基　　原** 菊科植物黄金菊 *Euryops pectinatus*（L.）Cass. 的根。
- **植物形态** 多年生草本，高 30~60 厘米。茎单一，直立，被长毛。根生叶匙状长圆

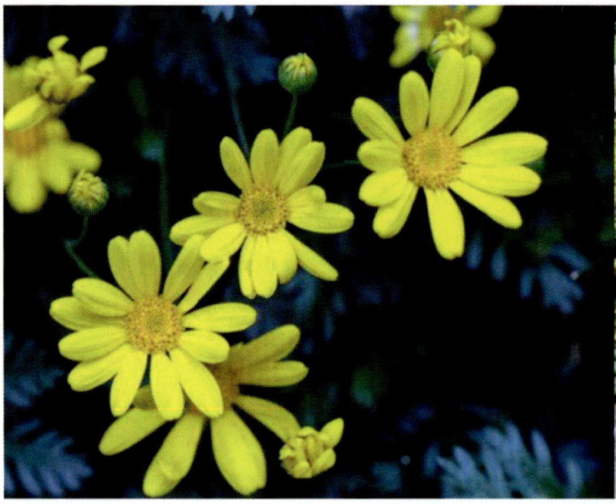

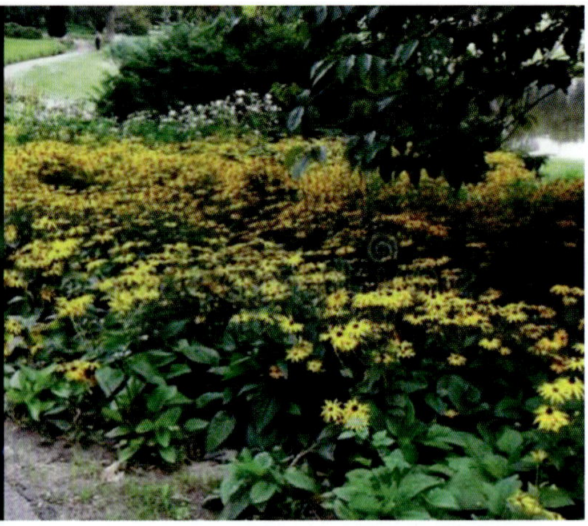

形，基部渐狭，先端短尖，边缘有不规则的锯齿，上面生粗毛；茎生叶互生，长圆形或椭圆形，无柄，抱茎，两面有毛而叶脉特多，边缘有不整齐的牙齿。头状花序单生于茎顶，大形，金黄色；总苞钟形，总苞片长圆状披针形；全部为舌状花，舌状片线形，先端5齿裂，花筒细长，花药黄色；花柱丝状，柱头2裂。瘦果线状，有纵肋，冠毛灰白色。花期夏月。

**生境及分布**　生于草原、山坡草甸。分布于华北、东北等地，长沙县各地有零星野生分布。

**性味归经**　味甘、淡。归肾、膀胱经。

**功能主治**　具利水之功效。用于臌胀。

**用法用量**　内服：煎汤，10~15克。

## 黄荆子

【凭证标本】430121-190611-0228LY。

【采集地点】湖南省长沙市长沙县北山镇明月山村。

**别　　名**　布荆子、黄金子。

**基　　原**　马鞭草科植物黄荆 *Vitex negundo* L. 的果实。

**植物形态**　小乔木或灌木状；小枝密被灰白色绒毛；掌状复叶，小叶（3~）5；小叶长圆状披针形或披针形，先端渐尖，基部楔形，全缘或具少数锯齿，下面密被绒毛；聚伞圆锥花序长10~27厘米，花序梗密被灰色绒毛；花萼钟状，具5齿；花冠淡紫色，被绒毛，5裂，二唇形；雄蕊伸出花冠；核果近球形。

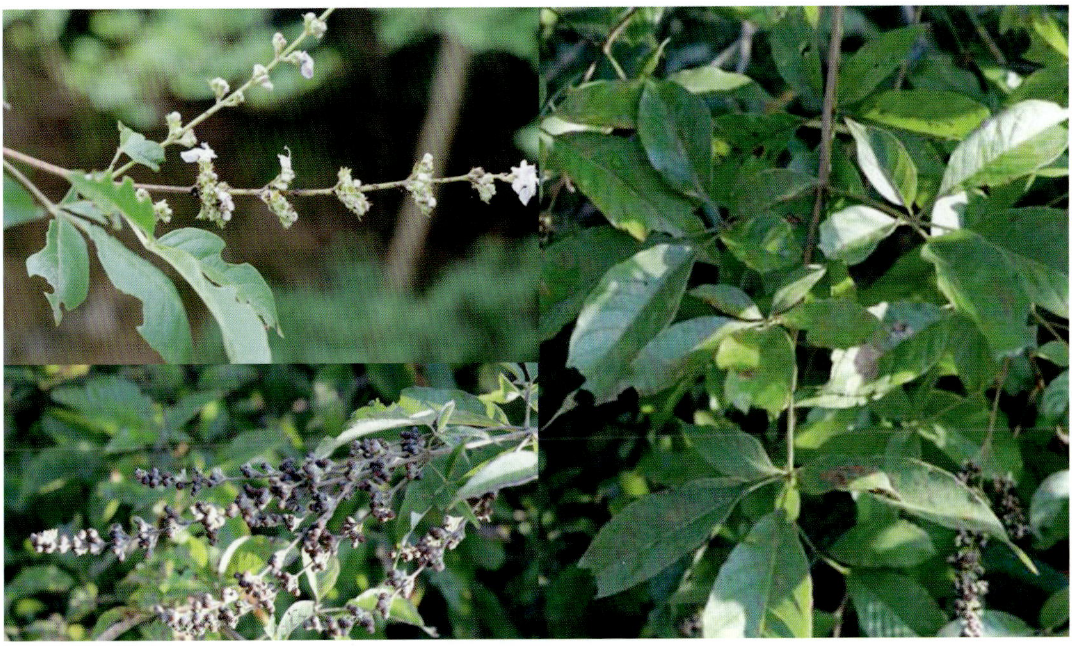

**生境及分布** 生于山坡路旁或灌木丛中，长沙县各地有零星野生分布。主要分布于中国长江以南各省，北达秦岭淮河。

**性味归经** 味苦、辛，性温。

**功能主治** 具止咳平喘，理气止痛之功效。用于咳嗽哮喘，胃痛，消化不良，肠炎，痢疾。

**用法用量** 内服：煎汤，3~9 克（大剂 15~30 克）；或研末。

**注意事项** 凡湿热燥渴无气滞者忌用。

# 黄药子

【凭证标本】430121-191029-0686-LY。

【采集地点】湖南省长沙市长沙县安沙镇鼎功桥村。

**别　　名** 黄药、黄药根、苦药子、山慈姑、金线吊虾蟆、红药子、黄独根、苦卡拉、蒉衣包、黄狗子、猴姜七、毛卵砣、金线吊葫芦、金线吊蛋、黄金山药、薯瓜乳藤、铁秤砣、狗嗽、土芋。

**基　　原** 薯蓣科植物黄独 *Dioscorea bulbifera* L. 的块茎。

**植物形态** 缠绕草质藤本。块茎卵圆形或梨形，直径 4~10 厘米，通常单生，每年由去年的块茎顶端抽出，很少分枝，外皮棕黑色，表面密生须根。茎左旋，浅绿色稍带红紫色，光滑无毛。叶腋内有紫棕色，球形或卵圆形珠芽，大小不一，最重者可达 300 克，表面有圆形斑点。单叶互生；叶片宽卵状心形或卵状心形，长 15（~26）厘米，宽 2~14（~26）厘米，顶端尾状渐尖，边缘全缘或微波状，两面无毛。雄花序穗状，下垂，常数个丛生于叶腋，有时分枝呈圆锥状；雄花单生，密集，基部有卵形苞片 2 枚；花被片披针形，新鲜时紫色；雄蕊 6 枚，着生于花被基部，花丝与花药近等长。雌花序与雄花序相似，常 2 至数个丛生叶腋，长 20~50 厘米；退化雄蕊 6 枚，长仅为花被片 1/4。蒴果反折下垂，三棱状长圆形，长 1.5~3 厘米，宽 0.5~1.5 厘米，两端浑圆，成熟时草黄色，表面密被紫色小斑点，无毛；种子深褐色，扁卵形，通常两两着生于每室中轴顶部，种翅栗褐色，向种子基部延伸呈长圆形。花期 7~10 月，果期 8~11 月。

**生境及分布** 生长在海拔几十米至 2000 米的高山地区，多生于河谷边、山谷阴沟或杂木林边缘，有时房前屋后或路旁的树荫下也能生长，长沙县有野生分布。分布于河南南部、安徽南部、江苏南部、浙江、江西、福建、台湾、湖北、湖南、广东、广西、陕西南部、甘肃南部、四川、贵州、云南、西藏。

**性味归经** 味苦，性寒。归肺、肝经。

**功能主治** 具散结消瘿，清热解毒，凉血止血之功效。用于瘿瘤，喉痹，痈肿疮毒，毒蛇咬伤，肿瘤，吐血，衄血，咯血，百日咳，肺热咳喘。

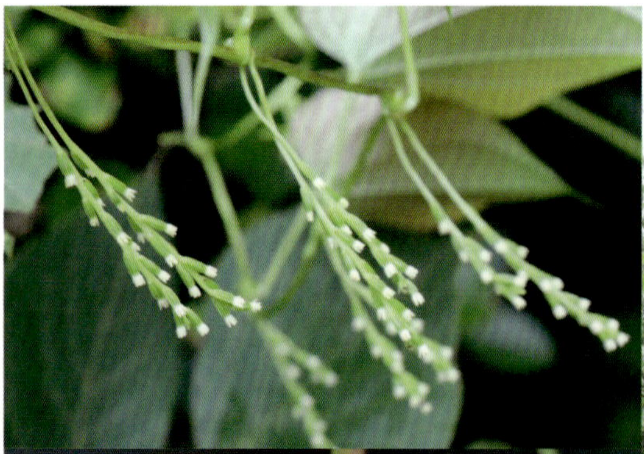

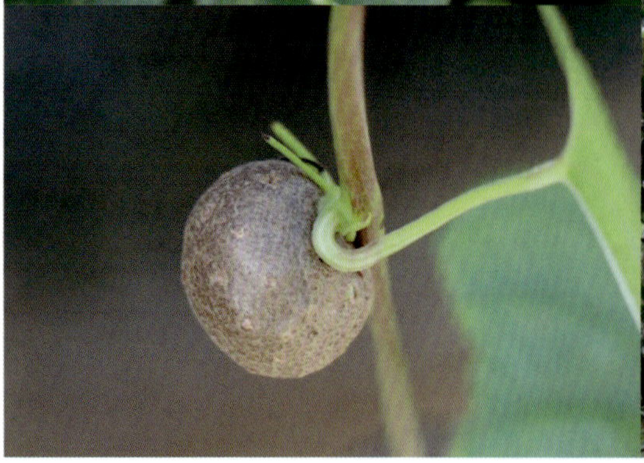

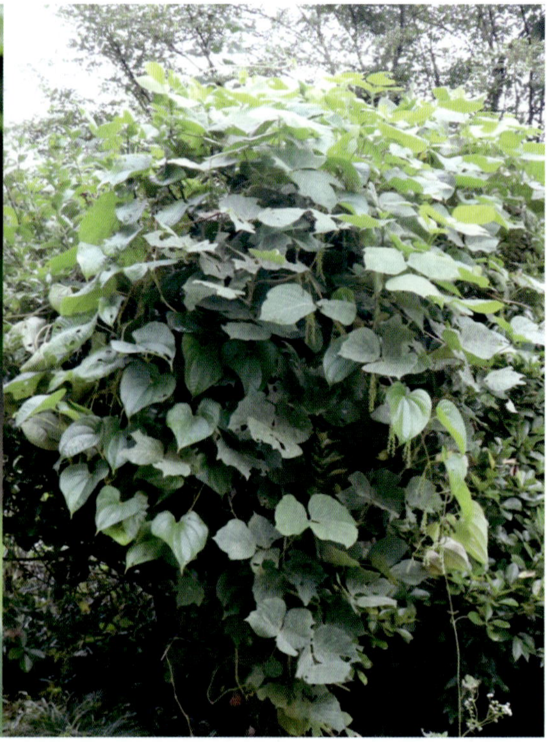

■ 用法用量　内服：煎汤，3~9 克；或浸酒；研末 1~2 克。外用：适量，鲜品捣敷；或研末调数；或磨汁涂。

■ 注意事项　内服剂量不宜过大。

■ 附　　注　黄独零余子：薯蓣科植物黄独叶腋内生长的紫褐色珠芽。味苦、辛，性寒。具清热化痰，止咳平喘，散结解毒之功效。用于痰热咳喘，百日咳，咽喉肿痛，瘿瘤，瘰疬，疮疡肿毒，蛇犬咬伤。内服：煎汤，6~15 克；或磨汁、浸酒。外用：适量，切片贴或捣敷。不宜过量或久服；脾胃虚弱者不宜磨汁服。

# 黄　柏

【凭证标本】430121-190127-0003ZZ。

【采集地点】湖南省长沙市长沙县高桥镇白石源村。

■ 别　　名　黄檗、元柏、檗木。

■ 基　　原　芸香科植物黄皮树 *Phellodendron chinense* Schneid. 的干燥树皮。

■ 植物形态　树高达 15 米。成年树有厚、纵裂的木栓层，内皮黄色，小枝粗壮，暗紫

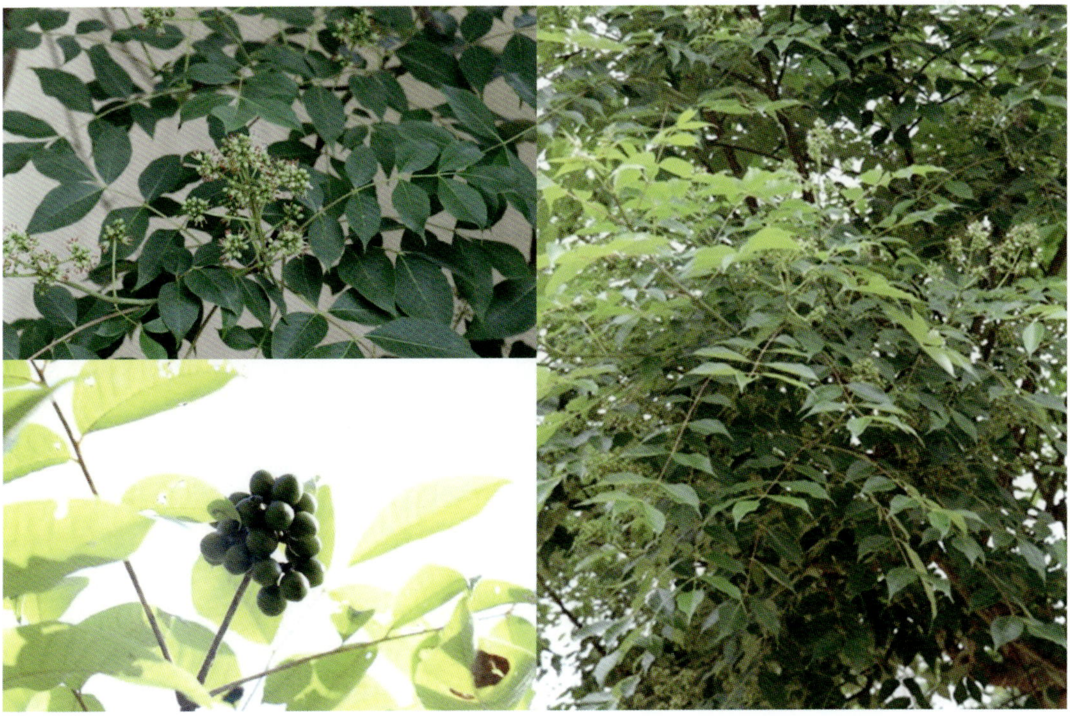

红色，无毛。叶轴及叶柄粗壮，通常密被褐锈色或棕色柔毛，有小叶7~15片，小叶纸质，长圆状披针形或卵状椭圆形，长8~15厘米，宽3.5~6厘米，顶部短尖至渐尖，基部阔楔形至圆形。两侧通常略不对称，边全缘或浅波浪状，叶背密被长柔毛或至少在叶脉上被毛，叶面中脉有短毛或嫩叶被疏短毛；小叶柄长1~3毫米，被毛。花序顶生，花通常密集，花序轴粗壮，密被短柔毛。果多数密集成团，果的顶部略狭窄的椭圆形或近圆球形，径约1厘米或大的达1.5厘米，蓝黑色，有分核5~8（~10）个；种子5~8、很少10粒，长6~7毫米，厚5~4毫米，一端微尖，有细网纹。花期5~6月，果期9~11月。

**生境及分布** 生长于海拔900米以上杂木林中。产于湖北、湖南西北部、四川东部。长沙县各地有零星野生分布。

**性味归经** 味苦，性寒。归肾、膀胱经。

**功能主治** 具清热燥湿，泻火除蒸，解毒疗疮之功效。用于湿热泻痢，黄疸尿赤，带下阴痒，热淋涩痛，脚气痿躄，骨蒸劳热，盗汗，遗精，疮疡肿毒，湿疹湿疮。

**用法用量** 3~12克。外用适量。

**注意事项** 脾虚泄泻，胃弱食少者忌服。

# 黄背草

**【凭证标本】**430121-200804-1046LY。

**【采集地点】**湖南省长沙市长沙县青山铺镇赛头村。

**别　　名** 黄背茅、进肌草、金丝茅、山红草、屈针草。

**基　　原** 禾本科植物黄背草 *Themeda japonica*（Willd.）Tanaka 的全草。

**植物形态** 多年生草本。秆粗壮，直立，高80~110厘米。叶鞘具脱落性的疣基长柔毛；叶舌长1~2毫米，先端钝圆，具短纤毛；叶片狭条形，长10~40厘米，宽4~5毫米，仅上面基部疏被疣基长纤毛。假圆锥花序狭，长30~40厘米，佛焰苞舟形，有毛或无毛，总状花序由佛焰苞中抽出，长1~2厘米，有7枚小穗，基部有1枚雄性或中性小穗，但无芒；第1颖革质，边缘内卷，第2颖与第1颖等长或较短，边缘膜质，透明；上部3枚小穗中枚为两性，基盘有髯毛；第1小花的外稃膜质透明，内稃不存在，第2小花的外稃短，有1长芒或无芒。花、果期6~10月。

**生境及分布** 生长在山坡、路旁等荒瘠土地上，长沙县有野生分布。分布于东北至华南、西南等地。

**性味归经** 味甘，性温。归肝经。

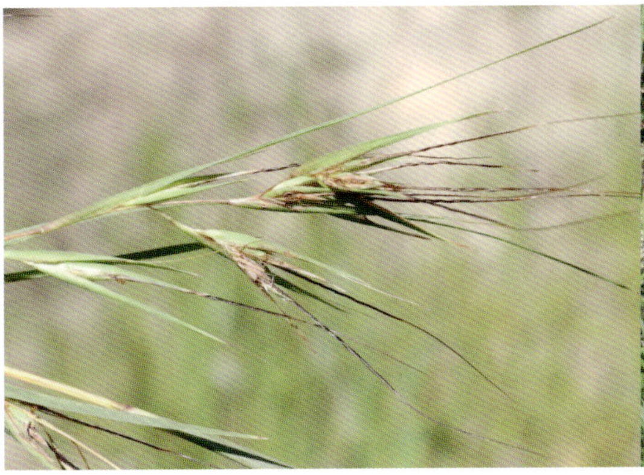
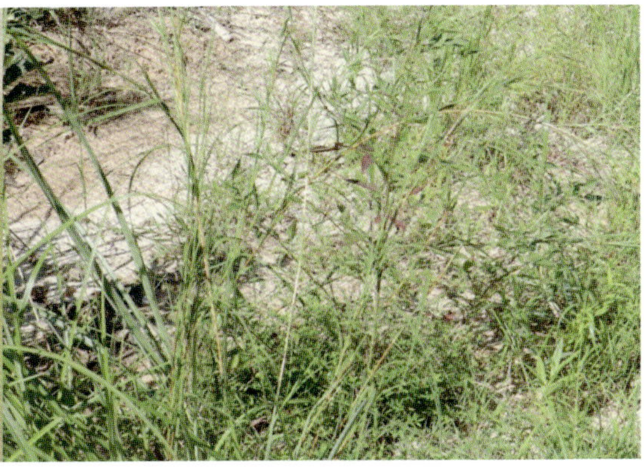

功能主治　具活血通经，祛风除湿之功效。用于经闭，风湿痹痛。

用法用量　内服：煎汤，30~60 克。

## 黄珠子草

【凭证标本】430121-190719-0388LY。

【采集地点】湖南省长沙市长沙县青山铺镇天华村。

别　　名　珍珠草、鱼骨草、日开夜闭、音叶叶下珠、山油柑。

基　　原　大戟科植物黄珠子草 *Phyllanthus virgatus* Forst.F. 的全草。

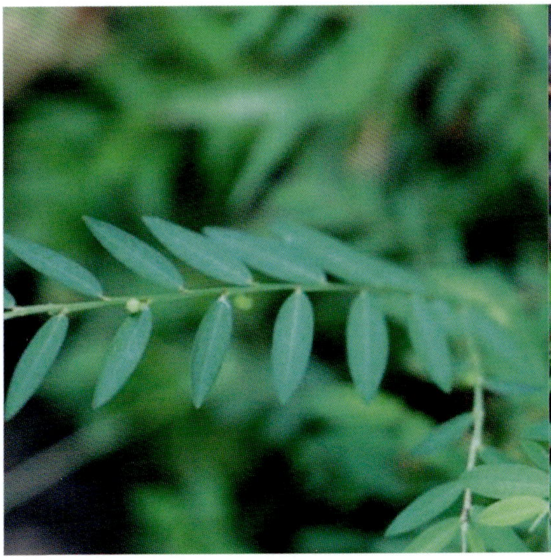
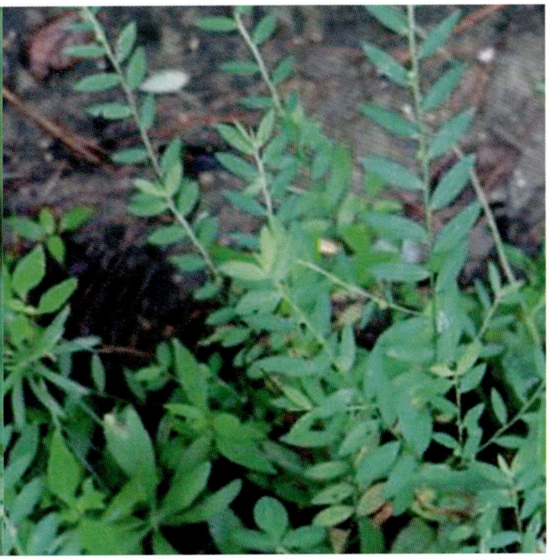

**植物形态** 一年生草本，高达60厘米。有时主茎不明显，枝通常自茎基部分出。全株无毛。单叶互生；几无柄；托叶膜质，卵状三角形，长约1毫米，粉红色；叶片近革质，披针形、长圆形或狭椭圆形，长5~25毫米，宽2~7毫米，先端钝或急尖，基部圆而稍偏斜，上面绿色，下面略带白霜。花小，单性同株；通常1朵雌花和2~4朵雄花簇生于叶腋；雄花花梗长约2毫米，萼片6，雄蕊3，花丝分离，花盘腺体6；雌花花梗长约5毫米，花萼6深裂，紫红色，外折，子房球形，3室，具鳞片状凸起，花柱分离，2深裂；花盘不分裂。蒴果扁球形，直径2~3毫米，果皮紫红色，具鳞片状凸起，果梗丝状，长5~12毫米，萼片宿存；种子具细疣点。花期4~5月，果期6~11月。

**生境及分布** 生于海拔1350毫米以下的山坡、草地。分布于西南及陕西、江西、福建、台湾、湖北、湖南、广东、海南、广西等地，长沙县各地有零星野生分布。

**性味归经** 味甘、苦，性平，归脾经。

**功能主治** 具健脾消积，利尿通淋，清热解毒之功效。用于疳积，痢疾，淋病，乳痈，牙疳，毒蛇咬伤。

**用法用量** 内服：煎汤，9~15克。外用：适量，捣敷；煎水洗或含漱。

# 黄堇

**【凭证标本】** 430121-190421-0047LY。

**【采集地点】** 湖南省长沙市长沙县安沙镇安沙社区。

**别　　名** 黄花鱼灯草、粪桶草、石莲、水黄连、虾子草、野水芹、鱼子草、断肠草。

**基　　原** 罂粟科植物黄堇 *Corydalis pallida*（Thunb.）Pers. 的全草或根。

**植物形态** 灰绿色丛生草本，高20~60厘米，具主根，少数侧根发达，呈须根状。茎1至多条，发自基生叶腋，具棱，常上部分枝。基生叶多数，莲座状，花期枯萎。茎生叶稍密集，下部的具柄，上部的近无柄，上面绿色，下面苍白色，二回羽状全裂，一回羽片4~6对，具短柄至无柄，二回羽片无柄，卵圆形至长圆形，顶生的较大，长1.5~2厘米，宽1.2~1.5厘米，三深裂，裂片边缘具圆齿状裂片，裂片顶端圆钝，近具短尖，侧生的较小，常具4~5圆齿。总状花顶生和腋生，有时对叶生，长约5厘米，疏具多花和或长或短的花序轴。苞片披针形至长圆形，具短尖，约与花梗等长。花梗长4~7毫米。花黄色至淡黄色，较粗大，平展。萼片近圆形，中央着生，直径约1毫米，边缘具齿。外花瓣顶端勺状，具短尖，无鸡冠状突起，或有时仅上花瓣具浅鸡冠状突起。上花瓣长 1.7~2.3 厘米；距约占花瓣全长的 1/3，背部平直，腹部下垂，稍下弯；蜜腺体约占距长的 2/3，末端钩状弯曲。下花瓣长约 1.4 厘米。内花瓣长约 1.3 厘米，具鸡冠状突起，爪约与瓣片等长。雄蕊束披针形。子房线形；柱头具横向伸出的 2 臂，各枝顶端具 3 乳突。蒴果线形，念珠状，长 2~4 厘米，宽约 2 毫米，斜伸至下垂，具 1 列种子。种子黑亮，直径约 2 毫米，表面密具圆锥状突起，中部较低平；种阜帽状，约包裹种子的 1/2。

**生境及分布**　生于林间空地、火烧迹地、林缘、河岸或多石坡地。产于黑龙江、吉林、辽宁、河北、内蒙古、山西、山东、河南、陕西、湖北、江西、安徽、江苏、浙江、福建、台湾。长沙县各地有零星野生分布。

**性味归经**　味苦、涩，性凉，有毒。归肺、肝、膀胱经。

**功能主治**　具清热利湿，解毒杀虫之功效。用于湿热泄泻，赤白痢疾，带下，痈疮热疖，丹毒，风火赤眼。

**用法用量**　6~9 克，水煎服。治肺结核咳血，用鲜全草适量，捣汁服。外用鲜全草适量，捣烂外敷。

① 治牛皮癣、顽癣：黄堇根磨酒、醋外搽。② 治疮毒肿痛：鲜黄堇全草 15 克，煎服；并用鲜叶捣汁涂患处。③ 治毒蛇咬伤：鲜黄堇草，捣汁涂敷。④ 治目赤肿痛：黄堇鲜全草加食盐少许捣烂，闭上患眼后。外敷包好，卧床两小时。⑤ 治暑热腹泻、痢疾：黄堇鲜全草一两。水煎服，连服数日。

**注意事项**　江西《草药手册》：一般不作内服。

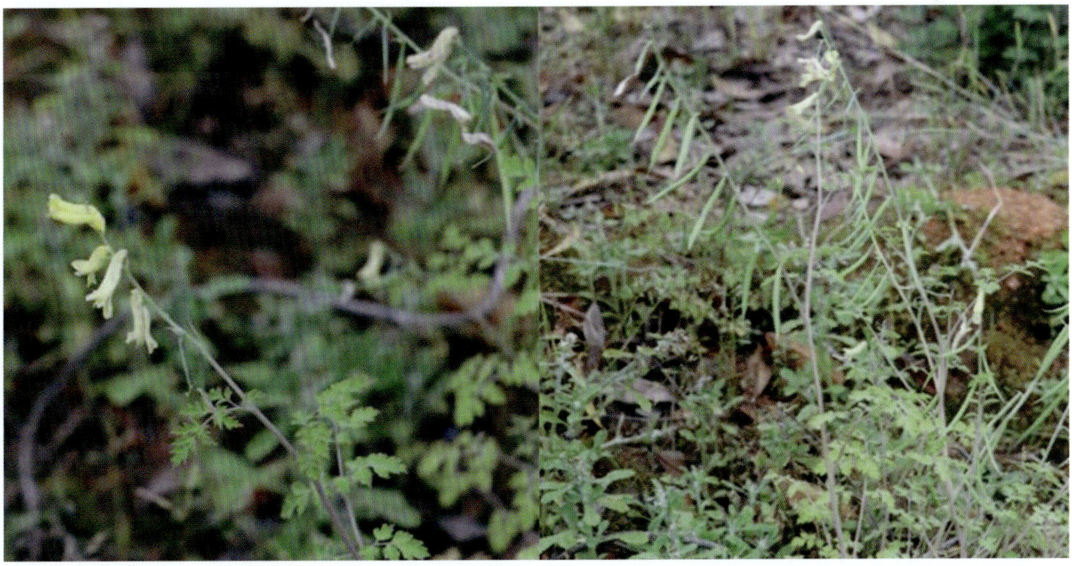

# 黄瑞木

【凭证标本】430121-190427-0091LY。

【采集地点】湖南省长沙市长沙县高桥镇白石源村。

**别　　名**　杨桐、鸡仔茶、黄板叉木。

**基　　原**　山茶科植物黄瑞木 *Adinandra millettii*（Hook.et Arn.）Benth.et Hook.f.ex Hance 的根及嫩叶。

**植物形态**　灌木或小乔木，高 2~10（~16）米，胸径 10~20（~40）厘米，树皮灰褐色，枝圆筒形，小枝褐色，无毛，一年生新枝淡灰褐色，初时被灰褐色平伏短柔毛，后变无毛，顶芽被灰褐色平伏短柔毛。叶互生，革质，长圆状椭圆形，长 4.5~9 厘米，宽 2~3 厘米，顶端短渐尖或近钝形，稀可渐尖，基部楔形，边全缘，极少沿上半部疏生细锯齿，上面亮绿色，无毛，下面淡绿色或黄绿色，初时疏被平伏短柔毛，迅即脱落变无毛或几无毛；侧脉 10~12 对，两面隐约可见；叶柄长 3~5 毫米，疏被短柔毛或几无毛。花单朵腋生，花梗纤细，长约 2 厘米，疏被短柔毛或几无毛；小苞片 2，早落，线状披针形，长 2~3 毫米，宽约 1 毫米；萼片 5，卵状披针形或卵状三角形，长 7~8 毫米，宽 4~5 毫米，顶端尖，边缘具纤毛和腺点，外面疏

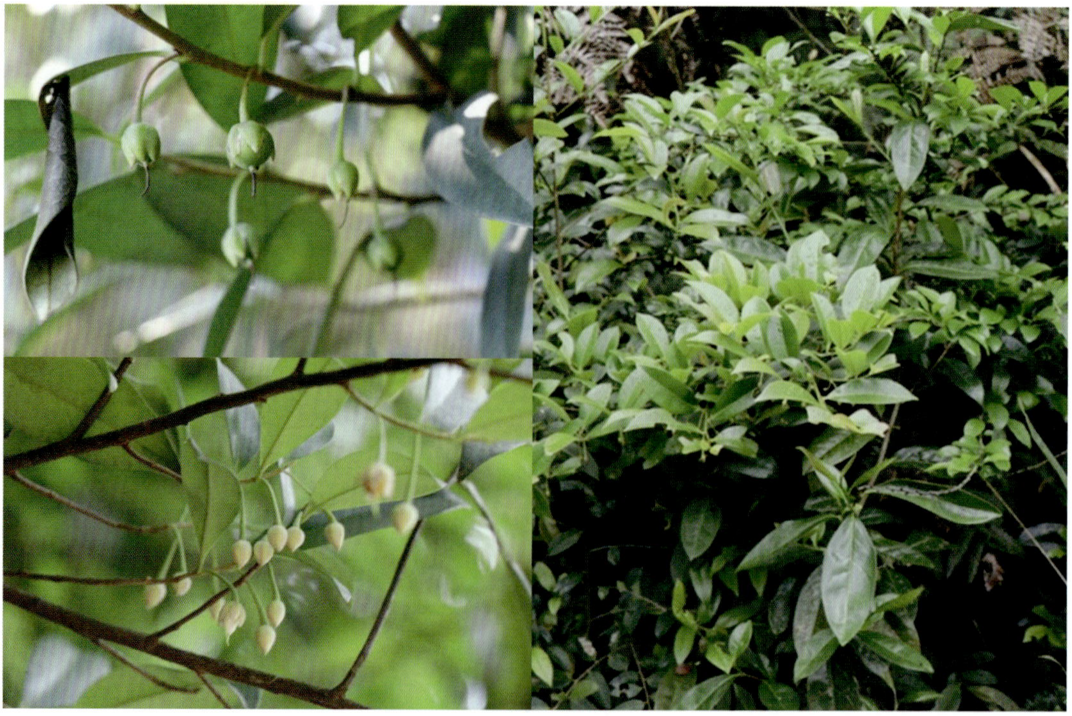

被平伏短柔毛或几无毛；花瓣 5，白色，卵状长圆形至长圆形，长约 9 毫米，宽 4~5 毫米，顶端尖，外面全无毛；雄蕊约 25 枚，长 6~7 毫米，花丝长约 3 毫米，分离或几分离，着生于花冠基部，无毛或仅上半部被毛；花药线状长圆形，长 1.5~2.5 毫米，被丝毛，顶端有小尖头；子房圆球形，被短柔毛，3 室，胚珠每室多数，花柱单一，长 7~8 毫米，无毛。果圆球形，疏被短柔毛，直径约 1 厘米，熟时黑色，宿存花柱长约 8 毫米；种子多数，深褐色，有光泽，表面具网纹。花期 5~7 月，果期 8~10 月。

**生境及分布** 多生于海拔 100~1300 米，最高可上达 1800 米，常见于山坡路旁灌丛中或山地阳坡的疏林中或密林中，也往往见于林缘沟谷地或溪河路边。产于安徽南部、浙江南部和西部、江西、福建、湖南、广东、广西、贵州等地区。长沙县各地有零星野生分布。

**性味归经** 味苦，性凉。归肺，肝经。

**功能主治** 具凉血止血，消肿解毒之功效。用于衄血，尿血，传染性肝炎，腮腺炎，疖肿，蛇虫咬伤，癌肿。

**用法用量** 内服：煎汤，15~30 克，鲜品酌加。外用：适量，以鲜叶捣敷，或以根磨淘米水擦患处。

## 黄鹌菜

**【凭证标本】** 430121-190421-0040LY。

**【采集地点】** 湖南省长沙市长沙县安沙镇龙华岭村。

**别　　名** 苦菜药、黄花菜、山芥菜、土芥菜、野芥菜、野芥兰、芥菜仔、臭头苦苴、野青菜、黄花枝香草、苦菜药。

**基　　原** 菊科黄鹌菜属植物黄鹌菜 *Youngia japonica*（L.）DC. 的全草或根。

**植物形态** 一年生草本，高 10~100 厘米。根垂直直伸，生多数须根。茎直立，单生或少数茎成簇生，粗壮或细，顶端伞房花序状分枝或下部有长分枝，下部被稀疏的皱波状长或短毛。基生叶全形倒披针形、椭圆形、长椭圆形或宽线形，长 2.5~13 厘米，宽 1~4.5 厘米，大头羽状深裂或全裂，极少有不裂的，叶柄长 1~7 厘米，有狭或宽翼或无翼，顶裂片卵形、倒卵形或卵状披针形，顶端圆形或急尖，边缘有锯齿或几全缘，侧裂片 3~7 对，椭圆形，向下渐小，最下方的侧裂片耳状，全部侧裂片边缘有锯齿或细锯齿或边缘有小尖头，极少边缘全缘；无茎叶或极少有 1~（2）枚茎生叶，且与基生叶同形并等样分裂；全部叶及叶柄被皱波状长或短柔毛。头花序含 10~20 枚舌状小花，少数或多数在茎枝顶端排成伞房花序，花序梗细。总苞圆柱状，长 4~5 毫米，极少长 3.5~4 毫米；总苞片 4 层，外层及最外层极短，宽卵形或宽形，长宽不足0.6毫米，顶端急尖，内层及最内层长，长4~5毫米，极少长3.5~4毫米，宽1~1.3毫米，披针形，顶端急尖，边缘白色宽膜质，内面有贴伏的短糙毛；全部总苞片外面无毛。舌状小花黄色，花冠管外面有短柔毛。瘦果纺锤形，压扁，褐色或红褐色，长1.5~2毫米，向顶端有收缢，顶端无喙，有11~13条粗细不等的纵肋，肋上有小刺毛。冠毛长2.5~3.5毫米，糙毛状。花果期4~10月。

**生境及分布** 生于山坡、山谷及山沟林缘、林下、林间草地及潮湿地、河边沼泽地、田间与荒地上。分布于北京、陕西、甘肃、山东、江苏、安徽、浙江、江西、福建、河南、湖北、湖南、广东、广西、四川、云南、西藏等地。长沙县各地有零星野生分布。

**性味归经** 味甘、微苦，性凉。

**功能主治** 具清热解毒，利尿消肿之功效。用于感冒，咽痛，眼结膜炎，乳痈，疮疖肿毒，毒蛇咬伤，痢疾，肝硬化腹水，急性肾炎，淋浊，血尿，白带，风湿性关节炎，跌打损伤。

**用法用量** 内服：煎汤，9~15克，鲜品30~60克；或捣蛋汁。外用：适量，鲜品捣敷；或捣汁含。

①治咽喉炎症：鲜黄鹤菜，洗净，捣汁，加醋适量含漱（治疗期间忌吃油腻食物）。②治乳腺炎：鲜黄鹤菜30~60克。水煎酌加酒服，渣捣烂加热外敷患处。③治肝硬化腹水：鲜黄鹤菜根12~18克。水煎服。

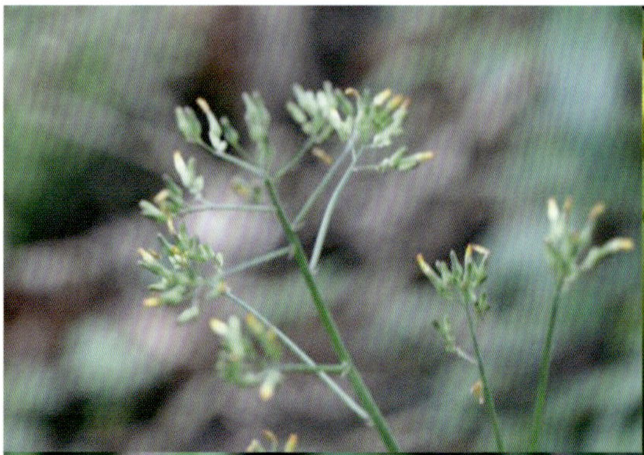

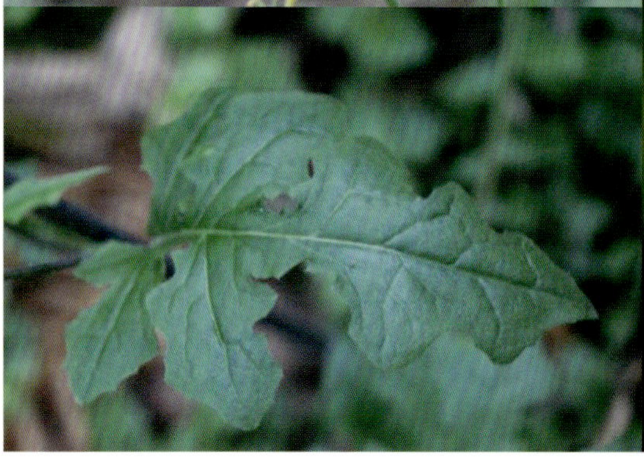

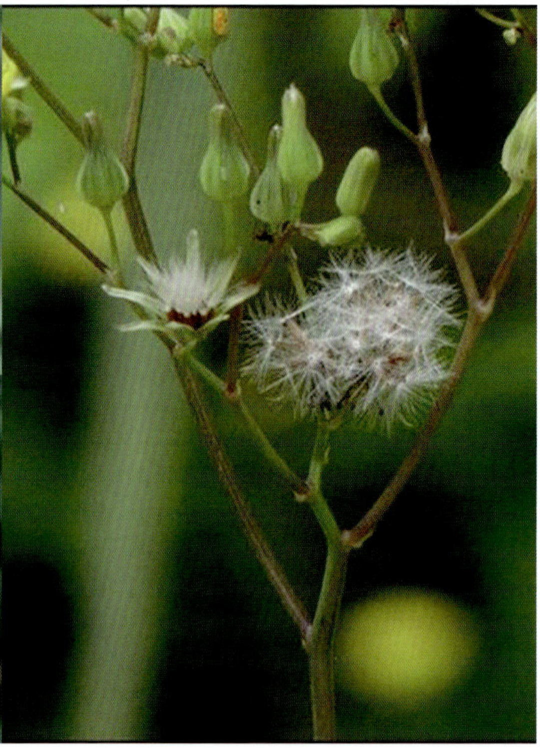

# 黄　精

【凭证标本】430121-190427-0092LY。
【采集地点】湖南省长沙市长沙县高桥镇白石源村。

**别　名**　老虎姜。

**基　原**　百合科植物多花黄精 *Polygonatum cyrtonema* Hua 的干燥根茎。

**植物形态**　根状茎肥厚，通常连珠状或结节成块，少有近圆柱形，直径1~2厘米。茎高50~100厘米，通常具10~15枚叶。叶互生，椭圆形、卵状披针形至矩圆状披针形，少有稍作镰状弯曲，长10~18厘米，宽2~7厘米，先端尖至渐尖。花序具（1~）2~7（~14）花，伞形，总花梗长1~4（~6）厘米，花梗长0.5~1.5（~3）厘米；苞片微小，位于花梗中部以下，或不存在；花被黄绿色，全长18~25毫米，裂片长约3毫米；花丝长3~4毫米，两侧扁或稍扁，具乳头状突起至具短绵毛，顶端稍膨大乃至具囊状突起，花药长3.5~4毫米；子房长3~6毫米，花柱长12~15毫米。浆果黑色，直径约1厘米，具3~9颗种子。花期5~6月，果期8~10月。

**生境及分布**　生林下、灌丛或山坡阴处，海拔500~2100米。产于四川、贵州、湖南、湖北、河南（南部和西部）、江西、安徽、江苏（南部）、浙江、福建、广东（中部和北部）、广西（北部）。长沙县各地有零星野生分布。

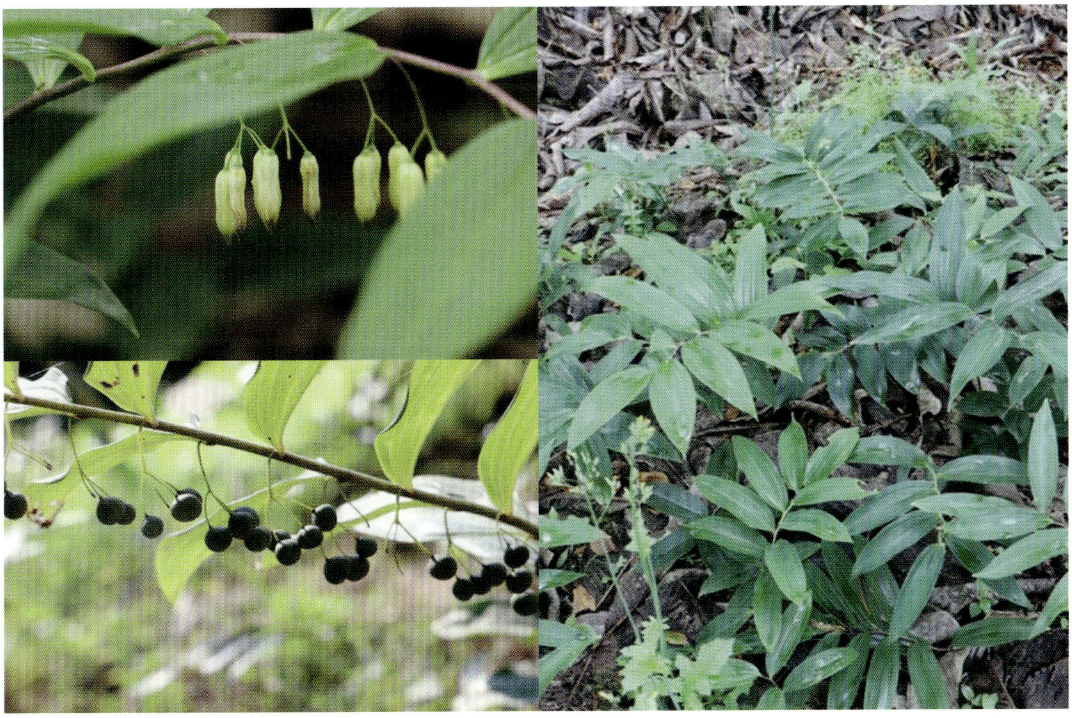

**性味归经** 味甘，性平。归脾、肺、肾经。

**功能主治** 具补气养阴，健脾，润肺，益肾之功效。用于脾胃虚弱，体倦乏力，胃阴不足，口干食少，肺虚燥咳，劳嗽咳血，精血不足，腰膝酸软，须发早白，内热消渴。

**用法用量** 内服：9~15 克。

**注意事项** 中寒泄泻，痰湿痞满气滞者忌服。

# 菟丝子

【凭证标本】430121-190529-0165LY。

【采集地点】湖南省长沙市长沙县安沙镇安沙社区。

**别　　名** 豆寄生、无根草、黄丝、黄丝藤、无娘藤、金黄丝子。

**基　　原** 旋花科植物菟丝子 *Cuscuta chinensis* Lam. 的干燥成熟种子。

**植物形态** 一年生寄生草本。茎缠绕，黄色，纤细，直径约 1 毫米，无叶。花序侧生，少花或多花簇生成小伞形或小团伞花序，近于无总花序梗；苞片及小苞片小，鳞片状；花梗稍粗壮，长仅 1 毫米许；花萼杯状，中部以下连合，裂片三角状，长约 1.5 毫米，顶端钝；花冠白色，壶形，长约 3 毫米，裂片三角状卵形，顶端锐尖或钝，向外反折，宿存；雄蕊着生花冠裂片弯缺微下处；鳞片长圆形，边缘长流苏状；子房近球形，花柱 2，等长或不等长，柱头球形。蒴果球形，直径约 3 毫米，几乎全为宿存的花冠所

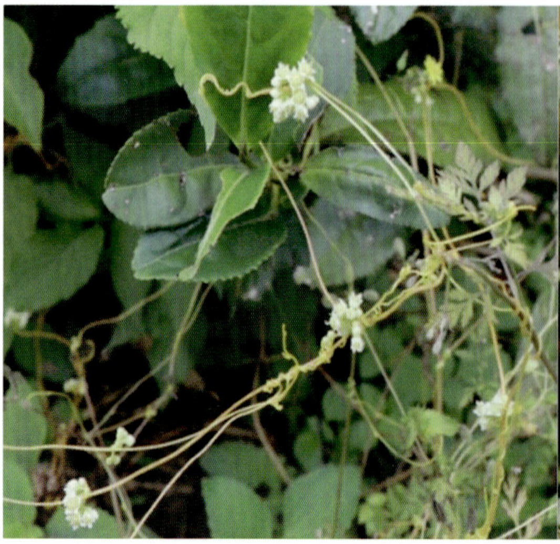

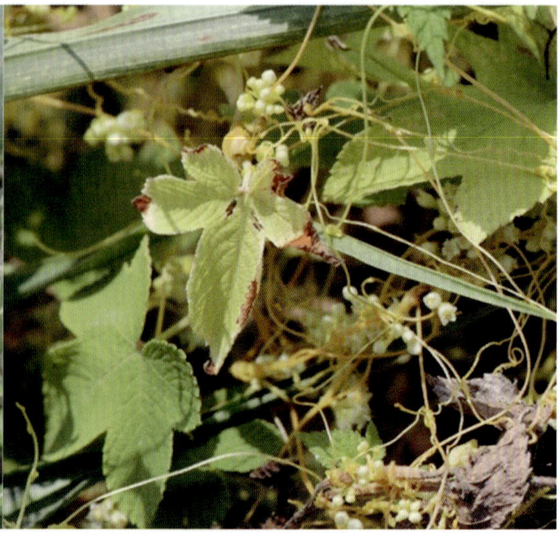

包围，成熟时整齐的周裂。种子 2~49，淡褐色，卵形，长约 1 毫米，表面粗糙。

**生境及分布** 生于海拔 200~3000 米的田边、山坡阳处、路边灌丛或海边沙丘，通常寄生于豆科、菊科、蒺藜科等多种植物上。产黑龙江、吉林、辽宁、河北、山西、陕西、宁夏、甘肃、内蒙古、新疆、山东、江苏、安徽、河南、浙江、福建、四川、云南等省。长沙县各地有零星野生分布。

**性味归经** 味辛、甘，性平。归肝、肾、脾经。

**功能主治** 具补益肝肾，固精缩尿，安胎，明目，止泻之功效；外用消风祛斑。用于肝肾不足，腰膝酸软，阳痿遗精，遗尿尿频，肾虚胎漏，胎动不安，目昏耳鸣，脾肾虚泻；外治白癜风。

**用法用量** 6~12 克。外用适量。

## 菊 芋

【凭证标本】430121-190810-0503LY。

【采集地点】湖南省长沙市长沙县安沙镇唐田新村。

**别　　名** 洋姜、番羌。

**基　　原** 菊科植物菊芋 *Helianthus tuberosus* L. 的块茎或茎叶。

**植物形态** 多年生草本，高 1~3 米，有块状的地下茎及纤维状根。茎直立，有分枝，被白色短糙毛或刚毛。叶通常对生，有叶柄，但上部叶互生；下部叶卵圆形或卵状椭圆形，有长柄，长 10~16 厘米，宽 3~6 厘米，基部宽楔形或圆形，有时微心形，顶端渐细尖，边缘有粗锯齿，有离基三出脉，上面被

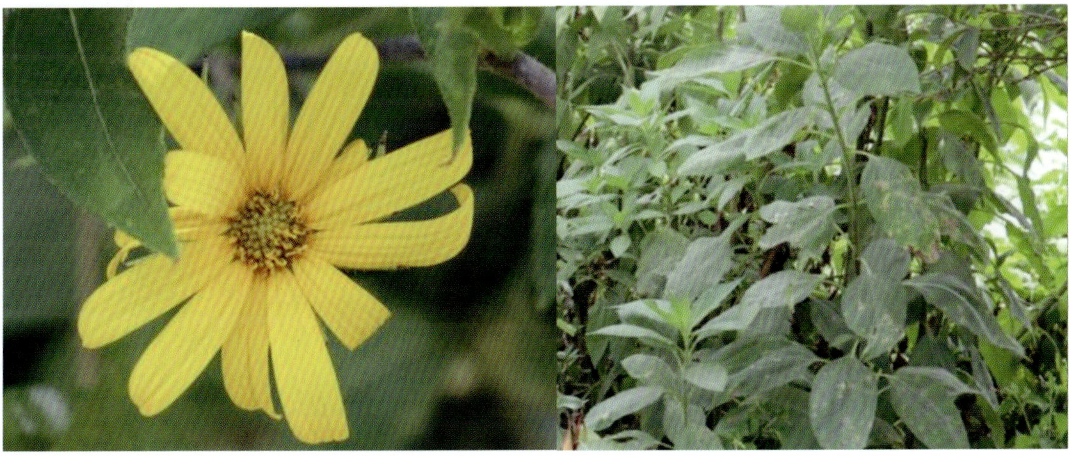

白色短粗毛、下面被柔毛，叶脉上有短硬毛，上部叶长椭圆形至阔披针形，基部渐狭，下延成短翅状，顶端渐尖，短尾状。头状花序较大，少数或多数，单生于枝端，有1~2个线状披针形的苞叶，总苞片多层，披针形，顶端长渐尖，背面被短伏毛，边缘被开展的缘毛。舌状花通常12~20个，舌片黄色，开展，长椭圆形；管状花花冠黄色。瘦果小，楔形。花期8~9月。

**生境及分布** 长沙县各地有分布。在我国各地广泛栽培。

**性味归经** 味甘、微苦，性凉。归肝经。

**功能主治** 具清热凉血，消肿之功效。用于热病，肠热出血，跌打损伤，骨折肿痛。

**用法用量** 内服：煎汤，10~15克；或块根1个，生嚼服。

# 菊 花

【凭证标本】430121-190719-0422LY。

【采集地点】湖南省长沙市长沙县北山镇蒿塘社区。

**别 名** 节华、日精、女节、女华、女茎、更生、周盈、傅延年、阴成、甘菊、真菊、金精、金蕊、馒头菊、簪头菊、甜菊花、药菊。

**基 原** 菊科植物菊 *Dendranthema morifolium*（Ramat.）Tzvel. 的头状花序。

**植物形态** 菊多年生草本，高60~150厘米。茎直立，分枝或不分枝，被柔毛。叶互生；有短柄；叶片卵形至披针形，长5~15厘米，羽状浅裂或半裂，基部楔形，下面被白色短柔毛。头状花序直径2.5~20厘米，大小不一，单个或

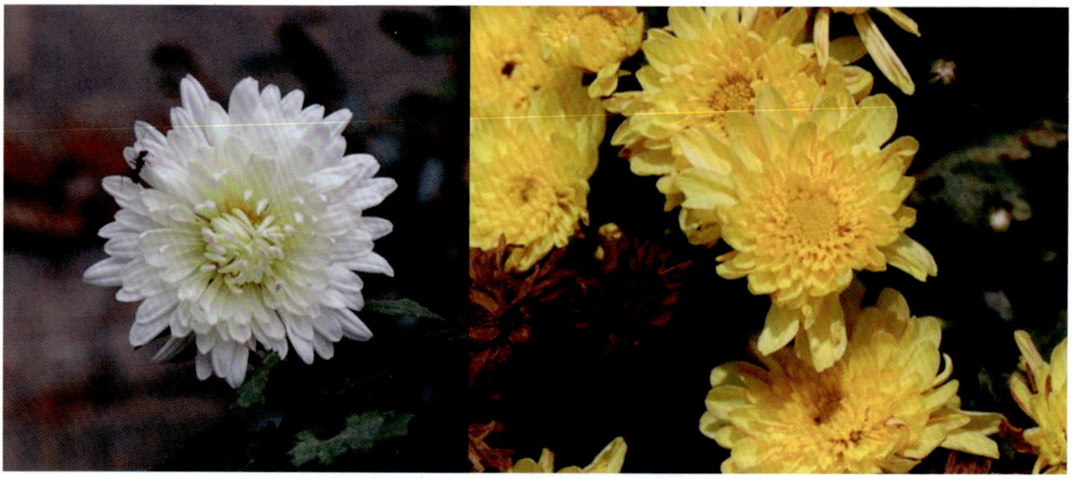

数个集生于茎枝顶端；总苞片多层，外层绿色，条形，边缘膜质，外面被柔毛；舌状花白色、红色、紫色或黄色。瘦果不发育。花期9~11。

**生境及分布** 为栽培种，培育的品种极多，头状花序多变化，形色各异。全国各地均有栽培。药用菊花以河南、安徽、浙江、栽培最多，长沙县各地有零星野生分布。

**性味归经** 味甘、苦，性微寒。归肺、肝经。

**功能主治** 具疏风清热，平肝明目，解毒消肿之功效。用于外感风或风温初起，发热头痛，眩晕，目赤肿痛，疔疮肿毒。

**用法用量** 内服：煎汤，10~15克；或入丸、散；或泡茶。外用：适量，煎水洗；或捣敷。

**注意事项** 《本草汇言》：气虚胃寒，食少泄泻之病，宜少用之。凡阳虚或头痛而恶寒者均忌用。

# 梧 桐

**【凭证标本】**430121-190613-0265LY。

**【采集地点】**湖南省长沙市长沙县黄花镇银龙村。

**别　　名** 中国梧桐、国桐、桐麻、桐麻碗、瓢儿果树、青桐皮。

**基　　原** 梧桐科梧桐属植物梧桐 *Firmiana simplex*（Linnaeus）W. Wight 的叶、花、根、茎皮及种子。

**植物形态** 落叶乔木；株高达16米；树皮青绿色，平滑；树皮青绿色，光滑；叶心形，掌状3~5裂，宽15~30厘米，裂片三角形，先端渐尖，基部深心形，两面无毛或微被柔毛，基生脉7；叶柄与叶片等长；圆锥花序顶生，长20~50厘米；花淡黄绿色花萼5深裂近基部，萼片线形，外卷，长7~9毫米，被淡黄色柔毛，内面基部被柔毛；花梗与花近等长；雄花的雌雄荡柄与花萼等长，无毛，花药15枚不规则聚集在雌雄蕊柄的顶端，退化子房梨形且甚小；雌花子房球形，被毛；蓇葖果膜质，有柄，成熟前开裂成叶状，长6 ~11厘米、宽1.5~2.5厘米，外面被短茸毛或几无毛，每蓇葖果有种子2~4个；种子圆球形，表面有皱纹，直径约7毫米；种子球形，有皱纹，径约7毫米。

**生境及分布** 南北各省，从广东海南岛到华北均之；多为人工栽培。长沙县各地有零星野生分布。

**性味归经** ①根、茎皮：味苦，性凉。②子、叶：味甘，性平。

**功能主治** ①根、茎皮：具祛风湿，杀虫之功效。根：用于风湿性关节痛，肺结核咳血，跌打损伤，白带，血丝虫病，蛔虫病。茎皮：用于痔疮，脱肛。②

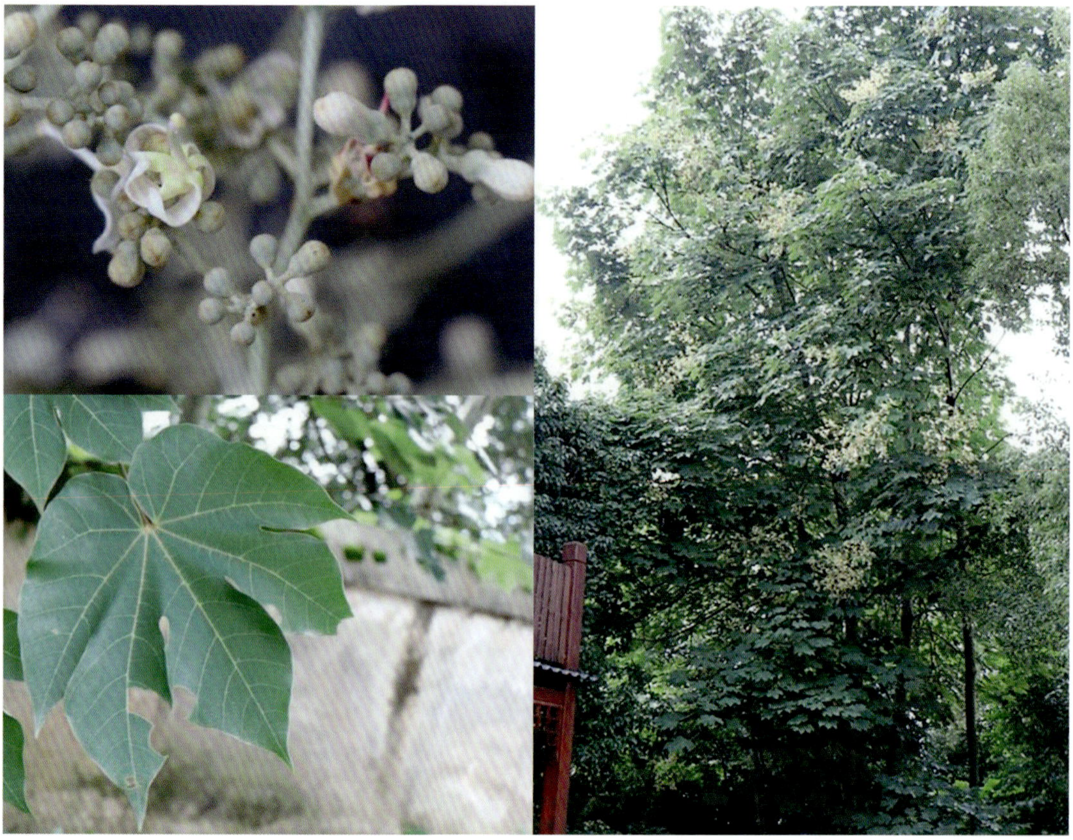

子：具顺气和胃，补肾之功效。用于胃痛，伤食腹泻，小儿口疮，须发早白。③ 叶：具镇静，降压，祛风，解毒之功效。用于冠心病，高血压，风湿性关节痛，阳痿，遗精，神经衰弱，银屑病，痈疮肿毒。④ 花：用于烧烫伤，水肿。

**用法用量** 内服：根、叶、花、种子均为 9~15 克。外用：叶适量，研粉或捣烂敷患处。

## 野艾叶

【凭证标本】430121-190806-0488LY。

【采集地点】湖南省长沙市长沙县星沙街道金牛湾社区。

**别　　名** 无。

**基　　原** 菊科植物野艾蒿 *Artemisia lavandulaefolia* DC. 的叶。

植物形态　多年生草本，稀亚灌木状。茎成小丛，稀单生，高达 1.2 米，分枝多；茎、枝被灰白色蛛丝状柔毛。叶上面具密集白色腺点及小凹点，初疏被灰白色蛛丝状柔毛，下面除中脉外密被灰白色密绵毛；基生叶与茎下部叶宽卵形或近圆形，长 8~13 厘米，二回羽状全裂或一回全裂，二回深裂；中部叶卵形、长圆形或近圆形，长 6~8 厘米，（一）二回羽状深裂，每侧裂片 2~3，裂片椭圆形或长卵形，具 2~3 线状披针形或披针形小裂片或深裂齿，边缘反卷，叶柄长 1~2（~3）厘米，基部有羽状分裂小假托叶；上部叶羽状全裂；苞片叶 3 全裂或不裂。头状花序极多数，椭圆形或长圆形，径 2~2.5 毫米，排成密穗状或复穗状花序，在茎上组成圆锥花序；总苞片背面密被灰白或灰黄色蛛丝状柔毛；雌花 4~9；两性花 10~20，花冠檐部紫红色。瘦果长卵圆形或倒卵圆形。

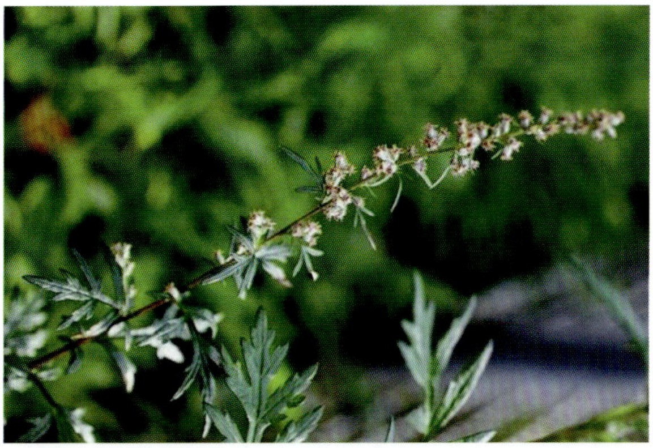

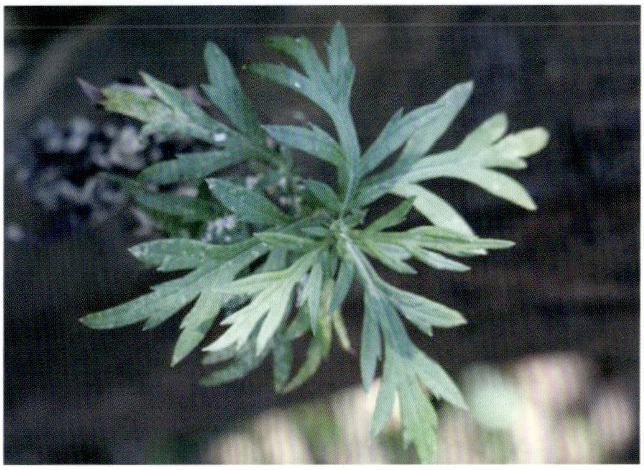

生境及分布　生长在低或中海拔地区的路旁、林缘、山坡、草地、山谷、灌丛及河湖滨草地等，长沙县各地有野生分布。分布于黑龙江、吉林、辽宁、内蒙古、河北、山西、陕西、甘肃、山东、江苏、安徽、江西、河南、湖北、湖南、广东、广西、四川、贵州、云南等省区。

性味归经　味苦、辛，性温。

功能主治　具温经止痛，止血安胎，散寒逐湿之功效。用于少腹冷痛，痛经，崩漏，经寒不调，吐血，衄血，妊娠下血，胎动不安；灸治寒湿痹痛；外治皮肤瘙痒、疥癣。

用法用量　内服：煎汤，3~9 克。外用：适量，供灸治或熏洗用。

注意事项　阴虚血热者慎用。

# 野花椒

【凭证标本】430121-190927-0647-LY。
【采集地点】湖南省长沙市长沙县江背镇江背社区。

**别　　名**　花椒、岩椒。

**基　　原**　芸香科植物野花椒 *Zanthoxylum simulans* Hance 的果实。

**植物形态**　灌木或小乔木；枝干散生基部宽而扁的锐刺，嫩枝及小叶背面沿中脉或仅中脉基部两侧或有时及侧脉均被短柔毛，或各部均无毛。叶有小叶 5~15 片；叶轴有狭窄的叶质边缘，腹面呈沟状凹陷；小叶对生，无柄或位于叶轴基部的有甚短的小叶柄，卵形，卵状椭圆形或披针形，长 2.5~7 厘米. 宽 1.5~4 厘米，两侧略不对称，顶部急尖或短尖，常有凹口，油点多，干后半透明且常微凸起，间有窝状凹陷，叶面常有刚毛状细刺，中脉凹陷，叶缘有疏离而浅的钝裂齿。花序顶生，长 1~5 厘米；花被片 5~8 片，狭披针形、宽卵形或近于三角形，大小及形状有时不相同，长约 2 毫米，淡黄绿色；雄花的雄蕊 5~8（~10）枚，花丝及半圆形凸起的退化雌蕊均淡绿色，药隔顶端有一干后暗褐黑色的油点；雌花的花被片为狭长披针形；心皮 2~3 个，花柱斜向背弯。果红褐色，分果瓣基部变狭窄且略延长 1~2

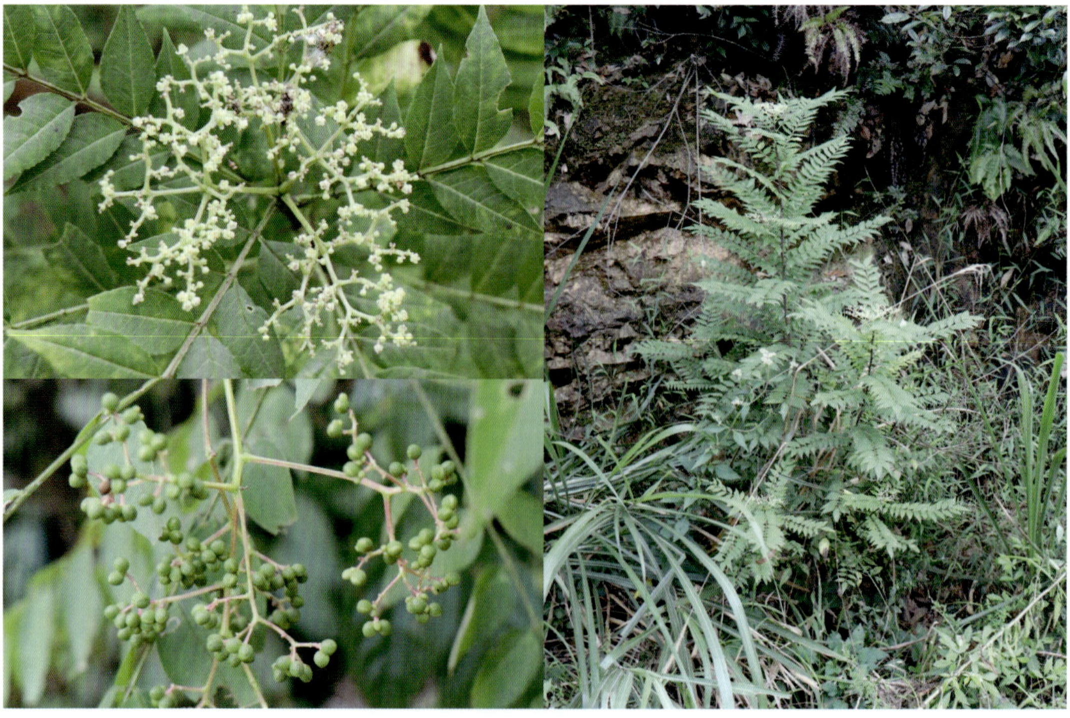

毫米呈柄状，油点多，微凸起，单个分果瓣径约 5 毫米；种子长 4~4.5 毫米。花期 3~5 月，果期 7~9 月。

**生境及分布** 生长在平地、低丘陵或略高的山地疏或密林下，长沙县有零星野生分布。分布于青海、甘肃、山东、河南、安徽、江苏、浙江、湖北、江西、台湾、福建、湖南及贵州东北部。

**性味归经** 味辛，性温。归胃经。

**功能主治** 具温中止痛，杀虫止痒之功效。用于脾胃虚寒，脘腹冷痛，呕吐，泄泻，蛔虫腹痛，湿疹，皮肤瘙痒，阴痒，龋齿疼痛。

**用法用量** 内服：煎汤，3~6 克；或研粉，1~2 克。外用：适量，煎水洗或含漱；或研末调敷。

## 野茉莉

**【凭证标本】** 430121-190427-0090LY。

**【采集地点】** 湖南省长沙市长沙县高桥镇白石源村。

**别　　名** 木香柴、野白果树、山白果。

**基　　原** 安息香科野茉莉 *Styrax japonicus* Sieb.et Zucc. 的花、虫瘿内白粉、叶、果。

**植物形态** 灌木或小乔木，高 4~8 米，少数高达 10 米，树皮暗褐色或灰褐色，平滑；

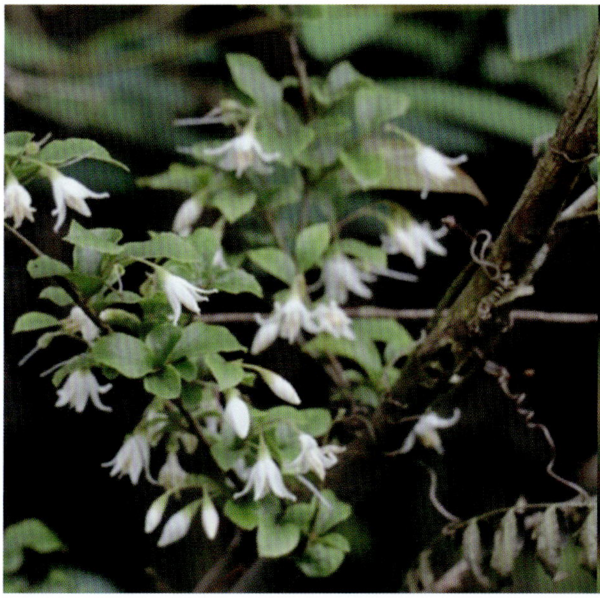

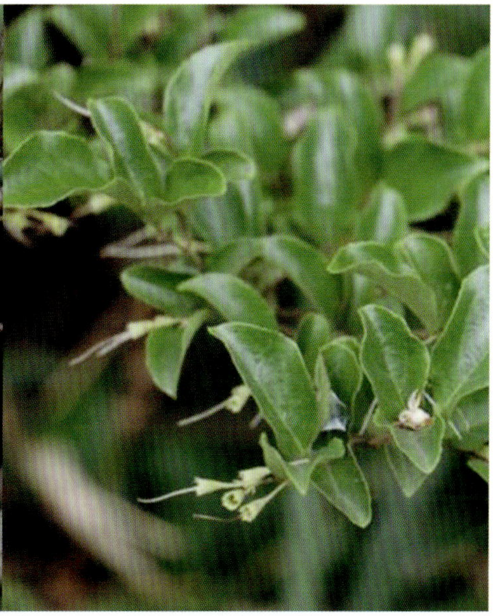

嫩枝稍扁，开始时被淡黄色星状柔毛，以后脱落变为无毛，暗紫色，圆柱形。叶互生，纸质或近革质，椭圆形或长圆状椭圆形至卵状椭圆形，长4~10厘米，宽2~5（~6）厘米，顶端急尖或钝渐尖，常稍弯，基部楔形或宽楔形，边近全缘或仅于上半部具疏离锯齿，上面除叶脉疏被星状毛外，其余无毛而稍粗糙，下面除主脉和侧脉汇合处有白色长髯毛外无毛，侧脉每边5~7条，第三级小脉网状，较密，两面均明显隆起；叶柄长5~10毫米，上面有凹槽，疏被星状短柔毛。总状花序顶生，有花5~8朵，长5~8厘米；有时下部的花生于叶腋；花序梗无毛；花白色，长2~2.8（~3）厘米，花梗纤细，开花时下垂，长2.5~3.5厘米，无毛；小苞片线形或线状披针形，长4~5毫米，无毛，易脱落；花萼漏斗状，膜质，高4~5毫米，宽3~5毫米，无毛，萼齿短而不规则；花冠裂片卵形、倒卵形或椭圆形，长1.6~2.5毫米，宽5~7（~9）毫米，两面均被星状细柔毛，花蕾时作覆瓦状排列，花冠管长3~5毫米；花丝扁平，下部联合成管，上部分离，分离部分的下部被白色长柔毛，上部无毛，花药长圆形，边缘被星状毛，长约5毫米。果实卵形，长8~14毫米，直径8~10毫米，顶端具短尖头，外面密被灰色星状绒毛，有不规则皱纹；种子褐色，有深皱纹。花期4~7月，果期9~11月。

**生境及分布** 生于海拔400~1800米的林中，属阳性树种，生长迅速，喜生于酸性、疏松肥沃、土层较深厚的土壤中。本种为本属在我国分布最广的一种，北自秦岭和黄河以南，东起山东、福建，西至云南东北部和四川东部，南至广东和广西北部。长沙县各地有零星野生分布。

**性味归经** 味辛，性温。

**功能主治** ① 花：具清火之功效。用于喉痛，牙痛。② 虫瘿、叶、果：具祛风除湿之功效。

**用法用量** 内服：干花6~9克，加香圆刺9~12克，水煎取汁，炖鸭一只同服。外用：用虫瘿内白粉状物，叶及果共研末，烧烟熏患处。

## 野鸦椿

**【凭证标本】**430121-190427-0123LY。

**【采集地点】**湖南省长沙市长沙县高桥镇白石源村。

**别　　名** 鸡眼睛、鸡肫子。

**基　　原** 省沽油科野鸦椿属植物野鸦椿 *Euscaphis japonica*（Thunb.）Dippel 的花、根和果实入药。

**植物形态** 落叶小乔木或灌木，高（2~）3~6（~8）米，树皮灰褐色，具纵条纹，小

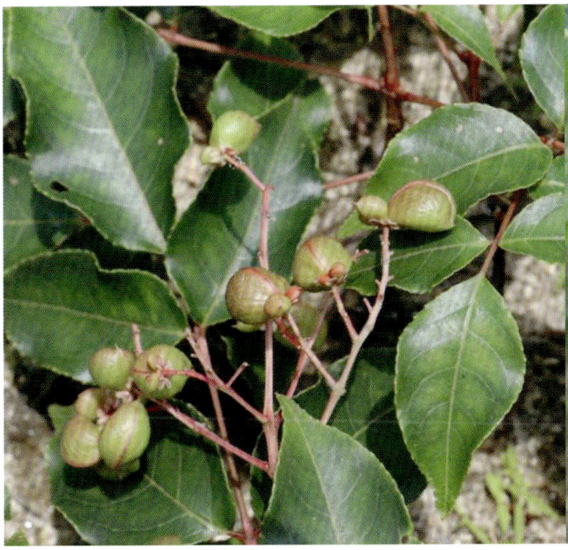

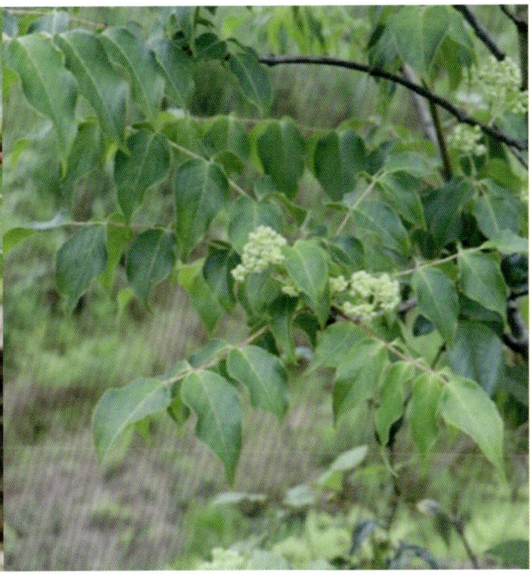

枝及芽红紫色，枝叶揉碎后发出恶臭气味。叶对生，奇数羽状复叶，长（8~）12~32厘米，叶轴淡绿色，小叶5~9，稀3~11，厚纸质，长卵形或椭圆形，稀为圆形，长4~6（~9）厘米，宽2~3（~4）厘米，先端渐尖，基部钝圆，边缘具疏短锯齿，齿尖有腺体，两面除背面沿脉有白色小柔毛外余无毛，主脉在上面明显，在背面突出，侧脉8~11，在两面可见，小叶柄长1~2毫米，小托叶线形，基部较宽，先端尖，有微柔毛。圆锥花序顶生，花梗长达21厘米，花多，较密集，黄白色，径4~5毫米，萼片与花瓣均5，椭圆形，萼片宿存，花盘盘状，心皮3，分离。蓇葖果长1~2厘米，每一花发育为1~3个蓇葖，果皮软革质，紫红色，有纵脉纹，种子近圆形，径约5毫米，假种皮肉质，黑色，有光泽。花期5~6月，果期8~9月。

**生境及分布** 除西北各省外，全国均产，主产于江南各省，西至云南东北部。日本、朝鲜也有。长沙县各地有零星野生分布。

**性味归经** ①根：微苦，平。归肝、脾、肾经。②果实：味辛，性温。归肝、胃、肾经。

**功能主治** ①根：具解表，清热，利湿之功效。用于感冒头痛，痢疾，肠炎。②果：具祛风散寒，行气止痛之功效。用于月经不调，疝痛，胃痛。

**用法用量** 根15~30克；果9~15克。

# 野菊花

【凭证标本】430121-191115-0720LY。

【采集地点】湖南省长沙市长沙县福临镇古华山村。

- **别　　名**　野菊、野黄菊、苦薏。
- **基　　原**　菊科植物野菊 *Chrysanthemum indicum* Linnaeus 的头状花序。
- **植物形态**　多年生草本，高 0.25~1 米，有地下长或短匍匐茎。茎直立或铺散，分枝或仅在茎顶有伞房状花序分枝。茎枝被稀疏的毛，上部及花序枝上的毛稍多或较多。基生叶和下部叶花期脱落。中部茎叶卵形、长卵形或椭圆状卵形，长 3~7（10）厘米，宽 2~4（7）厘米，羽状半裂、浅裂或分裂不明显而边缘有浅锯齿。基部截形或稍心形或宽楔形，叶柄长 1~2 厘米，柄基无耳或有分裂的叶耳。两面同色或几同色，淡绿色，或干后两面呈橄榄色，有稀疏的短柔毛，或下面的毛稍多。头状花序直径 1.5~2.5 厘米，多数在茎枝顶端排成疏松的伞房圆锥花序或少数在茎顶排成伞房花序。总苞片约 5 层，外层卵形或卵状三角形，长 2.5~3 毫米，中层卵形，内层长椭圆形，长 11 毫米。全部苞片边缘白色或褐色宽膜质，顶端钝或圆。舌状花黄色，舌片长 10~13 毫米，顶端全缘或 2~3 齿。瘦果长 1.5~1.8 毫米。花期 6~11 月。
- **生境及分布**　生长在山坡草地、灌丛、河边水湿地、滨海盐渍地、田边及路旁，长沙县各地有野生分布。分布于东北、华北、华中、华南及西南各地。
- **性味归经**　味苦、辛，性微寒。归肺、心经。
- **功能主治**　具清热解毒，泻火平肝之功效。用于疔疮痈肿，目赤肿痛，头痛眩晕。
- **用法用量**　内服：煎汤，9~15 克。外用：适量，煎汤外洗或制膏外涂。

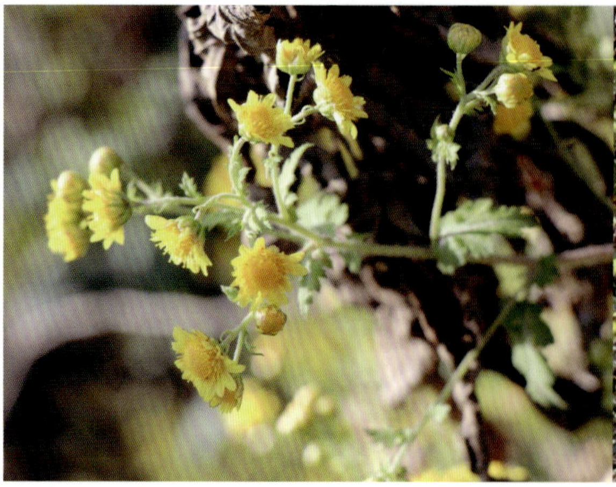

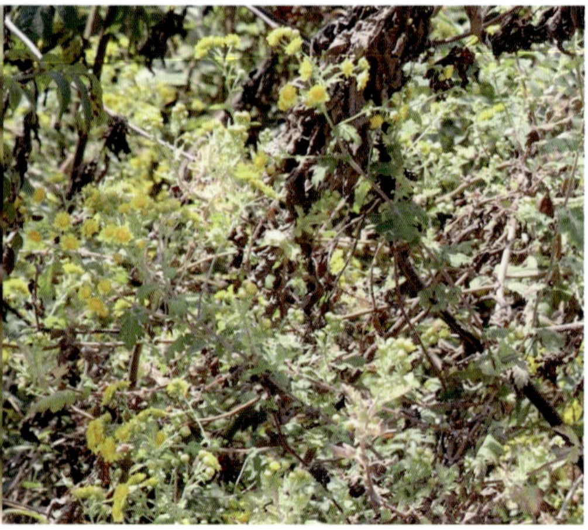

# 野慈姑

【凭证标本】430121-190827-0568-LY。

【采集地点】湖南省长沙市长沙县开慧镇上华山村。

**别　　名**　剪刀草、水慈姑、慈姑苗、燕尾草。

**基　　原**　泽泻科植物野慈姑 *Sagittaria trifolia* L. 的全草。

**植物形态**　多年生水生或沼生草本。根状茎横走，较粗壮，末端膨大或否。挺水叶箭形，叶片长短、宽窄变异很大，通常顶裂片短于侧裂片，比值为 1∶1.2~1∶1.5，有时侧裂片更长，顶裂片与侧裂片之间缢缩，或否；叶柄基部渐宽，鞘状，边缘膜质，具横脉，或不明显。花葶直立，挺水，高（15~）20~70 厘米，或更高，通常粗壮。花序总状或圆锥状，长 5~20 厘米，有时更长，具分枝 1~2 枚，具花多轮，每轮 2~3 花；苞片 3 枚，基部多少合生，先端尖。花单性；花被片反折，外轮花被片椭圆形或广卵形，长 3~5 毫米，宽 2.5~3.5 毫米；内轮花被片白色或淡黄色，长 6~10 毫米，宽 5~7 毫米，基部收缩，雌花通常 1~3 轮，花梗短粗，心皮多数，两侧压扁，花柱自腹侧斜上；雄花多轮，花梗斜举，长 0.5~1.5 厘米，雄蕊多数，花药黄色，长 1~1.5（~2）毫米，花丝长短不一，0.5~3 毫米，通

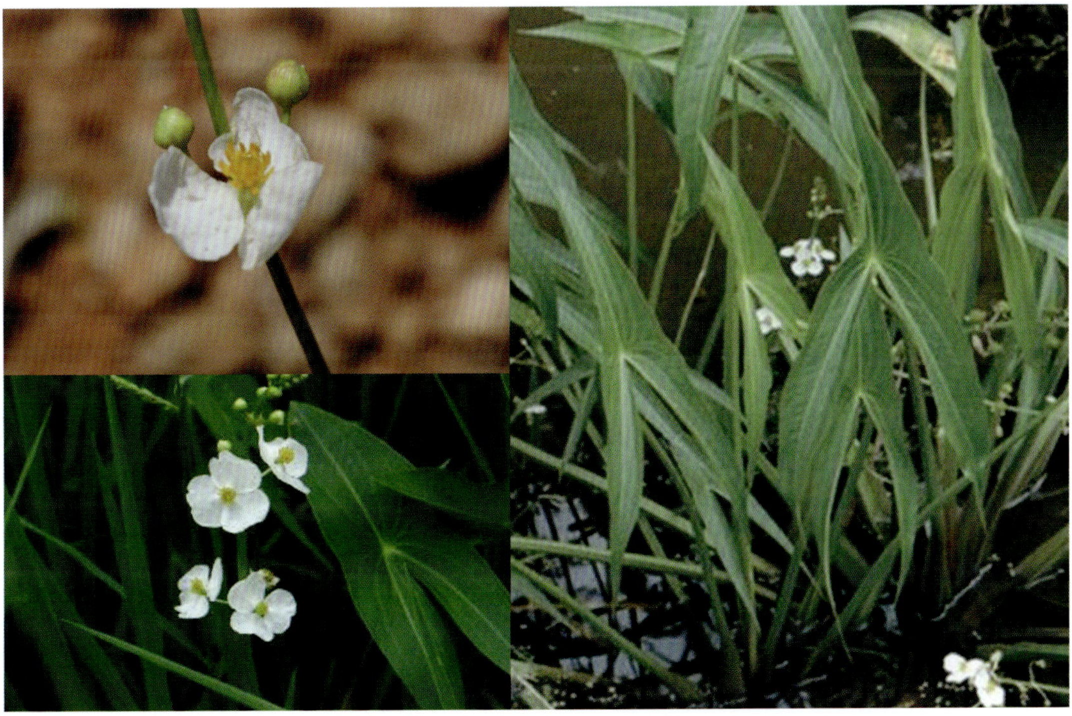

常外轮短，向里渐长。瘦果两侧压扁，长约 4 毫米，宽约 3 毫米，倒卵形，具翅，背翅多少不整齐；果喙短，自腹侧斜上。种子褐色。花果期，5~10 月。

**生境及分布** 生长在湖泊、池塘、沼泽、沟渠、水田等水域，长沙县有零星野生分布。分布于东北、华北、西北、华东、华南、四川、贵州、云南等省区。

**性味归经** 味甘、辛，性寒。

**功能主治** 用于黄疸，瘰疬，蛇咬伤。

**用法用量** 内服：煎汤，25~50 克。外用：捣敷或研末调敷。

## 蛇床子

【凭证标本】430121-200426-0929LY。

【采集地点】湖南省长沙市长沙县安沙镇三合社区。

**别　　名** 野茴香、野胡萝卜子、蛇米、蛇粟。

**基　　原** 伞形科植物蛇床 *Cnidium monnieri*（L.）Cuss. 的成熟果实。

**植物形态** 一年生草本，高 10~60 厘米。根圆锥状，较细长。茎直立或斜上，多分枝，中空，表面具深条棱，粗糙。下部叶具短柄，叶鞘短宽，边缘膜质，上部叶柄全部鞘状；叶片轮廓卵形至三角状卵形，长 3~8 厘米，宽 2~5 厘米，2~3 回三出式羽状全裂，羽片轮廓卵形至卵状披针形，长 1~3 厘米，宽 0.5~1 厘米，先端常略呈尾状，末回裂片线形至线状披针形，长 3~10 毫米，宽 1~1.5 毫米，具小尖头，边缘及脉上粗糙。复伞形花序直径 2~3 厘米；总苞片 6~10，线形至线状披针形，长约 5 毫米，边缘膜质，具细睫毛；伞辐 8~20，不等长，长 0.5~2 厘米，棱上粗糙；小总苞片多数，线形，长 3~5 毫米，边缘具细睫毛；小伞形花序具花 15~20，萼齿无；花瓣白色，先端具内折小舌片；花柱基略隆起，花柱长 1~1.5 毫米，向下反曲。分生果长圆状，长 1.5~3 毫米，宽 1~2 毫米，横剖面近五角形，主棱 5，均扩大成翅；每棱槽内油管 1，合生面油管 2；胚乳腹面平直。花期 4~7 月，果期 6~10 月。

**生境及分布** 生长在田边、路旁、草地及河边湿地，长沙县有分布。分布于华东、中南、西南、西北、华北、东北。

**性味归经** 味辛、苦，性温。归肾经。

**功能主治** 具燥湿祛风，杀虫止痒，温肾壮阳之功效。用于阴痒带下，湿疹瘙痒，肾虚阳痿，宫冷不孕。

**用法用量** 内服：煎汤，3~10 克。外用：适量，多煎汤熏洗；或研末调敷。

**注意事项** 下焦有湿热，或肾阴不足，相火易动以及精关不固者忌服。

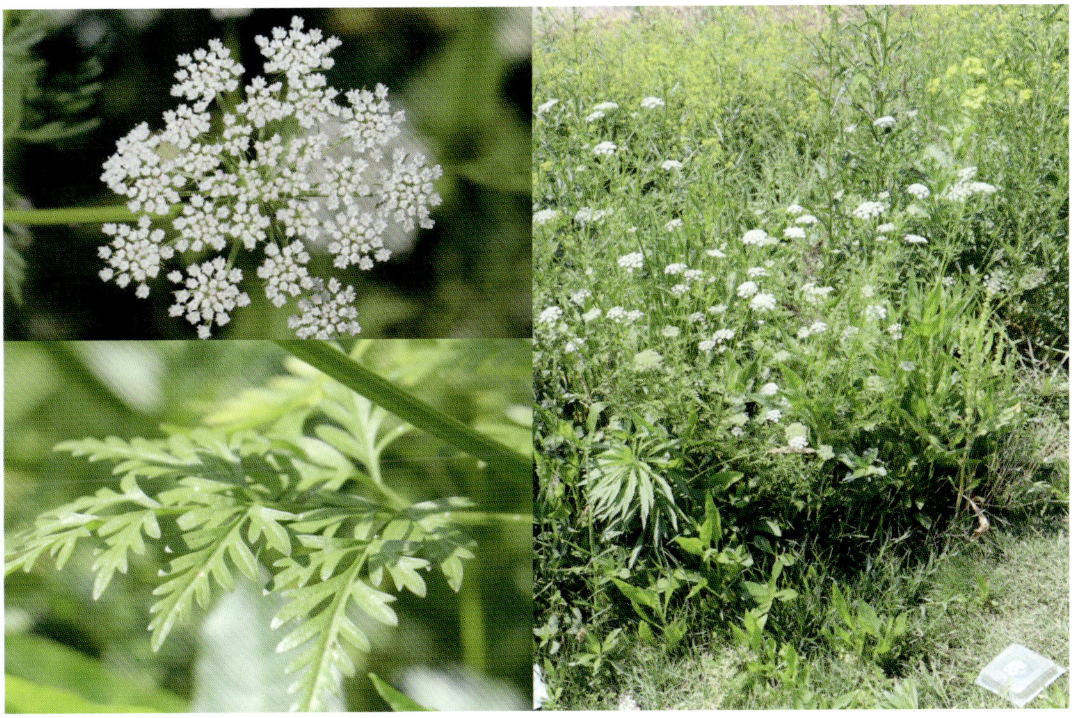

# 蛇　莓

【凭证标本】430121-190421-0017LY。

【采集地点】湖南省长沙市长沙县安沙镇龙华岭村。

**别　　名**　鸡冠果、野杨梅、蛇藨、地莓、蚕莓、三点红、龙吐珠、狮子尾、疗疮药、蛇蛋果、地锦、三匹风、蛇泡草、三皮风、三爪龙、一点红、老蛇泡、蛇蓉草、三脚虎、蛇皮藤、蛇八瓣、龙衔珠、小草莓、地杨梅、蛇不见、金蝉草、三叶藨、老蛇刺占、老蛇蔂、龙球草、蛇葡萄、蛇果藤、蛇枕头、蛇含草、蛇盘草、哈哈果、麻蛇果、九龙草、三匹草、蛇婆、蛇龟草、落地杨梅、红顶果、血疔草。

**基　　原**　蔷薇科蛇莓属植物蛇莓 *Duchesnea indica*（Andr.）Focke 的全草。

**植物形态**　多年生草本；根茎短，粗壮；匍匐茎多数，长 30~100 厘米，有柔毛。小叶片倒卵形至菱状长圆形，长 2~3.5（~5）厘米，宽 1~3 厘米，先端圆钝，边缘有钝锯齿，两面皆有柔毛，或上面无毛，具小叶柄；叶柄长 1~5 厘米，有柔毛；托叶窄卵形至宽披针形，长 5~8 毫米。花单生于叶腋；直径 1.5~2.5 厘米；花梗长 3~6 厘米，有柔毛；萼片卵形，长 4~6 毫米，先端锐尖，外面有散生柔毛；副萼片倒卵形，长 5~8 毫米，比萼片长，先端常具

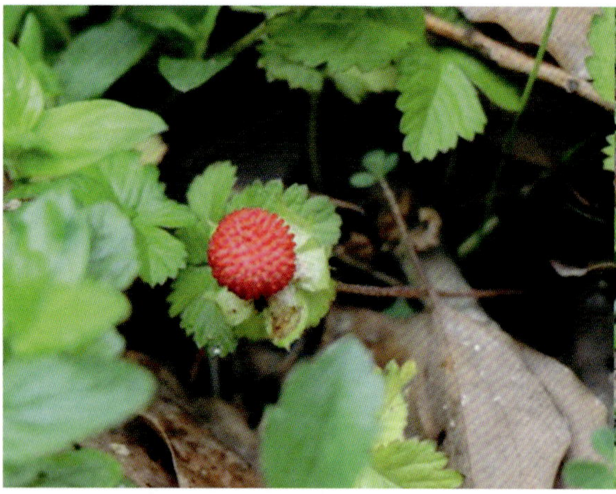
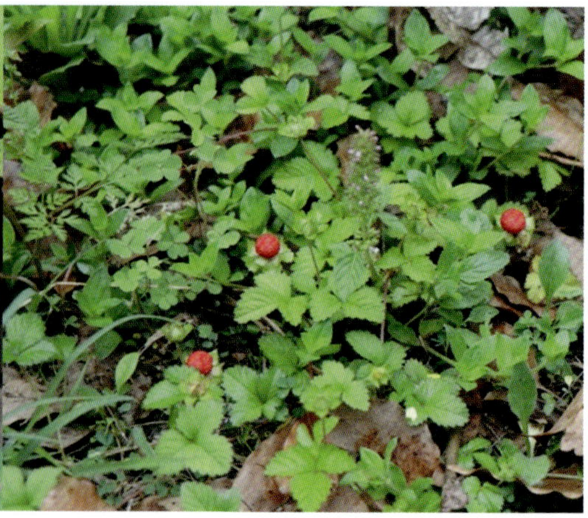

3~5 锯齿；花瓣倒卵形，长 5~10 毫米，黄色，先端圆钝；雄蕊 20~30；心皮多数，离生；花托在果期膨大，海绵质，鲜红色，有光泽，直径 10~20 毫米，外面有长柔毛。瘦果卵形，长约 1.5 毫米，光滑或具不显明突起，鲜时有光泽。花期 6~8 月，果期 8~10 月。

**生境及分布** 生于在海拔 1800 米以下的山坡、河岸、草地、潮湿的地方。产于辽宁以南各省区。长沙县各地有零星野生分布。

**性味归经** 味甘、苦，性寒。归肺、肝、大肠经。

**功能主治** 具清热解毒，散瘀消肿，凉血止血之功效。用于热病，惊痫，咳嗽，吐血，咽喉肿痛，痢疾，痈肿，疔疮，蛇虫咬伤，汤火烫伤，感冒，黄疸，目赤，口疮，痄腮，疖肿，崩漏，月经不调，跌打肿痛。

**用法用量** 内服：煎汤，9~15 克（鲜者 30~60 克）；或捣汁。外用：适量捣敷或研末撒。

## 铧尖草

**【凭证标本】** 430121-190127-0005LY。

**【采集地点】** 湖南省长沙市长沙县高桥镇白石源村。

**别　　名** 试剑草、铧口草、铧头草、紫花地丁、耳钩草、犁头草、鸡下颌草、鸡口舌、紫地丁、剪刀菜、犁咀菜、铧尖菜、箭头草、红公鸡相打。

**基　　原** 堇菜科植物长萼堇菜 *Viola inconspicua Blume* 的全草。

**植物形态** 多年生草本，无地上茎。根状茎垂直或斜生，较粗壮，长 1~2 厘米，粗 2~8 毫米，节密生，通常被残留的褐色托叶所包被。叶均基生，呈莲座状；叶片三角形、三角状卵形或戟形，长 1.5~7 厘米，宽 1~3.5 厘米，最宽处

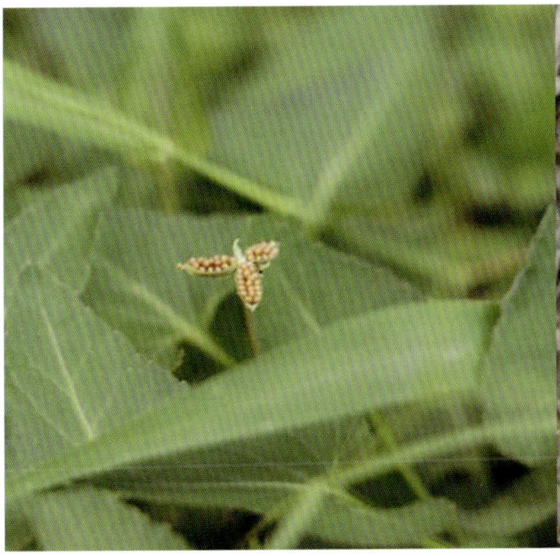
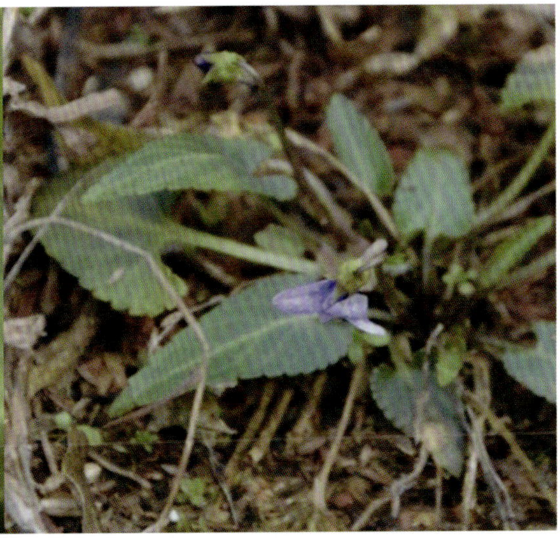

在叶的基部，中部向上渐变狭，先端渐尖或尖，基部宽心形，弯缺呈宽半圆形，两侧垂片发达，通常平展，稍下延于叶柄成狭翅，边缘具圆锯齿，两面通常无毛，少有在下面的叶脉及近基部的叶缘上有短毛，上面密生乳头状小白点，但在较老的叶上则变成暗绿色；叶柄无毛，长2~7厘米；托叶3/4与叶柄合生，分离部分披针形，长3~5毫米，先端渐尖，边缘疏生流苏状短齿，稀全缘，通常有褐色锈点。花淡紫色，有暗色条纹；花梗细弱，通常与叶片等长或稍高出于叶，无毛或上部被柔毛，中部稍上处有2枚线形小苞片；萼片卵状披针形或披针形，长4~7毫米，顶端渐尖，基部附属物伸长，长2~3毫米，末端具缺刻状浅齿，具狭膜质缘，无毛或具纤毛；花瓣长圆状倒卵形，长7~9毫米，侧方花瓣里面基部有须毛，下方花瓣连距长10~12毫米；距管状，长2.5~3毫米，直，末端钝；下方雄蕊背部的距角状，长约2.5毫米，顶端尖，基部宽；子房球形，无毛，花柱棍棒状，长约2毫米，基部稍膝曲，顶端平，两侧具较宽的缘边，前方具明显的短喙，喙端具向上开口的柱头孔。蒴果长圆形，长8~10毫米，无毛。种子卵球形，长1~1.5毫米，直径0.8毫米，深绿色。花果期3~11月。

**生境及分布** 生于林缘、山坡草地、田边及溪旁等处，产于陕西、甘肃（南部）、江苏、安徽、浙江、江西、福建、台湾、湖北、湖南、广东、海南、广西、四川、贵州、云南。缅甸、菲律宾、马来西亚也有分布。长沙县各地有零星野生分布。

**性味归经** 味苦、辛，性寒。归心、肝经。

**功能主治** 具清热解毒，凉血消肿，利湿化瘀之功效。用于疔疮痈肿，咽喉肿痛，乳痈，湿热黄疸，目赤，目翳，肠痈下血，跌打损伤，外伤出血，妇女产后瘀血腹痛，蛇虫咬伤。

**用法用量** 内服：煎汤，9~15克，鲜品30~60克；或捣汁。外用：适量，捣敷。

**注意事项** 体质虚寒者忌服。

# 银杏叶

【凭证标本】430121-190930-0449LY。

【采集地点】湖南省长沙市长沙县湘龙街道湘瑞社区。

**别　　名**　羊胡须草、羊毛胡子、羊胡子草。

**基　　原**　银杏科植物银杏 *Ginkgo biloba* L. 的干燥叶。

**植物形态**　乔木，高达 40 米，胸径可达 4 米；幼树树皮浅纵裂，大树之皮呈灰褐色，深纵裂，粗糙；幼年及壮年树冠圆锥形，老则广卵形。叶扇形，有长柄，淡绿色，无毛，有多数叉状并列细脉，顶端宽 5~8 厘米，在短枝上常具波状缺刻，在长枝上常 2 裂，基部宽楔形。球花雌雄异株，单性，生于短枝顶端的鳞片状叶的腋内，呈簇生状；雄球花葇荑花序状，下垂。种子具长梗，下垂，常为椭圆形、长倒卵形、卵圆形或近圆球形。

**生境及分布**　生于排水良好地带的天然林中，常与柳杉、榧树、蓝果树等针阔叶树种混生，生长旺盛。仅浙江天目山有野生状态的树木，银杏的栽培区甚广：北自东北沈阳，南达广州，东起华东海拔 40~1000 米地带，西南至贵州、云南西部（腾冲）海拔 2000 米以下地带均有栽培，长沙县各地有零星野生分布。

**性味归经**　味甘、苦、涩，性平。归心、肺经。

**功能主治**　具敛肺，平喘，活血化瘀，止痛之功效。用于肺虚咳喘，冠心病，心绞痛，高血脂。

**用法用量**　内服：9~12 克，水煎服。

**注意事项**　实邪者忌用。

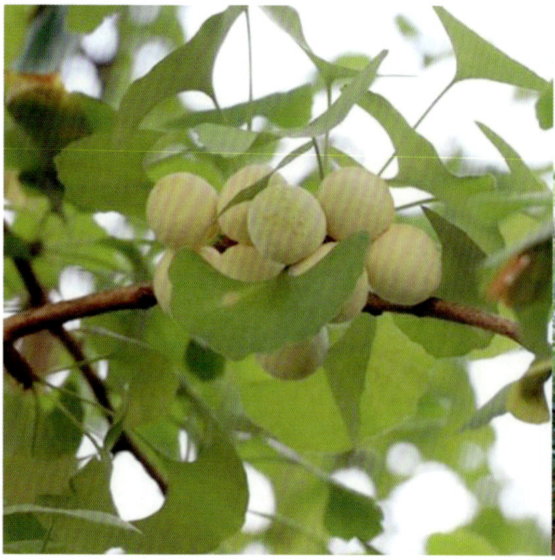

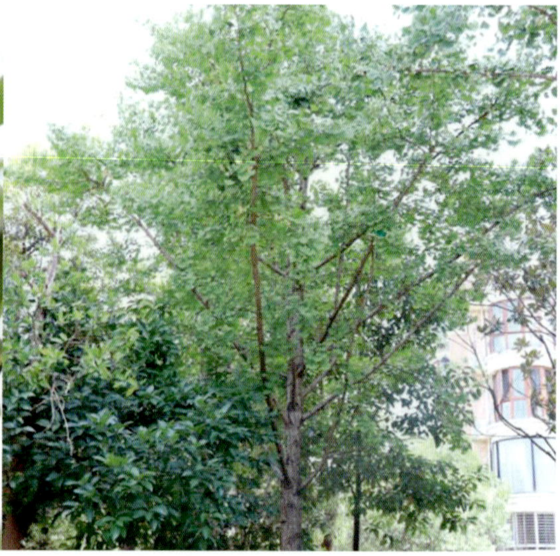

# 猪殃殃

【凭证标本】430121-190421-0058LY。
【采集地点】湖南省长沙市长沙县安沙镇安沙社区。

**别　　名**　拉拉藤、锯锯藤、细叶茜草、锯子草、小锯子草、活血草、小禾镰草、锯耳草。

**基　　原**　茜草科拉拉藤属植物猪殃殃 *Galium spurium* L. 的全草。

**植物形态**　多枝、蔓生或攀缘状草本，植株矮小，柔弱；茎有 4 棱角；棱上、叶缘、叶脉上均有倒生的小刺毛。叶纸质或近膜质，6~8 片轮生，稀为 4~5 片，带状倒披针形或长圆状倒披针形，长 1~5.5 厘米，宽 1~7 毫米，顶端有针状凸尖头，基部渐狭，两面常有紧贴的刺状毛，常萎软状，干时常卷缩，1 脉，近无柄。聚伞花序腋生或顶生，常单花，花小，4 数，有纤细的花梗；花萼被钩毛，萼檐近截平；花冠黄绿色或白色，辐状，裂片长圆形，长不及 1 毫米，镊合状排列；子房被毛，花柱 2 裂至中部，柱头头状。果干燥，有 1 或 2 个近球状的分果片，直径达 5.5 毫米，肿胀，密被钩毛，果柄直，长可达 2.5 厘米，较粗，每一片有 1 颗平凸的种子。花期 3~7 月，果期 4~9 月。

**生境及分布**　生于海拔 350~4300 米的山坡、旷野、沟边、湖边、林缘、草地。产于辽宁、河北、山西、陕西、甘肃、青海、新疆、山东、江苏、安徽、浙江、江西、福建、台湾、湖北、湖南、广东、四川、云南、西藏。长沙县各地有零星野生分布。

**性味归经**　味辛，性微寒。

**功能主治**　具清热解毒，利尿消肿之功效。用于疮疖肿毒，肠痈腹痛，癌肿，蛇虫咬伤，水肿，小便淋痛不利。

**用法用量**　内服：30~60 克。外用：适量，鲜品捣烂敷或绞汁涂患处。

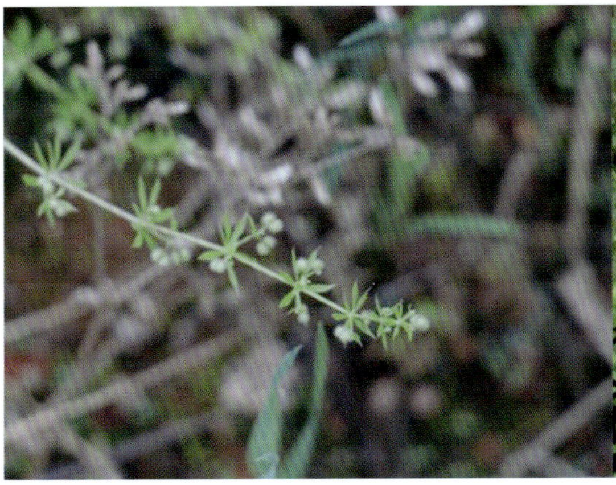

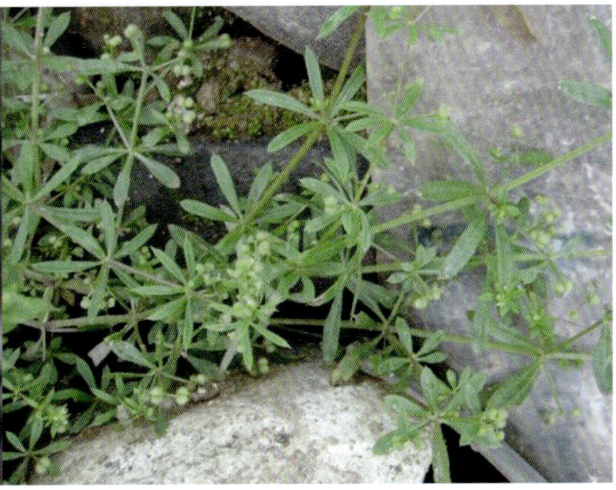

# 鹿 葱

【凭证标本】430121-191029-0688-LY。

【采集地点】湖南省长沙市长沙县安沙镇三合社区。

**别　　名**　无。

**基　　原**　石蒜科植物鹿葱 *Lycoris squamigera* Maxim. 的鳞茎。

**植物形态**　鳞茎卵形，直径约 5 厘米。秋季出叶，长约 8 厘米，立即枯萎，到第二年早春再抽叶，叶带状，顶端钝圆，绿色，宽约 2 厘米。花茎高约 60 厘米；总苞片 2 枚，披针形，长约 6 厘米，宽约 1.3 厘米；伞形花序有花 4~8 朵；花淡紫红色；花被裂片倒披针形，长约 7 厘米，宽约 1.8 厘米，边缘基部微皱缩，花被筒长约 2 厘米；雄蕊与花被裂片近等长；花柱略伸出花被外。花期 8 月。

**生境及分布**　生长在野生于山沟、溪边的阴湿处，长沙县有零星分布。分布于河北、山东、江苏、浙江、河南等地。

**性味归经**　味辛，性平。

**功能主治**　具解毒，祛痰，利尿，催吐之功效。用于咽喉肿痛，疮痈肿毒，瘰疬，咳嗽痰喘，水肿，小便不利，食物中毒。

**用法用量**　内服：煎汤，1~3 克；或绞汁饮。外用：适量，捣敷，绞汁涂或煎汤熏洗。

**注意事项**　体虚无实邪及孕妇禁服；皮肤破损者禁敷。

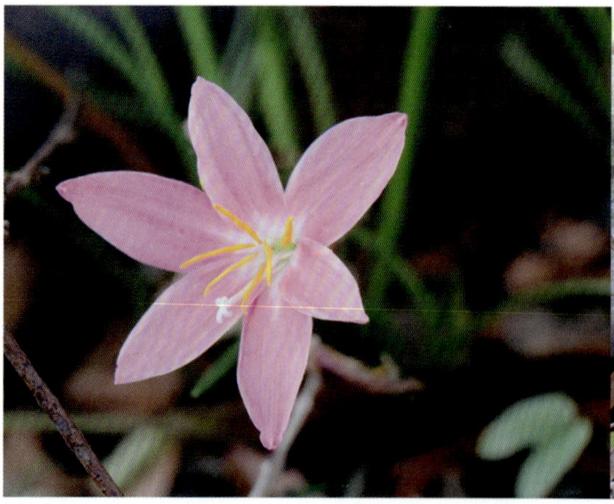
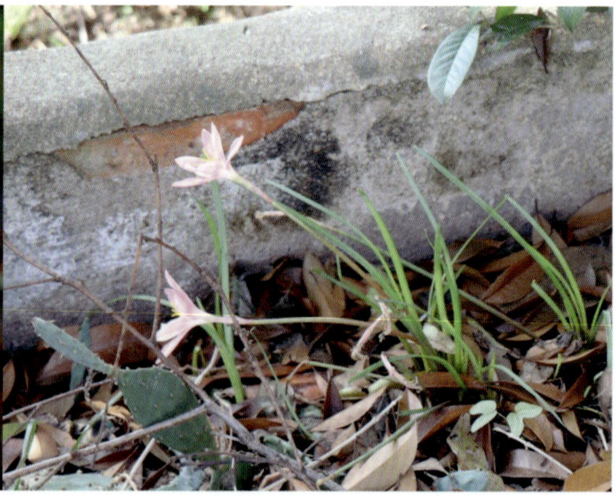

# 商　陆

【凭证标本】430121-190427-0132LY。

【采集地点】湖南省长沙市长沙县高桥镇白石源村。

**别　　名**　花商陆、见肿消、土冬瓜、抱母鸡、土母鸡、地萝卜、章柳、金七娘、莪羊菜、山萝卜。

**基　　原**　商陆科植物商陆 *Phytolacca acinosa* Roxb. 或垂序商陆 *Phytolacca americana* L. 的干燥根。

**植物形态**　多年生草本，高 1~2 米。根粗壮，肥大，倒圆锥形。茎直立，圆柱形，有时带紫红色。叶片椭圆状卵形或卵状披针形，长 9~18 厘米，宽 5~10 厘米，顶端急尖，基部楔形；叶柄长 1~4 厘米。总状花序顶生或侧生，长 5~20 厘米；花梗长 6~8 毫米；花白色，微带红晕，直径约 6 毫米；花被片 5，雄蕊、心皮及花柱通常均为 10，心皮合生。果序下垂；浆果扁球形，熟时紫黑色；种子肾圆形，直径约 3 毫米。花期 6~8 月，果期 8~10 月。

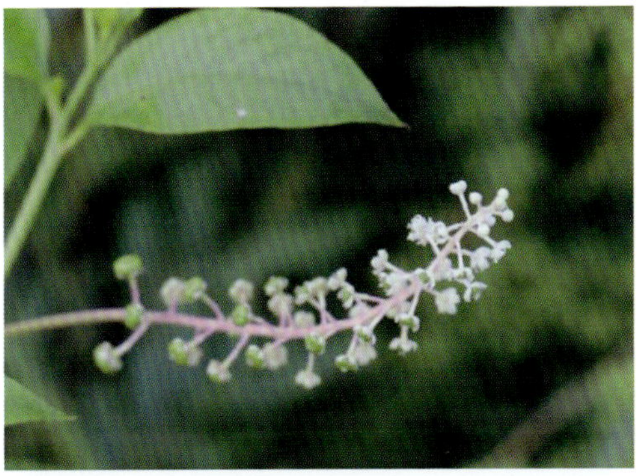

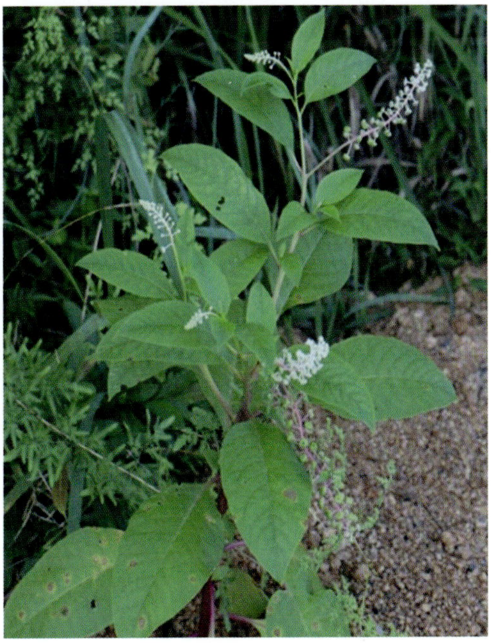

**生境及分布**　原产北美，引入栽培，1960 年以后遍及我国河北、陕西、山东、江苏、浙江、江西、福建、河南、湖北、广东、四川、云南，或逸生（云南逸生甚多）。长沙县各地有零星野生分布。

**性味归经**　味苦，性寒；有毒。归肺、脾、肾、大肠经。

**功能主治**　具逐水消肿，通利二便；外用解毒散结之功效。用于水肿胀满，二便不通；外治痈肿疮毒。

**用法用量**　3~9 克。外用适量，煎汤熏洗。

**注意事项**　脾虚水肿及孕妇忌服。

# 旋 花

【凭证标本】430121-190726-0434LY。

【采集地点】湖南省长沙市长沙县安沙镇安沙社区。

**别　　名**　筋根花、鼓子花、篱天剑、打碗花、打破碗花。

**基　　原**　双子叶植物旋花科植物篱天剑 *Calystegia sepium*（L.）R.Br. 的花朵。

**植物形态**　多年生草本。全株不被毛。茎缠绕，有细棱。叶形多变，叶片三角状卵形或宽卵形，长 4~10 厘米，宽 2~6 厘米，先端渐尖锐尖，基戟形或心形，全缘或基部稍伸展为具 2~3 个大齿缺的裂片。花单生叶腋；花梗长达 10 厘米，有细棱或有时个狭翅；苞片 2，宽卵形，先端锐尖；萼片 5，卵形；花冠通常白色或有时淡红色或紫色，漏斗状，冠檐微裂，雄蕊 5，花丝基部扩大，被小鳞毛；子房无毛，柱头 2 裂。蒴果卵形，长约 1 厘米为增大的宿存苞片和萼片所包被。种子黑褐色，表面有小疣。花期 6~7 月，果期 7~8 月。

**生境及分布**　生于海拔 140~2600 米的路旁、溪边草丛，农田边及山坡林缘，长沙县各地有零星野生分布。我国大部分地区有分布。

**性味归经**　味甘，性温。归肺、肾经。

**功能主治**　具益气，养颜，涩精。用于面皯，遗精，遗尿。

**用法用量**　内服：煎汤，6~10 克；或入丸剂。

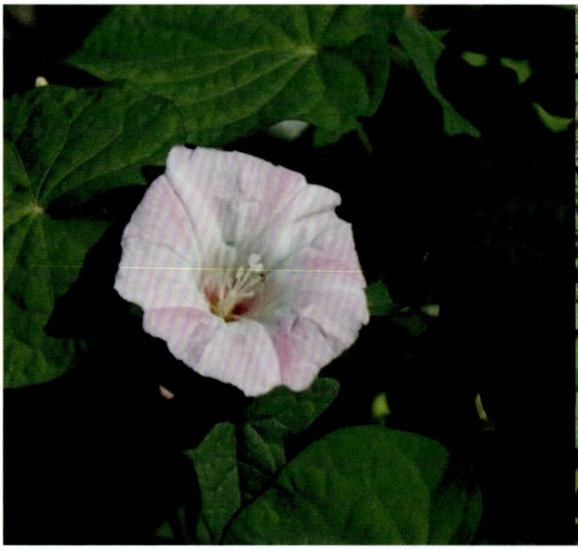

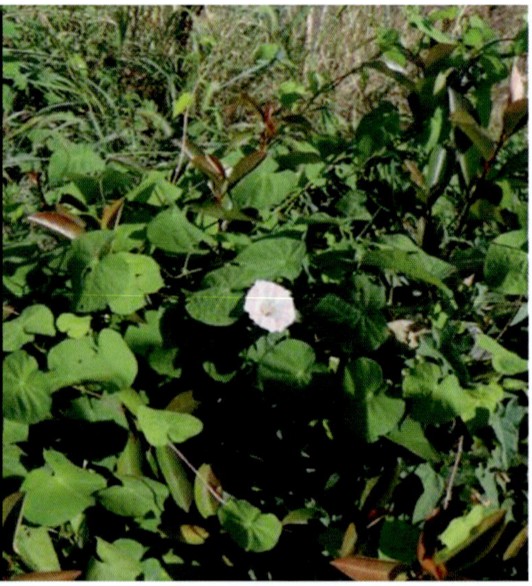

# 粗毛鳞盖蕨

【凭证标本】430121-190814-0530LY。
【采集地点】湖南省长沙市长沙县北山镇石常村。

**别　　名**　无。

**基　　原**　碗蕨科植物粗毛鳞盖蕨 *Microlepia strigosa*（Thunb.）Presl 的全草。

**植物形态**　植株高达 110 厘米。根茎长而横走，粗 4 毫米，密被灰棕色长针状毛。叶远生；柄长达 50 厘米，基部粗 4 毫米，褐棕色，下部被灰棕色长针状毛，易脱落，有粗糙的斑痕；叶片长圆形，长达 60 厘米，宽 22~28 厘米，先端渐尖，基部不缩短，或稍缩短，二回羽状；羽片 25~35 对，近互生，相距 4~5.5 厘米，斜展，有柄（长 2~3 毫米），线状披针形，长 15~17 厘米，宽 3 厘米，先端长渐尖，基部不对称，下侧略短；小羽片 25~28 对，接近，无柄，开展，近菱形，长 1.4~2 厘米，宽 6~8 毫米，先端急尖，基部不对称，上侧截形，而与羽轴并行，下侧狭楔形，多少下延，上边为不同程度的羽裂，基部上侧的裂片最大，边缘有粗而不整齐的锯齿。叶脉下面隆起，上面明显，在上侧基部 1~2 组为羽状，其余各脉二叉分枝。叶纸质，干后绿色或褐棕色；叶轴及羽轴下面密被褐色短毛，上面光滑，叶片上面光滑，下面沿各细脉疏被灰棕色短硬毛。孢子囊群小形，每小羽片上 8~9 枚，位于裂片基部；囊群盖杯形，棕色，被棕色短毛。

**生境及分布**　生长在林下石灰岩上，海拔在四川及云南为 800~1700 米，长沙县有分布。分布于浙江、台湾、福建，极为常见，在四川及云南东南部少见。

**性味归经**　味微苦，性寒。归肺、肝经。

**功能主治**　具清热利湿之功效。用于流行性感冒；肝炎。

**用法用量**　内服：煎汤，9~15 克。

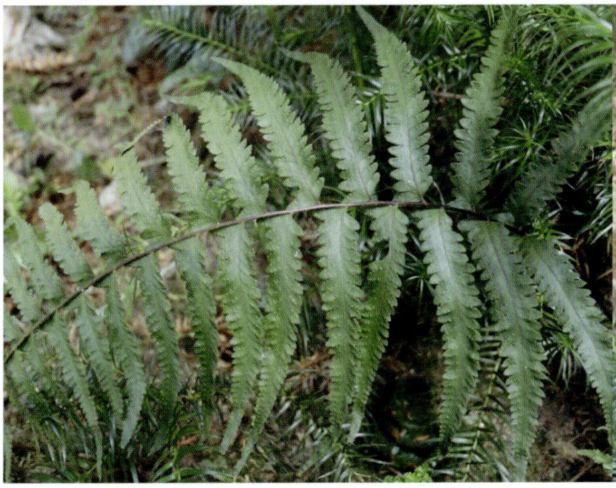
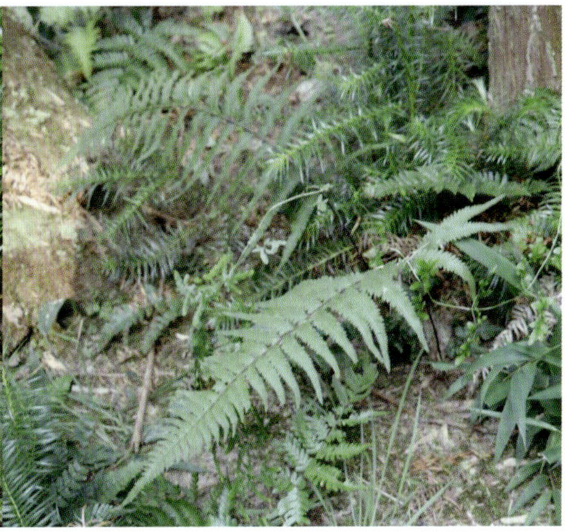

# 淡竹叶

【凭证标本】430121-190814-0529LY。

【采集地点】湖南省长沙市长沙县北山镇石常村。

**别　　名**　碎骨子、山鸡米、金鸡米、迷身草。

**基　　原**　禾本科植物淡竹叶 *Lophatherum gracile* Brongn. 的干燥茎叶。

**植物形态**　多年生，具木质根头。须根中部膨大呈纺锤形小块根。秆直立，疏丛生，高 40~80 厘米，具 5~6 节。叶鞘平滑或外侧边缘具纤毛；叶舌质硬，长 0.5~1 毫米，褐色，背有糙毛；叶片披针形，长 6~20 厘米，宽 1.5~2.5 厘米，具横脉，有时被柔毛或疣基小刺毛，基部收窄成柄状。圆锥花序长 12~25 厘米，分枝斜升或开展，长 5~10 厘米；小穗线状披针形，长 7~12 毫米，宽 1.5~2 毫米，具极短柄；颖顶端钝，具 5 脉，边缘膜质，第一颖长 3~4.5 毫米，第二颖长 4.5~5 毫米；第一外稃长 5~6.5 毫米，宽约 3 毫米，具 7 脉，顶端具尖头，内稃较短，其后具长约 3 毫米的小穗轴；不育外稃向上渐狭小，互相密集包卷，顶端具长约 1.5 毫米的短芒；雄蕊 2 枚。颖果长椭圆形。花果期 6~10 月。

**生境及分布**　生长在山坡、林地或林缘、道旁蔽荫处，长沙县各地有野生分布。分布

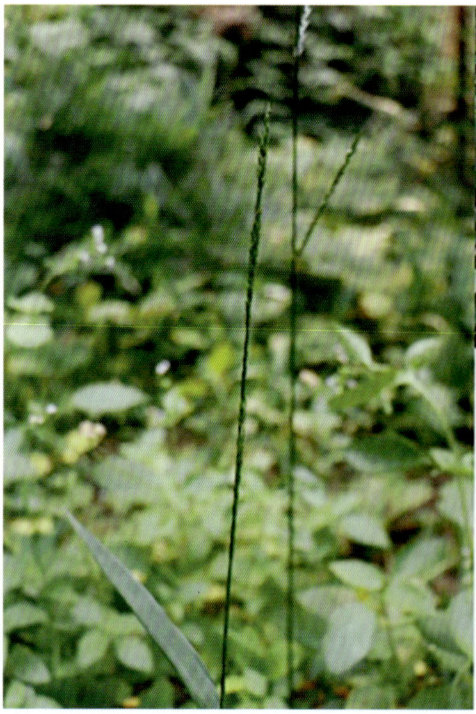

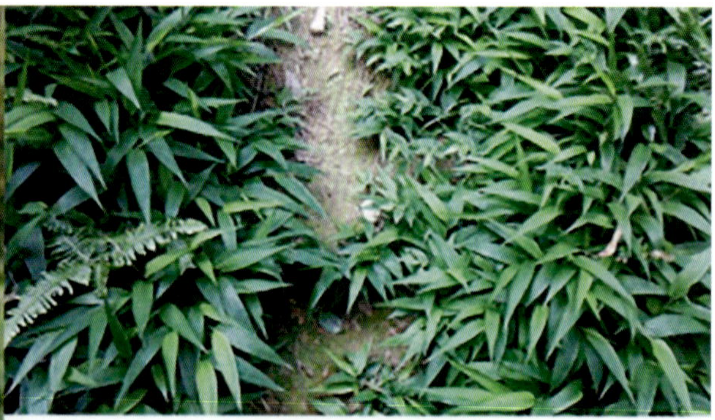

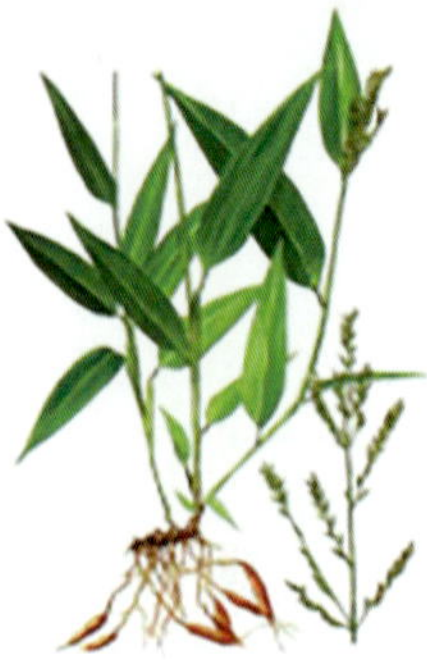

于江苏、安徽、浙江、江西、福建、台湾、湖南、广东、广西、四川、云南。

**性味归经**　味甘、淡，性寒。归心、胃、小肠经。

**功能主治**　具清热泻火，除烦止渴，利尿通淋之功效。用于热病烦渴，小便短赤涩痛，口舌生疮。

**用法用量**　内服：煎汤，6~10 克。

**注意事项**　无实火、湿热者慎服，体虚有寒者禁服。

## 雀　翘

**【凭证标本】**430121-190814-0528LY。

**【采集地点】**湖南省长沙市长沙县北山镇石常村。

**别　　名**　倒刺林、荞麦刺、长野荞麦草、雀翘。

**基　　原**　蓼科植物箭叶蓼 *Polygonum sieboldii* Meisn. 的全草。

**植物形态**　一年生草本。茎基部外倾，上部近直立，有分枝，无毛，四棱形，沿棱具倒生皮刺。叶宽披针形或长圆形，长 2.5~8 厘米，宽 1~2.5 厘米，顶端急

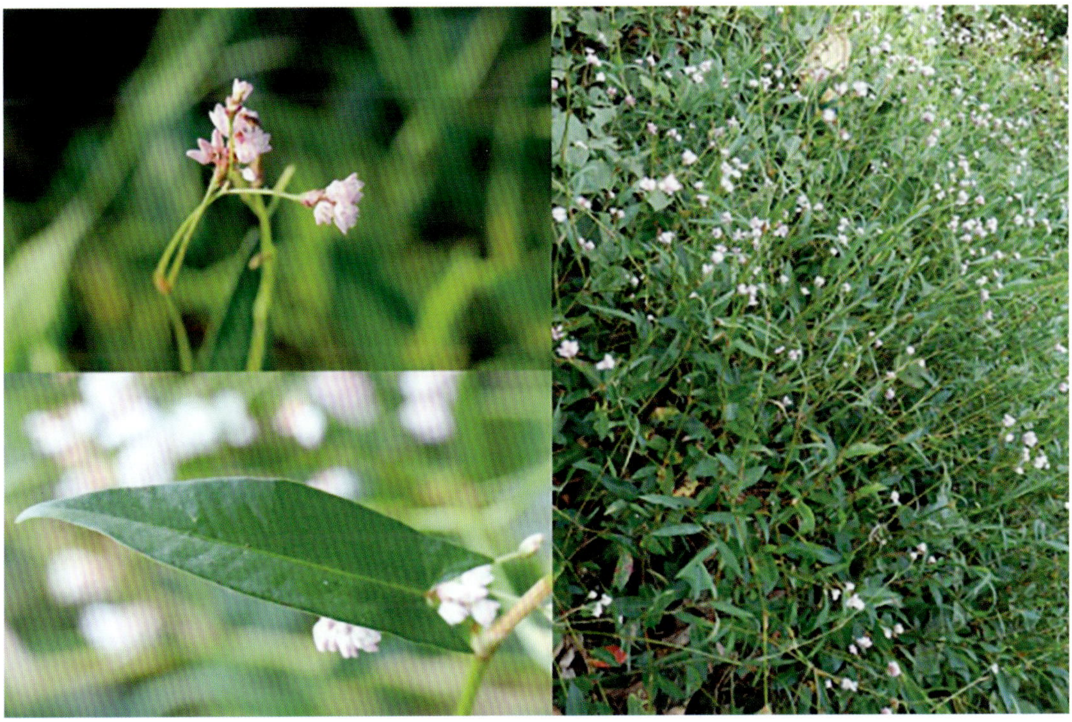

尖，基部箭形，上面绿色，下面淡绿色，两面无毛，下面沿中脉具倒生短皮刺，边缘全缘，无缘毛；叶柄长 1~2 厘米，具倒生皮刺；托叶鞘膜质，偏斜，无缘毛，长 0.5~1.3 厘米。花序头状，通常成对，顶生或腋生，花序梗细长，疏生短皮刺；苞片椭圆形，顶端急尖，背部绿色，边缘膜质，每苞内具 2~3 花；花梗短，长 1~1.5 毫米，比苞片短；花被 5 深裂，白色或淡紫红色，花被片长圆形，长约 3 毫米；雄蕊 8, 比花被短；花柱 3, 中下部合生。瘦果宽卵形，具 3 棱，黑色，无光泽，长约 2.5 毫米，包于宿存花被内。花期 6~9 月，果期 8~10 月。

**生境及分布** 生长在海拔 90~2200 米的山谷、沟旁、水边。长沙县有野生分布。分布于东北、华北、陕西、甘肃、华东、华中、四川、贵州、云南。

**性味归经** 味辛、苦，性平。

**功能主治** 具祛风除湿，清热解毒之功效。用于风湿性关节痛，疮痈疖肿，泄泻，痢疾，毒蛇咬伤。

**用法用量** 内服：煎汤，6~15 克，鲜品 15~30 克；或捣汁饮。外用：适量，水煎熏洗；或鲜品捣敷。

# 麻柳果

【凭证标本】430121-190613-0259LY。

【采集地点】湖南省长沙市长沙县黄花镇银龙村。

**别　　名** 一群鸭、雁鹅群

**基　　原** 胡桃科枫杨属植物枫杨 *Pterocarya stenoptera* DC. 的果实。

**植物形态** 高大乔木；株高达 30 米；裸芽具柄，常几个叠生，密被锈褐色腺鳞；偶数稀奇数羽状复叶，叶轴具窄翅；小叶多枚，无柄，长椭圆形或长椭圆状披针形，先端短尖，基部楔形至圆，具内弯细锯齿；雌柔荑花序顶生，长 10~15 厘米，花序轴密被星状毛及单毛；雌花苞片无毛或近无毛；果序长 20~45 厘米，果序轴常被毛；果长椭圆形，长 6~7 毫米，基部被星状毛；果翅条状长圆形，长 1.2~2 厘米，宽 3~6 毫米。

**生境及分布** 生于海拔 1500 米以下的沿溪涧河滩、阴湿山坡地的林中，长沙县各地有零星野生分布。产于我国陕西、华东、华中、华南及西南东部，华北和东北仅有栽培。

**性味归经** 味辛、苦，性温。归肺经。

**功能主治** 具温肺止咳，解毒敛疮之功效。用于风寒咳嗽，疮疡肿毒，天疱疮。

**用法用量** 内服：煎汤 ,9~25 克。外用：适量，煎水洗。

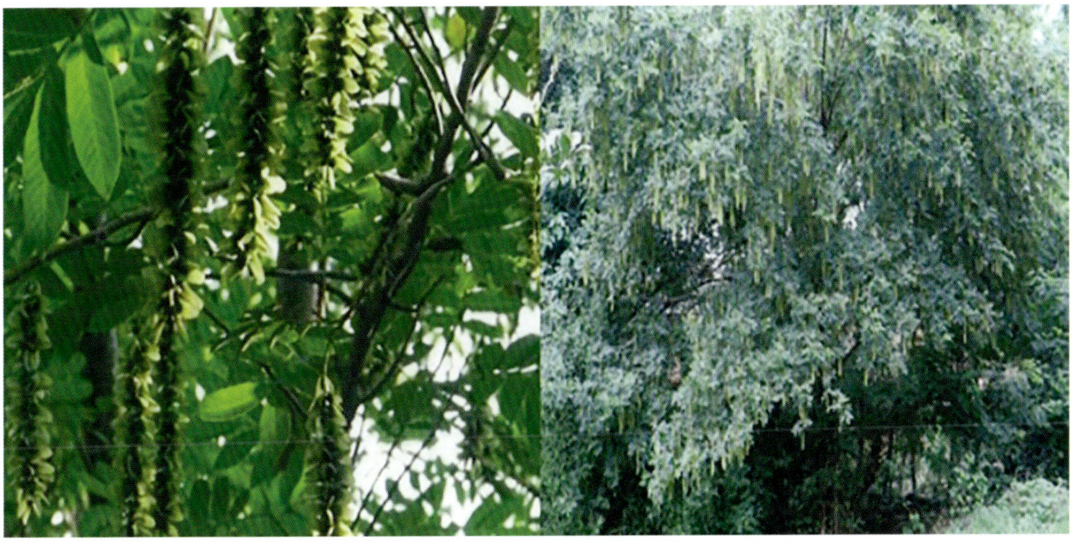

# 斑地锦

【凭证标本】430121-191023-0685-LY。
【采集地点】湖南省长沙市长沙县春华镇石堂铺村。

**别　　名**　血筋草。

**基　　原**　大戟科植物斑地锦 *Euphorbia maculata* L. 的全草。

**植物形态**　一年生草本。根纤细，长 4~7 厘米，直径约 2 毫米。茎匍匐，长 10~17 厘米，直径约 1 毫米，被白色疏柔毛。叶对生，长椭圆形至肾状长圆形，长 6~12 毫米，宽 2~4 毫米，先端钝，基部偏斜，不对称，略呈渐圆形，边缘中部以下全缘，中部以上常具细小疏锯齿；叶面绿色，中部常具有一个长圆形的紫色斑点，叶背淡绿色或灰绿色，新鲜时可见紫色斑，干时不清楚，两面无毛；叶柄极短，长约 1 毫米；托叶钻状，不分裂，边缘具睫毛。花序单生于叶腋，基部具短柄，柄长 1~2 毫米；总苞狭杯状，高 0.7~1.0 毫米，直径约 0.5 毫米，外部具白色疏柔毛，边缘 5 裂，裂片三角状圆形；腺体 4，黄绿色，横椭圆形，边缘具白色附属物。雄花 4~5，微伸出总苞外；雌花 1，子房柄伸出总苞外，且被柔毛；子房被疏柔毛；花柱短，近基部合生；柱头 2 裂。蒴果三角状卵形，长约 2 毫米，直径约 2 毫米，被稀疏柔毛，成熟时易分裂为 3 个分果爿。种子卵状四棱形，长约 1 毫米，直径约 0.7 毫米，灰色或灰棕色，每个棱面具 5 个横沟，无种阜。花果期 4~9 月。

**生境及分布**　生长在平原或低山坡的路旁，长沙县有野生分布。分布于江苏、江西、浙

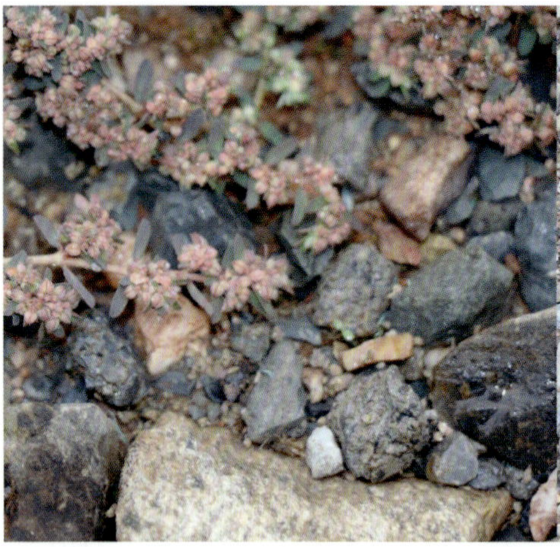
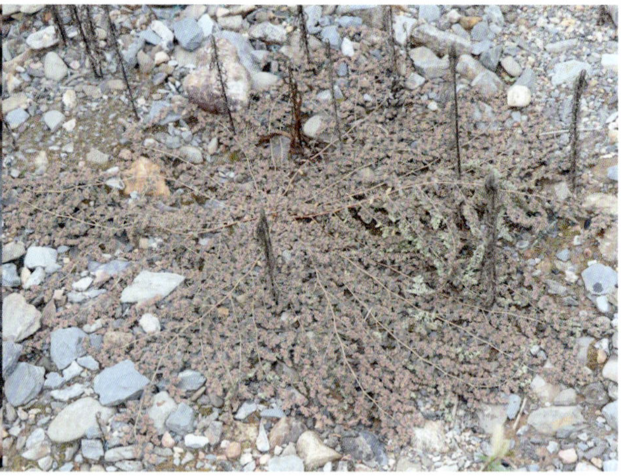

江、湖北、河南、河北和台湾。

**性味归经** 味辛，性平。

**功能主治** 具止血，清湿热，通乳之功效。用于黄疸，泄泻，痞积，血痢，尿血，血崩，外伤出血，乳汁不多，痈肿疮毒。

**用法用量** 内服：煎汤，15~50 克，大剂量 100 克；或和鸡肝煮服。外用：适量，捣敷。

## 博落回

【凭证标本】430121-190127-0002ZZ。

【采集地点】湖南省长沙市长沙县高桥镇白石源村。

**别　　名** 落回、号筒草、勃勒回、号筒杆、滚地龙、山号筒、山麻骨、猢狲竹、空洞草、角罗吹、号角斗竹、亚麻筒、三钱三、号桐树、翻牛白、狮子爪、通大海、泡通珠、边天蒿、通天大黄、土霸王、喇叭筒、吹火筒、蛇罗麻、野麻秆、哈哈筒、菠萝筒。

**基　　原** 罂粟科博落回属植物博落回 *Macleaya cordata*（Willd.）R. Br. 的根或全草。

**植物形态** 直立草本，基部木质化，具乳黄色浆汁。茎高 1~4 米，绿色，光滑，多白粉，中空，上部多分枝。叶片宽卵形或近圆形，长 5~27 厘米，宽 5~25 厘米，先端急尖、渐尖、钝或圆形，通常 7 或 9 深裂或浅裂，裂片半圆形、方形、三角形或其他，边缘波状、缺刻状、粗齿或多细齿，表面绿色，无毛，背面多白粉，被易脱落的细绒毛，基出脉通常 5，侧脉 2 对，稀 3 对，细脉网状，常呈淡红色；叶柄长 1~12 厘米，上面具浅沟槽。大型圆锥花序多花，长 15~40 厘米，顶生和腋生；花梗长 2~7 毫米；苞片狭披针形。花芽棒状，近白色，长约 1 厘米；萼片倒卵状长圆形，长约 1 厘米，舟状，黄白色；花瓣无；雄蕊 24~30，花丝丝状，长约 5 毫米，花药条形，与花丝等长；子房倒卵形至狭倒卵形，长 2~4 毫米，先端圆，基部渐狭，花柱长约 1 毫米，柱头 2 裂，下延于花柱上。蒴果狭倒卵形或倒披针形，长 1.3~3 厘米．粗 5~7 毫米，先端圆或钝，基部渐狭，无毛。种子 4~6（~8）枚，卵珠形，长 1.5~2 毫米，生于缝线两侧，无柄，种皮具排成行的整齐的蜂窝状孔穴，有狭的种阜。花果期 6~11 月。

**生境及分布** 生于海拔 150~830 米的丘陵或低山林中、灌丛中或草丛间。我国长江以南、南岭以北的大部分省区均有分布，南至广东，西至贵州，西北达甘肃南部。长沙县各地有零星野生分布。

**性味归经** 味辛、苦，性寒。有大毒。归心、肝、胃经。

**功能主治** 具散瘀，祛风，解毒，止痛，杀虫之功效。用于痈疮疔肿，臁疮，痔疮，湿疹，蛇虫咬伤，跌打肿痛，风湿性关节痛，龋齿痛，顽癣，滴虫性阴道炎及酒（渣）鼻。

**用法用量** 外用适量，捣敷，煎水熏洗或研末调敷。

①治恶疮，瘿根，赘瘤，息肉，白癜风，疮瘘者：博落回、百丈青、鸡桑灰各等分。研为末敷。②治指疔：博落回（连梗带叶）一把，水煎熏洗约十五分钟，再将煎过的叶子贴患指，日二至三次。早期发炎者，如此反复熏洗，外贴三至六次愈。③治臁疮：博落回全草，烧存性，研极细末，撒于疮口内，或用麻油调搽，或同生猪油捣和成膏敷贴。④治水、火烫伤：博落回根研末，棉花籽油调搽。⑤治中耳炎：博落回同白酒研末，澄清后用灯芯洒滴耳内。⑥治黄癣（癞痢）：先剃发，再用博落回 30 克，明矾 15 克，煎水洗，每日一次，共七日。⑦治蜈蚣、黄蜂咬伤：取新鲜博落回茎，折断，有黄色汁液流出，以汁搽患处。

**注意事项** 本品有毒，禁内服。口服易引起中毒，轻者出现口渴、头晕、恶心、呕吐、胃烧灼感及四肢麻木、乏力；重者出现烦躁、嗜睡、昏迷、精神异常、心律失常而死亡。

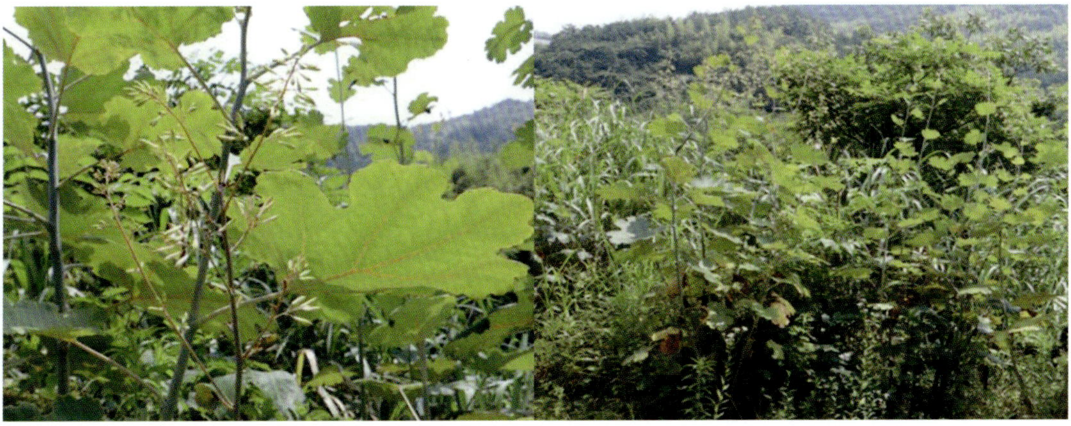

# 喜　树

**【凭证标本】** 430121-190702-0301LY。

**【采集地点】** 湖南省长沙市长沙县北山镇明月山村。

**别　　名**　旱莲、水栗、水桐树、天梓树、旱莲子、千张树、野芭蕉、水漠子、旱莲木、南京梧桐。

**基　　原**　珙桐科旱莲属植物喜树 *Camptotheca acuminata* Decne. 的根、果及树皮、树枝、叶。

**植物形态**　高大落叶乔木；株高达 20 余米；树皮灰色，浅纵裂；小枝皮孔长圆形或圆形，幼枝被灰色微柔毛；叶互生，长圆形或椭圆形，先端短尖，基部圆或宽楔形；花杂性同株，头状花序生于枝顶及上部叶腋，常组成复花序，上部雌花序，下部雄花序，花萼杯状，齿状 5 裂，花瓣 5，卵状长圆形；雄蕊 10，着生花盘周围，不等长；子房下位，花柱顶端 2~3 裂；头状果序具 15~20 枚瘦果，顶端具宿存花盘。

**生境及分布**　多栽培于路旁或庭园，长沙县各地有零星野生分布。分布于江西、浙江、湖南、湖北、四川、云南、贵州、广西、广东等地。

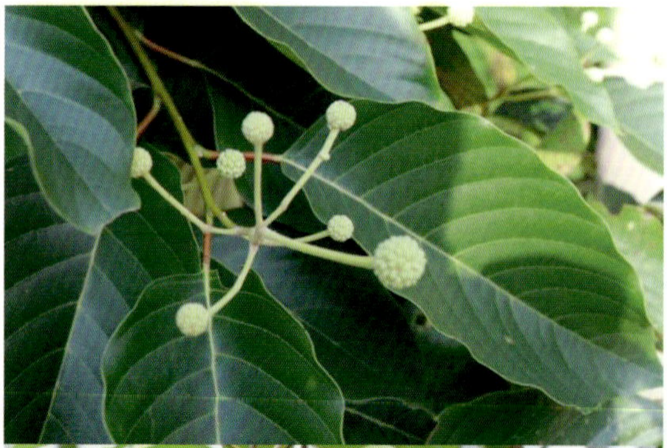

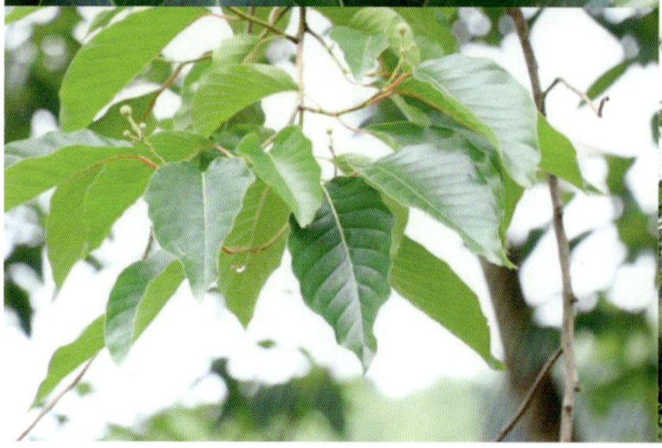

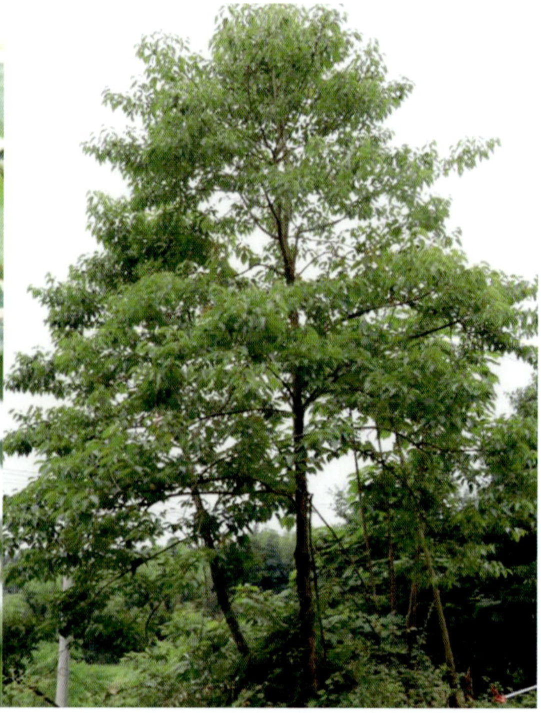

性味归经　味苦、辛、性寒、有毒。归脾、胃、肝经。

功能主治　具清热解毒，散结消症之功效。用于食道癌，贲门癌，胃癌，肠癌，肝癌，白血病，牛皮癣，疮肿。

用法用量　内服：煎汤，根皮 9~15 克，果实 3~9 克；或研末吞；或制成针剂、片剂。

注意事项　内服不宜过量。

# 搜山黄

**【凭证标本】** 430121-190718-0379LY。

**【采集地点】** 湖南省长沙市长沙县高桥镇白石源村。

别　　名　唐菖蒲、菖兰、剑兰、菖蒲花、标杆花、谷穗花、荸荠莲。

基　　原　鸢尾科唐菖蒲属植物唐菖蒲 *Gladiolus gandavensis* Van Houtte 的球茎。

植物形态　球茎扁球形，径 2.5~4.5 厘米，有棕黄色膜质包被；叶基生或在花茎基部互生，剑形，有数条纵脉及突出中脉，基部鞘状，先端渐尖，嵌叠状 2 列，长 40~60 厘米，宽 2~4 厘米；花茎不分枝，高 50~80 厘米；蒴果椭圆形或倒卵圆形；种子扁，有翅。

生境及分布　我国各地广为栽培，贵州及云南一些地方常逸为半野生。长沙县各地有零星分布。

性味归经　味苦、辛，性凉。归肺、肝经。

功能主治　具解毒散瘀，消肿止痛之功效。用于跌打损伤，咽喉肿痛；外用治腮腺炎，疮毒，淋巴结炎。

用法用量　内服：煎汤，3~9 克。外用：适量，酒磨或水磨汁涂，或捣敷。

注意事项　孕妇禁服。

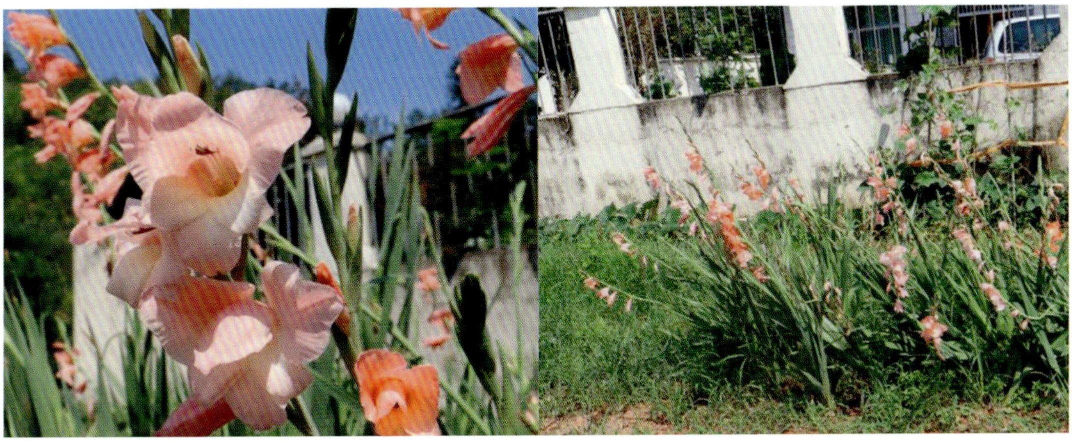

# 葛 根

**【凭证标本】** 430121-190907-0588-LY。

**【采集地点】** 湖南省长沙市长沙县高桥镇范林村。

**别　　名**　葛藤、粉葛、干葛、葛麻藤。

**基　　原**　豆科植物野葛 *Pueraria Lobata*（Willd.）Ohwi 的块根。

**植物形态**　粗壮藤本，长可达 8 米，全体被黄色长硬毛，茎基部木质，有粗厚的块状根。羽状复叶具 3 小叶；托叶背着，卵状长圆形，具线条；小托叶线状披针形，与小叶柄等长或较长；小叶三裂，偶尔全缘，顶生小叶宽卵形或斜卵形，长 7~15（~19）厘米，宽 5~12（~18）厘米，先端长渐尖，侧生小叶斜卵形，稍小，上面被淡黄色、平伏的疏柔毛。下面较密；小叶柄被黄褐色绒毛。总状花序长 15~30 厘米，中部以上有颇密集的花；苞片线状披针形至线形，远比小苞片长，早落；小苞片卵形，长不及 2 毫米；花 2~3 朵聚生于花序轴的节上；花萼钟形，长 8~10 毫米，被黄褐色柔毛，裂片披针形，渐尖，比萼管略长；花冠长 10~12 毫米，紫色，旗瓣倒卵形，基部有 2 耳及一黄色硬痂状附属体，具短瓣柄，翼瓣镰状，较龙骨瓣为狭，基部有线形、向下的耳，龙骨瓣镰状长圆形，基部有极小、急尖的耳；对旗瓣的 1 枚雄蕊仅上部离生；子房线形，被毛。荚果长椭圆形，长 5~9 厘米，宽 8~11 毫米，扁平，被褐色长硬毛。花期 9~10 月，果期 11~12 月。

**生境及分布**　生长在山地疏或密林中，长沙县有野生分布。分布于我国南北各地，除新疆、青海及西藏外，分布几遍全国。

**性味归经**　味甘、辛，性凉。归脾、胃、肺经。

**功能主治**　具解肌退热，生津止渴，透疹，升阳止泻，通经活络，解酒毒之功效。用

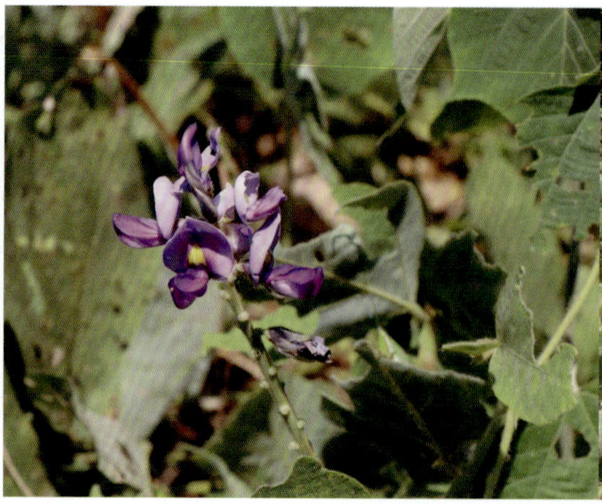

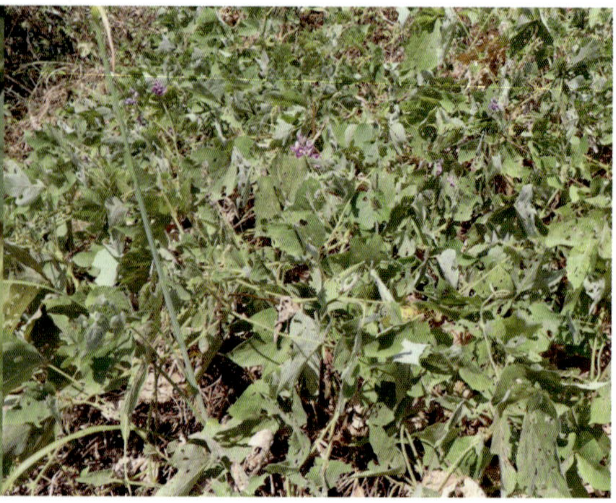

于外感发热头痛、项背强痛，口渴，消渴，麻疹不透，热痢，泄泻，眩晕头痛，中风偏瘫，胸痹心痛，酒毒伤中。

**用法用量** 内服：煎汤，10~15 克；或捣汁。外用：适量，捣敷。

**注意事项** ① 张元素：不可多服，恐损胃气。②《本草正》：其性凉，易于动呕，胃寒者所当慎用。③《本草从新》：夏日表虚汗多尤忌。

# 落葵花

【凭证标本】430121-190814-0535LY。

【采集地点】湖南省长沙市长沙县北山镇石常村。

**别　名** 无。

**基　原** 落葵科植物落葵 *Basella Alba* L. 的花。

**植物形态** 一年生缠绕草本。茎长可达数米，无毛，肉质，绿色或略带紫红色。叶片卵形或近圆形，长 3~9 厘米，宽 2~8 厘米，顶端渐尖，基部微心形或圆形，下延成柄，全缘，背面叶脉微凸起；叶柄长 1~3 厘米，上有凹槽。穗状花序腋生，长 3~15（~20）厘米；苞片极小，早落；小苞片 2，萼状，

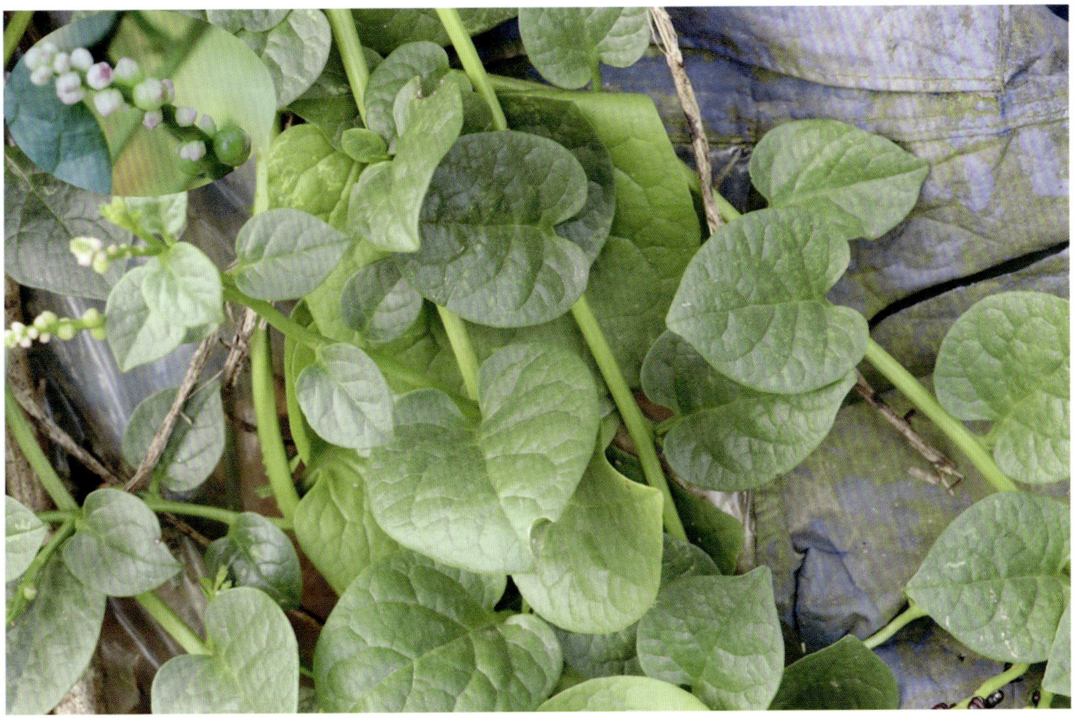

长圆形，宿存；花被片淡红色或淡紫色，卵状长圆形，全缘，顶端钝圆，内褶，下部白色，连合成筒；雄蕊着生花被筒口，花丝短，基部扁宽，白色，花药淡黄色；柱头椭圆形。果实球形，直径 5~6 毫米，红色至深红色或黑色，多汁液，外包宿存小苞片及花被。花期 5~9 月，果期 7~10 月。

**生境及分布** 生长在海拔 2000 米以下地区，长沙县各地有栽培。我国长江流域以南各地均有栽培，北方少见。

**性味归经** 味甘、酸，性寒。

**功能主治** 具凉血解毒之功效。用于痘毒，乳头破裂。

**用法用量** 外用：适量，鲜品捣汁涂。

**注意事项** 孕妇忌服。

**附　　注** 落葵子：落葵科植物落葵的果实。具润泽肌肤，美容之功效。外用：适量，研末调敷，作面脂。

## 萱　草

【凭证标本】430121-190613-0249LY。

【采集地点】湖南省长沙市长沙县黄花镇银龙村。

**别　　名** 黄花菜、金针菜、鹿葱、川草花、忘郁、丹棘。

**基　　原** 百合科萱草属植物萱草 *Hemerocallis fulva* L. 的根。

**植物形态** 多年生宿根草本，高 1 米以上；根茎粗短，具肉质纤维根，中下部纺锤状膨大；叶基生成丛，条状披针形，背面被白粉，长 40~80 厘米，宽 1.3~3.5 厘米；圆锥花序顶生，有花 6~12 朵；花早开晚谢，无香味，橘红色至橘黄色，花长 7~12 厘米，花梗长约 1 厘米，有小的披针形苞片；花被基部粗短漏斗状，花被 6 片，两轮排列，各 3 片，开展，向外反卷；雄蕊 6

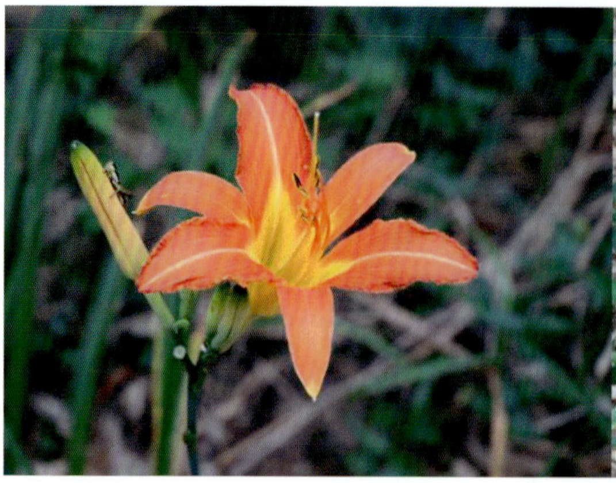

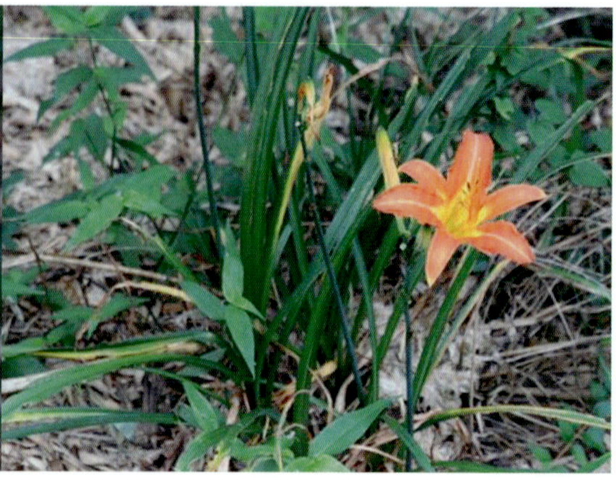

枚，花丝长，着生于花被喉部；子房上位，纺锤形，花柱细长；蒴果长圆形，嫩绿色，背裂，种子亮黑色；花果期5~7月。

**生境及分布** 野生于山地湿润处，多人工栽培于园庭，长沙县各地有零星野生分布。全国各地均有分布。

**性味归经** 味甘，性凉。

**功能主治** 具清热利尿，凉血止血之功效。用于腮腺炎，黄疸，膀胱炎，尿血，小便不利，乳汁缺乏，月经不调，衄血，便血。外用治乳腺炎。

**用法用量** 内服：6~12克。外用：适量，捣烂敷患处。

**注意事项** 萱草根，萱草属有些种具有毒性，服过量可致瞳孔扩大，呼吸抑制，甚至失眠和死亡，因此必须加以谨慎，要在医师指导下使用，以免发生事故。

# 萹 蓄

【凭证标本】430121-190912-0598-LY。

【采集地点】湖南省长沙市长沙县高桥镇金桥村。

**别　　名** 扁蓄、大萹蓄、乌蓼、扁竹、竹节草、猪牙草、道生草。

**基　　原** 蓼科植物萹蓄 *Polygonum aviculare* L. 的地上部分。

**植物形态** 一年生草本。茎平卧、上升或直立，高10~40厘米，自基部多分枝，具纵棱。叶椭圆形，狭椭圆形或披针形，长1~4厘米，宽3~12毫米，顶端钝圆或急尖，基部楔形，边缘全缘，两面无毛，下面侧脉明显；叶柄短或近无柄，基部具关节；托叶鞘膜质，下部褐色，上部白色，撕裂脉明显。花单生或数朵簇生于叶腋，遍布于植株；苞片薄膜质；花梗细，顶部具关节；花被5深裂，花被片椭圆形，长2~2.5毫米，绿色，边缘白色或淡红色；雄蕊8，花丝基部扩展；花柱3，柱头头状。瘦果卵形，具3棱，长2.5~3毫米，黑褐色，密被由小点组成的细条纹，无光泽，与宿存花被近等长或稍超过。花期5~7月，果期6~8月。

**生境及分布** 生长在田边路、沟边湿地，海拔10~4200米，长沙县有分布。分布于全国各地。

**性味归经** 味苦，性微寒。归膀胱经。

**功能主治** 具利尿通淋，杀虫，止痒之功效。用于热淋涩痛，小便短赤，虫积腹痛，皮肤湿疹，阴痒带下。

**用法用量** 内服：煎9~15克；或入丸、散；杀虫单用30~60克，鲜品捣汁饮50~100克。外用：适量，煎洗患处。

**注意事项** 《得配本草》：多服泄精气。

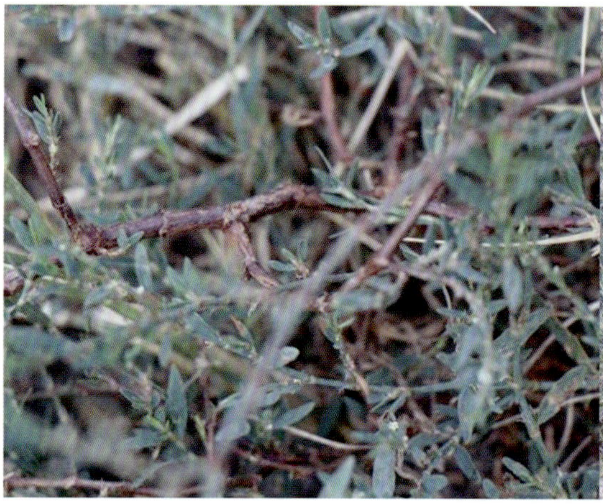

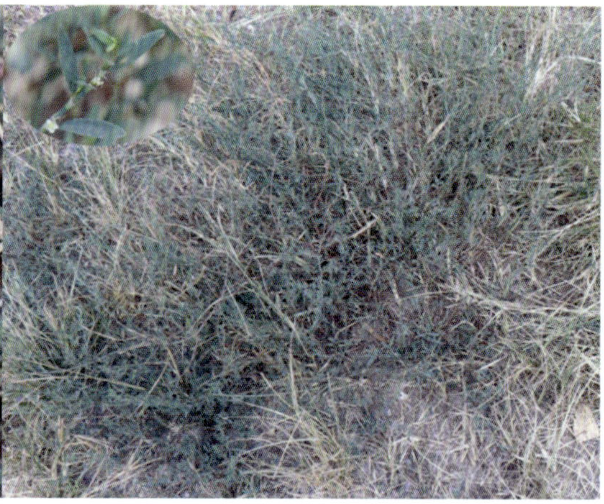

# 韩信草

【凭证标本】430121-190612-0231LY。

【采集地点】湖南省长沙市长沙县路口镇路口社区。

**别　名**　大力草、耳挖草、金茶匙、大韩信草、顺经草、调羹草、红叶犁头尖、大叶半枝莲、笑花草、虎咬癀、向天盏。

**基　原**　唇形科植物韩信草 *Scutellaria indica* L. 的带根全草。

**植物形态**　多年生草本；株高达 28 厘米；茎深紫色，被微柔毛，茎上部及沿棱毛密；叶心状卵形或椭圆形，先端钝或圆，基部圆或心形，具圆齿；总状花序，苞片卵形或椭圆形，具圆齿，花萼被长硬毛及微柔毛，花冠蓝紫色，冠筒基部膝曲，下唇中裂片圆卵形，具深紫色斑点，侧裂片卵形；小坚果暗褐色，卵球形，被瘤点，腹面近基部具挤状突起；具瘤，腹面近基部具一果脐。

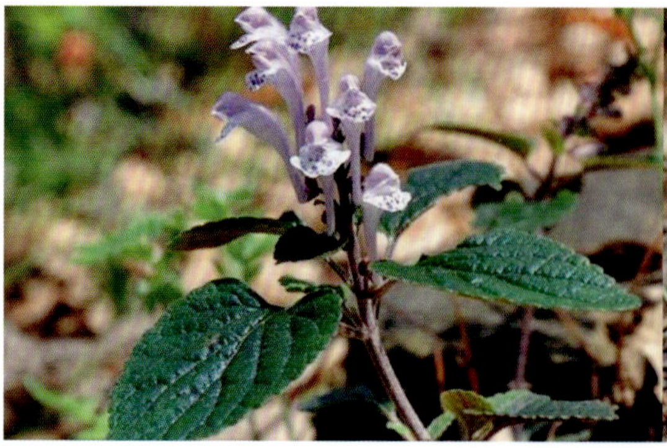

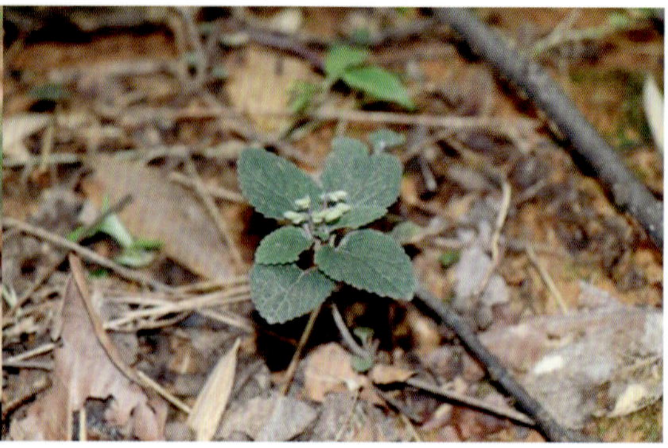

■ 生境及分布　生于海拔 1500 米以下的山地或丘陵地、疏林下，路旁空地及草地上，长沙县各地有零星野生分布。分布于陕西、江苏、安徽、浙江、江西、福建、台湾、河南、湖南、广东、广西、四川、贵州、云南等地。

■ 性味归经　味辛、苦，性寒。归心、肝、肺经。

■ 功能主治　具清热解毒，活血止痛，止血消肿之功效。用于痈肿疔毒；肺痈；肠痈；瘰疬；毒蛇咬伤；肺热咳喘；牙痛；喉痹；咽痛；筋骨疼痛；吐血；咯血；便血；跌打损伤；创伤出血；皮肤瘙痒。

■ 用法用量　内服：煎汤，10~15 克；或捣汁，鲜品 30~60 克；或浸酒。外用：适量，捣敷；或煎汤洗。

■ 注意事项　① 治跌打损伤，吐血：鲜韩信草 30 克。捣，绞汁，炖酒服。(《泉州本草》) ② 治吐血、咯血：鲜韩信草 15 克。捣，绞汁，调冰糖炖服。(《泉州本草》) ③ 治劳郁积伤，胸胁闷痛：韩信草 15 克。水煎服。或全草 250 克。酒 500 克，浸三天。每次 15 克，一日二次。(《福建中草药》) ④ 治痈疽，无名肿毒：鲜韩信草捣烂，敷患处。(《泉州本草》) ⑤ 治毒蛇咬伤：鲜韩信草 30 克。捣烂绞衬冲冷开水服，渣敷患处。(《福建中草药》) ⑥ 治牙痛：韩信草、入地金牛各二克。水煎服。(《岭南采药录》) ⑦ 治白浊、白带：韩信草 15 克。水煎或加猪小肠同煎服。(《福建中草药》)

# 楮实子

【凭证标本】430121-190421-0062LY。
【采集地点】湖南省长沙市长沙县安沙镇安沙社区。

■ 别　　名　楮实子、楮树、砂纸树、谷木、谷浆树。

■ 基　　原　桑科楮属植物构树 *Broussonetia papyrifera*（Linnaeus）L' Heritier ex Ventenat 的干燥成熟果实。

■ 植物形态　乔木，高 10~20 米；树皮暗灰色；小枝密生柔毛。叶螺旋状排列，广卵形至长椭圆状卵形，长 6~18 厘米，宽 5~9 厘米，先端渐尖，基部心形，两侧常不相等，边缘具粗锯齿，不分裂或 3~5 裂，小树之叶常有明显分裂，表面粗糙，疏生糙毛，背面密被绒毛，基生叶脉三出，侧脉 6~7 对；叶柄长 2.5~8 厘米，密被糙毛；托叶大，卵形，狭渐尖，长 1.5~2 厘米，宽 0.8~1 厘米。花雌雄异株；雄花序为柔荑花序，粗壮，长 3~8 厘米，苞片披针形，被毛，花被 4 裂，裂片三角状卵形，被毛，雄蕊 4，花药近球形，退化雌蕊小；雌花序球形头状，苞片棍棒状，顶端被毛，花被管状，顶端与花柱紧贴，子房卵圆形，柱头线形，被毛。聚花果直径 1.5~3 厘米，成熟时橙红色，肉质；瘦果具与等长的柄，表面有小瘤，龙骨双层，外果皮

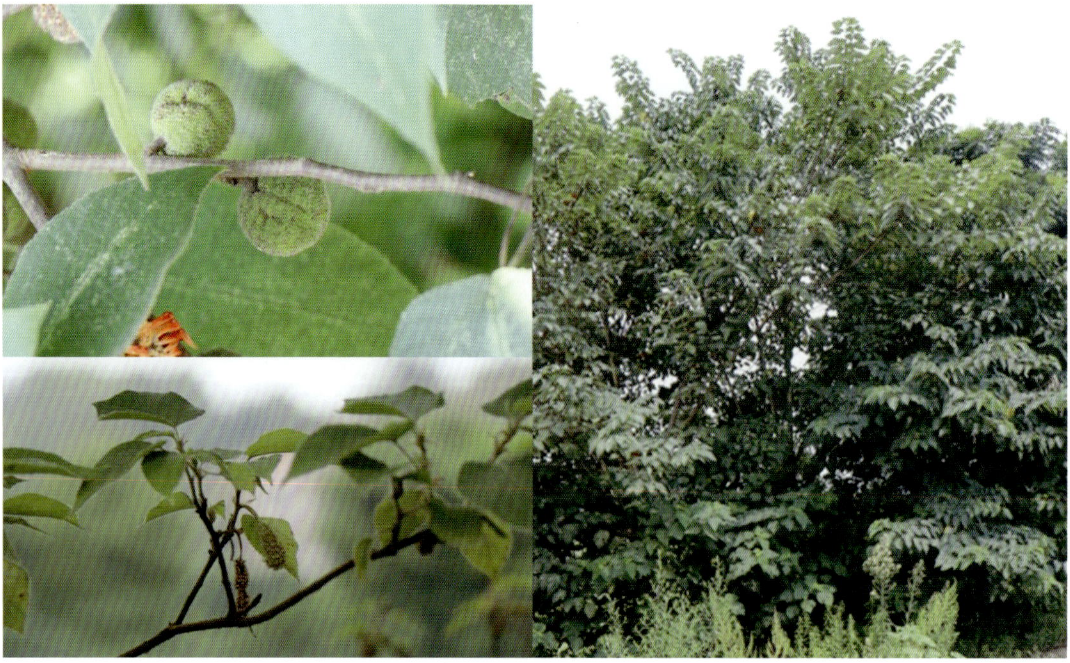

壳质。花期 4~5 月，果期 6~7 月。

**生境及分布** 产于我国南北各地。缅甸、泰国、越南、马来西亚、日本、朝鲜也有，野生或栽培。长沙县各地有零星野生分布。

**性味归经** 味甘，性寒。归肝、肾经。

**功能主治** 具补肾，强筋骨，明目，利尿之功效。用于腰膝酸软，虚劳骨蒸，头晕目眩，目生翳膜，水肿胀满。

**用法用量** 内服：6~12 克。

# 酢浆草

【凭证标本】430121-190421-0050LY。

【采集地点】湖南省长沙市长沙县安沙镇安沙社区。

**别　　名** 酸箕、三叶酸草、酸母草、鸠酸草、小酸茅、雀林草、酸浆、赤孙施、酸啾啾、田字草、酸浆草、雀儿草、酸母草、酸饺草、小酸苗、酸草、三叶酸、三角酸、雀儿酸、斑鸠草、酸味草、酸迷迷草、三叶酸浆、酸酸草、酸斑苋、咸酸草、酸酢草、酸得溜、铺地莲、酸梅草、三叶破铜钱、黄花梅、满天星、黄花草、六叶莲、野王瓜草、王瓜酸、冲天泡、长血草、酸芝草、酸批子、东阳火草、水晶花、蒲瓜酸、鹁鸪酸、斑鸠酸、三梅草、老鸦酸。

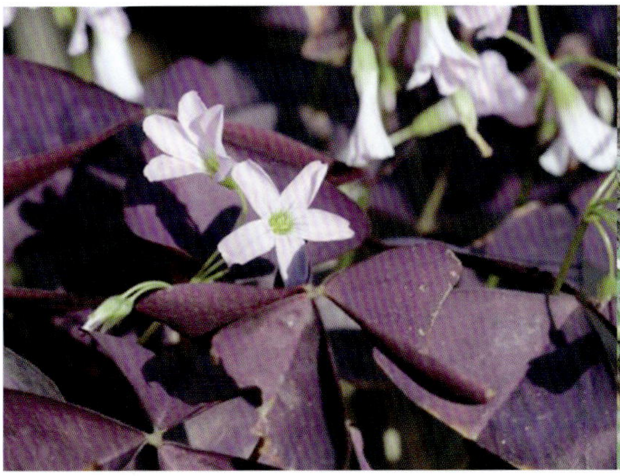 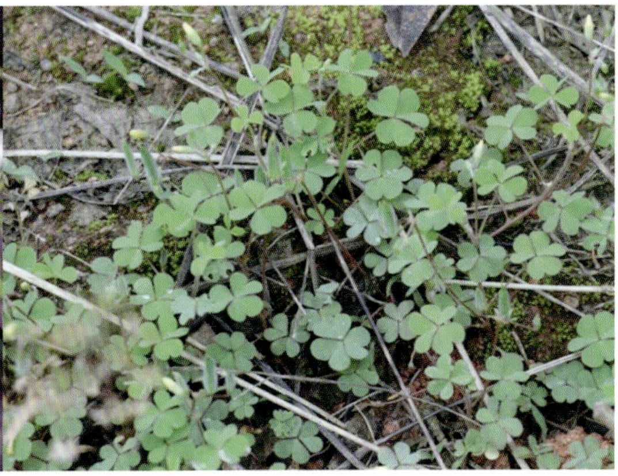

**基　　原**　酢浆草科植物酢浆草 *Oxalis corniculata* L. 的全草。

**植物形态**　草本，高 10~35 厘米，全株被柔毛。根茎稍肥厚。茎细弱，多分枝，直立或匍匐，匍匐茎节上生根。叶基生或茎上互生；托叶小，长圆形或卵形，边缘被密长柔毛，基部与叶柄合生，或同一植株下部托叶明显而上部托叶不明显；叶柄长 1~13 厘米，基部具关节；小叶 3，无柄，倒心形，长 4~16 毫米，宽 4~22 毫米，先端凹入，基部宽楔形，两面被柔毛或表面无毛，沿脉被毛较密，边缘具贴伏缘毛。花单生或数朵集为伞形花序状，腋生，总花梗淡红色，与叶近等长；花梗长 4~15 毫米，果后延伸；小苞片 2，披针形，长 2.5~4 毫米，膜质；萼片 5，披针形或长圆状披针形，长 3~5 毫米，背面和边缘被柔毛，宿存；花瓣 5，黄色，长圆状倒卵形，长 6~8 毫米，宽 4~5 毫米；雄蕊 10，花丝白色半透明，有时被疏短柔毛，基部合生，长、短互间，长者花药较大且早熟；子房长圆形，5 室，被短伏毛，花柱 5，柱头头状。蒴果长圆柱形，长 1~2.5 厘米，5 棱。种子长卵形，长 1~1.5 毫米，褐色或红棕色，具横向肋状网纹。花、果期 2~9 月。

**生境及分布**　生于山坡草地、河谷沿岸、路边、田边、荒地或林下阴湿处等。全国广布。长沙县各地有零星野生分布。

**性味归经**　味酸，性寒。归大肠、小肠经。

**功能主治**　具清热利湿，凉血散瘀，消肿解毒之功效。用于泄泻，痢疾，黄疸，淋病，赤白带下，麻疹，吐血，衄血，咽喉肿痛，疔疮，痈肿，疥癣，痔疾，脱肛，跌打损伤，汤火烫伤。

**用法用量**　内服：煎汤，9~15 克，鲜品 30~60 克；或研末；或鲜品绞汁饮。外用：适量，煎水洗、捣烂敷、捣汁涂或煎水漱口。

①治水泻：酸浆草 9 克冲，加红糖蒸服。②治痢疾：酢浆草研末，每服 15 克，开水送服。③汤火烫伤：鲜酢浆草洗净捣烂，调麻油敷患处。④治疟疾：酢浆草 9 克，水煎服。⑤治尿结尿淋：酸浆草 30 克，甜酒 60 克。共同煎水服，日服三次。⑥治齿龈腐烂：鲜酢浆草和食盐少许，捣烂绞汁，用消毒棉花蘸汁，擦洗患处，一日三五次。⑦治咽喉肿痛：鲜酢浆

草 15~30 克，食盐少许。共捣烂，用纱布包好含于口中；或煎汤漱口。并治口腔炎。⑧ 治疔疮：鲜酢浆草和红糖少许，捣烂为泥，敷患处。⑨ 治乳痈：酢浆草 15 克。水煎服，渣抖烂外敷。⑩ 治癣疮作痒：酢浆草擦之，数次即愈。(《永类钤方》) ⑪ 治腹部痈肿：鲜酢浆草 30 克。放碗内捣出汁，热甜酒冲，去渣服。

# 紫云英

【凭证标本】430121-190421-0051LY。
【采集地点】湖南省长沙市长沙县安沙镇安沙社区。

**别　　名**　苕子菜、沙蒺藜、红花草、翘摇。

**基　　原**　豆科黄芪属植物紫云英 *Astragalus sinicus* L. 的根、全草和种子。

**植物形态**　二年生草本，多分枝，匍匐，高 10~30 厘米，被白色疏柔毛。奇数羽状复叶，具 7~13 片小叶，长 5~15 厘米；叶柄较叶轴短；托叶离生，卵形，长 3~6 毫米，先端尖，基部互相多少合生，具缘毛；小叶倒卵形或椭圆形，长 10~15 毫米，宽 4~10 毫米，先端钝圆或微凹，基部宽楔形，上面近无毛，下面散生白色柔毛，具短柄。总状花序生 5~10 花，呈伞形；总花梗腋生，较叶长；苞片三角状卵形，长约 0.5 毫米；花梗短；花萼钟状，长约 4 毫米，被白色柔毛，萼齿披针形，长约为萼筒的 1/2；花冠紫红色或橙黄色，旗瓣倒卵形，长 10~11 毫米，先端微凹，基部渐狭成瓣柄，翼瓣较旗瓣短，长约 8 毫米，瓣片长圆形，基部具短耳，瓣柄长约为瓣片的

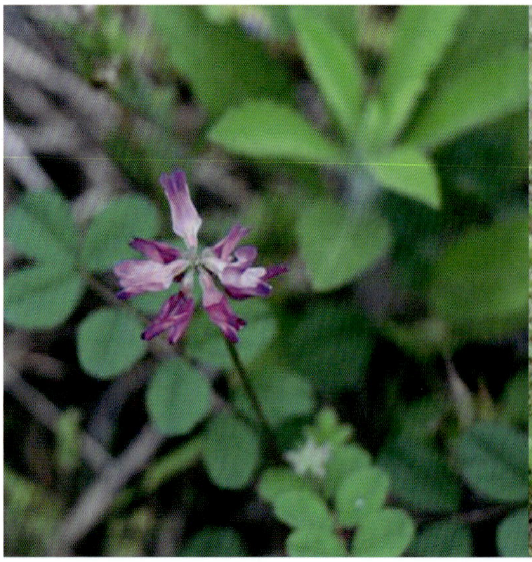

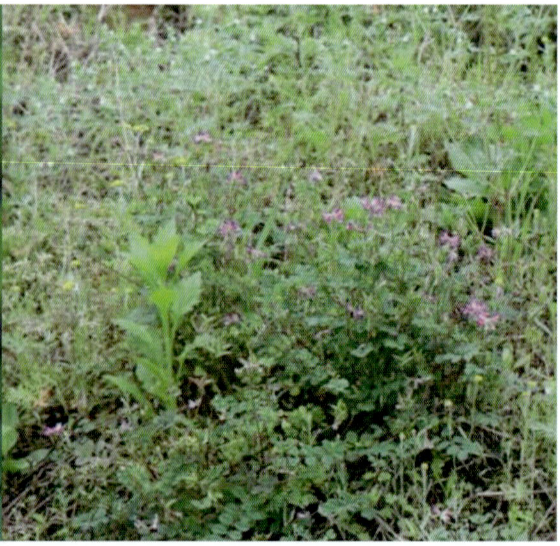

1/2，龙骨瓣与旗瓣近等长，瓣片半圆形，瓣柄长约等于瓣片的 1/3；子房无毛或疏被白色短柔毛，具短柄。荚果线状长圆形，稍弯曲，长 12~20 毫米，宽约 4 毫米，具短喙，黑色，具隆起的网纹；种子肾形，栗褐色，长约 3 毫米。花期 2~6 月，果期 3~7 月。

**生境及分布** 生于海拔 400~3000 米的山坡、溪边及潮湿处。产于长江流域各省区。长沙县各地有零星野生分布。

**性味归经** 味微辛、微甘，性平。

**功能主治** 具祛风明目，健脾益气，解毒止痛之功效。根：用于肝炎，营养性浮肿，白带，月经不调。全草：用于急性结膜炎，神经痛，带状疱疹，疮疖痈肿，痔疮。

**用法用量** 内服：鲜根 30~45 克，全草 6~15 克，种子 6~9 克。外用：适量，鲜草捣烂敷，或干草研粉调敷。

# 紫花前胡

【凭证标本】430121-190127-0001ZZ。

【采集地点】湖南省长沙市长沙县高桥镇白石源村。

**别　　名** 无。

**基　　原** 紫花前胡 *Angelica decursiva*（Miquel）Franchet & Savatier 的干燥根。

**植物形态** 多年生草本。根圆锥状，有少数分枝，径 1~2 厘米，外表棕黄色至棕褐色，有强烈气味。茎高 1~2 米，直立，单一，中空，光滑，常为紫色，无毛，有纵沟纹。根生叶和茎生叶有长柄，柄长 13~36 厘米，基部膨大成圆形的紫色叶鞘，抱茎，外面无毛；叶片三角形至卵圆形，坚纸质，长 10~25 厘米，一回三全裂或一至二回羽状分裂；第一回裂片的小叶柄翅状延长，侧方裂片和顶端裂片的基部联合，沿叶轴呈翅状延长，翅边缘有锯齿；末回裂片卵形或长圆状披针形，长 5~15 厘米，宽 2~5 厘米，顶端锐尖，边缘有白色软骨质锯齿，齿端有尖头，表面深绿色，背面绿白色，主脉常带紫色，表面脉上有短糙毛，背面无毛；茎上部叶简化成囊状膨大的紫色叶鞘。复伞形花序顶生和侧生，花序梗长 3~8 厘米，有柔毛；伞辐 10~22，长 2~4 厘米；总苞片 1~3，卵圆形，阔鞘状，宿存，反折，紫色；小总苞片 3~8，线形至披针形，绿色或紫色，无毛；伞辐及花柄有毛；花深紫色，萼齿明显，线状锥形或三角状锥形，花瓣倒卵形或椭圆状披针形，顶端通常不内折成凹头状，花药暗紫色。果实长圆形至卵状圆形，长 4~7 毫米，宽 3~5 毫米，无毛，背棱线形隆起，尖锐，侧棱有较厚的狭翅，与果体近等宽，棱槽内有油管 1~3，合生面油管 4~6，胚乳腹面稍凹入。

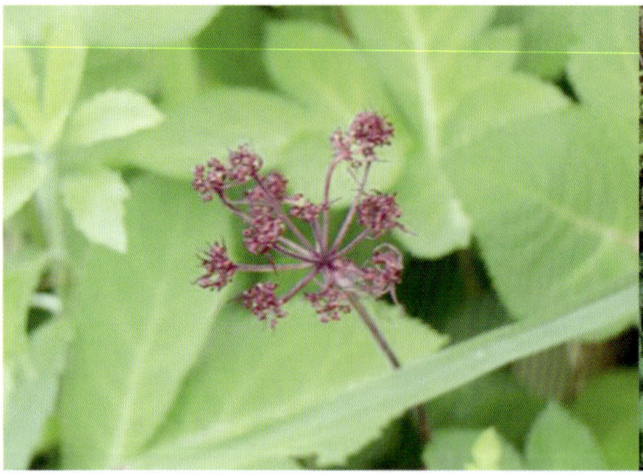

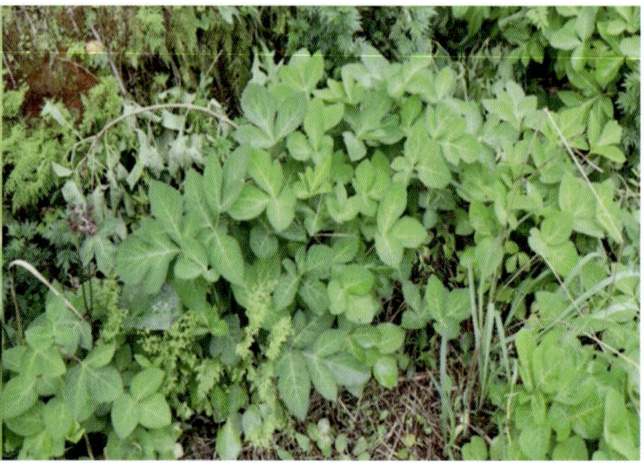

花期 8~9 月，果期 9~11 月。

**生境及分布** 生长于山坡林缘、溪沟边或杂木林灌丛中。产于辽宁、河北、陕西、河南、四川、湖北、安徽、江苏、浙江、江西、广西、广东、台湾等地。长沙县各地有零星野生分布。

**性味归经** 味苦、辛，性微寒。归肺经。

**功能主治** 具散风清热，降气化痰之功效。用于风热咳嗽痰多，痰热喘满，咯痰黄稠。

**用法用量** 3~9 克，或入丸、散。

**注意事项** 无。

# 紫苏子

【凭证标本】430121-191204-0813LY。

【采集地点】湖南省长沙市长沙县青山铺镇天华村。

**别　　名** 赤苏、红苏、红紫苏、皱紫苏。

**基　　原** 唇形科植物紫苏 *Perilla frutescens*（L.）Britt. 的成熟果实。

**植物形态** 一年生、直立草本。茎高 0.3~2 米，绿色或紫色，钝四棱形，具四槽，密被长柔毛。叶阔卵形或圆形，长 7~13 厘米，宽 4.5~10 厘米，先端短尖或突尖，基部圆形或阔楔形，边缘在基部以上有粗锯齿，膜质或草质，两面绿色或紫色，或仅下面紫色，上面被疏柔毛，下面被贴生柔毛，侧脉 7~8 对，位于下部者稍靠近，斜上升，与中脉在上面微突起下面明显突起，色稍淡；叶柄长 3~5 厘米，背腹扁平，密被长柔毛。轮伞花序 2 花，组成长 1.5~15 厘米、密被长柔毛、偏向一侧的顶生及腋生总状花序；苞片宽卵圆形或近圆形，长宽约 4 毫米，先端具短尖，外被红褐色腺点，无毛，边

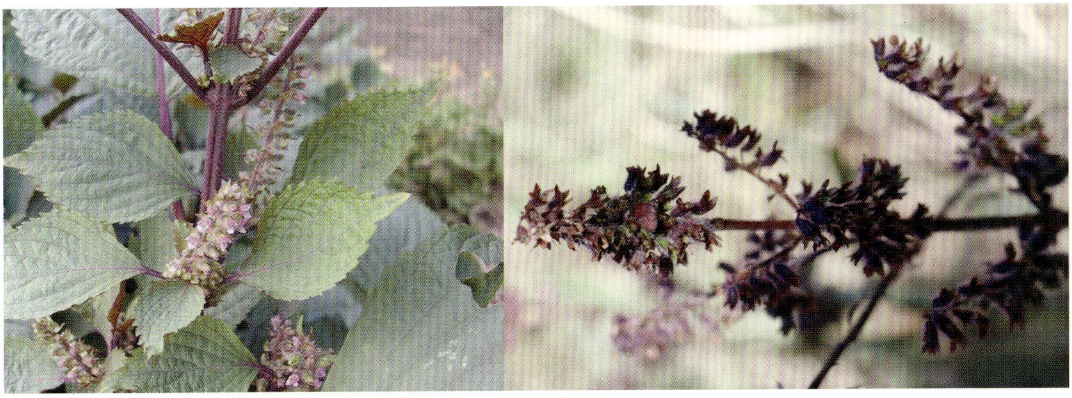

缘膜质；花梗长 1.5 毫米，密被柔毛。花萼钟形，10 脉，长约 3 毫米，直伸，下部被长柔毛，夹有黄色腺点，内面喉部有疏柔毛环，结果时增大，长至 1.1 厘米，平伸或下垂，基部一边肿胀，萼檐二唇形，上唇宽大，3 齿，中齿较小，下唇比上唇稍长，2 齿，齿披针形。花冠白色至紫红色，长 3~4 毫米，外面略被微柔毛，内面在下唇片基部略被微柔毛，冠筒短，长 2~2.5 毫米，喉部斜钟形，冠檐近二唇形，上唇微缺，下唇 3 裂，中裂片较大，侧裂片与上唇相近似。雄蕊 4，几不伸出，前对稍长，离生，插生喉部，花丝扁平，花药 2 室，室平行，其后略叉开或极叉开。花柱先端相等 2 浅裂。花盘前方呈指状膨大。小坚果近球形，灰褐色，直径约 1.5 毫米，具网纹。花期 8~11 月，果期 8~12 月。

**生境及分布** 长沙县各地有分布。全国各地广泛栽培。

**性味归经** 味辛，性温。归肺经。

**功能主治** 具降气化痰，止咳平喘，润肠通便之功效。用于痰壅气逆，咳嗽气喘，肠燥便秘。

**用法用量** 内服：煎汤，3~10 克。

**附　　注** ① 紫苏叶：唇形科植物紫苏的叶（或带嫩枝）。味辛，性温。归肺、脾经。具解表散寒，行气和胃之功效。用于风寒感冒，咳嗽呕恶，妊娠呕吐，鱼蟹中毒。内服：煎汤，5~10 克。② 紫苏梗：唇形科植物紫苏的茎。味辛，性温。归肺、脾经。具理气宽中，止痛，安胎之功效。用于胸膈痞闷，胃脘疼痛，嗳气呕吐，胎动不安。内服：煎汤，5~10 克。

## 紫茉莉

【凭证标本】430121-190613-0246LY。

【采集地点】湖南省长沙市长沙县黄花镇银龙村。

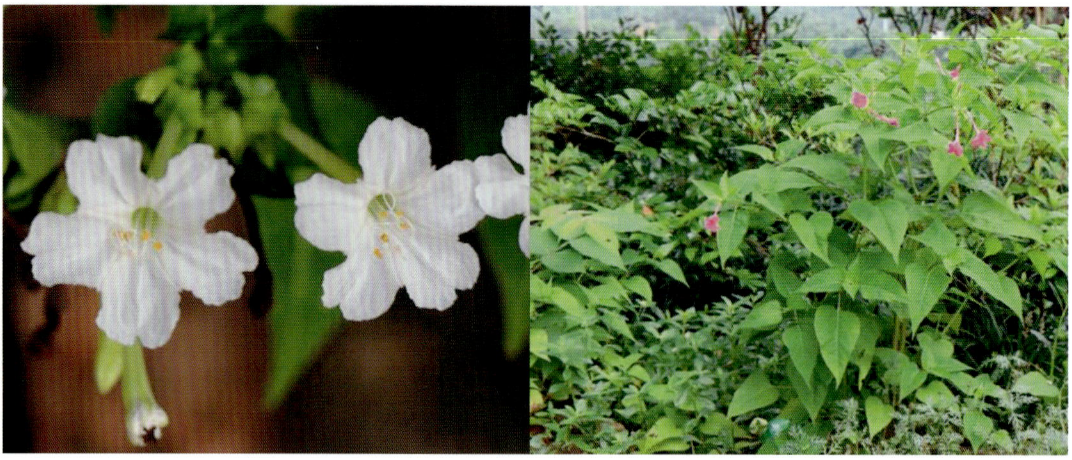

■ 别　　名　胭脂花、胭粉豆、水粉花、粉子头、夜娇娇、夜晚花、入地老鼠。

■ 基　　原　紫茉莉科紫茉莉属植物紫茉莉 *Mirabilis jalapa* L. 的根及全草。

■ 植物形态　一年生草本；株高达 1 米；茎多分枝，节稍肿大；叶卵形或卵状三角形，先端渐尖，基部平截或心形，全缘；花常数朵簇生枝顶，总苞钟形，5 裂，花被紫红、黄或杂色，花被筒高脚碟状，檐部 5 浅裂，午后开放，有香气，次日午前凋萎；雄蕊 5；瘦果球形，黑色，革质，具皱纹；种子胚乳白粉质。

■ 生境及分布　性喜温和而湿润的气候条件，不耐寒，长沙县各地有零星野生分布。我国南北各地常栽培，为观赏花卉，有时亦为野生。

■ 性味归经　味甘、淡，性凉。

■ 功能主治　具清热利湿，活血调经，解毒消肿之功效。根用于扁桃体炎，月经不调，白带，子宫颈糜烂，前列腺炎，泌尿系感染，风湿性关节酸痛；根、全草外用治乳腺炎，跌打损伤，痈疖疔疮，湿疹。

■ 用法用量　内服：煎汤，15~30 克，鲜品 30~60 克。外用：根、全草适量，鲜品捣敷，或煎汤外洗。

■ 注意事项　孕妇忌服。

# 紫　荆

【凭证标本】430121-190627-0286LY。

【采集地点】湖南省长沙市长沙县北山镇牌楼村。

■ 别　　名　裸枝树、紫珠。

**基　　原**　豆科紫荆属植物紫荆 *Cercis chinensis* Bunge 的根、根皮、木材、果实及花。

**植物形态**　落叶乔木或灌木，高 2~5 米；树皮和小枝灰白色。叶纸质，近圆形或三角状圆形，嫩叶绿色，仅叶柄略带紫色，叶缘膜质透明，新鲜时明显可见。花紫红色或粉红色，2~10 余朵成束，簇生于老枝和主干上，尤以主干上花束较多，越到上部幼嫩枝条则花越少，通常先于叶开放，但嫩枝或幼株上的花则与叶同时开放，荚果扁狭长形，绿色，种子 2~6 颗，阔长圆形，黑褐色，光亮。花期 3~4 月；果期 8~10 月。

**生境及分布**　常见的栽培植物，多植于庭园、屋旁、寺街边，少数密林或石灰岩地区，长沙县各地有零星野生分布。分布于东南部、北至河北、南至广东、广西、西至云南、四川、西北至陕西、东至浙江、江苏和山东等省区。

**性味归经**　① 紫荆皮：味苦，性平；归肝经。② 紫荆根：味苦，性平。③ 紫荆木：味苦，性平。归肝、膀胱经。④ 紫荆花：味苦，性平。⑤ 紫荆果：味甘、微苦，性平。归心、肺经。

**功能主治**　① 树皮（紫荆皮）：具活血通经，消肿解毒之功效。用于风寒湿痹，经闭，血气痛，喉痹，淋证，痈肿，癣疥，跌打损伤，蛇虫咬伤。② 根部（紫荆根）：用于妇女月经不调，瘀滞腹痛，痈肿疮毒，痄腮，狂犬咬伤。③ 木部（紫荆木）：具活血，通淋之功效。用于痛经，瘀血腹痛，淋证。④ 花（紫荆花）：具清热凉血，祛风解毒之功效。用于风湿筋骨痛，鼻中疳疮。⑤ 果实（紫荆果）：用于咳嗽，孕妇心痛。

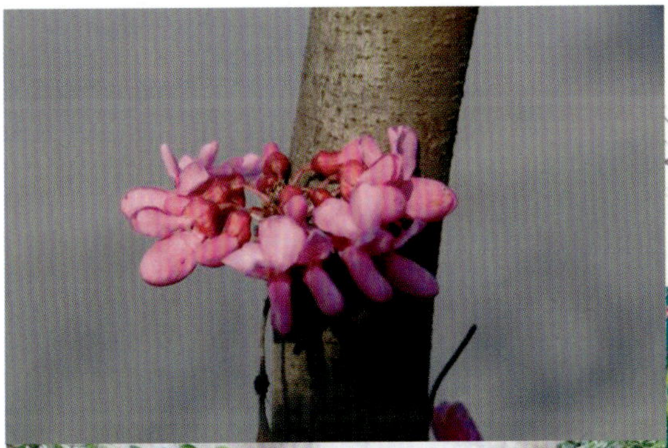

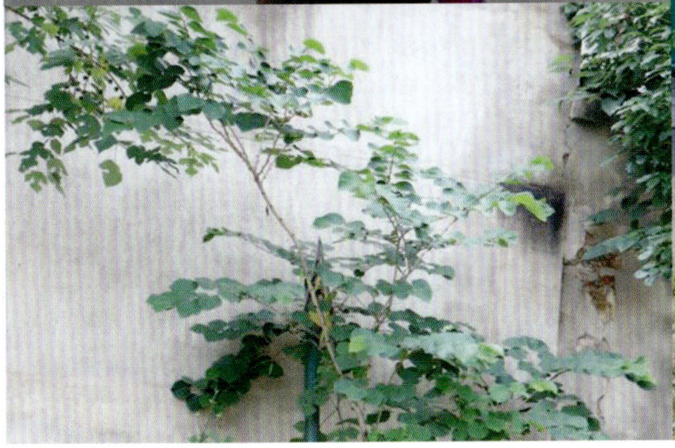

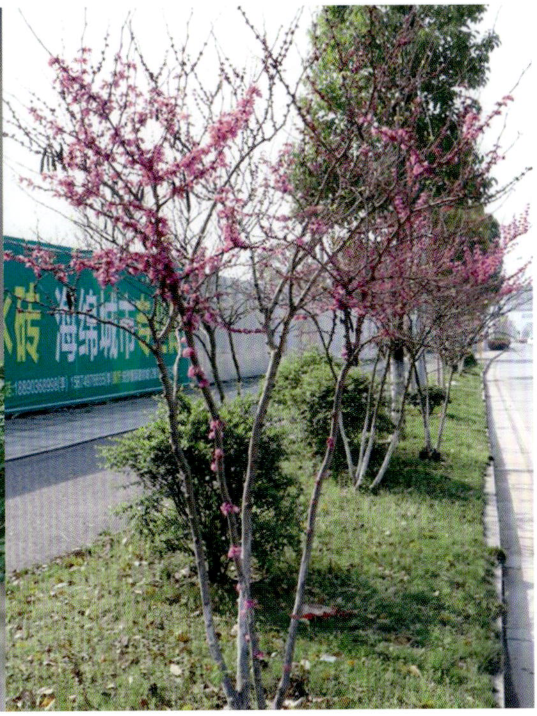

**用法用量** ①紫荆皮：内服：煎汤，6~15克；或浸酒；或入丸、散。外用：适量，研末调敷。②紫荆根：内服：煎汤，6~1克。外用：适量，捣敷③紫荆木：内服：煎汤，9~15克。④紫荆花：内服：煎汤，3~6克。外用：适量，研末敷。⑤紫荆果：内服：煎汤，6~12克。

**注意事项** 紫荆木及紫荆皮孕妇禁服。

## 紫薇花

【凭证标本】430121-190715-0340LY。

【采集地点】湖南省长沙市长沙县开慧镇飘峰山村。

**别　　名** 鹭鸶花、五里香、红薇花、百日红、佛相花、满堂红、怕痒花、猴刺脱、紫梢、痒痒花、宝幡花、五爪金龙。

**基　　原** 千屈菜科紫薇属植物紫薇 *Lagerstroemia indica* L. 的根、树皮。

**植物形态** 落叶灌木或小乔木；株高达7米；树皮平滑，灰或灰褐色；小枝具4棱，略呈翅状；叶互生或有时对生，纸质，椭圆形、宽长圆形或倒卵形，长

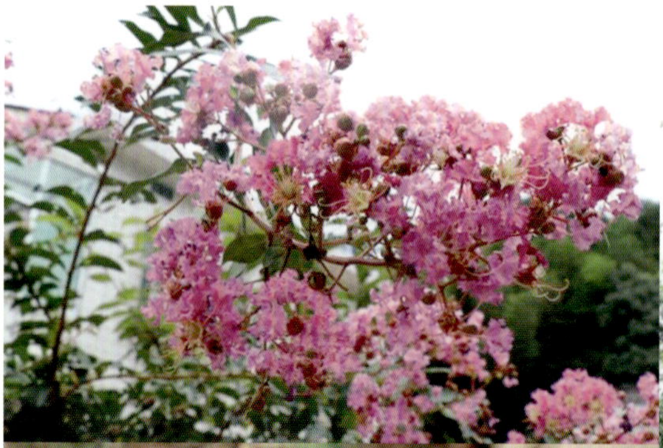

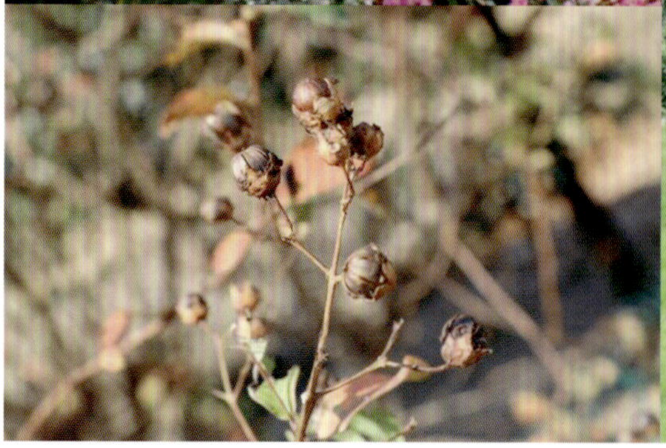

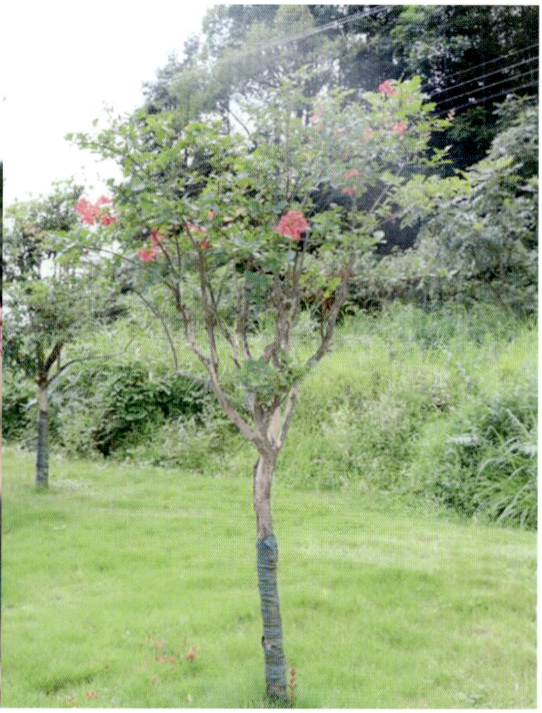

2.5~7 厘米，先端短尖或钝，有时微凹，基部宽楔形或近圆，无毛或下面沿中脉有微柔毛，侧脉 3~7 对；无柄或叶柄很短；花淡红、紫色或白色，常组成顶生圆锥花序；花瓣 6，皱缩，具长爪，雄蕊多枚，6 枚着生于花萼上，显著较长，其余着生于萼筒基部；蒴果椭圆状球形或宽椭圆形，幼时绿色至黄色，成熟时或干后呈紫黑色。

**生境及分布**　半阴生，喜肥沃湿润的土壤上，也能耐旱，不论钙质土或酸性土都生长良好。产于我国广东、广西、湖南、福建、江西、浙江、江苏、湖北、河南、河北、山东、安徽、陕西、四川、云南、贵州及吉林均有生长或栽培，长沙县各地有零星野生分布。

**性味归经**　味微苦、涩，性平。

**功能主治**　具清热解毒；凉血上血之功效。用于疮疖痈疽，小儿胎毒，疥癣，血崩，带下，肺痨咳血，小儿惊风。

**用法用量**　内服：煎汤，10~15 克，或研末。外用：适量，研末调敷，或煎水洗。

# 紫　藤

**【凭证标本】**430121-190611-0223LY。

**【采集地点】**湖南省长沙市长沙县北山镇明月山村。

**别　　名**　藤萝、招豆藤、藤花菜、小黄藤、紫金藤、轿藤、豆藤、藤萝、黄纤藤。

**基　　原**　豆科紫藤属植物紫藤 *Wisteria sinensis* Sweet 的茎皮、花及种子。

**植物形态**　大型藤本，长达 20 余米；株长达 20 余米；茎粗壮，左旋；嫩枝黄褐色，被白色绢毛；羽状复叶长 15~25 厘米，小叶 9~13，纸质，卵状椭圆形或卵状披针形，先端小叶较大，基部 1 对最小，长 5~8 厘米，宽 2~4 厘米，先端渐尖或尾尖，基部钝圆或楔形，或歪斜，嫩时两面被平伏毛，后无毛，小托叶刺毛状；总状花序生于去年短枝的叶腋或顶芽，长 15~30 厘米，径 8~10 厘米，先叶开花；花梗细，长 2~3 厘米；花萼长 5~6 毫米，宽 7~8 毫米；密被细毛；花冠紫色，长 2~2.5 厘米，旗瓣反折，基部有 2 枚柱状胼胝体；子房密被茸毛，胚珠 6~8；荚果线状倒披针形，成熟后不脱落，长 10~15 厘米，宽 1.5~2 厘米，密被灰色茸毛；种子 1~3，褐色，扁圆形，径 1.5 厘米，具光泽。

**生境及分布**　多栽培于庭园，长沙县各地有零星野生分布。分布于东北、山东、河南、河北、陕西、湖北、江苏、浙江、四川、广东等地。

**性味归经**　味甘，性微温，有小毒。归肾经。

**功能主治**　紫藤花具解毒、止吐止泻之功效；紫藤皮具杀虫、止痛、祛风通络之功效。

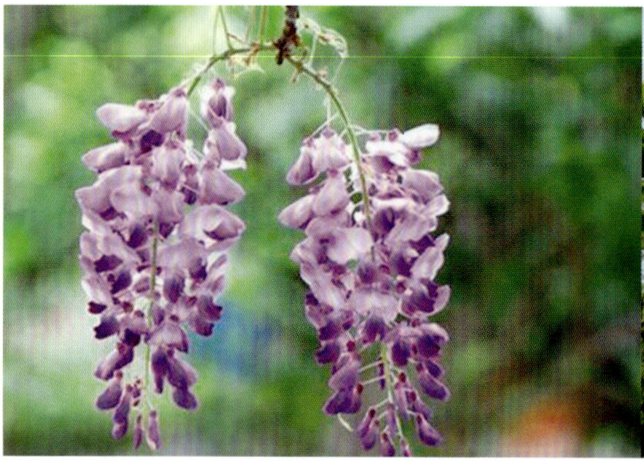

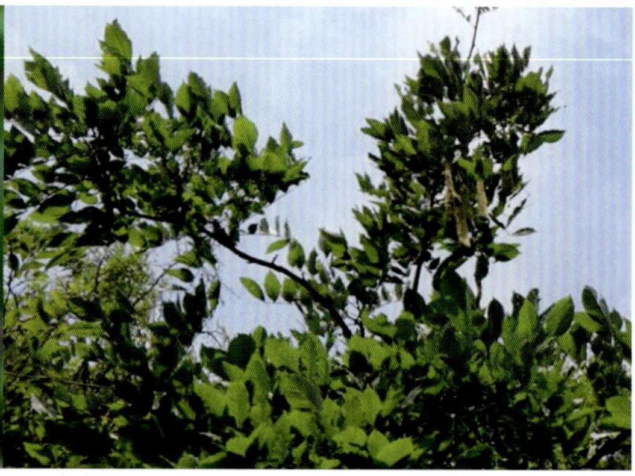

- 用法用量　内服：煎汤，9~15克。
- 注意事项　种子内含氰化合物，用量过大可引起中毒，不宜久服。

# 景天三七

【凭证标本】430121-190719-0419LY。
【采集地点】湖南省长沙市长沙县北山镇蒿塘社区。

- 别　　名　土三七、墙头三七、见血散、血山草、破血丹、六月淋。
- 基　　原　景天科植物费菜 *Sedum aizoon* L. 的全草或根。
- 植物形态　多年生肉质草本。根状茎粗而木质。茎直立，高15~40厘米，圆柱形，无毛。叶互生，倒卵形，或长椭圆形，长2.5~5厘米，宽5~12毫米，中部以上最广，先端稍圆，基部楔形，边缘近先端处有齿牙，几无柄。聚伞花序顶生，疏松；萼片5，披针形，钝头；花瓣5，橙黄色，披针形，锐头；雄蕊10，几与花瓣等长；鳞片小；雌蕊5，离生，较雄蕊稍长。蓇葖果星芒状开展，带红色或棕色。种子倒卵形，褐色。花期夏季。
- 生境及分布　生于山地岩上或河沟坡上。分布于我国北部、中部，长沙县各地有零星野生分布。
- 性味归经　味酸，性平。归心、肝、脾经。
- 功能主治　具散瘀止血，安神镇痛之功效。用于血小板减少性紫癜，衄血，吐血，咯血，牙龈出血，消化道出血，子宫出血，心悸，烦躁失眠；外用治跌打损伤，外伤出血，烧烫伤。
- 用法用量　内服：煎汤，15~30克；或鲜品绞汁，30~60。外用：适量，鲜品捣敷；或研末撒敷。

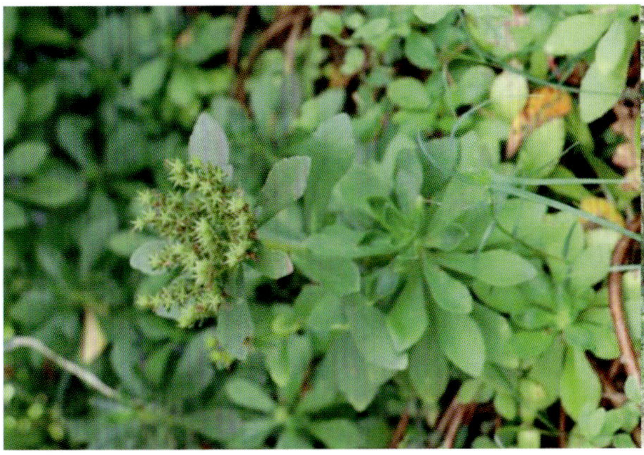
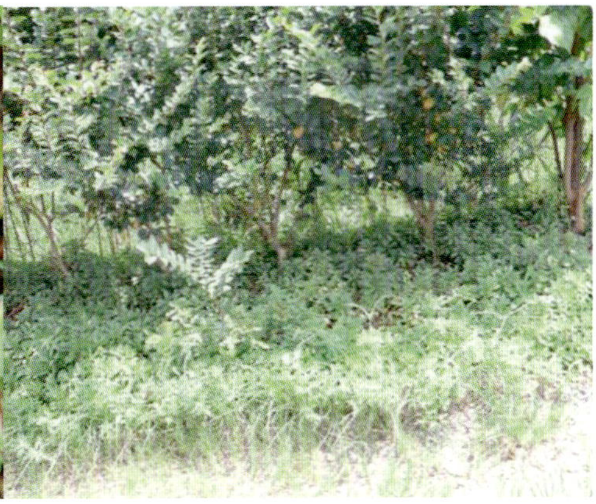

# 黑芝麻

【凭证标本】430121-190711-0315LY。
【采集地点】湖南省长沙市长沙县黄花镇大兴村。

**别　　名**　胡麻、脂麻、油麻。

**基　　原**　胡麻科植物芝麻 *Sesamum indicum* L. 的种子。

**植物形态**　一年生直立草本；株高达 1.5 米；叶长圆形或卵形，下部叶常掌状 3 裂，中部叶有齿缺，上部叶全缘；花单生或 2~3 朵腋生；花萼裂片披针形，被

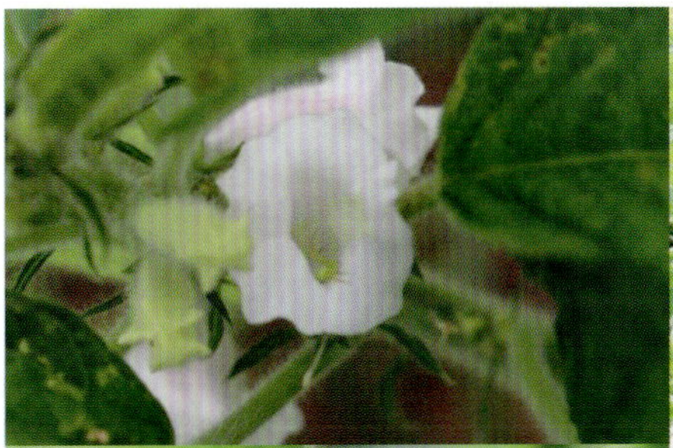
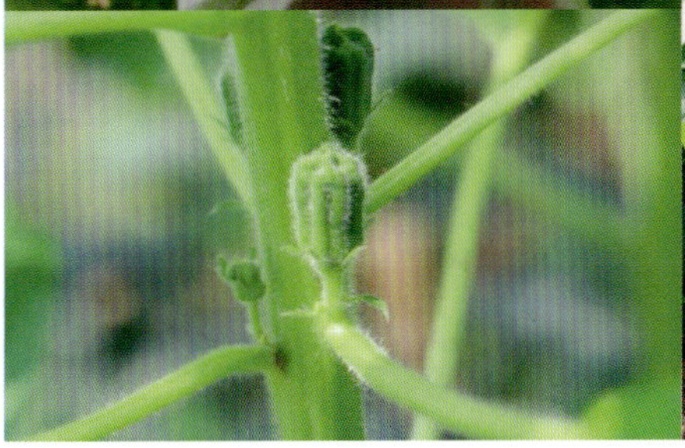
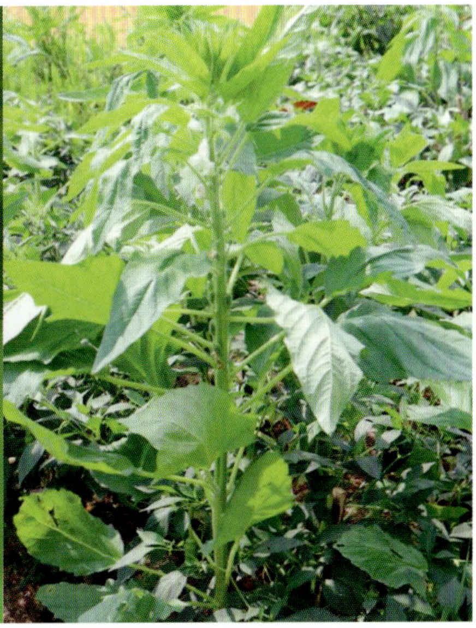

柔毛；花冠筒状，白色带有紫红或黄色的彩晕；雄蕊4，内藏；子房上位，4室，每室再由一假隔膜分为2室，被柔毛；蒴果，长圆形，有纵棱，直立，被毛，室背开裂至中部或基部；种子有黑白之分；种子有黑白之分。

**生境及分布** 喜温植物，长沙县各地有零星分布，分布于黄河及长江中下游各省，以及河南、湖北、安徽、江西、河北等省。

**性味归经** 味甘，性平。归肝、肾、大肠经。

**功能主治** 具补肝肾，益精血，润肠燥之功效。用于精血亏虚，头晕眼花，耳鸣耳聋，须发早白，病后脱发，肠燥便秘。

**用法用量** 内服：煎汤，9~15克；或入丸、散。外用：适量，煎水洗浴或捣敷。

# 筋骨草

**【凭证标本】** 430121-191202-0808LY。

**【采集地点】** 湖南省长沙市长沙县安沙镇鼎功桥村。

**别　　名** 白毛夏枯草、散血草、金疮小草、青鱼胆草、苦草、苦地胆。

**基　　原** 唇形科植物金疮小草 *Ajuga Decumbens* Thunb. 的全草。

**植物形态** 一或二年生草本，平卧或上升，具匍匐茎，茎长10~20厘米，被白色长柔毛或绵状长柔毛，幼嫩部分尤多，绿色，老茎有时呈紫绿色。基生叶较多，较茎生叶长而大，叶柄长1~2.5厘米或以上，具狭翅，呈紫绿色或浅绿色，被长柔毛；叶片薄纸质，匙形或倒卵状披针形，长3~6厘米，宽1.5~2.5厘米，有时长达14厘米，宽达5厘米，先端钝至圆形，基部渐狭，下延，边缘具不整齐的波状圆齿或几全缘，具缘毛，两面被疏糙伏毛或疏柔毛，尤以脉上为密，侧脉4~5对，斜上升，与中脉在上面微隆起，下面

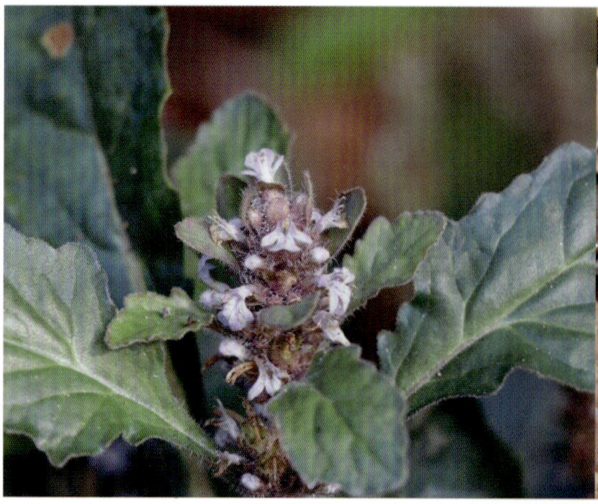

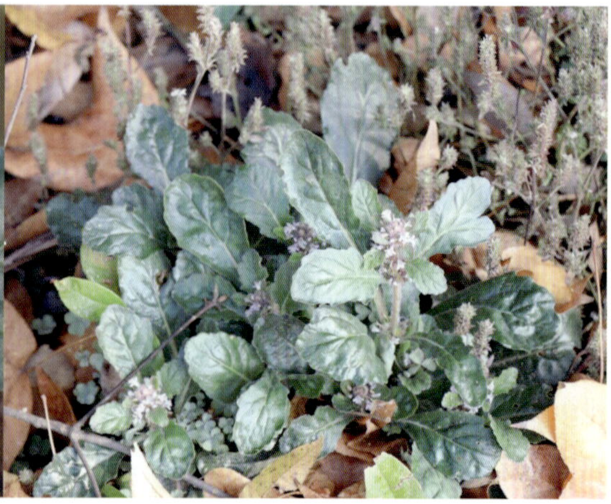

十分突起。轮伞花序多花，排列成间断长 7~12 厘米的穗状花序，位于下部的轮伞花序疏离，上部者密集；下部苞叶与茎叶同形，匙形，上部者呈苞片状，披针形；花梗短。花萼漏斗状，长 5~8 毫米，外面仅萼齿及其边缘被疏柔毛，内面无毛，具 10 脉，萼齿 5，狭三角形或短三角形，长约为花萼 1/2。花冠淡蓝色或淡红紫色，稀白色，筒状，挺直，基部略膨大，长 8~10 毫米，外面被疏柔毛，内面仅冠筒被疏微柔毛，近基部有毛环，冠檐二唇形，上唇短，直立，圆形，顶端微缺，下唇宽大，伸长，3 裂，中裂片狭扇形或倒心形，侧裂片长圆形或近椭圆形。雄蕊 4，二强，微弯，伸出，花丝细弱，被疏柔毛或儿无毛。花柱超出雄蕊，微弯，光端 2 浅裂，裂片细尖。花盘环状，裂片不明显，前面微呈指状膨大。子房 4 裂，无毛。小坚果倒卵状三棱形，背部具网状皱纹，腹部有果脐，果脐约占腹面 2/3。花期 3~7 月，果期 5~11 月。

**生境及分布**　生长在海拔 360~1400 米的溪边、路旁及湿润的草坡上，长沙县有零星分布。分布于长江以南各省区，最西可达云南西畴及蒙自。

**性味归经**　味苦，性寒。归肺经。

**功能主治**　具清热解毒，凉血消肿之功效。用于咽喉肿痛，肺热咯血，跌打肿痛。

**用法用量**　内服：煎汤，15~30 克。外用：适量，捣烂敷患处。

## 猩猩花

**【凭证标本】**430121-190805-0478LY。

**【采集地点】**湖南省长沙市长沙县星沙街道金牛湾社区。

**别　　名**　风铃花。

**基　　原**　锦葵科植物金铃花 *Abutilon pictum*（Gillies ex Hook.）Walp. 的叶或花。

**植物形态**　常绿灌木，高达 1 米。叶掌状 3~5 深裂，直径 5~8 厘米，裂片卵状渐尖形，先端长渐尖，边缘具锯齿或粗齿，两面均无毛或仅下面疏被星状柔毛；叶柄长 3~6 厘米，无毛；托叶钻形，长约 8 毫米，常早落。花单生于叶腋，花梗下垂，长 7~10 厘米，无毛；花萼钟形，长约 2 厘米，裂片 5，卵状披针形，深裂达萼长的 3/4，密被褐色星状短柔毛；花钟形，橘黄色，具紫色条纹，长 3~5 厘米，直径约 3 厘米，花瓣 5，倒卵形，外面疏被柔毛；雄蕊柱长约 3.5 厘米，花药褐黄色，多数，集生于柱端；子房钝头，被毛，花柱分枝 10，紫色，柱头头状，突出于雄蕊柱顶端。果未见。花期 5~10 月。

**生境及分布**　长沙县有零星栽培。我国福建、浙江、江苏、湖北、北京、辽宁等地各大城市栽培。

**性味归经**　味辛，性寒。归胃经。

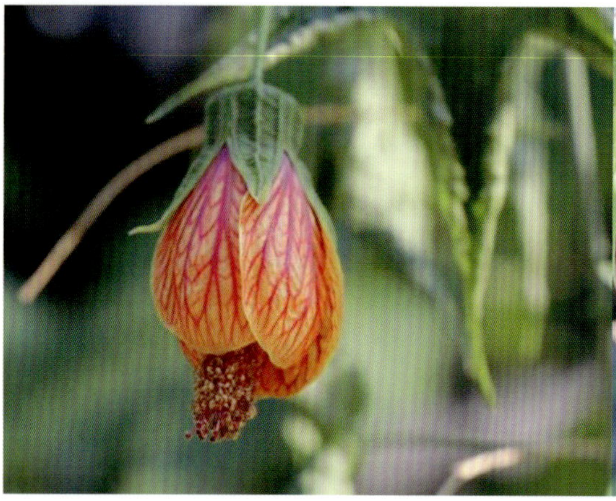

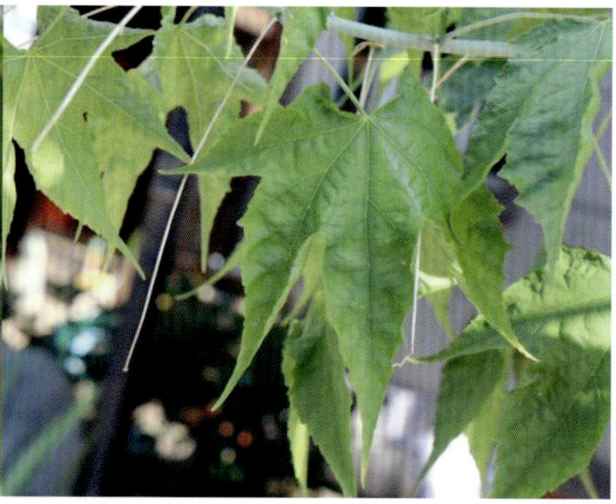

功能主治　具活血散瘀，止痛之功效。用于跌打肿痛，腹痛。

用法用量　内服：煎汤，5~15 克。外用：适量，鲜品捣敷。

## 蓝花参

【凭证标本】430121-190719-0390LY。

【采集地点】湖南省长沙市长沙县青山铺镇天华村。

别　　名　土参、细叶沙参、金线吊葫芦、毛鸡脚、拐棍参、寒草、一窝鸡、娃儿草、雀舌草、罐罐草。

基　　原　桔梗科蓝花参属植物蓝花参 *Wahlenbergia marginata*（Thunb.）A.DC. 的根或全草。

植物形态　多年生草本，有白色乳汁；株有白色乳汁；根细长，外面白色；茎自基部

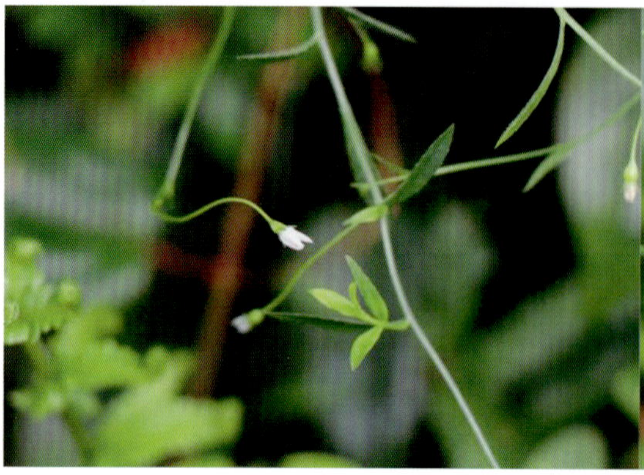

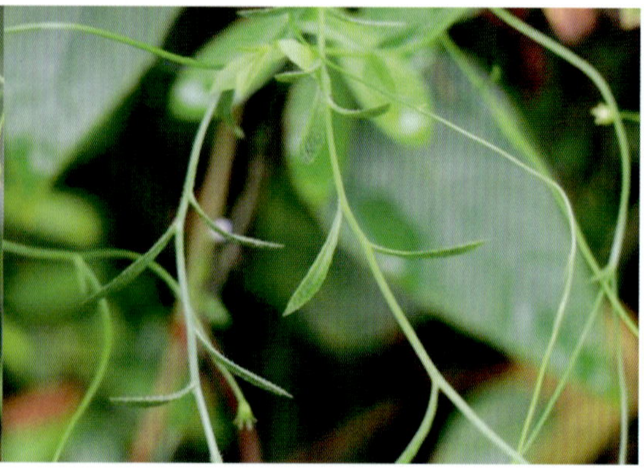

多分枝，直立或上升，长 10~40 厘米，无毛或下部疏生长硬毛；叶互生，常在茎下部密集，下部叶匙形至椭圆形，上部的线状披针形或椭圆形；花萼无毛，萼筒倒卵状圆锥形，裂片三角状钻形，花冠钟状，蓝色，分裂达 2/3，裂片倒卵状长圆形；蒴果倒圆锥状或倒卵状圆锥形，有 1 条不明显肋，长 5~7 毫米；种子长圆状，光滑。

**生境及分布** 生于低海拔的田边、路边和荒地中，有时生于山坡或沟边，在云南可达，长沙县各地有零星野生分布。产于长江流域以南各省区，亚洲热带、亚热带地区广布。

**性味归经** 味甘，性平。

**功能主治** 具益气健脾，止咳祛痰，止血之功效。用于虚损劳伤，自汗，盗汗，小儿疳积，妇女白带，感冒，咳嗽，衄血，疟疾，瘰疬。

**用法用量** 内服：煎汤，15~30 克，鲜品 30~60 克。外用：适量，捣敷。

# 蓖麻子

【凭证标本】430121-200818-1108LY。

【采集地点】湖南省长沙市长沙县高桥镇范林村。

**别　　名** 红蓖麻。

**基　　原** 大戟科植物蓖麻 *Ricinus communis* L. 的成熟种子。

**植物形态** 一年生粗壮草本或草质灌木，高达 5 米；小枝、叶和花序通常被白霜，茎多液汁。叶轮廓近圆形，长和宽达 40 厘米或更大，掌状 7~11 裂，裂缺几达中部，裂片卵状长圆形或披针形，顶端急尖或渐尖，边缘具锯齿；掌状脉 7~11 条。网脉明显；叶柄粗壮，中空，长可达 40 厘米，顶端具 2 枚盘状腺体，基部具盘状腺体；托叶长三角形，长 2~3 厘米，早落。总状花序或圆锥花序，长 15~30 厘米或更长；苞片阔三角形，膜质，早落；雄花：花萼裂片卵状三角形，长 7~10 毫米；雄蕊束众多；雌花：萼片卵状披针形，长 5~8 毫米，凋落；子房卵状，直径约 5 毫米，密生软刺或无刺，花柱红色，长约 4 毫米，顶部 2 裂，密生乳头状突起。蒴果卵球形或近球形，长 1.5~2.5 厘米，果皮具软刺或平滑；种子椭圆形，微扁平，长 8~18 毫米，平滑，斑纹淡褐色或灰白色；种阜大。花期几全年或 6~9 月（栽培）。

**生境及分布** 生长在海拔 20~500 米（云南海拔 2300 米）村旁疏林或河流两岸冲积地，长沙县有野生分布。分布于华南和西南地区。

**性味归经** 味甘、辛，性平。归大肠、肺经。

**功能主治** 具泻下通滞，消肿拔毒之功效。用于大便燥结，痈疽肿毒，喉痹，瘰疬。

**用法用量** 内服：煎汤，2~5 克。外用：适量。

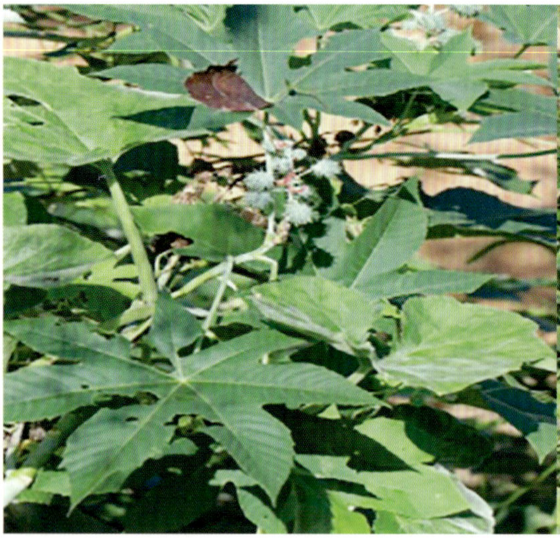

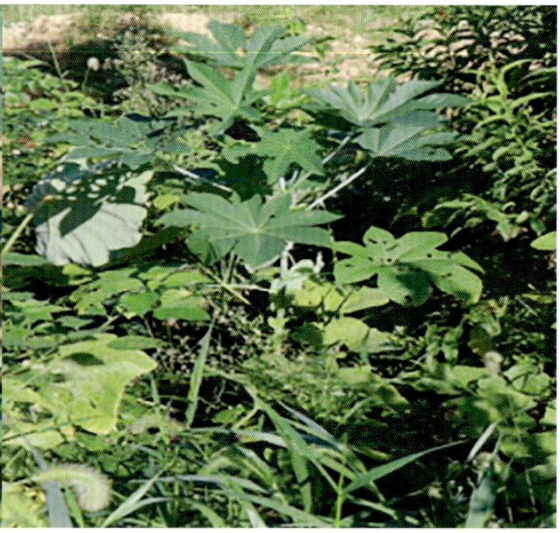

# 蒴藋

【凭证标本】430121-191113-0696-LY。
【采集地点】湖南省长沙市长沙县青山铺镇青山铺社区。

**别　名**　真珠花、珊瑚花、排风藤、铁篱笆、走马箭、赤苓叶、公道老、排风草、扫地风、八棱麻。

**基　原**　忍冬科植物接骨草 *Sambucus javanica* Blume 的全草或根。

**植物形态**　高大草本或半灌木，高 1~2 米；茎有棱条，髓部白色。羽状复叶的托叶叶状或有时退化成蓝色的腺体；小叶 2~3 对，互生或对生，狭卵形，长 6~13 厘米，宽 2~3 厘米，嫩时上面被疏长柔毛，先端长渐尖，基部钝圆，两侧不等，边缘具细锯齿，近基部或中部以下边缘常有 1 或数枚腺齿；顶生小叶卵形或倒卵形，基部楔形，有时与第一对小叶相连，小叶无托叶，基部一对小叶有时有短柄。复伞形花序顶生，大而疏散，总花梗基部托以叶状总苞片，分枝 3~5 出，纤细，被黄色疏柔毛；杯形不孕性花不脱落，可孕性花小；萼筒杯状，萼齿三角形；花冠白色，仅基部联合，花药黄色或紫色；子房 3 室，花柱极短或几无，柱头 3 裂。果实红色，近圆形，直径 3~4 毫米；核 2~3 粒，卵形，长 2.5 毫米，表面有小疣状突起。花期 4~5 月，果熟期 8~9 月。

**生境及分布**　生长在海拔 300~2600 米的山坡、林下、沟边和草丛中，长沙县有野生分布。分布于陕西、甘肃、江苏、安徽、浙江、江西、福建、台湾、河南、湖北、湖南、广东、广西、四川、贵州、云南、西藏等省区。

**性味归经**　味甘、酸，性温。归肝经。

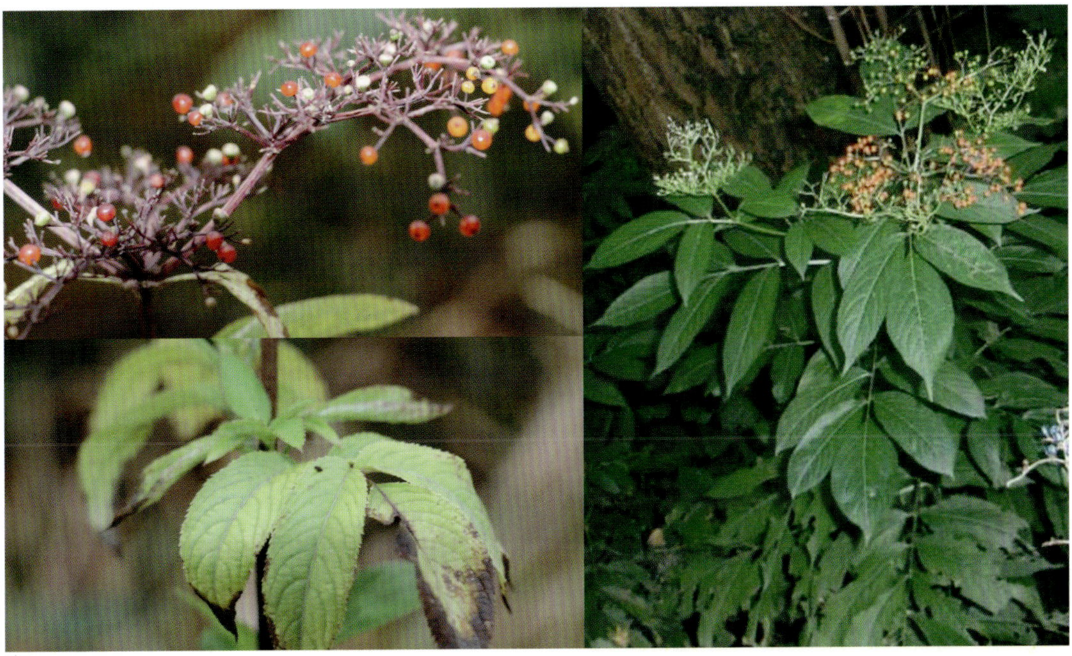

■ **功能主治** 具祛风除湿，活血散瘀之功效。用于风湿疼痛，肾炎水肿，脚气浮肿，痢疾，黄疸，慢性气管炎，风疹瘙痒，丹毒，疮肿，跌打损伤、骨折。

■ **用法用量** 内服：煎汤，10~20 克，鲜品 15~20 克；捣汁或浸酒。外用：煎水洗浴或捣敷。

■ **注意事项** 江西《中草药学》：孕妇禁服。

# 蒲儿根

【凭证标本】430121-190427-0083LY。

【采集地点】湖南省长沙市长沙县高桥镇白石源村。

■ **别　　名** 猫耳朵、肥猪苗。

■ **基　　原** 菊科千里光属植物蒲儿根 *Sinosenecio oldhamianus*（Maxim.）B.Nord. 的全草。

■ **植物形态** 多年生或二年生茎叶草本。根状茎木质，粗，具多数纤维状根。茎单生，或有时数个，直立，高 40~80 厘米或更高，基部径 4~5 毫米，不分枝，被白色蛛丝状毛及疏长柔毛，或多少脱毛至近无毛。基部叶在花期凋落，具长叶柄；下部茎叶具柄，叶片卵状圆形或近圆形，长 3~5（~8）厘米，宽 3~6 厘米，顶端尖或渐尖，基部心形，边缘具浅至深重齿或重锯齿，齿端具小尖，膜质，上面绿色，被疏蛛丝状毛至近无毛，下面被白蛛丝状毛，有时或多或少脱毛，掌状5脉，叶脉两面明显；叶柄长3~6厘米，被白色蛛丝状毛，基部稍扩大，上部叶渐小，叶片卵形或卵状三角形，基部楔形，具短柄；最上部叶卵形或卵状披针形。头状花序多数排列成顶生复伞房状花序；花序梗细，长1.5~3厘米，被疏柔毛，基部通常具1线形苞片。总苞宽钟状，长3~4毫米，宽2.5~4毫米，无外层苞片；总苞片约13，1层，长圆状披针形，宽约1毫米，顶端渐尖，紫色，草质，具膜质边缘，外面被白色蛛丝状毛或短柔毛至无毛。舌状花约13，管部长2~2.5毫米，无毛，舌片黄色，长圆形，长8~9毫米，宽1.5~2毫米，顶端钝，具3细齿，4条脉；管状花多数，花冠黄色，长3~3.5毫米，管部长1.5~1.8毫米，循部钟状；裂片卵状长圆形，长约1毫米，顶端尖；花药长圆形，长0.8~0.9毫米，基部钝，附片卵状长圆形；花柱分枝外弯，长0.5毫米，顶端截形，被乳头状毛。瘦果圆柱形，长1.5毫米，舌状花瘦果无毛，在管状花被短柔毛；冠毛在舌状花缺，管状花冠毛白色，长3~3.5毫米。花期1~12月。

**生境及分布** 生于海拔360~2100米的林缘、溪边、潮湿岩石边及草坡、田边。产于西藏、山西、陕西、甘肃、湖北、四川、贵州、云南、河南、安徽、浙江、福建、湖南、江苏、广东、香港、广西、江西。长沙县各地有零星野生分布。

**性味归经** 味辛、苦，性凉。有小毒。

**功能主治** 具清热解毒之功效。用于痈疖肿毒。

**用法用量** 外用：适量，鲜草捣烂敷患处。

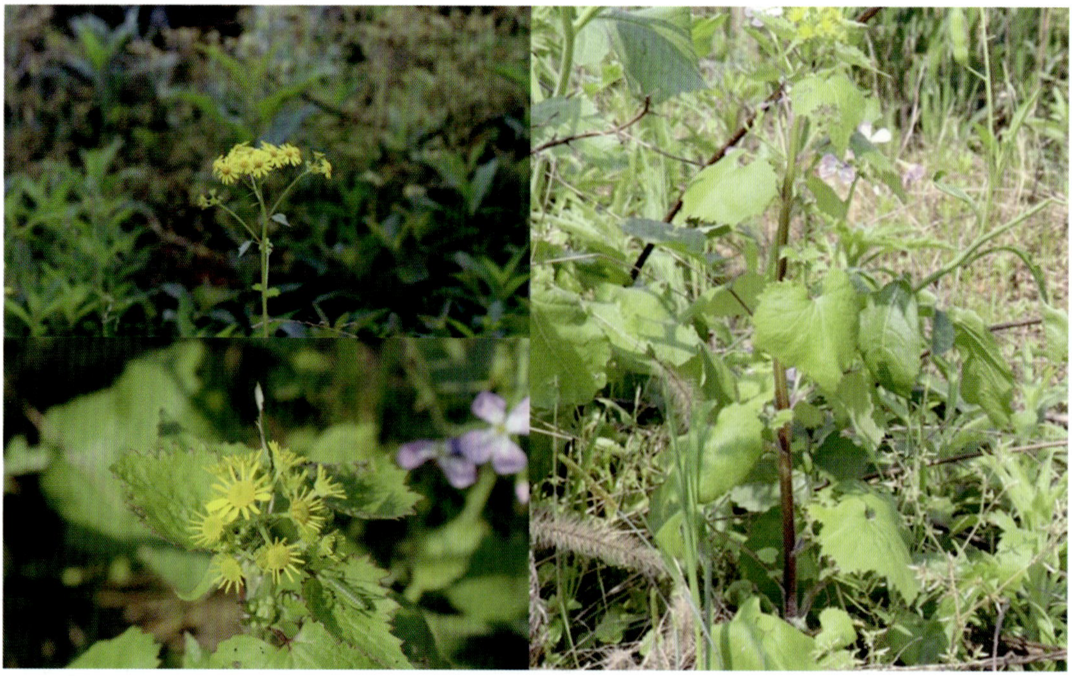

# 蒲公英

【凭证标本】430121-200314-0862LY。
【采集地点】湖南省长沙市长沙县安沙镇水塘垸社区。

**别　　名**　黄花地丁、婆婆丁。

**基　　原**　菊科植物蒲公英 *Taraxacum mongolicum* Hand.-Mazz. 的全草。

**植物形态**　多年生草本。根圆柱状，黑褐色，粗壮。叶倒卵状披针形、倒披针形或长圆状披针形，长 4~20 厘米，宽 1~5 厘米，先端钝或急尖，边缘有时具波状齿或羽状深裂，有时倒向羽状深裂或大头羽状深裂，顶端裂片较大，三角形或三角状戟形，全缘或具齿，每侧裂片 3~5 片，裂片三角形或三角状披针形，通常具齿，平展或倒向，裂片间常夹生小齿，基部渐狭成叶柄，叶柄及主脉常带红紫色，疏被蛛丝状白色柔毛或几无毛。花葶 1 至数个，与叶等长或稍长，高 10~25 厘米，上部紫红色，密被蛛丝状白色长柔毛；头状花序直径 30~40 毫米；总苞钟状，长 12~14 毫米，淡绿色；总苞片 2~3 层，外层总苞片卵状披针形或披针形，长 8~10 毫米，宽 1~2 毫米，边缘宽膜质，基部淡绿色，上部紫红色，先端增厚或具小到中等的角状突起；内层总苞片线状披针形，长 10~16 毫米，宽 2~3 毫米，先端紫红色，具小角状突起；舌状花黄色，舌片长约 8 毫米，宽约 1.5 毫米，边缘花舌片背面具紫红色条纹，花药和柱头暗绿色。瘦果倒卵状披针形，暗褐色，长 4~5 毫米，宽 1~1.5 毫米，上部具小刺，下部具成行排列的小瘤，顶端逐渐收缩为长约 1 毫米的圆锥至圆柱形喙基，喙长 6~10 毫米，纤细；冠毛白色，长约 6 毫米。花期 4~9 月，果期 5~10 月。

**生境及分布**　生长在中、低海拔地区的山坡草地、路边、田野、河滩，长沙县有野生分布。分布于黑龙江、吉林、辽宁、内蒙古、河北、山西、陕西、甘肃、青海、山东、江苏、安徽、浙江、福建北部、台湾、河南、湖北、湖南、广东北部、四川、贵州、云南等省区。

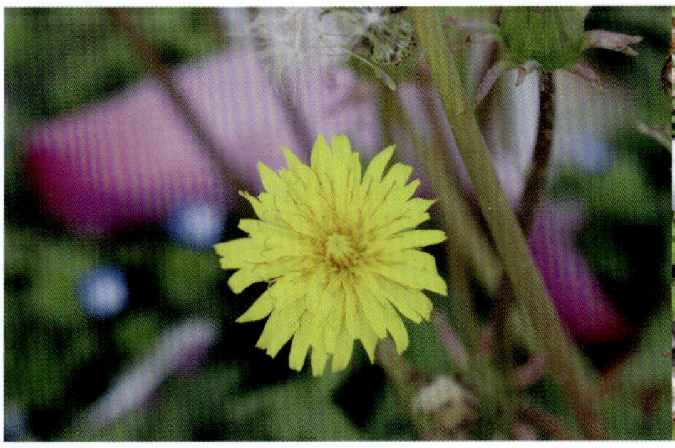

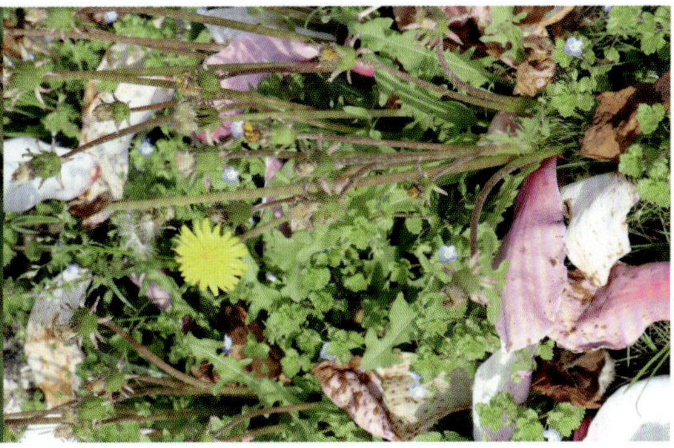

■ 性味归经　味苦、甘，性寒。归肝、胃经。

■ 功能主治　具清热解毒，消肿散结，利尿通淋之功效。用于疔疮肿毒，乳痈，瘰疬，目赤，咽痛，肺痈，肠痈，湿热黄疸，热淋涩痛。

■ 用法用量　内服：煎汤，10~15 克。

■ 注意事项　阳虚外寒、脾胃虚弱者忌用。

# 蒲　黄

【凭证标本】430121-190717-0347LY。

【采集地点】湖南省长沙市长沙县路口镇麻林村。

■ 别　　名　水蜡烛、毛蜡烛、蒲黄、蒲棒。

■ 基　　原　香蒲科植物水烛香蒲 *Typha angustifolia* L. 的干燥花粉。

■ 植物形态　水生或沼生草本植物。根状茎乳黄色、灰黄色。地上茎直立，粗壮，高可达 3 米。叶片上部扁平，中部以下腹面微凹，背面向下逐渐隆起呈凸形，叶鞘抱茎。雄花序轴具褐色扁柔毛；花药长距圆形，花粉单体，近球形、卵形或三角形；白色丝状毛着生于子房柄基部，小坚果长椭圆形，具褐色斑点，纵裂。种子深褐色，花果期 6~9 月。

■ 生境及分布　生于池、沼、浅水中。分布几遍全国，长沙县各地有零星野生分布。

■ 性味归经　味甘，性平。归肝、心包经。

■ 功能主治　具止血，化瘀，通淋之功效。用于吐血，衄血，咯血，崩漏，外伤出血，经闭痛经，脘腹刺痛，跌扑肿痛，血淋涩痛。

■ 用法用量　内服：5~10 克，包煎。外用适量，敷患处。

■ 注意事项　孕妇慎用。

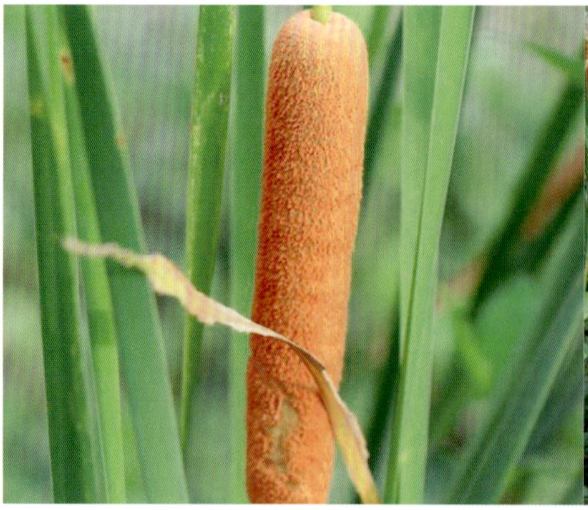

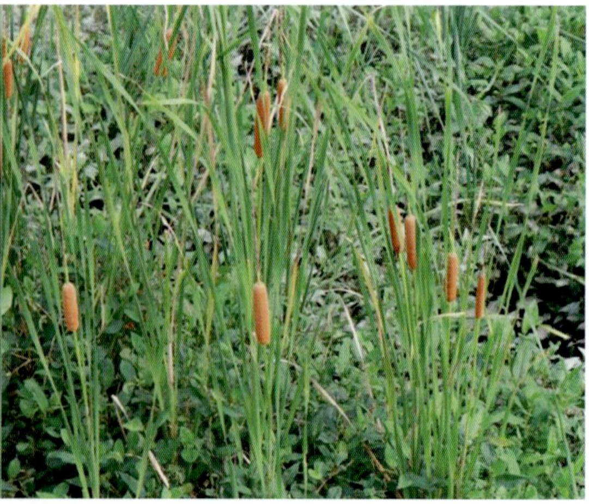

# 槐　花

【凭证标本】430121-190928-0656-LY。

【采集地点】湖南省长沙市长沙县春华镇百熙村。

**别　　名**　金药树、护房树、豆槐、槐米。

**基　　原**　豆科植物槐 *Styphnolobium japonicum*（L.）Schott 的干燥花及花蕾。

**植物形态**　乔木，高达 25 米；树皮灰褐色，具纵裂纹。当年生枝绿色，无毛。羽状复叶长达 25 厘米；叶轴初被疏柔毛，旋即脱净；叶柄基部膨大，包裹着芽；托叶形状多变，有时呈卵形，叶状，有时线形或钻状，早落；小叶 4~7 对，对生或近互生，纸质，卵状披针形或卵状长圆形，长 2.5~6 厘米，宽 1.5~3 厘米，先端渐尖，具小尖头，基部宽楔形或近圆形，稍偏斜，下面灰白色，初被疏短柔毛，旋变无毛；小托叶 2 枚，钻状。圆锥花序顶生，常呈金字塔形，长达 30 厘米；花梗比花萼短；小苞片 2 枚，形似小托叶；花萼浅钟状，长约 4 毫米，萼齿 5，近等大，圆形或钝三角形，被灰白色短柔毛，萼管近无毛；花冠白色或淡黄色，旗瓣近圆形，长和宽约 11 毫米，具短柄，有紫色脉纹，先端微缺，基部浅心形，翼瓣卵状长圆形，长 10 毫米，宽 4 毫米，先端浑圆，基部斜戟形，无皱褶，龙骨瓣

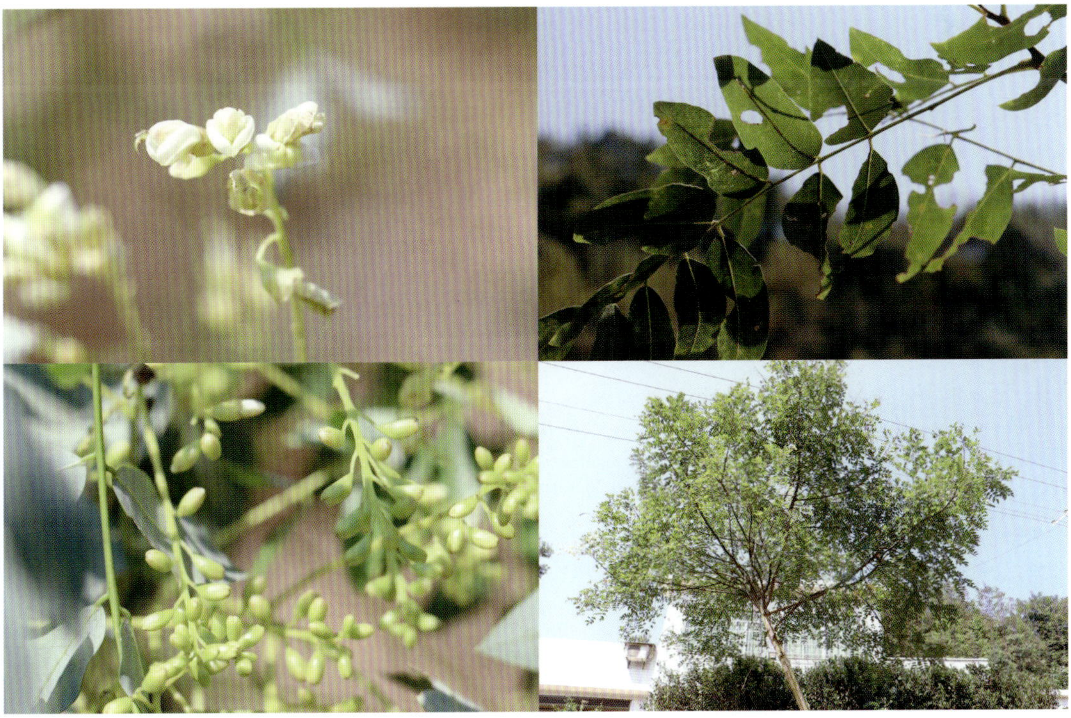

阔卵状长圆形，与翼瓣等长，宽达 6 毫米；雄蕊近分离，宿存；子房近无毛。荚果串珠状，长 2.5~5 厘米或稍长，径约 10 毫米，种子间缢缩不明显，种子排列较紧密，具肉质果皮，成熟后不开裂，具种子 1~6 粒；种子卵球形，淡黄绿色，干后黑褐色。花期 7~8 月，果期 8~10 月。

**生境及分布** 栽培于屋边、路边，长沙县有栽培。全国各地普遍栽培。

**性味归经** 味苦，性微寒。归肝、大肠经。

**功能主治** 具凉血止血，清肝泻火之功效。用于便血，痔血，血痢，崩漏，吐血，衄血，肝热目赤，头痛眩晕。

**用法用量** 内服：煎汤，5~10 克。

## 雷公藤

**【凭证标本】** 430121-190627-0289LY。

**【采集地点】** 湖南省长沙市长沙县北山镇明月山村。

**别　　名** 震龙根、蒸龙草、莽草、水莽子、水莽兜、黄藤、大茶叶、水莽、黄藤草、红柴根、菜虫药、断肠草、黄藤根、黄药、水脑子根、南蛇根、三棱花、早禾花、红紫根、黄腊藤、水莽草、红药、山砒霜、黄藤木。

**基　　原** 卫矛科雷公藤属植物雷公藤 *Tripterygium wilfordii* Hook. f. 的根、叶、花及果。

**植物形态** 藤本灌木；株高达 4 米；小枝棕红色；叶椭圆形至卵形，先端急尖或短渐尖，基部阔楔形或圆形，边缘有细锯齿；圆锥聚伞花序较窄小，花白色，萼片先端急尖，花瓣长方卵形，边缘微蚀；雄蕊插生花盘外缘，子房具 3 棱，花柱柱状，柱头稍膨大，3 裂；翅果长圆状，中央果体较大；种子细柱状。

**生境及分布** 生于背阴多湿稍肥的山坡、山谷、溪边灌木林和次生杂木林中，长沙县各地有零星野生分布。分布于浙江、江西、安徽、湖南、广东、福建、台湾等地。

**性味归经** 味苦、辛，性凉。归心、肝经。

**功能主治** 具祛风除湿，活血通络，消肿止痛，杀虫解毒之功效。用于类风湿关节炎，风湿性关节炎，肾小球肾炎，肾病综合征，红斑狼疮，口眼干燥综合征，白塞病，湿疹，银屑病，麻风病，疥疮，顽癣。

**用法用量** 内服：煎汤，去皮根木质部分 15~25 克；带皮根 10~12 克。均需文火煎 1~2 小时。也可制成糖浆、浸膏片等。或研粉装胶囊服，每次 0.5~1.5 克，每日 3 次。外用：适量，研粉或捣烂或；或制成酊剂、软膏涂擦。

**注意事项** 本品有大毒，内服宜慎。凡疮痒出血者慎用。

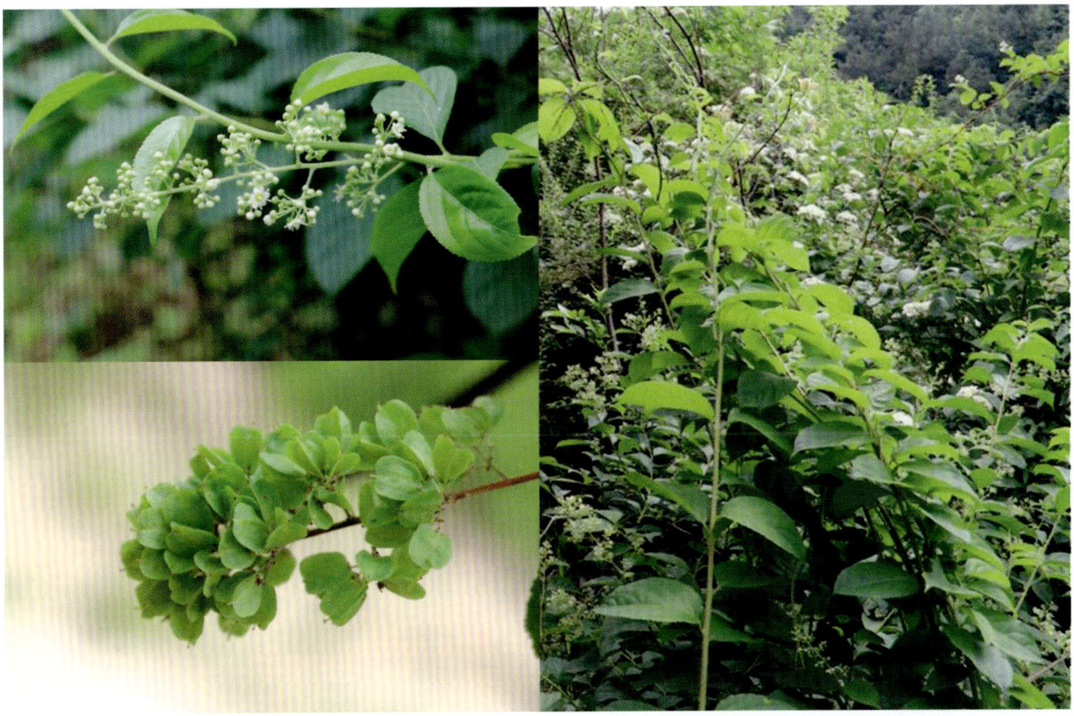

# 雾水葛

【凭证标本】430121-200723-0986LY。

【采集地点】湖南省长沙市长沙县路口镇荆华村。

**别　　名**　地消散、脓见消、喂脓膏、田薯、石薯、水麻秧、拔脓膏、山参、糯米草、山三茄、生肉药。

**基　　原**　荨麻科植物雾水葛 *Pouzolzia zeylanica*（L.）Benn. 的全草。

**植物形态**　多年生草本，长 30~90 厘米。不分枝或下部有 1~3 对分枝，茎细弱常呈匍匐状，无毛或疏被粗毛。叶对生，或茎顶部的叶互生；叶柄长 0.3~1.6 厘米；托叶卵状披针形，脱落；叶片膜质，卵形至宽卵形，长 1.5~4 厘米，宽 0.5~2.5 厘米，先端短尖，基部圆形或钝，全缘，两面疏被贴伏的粗毛，通常下面较密，上面钟乳体点状，稠密，基出脉 3 条。花小，组成腋生的团伞花序，雌雄花混生；雄花淡绿色或带紫色，花被片卵圆形，长约 1 毫米，先端急尖或呈短芒状，疏被短柔毛，雄蕊 4，突出；雌花花被壶状，长约 1.5 毫米，上部 2 齿裂，被柔毛。瘦果卵形，长约 1 毫米，先端尖，黑色。有光泽。花期 4~9 月，果期 5~10 月。

**生境及分布**　生长在平地的草地上或田边，丘陵或低山的灌丛中或疏林中、沟边，海拔

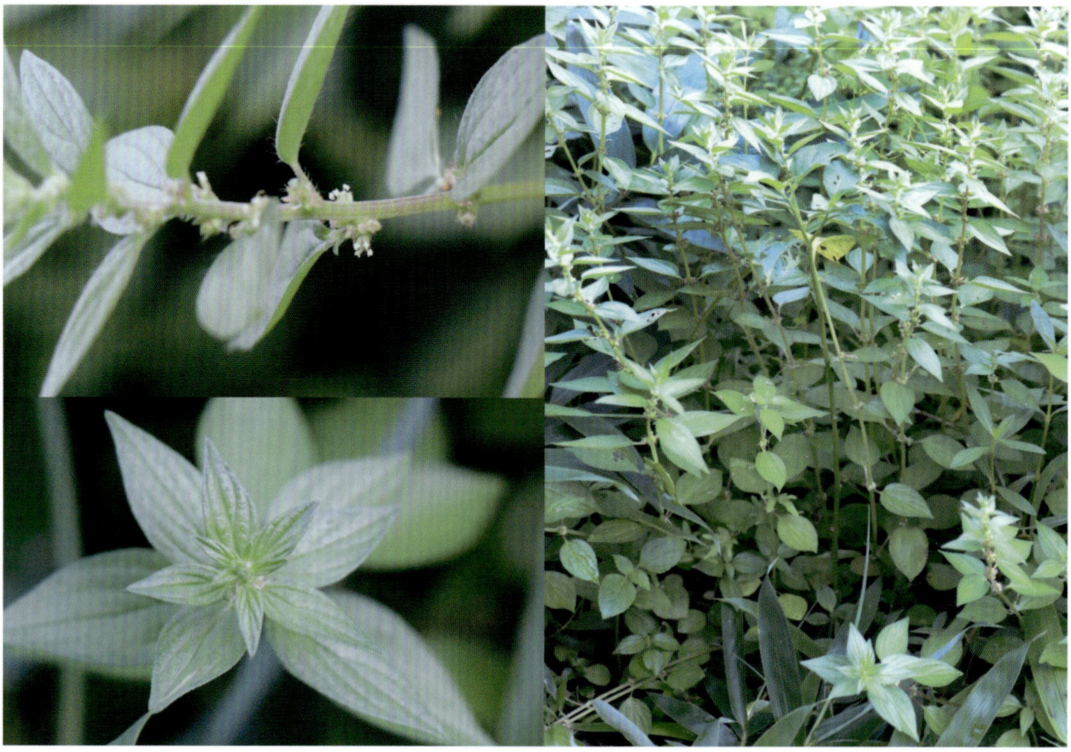

300~800 米，在云南南部可达 1300 米，长沙县有野生分布。分布于云南南部和东部、广西、广东、福建、江西、浙江西部、安徽南部、湖北、湖南、四川、甘肃南部。

**性味归经** 味甘、淡，性寒。

**功能主治** 具清热解毒，消肿排脓，利水通淋之功效。用于疮疡痈疽，乳痈，风火牙痛，痢疾，腹泻，小便淋痛，白浊。

**用法用量** 内服：煎汤，15~30 克。鲜品加倍。外用：适量，捣敷；或捣汁含漱。

## 蜈蚣草

**【凭证标本】**430121-190930-0457LY。

**【采集地点】**湖南省长沙市长沙县湘龙街道湘瑞社区。

**别　　名** 蜈蚣蕨、小贯仲、百叶尖、蜈蚣蕨、贯众、牛肋巴、篦子草、小蜈蚣草、狗脊、长叶甘草蕨、肺筋草、小牛肋巴、蜈蚣连、斩草剑、梳子草、黑舒筋草。

**基　　原** 蕨类凤尾蕨科凤尾蕨属植物蜈蚣草 *Pteris vittata* L. 的全草或根状茎。

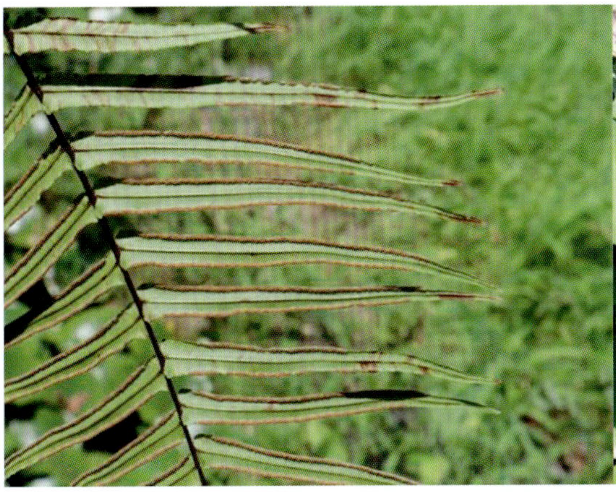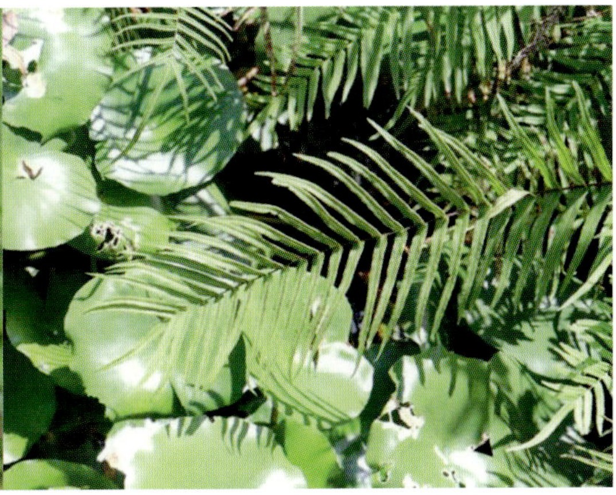

■ 植物形态　多年生草本，高 1.3~2 米。根状茎短，被线状披针形、黄棕色鳞片，具网状中柱。叶丛生，叶柄长 10~30 厘米，直立，干后棕色，叶柄、叶轴及羽轴均被线形鳞片；叶矩圆形至披针形，长 10~100 厘米，宽 5~30 厘米，1 次羽状复叶；羽片无柄，线形，长 20 厘米，宽 0.5~1 厘米，中部羽片最长，先端渐尖，先端边缘有锐锯齿，基部截形，心形，有时稍呈耳状，下部各羽片渐缩短；叶亚革质，两面无毛，脉单 1 或 1 次叉分。孢子囊群线形，囊群盖狭线形，膜质，黄褐色。

■ 生境及分布　生长在墙上或石隙间。分布于陕西、甘肃、河南、湖北、湖南、江西、浙江、福建、台湾及华南、西南各地，长沙县各地有零星野生分布。

■ 性味归经　味淡、苦，性凉。归肝、大肠、膀胱经。

■ 功能主治　具祛风除湿，舒筋活络，解毒杀虫之功效。用于风湿筋骨疼痛，腰痛，肢麻屈伸不利，半身不遂，跌打损伤，感冒，痢疾，乳痈，疮毒，疥疮，蛔虫症，蛇虫咬伤。

■ 用法用量　内服：煎汤，6~12 克。外用：适量，捣敷；或煎水熏洗。

## 蜀葵花

【凭证标本】430121-190613-0257LY。

【采集地点】湖南省长沙市长沙县黄花镇银龙村。

■ 别　　名　棋盘花、麻杆花、一丈红、蜀季花、斗篷花、饽饽花、光光花、熟季花、端午花。

■ 基　　原　锦葵科蜀葵属植物蜀葵 *Althaea rosea*（L.）Cavan. 的花。

■ 植物形态　二年生直立草本；株高达 2 米，茎枝密被刺毛；茎枝密被星状毛和刚毛；

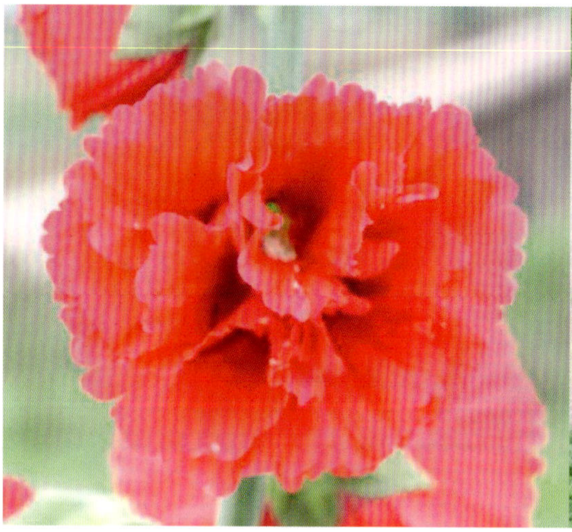
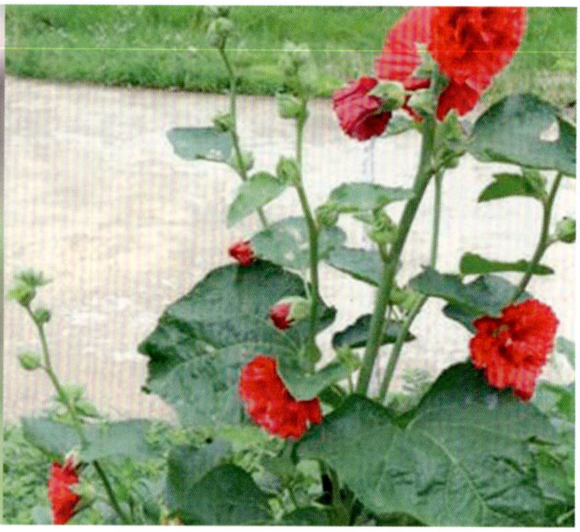

叶近圆心形，直径6~16厘米，掌状5~7浅裂或波状棱角，上疏被星状柔毛、粗糙，下被星状长硬毛或绒毛；叶柄长5~15厘米，被星状长硬毛；托叶卵形，长约8毫米，先端具3尖；花呈总状花序顶生单瓣或重瓣，有紫、粉、红、白等色；花期6~8月，蒴果，种子扁圆，肾形；喜阳光，耐半阴，忌涝；果盘状，直径约2厘米，被短柔毛，具纵槽；种子肾形。

**生境及分布** 喜阳光充足，耐半阴，但忌涝，长沙县各地有零星野生分布。原产中国西南地区，在中国分布很广，华东、华中、华北、华南地区均有分布。世界各地广泛栽培。

**性味归经** 味甘、咸，性凉。归肺，大肠，膀胱经。

**功能主治** 具和血止血，解毒散结之功效。用于吐血，衄血，月经过多，赤白带下，二便不通，小儿风疹，疟疾，痈疽疖肿，蜂蝎螫伤，烫伤，火伤。

**用法用量** 内服：煎汤，3~9克；或研末，1~3克。外用：适量，研末调敷；或鲜品捣敷。

**注意事项** 孕妇忌用。

**附　　注** 蜀葵根为锦葵科植物蜀葵的根。味甘、咸，性微寒。归心、肺、大肠、膀胱经。具清热利湿，凉血止血，解毒排脓之功效。用于淋证，带下，痢疾，吐血，血崩，外伤出血，疮疡肿毒，烫伤烧伤。内服：煎汤，9~15克。外用：适量，捣敷。

蜀葵子为锦葵科植物蜀葵的种子。味甘，性寒。具利尿通淋，解毒排脓，润肠之功效。用于水肿，淋症，带下，乳汁不通，疮疥，无名肿毒。内服：煎汤，3~9克；或研末。外用：适量，研末调敷。脾胃虚寒及孕妇忌服。

# 矮地茶

【凭证标本】430121-190814-0538LY。

【采集地点】湖南省长沙市长沙县北山镇石常村。

**别　名**　平地木、老勿大、不出林、叶底珠。

**基　原**　紫金牛科植物紫金牛 *Ardisia japonica*（Thunberg）Blume 的干燥全草。

**植物形态**　小灌木或亚灌木，近蔓生，具匍匐生根的根茎；直立茎长达 30 厘米，稀达 40 厘米，不分枝，幼时被细微柔毛，以后无毛。叶对生或近轮生，叶片坚纸质或近革质，椭圆形至椭圆状倒卵形，顶端急尖，基部楔形，长 4~7 厘米，宽 1.5~4 厘米，边缘具细锯齿，多少具腺点，两面无毛或有时背面仅中脉被细微柔毛，侧脉 5~8 对，细脉网状；叶柄长 6~10 毫米，被微柔毛。亚伞形花序，腋生或生于近茎顶端的叶腋，总梗长约 5 毫米，有花 3~5 朵；花梗长 7~10 毫米，常下弯，二者均被微柔毛；花长 4~5 毫米，有时 6 数，花萼基部连合，萼片卵形，顶端急尖或钝，长约 1.5 毫米或略短，两面无毛，具缘毛，有时具腺点；花瓣粉红色或白色，广卵形，长 4~5 毫米，无毛，具密腺点；雄蕊较花瓣略短，花药披针状卵形或卵形，背部具腺点；雌蕊与花瓣等长，子房卵珠形，无毛；胚珠 15 枚，3 轮。果

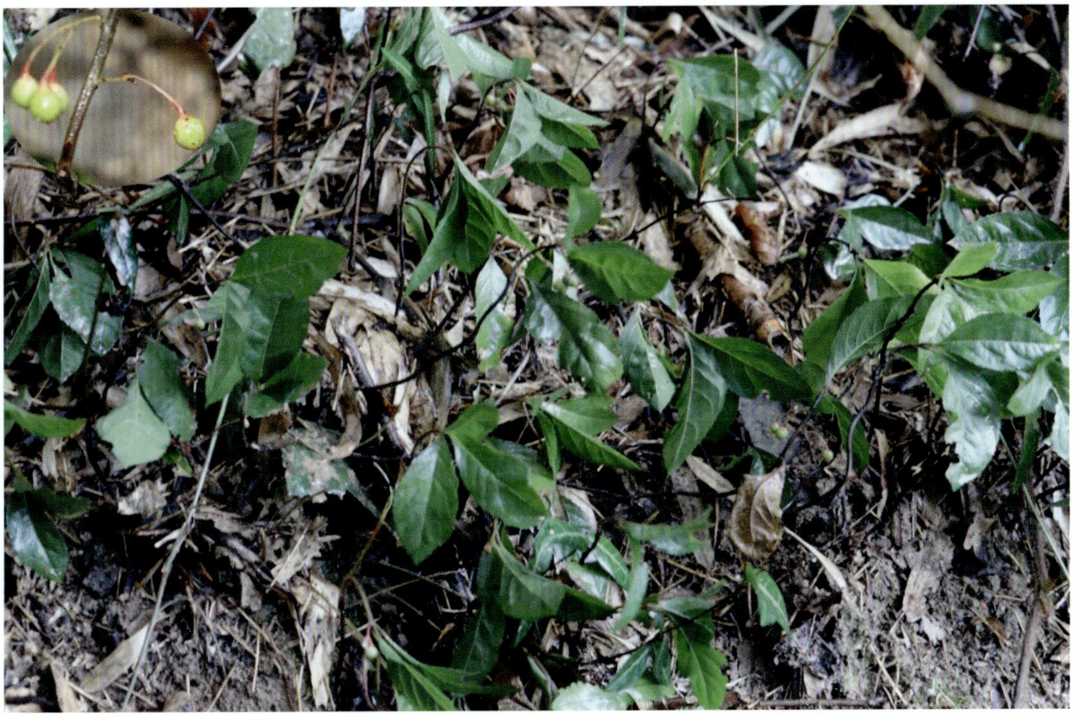

球形，直径5~6毫米，鲜红色转黑色，多少具腺点。花期5~6月，果期11~12月，有时5~6月仍有果。

**生境及分布** 生长在海拔约1200米以下的山间林下或竹林下，阴湿的地方，长沙县有零星分布。分布于陕西及长江流域以南各省区。

**性味归经** 味辛、微苦，性平。归肺、肝经。

**功能主治** 具化痰止咳，清热利湿，活血化瘀之功效。用于新久咳嗽，喘满痰多，湿热黄疸，经闭瘀阻，风湿痹痛，跌打损伤。

**用法用量** 内服：煎汤，15~30克；或捣汁。外用：适量，捣敷。

## 矮茎冷水花

【凭证标本】430121-190421-0036LY。

【采集地点】湖南省长沙市长沙县安沙镇龙华岭村。

**别　　名** 圆叶豆瓣草、坐镇草。

**基　　原** 荨麻科矮茎冷水花 *Pilea peploides*（Gaudich.）Hook.et Arn. 的全草。

**植物形态** 一年生小草本，无毛，常丛生。茎肉质，带红色，纤细，高3~20厘米，粗1~2毫米，下部裸露，节间疏长，上部节间较密，不分枝或有少数分枝。叶膜质，常集生于茎和枝的顶部，同对的近等大，菱状圆形，稀扁圆状菱形或三角状卵形，长3.5~18毫米，宽3~16毫米，先端钝，稀近锐尖，基部常楔形或宽楔形，稀近圆形，边缘全缘或波状，稀上部有不明显的钝齿，两面生紫褐色斑点，尤其在下面更明显，钟乳体条形，长约0.4毫米，常近横向排列，在上面明显，基出脉3条，在近先端边缘处消失，二级脉不明显；叶柄纤细，长3~20毫米；托叶很小，三角形。雌雄同株，雌花序与雄花序常同生于叶腋，或分别单生于叶腋，有时雌雄花混生；聚伞花序密集成头状，雄花序长3~10毫米，其中花序梗长1.5~7毫米；雌花序长

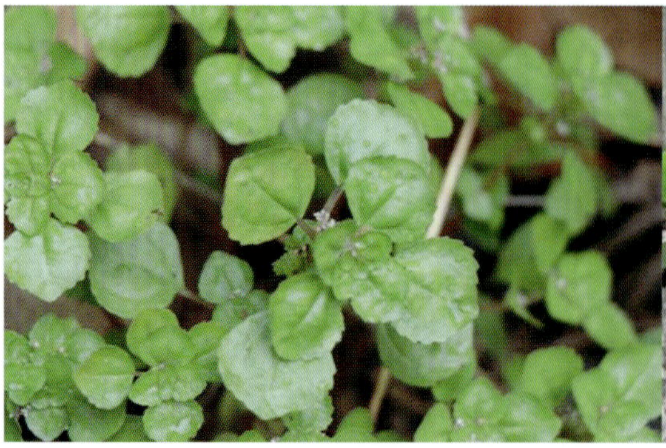

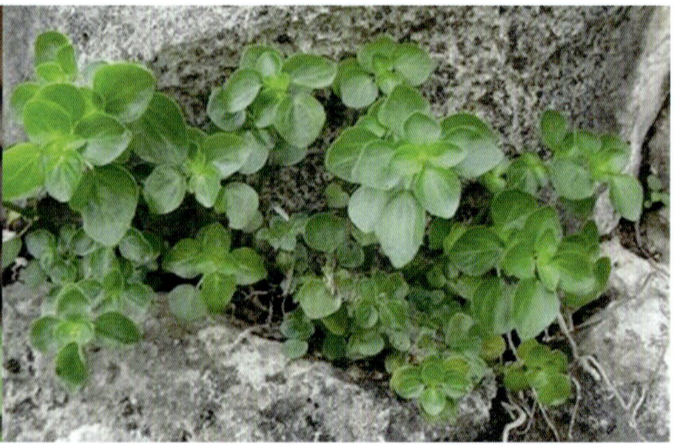

2~6 毫米，花序梗长 1~4 毫米，或近无。雄花具梗，淡黄色，在芽时长约 0.8 毫米；花被片 4，卵形，外面近先端无短角状突起；雄蕊 4；退化雌蕊不明显。雌花具短梗，淡绿色；花被片 2，不等大，腹生的一枚较大，近船形或倒卵状长圆形，在果时增厚，与果近等长或稍短，外面有条形钟乳体，背生的一枚膜质，三角状卵形，长仅为前者的 1/5；退化雄蕊长圆形，长及果的约 1/2，不育雌花的较发达，带状，比果稍短。瘦果，卵形，顶端稍歪斜，长约 0.5 毫米，熟时黄褐色，光滑。花期 4~7 月，果期 7~8 月。

**生境及分布** 生于海拔 200~950 米的山坡石缝阴湿处或长满苔藓的石上。产于辽宁、内蒙古东部、河北、河南、安徽、江西和湖南。长沙县各地有零星野生分布。

**性味归经** 味辛，性微寒。

**功能主治** 具清热解毒，祛瘀止痛之功效。用于跌打损伤，骨折，痈疖肿毒。

**用法用量** 外用：适量捣烂敷患处。

# 微毛柃

【凭证标本】430121-190529-0168LY。

【采集地点】湖南省长沙市长沙县安沙镇安沙社区。

**别　　名** 无。

**基　　原** 山茶科植物微毛柃 *Eurya hebeclados* Ling 的全株。

**植物形态** 灌木或小乔木，高 1.5~5 米，树皮灰褐色，稍平滑；嫩枝圆柱形，黄绿色或淡褐色，密被灰色微毛，小枝灰褐色，无毛或几无毛；顶芽卵状披针形，渐尖，长 3~7 毫米，密被微毛。叶革质，长圆状椭圆形、椭圆形或长圆状倒卵形，长 4~9 厘米，宽 1.5~3.5 厘米，顶端急窄缩呈短尖，尖头钝，基部楔形，边缘除顶端和基部外均有浅细齿，齿端紫黑色，上面浓绿色，有光泽，下面黄绿色，两面均无毛，中脉在上面凹下，下面凸起，侧脉 8~10 对，纤细，在离叶缘处弧曲且联结，在上面不明显，有时可稍明显，下面略隆起，网脉不明；叶柄长 2~4 毫米，被微毛。花 4~7 朵簇生于叶腋，花梗长约 1 毫米，被微毛。雄花：小苞片 2，极小，圆形；萼片 5，近圆形，膜质，长 2.5~3 毫米，顶端圆，有小突尖，外面被微毛，边缘有纤毛；花瓣 5，长圆状倒卵形，白色，长约 3.5 毫米，无毛，基部稍合生；雄蕊约 15 枚，花药不具分格，退化子房无毛。雌花的小苞片和萼片与雄花同，但较小；花瓣 5，倒卵形或匙形，长约 2.5 毫米；子房卵圆形，3 室，无毛，花柱长约 1 毫米，顶端 3 深裂。果实圆球形，直径 4~5 毫米，成熟时蓝黑色，宿存萼片几无毛，边有纤毛；种子每室 10~12 个，肾形，稍扁而有棱，种皮深褐色，表面具细蜂窝状网纹。花期 12 月至次年 1 月，果期 8~10 月。

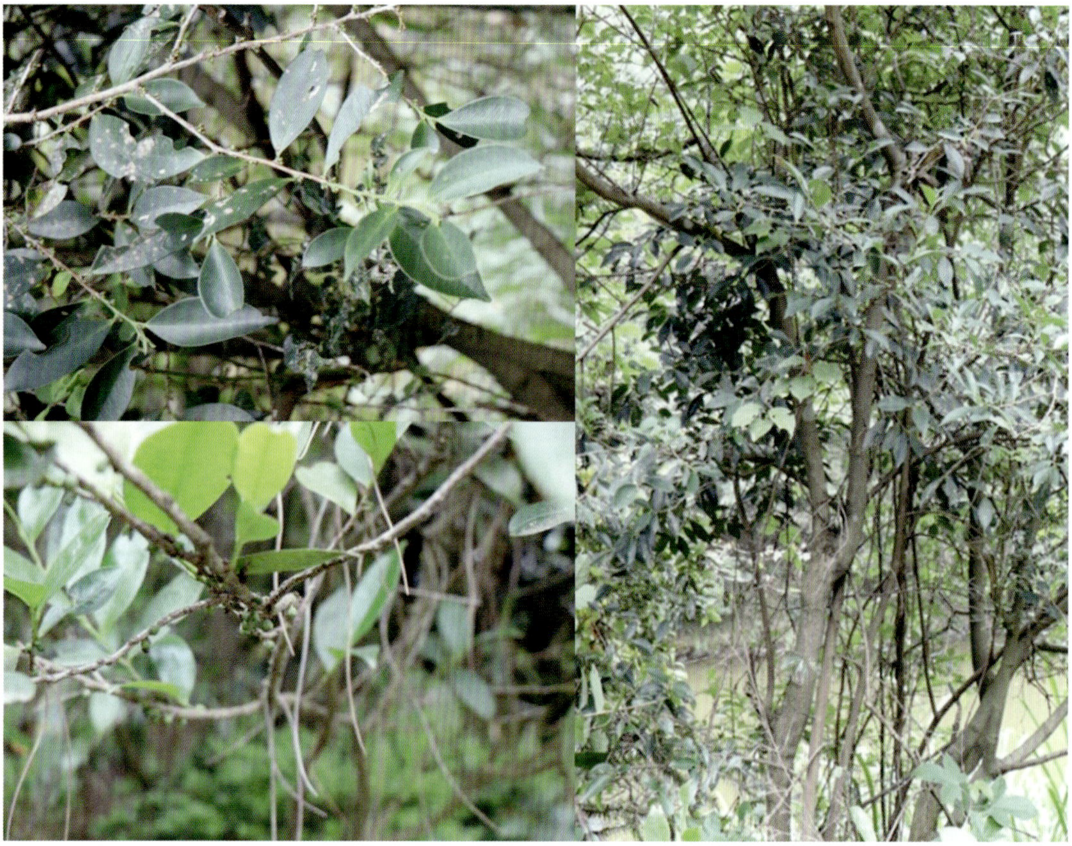

■ 生境及分布　生于海拔 200~1700 米的山坡林中、林缘以及路旁灌丛中。有时也生长在干燥的阳坡草灌丛中。产于江苏南部、安徽南部、浙江、江西、福建、湖北西部、湖南中部以南及西部、广东北部、广西、四川东南部、重庆及贵州东南部等地。长沙县各地有零星野生分布。

■ 性味归经　味辛，性平。

■ 功能主治　具祛风，消肿，解毒，止血之功效。用于风湿性关节炎；肝炎；无名肿毒；烫伤；跌打损伤；外伤出血；蛇咬伤。

■ 用法用量　内服：煎汤，10~30 克。外用：适量，煎汤洗；或鲜品捣敷。

# 慈　姑

【凭证标本】430121-190810-0501LY。

【采集地点】湖南省长沙市长沙县安沙镇唐田新村。

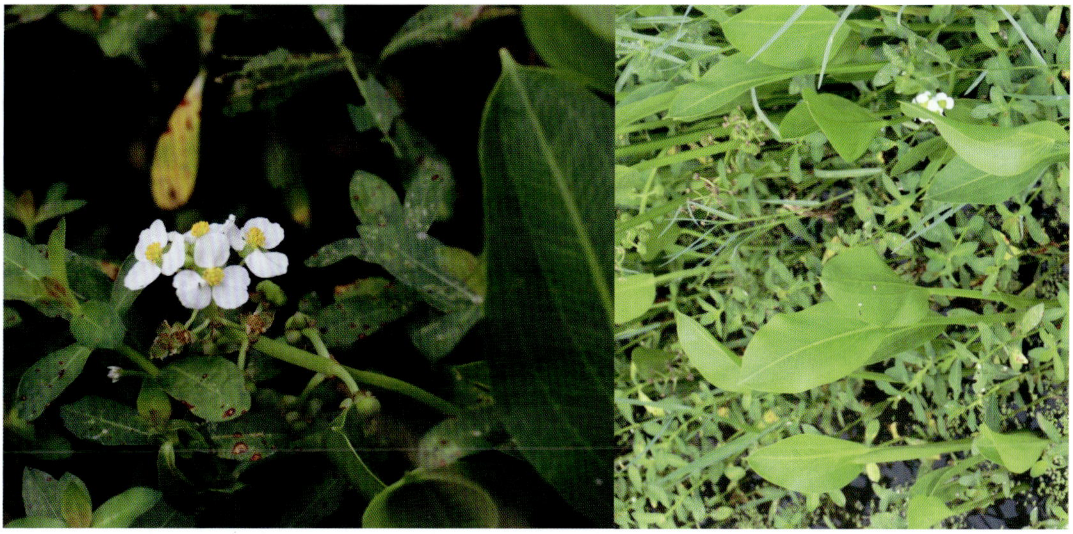

■ 别　　名　藉姑、槎牙、茨菰、白地栗。
■ 基　　原　泽泻科植物慈姑 *Sagittaria trifolia* Linn.var.*sinensis*（Sims）Makino 的球茎。
■ 植物形态　植株高大，粗壮；叶片宽大，肥厚，顶裂片先端钝圆，卵形至宽卵形；匍匐茎末端膨大呈球茎，球茎卵圆形或球形，可达（5~8）×（4~6）厘米；圆锥花序高大，长 20~60 厘米，有时可达 80 厘米以上，分枝（1~）2（~3），着生于下部，具 1~2 轮雌花，主轴雌花 3~4 轮，位于侧枝之上；雄花多轮，生于上部，组成大型圆锥花序，果期常斜卧水中；果期花托扁球形。种子褐色，具小凸起。
■ 生境及分布　生长在湖泊、池塘、沼泽、沟渠、水田等水域，长沙县各地有野生分布。分布于我国长江以南各省区。
■ 性味归经　味甘、微苦，性微寒。归肝、肺、脾、膀胱经。
■ 功能主治　具活血凉血，止咳通淋，散结解毒之功效。用于产后血闷，胎衣不下，带下，崩漏，衄血，呕血，咳嗽痰血，淋浊，疮肿，目赤肿痛，角膜白斑，瘰疬，睾丸炎，骨膜炎，毒蛇咬伤。
■ 用法用量　内服：煎汤，15~30 克；或绞汁。外用：适量，捣敷；或磨汁沉淀后点眼。
■ 注意事项　孕妇慎服。

# 满山红

**【凭证标本】**430121-190427-0129LY。
**【采集地点】**湖南省长沙市长沙县高桥镇白石源村。

**别　　名**　东北满山红、迎山红、靠山红、山崩子。

**基　　原**　杜鹃花科植物兴安杜鹃 *Rhododendron mariesii* Hemsl.et Wils. 的干燥叶。

**植物形态**　落叶灌木，高 1~4 米；枝轮生，幼时被淡黄棕色柔毛，成长时无毛。叶厚纸质或近于革质，常 2~3 集生枝顶，椭圆形，卵状披针形或三角状卵形，长 4~7.5 厘米，宽 2~4 厘米，先端锐尖，具短尖头，基部钝或近于圆形，边缘微反卷，初时具细钝齿，后不明显，上面深绿色，下面淡绿色，幼时两面均被淡黄棕色长柔毛，后无毛或近于无毛，叶脉在上面凹陷，下面凸出，细脉与中脉或侧脉间的夹角近于 90° ；叶柄长 5~7 毫米，近于无毛。花芽卵球形，鳞片阔卵形，顶端钝尖，外面沿中脊以上被淡黄棕色绢状柔毛，边缘具睫毛。花通常 2 朵顶生，先花后叶，出自于同一顶生花芽；花梗直立，常为芽鳞所包，长 7~10 毫米，密被黄褐色柔毛；花萼环状，5 浅裂，密被黄褐色柔毛；花冠漏斗形，淡紫红色或紫红色，长 3~3.5 厘米，花冠管长约 1 厘米，基部径 4 毫米，裂片 5，深裂，长圆形，先端钝圆，上方裂片具紫红色斑点，两面无毛；雄蕊 8~10，不等长，比花冠短或与花冠等长，花丝扁平，无毛，花药紫红色；子房卵球形，密被淡黄棕色长柔毛，花柱比雄蕊长，无毛。蒴果椭圆状卵球形，长 6~9 毫米，稀达 1.8 厘米，密被亮棕褐色长柔毛。花期 4~5 月，果期 6~11 月。

**生境及分布**　生于海拔 600~1500 米的山地稀疏灌丛。产于河北、陕西、江苏、安徽、浙江、江西、福建、台湾、河南、湖北、湖南、广东、广西、四川和贵州。长沙县各地有零星野生分布。

**性味归经**　味辛、苦，性寒。归肺、脾经。

**功能主治**　具止咳祛痰之功效。用于咳嗽气喘痰多。

**用法用量**　25~50 克；6~12 克，用 40% 乙醇浸服。

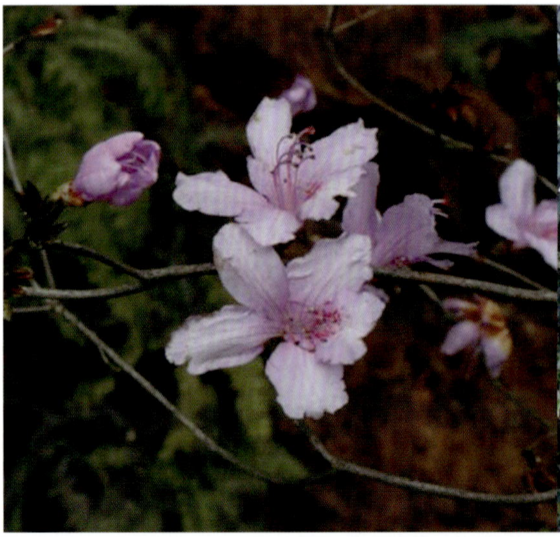
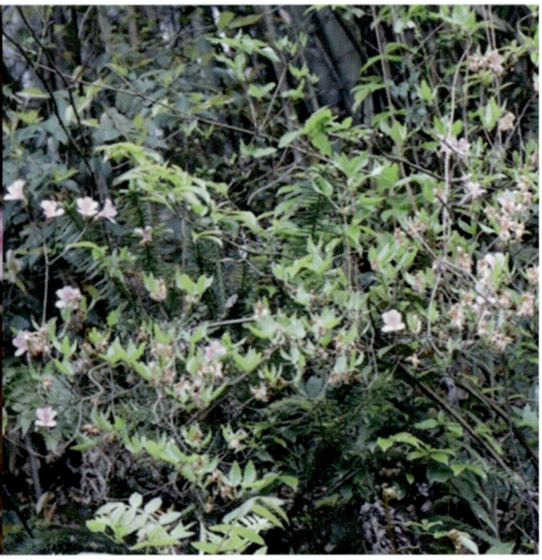

# 满树星

【凭证标本】430121-190421-0030LY。

【采集地点】湖南省长沙市长沙县安沙镇龙华岭村。

**别　　名**　鼠李冬青、秤星木、天星木、岗梅、养牛仔、梅叶冬青、毕解、补借、天星根、满天星、烫膏仔木。

**基　　原**　冬青科满树星 *Ilex aculeolata* Nakai 的根皮或叶。

**植物形态**　落叶灌木，高 1~3（~4）米；小枝栗褐色，有长枝和短枝，长枝纤细，被基部增粗的短柔毛，具多而显著的皮孔，短枝长 3~5 毫米，多皱，具宿存的芽鳞和叶痕。叶在长枝上互生，在短枝上，1~3 枚簇生于顶端，叶片膜质或薄纸质，倒卵形，长 2~5（~6）厘米，宽 1~3（~3.5）厘米，先端急尖或极短的渐尖，稀钝，基部楔形且渐尖，边缘具锯齿，叶面绿色，背面淡绿色，幼时两面及脉上疏被短柔毛，后变近无毛，主脉在叶面稍凹陷，在背面突起，侧脉 4~5 对，在上面平坦，背面凸起，于叶缘附近网结，网状脉不明显；叶柄长 5~11 毫米，上面具狭槽，被短柔毛；托叶微小，三角形，宿存。花序单生于长枝的叶腋内或短枝顶部的鳞片腋内；花白色，芳香，4 或 5 基数。雄花序具 1~3 花，总花梗长 0.5~2 毫米，花梗长 1.5~3 毫

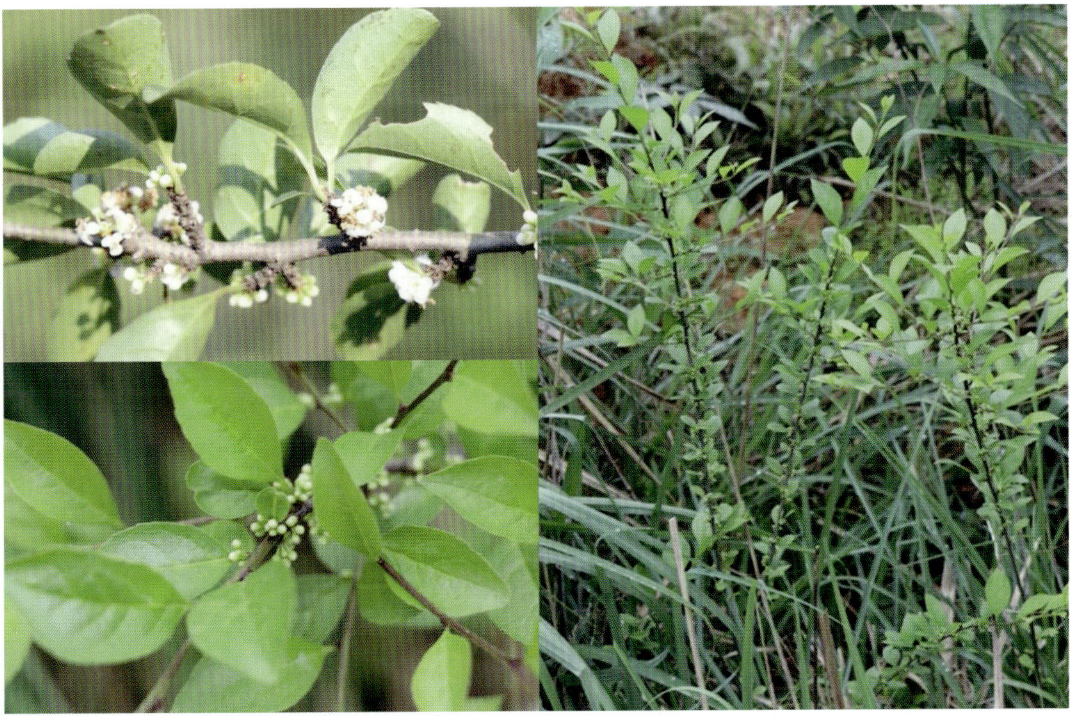

米，无毛，基部具2枚小苞片，小苞片三角形，具缘毛；花萼盘状，直径约2.5毫米，4深裂，裂片阔三角形，具缘毛；花冠辐状，直径约7毫米，花瓣圆卵形，直径约3毫米，啮蚀状，具稀疏的缘毛，基部稍合生；雄蕊4或5，花药长圆形；不育子房卵球形，具短喙且浅裂。雌花单花生于短枝鳞片腋内或长枝叶腋内，花梗长3~4毫米，基部具2枚具缘毛的小苞片；花萼与花冠同雄花；退化雄蕊长为花瓣的2/3，败育花药箭头状；子房卵球形，直径约1.5毫米，柱头厚盘状，4浅裂。果球形，直径约7毫米，成熟时黑色，干时具纵棱及沟，基部具平展的、轮廓近四角形的宿存花萼，顶端具盘状四裂的宿存柱头。分核4粒，轮廓椭圆体形，长6毫米，背部宽约2.5毫米，末端具急尖头，背面具深皱纹和网状条纹及沟，内果皮骨质。花期4~5月，果期6~9月。

**生境及分布** 生于海拔100~1200米的山谷、路旁的疏林中或灌丛中。产于浙江、江西、福建，湖北东南部、湖南、广东、广西、海南和贵州等省区。长沙县各地有零星野生分布。

**性味归经** 味甘，微苦，性凉。

**功能主治** 具疏风化痰，清热解毒之功效。用于感冒咳嗽，牙痛，烫伤，湿疹。

**用法用量** 内服：煎汤，9~15克。

## 蔊　菜

【凭证标本】430121-190421-0039LY。

【采集地点】湖南省长沙市长沙县安沙镇龙华岭村。

**别　　名** 辣米菜、野油菜、塘葛菜、干油菜、石豇豆、鸡肉菜、田葛菜、江剪刀草、野雪里蕻、野芥草、野菜花、山芥菜、独根菜、山萝卜、金丝荚。

**基　　原** 十字花科植物蔊菜 *Rorippa indica*（L.）Hiern 的全草。

**植物形态** 一二年生直立草本，高20~40厘米，植株较粗壮，无毛或具疏毛。茎单一或分枝，表面具纵沟。叶互生，基生叶及茎下部叶具长柄，

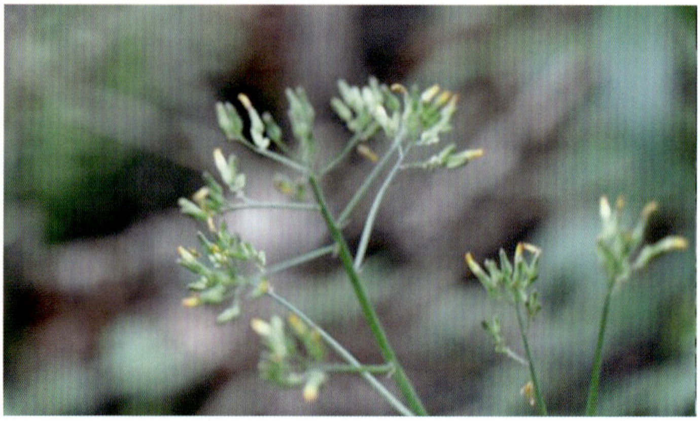

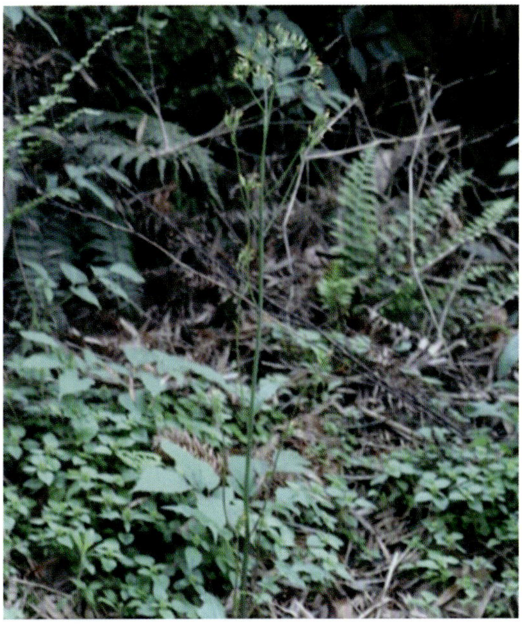

叶形多变化，通常大头羽状分裂，长4~10厘米，宽1.5~2.5厘米，顶端裂片大，卵状披针形，边缘具不整齐牙齿，侧裂片1~5对；茎上部叶片宽披针形或匙形，边缘具疏齿，具短柄或基部耳状抱茎。总状花序顶生或侧生，花小，多数，具细花梗；萼片4，卵状长圆形，长3~4毫米；花瓣4，黄色，匙形，基部渐狭成短爪，与萼片近等长；雄蕊6，2枚稍短。长角果线状圆柱形，短而粗，长1~2厘米，宽1~1.5毫米，直立或稍内弯，成熟时果瓣隆起；果梗纤细，长3~5毫米，斜升或近水平开展。种子每室2行，多数，细小，卵圆形而扁，一端微凹，表面褐色，具细网纹；子叶缘倚胚根。花期4~6月，果期6~8月。

**生境及分布**　生于海拔230~1450米的路旁、田边、园圃、河边、屋边墙脚及山坡路旁等较潮湿处。产于山东、河南、江苏、浙江、福建、台湾、湖南、江西、广东、陕西、甘肃、四川、云南。长沙县各地有零星野生分布。

**性味归经**　味辛、苦，性微温。归肺、肝经。

**功能主治**　具祛痰止咳，解表散寒，活血解毒，利湿退黄之功效。用于咳嗽痰喘，感冒发热，麻疹透发不畅，风湿痹痛，咽喉肿痛，疔疮痈肿，漆疮，经闭，跌打损伤，黄疸，水肿。

**用法用量**　内服：煎汤，10~30克，鲜品加倍；或捣绞汁服。外用：适量，捣敷。

## 槠　子

【凭证标本】430121-190912-0613-LY。

【采集地点】湖南省长沙市长沙县青山铺镇广福村。

**别　　名**　苦槠子。

**基　　原**　壳斗科植物青冈 *Cyclobalanopsis glauca*（Thunb.）Oerst. 的种仁。

**植物形态**　常绿乔木，高达20米，胸径可达1米。小枝无毛。叶片革质，倒卵状椭圆形或长椭圆形，长6~13厘米，宽2~5.5厘米，顶端渐尖或短尾状，基

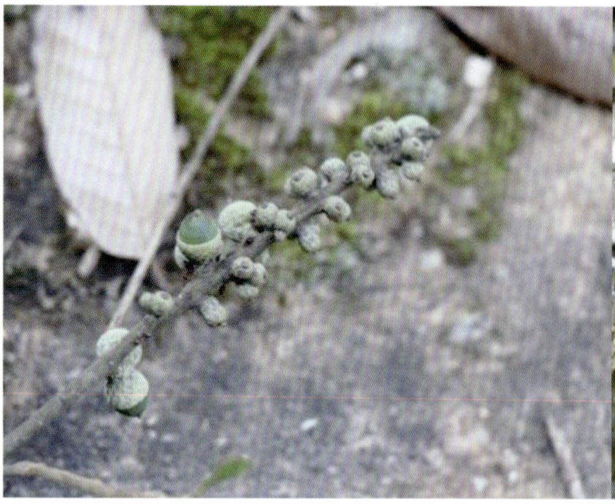
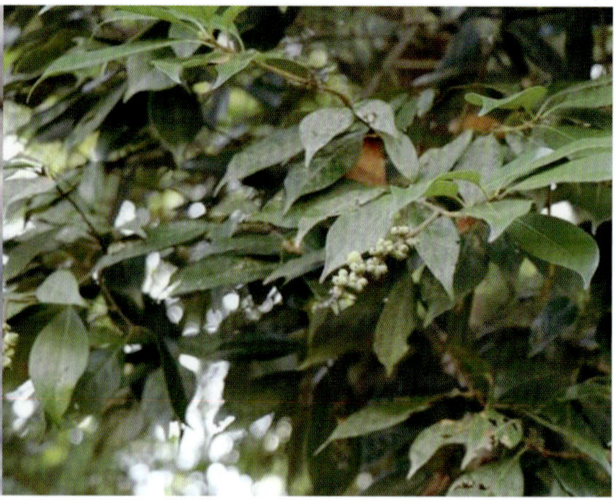

部圆形或宽楔形，叶缘中部以上有疏锯齿，侧脉每边 9~13 条，叶背支脉明显，叶面无毛，叶背有整齐平伏白色单毛，老时渐脱落，常有白色鳞秕；叶柄长 1~3 厘米。雄花序长 5~6 厘米，花序轴被苍色绒毛。果序长 1.5~3 厘米，着生果 2~3 个。壳斗碗形，包着坚果 1/3~1/2，直径 0.9~1.4 厘米，高 0.6~0.8 厘米，被薄毛；小苞片合生成 5~6 条同心环带，环带全缘或有细缺刻，排列紧密。坚果卵形、长卵形或椭圆形，直径 0.9~1.4 厘米，高 1~1.6 厘米，无毛或被薄毛，果脐平坦或微凸起。花期 4~5 月，果期 10 月。

**生境及分布** 生长在海拔 60~2 600 米的山坡或沟谷，长沙县有野生分布。分布于陕西、甘肃、江苏、安徽、浙江、江西、福建、台湾、河南、湖北、湖南、广东、广西、四川、贵州、云南、西藏等省区。

**性味归经** 味甘、苦、涩，性平。

**功能主治** 具涩肠止泻，生津止渴之功效。用于泄泻，痢疾，津伤口渴，伤酒。

**用法用量** 内服：煎汤，10~15 克。

## 酸　模

【凭证标本】430121-200415-0915LY。

【采集地点】湖南省长沙市长沙县黄兴镇敢胜村。

**别　　名** 山大黄、当药、山羊蹄、酸母、牛耳大黄、酸汤菜、黄根根、酸姜、酸不溜、酸溜溜、莫菜、酸木通、鸡爪黄连、猪耳根棵、牛舌头棵、打锣锤、田鸡脚、水牛舌头、大山七、羊舌头、酸鸡溜、大黄药菜。

**基　　原** 蓼科植物酸模 *Rumex acetosa* L. 的根。

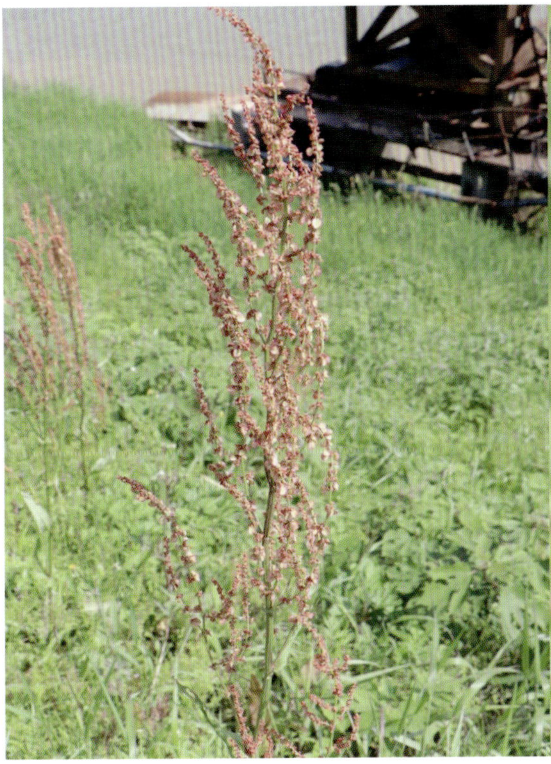

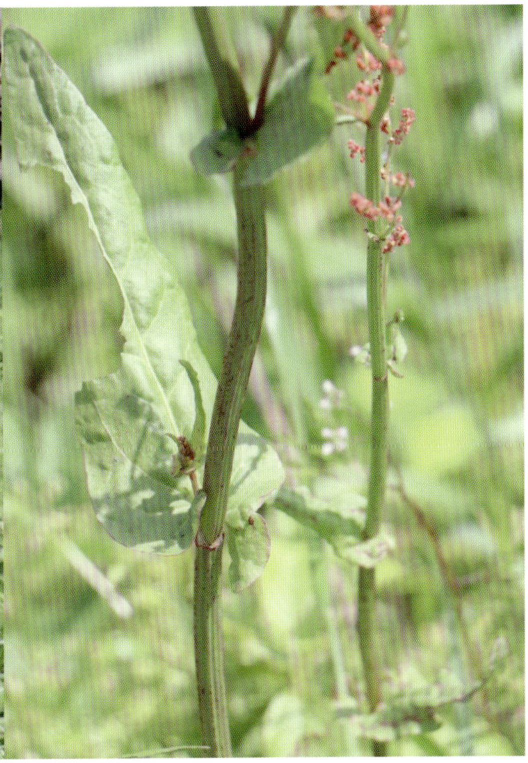

**植物形态** 多年生草本。根为须根。茎直立，高 40~100 厘米，具深沟槽，通常不分枝。基生叶和茎下部叶箭形，长 3~12 厘米，宽 2~4 厘米，顶端急尖或圆钝，基部裂片急尖，全缘或微波状；叶柄长 2~10 厘米；茎上部叶较小，具短叶柄或无柄；托叶鞘膜质，易破裂。花序狭圆锥状，顶生，分枝稀疏；花单性，雌雄异株；花梗中部具关节；花被片 6，成 2 轮，雄花内花被片椭圆形，长约 3 毫米，外花被片较小，雄蕊 6；雌花内花被片果时增大，近圆形，直径 3.5~4 毫米，全缘，基部心形，网脉明显，基部具极小的小瘤，外花被片椭圆形，反折，瘦果椭圆形，具 3 锐棱，两端尖，长约 2 毫米，黑褐色，有光泽。花期 5~7 月，果期 6~8 月。

**生境及分布** 生长在山坡、林缘、沟边、路旁，海拔 400~4100 米，长沙县有野生分布。分布于我国南北各省区。

**性味归经** 味酸、微苦，性寒。

**功能主治** 具凉血止血，泄热通便，利尿，杀虫之功效。用于吐血，便血，月经过多，热痢，目赤，便秘，小便不通，淋浊，恶疮，疥癣，湿疹。

**用法用量** 内服：煎汤，9~15 克；或捣汁。外用：适量，捣敷。

# 算盘子

【凭证标本】430121-200723-0979LY。
【采集地点】湖南省长沙市长沙县路口镇荆华村。

**别　　名**　黎击子、野南瓜、柿子椒、算盘珠、八瓣橘、馒头果、水金瓜、红橘仔、地金瓜、血木瓜、野北瓜子、磨盘树子、山金瓜、山油柑、臭山橘、山橘子、山馒头、狮子滚球、雷打柿、万豆子、寿脾子、牛萘、八楞橘、八楞楂、百梗桔、野蕃蒲、金骨风、野毛植、百荚橘、百荚结、小孩拳。

**基　　原**　大戟科植物算盘子 *Glochidion puberum*（L.）Hutch. 的果实。

**植物形态**　直立灌木，高 1~5 米，多分枝；小枝灰褐色；小枝、叶片下面、萼片外面、子房和果实均密被短柔毛。叶片纸质或近革质，长圆形、长卵形或倒卵状长圆形，稀披针形，长 3~8 厘米，宽 1~2.5 厘米，顶端钝、急尖、短渐尖或圆，基部楔形至钝，上面灰绿色，仅中脉被疏短柔毛或几无毛，下面粉绿色；侧脉每边 5~7 条，下面凸起，网脉明显；叶柄长 1~3 毫米；托叶三角形，长约 1 毫米。花小，雌雄同株或异株，2~5 朵簇生于叶腋内，雄花束常着生于小枝下部，雌花束则在上部，或有时雌花和雄花同生于一叶腋内；雄花：花梗长 4~15 毫米；萼片 6，狭长圆形或长圆状倒卵形，长 2.5~3.5 毫米；雄蕊 3，合生呈圆柱状；雌花：花梗长约 1 毫米；萼片 6，

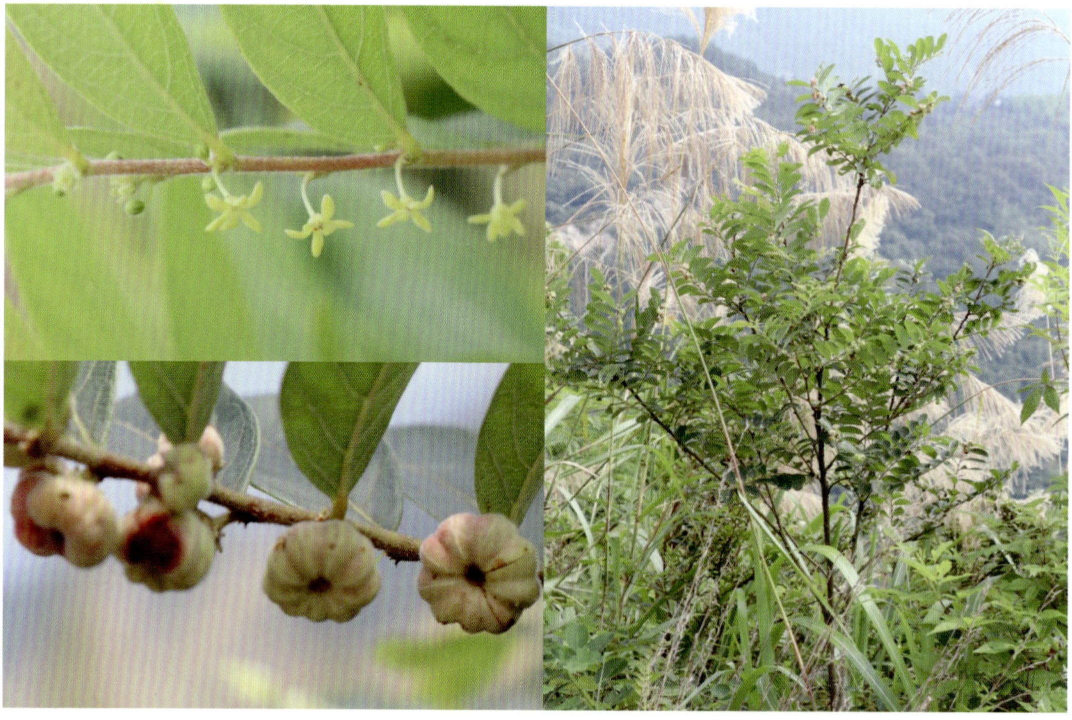

与雄花的相似，但较短而厚；子房圆球状，5~10 室，每室有 2 颗胚珠，花柱合生呈环状，长宽与子房几相等，与子房接连处缢缩。蒴果扁球状，直径 8~15 毫米，边缘有 8~10 条纵沟，成熟时带红色，顶端具有环状而稍伸长的宿存花柱；种子近肾形，具三棱，长约 4 毫米，朱红色。花期 4~8 月，果期 7~11 月。

**生境及分布** 生长在海拔 300~2 200 米山坡、溪旁灌木丛中或林缘，长沙县有分布。分布于陕西、甘肃、江苏、安徽、浙江、江西、福建、台湾、河南、湖北、湖南、广东、海南、广西、四川、贵州、云南和西藏等省区。

**性味归经** 味苦，性凉。归肾经。

**功能主治** 具清热除湿，解毒利咽，行气活血之功效。用于痢疾，泄泻，黄疸，疟疾，淋浊，带下，咽喉肿痛，牙痛，疝痛，产后腹痛。

**用法用量** 内服：煎汤，9~15 克。

## 漆姑草

**【凭证标本】** 430121-190427-0105LY。

**【采集地点】** 湖南省长沙市长沙县高桥镇白石源村。

**别　　名** 牛毛粘、瓜糙草、蛇牙草、牙齿草、沙子草、大龙叶、羊地草、小叶米粞草、踏地草、风米菜、虾子草、大龙草、虫牙草、地松、地兰、胎乌草、虎牙草。

**基　　原** 石竹科漆姑草属植物漆姑草 *Sagina japonica*（Sw.）Ohwi 的全草。

**植物形态** 一年生小草本，高 5~20 厘米，上部被稀疏腺柔毛。茎丛生，稍铺散。叶

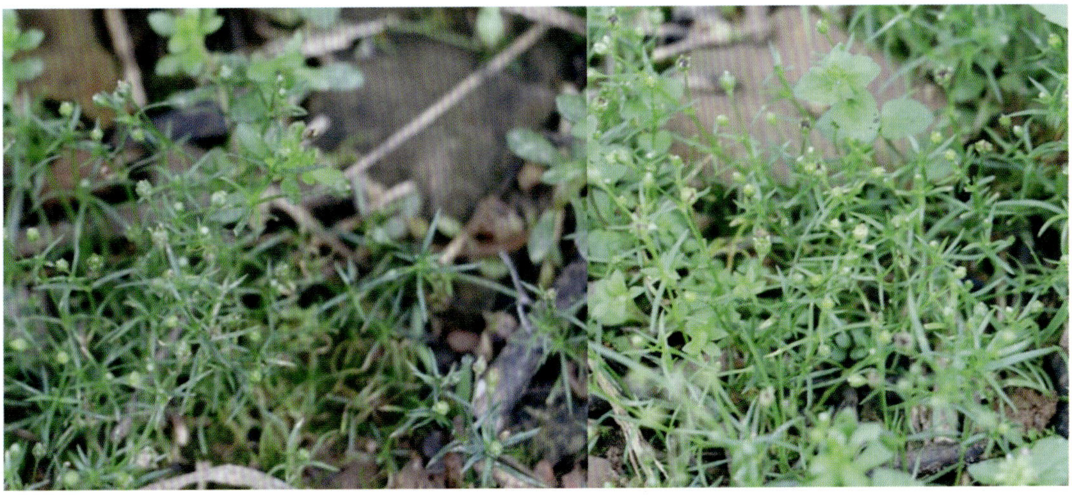

片线形，长 5~20 毫米，宽 0.8~1.5 毫米，顶端急尖，无毛。花小形，单生枝端；花梗细，长 1~2 厘米，被稀疏短柔毛；萼片 5，卵状椭圆形，长约 2 毫米，顶端尖或钝，外面疏生短腺柔毛，边缘膜质；花瓣 5，狭卵形，稍短于萼片，白色，顶端圆钝，全缘；雄蕊 5，短于花瓣；子房卵圆形，花柱 5，线形。蒴果卵圆形，微长于宿存萼，5 瓣裂；种子细，圆肾形，微扁，褐色，表面具尖瘤状凸起。花期 3~5 月，果期 5~6 月。

**生境及分布** 生于海拔 600~1900 米（在西南可上升至 3 800~4 000 米）间河岸沙质地、撂荒地或路旁草地。产于东北、华北、西北（陕西、甘肃）、华东、华中和西南。长沙县各地有零星野生分布。

**性味归经** 味苦、辛，性凉。归肝、胃经。

**功能主治** 具凉血解毒，杀虫止痒之功效。用于漆疮，秃疮，湿疹，丹毒，瘰疬，无名肿毒，毒蛇咬伤，鼻渊，龋齿痛，跌打内伤。

**用法用量** 内服：煎汤，10~30 克；研末或绞汁。外用：适量，捣敷；或绞汁涂。①治漆疮：漆姑草。捣烂，加丝瓜叶汁，调菜油敷。②治虫牙：漆姑草叶。捣烂，塞入牙缝。③治跌打内伤：漆姑草 15 克。水煎服。④治蛇咬伤：漆姑草、雄黄捣烂敷。

## 赛番红花

**【凭证标本】** 430121-190613-0253LY。

**【采集地点】** 湖南省长沙市长沙县黄花镇银龙村。

**别　　名** 菖蒲莲、红玉帘、风雨花、旱水仙、空心韭菜、独蒜。

**基　　原** 石蒜科葱莲属多年生草本植物韭莲 *Zephyranthes carinata* Herbert 的全草。

**植物形态** 鳞茎卵球形，直径 2~3 厘米；基生叶常数枚簇生，线形，扁平，长 15~30 厘米，宽 6~8 毫米；花单生于花茎顶端，下有佛焰苞状总苞，总苞片常带淡紫红色，长 4~5 厘米，下部合生成管；花梗长 2~3 厘米；花玫瑰红色或粉红色；花被管长 1~2.5 厘米，花被裂片 6，裂片倒卵形，顶端略尖，长 3~6 厘米；雄蕊 6，长约为花被的 2/3~4/5，花药丁字形着生；子房下位，3 室，胚珠多数，花柱细长，柱头深 3 裂；蒴果近球形；种子黑色。

**生境及分布** 我国各地庭园栽培。长沙县各地有零星野生分布，原产南美。

**性味归经** 味苦，性寒。归心、脾经。

**功能主治** 具散热解毒，活血凉血之功效。用于跌伤红肿，毒蛇咬伤，吐血，血崩。

**用法用量** 内服：煎汤，15~30 克。外用：适量，捣敷。

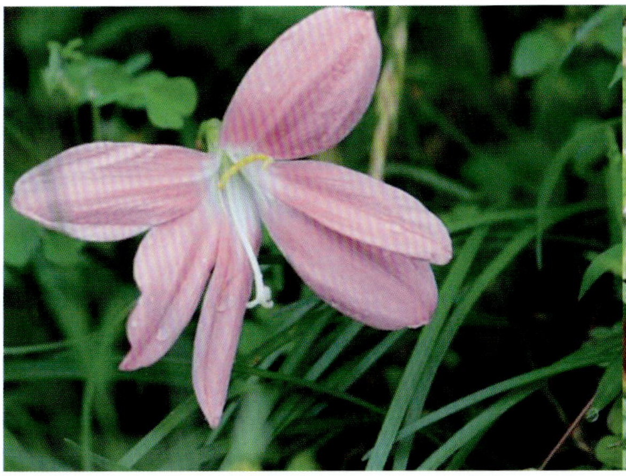

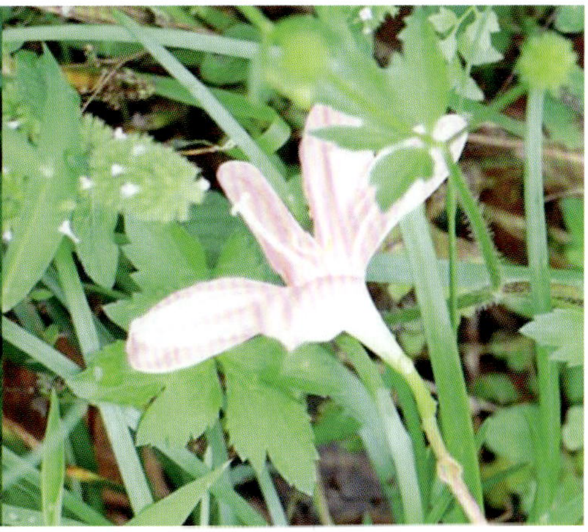

# 翠云草

【凭证标本】430121-190908-0594-LY。
【采集地点】湖南省长沙市长沙县高桥镇范林村。

**别　　名**　剑柏、蓝地柏、地柏叶、伸脚草、绿绒草、烂皮蛇。

**基　　原**　卷柏科植物翠云草 *Selaginella uncinata*（Desv.）Spring 的全草。

**植物形态**　土生，主茎先直立而后攀援状，长 50~100 厘米或更长，无横走地下茎。根托只生于主茎的下部或沿主茎断续着生，自主茎分叉处下方生出，长 3~10 厘米，直径 0.1~0.5 毫米，根少分叉，被毛。主茎自近基部羽状分枝，不呈“之”字形，无关节，禾秆色，主茎下部直径 1~1.5 毫米，茎圆柱状，具沟槽，无毛，维管束 1 条，主茎顶端不呈黑褐色，主茎先端鞭形，侧枝 5~8 对，2 回羽状分枝，小枝排列紧密，主茎上相邻分枝相距 5~8 厘米，分枝无毛，背腹压扁，末回分枝连叶宽 3.8~6 毫米。叶全部交互排列，二形，草质，表面光滑，具虹彩，边缘全缘，明显具白边，主茎上的叶排列较疏，较分之上的大，二形，绿色。主茎上的腋叶明显大于分枝上的，肾形，或略心形，3 毫米 ×4 毫米，分枝上的腋叶对称，宽椭圆形或心形，2.2~2.8 毫米 ×0.8~2.2 毫米，边缘全缘，基部不呈耳状，近心形。中叶不对称，主茎上的明显大于侧枝上的，侧枝上的叶卵圆形，1.0~2.4 毫米 ×0.6~1.0 毫米，接近到覆瓦状排列，背部不呈龙骨状，先端与轴平行或交叉或常向后弯，长渐尖，基部钝，边缘全缘。侧叶不对称，主茎上的明显大于侧枝上的，分枝上的长圆形，外展，紧接，2.2~3.2 毫米 × 1.0~1.6 毫米，先端急尖或具短尖头，边缘全缘，上侧基部不扩大，不覆盖小枝，上侧边缘全缘，下侧基部圆形，下侧边缘全缘。孢子叶穗紧密，四棱柱形，

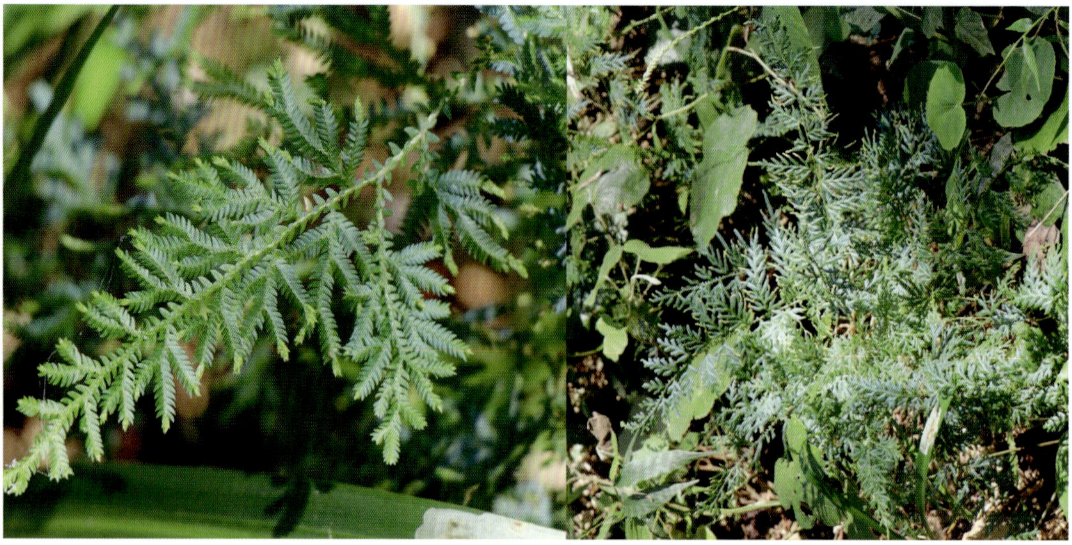

单生于小枝末端，5.0~25 毫米 ×2.5~4.0 毫米；孢子叶一形，卵状三角形，边缘全缘，具白边，先端渐尖，龙骨状；大孢子叶分布于孢子叶穗下部的下侧或中部的下侧或上部的下侧。大孢子灰白色或暗褐色；小孢子淡黄色。

**生境及分布**　生长在山谷林下或溪边阴湿处以及岩洞石缝内，长沙县有零星分布。分布于华东、中南、西南各地。

**性味归经**　味甘、淡，性凉。

**功能主治**　具清热利湿，止血，止咳之功效。用于急性黄疸型传染性肝炎，胆囊炎，肠炎，痢疾，肾炎水肿，泌尿系感染，风湿性关节痛，肺结核咯血；外用治疖肿，烧烫伤，外伤出血，跌打损伤。

**用法用量**　内服：煎汤，10~30 克，鲜品可用至 60 克。外用：适量，晒干或炒炭存性，研末，调敷；或鲜品捣敷。

## 樟　木

【凭证标本】430121-190421-0035LY。

【采集地点】湖南省长沙市长沙县安沙镇龙华岭村。

**别　　名**　樟树、香樟木、吹风散。

**基　　原**　樟科樟属植物樟 *Cinnamomum camphora*（L.）Presl. 的木材。

**植物形态**　常绿大乔木，高可达 30 米，直径可达 3 米，树冠广卵形；枝、叶及木材均有樟脑气味；树皮黄褐色，有不规则的纵裂。顶芽广卵形或圆球形，鳞

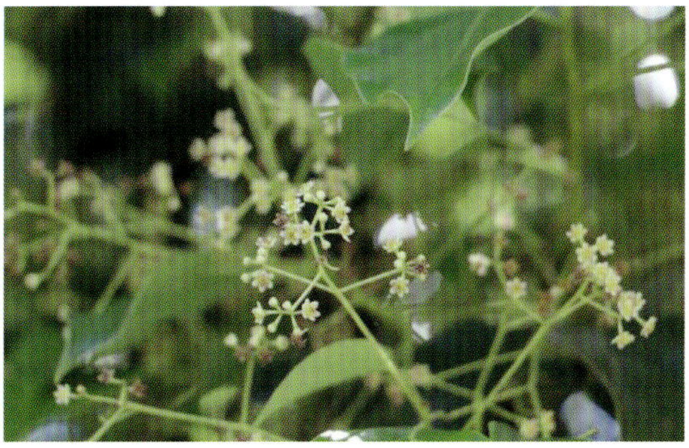

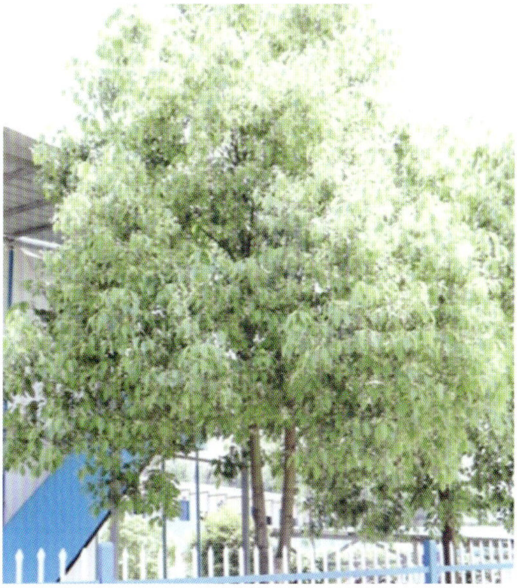

片宽卵形或近圆形，外面略被绢状毛。枝条圆柱形，淡褐色，无毛。叶互生，卵状椭圆形，长 6~12 厘米，宽 2.5~5.5 厘米，先端急尖，基部宽楔形至近圆形，边缘全缘，软骨质，有时呈微波状，上面绿色或黄绿色，有光泽，下面黄绿色或灰绿色，晦暗，两面无毛或下面幼时略被微柔毛，具离基三出脉，有时过渡到基部具不显的 5 脉，中脉两面明显，上部每边有侧脉 1~3~5（~7）条。基生侧脉向叶缘一侧有少数支脉，侧脉及支脉脉腋上面明显隆起下面有明显腺窝，窝内常被柔毛；叶柄纤细，长 2~3 厘米，腹凹背凸，无毛。圆锥花序腋生，长 3.5~7 厘米，具梗，总梗长 2.5~4.5 厘米，与各级序轴均无毛或被灰白至黄褐色微柔毛，被毛时往往在节上尤为明显。花绿白或带黄色，长约 3 毫米；花梗长 1~2 毫米，无毛。花被外面无毛或被微柔毛，内面密被短柔毛，花被筒倒锥形，长约 1 毫米，花被裂片椭圆形，长约 2 毫米。能育雄蕊 9，长约 2 毫米，花丝被短柔毛。退化雄蕊 3，位于最内轮，箭头形，长约 1 毫米，被短柔毛。子房球形，长约 1 毫米，无毛，花柱长约 1 毫米。果卵球形或近球形，直径 6~8 毫米，紫黑色；果托杯状，长约 5 毫米，顶端截平，宽达 4 毫米，基部宽约 1 毫米，具纵向沟纹。花期 4~5 月，果期 8~11 月。

**生境及分布**　常生于山坡或沟谷中，但常有栽培的。产于南方及西南各省区。长沙县各地有零星野生分布。

**性味归经**　味辛，性温。归肝、脾经。

**功能主治**　具祛风散寒，温中理气，活血通络之功效。用于风寒感冒，胃寒胀痛，寒湿吐泻，风湿痹痛，脚气，跌打伤痛，疥癣风痒。

**用法用量**　内服：煎汤，10~20 克；研末，3~6 克；或泡酒饮。外用：适量，煎水洗。

**注意事项**　孕妇忌服。

# 醉鱼草花

【凭证标本】430121-190612-0240LY。
【采集地点】湖南省长沙市长沙县路口镇路口社区。

**别　　名**　闭鱼花、痒见消、鱼尾草。

**基　　原**　马钱科醉鱼草属植物醉鱼草 *Buddleia lindleyana* Fort. 的花。

**植物形态**　直立灌木；株高达 3 米；小枝 4 棱，具窄翅；叶对生（萌条叶互生或近轮生），膜质，卵形、椭圆形或长圆状披针形，长 3~11 厘米，先端渐尖或尾尖，基部宽楔形或圆，全缘或具波状齿，侧脉 6~8 对；叶柄长 0.2~1.5 厘米；穗状聚伞花序顶生，长 4~40 厘米；苞片长达 1 厘米；小苞片长 2~3.5 毫米；花紫色，芳香；花萼钟状，长约 4 毫米，与花冠均被星状毛及小鳞片，花萼裂片长约 1 毫米；花冠长 1.3~2 厘米，内面被柔毛，花冠筒弯曲，1.1~1.7 厘米，裂片长约 3.5 毫米；雄蕊着生花冠筒基部；蒴果长圆形或椭圆形，长 5~6 毫米，无毛，被鳞片，花萼宿存；种子小，淡褐色，无翅。

**生境及分布**　生于山地路旁、河边灌木丛中或林缘，长沙县各地有零星野生分布。分布于江苏、安徽、浙江、江西、福建、湖北、湖南、广东、广西、四川、贵州和云南等省区。

**性味归经**　味微辛、苦，性温。

**功能主治**　具祛风除湿，止咳化痰，散瘀，杀虫之功效。用于支气管炎，咳嗽，哮喘，风湿性关节炎，跌打损伤；外用治创伤出血，烧烫伤，并作杀蛆灭孑孓用。

**用法用量**　内服：煎汤，10~15 克，鲜品 15 ~ 30 克；或捣汁。
① 治痰饮成齁，遇寒便发：醉鱼草花研末，和米粉作饼，炙熟食之。(《纲目》) ② 治痈疽疔毒：醉鱼草花，蛇葡萄根、马鞭草各等分碾成细末，蜂蜜调敷。(《常用中草药配方》) ③ 治痞积：醉鱼草花 10~15 克。煎服。(《湖南药物志》) ④ 治烫伤：醉鱼草花研末，麻油调搽患处。(《湖南药物志》)

**注意事项**　孕妇忌服。

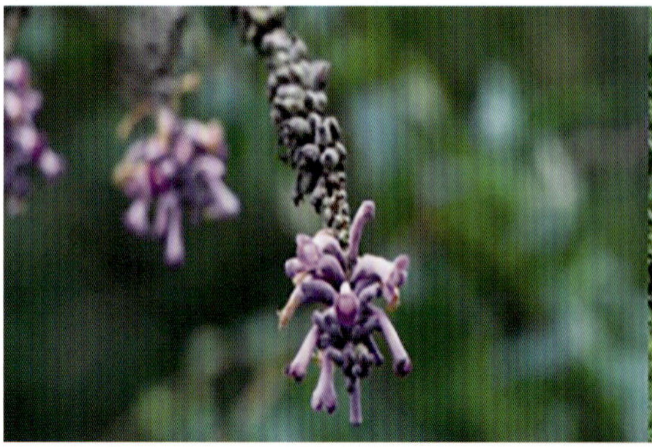

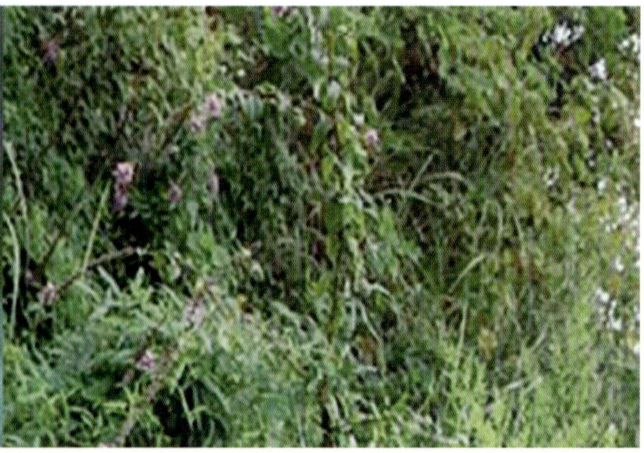

# 蝴蝶花

【凭证标本】430121-200226-0853LY。

【采集地点】湖南省长沙市长沙县星沙街道金牛湾社区。

**别　　名**　铁扁担、燕子花、蓝花铰剪、紫燕、豆豉叶、下搜山虎。

**基　　原**　鸢尾科蝴蝶花 *Iris japonica* Thunb. 的全草。

**植物形态**　多年生草本。根状茎可分为较粗的直立根状茎和纤细的横走根状茎，直立的根状茎扁圆形，具多数较短的节间，棕褐色，横走的根状茎节间长，黄白色；须根生于根状茎的节上，分枝多。叶基生，暗绿色，有光泽，近地面处带红紫色，剑形，长 25~60 厘米，宽 1.5~3 厘米，顶端渐尖，无明显的中脉。花茎直立，高于叶片，顶生稀疏总状聚伞花序，分枝 5~12 个，与苞片等长或略超出；苞片叶状，3~5 枚，宽披针形或卵圆形，长 0.8~1.5 厘米，顶端钝，其中包含有 2~4 朵花，花淡蓝色或蓝紫色，直径 4.5~5 厘米；花梗伸出苞片之外，长 1.5~2.5 厘米；花被管明显，长 1.1~1.5 厘米，外花被裂片倒卵形或椭圆形，长 2.5~3 厘米，宽 1.4~2 厘米，顶端微凹，基部楔形，边缘波状，有细齿裂，中脉上有隆起的黄色鸡冠状附属物，内花被裂片椭圆形或狭倒卵形，长 2.8~3 厘米，宽 1.5~2.1 厘米，爪部楔形，顶端微凹，边缘有细齿裂，花盛开时向外展开；雄蕊长 0.8~1.2 厘米，花药长椭圆形，白色；花柱分枝较内花被裂片略短，中肋处淡蓝色，顶端裂片缝状丝裂，子房纺锤形，长 0.7~1 厘米。蒴果椭圆状柱形，长 2.5~3 厘米，直径 1.2~1.5 厘米，顶端微尖，基部钝，无喙，6 条纵肋明显，成熟时自顶端开裂至中部；种子黑褐色，为不规则的多面体，无附属物。花期 3~4 月，果期 5~6 月。

**生境及分布**　生长在山坡较荫蔽而湿润的草地、疏林下或林缘草地，云贵高原一带常生

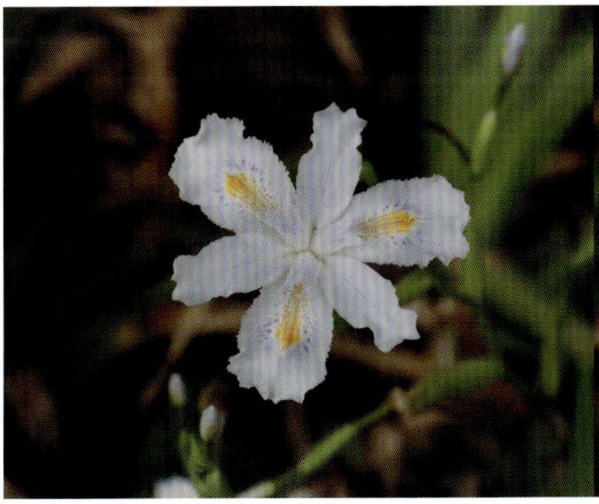

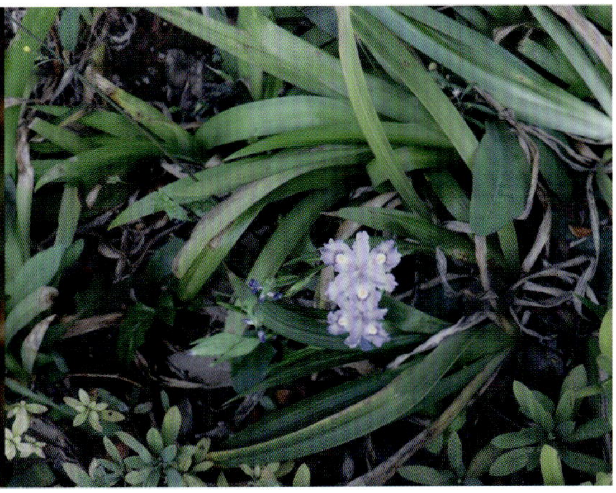

于海拔3000~3300米处，长沙县各地有分布。分布于江苏、安徽、浙江、福建、湖北、湖南、广东、广西、陕西、甘肃、四川、贵州、云南。

**性味归经** 味苦，性寒。

**功能主治** 具消肿止痛，清热解毒之功效。用于肝炎，肝肿大，肝区痛，胃痛，咽喉肿痛，便血。

**用法用量** 内服：煎汤，6~15克。

# 稻槎菜

【凭证标本】430121-200224-0842LY。

【采集地点】湖南省长沙市长沙县安沙镇鼎功桥村。

**别　　名** 鹅里腌、回荠。

**基　　原** 菊科植物稻槎菜 *Lapsanastrum apogonoides*（Maxim）Pak & K.Bremer 的全草。

**植物形态** 一年生矮小草本，高7~20厘米。茎细，自基部发出多数或少数的簇生分枝及莲座状叶丛；全部茎枝柔软，被细柔毛或无毛。基生叶全形椭圆形、长椭圆状匙形或长匙形，长3~7厘米，宽1~2.5厘米，大头羽状全裂或几全裂，有长1~4厘米的叶柄，顶裂片卵形、菱形或椭圆形，边缘有极稀疏的小尖头，或长椭圆形而边缘大锯齿，齿顶有小尖头，侧裂片2~3对，椭圆形，边缘全缘或有极稀疏针刺状小尖头；茎生叶少数，与基生叶同形并等样分裂，向上茎叶渐小，不裂。全部叶质地柔软，两面同色，绿色，或下面色淡，淡绿色，几无毛。头状花序小，果期下垂或歪斜，少数（6~8枚）在茎枝顶端排列成疏松的伞房状圆锥花序，花序梗纤细，总苞椭圆形

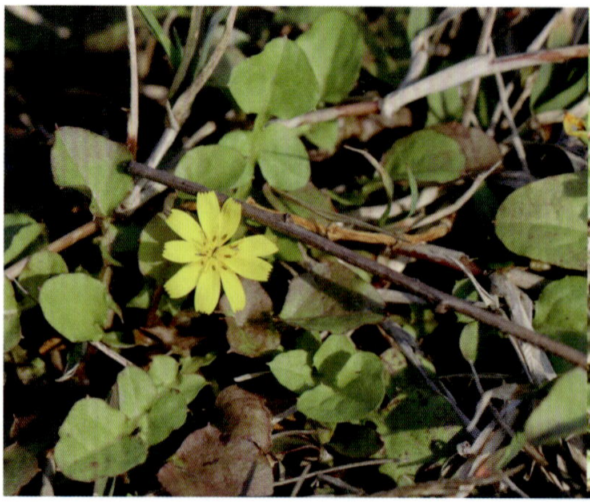
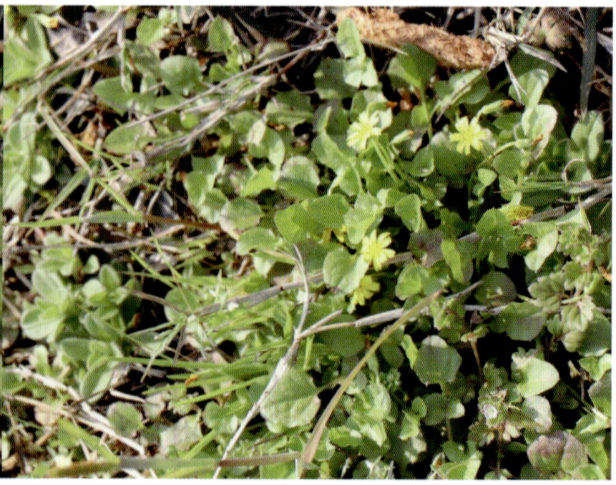

或长圆形，长约 5 毫米；总苞片 2 层，外层卵状披针形，长达 1 毫米，宽 0.5 毫米，内层椭圆状披针形，长 5 毫米，宽 1~1.2 毫米，先端喙状；全部总苞片草质，外面无毛。舌状小花黄色，两性。瘦果淡黄色，稍压扁，长椭圆形或长椭圆状倒披针形，长 4.5 毫米，宽 1 毫米，有 12 条粗细不等细纵肋，肋上有微粗毛，顶端两侧各有 1 枚下垂的长钩刺，无冠毛。花果期 1~6 月。

**生境及分布** 生长在田野、荒地及路边，长沙县有野生分布。分布于东部沿海及中南等地。

**性味归经** 味苦，性平。

**功能主治** 具清热解毒，透疹之功效。用于咽喉肿痛，痢疾，疮疡肿毒，蛇咬伤，麻疹透发不畅。

**用法用量** 内服：煎汤，15~30 克；或捣汁。外用：适量，鲜品捣敷。

# 燕麦草

**【凭证标本】**430121-190421-0065LY。

**【采集地点】**湖南省长沙市长沙县安沙镇安沙社区。

**别　　名** 乌麦、野麦草。

**基　　原** 禾本科植物野燕麦 *Avena fatua* L. 的全草。

**植物形态** 一年生。须根较坚韧。秆直立，光滑无毛，高 60~120 厘米，具 2~4 节。叶鞘松弛，光滑或基部者被微毛；叶舌透明膜质，长 1~5 毫米；叶片扁平，长 10~30 厘米，宽 4~12 毫米，或上面和边缘疏生柔毛。圆锥花序开展，金字塔形，长 10~25 厘米，分枝具棱角，粗糙；小穗长 18~25 毫米，含 2~3 小花；小穗轴密生淡棕色或白色硬毛，其节脆硬易断落，第一节间长约 3 毫米；颖草质，几相等，通常具 9 脉；外稃质地坚硬，第一外稃长 15~20 毫米，背面中部以下具淡棕色或白色硬毛，芒自稃体中部稍下处伸出，长 2~4 厘米，膝曲，芒柱棕色，扭转。颖果被淡棕色柔毛，腹面具纵沟，长 6~8 毫米。花果期 4~9 月。

**生境及分布** 生于荒芜田野或为田间杂草。广布于我国南北各省。长沙县各地有零星野生分布。

**性味归经** 味甘，性平。

**功能主治** 具收敛止血，固表止汗之功效。用于吐血，便血，血崩，自汗，盗汗，白带。

**用法用量** 内服：煎汤，15~30 克。

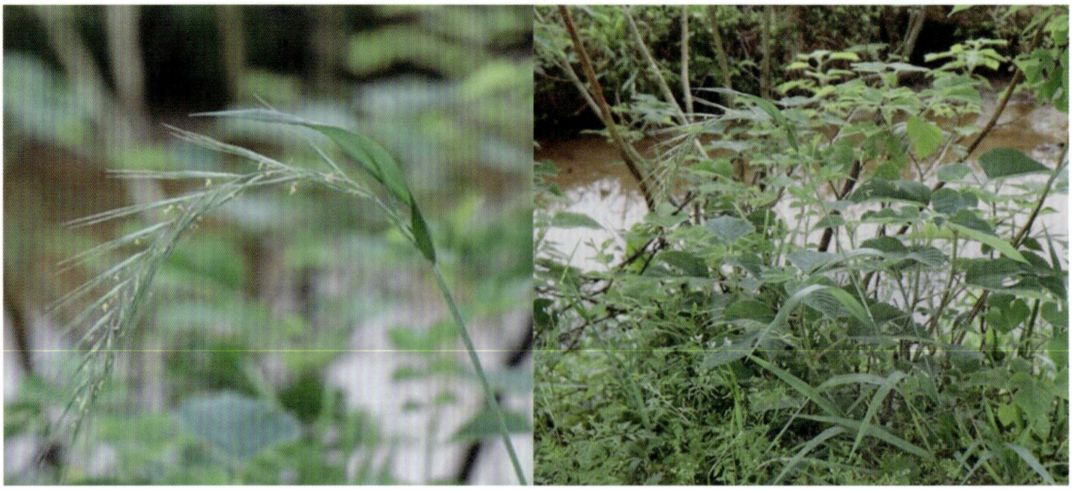

# 薤　白

【凭证标本】薤：430121-200414-0908LY。

【采集地点】薤：湖南省长沙市长沙县黄花镇梁坪村。

**别　　名**　野薤、野葱、薤白头、野白头。

**基　　原**　百合科植物薤 *Allium chinense* G. Don 的鳞茎。

**植物形态**　鳞茎近球状，粗 0.7~1.5（~2）厘米，基部常具小鳞茎（因其易脱落故在标本上不常见）；鳞茎外皮带黑色，纸质或膜质，不破裂，但在标本上多因脱落而仅存白色的内皮。叶 3~5 枚，半圆柱状，或因背部纵棱发达而为三棱状半圆柱形，中空，上面具沟槽，比花葶短。花葶圆柱状，高 30~70 厘米，1/4~1/3 被叶鞘；总苞 2 裂，比花序短；伞形花序半球状至球状，具多而密集的花，或间具珠芽或有时全为珠芽；小花梗近等长，比花被片长 3~5 倍，基部具小苞片；珠芽暗紫色，基部亦具小苞片；花淡紫色或淡红色；花被片矩圆状卵形至矩圆状披针形，长 4~5.5 毫米，宽 1.2~2 毫米，内轮的常较狭；花丝等长，比花被片稍长直到比其长 1/3，在基部合、生并与花被片贴生，分离部分的基部呈狭三角形扩大，向上收狭成锥形，内轮的基部约为外轮基部宽的 1.5 倍；子房近球状，腹缝线基部具有帘的凹陷蜜穴；花柱伸出花被外。花果期 5~7 月。

**生境及分布**　菵头：生长在耕地杂草中及山地较干燥处，长沙县各地有栽培。分布于长江流域和以南各省区。

薤白：生长在海拔 1500 米以下的山坡、丘陵、山谷或草地上，极少数地区（云南和西藏）在海拔 3000 米的山坡上也有。除新疆、青海外，全国各省区均产。

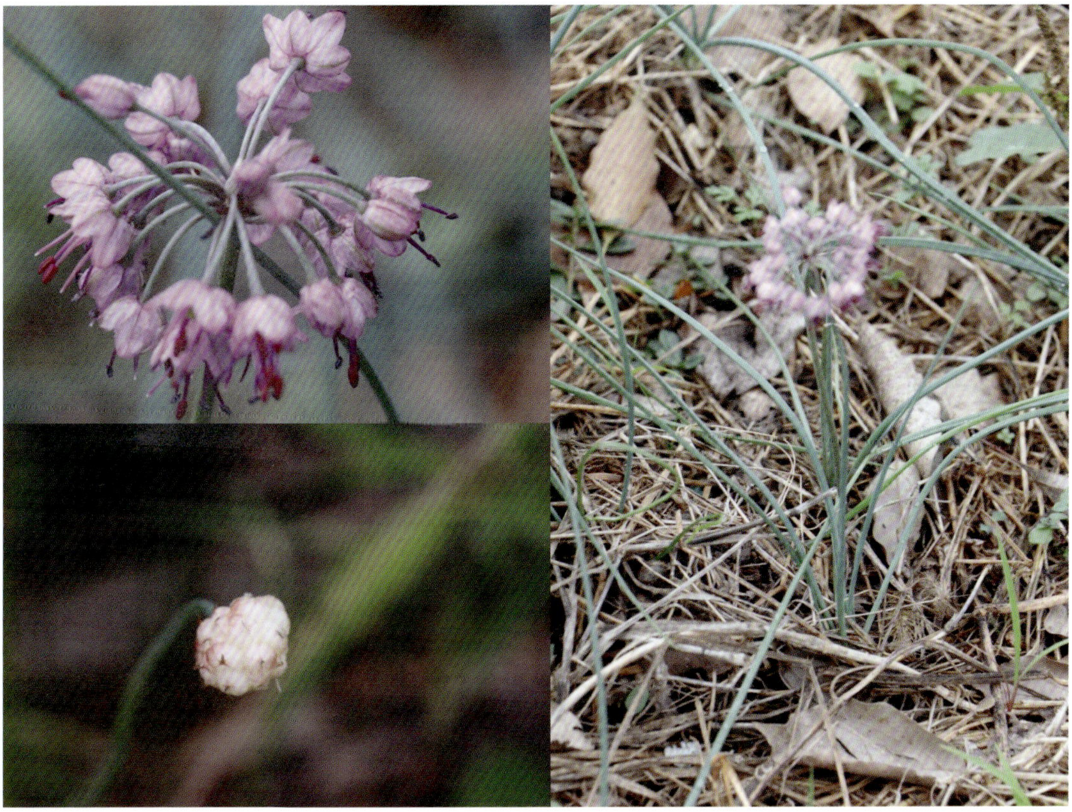

- **性味归经**　味辛、苦，性温。归肺、心、胃、大肠经。
- **功能主治**　具通阳散结，行气导滞之功效。用于胸痹心痛，脘腹痞满胀痛，泻痢后重。
- **用法用量**　内服：煎汤，5~10 克。
- **注意事项**　气虚者慎服。

# 薏苡仁

【凭证标本】430121-190718-0383LY。

【采集地点】湖南省长沙市长沙县高桥镇白石源村。

- **别　　名**　薏苡、苡米、薏仁米、沟子米。
- **基　　原**　禾本科植物薏苡 *Coix lacryma-jobi* L. 的干燥成熟种仁。
- **植物形态**　一年生粗壮草本；秆直立丛生，多分枝；叶鞘短于其节间，叶舌干膜质，叶片扁平宽大，开展，基部圆形或近心形；总状花序腋生成束，雌小穗位

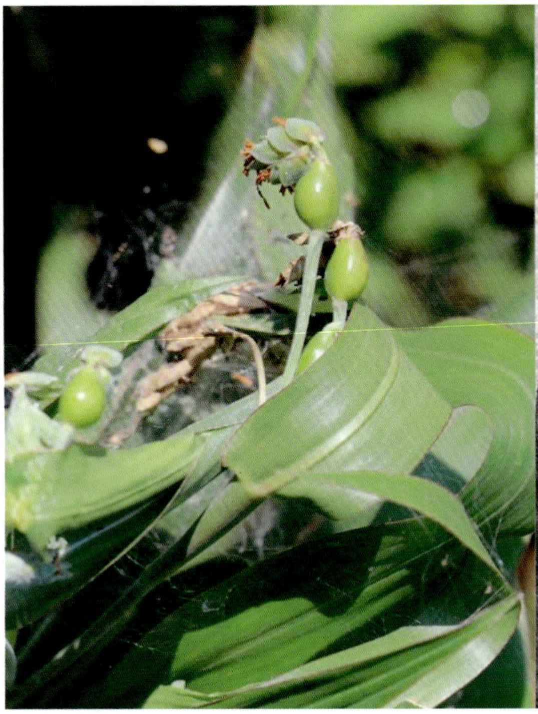

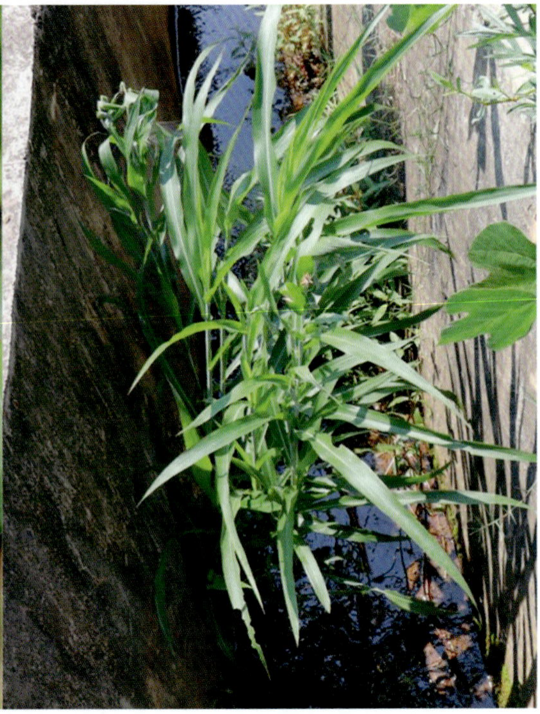

于下部，外面包以骨质念珠状总苞，雄蕊常退化，雌蕊具细长柱头，伸出，颖果小，雄小穗着生于上部，具有柄无柄二型。

**生境及分布** 多生于湿润的屋旁、池塘、河沟、山谷、溪涧或易受涝的农田等地方，海拔 200~2000 米处常见，野生或栽培，长沙县各地有零星野生分布。产于辽宁、河北、山西、山东、河南、陕西、江苏、安徽、浙江、江西、湖北、湖南、福建、台湾、广东、广西、海南、四川、贵州、云南等省区。

**性味归经** 味甘、淡，性凉。归脾、胃、肺经。

**功能主治** 健脾渗湿，除痹止泻，清热排脓。用于水肿，脚气，小便不利，湿痹拘挛，脾虚泄泻，肺痈，肠痈，扁平疣。

**用法用量** 内服：煎服，9~30 克。清利湿热宜生用，健脾止泻宜炒用。或入散剂。

**注意事项** 脾虚无湿，大便燥结及孕妇慎服。

## 薄　荷

【凭证标本】430121-190930-0452LY。

【采集地点】湖南省长沙市长沙县湘龙街道湘瑞社区。

**别　　名** 蕃荷菜、菝蔺、吴菝蔺、南薄荷、猫儿薄苛、野薄荷、升阳菜薄苛、蔢荷、夜息药、仁丹草、见肿消、水益母、接骨草、土薄荷、鱼香草、香薷草。

**基　　原**　唇形科薄荷属植物薄荷 *Mentha haplocalyx* Briq. 的干燥地上部分。

**植物形态**　多年生草本；株高达 60 厘米；茎多分枝，上部被微柔毛，下部沿棱被微柔毛；具根茎；叶卵状披针形或长圆形，长 3~5（~7）厘米，先端尖，基部楔形或圆，基部以上疏生粗牙齿状锯齿，两面被微柔毛；叶柄长 0.2~1 厘米；轮伞花序腋生，球形，径约 1.8 厘米，花梗长不及 3 毫米；花梗细，长 2.5 毫米；花萼管状钟形，长约 2.5 毫米，被微柔毛及腺点，10 脉不明显，萼齿窄三角状钻形；花冠淡紫或白色，长约 4 毫米，稍被微柔毛，上裂片 2 裂，余 3 裂片近等大，长圆形，先端钝；雄蕊长约 5 毫米；小坚果黄褐色，被洼点。

**生境及分布**　生于小溪沟边、路旁及山野湿地，或为栽培。分布于华北、华东、华南、华中及西南各地，长沙县各地有零星野生分布。

**性味归经**　味辛，性凉。归肺、肝经。

**功能主治**　具疏风，散热，辟秽，解毒之功效。治外感风热，头痛，目赤，咽喉肿痛，食滞气胀，口疮，牙痛，疮疥，瘾疹。

**用法用量**　内服：煎汤，3~6 克，不可久煎，宜作后下；或入丸、散。外用：适量，煎水洗或捣汁涂敷。

**注意事项**　阴虚血燥，肝阳偏亢，表虚汗多者忌服。

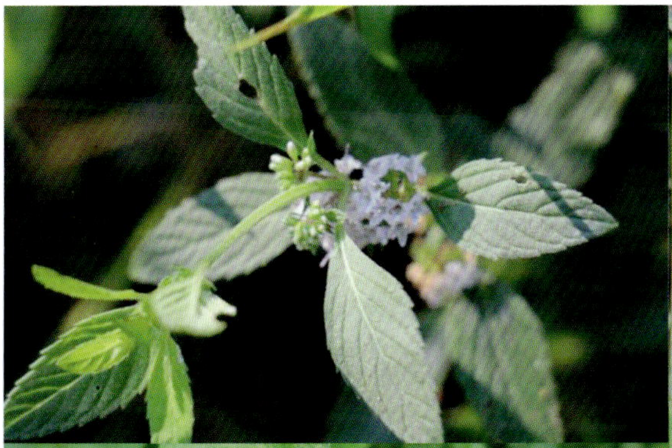
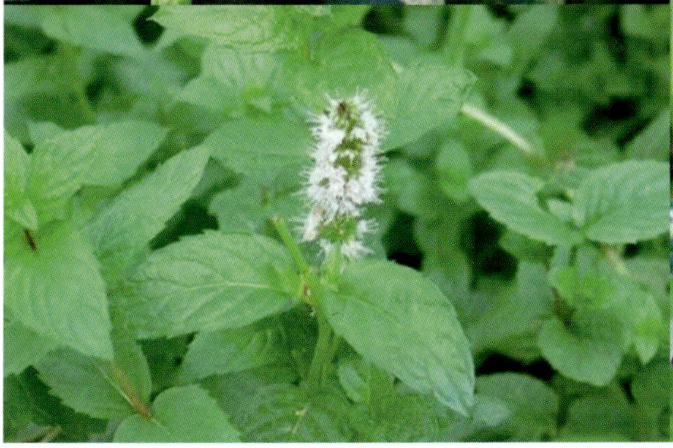
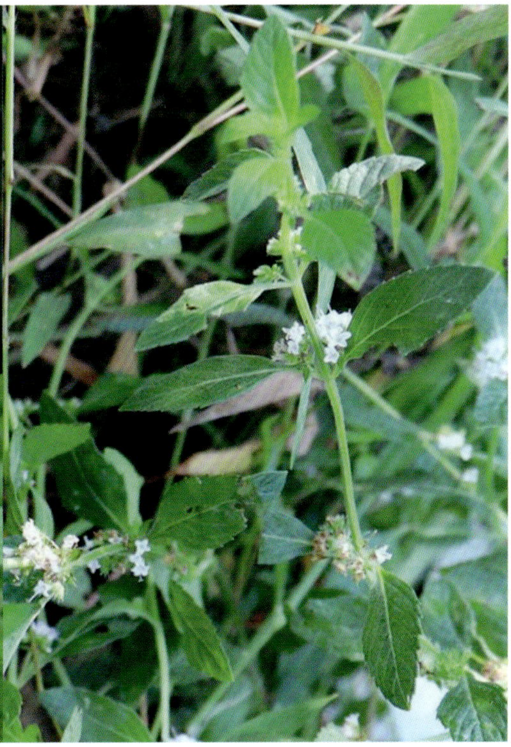

# 篱栏网

【凭证标本】430121-191117-0747LY。

【采集地点】湖南省长沙市长沙县金井镇湘丰村。

**别　　名**　篱栏、鱼黄草、茉栾藤、三裂叶鸡矢藤。

**基　　原**　旋花科植物篱栏网 *Merremia hederacea*（Burm.F.）Hall.F. 的全草。

**植物形态**　缠绕或匍匐草本，匍匐时下部茎上生须根。茎细长，有细棱，无毛或疏生长硬毛，有时仅于节上有毛，有时散生小疣状突起。叶心状卵形，长1.5~7.5 厘米，宽 1~5 厘米，顶端钝，渐尖或长渐尖，具小短尖头，基部心形或深凹，全缘或通常具不规则的粗齿或锐裂齿，有时为深或浅 3 裂，两面近于无毛或疏生微柔毛；叶柄细长，长 1~5 厘米，无毛或被短柔毛，具小疣状突起。聚伞花序腋生，有 3~5 朵花，有时更多或偶为单生，花序梗比叶柄粗，长 0.8~5 厘米，第一次分枝为二歧聚伞式，以后为单歧式；花梗长 2~5 毫米，连同花序梗均具小疣状突起；小苞片早落；萼片宽倒卵状匙形，或近于长方形，外方 2 片长 3.5 毫米，内方 3 片长 5 毫米，无毛，顶端截形，明显具外倾的凸尖；花冠黄色，钟状，长 0.8 厘米，外面无毛，内面近基部具长柔毛；雄蕊与花冠近等长，花丝下部扩大，疏生长柔毛；

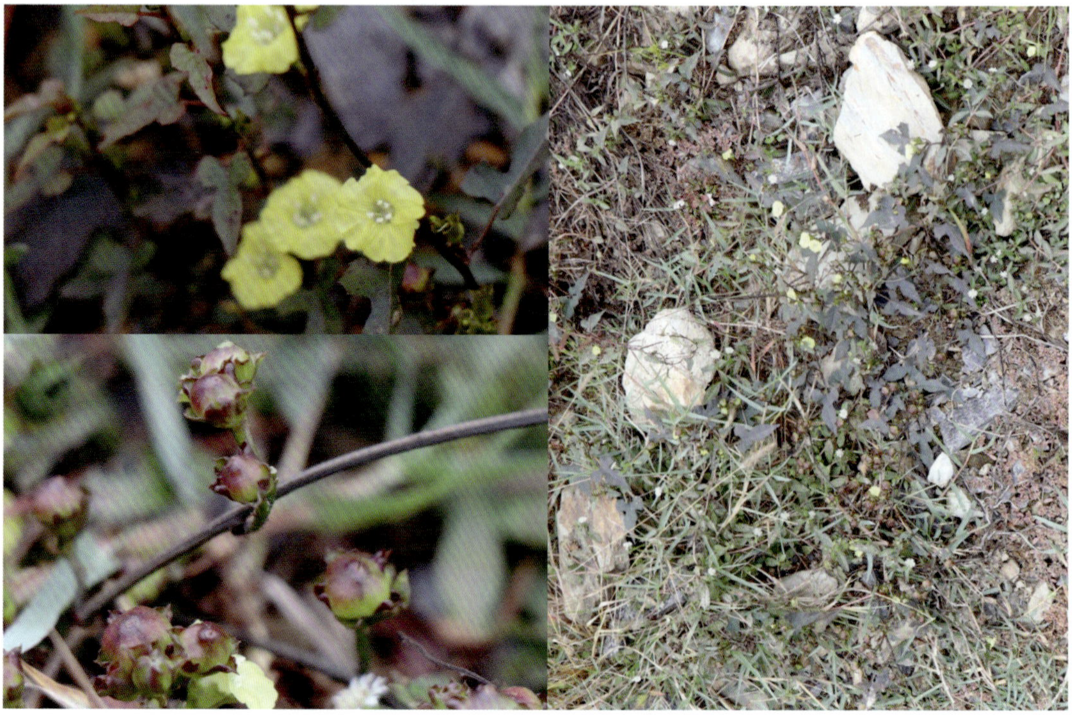

子房球形，花柱与花冠近等长，柱头球形。蒴果扁球形或宽圆锥形，4 瓣裂，果瓣有皱纹，内含种子 4 粒，三棱状球形，长 3.5 毫米，表面被锈色短柔毛，种脐处毛簇生。

**生境及分布**　生长在海拔 130~760 米的灌丛或路旁草丛，长沙县有野生分布。分布于台湾、广东（包括海南）、广西、江西、云南。

**性味归经**　味甘、淡，性凉。归肺、脾经。

**功能主治**　具清热，利咽、凉血之功效。用于风热感冒，咽喉肿痛，乳蛾，尿血，包性眼结膜炎，疮疥。

**用法用量**　内服：煎汤，3~10 克。外用：适量，捣敷。

# 檀　根

【凭证标本】430121-190627-0298LY。

【采集地点】湖南省长沙市长沙县北山镇明月山村。

**别　　名**　檀树、檀木、白檀。

**基　　原**　豆科植物黄檀 *Dalbergia hupeana* Hance 的根或根皮。

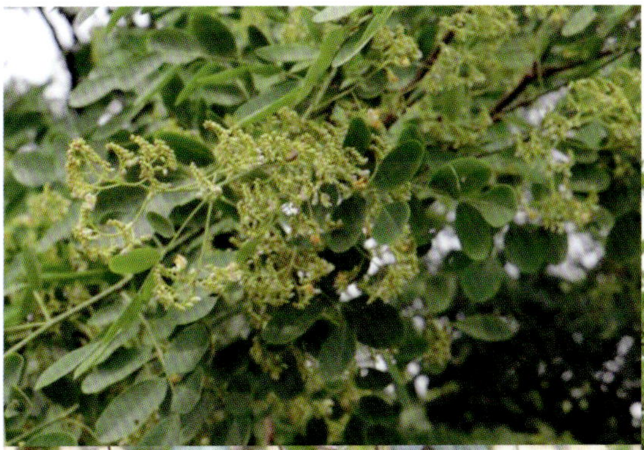

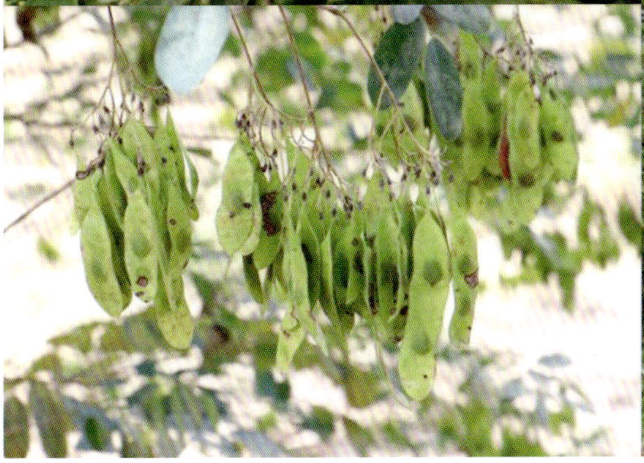

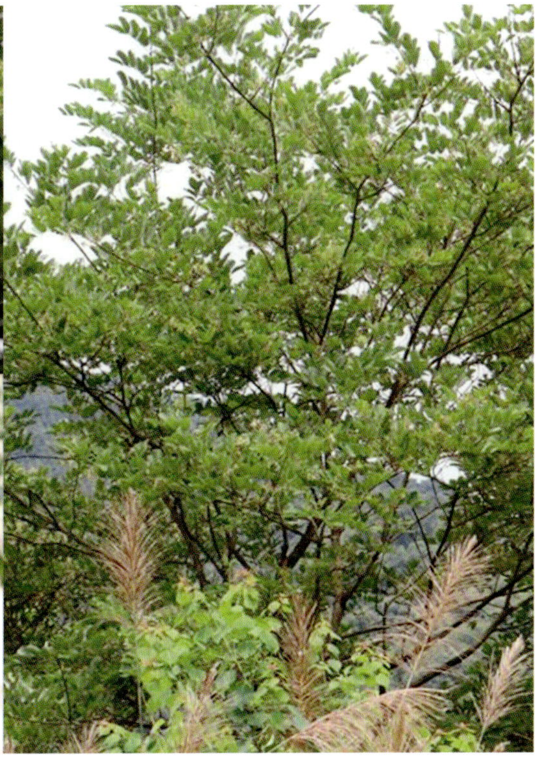

**植物形态** 乔木；株高 10~20 米；树皮暗灰色，呈薄片状剥落；幼枝软，黑色，薄微微柔毛；羽状复叶长 15~25 厘米；托叶披针形，小；小叶 3~5 对，椭圆形或长圆状椭圆形，长 3.5~6 厘米，先端钝或微凹，基部圆或宽楔形，两面无毛；花萼钟状，萼齿 5，最下 1 枚披针形，较长，上面 2 枚宽卵形，连合，两侧 2 枚卵形，较短，有锈色柔毛；花冠白或淡紫色，花瓣具瓣柄，旗瓣圆形，基部无附属体，翼瓣倒卵形，龙骨瓣半月形；雄蕊 10，二体（5+5）；子房具短柄，胚珠 2~3；荚果长圆形或宽舌状，长 4~7 厘米，宽 1.3~1.5 厘米，果瓣对种子部分有网纹，具 1~2（3）种子；种子肾形，长 0.7~1.4 厘米，宽 5~9 毫米。

**生境及分布** 生于平原及山区，长沙县各地有零星野生分布。产于山东、江苏、安徽、浙江、江西、福建、湖北、湖南、广东、广西、四川、贵州、云南。

**性味归经** 味辛、苦，性平。归心经。

**功能主治** 具清热解毒，止血消肿之功效。用于疮疖疔毒，毒蛇咬伤，细菌性痢疾，跌打损伤。

**用法用量** 内服：煎汤，15~30 克。外用：适量，研末调敷。

# 爵 床

**【凭证标本】**430121-190813-0526LY。

**【采集地点】**湖南省长沙市长沙县北山镇新中村。

**别　　名** 小青草、六角英、赤眼老母草、麦穗癀、鼠尾癀、孩儿草、野万年青、节节寒、大鸭草、毛泽兰。

**基　　原** 爵床科植物爵床 *Justicia procumbens* Linnaeus 的全草。

**植物形态** 一年生匍匐草本，高 15～30 厘米。茎方形，或具 4～6 棱，绿色，表面被灰白色细柔毛，尤以棱上较密，节稍膨大。叶对生；卵形、长椭圆形或广披针形，全缘，先端尖，上面暗绿色，下面淡绿色，两面均有短柔毛；叶柄长 5～10 毫米。穗状花序顶生或腋生，长约 2.5 厘米；花小，萼片 5，线状披针形或线形，边缘呈白色薄膜状，外围有苞片 2 枚，形状与萼同；花冠淡红色或带紫红色，较萼略长，上部唇形，上唇先端 2 浅裂，下唇先端 3 裂较深；雄蕊 2 枚着生于花筒部，花丝基部及着生处四周有细绒毛，药 2 室，1 室不孕，并呈距状而下垂；雌蕊 1，有毛，子房卵形，2 室，花柱丝状，柱头头状，不明显。蒴果线形，先端短尖，基部惭狭，全体呈压扁状，淡棕色，表面上部具有白色短柔毛。种子卵圆形而微扁，径约 1 毫米，黑褐色，表面具有网状纹凸起。花期 8~11 月。

**生境及分布** 生长在旷野草地和路旁的阴湿处，长沙县各地有野生分布。分布于山东、

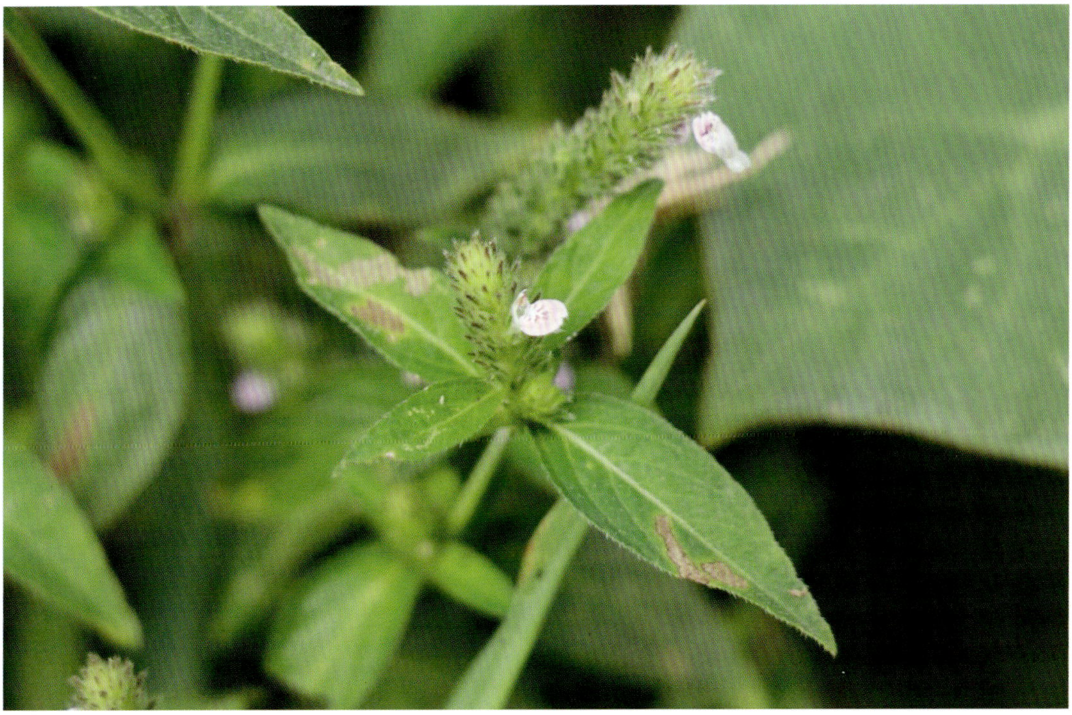

浙江、江苏、江西、湖北、四川、云南、广东、福建及台湾等地。

**性味归经**　味苦、咸、辛，性寒。归肺、肝、膀胱经。

**功能主治**　具清热解毒，利湿消积，活血止痛之功效。用于感冒发热，咳嗽，咽喉肿痛，目赤肿痛，疳积，湿热泻痢，疟疾，黄疸，浮肿，小便淋浊，筋肌疼痛，跌打损伤，痈疽疔疮，湿疹。

**用法用量**　内服：煎汤，10~15克，鲜品30~60克；或捣汁；或研末。外用：鲜品适量，捣敷；或汤洗浴。

**注意事项**　脾胃虚寒、气血两虚者不宜。

# 檫　树

【凭证标本】430121-202018-0834LY。

【采集地点】湖南省长沙市长沙县开慧镇锡福村。

**别　　名**　独脚樟、半枫樟、枫荷桂、天鹅枫、山檫、青檫、桐梓树。

**基　　原**　樟科植物檫木 *Sassafras tzumu*（Hemsl.）Hemsl. 的根或茎、叶。

**植物形态**　落叶乔木，高可达35米，胸径达2.5米；树皮幼时黄绿色，平滑，老时变灰褐色，呈不规则纵裂。顶芽大，椭圆形，长达 1.3 厘米，直径 0.9 厘米，芽鳞近圆形，外面密被黄色绢毛。枝条粗壮，近圆柱形，多少具棱角，无毛，初时带红色，干后变黑色。叶互生，聚集于枝顶，卵形或倒卵形，长 9~18 厘米，宽 6~10 厘米，先端渐尖，基部楔形，全缘或 2~3 浅裂，裂片先端略钝，坚纸质，上面绿色，晦暗或略光亮，下面灰绿色，两面无毛或下面尤其是沿脉网疏被短硬毛，羽状脉或离基三出脉，中脉、侧脉及支脉两面稍明显，最下方一对侧脉对生，十分发达，向叶缘一方生出多数支脉，支脉向叶缘弧状网结；叶柄纤细，长（1~）2~7 厘米，鲜时常带红色，腹平背凸，无毛或略被短硬毛。花序顶生，先叶开放，长 4~5 厘米，多花，具梗，梗长不及 1 厘米，与序轴密被棕褐色柔毛，基部承有迟落互生的总苞片；苞片线形至丝状，长 1~8 毫米，位于花序最下部者最长。花黄色，长约 4 毫米，雌雄异株；花梗纤细，长 4.5~6 毫米，密被棕褐色柔毛。雄花：花被筒极短，花被裂片 6，披针形，近相等，长约 3.5 毫米，先端稍钝，外面疏被柔毛，内面近于无毛；能育雄蕊 9，成三轮排列，近相等，长约 3 毫米，花丝扁平，被柔毛，第一、二轮雄蕊花丝无腺体，第三轮雄蕊花丝近基部有一对具短柄的腺体，花药均为卵圆状长圆形，4 室，上方 2 室较小，药室均内向，退化雄蕊 3，长 1.5 毫米，三角状钻形，具柄；退化雌蕊明显。雌花：退化雄蕊 12，排成四轮，体态上类似雄花的能育雄蕊及退化雄蕊；子房卵珠形，长约 1 毫米，无毛，花柱长约 1.2 毫米，等粗，柱头盘状。果近球形，直径达 8 毫米，成熟时蓝黑色而带有白蜡粉，着生于浅杯状的果托上，果梗长 1.5~2 厘米，上端渐增粗，无毛，与果托呈红色。花期 3~4 月，果期 5~9 月。

**生境及分布** 生长在疏林或密林中，海拔 150~1900 米，长沙县有分布。分布于浙江、江苏、安徽、江西、福建、广东、广西、湖南、湖北、四川、贵州及云南等省区。

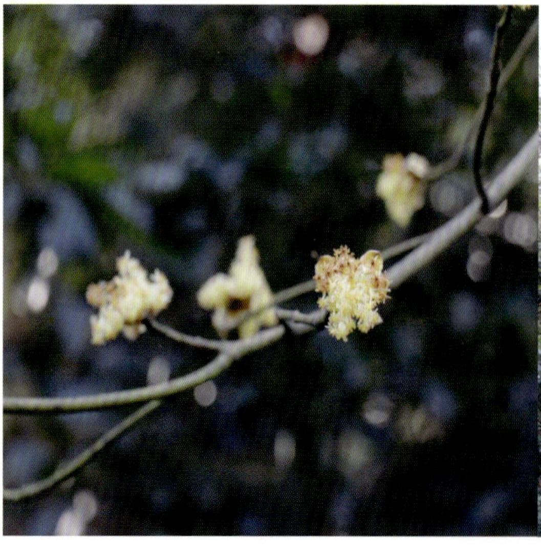

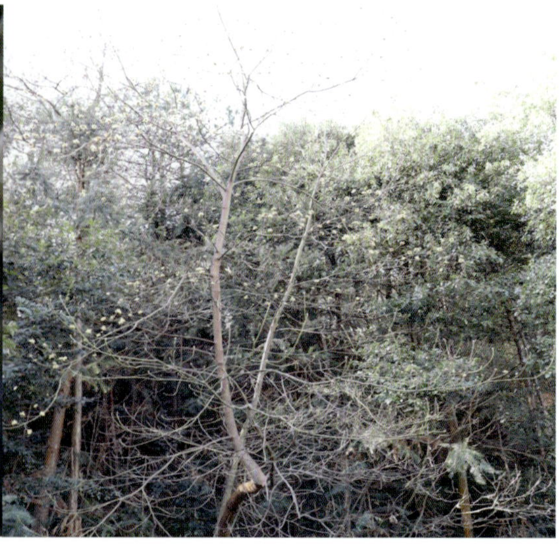

■ 性味归经　味甘、辛，性温。归肝、脾经。
■ 功能主治　具祛风除湿，活血散瘀，止血之功效。用于风湿痹痛，跌打损伤，腰肌劳损，半身不遂，外伤出血。
■ 用法用量　内服：煎汤，15~30 克；或浸酒。外用：适量，捣敷。
■ 注意事项　孕妇禁服。

# 檵　花

【凭证标本】430121-190421-0027LY。
【采集地点】湖南省长沙市长沙县安沙镇龙华岭村。

■ 别　　名　桎木柴、坚漆、鱼骨柴、檵树、刺木花、满山白。
■ 基　　原　金缕梅科金缕梅属植物檵木 *Loropetalum chinense*（R.Br.）Oliver 的花。
■ 植物形态　灌木，有时为小乔木，多分枝，小枝有星毛。叶革质，卵形，长 2~5 厘米，宽 1.5~2.5 厘米，先端尖锐，基部钝，不等侧，上面略有粗毛或秃净，干后暗绿色，无光泽，下面被星毛，稍带灰白色，侧脉约 5 对，在上面明显，在下面突起，全缘；叶柄长 2~5 毫米，有星毛；托叶膜质，三角状披针形，长 3~4 毫米，宽 1.5~2 毫米，早落。花 3~8 朵簇生，有短花梗，白色，比新叶先开放，或与嫩叶同时开放，花序柄长约 1 厘米，被毛；苞片线形，长 3 毫米；萼筒杯状，被星毛，萼齿卵形，长约 2 毫米，花后脱

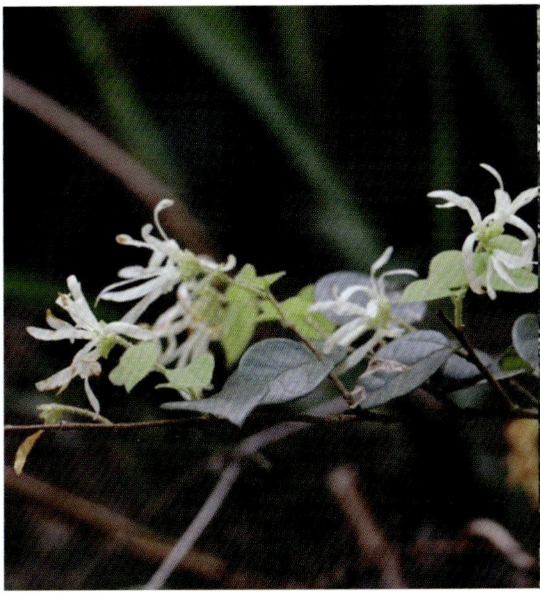

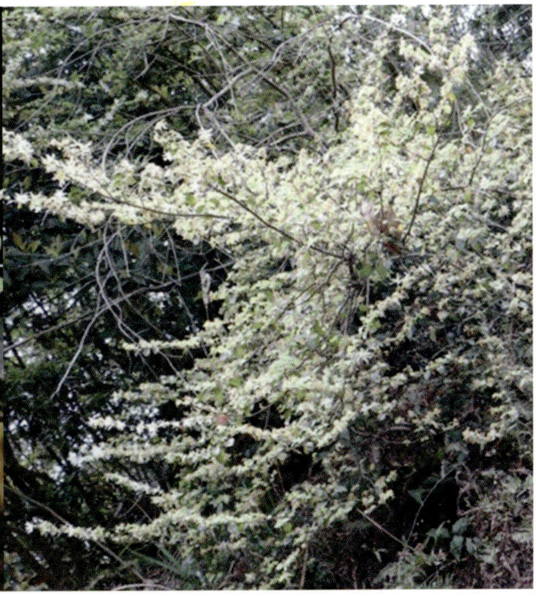

落；花瓣4片，带状，长1~2厘米，先端圆或钝；雄蕊4个，花丝极短，药隔突出成角状；退化雄蕊4个，鳞片状，与雄蕊互生；子房完全下位，被星毛；花柱极短，长约1毫米；胚珠1个，垂生于心皮内上角。蒴果卵圆形，长7~8毫米，宽6~7毫米，先端圆，被褐色星状绒毛，萼筒长为蒴果的2/3。种子圆卵形，长4~5毫米，黑色，发亮。花期3~4月。

**生境及分布** 喜生于向阳的丘陵及山地，亦常出现在马尾松林及杉林下，是1种常见的灌木，惟在北回归线以南则未见它的踪迹。分布于我国中部、南部及西南各省；亦见于日本及印度。长沙县各地有零星野生分布。

**性味归经** 味甘、涩，性平。归脾、大肠经。

**功能主治** 具清热止咳，收敛止血之功效。用于肺热咳嗽，咯血鼻衄，便血，痢疾，泄泻，崩漏。

**用法用量** 内服：煎汤，6~10克。外用：适量，研末撒；或鲜品揉团塞鼻。

## 瞿　麦

【凭证标本】430121-191121-0763LY。

【采集地点】湖南省长沙市长沙县安沙镇新华村。

**别　　名** 石竹子花、十样景花、洛阳花。

**基　　原** 石竹科植物石竹 *Dianthus Chinensis* L. 的地上部分。

**植物形态** 多年生草本，高30~50厘米，全株无毛，带粉绿色。茎由根茎生出，疏丛生，直立，上部分枝。叶片线状披针形，长3~5厘米，宽2~4毫米，顶端渐尖，基部稍狭，全缘或有细小齿，中脉较显。花单生枝端或数花集成聚伞花序；花梗长1~3厘米；苞片4，卵形，顶端长渐尖，长达花萼1/2以上，边缘膜质，有缘毛；花萼圆筒形，长15~25毫米，直径4~5毫米，

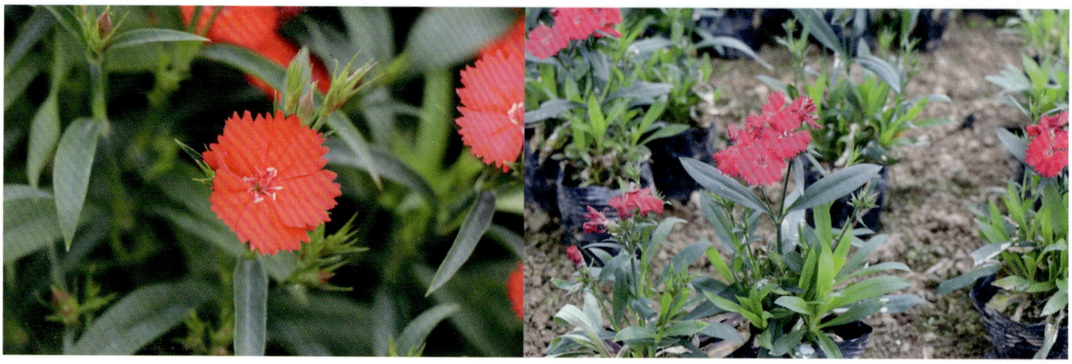

有纵条纹，萼齿披针形，长约 5 毫米，直伸，顶端尖，有缘毛；花瓣长 16~18 毫米，瓣片倒卵状三角形，长 13~15 毫米，紫红色、粉红色、鲜红色或白色，顶缘不整齐齿裂，喉部有斑纹，疏生髯毛；雄蕊露出喉部外，花药蓝色；子房长圆形，花柱线形。蒴果圆筒形，包于宿存萼内，顶端 4 裂；种子黑色，扁圆形。花期 5~6 月，果期 7~9 月。

**生境及分布**　长沙县有栽培。生长在草原和山坡草地。现南北普遍生长。

**性味归经**　味苦，性寒。归心、小肠经。

**功能主治**　具利尿通淋，活血通经之功效。用于热淋，血淋，石淋，小便不通，淋沥涩痛，经闭瘀阻。

**用法用量**　内服：煎汤，9~15 克。

**注意事项**　孕妇慎用。

## 藿　香

**【凭证标本】**430121-190711-0328LY。

**【采集地点】**湖南省长沙市长沙县黄花镇大兴村。

**别　　名**　土藿香、猫把、青茎薄荷、排香草、大叶薄荷、绿荷荷、川藿香、苏藿

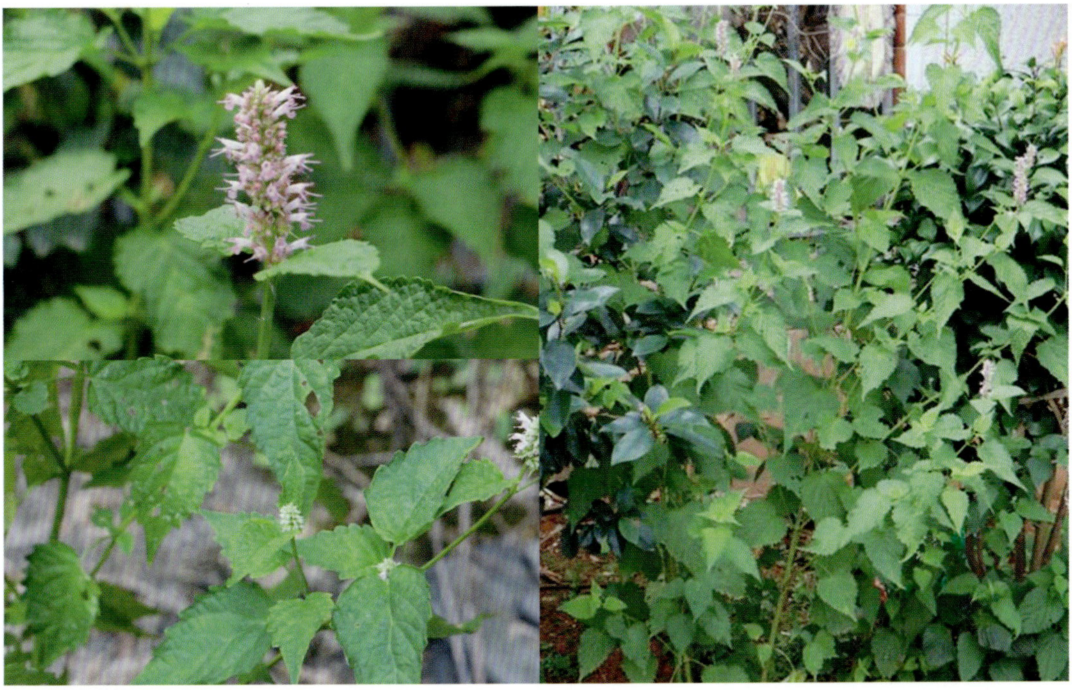

香、野藿香、猫尾巴香、猫巴虎、拉拉香、八蒿、鱼香、鸡苏、水麻叶。

**基　　原**　唇形科植物藿香 *Agastache rugosa*（Fisch.et Mey.）O.Ktze. 的全草。

**植物形态**　一年生或多年生草本，高 40~110 厘米。茎直立，四棱形，略带红色，稀被微柔毛及腺体。叶对生；椭圆状卵形或卵形，长 2~8 厘米，宽 1~5 厘米，先端锐尖或短渐尖，基部圆形或略带心形，边缘具不整齐的钝锯齿，齿圆形；上面无毛或近无毛，散生透明腺点，下面被短柔毛；叶柄长 1~4 厘米。轮伞花序聚成顶生的总状花序；苞片大，阔线形或披针形，被微柔毛；萼 5 裂，裂片三角形，具纵脉及腺点；花冠唇形，紫色或白色，长约 8 毫米，上唇四方形或卵形，先端微凹，下唇 3 裂，两侧裂片短，中间裂片扇形，边缘有波状细齿，花冠外被细柔毛；雄蕊 4，2 强，伸出花冠管外；子房 4 深裂，花柱着生于子房底部中央，伸出花外，柱头 2 裂。小坚果倒卵状三棱形。花期 6~7 月。果期 10~11月。

**生境及分布**　生长于山坡或路旁，长沙县各地有零星野生分布。分布于黑龙江、吉林、辽宁、河北、河南、山东、陕西、安徽、江苏、浙江、广东、福建、湖北、湖南、江西、四川、贵州、云南等地。

**性味归经**　味辛，性微温。归肺、脾、胃经。

**功能主治**　具理气和中，辟秽，祛湿之功效。用于感冒暑湿，寒热，头痛，胸脘痞闷，呕吐泄泻，疟疾，痢疾，口臭。

**用法用量**　内服：煎汤，6~10 克；或入丸、散。外用：适量，煎水洗；或研末搽。

## 糯米藤

【凭证标本】430121-190611-0218LY。

【采集地点】湖南省长沙市长沙县北山镇明月山村。

**别　　名**　糯米草、糯米藤、糯米条、红石藤、生扯拢、蔓苎麻、乌蛇草、小粘药。

**基　　原**　荨麻科蔓苎麻属植物糯米团 *Gonostegia hirta*（Bl.）Miq. 的带根全草。

**植物形态**　多年生草本；茎蔓生、铺地或渐升，上部四棱形；叶对生，宽披针形或窄披针形、窄卵形、稀卵形或椭圆形，长（1.2~）3~10 厘米，宽（0.7~）1.2~2.8 厘米，先端渐尖，基部浅心形或圆，上面疏被伏毛或近无毛，下面脉上疏被毛或近无毛，基脉 3~5，叶柄长 1~4 毫米，托叶长 2.5 毫米；花雌雄异株；团伞花序，雄花 5 基数，花被片倒披针形，雌花花被菱状窄卵形，顶端具 2 小齿，果期卵形，具 10 纵肋；瘦果卵球形，白或黑色，有光泽。

**生境及分布**　生长于溪谷林下阴湿处，山麓水沟边，长沙县各地有零星野生分布。全国分布广泛。

**性味归经**　味甘、微苦，性凉。

**功能主治**　具清热解毒，健脾消积，利湿消肿，散瘀止血之功效。主乳痈；肿毒；痢疾；消化不良；食积腹痛；疳积；带下；水肿；小便不利；痛经；跌打损伤；咳血；吐血；外伤出血。

■ 用法用量　内服：煎汤，10～30 克，鲜品加倍。外用：适量，捣敷。

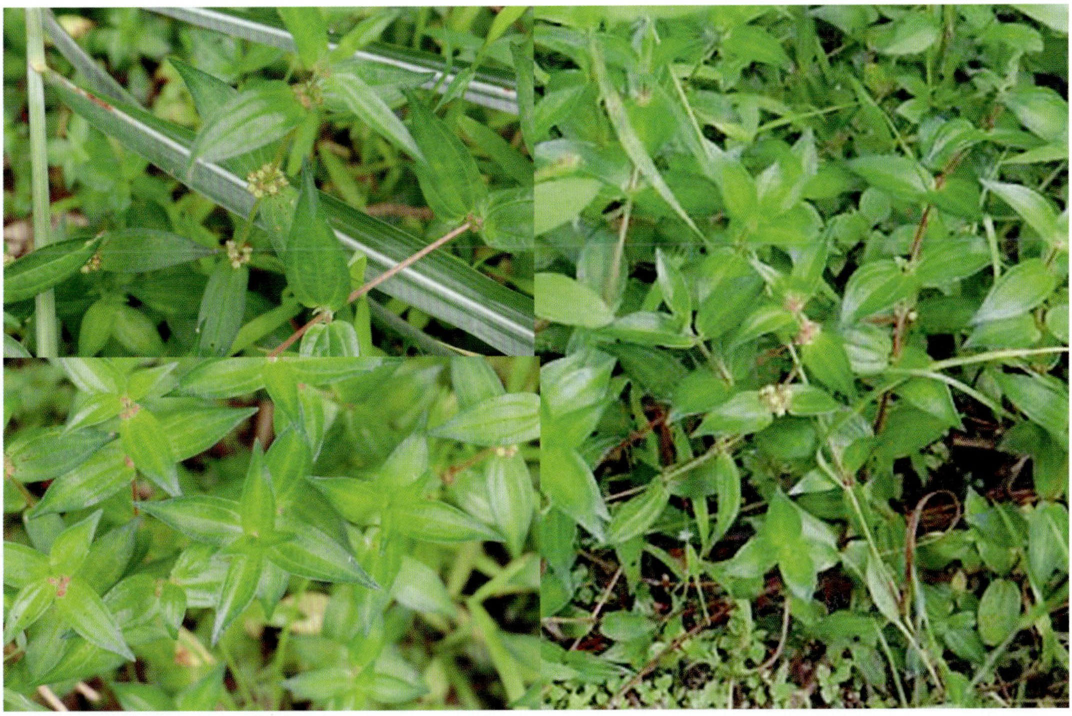

# 糯米条

【凭证标本】430121-190719-0387LY。

【采集地点】湖南省长沙市长沙县青山铺镇天华村。

■ 别　　名　茶条树、小榆蜡叶、小垛鸡、山柳树、毛蜡叶子树、水蜡、白花树。

■ 基　　原　忍冬科植物糯米条 *Abelia chinensis* R. Br. 的茎叶。

■ 植物形态　薄叶多分枝灌木，高达 2 米。嫩枝被微毛，红褐色，老枝树皮纵裂。叶对生，有时 3 枚轮生；叶柄长 1~5 毫米；叶片圆卵形至椭圆状卵形，长 2~5 厘米，宽 1~3.5 厘米，先端急尖或短渐尖，基部圆形或心形，边缘有稀疏圆锯齿，上面疏被短毛，下面沿中脉及侧脉的基部密生柔毛。聚伞花序生于小枝上部叶腋，由多数花序集合成一圆锥花簇；总花梗被短柔毛，果期光滑；花芳香，具 3 对小苞片；萼筒圆柱形，被短柔毛，稍扁，具纵条纹，萼檐 5 裂，裂片椭圆形或倒卵状长圆形，长约 5 毫米，果期弯红色；花冠白色至粉红色，漏斗状，长 1~1.2 厘米，外具微毛，裂片 5，圆卵形；

雄蕊 4，伸出花冠；花柱细长，柱头圆盘形。果长约 5 毫米，具短柔毛，冠以宿存而略增大的萼裂片。花期 9 月，果期 10 月。

**生境及分布** 生于海拔 170~1500 米的山地。分布于长江以南地区：浙江、江西、福建、台湾、湖北、湖南、广东、广西、四川、贵州、云南，长沙县各地有零星野生分布。

**性味归经** 味苦，性凉。归心、胃、肝三经。

**功能主治** 具清热解毒，凉血止血。用于湿热痢疾，痈疽疮疖，衄血，咳血，吐血，便血，跌打损伤。

**用法用量** 内服：煎汤，6~15 克；或生品捣汁。外用：适量，煎汤外洗或捣敷。

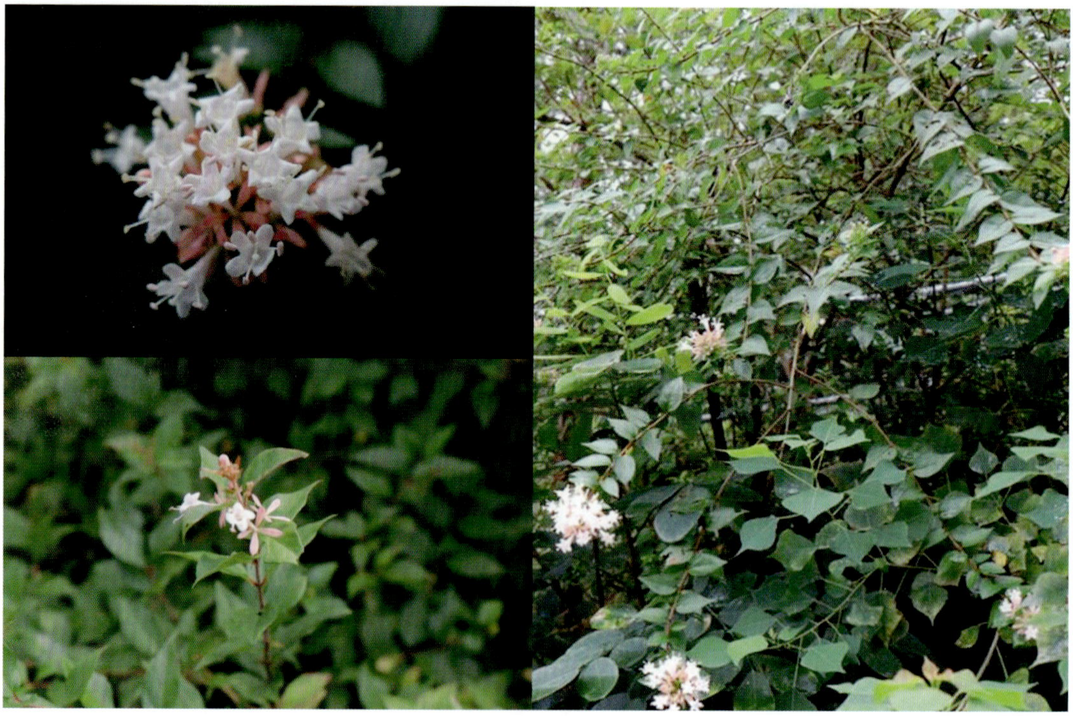

图书在版编目（C I P）数据

长沙县地产中草药彩色图谱 / 郑斌，周会娟，毛利娟主编. —长沙 : 湖南科学技术出版社，2023.5

ISBN 978-7-5710-2029-3

Ⅰ. ①长… Ⅱ. ①郑… ②周… ③毛… Ⅲ. ①中草药—长沙县—图谱 Ⅳ. ①R282-64

中国国家版本馆 CIP 数据核字(2023)第 019143 号

CHANGSHA XIAN DICHAN ZHONGCAOYAO CAISE TUPU

长沙县地产中草药彩色图谱

主　　编：郑　斌　周会娟　毛利娟

出 版 人：潘晓山

责任编辑：王　李　王跃军

出版发行：湖南科学技术出版社

社　　址：长沙市芙蓉中路一段 416 号泊富国际金融中心

网　　址：http://www.hnstp.com

邮购联系：0731-84375808

印　　刷：长沙市宏发印刷有限公司

（印装质量问题请直接与本厂联系）

厂　　址：长沙市开福区捞刀河大星村 343 号

邮　　编：410153

版　　次：2023 年 5 月第 1 版

印　　次：2023 年 5 月第 1 次印刷

开　　本：787mm×1092mm　1/16

印　　张：29.25

字　　数：687 千字

书　　号：ISBN　978-7-5710-2029-3

定　　价：155.00 元